JÜRGEN WEBER

DAS NARRENSCHIFF

JÜRGEN WEBER

DAS NARRENSCHIFF

Kunst ohne Kompass

UNIVERSITAS

Bildnachweis:
Georg Baur, Hamburg: 8, 20–24
Jutta Brüdern, Braunschweig: 1, 5, 56, 71–77, 83, 84
Reinhard Friedrich, Berlin: 12, 14, 15, 17
Hans Ehlers, Hamburg: 81, 82
H. Heidersberger, Wolfsburg Schloß: 6, 7, 13, 16, 18, 25–27, 36, 38, 39, 58, 60–70, 80
Otto Hoppe, Braunschweig: 4, 9, 10
Erdmute C. Jentzsch, Braunschweig: 37
Keiser, Braunschweig: 28–35, 40–55, 78, 79, 85–105
Foto Klimeck, Stuttgart/Kiel: 2
Dirk Meidel, Nürnberg: 59
Helga Metzger, Stuttgart: 3
Marc von Strizic, Sydney: 19
Ute Walter, Hamburg: 57
Wilfried Woscidlo, Frankfurt/Main: 11

Schutzumschlag: Wolfgang Heinzel
Umschlagmotiv: Das Narrenschiff von Jürgen Weber,
fotografiert von H. Heidersberger, Wolfsburg Schloß
Reproduktion des Bildteils: TOP Agentur für
visuelle Kommunikation GmbH, München
Satz: Fotosatz Völkl, Puchheim
Druck: Jos. C. Huber KG, Dießen
Binden: Thomas Buchbinderei, Augsburg
Printed in Germany
ISBN 3-8004-1311-6

*Eine Vorrede zum Narrenschiff der Kunst**

Zu Nutz und heilsamer Lehr,
Ermahnung und Verbreitung der Weisheit
Vernunft und guter Sitten:
Auch zur Verachtung und Strafe der Narrheit
Blindheit, Irrsinn und Torheit
aller Künstler-Simulanten in der Welt.
Mit besonderem Fleiß, Ernst und Arbeit
gesammelt zu Braunschweig:
Durch Jürgen Weber, Professor an der Universitas
Politechnica Carolo Wilhelmina.

* Frei übersetzt nach Sebastian Brant (1458–1521)

Inhalt

Zum Thema dieses Buches:

Wahrscheinlich haben die Deutschen ihre Künstler nie sonderlich gut behandelt, sonst wären nicht so viele ausgewandert, von Veit Stoß über Händel bis zu Beethoven. Es ist wohl vielerorts so gewesen – schon die Griechen haben ihren größten Bildhauer, Phidias, ins Gefängnis geworfen. Aber wirklich neu war die brutale Verfolgung von ganzen Künstlergruppen durch die Nazis. Ein massenhafter Exodus war die Folge und ein von den braunen Funktionären kontrolliertes Berufsverbot der sogenannten »Entarteten«. Es war der Haß gegen die Andersdenkenden und Andersartigen, gegen Schriftsteller, Künstler, Juden und Zigeuner. Dies ist allgemein bekannt und oft genug besprochen worden. Aber hat man die tieferen Gründe für diese schlimmen Ereignisse der dreißiger und vierziger Jahre wirklich erkannt? Verbrecherische Regierungen hat es oft gegeben. Massenmord war schon immer eine Spezialität der Herrscher, Priester und Richter, aber nicht alle Despoten haben die Kunst verfolgt.

Sicherlich war die brutale und unverhüllt öffentliche Art der Kunstverfolgung spezifisch »nationalsozialistisch« und die ignorante Intoleranz gegen Andersdenkende und Andersartige damals auch typisch deutsch. Aber war sie nicht auch Ausdruck der bürgerlichen Gesellschaft?

Haben die Nazis die Verfolgung von Künstlern in unserem Jahrhundert zwar auf eine besonders dumme und bösartige Weise eingeleitet, aber lagen die Ursachen dazu nicht in Wahrheit tiefer? Hat die Verfolgung der Künstler mit dem Ende des Dritten Reiches eigentlich aufgehört? Haben die braunen Funktionäre ihrem Haß gegen viele Künstler nicht nur besonders plump Ausdruck gegeben, aber eigentlich doch in Übereinstimmung mit unserem Jahrhundert gehandelt? Die Krankheit hat mit einem schweren Schüttelfrost angefangen, aber ist sie geheilt? Verfolgt unsere Industriegesellschaft mit dem Geld, das sie zur Förderung einer angeblichen Kunst ausgibt, letztlich nicht nur den Zweck, die Kunst zu erdrosseln und ihr Wiedererwachen zu verhindern? Haben vielleicht die heutigen Kunstfunktionäre ihren machtvollen Apparat nur aufgebaut, um anstelle von Kunst die totale Anpassung zu fördern?

Sind solche Fragen nicht übertrieben? Sind nicht meine eigenen Arbeiten, welche keineswegs in Übereinstimmung mit unserer Staatskunst entstanden sind, gerade Argumente gegen solche Behauptungen? Und Staatskunst, gibt es die wieder – oder immer noch? Über all diese Fragen könnte man viel theoretisieren.

Ich möchte sie mit den Erfahrungen eines Künstlerlebens beantworten, zumal ich damit auch der Aufforderung meines Altvorderen, des Bildhauers und Goldschmiedes Cellini, aus Florenz nachkomme, der jedem, welcher etwas »Tugendsames« vollbracht hat, dringend riet, sein Leben eigenhändig aufzuschreiben. Er beschrieb seine dramatischen Erlebnisse als Bildhauer und Goldschmied in der ausgehenden Hochrenaissance. Da er für den Papst, für Fürsten und Kleriker in Italien, in der Schweiz und in Frankreich gearbeitet hat und die berühmtesten Künstler seiner Zeit kannte, außerdem die Kunst damals im Zentrum des gesellschaftlichen Lebens stand, ist so nicht nur eine Beschreibung der manieristischen Kunstepoche entstanden, sondern darüber hinaus ein Sittenbild der damaligen Zeit. Darum hat Goethe die Autobiographie Cellinis ins Deutsche übersetzt.

Mein Bildhauerleben begann kurz nach dem Zusammenbruch des »Dritten Reiches« und war somit noch von dieser Zeit beeinflußt, ebenso wie vom kalten Krieg zwischen Ost und West. Viele meiner Werke und meiner Handlungen führten deshalb zu politischen Auseinandersetzungen, auch darum wird die Beschreibung meines Lebens zu einem Abbild unserer kulturpolitischen Entwicklung von 1946 bis heute.

Cellini wurde verfolgt und hat sich gewehrt. Er hat seine Händel mit dem Degen ausgefochten, ist von einem korrupten Papst in der Engelsburg eingesperrt worden und wurde sogar wegen Totschlags gesucht – mit solchen Ereignissen kann ich nicht aufwarten. Wir sind ziviler geworden, wir bringen uns nicht mehr gegenseitig um – obgleich ich es manchmal mit manchem gern gemacht hätte –, unsere Händel werden vor Gericht ausgefochten oder in den Medien. Wir werden nicht totgeschlagen, sondern höchstens totgeschwiegen oder durch Zeitungen, Rundfunkanstalten und Fernsehen verleumdet. Damals floß Blut, heute fließen Tinte, Geld oder Ätherwellen. Aber auch sie können verletzen, töten, ersticken.

Mit Cellini verbindet mich die Lust am Streiten, außerdem stehen wir unserem Leben ziemlich distanzlos gegenüber. Aber meine Streitsachen – und das möge mich bei dem Leser ein wenig entschuldigen –, sind wichtiger als es die von Cellini waren. Er hat sich gegen Ungerechtigkeiten und Betrug gewehrt, ich habe mein Leben lang gegen die Zerstörung der Kunst gekämpft. Ich kann weder selbstironisch-distanziert oder gar clownhaft-weise darüber berichten, weil der Kampf noch nicht beendet ist. In meiner Generation wurde nicht nur die Natur zerstört, sondern auch die Kunst. Wir haben alles gefressen, wollen wir uns dabei auch noch amüsieren? Ich habe auch niemals distanzierte und ironische Berichte über die Zerstörung unserer Atmosphäre, das Abholzen der Regenwälder oder die Verschmutzung von Meeren und Flüssen gelesen. Wenn das Leben bedroht ist, hört der Spaß auf. Mitstreiter gegen den Ausverkauf der Kunst gibt es nur noch wenige. Künstler und »Kunstsachverständige« scheinen noch feiger, noch opportunistischer zu sein als die übrige Masse Mensch. Der Leser möge also verzeihen, wenn er über weite Strecken dieses Buches ein zorniges Pamphlet vorfindet. Nach meiner Überzeugung ist eine genaue Beschreibung ohne Wertung gar nicht möglich. Schließlich können wir nicht einmal sehen, ohne zu urteilen. Nur Kunstjournalisten haben sich nach einem lebenslangen Training sogar das ausgetrieben.

Ich beginne die Erzählung im Unterschied zu Cellini nicht mit meiner Geburt und meinen Vorfahren, sondern mit irgendeinem Moment meines Lebens, der in die Probleme einführt, zum Beispiel mit einem Sonntagmorgen im Februar 1973.

I

Krieg oder Frieden

1. Die gefälschten Leserbriefe

Ich lag neben meiner damaligen Frau Gertrud im Bett. Sie las die »Braunschweiger Zeitung« und fand darin vier Leserbriefe zu meiner Ausstellung von Kleinplastiken in der Galerie »Querschnitt«, die der Maler Dr. Peter Lufft vor kurzer Zeit eröffnet hatte. Einige Tage vorher war eine umfangreiche und vernichtende Kritik im Feuilleton der gleichen Zeitung erschienen und zwei Tage später eine Verteidigung meiner Kunst durch den Kunsthistoriker Dr. Martin Gosebruch. Gertrud las mir nun die Leserbriefe vor. In einem wurde die Feuilletonkritik an meinem Werk und meiner Person – der Artikel war weit über eine Ausstellungskritik hinausgegangen – als primitiv und unsachlich zurückgewiesen. Der Absender des Briefes aber war der Bildhauer Bernd Altenstein.

Zur damaligen Zeit, im Februar 1973, leitete ich seit mehr als zehn Jahren den Bildhauerlehrstuhl an der Architekturabteilung der TH Braunschweig. Ich war in der Stadt ziemlich bekannt, und so wußte jeder, der mit Kunst in Braunschweig etwas zu tun hatte, daß Bernd Altenstein einer meiner Assistenten war. Das hat dem Brief natürlich einiges an Wirkung genommen. Die drei anderen Briefe aber waren auf eine raffinierte Weise herabsetzend.

Unter der Überschrift »Zu viel Aufhebens« las man da etwa: »Wäre Weber nicht lehrend an der Universität tätig, also maßstabbildend für seine Studenten, brauchte man auf seine Plastiken nicht weiter einzugehen. Wen kümmern sie eigentlich ... Er ist als Künstler einfach nicht interessant genug, so liegt der Fall, über den man jetzt zu viel Aufhebens macht.« Der Absender des Briefes hieß Rüdiger Dohren. In einem anderen Brief konnte man unter der Überschrift »Nicht wie Asterix« lesen: »Herr Professor Gosebruch ... tut seinem Kollegen Weber meines Erachtens einen schlechten Gefallen, wenn er (dessen) Kritiker unterstellt, er tue weiter nichts als Kunstwerke vor ein Polittribunal zu zerren. Er schreibt, gewissermaßen zur Entschuldigung, Weber gebe sich als Künstler viel Mühe, viel zuviel Mühe. Das ist rührend ... Bleiben wir doch lieber bei Weber. Es ist schon so: Wer nicht sieht, daß Weber sich schwertut mit der Konvention, sollte über Kunst in unserer Zeit lieber nicht reden.« Der Absender war ein Georg Weiler, den ich auch nicht kannte. Und unter der Überschrift »Qualität der Figuren« äußerte eine Dr. Gisela Habermann: »Ich glaube, man darf an Webers Arbeiten keine zu hohen und darum falschen Ansprüche stellen. Damit wird man ihm nicht gerecht. Er hat als Gebrauchskünstler seine Meriten. Man denke an seine religiös-dekorativen Kirchenportale. Wenn er ins Licht der großen Öffentlichkeit gerät, schneidet er natürlich nicht so gut ab.«

In den drei Briefen wurde ich als konventioneller, unbedeutender Bildhauer beschrieben, der mit seiner ewiggestrigen Kunstausübung eigentlich noch überfordert sei. Die wütenden Diffamierungen meiner Kunst und meiner Person in der Kritik vom 30. Januar wurden bestätigt und zugleich als übertrieben zurückgewiesen, da ich ja so unbedeutend sei. Wenn ich nicht lehrender Professor wäre, also Vorbild für Studenten, wer würde sich um mich überhaupt kümmern? Das war gekonnt – zu gekonnt! Über Kunst darf man sich heute nicht empören, weil das als ein Qualitätsbeweis angesehen wird, denn schließlich hatten auch die Nazis in der geifernden Sprache Hitlers über die »Entarteten« getobt. Über Kunst, die man schlechtmachen will, gibt man sich ironisch gelangweilt, und das wußte Dr. Mersmann, der Chef des Feuilletons der »Braunschweiger Zeitung«.* Aufgeregt unterbrach ich Gertrud: »Hör auf, diese Briefe gibt es gar nicht, die hat Mersmann selbst geschrieben. Ich hole mir das Telefonbuch, mal sehen, ob die angeblichen Absender dort zu finden sind.« Es gab die Namen nicht. Die einheitliche Tendenz der drei Briefe und außerdem die Imitation des Kritikenstils von Krämer-Badoni in der »Welt« hatte Mersmann verraten.

Ich wartete noch bis zehn Uhr – es war ja schließlich Sonntag –, um bei Peter Lufft anzurufen. Er besaß ein Braunschweiger Adreßbuch, hatte die Briefe auch schon gelesen, war aber nicht mißtrauisch geworden. Ich erklärte ihm meinen Verdacht und bat ihn, nach den drei Namen zu suchen. Ein paar Minuten später teilte er mir mit, daß sie auch dort nicht zu finden seien.

Die »Braunschweiger Zeitung« hat ein großes Verbreitungsgebiet: Wolfsburg, Wolfenbüttel, Salzgitter, Peine usw., so daß noch viele weitere Adreßbücher durchforstet werden mußten. Am nächsten Montag beauftragte ich ein Rechtsanwaltsbüro mit den weiteren Nachforschungen. Nirgends fanden sich die Namen, die Absender gab es nicht. Einige Tage später hat Mersmann noch einen weiteren gefälschten Brief veröffentlicht. Für jemanden, der Stil und Argumentationsweise von Kunstkritiken kannte, war der Fall eindeutig. Trotzdem blieb ich vorsichtig. Am 14. Februar schickte ich an die »Braunschweiger Zeitung« eine »Gegendarstellung«, in der ich unter anderem mitteilte: »Am Sonnabend, dem 3.2.73, erschienen drei Briefe, die mit folgenden Namen unterzeichnet waren: Rüdiger Dohren, Georg Weiler, Dr. Gisela Habermann. Diese Namen sind frei erfunden ... Am Donnerstag, dem 8.2.73, erschien eine weitere Leserzuschrift zur Ausstellung Jürgen Webers von Sabine Trabert. Auch dieser Name ist frei erfunden.« Dann ging es weiter: »... diese vier Briefe gleichen sich nicht nur darin, daß sie mit falschem Namen unterzeichnet sind, sondern auch in Stil und Tenor der Kritik ... Stil und Inhalt weisen daraufhin, daß es sich in Wirklichkeit um ein und denselben anonymen Schreiber handelt ...« Da ich noch nicht mit letzter Sicherheit wußte, daß es Mersmann war, wagte ich leider nicht, dies in meiner Gegendarstellung zu behaupten. Knapp acht Tage später schickte mir das Rechtsanwaltsbüro eine Rechnung über seine Tätigkeiten, die ich umgehend an den Chefredakteur der »Braunschweiger Zeitung«, Dr. Heidebrecht, weiterreichte. Er sandte sie mir aber mit dem Vermerk zurück, das Pressegesetz zwänge eine Zeitung zwar, Gegendarstellungen abzudrucken, keineswegs aber, die dadurch entstandenen Anwaltskosten zu begleichen. Ich beharrte aber auf meiner Forderung, weil ein Mitarbeiter der

* Dr. Heinrich Mersmann war der im Impressum der »Braunschweiger Zeitung« als verantwortlich ausgewiesene Feuilleton-Redakteur.

»Braunschweiger Zeitung« die Leserbriefe selbst gefälscht hätte. Ich würde noch vierundzwanzig Stunden warten, bevor ich bei dem Braunschweiger Gericht wegen der Urheberschaft der Briefe klagen würde. Die »Braunschweiger Zeitung« zahlte innerhalb von einem Tag.

Inzwischen wußte ich längst von anderen Redakteuren der Zeitung, daß man auch innerbetrieblich Mersmann als Autor der Briefe ansah. Von da an durften im Feuilleton Leserbriefe nicht mehr veröffentlicht werden.

Das klingt alles ganz gut, aber man darf nicht übersehen, daß ich ohne meine Erfahrungen im Kunstjournalismus die Fälschung der Briefe niemals erkannt hätte. Seit Mitte der sechziger Jahre hatte ich an meinem Lehrstuhl einen Hilfsassistenten im Zuge einer wissenschaftlichen Arbeit ausschließlich damit beschäftigt, sämtliche »Kunstkritiken« aller überregionalen Zeitungen in der Bundesrepublik zu sammeln und nach Autoren zu ordnen. So hatte ich über Stil und Inhalt dieser »Kritiken« einen ungewöhnlich detaillierten Überblick. Im Normalfall hätte ein Künstler diese Fälschungen nicht erkannt. Er hätte sich gekränkt und verunsichert zurückgezogen. Das genau beabsichtigte der Brieffälscher. Es war wie damals, am Anfang der dreißiger Jahre, als überall in Deutschland in den Zeitungen gefälschte Leserbriefe veröffentlicht wurden, mit denen oppositionelle Künstler, Museumsdirektoren und Schriftsteller verdächtigt, beschimpft und schließlich isoliert werden sollten. Der Unterschied zur NS-Zeit bestand aber darin, daß ich Chancen hatte, mich zu wehren. Voraussetzung dafür war einmal, die Fälschungen zu erkennen, und zum anderen, auch Spaß daran zu haben, dies aufzudecken und anzuprangern. Wie viele Künstler sind von solchen Artikeln und sogenannten Leserbriefen in der Bundesrepublik zum Schweigen gebracht werden? Die Mersmannsche Aktion war keine Einzeltat. Solche Methoden sind dann besonders fatal, wenn es keine andere Zeitung am Ort gibt, die dem Bedrängten zu Hilfe kommen kann – wie in Braunschweig. Hier war eine der SPD nahestehende Konkurrenzzeitung* – wie viele Druckerzeugnisse dieser Partei – schon in den sechziger Jahren eingegangen.

Die gefälschten Leserbriefe sollten eine Reaktion sein auf einen Artikel über meine Plastiken und meine Person. Schon diese Kritik war merkwürdig: Einer der Wortführer der Studentenrevolution in Braunschweig – sie hatte hier etwa zwei Jahre später als in West-Berlin angefangen –, also nach damaligen Normen ein Student der extremen Linken, hatte sie geschrieben. Ein Leser dieser Zeitung durfte im Feuilleton nicht nur einen Brief, sondern einen normalen Redaktionsbeitrag schreiben, noch dazu ein stadtbekannter Linker in einem eher rechts orientierten Blatt? Natürlich war es ungemein »demokratisch« und »modern«, einen Studenten gegen seinen Professor zu Wort kommen zu lassen. Außerdem liebten mich die sogenannten Studentenrevolutionäre unserer Hochschule sowenig wie die »Braunschweiger Zeitung«.

---

* Es handelte sich hier um die »Braunschweiger Presse«, eine Tochter der in Hannover erscheinenden »Hannoverschen Presse«.

2. Die Studentenrevolution in Braunschweig und der NS-Reichsleiter

Die »Studentenrevolution« in Braunschweig hatte kaum politische Ziele. Es war nicht der Aufstand gegen den Vietnamkrieg wie in Berlin, niemals wurde gegen den Schah von Persien demonstriert; die brutale Ermordung von Ohnesorg führte an der Braunschweiger Universität nur zu einem von mir korrigierten Flugblatt und einem schwach besuchten Trauermarsch. Der Schlachtruf »Ho Ho Ho Chi Minh« erklang niemals in dieser Stadt. Von der Ermordung Martin Luther Kings und Robert F. Kennedys las man hier in der Zeitung, aber studentische Reaktionen gab es nicht. Der AStA in Braunschweig hat sich nicht mit dem »Prager Frühling« solidarisiert. Selbst der Mordanschlag auf Rudi Dutschke, also auf das geistige Haupt der »Studentenrevolution« in West-Berlin, fand hier keine angemessene Reaktion. Die Braunschweiger Studenten haben auch nicht gegen die Große Koalition rebelliert oder versucht, den Verlust einer echten Opposition zu ersetzen.

Es ging fast ausschließlich um »zu hohe Studienanforderungen«. Und es begann erst 1969/70. Alle Versuche vorher, eine Studentenrevolution in Braunschweig in Gang zu bringen, schlugen fehl. Im Grunde ging es nur um die Frage, ob der in den sechziger Jahren beginnende Massenansturm auf die deutschen Gymnasien und Universitäten mit dem bisherigen Vorlesungs- und Übungsniveau zu vereinen war. Der Kampf gegen zu schwere und zu viele Prüfungsaufgaben und Übungen gehörte an allen Universitäten – auch in Berlin – mit zur »Studentenrevolution«. Auch heizte an allen Universitäten die Angst vor akademischer Massenarbeitslosigkeit die Revolte an, obwohl eine verschlechterte Ausbildung diese Gefahr nur vergrößern konnte. Nur, an den großen Universitäten war die politische Situation unserer Gesellschaft die eigentlich treibende Kraft, während der Kampf gegen das akademische Niveau ein Nebeneffekt blieb. Bei uns gab es eigentlich nur diesen. Wahrscheinlich war das an vielen kleineren Universitäten so.

So war auch die Berichterstattung in den Medien von Anfang an falsch: Weder waren die deutschen Professoren fast ausschließlich »fachidiotische« Relikte vergangener Zeiten, ja eigentlich Nazis, wie der »Spiegel« in der Ausgabe vom 25.3. 1988 seinen Lesern noch immer klarzumachen versuchte, noch hat die studentische Jugend frei und brüderlich den Weg in die für alle gleiche Zukunft gewiesen. In Wirklichkeit waren Professoren und Studenten mehrheitlich Opportunisten, wie das in Deutschland nun einmal so ist.

Wirkliche Idealisten, die sich auch gegen eine Mehrheit für ihre Sache einsetzten, gab es in beiden Gruppen gleich wenige. Die meisten Professoren verkrochen sich in ihre Studierstuben, halfen ihren angegriffenen Kollegen nicht und sahen zu, wie sie möglichst ungeprügelt über die Runden kamen. Viele Studenten brüllten Vorlesungen nieder, und fast alle ließen es als »Mitläufer« geschehen, besetzten Lehrstühle und Rektorate und streikten, weil sie sich in der Masse wohl fühlten und weil das gerade schick und auch opportun war. Die Studenten übten aufeinander einen deutlichen »Revolutionsdruck« aus. Der einzelne wagte es nicht, gegen gewaltsame Besetzungen von Lehrstühlen zu protestieren, obwohl dabei sogar Körperverletzungen und Knochenbrüche in Kauf genommen wurden. Wer mitbrüllte und mitagierte, war »in«, die Mehrheit schwieg – wie immer in Deutschland! Auf dem Höhepunkt in Braunschweig 1972/73 war fast die Hälfte der Studenten an diesen Brüllaktionen beteiligt.

Zu ihnen gehörten auch Korporierte, denn etwa ein Drittel unserer Studenten waren auch damals in Burschenschaften organisiert. Sie waren sicher weit davon entfernt, gegen den Vietnamkrieg zu sein oder für Martin Luther King zu schwärmen: Es war der Kampf für Studienerleichterungen, der alle zusammenführte. Man sollte weder die Studenten noch die Professoren heroisieren. Die Universitäten reagierten in erster Linie auf ihre Überfüllung! Es waren die Krämpfe eines überfressenen Verdauungsapparates! Jetzt, nach fünfundzwanzig Jahren, müßte man doch endlich in der Lage sein, beide Seiten dieser »Revolution« zu sehen – auch die negative –, zumal leider nur sie Erfolg gehabt hat: Das Niveau des Lehrbetriebes wurde gesenkt. Die politischen Verhältnisse in der Bundesrepublik dagegen sind kaum humaner oder durchsichtiger geworden.

Daß die später überall entstandenen Bürgerinitiativen eine Folge der Studentenrevolution gewesen seien, ist eine unbewiesene Behauptung. Neulich las ich sogar in einer Zeitung, die Emanzipation der Frauen sei durch die Studentenrevolution verursacht worden. In Wirklichkeit war die Emanzipation der Frauen in den siebziger und achtziger Jahren eher eine Reaktion darauf, daß in der sogenannten Studentenrevolution fast ausschließlich die Männer das Brüllen hatten. Daraufhin begannen vielleicht auch die akademischen Frauen, sich schriller zu artikulieren.

Außerdem ist die Studentenrevolution an vielen Universitäten keineswegs so spontan entstanden, wie es die Medien behaupten, im Gegenteil, vielerorts wurde sie sogar von den Medien initiiert. Eine wichtige Voraussetzung war die systematische Diffamierung der Professoren in großen Wochenblättern wie der »Zeit« während der sechziger Jahre.

Die Zeitungen berichteten über die »Revolution an den Hochschulen« bereits, bevor sie begonnen hatte. Hierin unterschieden sich die Springer-Blätter nicht von der übrigen Presse. So las ich schon am 20. Juli 1967 in der »Welt«, daß das »studentische Leben in Braunschweig in Bewegung« gerate: Der Vorstand des AStA habe zum Tode von Ohnesorg ein Flugblatt gedruckt, das er vierzig Professoren vergeblich zur Unterschrift vorgelegt habe, unter anderen auch mir. Ich hatte tatsächlich nicht unterschrieben, weil mir der Text einfach zu dumm war.

Man konnte da lesen: »Es ist ein Grundrecht und die Aufgabe der Studenten, zu politischen Fragen Stellung zu nehmen. Eine Form solcher Stellungnahmen ist die politische Demonstration. Bei einer solchen Demonstration kann es geschehen, daß die Demonstranten ihre Rechte zu Provokationen mißbrauchen, die in keinem Zusammenhang zu dem erklärten politischen Ziel der Aktion stehen, trotzdem können die Studenten auf dieses Recht und diese Aufgabe nicht verzichten.« Ich schlug dem damaligen AStA-Vorsitzenden Loeper vor, den zweiten Teil des Satzes zu streichen, da er eine Aufforderung zu Gewalt sei, noch dazu ohne Zusammenhang mit dem politischen Ziel der Aktion! Dieser Satz sei ein glattes Eigentor, das sozusagen noch nachträglich das harte und gewalttätige Vorgehen der Polizei in Berlin rechtfertigen würde. Der AStA hat dann tatsächlich den zweiten Teil des Satzes gestrichen, das Flugblatt daraufhin aber keinem Professor mehr zur Unterschrift vorgelegt. Laut »Welt« aber hatten wir uns geweigert, ein Flugblatt zu unterschreiben, das für das Recht der politischen Demonstration eintrete. Die Professoren hatten nun einmal in der Berichterstattung der sechziger Jahre »rechts« zu stehen oder sollten doch zumindest als »Fachidioten« politisch unzurechnungsfähig erscheinen. Die »Welt« brachte dann – nach langem Hin und Her – eine entsprechende Richtigstellung von mir.

Aber trotzdem merkte man in Braunschweig an der Universität damals noch nichts von der »Revolution«. Sie begann nach unendlich vielen Ankurbelungsversuchen – auch durch Journalisten, die im Audimax Vorträge über die »Revolution« hielten – erst 1969. Die Mehrheit der Studenten beteiligte sich überhaupt nicht am politischen Leben, sechzig Prozent gingen nicht einmal zur AStA-Wahl, und dreißig Prozent waren korporiert. Mit dem Links-rechts-Schema war der Sache auch nicht beizukommen: Sonst hätte die seit 1949 von einem ehemaligen hohen Nationalsozialisten geleitete Kunstschule in Braunschweig von ihren Studenten Ärger bekommen müssen. Das Gegenteil war der Fall, obwohl die wesentlichen Tatsachen spätestens seit Mitte 1965 in Braunschweig allgemein bekannt waren.

Der Rektor dieser »avantgardistischen« Braunschweiger Kunsthochschule, Wollermann, war 1939 oder 1940 dadurch Professor an der Werkkunstschule in Nürnberg geworden, daß er seinen Vorgänger, Professor Nanz, politisch denunziert hatte, so daß dieser trotz Kopfschußverletzung und Weltkrieg-I-Vergangenheit an die Front geschickt wurde. Professor Wollermann erhielt dann mit Unterstützung der NSDAP den Posten eines stellvertretenden Direktors an der Nürnberger Kunstgewerbeschule. 1941 wurde der bewährte Nazi zum »Reichsleiter der Reichskammer der Bildenden Künste«, Gau Franken, ernannt. Als Inhaber dieses hohen Amtes kontrollierte er sämtliche bildenden Künstler und Architekten von Nordbayern. Er hatte dafür zu sorgen, daß die Kunstausstellungen in Franken den Richtlinien entsprachen, die Adolf Hitler in seinen Reden auf den Kulturtagungen in Nürnberg vor 1936 und im Hinblick auf die »Entarteten«-Ausstellungen 1937 erlassen hatte. Wollermann kontrollierte die Ateliers der mit Berufsverbot belegten »Entarteten«. Nachweislich hatte er mehrere trotz ihres hohen Alters an die Front schicken lassen.

Außerdem hatte er eine Gobelin-Manufaktur in Nürnberg gegründet, die die Großbauten der NSDAP versorgte. Sein Privatschüler an der Werkkunstschule war der »Stürmer«-Herausgeber und Judenhetzer Julius Streicher. Nach dem Krieg wurde Wollermann von den Alliierten in die Gruppe der »Belasteten« eingeordnet und mit der Einziehung seines halben Vermögens bestraft, außerdem mit anderthalb Jahren Arbeitslager. Er wurde noch im Gerichtssaal verhaftet. 1949 aber, als die Spruchkammerverfahren in deutsche Hände gelegt worden waren, hat man ihn in einem Berufungsverfahren als »Mitläufer« rehabilitiert.

Daraufhin konnte er sich um den frei gewordenen Posten eines Rektors der Werkkunstschule in Braunschweig bewerben. Er hatte von dieser Ausschreibung durch den CDU-Kulturdezernenten der Stadt, Dr. Mewes, gehört, der auch schon in der NS-Zeit denselben Posten in der Stadtverwaltung innegehabt hatte und damals außerdem Leiter des von ihm 1942 wieder neu gegründeten Braunschweiger Kunstvereins gewesen war.

Herr Wollermann wurde nun auf Empfehlung des zum Demokraten gewendeten Mewes von der Braunschweiger Stadtregierung 1951 zum Rektor berufen und stellte dann sich selbst und die Schule entschlossen auf halb- und ganz »abstrakte« Kunst um. Er war nicht der einzige von Mewes geförderte Altnazi: Auch der Hitler-Poet Hans Baumann (»Es zittern die morschen Knochen … denn heute da hört uns Deutschland und morgen die ganze Welt …«) erhielt 1956 auf Vorschlag des Kulturdezernenten und mit Unterstützung von Wollermann den Kulturpreis (Friedrich-Gerstäcker-Preis) der Stadt Braunschweig. Typischerweise wurde in der Hitlerjugend und in den anderen Marschkolonnen das Lied beinahe immer falsch gesungen, statt: »Denn heute da hört uns …« »Denn heute gehört uns Deutschland und morgen …«.

So wie in Braunschweig ist es damals überall landauf, landab geschehen. Die Künstler standen wieder den gleichen Funktionären und oft auch Kritikern gegenüber wie im tausendjährigen Reich.

Da der »ehemalige« Reichsleiter die Professoren für die Braunschweiger Kunstschule berufen konnte – es war ja nur eine städtische Werkkunstschule –, fiel seine erste Wahl auf einen Maler, der als Zeichenlehrer an einem Gymnasium irgendwo im Lande angestellt und zufällig Sohn des damaligen SPD-Kultusministers Voigt von Niedersachsen war. Zu seinen nächsten Berufungen gehörten der abstrakte Bildhauer Emil Cimiotti aus Stuttgart und der Poliakoff-Epigone Winter-Rust, der die erdfarbenen abstrakten Bilder dieses heute schon fast vergessenen Hauptes der l'École de Paris in blasse pastellfarbige Kompositionen variierte.

Als sich nun die Werkkunstschulen Braunschweigs und Hannovers um ihre Erhebung zu Kunsthochschulen bewarben, gewann Braunschweig das Rennen, wohl weil man hier die besseren Beziehungen zum Kultusminister hatte. Erster Rektor wurde Wollermann. Inzwischen hatte er auch im Vorstand des Braunschweiger Kunstvereins einen Posten ergattert, und außerdem gehörte er zu den fünf Juroren, die den Braunschweiger Wilke-Preis verteilten. Das Kunstleben der Stadt war wieder in seiner Hand. Daran nahm niemand Anstoß.

Weder protestierten die Studenten, die 1965 durch einen Artikel des Malers Peter Lufft in der Studentenzeitschrift »Omnibus« von den »braunen Verstrickungen« an der Hochschule erfahren hatten, noch all die Professoren und Politiker, die in den Jahren 1965 und 1966 bis ins Detail über die hier beschriebenen Vorgänge informiert worden waren. Als ich 1967 dem damaligen Studenten und Herausgeber der Studentenzeitschrift »Omnibus«, Steffens*, vorhielt, daß er trotz genauer Kenntnisse von Wollermanns Vergangenheit nichts gegen ihn unternähme, antwortete er mir, er habe diese Angelegenheit schon 1965 mit einem der jüngeren Dozenten der Kunsthochschule besprochen, der ihm geraten habe, diese Dinge nicht anzurühren, weil sie zu einem für die Schule und das Kultusministerium »unangenehmen Skandal« führen müßten. Außerdem erklärte mir Herr Steffens, daß er die Studentenzeitschrift »Omnibus« in den Werkstätten der Kunstakademie drucke und sich deswegen nicht in der Lage sähe, gegen deren Rektor vorzugehen. Deswegen also fand sich ein »linker« Student mit einem der höchsten Kulturfunktionäre der Nazizeit als Rektor ab.

Auch die Professoren dieser Kunsthochschule standen Wollermann treu zur Seite. Nachdem der Artikel des Malers Dr. Peter Lufft erschienen war – das hatte Steffens dann doch gewagt –, kündigten zwei Professoren der Kunsthochschule ihre Mitarbeit im Vorstand und in der Jury des Bundes Bildender Künstler Braunschweig auf, weil Peter Lufft ebenfalls im Vorstand und in der Jury tätig war.

Es war schon schlimm. Selbst wenn der Rektor keine nationalsozialistischen Ideen mehr verbreitet hätte, so war dieser grundsatzlose Wendehals sicherlich der letzte, der Kunststudenten hätte ausbilden dürfen.

Das hielt ich 1966 auch der damaligen Chefredakteurin der »Zeit», Gräfin Dönhoff vor, nach einem Artikel in ihrer Zeitung über reaktionäre Professoren, und bat sie, diese Sache aufzugreifen. Dazu schickte ich ihr sämtliche Unterlagen über den Lebenslauf Wollermanns. Schon bei dem Gespräch in Hamburg schien sie mir nicht sehr interessiert. Nach ihrer Meinung waren die damaligen Studenten weltanschaulich und politisch so gereift, daß ihnen ein alter Nazirektor überhaupt nicht schaden könne. Man solle in Ruhe seine Pensionierung abwarten. Woher sie das wüßte, fragte ich sie. Von den klugen Diskussionsbemerkungen, welche die Studenten bei den häufigen Hochschulvorträgen der Gräfin machten. »Da lernen Sie von tausend Hörern gerade fünf bis zehn kennen, gnädige Frau«, erwiderte ich. »Ich kenne als Professor, der mit seinen Studenten täglich umgeht, auch die übrigen neunhundertfünfundneunzig.«

In der zweiten Augusthälfte 1966 schrieb mir dann ein von der Gräfin beauftragter Dr. Dietrich Strotmann, es sei absolut nicht spektakulär, wenn Herr Wollermann als ehemaliger »Reichsleiter der Reichskammer der Bildenden Künste« heute Rektor einer Kunsthochschule sei. Darum sei das einen Artikel in der »Zeit« nicht wert. Außerdem würde Herr Wollermann nach einem solchen Artikel womöglich ein Gerichtsverfahren gegen die »Zeit« beginnen. Der Brief schloß dann: »... und es ist höchst zweifelhaft, ob er diesen Prozeß nicht für sich entscheiden könnte.« Natürlich, wenn man die Vergangenheit mancher

* Werner Steffens, langjähriger Vorsitzender der SPD-Fraktion im Rat der Stadt Braunschweig, heute Oberbürgermeister von Braunschweig.

Richter mit der des Herrn Wollermann verglich, dann war der Fall wirklich nicht »spektakulär«. Wir hier in Braunschweig zum Beispiel hatten viele Richter*, Staatsanwälte, ja sogar einen Senatspräsidenten, die während des Krieges Parteigenossen** gewesen waren und damals unglaubliche, auf den Nazigesetzen beruhende Todesurteile – in zwei Fällen sogar noch nach der Kapitulation – gefällt haben. Mit höchsten Auszeichnungen wurden sie schließlich in den sechziger und siebziger Jahren in den »verdienten« Ruhestand geschickt. Da hatte Herr Strotmann recht: In Braunschweig hätte Wollermann womöglich »diesen Prozeß für sich entscheiden« können. Trotzdem: Auf der einen Seite wurde ständig gegen die angeblich rechten Professoren gehetzt, andererseits aber hatte die »Zeit« nicht den Mumm, gegen einen ausgewiesenen Obernazi als Rektor vorzugehen.

Aber vielleicht wurde Herr Wollermann von der Presse geschützt, weil er so vorbildlich »umgelernt« und mit größtem Nachdruck in Braunschweig die »Moderne« durchgesetzt hat, so wie er es kurz vorher mit der »Deutschen Kunst« gemacht hatte. Konnte man dafür vielleicht gerade einen Alt-Nazi brauchen? Der »Spiegel« allerdings stellte mir im Mai 1966 einen Artikel über die »Reichskammer der Bildenden Künste« in Aussicht und wollte in diesem Zusammenhang den Fall Wollermann als Rektor einer heutigen Hochschule verhandeln.

Aber aus der Sache wurde nichts. Schließlich vertrat und vertritt auch der »Spiegel« die neue »demokratische« Staatskunst. Immer wieder gab es andere Gründe, den Artikel nicht zu schreiben oder zu verschieben, so daß ich schließlich am 29.6.1966 im Anschluß an einen Artikel über deutsche Professoren im Heft Nr. 40 von Amos Elon einen Leserbrief über Wollermann schrieb. Dieser Brief erschien – nach längerem Zögern – in der ersten Novemberausgabe des Jahres 1966. Das volle Risiko eines etwaigen Prozesses vor einem Braunschweiger Gericht trug nun ich.

Erst einmal geschah gar nichts. Ich hörte zwar, daß die Studenten an der Kunsthochschule den Leserbrief eifrig läsen, daß jeder zweite Student einen »Spiegel« unter dem Arm trüge, aber studentischer Protest regte sich nicht. Es gab keine Demonstration, keine Besetzung des Rektorats, obwohl wir uns in Braunschweig doch laut »Welt« schon mitten in der »Studentenrevolution« befanden. Gegen Nazis scheint sie sich nicht gerichtet zu haben.

Dem Kultusminister Voigt wurde die Sache allerdings peinlich. Jetzt wußte jeder, wen er dort als Rektor eingesetzt hatte und daß sein eigener Sohn von diesem intriganten NS-Funktionär an die Hochschule berufen worden war. Wollermann wurde der vorzeitige Rücktritt nahegelegt. Im Februar oder März 1967 trat der ehemalige Landesleiter dann tatsächlich zurück, und Peter Voigt rückte als sein Stellvertreter automatisch in die Position des Rektors auf. Später wurde er auch gewählt.

---

* Kramer, Helmut: »Braunschweig unterm Hakenkreuz«

** Ein Richter sollte zuallererst »unparteiisch« sein – auch politisch. Man müßte sich einmal Gedanken darüber machen, wieweit das nicht auch heute zu gelten hat.

An dieser Stelle sollte man einen Moment verharren: Ein ehemaliger »Reichsleiter der Reichskammer der Bildenden Künste« hatte schon wenige Jahre nach seiner durch die Alliierten beendeten Nazi-Laufbahn wieder ein Rektorat übernommen, gehörte zum Vorstand des Braunschweiger Kunstvereins und vergab als einer der fünf Juroren den einzigen Braunschweiger Kunstpreis. Er bildete zusammen mit dem Kulturdezernenten Mewes und dem Chef vom Feuilleton der »Braunschweiger Zeitung« eine Kulturregierung der Stadt, gegen die nur noch wenige aufzumucken wagten. Mewes und Wollermann waren als »alte Kämpfer« miteinander verbunden, und den damaligen Leiter des Kulturamtes hatte sich Wollermann durch einen Lehrauftrag für Kunstgeschichte an seiner Kunsthochschule verpflichtet.

Wollermann leitete die demokratische Kunst Braunschweigs nach dem Führer-Prinzip, und niemand nahm daran Anstoß, weil das genau in den Nachkriegskunstbetrieb paßte. Vieles lief nach dem alten Schema ab, statt rassistisch-germanischer wurde »abstrakte Kunst« durchgesetzt. Auf diese kleine Volte kam es solchen Leuten überhaupt nicht an. Die Feuilleton-Journalisten Korn und Schulze-Vellinghausen, Grohmann und andere hatten das ähnlich gemacht. Der Maler Hofer sprach von der »abstrakten SS«. Es war (strukturell, nicht inhaltlich) alles beim alten geblieben: Kunst wurde durchgesetzt. Wer in der NS-Zeit für die rassistische Kunst war, war ein echter Deutscher; jetzt war Demokrat, wer für abstrakte Kunst eintrat. Gegenständliche, realistische Künstler wurden als »Nationalsozialisten« verdächtigt, zumindest als »Reaktionäre«!

So galt Wollermann auch im Ausland als vorbildlicher Demokrat. Er hielt an jugoslawischen und italienischen Kunsthochschulen Vorträge über den »Aufbau demokratischer Kunsthochschulen« in Westdeutschland! Das Geld für diese Reisen hatte ihm der ehemalige NS-Führungsoffizier* Dr. Jahn besorgt – damals CDU-Abgeordneter von Braunschweig in Bonn. Mitte der sechziger Jahre hatte Wollermann solche Beziehungen auch nach England geknüpft. Ich konnte gerade noch verhindern, daß der aus NS-Deutschland emigrierte jüdische Professor Pevsner an der Kunsthochschule in Braunschweig für den ehemaligen Reichsleiter einen Vortrag über die »Entwicklung der abstrakten Kunst« hielt. Auch für die Alliierten war es von Anfang an klar: Wer für die abstrakte Kunst eintrat, war »Antifaschist«!

Ich erzähle dies nicht, um das Gras von den Gräbern »alter Kämpfer« wieder abzufressen, sondern um den Ursprung unseres Kunstbetriebes darzustellen, in dem sich die Verhaltensweisen der Alt-Nazis nicht nur bis zum heutigen Tage erhalten haben, sondern darüber hinaus durch die Wirtschaftskraft der BRD seit Mitte der sechziger Jahre in der ganzen westlichen Welt verbreitet worden sind.

Wollermann hätte niemals von seinem Posten weichen müssen, wenn ich nicht durch die Veröffentlichung seiner Vergangenheit das Spiel gestört hätte. Ich hatte die Informationen über sein Leben von den Malern Peter Lufft und

* »Führungsoffiziere« waren für die nationalsozialistische Gesinnung der Wehrmacht verantwortlich.

Müller-Linow erhalten. Letzterer war in den fünfziger Jahren Professor an der Werkkunstschule in Braunschweig gewesen. Zur Zeit meines »Spiegel«-Briefes war er Professor an der TH in Darmstadt. Obgleich mir Müller-Linow sein »Material« über die Vergangenheit Wollermanns zur Verfügung gestellt hatte, beschwor er mich in einem Brief, doch vorsichtig zu sein, der »mächtige Arm Wollermanns« reiche weiter, als ich mir vorstellen könne. Damit sollte er recht behalten: Alle Abstrakten schlossen sich in Braunschweig gegen mich zusammen. Die Professoren der Kunsthochschule grüßten mich auf der Straße nicht mehr, obwohl einige von ihnen in meinem Haus ein und aus gegangen waren. Sie hatten auch noch vor dem pensionierten Wollermann Angst, auch noch als er sich wieder nach Bayern zurückgezogen hatte. Er soll Dossiers von jedem seiner Professoren angelegt und als ein seit dreißig Jahren gelernter Meisterintrigant ein kompliziertes System der gegenseitigen Bespitzelung unter ihnen eingerichtet haben.

3. Die Studentenrevolution, Pop-art und Happenings

Pop-art und die Kunststudenten

Es war ein Pyrrhussieg, schon bei meiner Pop-art-Vorlesung ein Jahr später bekam ich das zu spüren: Sie war die erste Vorlesung in Braunschweig, die niedergebrüllt werden sollte. Ziemlich merkwürdig war das eigentlich. Die linken »Studentenrevolutionäre« schwärmten nämlich für die damals in der Bundesrepublik gerade eingeführte amerikanische Pop-art. In der zweiten Hälfte der sechziger Jahre waren über die Tate Gallery in London und das Stedelijk-Museum in Amsterdam die bunten Reklamebilder für Volkswagen, Hot dogs oder Chiquita-Bananen, die Porträtserien in grellen Anilinfarben und die vergrößerten Comics von Lichtenstein wie die Lebend-Abgüsse von Segal und Kienholz durchgesetzt worden. Es war ein atemberaubender Wechsel: von abstrakten Kompositionen in Skulptur und Malerei, von spontanen, psychosomatischen Niederschriften des »abstrakten Expressionismus«, von der das Abbild angeblich überflüssig machenden direkten Darstellung emotionaler Vorgänge zur plattesten Wiederholung des Reklamebildes.

Die gesamte abstrakte Grammatik vom Anfang unseres Jahrhunderts, der anmaßende Anspruch, zweitausend Jahre europäischer Kultur zur letzten Vergeistigung geführt zu haben, waren plötzlich vergessen: Banaler waren Abbilder niemals hergestellt worden, so daß dann auch von den Reklamebildern der Pop-art der Weg direkt zum kolorierten Superfoto des Hyperrealismus führte. Der deutsche Kunstjournalismus und der deutsche Kunstbetrieb schafften nach nur kurzem Zögern den doppelten Salto in die banalste Gegenständlichkeit ohne Probleme – und die linken Studenten machten diese Volte in den kapitalistischen »Realismus« der Werbung und des Marketing freudig mit. Gottfried Sello war einer der wenigen Journalisten, die sich verweigerten und dann auch aus der »Zeit« ausgebootet wurden. Es war damals einfach schick, links zu sein und gleichzeitig für Pop-art zu schwärmen.

Warum die linken »Studentenrevolutionäre«, die den Kapitalismus in der Bundesrepublik nun endgültig abschaffen wollten und für Räterepubliken und Kommunen eintraten, sich wohl für diese zur Kunst aufgetakelten Werbeartikel des Kapitalismus begeisterten? Weil die Pop-Kunst als Wegwerfkunst eingeführt worden war? Weil mit ihr die Kunst nicht nur zum allerdings sehr banalen Gegenstand zurückgekehrt war, sondern weil sie jetzt endlich alle bisherigen »elitären« Ansprüche aufgegeben hatte? Die Kunst stellte nicht mehr zeitlos Gültiges dar, war nicht mehr ein die Jahrhunderte überdauerndes Gleichnis für das Leben; jetzt waren statt dessen Konservenbüchsen, Monroe-Bilder, Brillo-Pakete oder Zigaretten, kurz die banalsten, sich täglich ändernden Marktartikel zu ihrer Botschaft geworden. Pop-art wurde auf billigste Weise hergestellt, den Wegwerf-Artikeln folgte die Wegwerf-Kunst. Anstatt die

Zeiten zu überdauern, sollte diese Kunst im Mülleimer enden – »wie eine leer gegessene Ölsardinenbüchse«. Anstatt den Menschen sich selbst finden zu lassen, ging es um Bratwürste und Zigaretten, um Klosetts und Badezimmereinrichtungen, kurz um die simpelsten Bedürfnisse unserer Massengesellschaft. Pop-art stellte weder moralische noch intellektuelle Anforderungen, sie sollte einfach lustig sein, und sie konnte auch von beinahe jedermann hergestellt werden. Sie schien also eine Absage zu sein an alles, was die Kunst von den alten Ägyptern bis hin zum Tachismus beansprucht hatte; außerdem waren die abgebildeten Markenartikel eben das, was sich der Durchschnittsbürger angeblich unter seinem Leben vorstellte. Die Studenten hielten Pop-art möglicherweise für revolutionär oder egalitär, weil an die Stelle von Kunst die Bedürfnisse des kleinen Mannes gesetzt worden waren.

Natürlich dachten sie nicht im Traum daran – obgleich der Club of Rome längst mit größter Eindringlichkeit darauf hingewiesen hatte –, daß von dieser durch die Pop-art verherrlichten Massenproduktion unsere Erde zerstört und das Leben unter einer Müll-Lawine zugeschüttet werden würde. So weit in die Zukunft sahen sie nicht. Abstruserweise wurde diese anti-elitäre Wegwerf-Kunst in Windeseile sogar teurer als große Teile der älteren Kunst. Wenn auch alles durchschnittlich war an dieser sogenannten Volkskunst, die Preise waren es sicher nicht.

Ich hatte mir also im Sommer 1968 erlaubt, eine Studium-generale-Vorlesung über diesen neuesten Schrei anzubieten. Im Januar des gleichen Jahres hatte die »Zeit« über Warteschlangen vor einer Roy-Lichtenstein-Ausstellung mit ihren übergroßen Comic-Bildern in der Tate Gallery in London berichtet. Ich beschloß, eine kritische Vorlesungsserie über Pop-art zu halten, die dann im Sommersemester 1968 mehr als tausend Studenten hörten. Bei diesen Vorlesungen zog ich mir das erste organisierte Protestgebrüll der Braunschweiger Studentenrevolution zu und die Wut des Feuilletons. Ich hatte mir einen Spaß geleistet, für den ich noch lange zu zahlen hatte:

Meine Vorlesung ließ ich von einem der Werbung entsprechenden Diaspektakel begleiten. Es waren immer gleichzeitig fünf Bilder an den Wänden des Hörsaals zu sehen. Zusätzlich zu den vorhandenen Projektionsflächen hatten wir im vorderen Teil des Hörsaals große Bettlaken gespannt. Weil die Bilder unterschiedlich lange gezeigt werden sollten, die einzelnen Apparate ihre Dias also in verschiedenen Rhythmen wechseln mußten, hatte ich Partituren ausgearbeitet, in denen für jeden Diawechsel das entsprechende Stichwort meiner Vorlesung eingetragen war. Um Pannen zu vermeiden, machten wir vor jeder Lesung des Nachts, wenn die Hörsäle frei waren, eine Generalprobe. Schon das Spektakel imponierte.

Ich schilderte die Entstehung der Pop-art von ihren Quellen bei Marcel Duchamp, Dada und Man Ray an und nahm die vielen Äußerungen der amerikanischen Pop-Artisten kritisch unter die Lupe. Schon für die erste Vorlesung war der zweitgrößte Höraal der TH zu klein. Die Studenten saßen auf allen Gängen und umlagerten das Podium, so daß wir beim zweiten Mal bereits in das tausend Hörer fassende Audimax umziehen mußten. Auch hier hatte ich

Schwierigkeiten, zum Rednerpult zu kommen, weil die Studenten sogar auf dem Boden saßen. Aber nun waren Proteste nicht mehr zu überhören. An und für sich hatte ich ein begeistertes Publikum. Gelungene Formulierungen wurden mit Beifall quittiert, die Zahl der Hörer stieg weiter. Aber schon am Ende der zweiten Vorlesung mischten sich in den tosenden Beifall noch etwas klägliche Pfeifversuche.

Die Pop-art hatte nämlich in den deutschen Kunsthochschulen rasch Jünger gefunden. Sie war leicht herzustellen, bunt, eingängig und ermöglichte eine neue Gegenständlichkeit, deren Themen ohne großes Nachdenken zu finden waren. Nun zerpflückte ich diese »schöne neue Welt«. Außerdem waren die »Kunst-Schüler« wahrscheinlich wegen der Wollermann-Affäre aufgehetzt worden. Bei der dritten Vorlesung kam es zum Eklat. Schon als ich das überfüllte Audimax betrat – alle Parallelveranstaltungen des Studium generale waren inzwischen mangels Beteiligung eingestellt worden –, sah ich vorn rechts einen Block von mindestens hundert Kunstakademie-Studenten. Sie waren als solche an Kleidung und Gehabe deutlich zu erkennen.

Ich sprach über Andy Warhol, seine Campbell's-Dosen und Brillo-Pakete, brachte Bilder von diesen neuen Ready-mades und von dem großen Künstler selbst, erzählte, wie es dazu gekommen war, was Warhol gesagt hatte und in welcher Größe die Brillo-Pakete geliefert werden könnten. Plötzlich brüllte ein Kunststudent: »Keine Dönchens, Bildanalyse!«, worauf ein Chor von etwa hundert Jung-Künstlern diese Parole immer wiederholte, so daß ich nicht mehr weitersprechen konnte, das Audimax verwandelte sich in ein Narrenhaus.

Es war im Juni 1968: In Berlin lief die »Studentenrevolution« schon auf vollen Touren, in Braunschweig aber war es der erste organisierte Versuch, eine Vorlesung niederzubrüllen. Wir hatten so etwas bisher nicht erlebt. Als ich noch überlegte, wie ich reagieren sollte, sah ich im Dunkel meiner Dia-Vorlesung aus den dichtbesetzten Gängen schwarze geduckte Gestalten sich auf die brüllenden Kunsthochschüler zubewegen. Es waren wohl verärgerte TH-Studenten, welche die Kunsthochschüler »beruhigen« wollten. Da sicherlich tausend TH-Studenten im Saal waren, hätte es zu einer Prügelei kommen können. Ich ließ rasch das Licht anmachen, um eine gewaltsame Wiederherstellung der Ruhe zu verhindern. Mir war klar, wenn TH-Studenten die Kunsthochschüler hinausgeworfen hätten, wäre am nächsten Morgen in der »Braunschweiger Zeitung« unter dem Titel »Reaktionärer Professor läßt progressive Kunststudenten aus dem Saal prügeln« alles weitere in dem bekannten Stil jener Jahre zu erfahren gewesen. Das also durfte auf keinen Fall passieren. Als die Kunstschüler vor Schreck über das wieder angegangene Licht und die bedrohliche Haltung der anderen Hörer still wurden, ließ ich darüber abstimmen, ob weiter gebrüllt werden solle. Außerdem bot ich nach Beendigung der Vorlesungen im gleichen Hörsaal eine Diskussion über meine Thesen an. Abgesehen von den hundert Jung-Künstlern stimmten alle für Vorlesung und Diskussion. Es kehrte wieder Ruhe ein. Als ich geendet hatte, tosender Applaus der großen Mehrheit und schrilles Gepfeife der Minderheit.

Die Jung-Künstler waren mit ihren gebrüllten Parolen nicht angekommen. In Anbetracht unveränderter Brillo-Pakete der Verpackungsindustrie eine »Bildanalyse« zu fordern, war einfach zu dumm, um damit Resonanz zu finden. Sie hatten wohl vorher verabredet, diese Parole im Chor zu brüllen, wenn der Vorbeter damit anfinge. Er – fiebernd vor Nervosität – hatte sich den falschesten Moment dafür ausgesucht, trotzdem ging das Gebrüll wie verabredet los.

Bei der letzten Vorlesung war das Audimax noch voller, ein Erfolg der Brüll-Aktion. Es konnte in dem riesigen Saal keine Stecknadel mehr zu Boden fallen. Alle, die irgend etwas mit Kunst in Braunschweig zu tun hatten, einschließlich der Kunsthochschulprofessoren, der Museumsdirektoren und des Feuilleton-Chefs, waren da. Während unser Bilderspektakel ablief, konnte ich ungestört über die Kaufhausbanalität dieser Kunst sprechen und durch viele Originalzitate von Andy Warhol über Roy Lichtenstein bis zu Tom Wesselmann belegen, daß die Schutzbehauptung europäischer Kunstvermittler, Pop-art »wolle die Werbung und den Markt parodieren«, falsch sei. Das Gegenteil sei wahr, Pop-art bedeute eine völlige Identifikation mit dem »American way of life«. Von den Pall-mall-Zigaretten bis zum Krieg in Vietnam wurde alles von dieser »amerikanischen Kunst« bejaht: »Ja, es bedeutet, die Dinge zu mögen«, »All is pretty«, sagte Andy Warhol zu seinen amerikanischen Lebensmittelverpackungen und zu seinen Coca- und Marilyn-Monroe-Serien. Alles entsprach fotografisch genau den Vorlagen, nur die Farben waren noch kitschiger. So ließen sich auch viele führende Politiker der westlichen Welt von Andy Warhol nach Polaroid-Fotos schönfarbig serigraphieren. Selbst Willy Brandt, der sich für den Bundestag und die Galerie der Stadt Berlin unglaublich seicht hatte abmalen lassen – obwohl es damals auch gute Porträtmaler gab –, schreckte auch vor diesem Kitsch nicht zurück.

Dann begann die Diskussion. Ein Sprecher der Kunststudenten verlas vom Podium aus einen so langweiligen Text, daß die Hörer im Audimax nicht mehr zuhörten, sie begannen sich zu unterhalten. Sein Vortrag hatte mit der Brüllerei überhaupt nichts und mit meiner Vorlesung fast nichts zu tun. Es war ein Statement für Pop-art. Als wir das über uns hatten ergehen lassen, meldete ich mich – der Diskussionsleiter war ein AStA-Vertreter – und bat den Sprecher um die von den Kunststudenten geforderte »Bildanalyse«. Natürlich hatten wir das vorbereitet: Das Licht ging wieder aus, die Brillo-Pakete, Coca-Cola-Flaschen und Campbell's-Büchsen, die zu dem Gebrüll geführt hatten, erschienen an den Wänden des Audimax. Es wurde ganz still. Der Student schaute sich um – er stand auf dem Podium, halb mit dem Rücken zu den Bildern – und stotterte: »Ja ..., ja ..., da kann man gar keine Bildanalyse machen.« Das Auditorium tobte vor Lachen. Die Armen hatten sich nicht einmal auf diese naheliegende Frage vorbereitet, sie hatten sich bis auf die Knochen blamiert. Nun meldete sich aufgeregt eine junge Studentin, ich müsse doch ihren Ärger verstehen, sie machten jetzt alle auf der Kunsthochschule Pop-art und seien dabei sehr glücklich. Nun käme ich und mache alles wieder kaputt.

Es wurde dann über den Wechsel der Kunststile diskutiert und gefragt, was wohl die Kunst von morgen sei. Axel Dick, ein Braunschweiger Maler, der um diese Zeit favorisiert wurde – er hatte gerade von dem neuen Präsidenten des Oberlandesgerichts Braunschweig Rudolf Wassermann einen Minimalauftrag für das Treppenhaus des Landgerichtes erhalten –, legte ein naives Geständnis seines bundesdeutschen Opportunismus ab: »Ja, wenn wir wüßten, wie die Kunst morgen aussieht, würden wir sie ja heute schon alle machen.« Wieder halb höhnisches, halb belustigtes Gelächter, Pfiffe.

Die Diskussion brachte nichts mehr. Die jungen »Künstler« verglichen mich mit Donatello und hielten dies für eine gelungene Beleidigung. Dann strömten die Menschenmassen aus dem Audimax. Draußen traf ich auf den Feuilleton-Chef und den Bildhauer Otto Herbert Hajek, der gerade eine Ausstellung im Braunschweiger Kunstverein hatte, in dem – wie fast überall – Minimal-art, Concept-art und Pop-art, also Künste in Nullform favorisiert wurden. Da ich mit Hajek in Stuttgart zusammen studiert hatte, begrüßte ich ihn mit Handschlag, worauf er mir Komplimente für mein Rednertalent machte, aber bedauerte, daß ich »so wenig von Kunst« verstünde. Mersmann wiegte seinen Kopf und wiederholte immer wieder: »Infam, infam«.

Am nächsten Tag konnte man dann in der »Braunschweiger Zeitung« lesen, ich hätte ein entstelltes Bild von der Pop-art in einer nur schwach besuchten Vorlesung gegeben und viel zuwenig Bildmaterial gezeigt. Sicher wurden in keiner Kunstvorlesung zuvor pro Minute so viele Bilder gezeigt wie in diesen vier Stunden mit fünf Dia-Apparaten. Es waren über achthundert. Diese freche Falschmeldung strafte sich allerdings selbst Lügen, weil fast alle Braunschweiger Leser des Feuilletons auch in dieser Vorlesung gewesen waren, also die Wahrheit aus eigener Anschauung kannten. Die Leitung des Studium generale verfaßte eine Richtigstellung, welche die »Braunschweiger Zeitung« abzudrucken sich weigerte. Sie wurde dann in einem kleinen Braunschweiger Anzeigenblatt veröffentlicht.

Natürlich hatte der Feuilleton-Chef Heinrich Mersmann – bis 1967 ein kompromißloser Verfechter abstrakter Kunst – den doppelten Salto zu dieser primitivsten Gegenständlichkeit ebenso anstandslos geschafft wie seine tausend Kollegen in der Bundesrepublik. Es ging nie um die Sache, sondern nur um rasche und aalglatte Anpassung!

Diese Vorlesungsreihe wurde 1970 unter dem Titel »Pop-art, Happenings und neue Realisten« veröffentlicht. Das Buch war in wenigen Wochen vergriffen. Leider konnte es an dem Bankrott des Moos-Verlages auch nichts mehr ändern. Es wurde in vielen überregionalen Zeitungen rezensiert. Wenn auch manche Journalisten mit meiner Wertung nicht einverstanden waren, so wurde doch allgemein der systematische geschichtliche Überblick gelobt. Bis heute gibt es meines Wissens keine entsprechende andere Veröffentlichung. Interessanterweise ließ mich der Schokoladenkönig Ludwig ein halbes Jahr lang von einem Rechtsanwalt mit Schadensersatzforderungen traktieren, weil ich Pop-art-Bilder aus seinem Besitze ohne seine Erlaubnis abgebildet und analysiert hätte. Ich hatte aber diese Bilder in der Documenta 1968 mit Erlaubnis der Ausstellungsleitung fotografiert, bevor sie Ludwig gekauft hatte. Schließlich hat er das wohl eingesehen.

Die »Ad-hoc-Gruppe Uhlenbusch«

Die zweite Aktion der »Studentenrevolutionäre« an der TH in Braunschweig richtete sich gegen den von mir geplanten Neubau meines Institutes im Sommer 1969. Mein Lehrstuhl war bis dahin im Hauptgebäude der TH so kläglich untergebracht, daß wir der immer größer werdenden Zahl von Studenten keine angemessenen Übungsplätze mehr anbieten konnten. Nun hatte ich eine frei gewordene Versuchshalle der Technischen Hochschule gefunden, sieben Kilometer vom Zentrum der Hochschule in einem Wald gelegen – dem sogenannten Uhlenbusch. Ein großes Areal gehörte dazu, auch für Übungen im Freien geeignet. Der notwendige Umbau des Gebäudes sollte kaum mehr als eine Million Mark kosten.

Die Pläne dafür hatte der Architekt Zdenko von Strizic gezeichnet, der gerade auf einen Lehrstuhl für Entwerfen an unserer Fakultät berufen worden war. Er setzte in die ehemalige Versuchshalle – in zwei verschiedenen Höhen – Emporen ein, die sich um einen offenen, in der Mitte bis zur Decke reichenden Raum serpentinenartig staffeln. Im Erdgeschoß hatte er, abgesehen vom Eingangsbereich, den großen Raum der ursprünglichen Halle erhalten. In ihm sollten die Studenten arbeiten. Auf den Emporen waren zum Hauptraum hin offene Ateliers für die Lehrer und für die Studenten vorgesehen. So kann ich aus meinem Atelier in die Übungsräume sehen, bleibe aber doch von den Studenten getrennt. Der vielgestaltig gegliederte Gesamtraum ist deswegen nicht nur für die Lehre und unsere bildhauerische Arbeit sehr geeignet, sondern trotz seiner einfachen Ausführung in Sichtbeton auch für die Sommerfeste der Architekturstudenten. Sein schönster Schmuck sind die jungen Menschen unten in der Halle und in allen Höhen auf den Treppen und Emporen.

Zdenko war schon über sechzig, als er die Entwürfe für mein Institut zeichnete. Sein Leben war von den Wirren dieses Jahrhunderts geprägt: In einer kleinen Stadt in Kroatien geboren, entstammte er dem ältesten Adel seines Landes. Sein Urgroßvater war von Mažuraníc – ein bekannter kroatischer Dichter –, der vom Wiener Kaiser als Gouverneur über Kroatien eingesetzt worden war. Seine Dichtungen standen in den Lesebüchern der dortigen Schulen, und sein Denkmal steht noch heute auf dem zentralen Platz in Zagreb. Des Architekten Vater aber war ein jüdischer Advokat, der den adligen Namen seiner Frau, »von Strizic« angenommen hatte. Das hat dem Architekten später das Leben gerettet. In der feudalen Welt der Donaumonarchie aufgewachsen, begann er nach dem Ersten Weltkrieg als Bürger des neu geschaffenen »Jugoslawien« in Deutschland Architektur zu studieren, zuletzt in Berlin bei dem berühmten expressionistischen Architekten Poelzig. Von Strizic gewann 1930 den ersten Preis im internationalen Wettbewerb um ein Opernhaus in Charkow. Damals, unter Lenin, schien es noch so, als ob der sowjetische Staat sich mit der Architektur der Avantgarde verbünden wollte. Aber das Opernhaus wurde nie gebaut, weil Stalin auch diesen Hoffnungen ein Ende machte.

Als Sieger in einem Wettbewerb, an dem sich auch Le Corbusier, Gropius und andere beteiligt hatten, gründete er 1930 sein eigenes Büro. Er stand am Anfang einer erfolgreichen Architektenkarriere.

Sie wurde durch Hitler brutal unterbrochen, der in moderner Architektur den Ausdruck »internationaler jüdischer Dekadenz« zu erkennen glaubte. Außerdem sah man in ihm den »Ausländer«. Als Halbjude aber wurde er wegen seines kroatischen Adelsnamen bis zum Kriegsende nicht erkannt. Ein Jahr nach der »Machtergreifung« nach Zagreb zurückgekehrt, gewann er dort zwei Städtebauwettbewerbe und konnte so eine Satellitenstadt in der Umgebung von Zagreb zusammen mit einem großen Mitarbeiterstab bauen. Im gleichen Jahr war sein Lehrer Poelzig nach Ankara geflohen.

Aber sechs Jahre später eroberten die Deutschen Zagreb, Zdenko stand ihnen wieder gegenüber. Er löste sein Büro auf, beteiligte sich nicht mehr an dem Architekturleben des Landes und schrieb ein Lehrbuch über Botanik. Außerdem entwarf und verkaufte er Möbel, um nicht öffentliche Aufträge übernehmen zu müssen, da er als Halbjude und Sozialist besonders gefährdet war. »Modern« hätte er sowieso nicht bauen dürfen.

Nach dem Abzug der Deutschen wurde Strizic 1945 an der Universität in Zagreb zum Professor »für Entwerfen« ernannt. Im Gegensatz zu vielen Kroaten, die bereitwillig mit den Deutschen und den Nazis kollaboriert hatten, konnte man ihm nichts vorwerfen. Er gründete wieder ein privates Büro, beteiligte sich an Wettbewerben, aber baute nie – aus Mißtrauen gegen die Regierung Titos. Von Strizic wollte auf keinen Fall den Kommunisten, die ihm trotz seiner Berühmtheit wegen seiner adligen Abkunft mißtrauten, durch etwaige Baufehler Anlaß bieten, ihn zu verfolgen.

Nur in Plitvice gestaltete er aufgrund eines 1950 gewonnenen Wettbewerbs die bis heute vorbildliche Seenlandschaft mit ihren Wasserfällen. Sie ist schnell ein beliebtes Ausflugsziel geworden.

Nach dem Tode seiner Mutter (1956) flüchtete er zum zweiten Male – jetzt nur mit einem einzigen Koffer – über Österreich zurück nach Deutschland, um Titos Terror zu entkommen. In Düsseldorf erreichte den immer noch bekannten Architekten ein Ruf an die Universität in Melbourne als »Visiting Professor«. Dort lebte bereits sein Sohn Marc, der schon 1950 nach Australien geflohen war, weil dieses Land ohne Formalitäten Flüchtlinge aus Europa aufnahm. So sahen sich Vater und Sohn auf der Flucht vor dem verhaßten kommunistischen Regime am anderen Ende der Welt wieder.

Strizic wurde wieder Universitätsprofessor, gewann auch dort Wettbewerbe und wurde von Melbourne aus nach Cambridge/Boston an die berühmteste Universität der Vereinigten Staaten als Gastprofessor eingeladen. 1962 erreichte ihn unser Ruf an die Technische Hochschule in Braunschweig, wo er bis zu seinem Tode 1991 – wenige Monate vor Ausbruch des serbisch-kroatischen Bürgerkrieges und dem Auseinanderbrechen von Jugoslawien – lebte.

Sein erster Auftrag war der Umbau meines Institutes. Kaum wurde bekannt, daß die Bauarbeiten im Uhlenbusch Ende 1969 beginnen sollten, organisierten der SDS (»Sozialistischer Deutscher Studentenbund«) und die Fachschaft der Architekturabteilung einen »massenhaften« Protest mit Flugblättern, Wandzeitungen und Vorlesungsunterbrechungen unter dem Motto: »Der Lehrstuhl von Jürgen Weber ist so wichtig, daß er nicht sieben Kilometer vom Architekturzentrum entfernt installiert werden darf.« Sie wagten nicht, mich und meinen Unterricht direkt anzugreifen, weil ich mit meinen Unterrichtsmethoden Erfolg bei den Studenten hatte. Deswegen argumentierten sie mit dieser scheinheiligen Parole. Da die meisten Studenten damals noch kein Auto hatten, waren sie mit dem weiten Weg zu beeindrucken. So wurden die Aktionen gegen den Umbau allgemein unterstützt.

Daraufhin bot ich dem SDS die Aufgabe meiner Baupläne an, falls er mir in der Stadt ein vergleichbares Grundstück nachweisen könnte. Die Studenten suchten ein Jahr erfolglos, während die Baupreise um fast zwanzig Prozent stiegen. Ein Konkurrenzangebot war nicht zu finden, und so konnte der Umbau 1970 beginnen. Er führte zu dem am besten eingerichteten Institut dieser Art, das ich kenne – noch dazu in idyllischer Lage. Vom ersten Tag an kamen die Studenten gerne in den Wald, wo jeder seinen eigenen Arbeitsplatz vorfindet, nie mehr haben sie gegen den Standort protestiert. Sie hatten wohl nicht genügend Phantasie, um sich die Einmaligkeit der Lage und die Großzügigkeit der Räume vorzustellen, die ein angemessenes Äquivalent für die Entfernung sind. Außerdem wurden immer mehr Studenten inzwischen Autobesitzer, so daß die Entfernung für die meisten unwichtig geworden war.

Die erste organisierte Protestgruppe der Braunschweiger Studentenrevolution, die »Ad-hoc-Gruppe Uhlenbusch«, hat für ein Hochhaus gekämpft, das direkt an der Oker unmittelbar neben zwei kleinen, feingliedrigen klassizistischen Zollhäusern geplant war. Die Architekturabteilung sollte dort einziehen und nach der Studenten Meinung auch mein Lehrstuhl. Ein brutaler Betonbau, zur Umgebung falsch proportioniert, mit zu niedrigen, schlecht ausgeleuchteten Stockwerken, auf der Rückseite von unüberbietbarer Häßlichkeit, war er Ausdruck der »Alles ist machbar«-Ideologie der späten sechziger und der siebziger Jahre.

Immer wieder versuchen die in dieses Hochhaus eingewiesenen Institute, in den Altbau des 19. Jahrhunderts zurückzukommen. Unsere mit geringsten Mitteln im Uhlenbusch umgebaute alte Halle dagegen hat sich als funktionsgerecht erwiesen, so daß wir sogar die inzwischen verdreifachte Studentenzahl dort aufnehmen konnten. Die junge Avantgarde hatte jedenfalls nicht für das neue Maß in der Architektur, für Menschlichkeit und Umweltverträglichkeit gekämpft, sondern in allen Punkten für das Gegenteil.

Der einzige Erfolg dieser studentischen Aktion war eine Kostensteigerung durch den späteren Baubeginn um mehr als zweihunderttausend Mark, die vom Hochschulneubauamt durch Streichung der für uns sehr wichtigen elektrischen Krananlage wieder eingespart wurden. Deswegen mußte ich fünfzehn Jahre lang mehr als tausend Gipszentnersäcke auf der Schulter in mein im ersten Stock gelegenes Atelier tragen.

Die Auseinandersetzungen mit den »Revolutionären« waren so unangenehm, weil sie ungeniert logen und tricksten. Deswegen habe ich mit ihnen möglichst nur in Gegenwart von Zeugen verhandelt. Die Professoren waren ihnen schon in der Behandlung der Geschäftsordnung unterlegen. Ihre Anführer kämpften gegen künstlich von ihnen selbst aufgebaute Popanze, deren angebliche Eigenschaften sie selbst mehr und mehr übernahmen. Professor Pieper zum Beispiel, unser Statiker, ein grundehrlicher, sehr konservativer Mann – kein Nazi –, war mit seinen hausbackenen Philosophien eine ihrer Hauptzielscheiben. Unfähig zu lügen, sagte er fast immer genau das, was er dachte und was den Hörsaal aufbrachte. So ging es etlichen Kollegen. Nur die Jüngeren konnten sich auf die Methoden der »Revolutionäre« einstellen, einige versuchten auch sich anzupassen.

Die heroisierenden Beschreibungen in unseren Zeitungen beruhten im wesentlichen auf Mythen! Ein großer Teil der Redakteure, welche 1988 die Jubelartikel zum zwanzigjährigen Gedenken schrieben, waren selbst »Achtundsechziger«. Sie unterlagen wohl dem »Wir damals«-Effekt. Natürlich ist »nach ihnen« keine vernünftige Studentengeneration mehr auf die Hochschulen gekommen, obgleich mir in meiner fast vierzigjährigen Hochschulerfahrung alle anderen Studentengenerationen menschlicher erschienen als diese: Sie war verklemmt und verbissen. Die Ideologie-Diskussionen waren in Wirklichkeit fast immer unverhüllte Machtkämpfe und Ersatzhandlungen. Die Anführer leisteten fast durchweg in ihrem Studium nur Mittelmäßiges oder weniger. Viele blieben auch später beruflich Versager und retteten sich in Politik und Verwaltung. Es waren freudlose, zutiefst mißtrauische, durchweg humorlose Menschen, nicht nur die »Revolutionäre«, auch viele »Bürgerliche« dieser Generation. Sie vertrauten niemandem, schon gar nicht »älteren« Arrivierten – auch mir nicht, obwohl ich, vierzigjährig, immer noch ein sehr junger Professor war!

Sie waren die Kinder der zwischen 1910 und 1920 Geborenen, die für Hitler Europa erobert hatten, dann nach ihrem verlorenen Krieg sich in eine die Vergangenheit verdrängende Berufstätigkeit gestürzt hatten und zur »Ohne mich«-Generation geworden waren, aufdringlich tüchtig, vergangenheits- und geschichtsfeindlich. Die Kinder nun reagierten auf die braune Vergangenheit ihrer Väter mit rotem Protest, hatten aber im Grunde den verklemmt-intoleranten Ton ihrer Elternhäuser übernommen und terrorisierten so ihre Umwelt mit scheindemokratischen Parolen und Aktionen. Wenn sie die Gleichberechtigung von Professoren und Studenten forderten, ging es ihnen zuerst um eigene Machtpositionen. Auch in den revolutionären Gruppen herrschten eindeutige Hierarchien. Erst Ende der siebziger und Anfang der achtziger Jahre wurde der Umgangston unter den Studenten wieder freundlich, oft heiter und tolerant, in den Übungssälen durfte wieder gelacht werden.

Mühl, das Schwein und die Nackte

Ebenfalls in das Jahr 1969 fiel eine »revolutionäre« Aktion der äußerst braven, aber ziemlich unproduktiven Kunststudenten: Der AStA der Kunsthochschule hatte kurz vor Weihnachten zu einem »Mühl-Happening« eingeladen. In dem mit schwarzen Plastikbahnen düster ausgeschlagenen Audimax der Schule trat

vor Studenten und Gästen der splitternackte Otto Mühl mit einer ebenfalls nackten, gutgewachsenen Begleiterin auf und brachte zusammen mit einem Braunschweiger Schlachter ein Schwein auf mittelalterliche Weise ums Leben. (Der Schlachter wurde daraufhin später wegen grober Verletzung der Berufsregeln aus der Innung ausgeschlossen.) Das Blut des quiekenden und mit einem Dolch erstochenen Schweines nahm sich auf den schwarzen Plastikfolien dekorativ-grausig aus. Dann mußte sich die nackte Dame neben das blutende Schwein legen, während der Künstler selbst auf eine bereitgestellte Leiter stieg und von oben auf Schwein und Freundin erst pinkelte, dann schiß. Er benutzte die Leiter, damit jeder dieses Ereignis von unten auch gut miterleben konnte. So lag das Mädchen, von Blut, Kot und Urin besudelt, neben dem Schwein. Anschließend haben dann Otto Mühl, seine Freundin und eine privilegierte Gruppe von Kunsthochschulnarren Teile des beschissenen Schweines gegrillt und gegessen.
Der AStA teilte dazu später schriftlich mit: »Es ging darum, den zukünftigen Künstlern, Kunsterziehern und Gestaltern auch Grenzbereiche der Ästhetik zuzuführen.« Dr. Mersmann, Chef des Braunschweiger Feuilletons – wie immer journalistisch angepaßt –, gab seinen Lesern zu bedenken, daß diese widerwärtige Aktion ein künstlerischer Angriff auf den »entseelten« und vermarkteten Weihnachtsbetrieb« in der Bundesrepublik sein sollte. Kritik an diesen Vorgängen gab es bezeichnenderweise nicht im Feuilleton, sondern im Lokalteil: Nachdem dessen Redakteur einen empörten Artikel über diese »Schweinerei« geschrieben hatte, erhielt er eine große Zahl von Leserbriefen, die nun zum Teil ihrerseits abstoßend waren. Von der Meinung, Otto Mühl und die Studenten müßten »vergast« werden, bis zur »Verschickung nach Sibirien« waren alle Wünsche des wohlmeinenden deutschen Spießers vertreten. Die sogenannte Avantgarde und unbelehrbare »Ehemalige« überboten sich gegenseitig an Widerwärtigkeiten. Die einen beriefen sich auf die immer weniger definierbare Kunst, die anderen auf das »gesunde Volksempfinden«. »Kunstsachverständige« aller Art fanden und finden bis zum heutigen Tag immer wieder wunderschöne Begründungen für solche Vorgänge: Man könne so etwas als einen Akt »sexueller Befreiung« ansehen, es solle gezeigt werden, daß die »Körpersäfte eines Menschen« nichts Ekelhaftes seien, Aktionen dieser Art müßten als Protest gegen die Wohlstandsgesellschaft verstanden werden, es handle sich um einen Protest gegen den »Mißbrauch der Frau« etc. etc.

Auf jeden Fall waren Kacken und Pissen Ausdruck studentischen Protestes in den sechziger Jahren. Fritz Teufel und andere haben das vor ihren Richtern gemacht. Das eine sollte eine Demonstration gegen das Gericht, das andere eine »künstlerische Aktion« gewesen sein. Man mußte schon gut orientiert sein, um immer zu wissen, was mit dem Scheißen jeweils gemeint war. Auch Teufel hätte eine weit bessere Figur gemacht, wenn er seine Verachtung für das Gericht mit Worten ausgedrückt hätte. Jedenfalls hätte man es verstehen können, daß er nicht bereit war, sich vor ehemaligen Nazi-Richtern zu verantworten. Kacken war eben eine recht unklare Äußerung, die schließlich auch nur mit einer Ordnungsstrafe geahndet wurde. Hätte er den deutschen Richtern vorgeworfen, unzählige Massenmörder in ihren Reihen wieder aufgenommen zu haben, wäre er nicht so billig davongekommen. Dazu hätte man Mut gebraucht, sein Geschäft im Gerichtssaal zu erledigen, war mediengerechter.

Warum ich nicht eingegriffen, nicht eine flammende Rede gehalten habe? Ich hätte Mühl nur einen Gefallen getan und die Studenten dazu gebracht, sich als Verteidiger »avantgardistischer« Kunst aufwerfen zu müssen. Das Beste war zu schweigen. Dieser widerwärtige Vorgang mißfiel offensichtlich auch vielen Studenten. Sie wagten zwar nicht zu protestieren, es herrschte aber eine bedrückte Stille in dem Hörsaal. Außerdem würden sich die Bürger Braunschweigs schon melden. Zweifelsfrei war diese Aktion von dem Rektor der Kunsthochschule, Peter Voigt, genehmigt worden, einige Professoren waren sogar anwesend. Voigt war mit Sicherheit der letzte, dem dieses Scheißen und Urinieren auf Schwein und Frau gefallen hätte; aber er war einfach nicht Manns genug zu widersprechen. Als dann die Empörung höhere Wellen schlug als erwartet, ging er auf Tauchstation und machte eine Weihnachtsreise, denn Künstler wagen es heute sehr selten, gegen das anzutreten, was gerade als »avantgardistisch« bezeichnet wird.

Mühls Aktionen fanden nämlich überall in der Bundesrepublik statt und wurden von der Feuilleton-Presse als tiefsinnig-mythische Aktionen gefeiert. Im Burgenland besaß er ein Gut, wo regelmäßig die Schickeria von München zu hohen Eintrittspreisen mystisch-sexuelle Orgien feierte oder, richtiger gesagt, unter avantgardistischer Maske die Sau rausließ. Mit dem so eingenommenen Geld hat er auf einer kanarischen Insel eine Kommune gegründet, wo sich junge Frauen von ihm schwängern lassen mußten oder von ihm zusammengeführte Männer und Frauen sich begatteten – ähnlich wie im tausendjährigen Reich deutsche Mädchen ausgesuchten blonden SS-Männern in eigens dafür eingerichteten »Lebensbornen« zugeführt wurden. 1991 wurde Mühl dann in Österreich wegen »Beischlaf mit Unmündigen«, »Vergewaltigung« und »Drogendelikten« angeklagt.

Pastor Niemöller im Audimax der TH

Die Kunststudenten werden das alles kaum gewußt haben, in erster Linie wollten sie wohl »modern« und »in« sein. Überhaupt waren die Aktionen des AStA und des SDS in dieser Zeit häufig recht zufällig: So hatte anderthalb Jahre vorher der AStA der TU Martin Niemöller, das Haupt des evangelischen Widerstandes gegen die Nazis, zu einem Vortrag eingeladen. Als Gründer der »Bekennenden Kirche« wäre er im politischen Kampf gegen den Vietnamkrieg und gegen die immer gefährlicher werdende atomare Aufrüstung als geradezu monumentaler Zeuge zu verwenden gewesen. Aber die Einladung war Zufall, der AStA hielt ihn für einen »linken Pastor«, der aus irgendwelchen Gründen ziemlich berühmt geworden war.

Ich hatte das schon geahnt und wollte deswegen dem AStA eine Kurzbiographie über Niemöller schicken. Aber damals war ein AStA-Vorsitzender für

Professoren schwer zu erreichen, und außerdem waren sie selbst groß! Sie schrieben mir, daß sie »Herrn Niemöller« eingeladen hätten und meine Ratschläge nicht brauchten. Und so führte dann der AStA-Vertreter im überfüllten Audimax Niemöller als »einen Pfarrer der Bekennenden Kirche« ein, der heute über Vietnam sprechen wolle. Erst in der Diskussion gelang es mir, mitzuteilen, daß Niemöller nicht *»ein* Pfarrer der Bekennenden Kirche« gewesen sei, sondern ihr Gründer, und daß er deswegen in das Konzentrationslager Dachau verschleppt worden sei. Das wußte der AStA-Vertreter nicht. Er hatte sein Wissen von dem damaligen Studentenpfarrer, der von Niemöllers Leben ebenfalls keine Ahnung hatte und der mir später klarzumachen versuchte, daß es »liberale Professoren« gar nicht gäbe. Dieses simple Weltbild verbreitete er unter seiner Studentengemeinde, zu der auch Teile des SDS gehörten.

So wurde die Diskussion nach Niemöllers Vortrag auch gänzlich unergiebig. Die Masse der Rechten – Angehörige von Verbindungen und Burschenschaften – ging Niemöller in junkerhafter Weise an, grundsätzlich wurde er mit »Herr Niemöller« angeredet, obwohl damals Titel noch üblich waren. Die Rechten wollten wohl so ihre Geringschätzung ausdrücken, während die Linken das für demokratisch hielten. Ich hätte verstanden, wenn sie ihn nicht mit »Kirchenpräsident« angeredet hätten – er leitete damals, einem Bischof vergleichbar, die Landeskirche von Hessen –, aber den Pastorentitel hatte sich dieser Mann, der unter Einsatz seines Lebens seine Herde gegen die Wölfe verteidigt hatte, wirklich verdient. Außerdem war er eine beeindruckende Gestalt, fast 80 Jahre alt. Der Ton war beschämend. Aber in Taktlosigkeit sind die Deutschen wohl Weltmeister.

Professoren waren leider nicht anwesend – im Gegensatz zum Mühl-Happening in der Kunsthochschule. Der Senat hatte sich über die Einladung abfällig geäußert, weil man Niemöller für einen Kommunisten hielt. Ein großer Teil der Presse unseres Landes hat ihn so dargestellt, und das war zu jener Zeit des kalten Krieges ein weit schlimmeres Verdikt als Nazi.

Als ich Niemöller in der Diskussion nach Einzelheiten aus dem KZ Dachau fragte, bekannte er, sich am Anfang in Dachau völlig falsch verhalten zu haben, indem er und seine Freunde mit den KZ-Schergen keinerlei Gespräche geführt, sie mit Verachtung gestraft hätten. Erst später wäre ihm klargeworden, daß auch dies nur arme, verführte Menschen seien und es keinen Grund gäbe, nicht mit ihnen zu sprechen. Er hätte dann damit vorsichtig angefangen. Möglicherweise hat Niemöller als Seelsorger in Dachau das Gewissen manches Schergen geweckt und so Mithäftlinge und sich selbst gerettet. Ich begriff, daß dies der Schlüssel zu seinem Leben war. Wo auch immer Niemöller in der Welt auftrat, für ihn gab es niemanden, mit dem er nicht hätte sprechen können. Das machte ihn dann in der westdeutschen Presse zu einem anerkannten Kommunisten und bewahrte ihn vor der Bewunderung und Verehrung, die er verdient hatte. Martin Niemöller wurde damals für eine Politik als Kommunist beschimpft, die Nixon durch die Beendigung des Vietnamkrieges und Brandt durch den Abschluß der Ostverträge wirklich eingeleitet haben und die sich als richtig erwiesen hat.

Da sich die »Studentenrevolution« in Berlin, Paris und Washington gerade um die Frage »Krieg oder Miteinandersprechen« drehte, hätte der AStA mit Pastor Niemöller kaum einen glaubwürdigeren Zeugen finden können. Da aber die linken Braunschweiger Studenten schlecht informiert waren, die rechten ohne Anstand und Verstand irgendwelche Unverschämtheiten von ihren Auditoriumsplätzen herunterkrähten, war das Ganze eine vertane Gelegenheit, auf jeden Fall beschämend. Politische Aspekte hatte die »Studentenrevolution« in Braunschweig wirklich kaum.

Die »Revolutionäre« brüllen die Baugeschichtsvorlesungen nieder

Erst als wir 1971 in unser umgebautes Institut umzogen, lief die »Studentenrevolution« auch bei uns auf vollen Touren. Ein »Streik« jagte den anderen. Typischerweise war das Hauptopfer an unserer Architekturabteilung Konrad Hecht, Professor für Baugeschichte, welcher mit großem Einsatz seiner Zeit und seiner Intensität ungewöhnlich gute und umfassende Vorlesungen hielt, die ebensosehr die Entwicklung der Bauformen wie der wirtschaftlichen, sozialen und geistigen Verhältnisse der jeweiligen Epochen darstellten. Obwohl ich mehrere Jahre Kunstgeschichte studiert hatte, habe ich in diesem Fach niemals so gute Vorlesungen gehört.

Da ich Anfang der siebziger Jahre immer noch der jüngste Professor unserer Abteilung war und der brüllende, geifernde Studentenmob sogar gewalttätig wurde, wollte ich Hecht auch körperlich schützen. So wurde ich Zeuge dieser widerwärtigen organisierten Brüllereien. Es lief fast immer gleich ab: Hecht entwickelte das jeweilige Problem seiner Vorlesung, bis plötzlich irgendeiner dieser »Revolutionäre« eine vorbereitete Parole brüllte, die dann der halbe Hörsaal stumpfsinnig wiederholte. Angewidert sah ich dann diesen »Revolutionären« zu, wie sie mit hochroten Köpfen und aufgerissenen Mäulern so lange schrien, bis Hecht resigniert den Hörsaal verließ. Von ähnlichen Vorgängen am Anfang der dreißiger Jahre hatte mir mein Vater erzählt. In den Vorlesungen jüdischer Professoren hätten die braunen Kohorten der deutschen Studentenschaft so lange gebrüllt, bis die Hochschullehrer resigniert die Hörsäle verließen. Hecht selbst empfand es genau so. Einmal rief er in einer kurzen Pause zwischen diesem Gebrüll in die Lautsprecher die Schumacher-Worte »Ihr rotlackierten Nazis«.

Alles war manipuliert: Überall in den Vorlesungen erschienen die gleichen Typen: Es handelte sich um eine »revolutionäre Einsatztruppe« von etwa einhundertfünfzig Mann. Der SDS hatte sie aus Studenten aller Fakultäten zusammengestellt. So wurden die Vorlesungen Hechts von Studenten der Mathematik, Psychologie, Pädagogik usw. terrorisiert. Die Architekturstudenten, welche die Vorlesung eigentlich hören wollten – gut die Hälfte –, waren zu feige, gegen den Mob aufzutreten. Später wurden sie als Helden der Revolution von den Medien gefeiert.

Hecht hielt schließlich seine Vorlesungen im Rahmen eines kleinen Seminars vor ausgesuchten, einzeln zugelassenen Studenten. Die »Revolutionäre« drohten ihren Kommilitonen, die an den Seminaren teilnahmen, Prügel an. Zur Prüfung mußten die wenigen dann unter Polizeischutz geleitet werden, um sie vor Gewalttaten zu schützen. Einem meiner Kollegen haben die »Revolutionäre« bei einer »Institutsbesetzung« eine Hand gebrochen. Aufeinander übten sie einen erheblichen Revolutionsdruck aus. Das war ihre Art von Demokratie.

Hecht starb drei Jahre später. Für mich besteht kein Zweifel, daß die eigentliche Ursache für seinen Tod der über mehrere Jahre andauernde Psychoterror war. Die Hochschule, das heißt die Kollegen und das Rektorat, haben in der Verteidigung des akademischen Niveaus, das nur von wenigen gehalten wurde wie von Hecht, kläglich versagt. Natürlich hatte Hecht seine »Macken« – wer hat die eigentlich nicht? –, er war schnell gekränkt. Er wußte, welches Wissen und welcher Einsatz im Vergleich zu dem vieler anderer Kollegen hinter seinen Vorlesungen und Übungen stand, und wollte das auch respektiert sehen. Andererseits war er nicht bereit, vor den Brüllern zu kapitulieren. Er sprach relativ leise, verlangte ein ruhiges und konzentriert zuhörendes Publikum und verließ leider zu schnell und zu oft den Hörsaal, wenn er sich beleidigt fühlte. Aber muß ein so hervorragender Wissenschaftler, Didaktiker und Rhetoriker auch ein Nahkämpfer, Diplomat und Pädagoge sein? Konnte er nicht wirklich ein wenig Respekt für seine ungewöhnlich originale Leistung verlangen? Hecht stand politisch dem konservativen Flügel der SPD nahe und war Antifaschist, aber aufgrund seiner Erfahrungen gegen »Mitbestimmung« an den Hochschulen.

Am Ende dieses jahrelangen Terrors gegen Hecht war ich Abteilungsleiter und habe oft mit ihm darüber geredet, schließlich hielt er auch mich für seinen Feind. Ich versuchte, ihm klarzumachen, daß sein druckreifes Deutsch von diesen Abiturienten-Jahrgängen nicht mehr verstanden würde. Hecht sprach für fünfundneunzig Prozent der Studenten »Chinesisch« einfach deswegen, weil er ein literarisches Deutsch ohne Manuskript vortragen konnte.

Ich selbst bin darum während dieser Zeit von der »Vorlesung« abgekommen und habe statt dessen frei und deswegen in einfacherem Deutsch gesprochen. Das tat Hecht eben nicht. Man erzählte sich, er habe seine Manuskripte auswendig gelernt. Das ist nicht auszuschließen. Auf jeden Fall waren seine Vorlesungen und auch seine Prüfungen sehr anspruchsvoll – letztere angeblich unberechenbar –, das ließ ihn zum Hauptopfer der Studentenrevolution werden. Ich habe in dieser Zeit den Brauch eingeführt, meinen Vortrag zeitweise durch Diskussionen zu unterbrechen. Die Studenten durften Fragen zum Thema stellen, und ich ging auf diese Fragen während der Vorlesung ein. Das habe ich bis zum heutigen Tag beibehalten. Hecht hat das abgelehnt: Er sei nicht bereit, am Abbau des akademischen Niveaus mitzuwirken. Seine Vorlesungen waren eine Art Gesamtkunstwerk.

Die achtundsechziger Vorgänge, so wie ich sie erlebt habe, waren zuallererst eine Kulturrevolution: Die Abiturienten hatten nicht mehr die Bildungsvoraussetzungen, um universale Zusammenhänge zu verstehen – die meisten gehörten eigentlich auf Fachschulen oder in eine Handwerkslehre. Das war der Kern. Deutsch als Kultursprache wird an unseren Gymnasien seit mindestens zwanzig Jahren nicht mehr gelehrt. Auch ein gutes Reifezeugnis ist nicht mehr mit Hochschulreife gleichzusetzen. Die Kenntnisse der Abiturienten in Literatur, Geschichte und Kunst sind nahe bei Null.*

Der einzige wesentliche Erfolg der Studentenrevolution war die Einführung der Gruppenuniversität. Endlich sollte Demokratie an unseren Universitäten praktiziert werden. Alle Bestimmungsgremien, also Abteilung, Fakultät, Senat etc., die bis dahin fast ausschließlich aus Professoren bestanden, wurden nun zuerst drittelparitätisch mit Professoren, Assistenten und Studenten besetzt und später, als sich dies in einer Lehr- und Forschungseinrichtung als ganz und gar unpraktikabel erwies, in einem für die Professoren günstigeren Verhältnis. Sie haben jetzt in allen Gremien die absolute Mehrheit, allerdings nur mit einer Stimme. Man wollte die »Professorenherrschaft« und »-herrlichkeit« abschaffen, die angeblichen Mauscheleien; der »Mißbrauch von Assistenten« sollte ein Ende haben.

Aber Fachdiskussionen sind in den Gremien nun schwierig geworden: Die Professoren können es sich nicht leisten, in Gegenwart der anderen miteinander zu streiten, ebensowenig wie Assistenten und Studenten das tun. So tagen jetzt diese drei Gruppen vor den »bestimmenden« Sitzungen einzeln und schicken dann ihre Vertreter in die Gremien, die dort von den vorher gefaßten Beschlüssen möglichst nicht mehr abweichen sollen. Für alle Mitglieder der »Bestimmungsgremien« ergeben sich so zeitraubende Doppelsitzungen.

Die fachliche Qualifikation der Studenten für diese Gremien ist in der Regel gering, weil dort meistens nur die jüngsten Semester vertreten sind. Die älteren bereiten sich auf ihre Examen vor oder haben den »Gremienzirkus«, dessen Hauptmerkmale Unbeweglichkeit und Ineffektivität sind, längst satt. Die studentischen Mitglieder gehen aus Fachschaftswahlen hervor, an denen sich bei den Architekten in den neunziger Jahren nur noch fünf Prozent aller Studenten beteiligen. Schon das führt die sogenannte Demokratie an unseren Universitäten ad absurdum.** Von eintausendzweihundert Architekturstudenten gehen in Braunschweig nur circa sechzig zur Wahl, zehn davon werden dann als die Vertreter von eintausendzweihundert aufgestellt, grotesk! Wenn es auch im Moment nicht der Fall ist, selbst die kleinste politische Extremistengruppe könnte so die Fachschaftsvertretung dominieren. Auch für unsere gesamte Technische Universität ergibt sich bei den Studenten eine durchschnittliche Wahlbeteiligung von nur zehn Prozent! So sitzen sich in den Gremien mit den Professoren und den Studenten nicht nur Menschen sehr unterschiedlicher fachlicher Qualifikation gleichberechtigt gegenüber, sondern auch Vertreter sehr verschiedener demokratischer Legitimation. Die Wahlbeteiligung der Professoren liegt bei circa achtzig Prozent! Die Hochschulen müßten

* Siehe Teil IV, Seite 387/388
** vergleiche dazu: Steinbuch, Karl: Kurskorrektur, Stuttgart-Degerloch, 1973

durch eine Normenkontrollklage in Karlsruhe feststellen lassen, ob dies nicht grundgesetzwidrig ist. Meines Erachtens enthält das Grundgesetz nur deswegen keine Festlegung über die Mindestbeteiligung bei Wahlen, weil sich seine Väter solche Verhältnisse nicht haben vorstellen können.

Nur an deutschen Universitäten hat man diesen Unsinn auf Dauer realisiert. Auf alle Fälle hat sich so die Immobilität der Universitäten noch verfestigt. In welch kurzer Zeit hatte der später von den Nazis verfolgte Mühlenpfordt seine Reform des Architekturstudiums Ende der zwanziger Jahre an unserer Schule durchgesetzt und damit die Grundlagen der sogenannten »Braunschweiger Schule« geschaffen! Die letzte hausgemachte Studienreform hatte in den sechziger Jahren der damalige Abteilungsleiter der Architekten, der Statiker Professor Pieper, durchgesetzt. Nach monatelangen Diskussionen, die oft halbe Tage und Nächte dauerten, hatten wir eine Studienreform zustande gebracht. Die Gruppengremien haben niemals etwas Vergleichbares geschafft.

So konnten Lehrplan und Prüfungsordnung nicht den immer größer werdenden Studentenmassen in unserer Architekturabteilung entsprechend geändert werden. Obwohl wir 1990 etwa dreimal soviel Studenten pro Jahr neu aufgenommen haben wie in den sechziger Jahren, ist der Charakter des Studiums grundsätzlich gleichgeblieben. Studenten, Assistenten und Professoren blokkieren sich in den Gremien gegenseitig, so daß auch schon kleinste Änderungen durchzusetzen jahrelanges Geschwafel erforderte. Die durchschnittlichen Studienzeiten wurden immer länger, weil die Studenten oft monatelang auf ihre Korrekturen warten mußten, unter anderem auch deswegen, weil immer mehr Studenten von einem Dozenten betreut werden müssen. Außerdem ist die künstlerisch-architektonische Begabung der meisten Studenten entsprechend ihrer größeren Zahl geringer geworden.

Zusammen mit der Gremien-Universität wurde in einigen Bundesländern in den siebziger Jahren die Rektoratsverfassung durch eine Präsidialverfassung ersetzt: Kein bedeutender Wissenschaftler, Techniker oder Architekt kann es sich jetzt noch leisten, Präsident zu werden, da er nach Ablauf einer sechsjährigen Amtsperiode nicht mehr auf seinen inzwischen neu besetzten Lehrstuhl zurückkehren kann. Er wird also versuchen, bis zu seiner Emeritierung Präsident zu bleiben mit all den Nachteilen, die mit einer so langen Amtszeit verbunden sind. Anstelle von Rektoren, deren Autorität in erster Linie auf ihrer Leistung als Forscher oder Erfinder beruht, werden die Hochschulen jetzt von Kulturmanagern ohne besonderes Ansehen geleitet. Wenn es auch Ausnahmen gibt, so sind es doch meistens unbekannte Akademiker, C3-Professoren oder ehemalige Assistenten, die sich um dieses Amt bewerben. So genießen sie in der Regel in ihren zuständigen Ministerien kaum Respekt, die immer arrogantere Kulturbürokratie kann mit ihnen nach Belieben umspringen. Als Akademiker ohne Bedeutung finden sie auch in der Öffentlichkeit kaum Resonanz. Von dem angeblichen Versuch, mehr Demokratie an den Hochschulen zu wagen, blieb in erster Linie eine undurchsichtige Bürokratisierung übrig: Sieger der Studentenrevolution wurde die Ministerialbürokratie, zumal die für die Hochschulen zuständigen Minister in der Regel gänzlich inkompetent sind. Aufgrund des niedersächsischen Hochschulgesetzes könnte sogar ein Student des ersten Semesters Vizepräsident einer Universität werden!

Die offensichtlichen Schwächen unseres jetzigen Hochschulwesens sind aber bestimmt nicht durch das Wiederaufsetzen der achtundsechziger Hüte zu beheben. Wenn der »Spiegel«* durch drei studentische Fachschaftsvertreter den deutschen Kultusministern raten läßt, Berufungskommissionen wieder drittelparitätisch zusammenzusetzen und per Frauenquoten die vermehrte Einstellung von Professorinnen zu erzwingen, dann sind alle Erfahrungen der letzten zwanzig Jahre in den Wind geschlagen: Die Drittelparität würde bei der geringen Wahlbeteiligung der Studenten zur Dominanz einer ganz kleinen Gruppe in allen Berufungsverfahren führen und die Berufung nach sexistischen statt sachlichen Kriterien zu einer weiteren Zerstörung unserer Universitäten. Außerdem, warum sollen eigentlich Studenten die pädagogischen Fähigkeiten der Bewerber besser beurteilen können als Professoren? Wir haben, als die Berufungskommissionen noch drittelparitätisch zusammengesetzt waren, eher die Erfahrung gemacht, daß Studenten zeitgemäße Phrasen mit pädagogischer Begabung verwechseln.

Aber noch einmal zu dem sogenannten »Baugeschichtskonflikt«, er hatte zwei Jahre später ein Nachspiel: Diesmal war ich es, der eine baugeschichtliche Lehrveranstaltung durch Androhung einer »Aktion« verhindert hat. Im Oktober 1975 hatte ein damals junger Kollege den 1966 aus dem Kriegsverbrechergefängnis Spandau entlassenen Albert Speer zu einer Lehrveranstaltung über die »Architektur des Nationalsozialismus« in das Gästehaus der TU eingeladen. Im Rahmen des Faches »Entwicklung der modernen Architektur« sollte Speer an unserer Universität reden.

Er, dessen 1971 herausgekommene »Erinnerungen«** noch zu den vielgelesenen Büchern bei deutschen Industrie- und Bankenmanagern gehörten, war als ein »authentischer Zeitgenosse« eingeladen worden, um mit ihm »Probleme der Architektur des Dritten Reiches zu diskutieren«. So konnte ich es in einer Einladung lesen, die ich kurz vor dem Veranstaltungstag im Oktober 1975 auf meinem Schreibtisch vorfand. Der Kollege, der trotz »Demokratisierung« nur am Montag und Dienstag in unserer Universität weilte, war für mich nicht zu erreichen. Gewiß, wenn Albert Speer nur leitender Architekt Adolf Hitlers gewesen wäre – etwa wie Breker leitender Bildhauer –, so hätte man mit ihm über eine Architektur diskutieren können, die für den tyrannischen und lebensfeindlichen Machtanspruch eines monolithischen Staates und seines Führers die Kulissen geboten hat. Aber Albert Speer war seit 1942 »Minister für Bewaffnung und Munition« und seit 1943 »Reichsminister für Rüstung und Kriegsproduktion« gewesen und hatte als solcher ein Millionenheer von Arbeitssklaven in ganz Europa zusammentreiben und dann als Zwangsarbeiter unter tödlichen Bedingungen in der reichsdeutschen Rüstungsindustrie fronen lassen. Hunderttausende von Russen, Polen, Franzosen, Italienern, Holländern

* Heft 45/1993
** Propyläen, Berlin, unter Jobst Siedler

und Juden sind so gestorben. Die genaue Zahl konnte nie ermittelt werden. Ich arbeite jetzt – seit Ende der achtziger Jahre – an einem Denkmal für diese Zwangsarbeiter und werde im Zusammenhang damit noch einmal auf das Thema zurückkommen.

Speer war also nicht ein »authentischer Zeitgenosse«, sondern ein zynischer Schreibtischtäter im Auftrage Hitlers, dem nun die Ehre zuteil werden sollte, von unserer Universität eingeladen zu werden. Dies wollte ich verhindern. Ich rief also bei dem damaligen Rektor Pierick an. Magnifizenz bedauerte die Veranstaltung sehr, fand sie auch in jeder Weise unangemessen; Pierick meinte aber, daß ihm sein Amt keine Möglichkeit böte, dagegen vorzugehen. Nach längerem Hin und Her sagte er plötzlich, er müsse die Veranstaltung allerdings verbieten, wenn dadurch Ruhe und Ordnung an der Universität gefährdet würden. Das sei so, antwortete ich, ich würde mit einer Gruppe von Studenten und Assistenten so lange »Die Fahne hoch, die Reihen fest geschlossen« singen, bis Herr Speer den Raum wieder verlassen würde. Dann müsse er das Ganze verbieten, ein solches Spektakel sei unvereinbar mit der Würde der Alma mater. Pierick hat das nie weitererzählt. Er hat anderen gegenüber behauptet, ich hätte »Diskussionen über Zwangsarbeit und Faschismus« angedroht. Magnifizenz war meiner Meinung und froh, von mir einen Grund bekommen zu haben.

Wenn das Ganze stattgefunden hätte, wäre es vor den Architekten von Braunschweig nicht zu verheimlichen gewesen. Wegen des großen Andrangs hätte man womöglich in das Audimax gehen müssen. Das wäre einer Rehabilitation Speers an einer deutschen Universität gleichgekommen. Welche Wirkung hätte das im Inland und Ausland gehabt!

Innerhalb von zwei Tagen mußte gehandelt werden. Der Kollege hatte vorher nicht einmal mit den Mitgliedern unserer Abteilung über eine so prekäre Einladung gesprochen. Was war zu machen? Zu langen Palavern war keine Zeit mehr. Speer mußte jetzt also auf Anordnung des Rektors wieder ausgeladen werden, weil »durch Androhungen, diese Veranstaltung mit allen Mitteln zu verhindern oder zum Tribunal machen zu wollen« ... »ein Ergebnis von wissenschaftlichem Interesse nicht mehr gewährleistet« sei, so der einladende Professor in seiner Absage an Speer.

Nun aber beriefen die Assistenten der Architekturabteilung eine Vollversammlung ein, auf der sie mich aufforderten, als Abteilungsleiter zurückzutreten, weil ich »in besorgniserregender Weise gegen den Grundsatz der Freiheit von Lehre und Forschung, ohne den keine wissenschaftliche Hochschule bestehen kann, verstoßen« hätte, »wir erwarten daher, daß Professor Weber das Amt des Abteilungsleiters sofort zur Verfügung stellt«. Von siebzehn Assistenten, die zu dieser Vollversammlung gekommen waren, hatten fünfzehn für die Resolution gestimmt und zwei sich der Stimme enthalten. Da es aber insgesamt vierundfünfzig Assistenten in unserer Abteilung gab, reichte das nicht, und so wurde zusätzlich ein Stimmzettel verschickt, auf dem man zu der Resolution mit Ja, Nein oder Enthaltung ohne Namensnennung Stellung nehmen konnte. Dies verstieß gegen alle Abstimmungsordnungen, schon weil das Verfahren überhaupt nicht nachprüfbar war. Angeblich kamen über dreißig Zustimmungen zusammen. Daraufhin ließen die Assistenten ihren Antrag auf das Programm für die Fakultätssitzung im Dezember 1975 setzen.

Sie, die sich mehrheitlich aus der Generation der Studentenrevolutionäre zusammensetzten, waren aber inzwischen überall auf Widerstand gestoßen. Die AStA-Vertretungen der Technischen Universität und der Kunsthochschule hatten sich von ihnen distanziert und mir empörte Briefe über die Einladung an Speer zugesandt. Ebenso hatten sich die Vertreter der Kreisdelegiertenkonferenz des DGB geäußert. Auch die Professoren, abgesehen von dem einen Entwerfer, standen an meiner Seite. So fielen die Assistenten mit ihrem Antrag durch, während ein von dem Kunsthistoriker Prof. Gosebruch formulierter Satz: »Die engere Fakultät spricht Herrn Prof. Weber für das entschlossene Handeln, die Einladung von Herrn Speer abzusetzen, ihren Dank aus«, mit zwölf von einundzwanzig Stimmen angenommen wurde bei fünf Nein-Stimmen und vier Enthaltungen. Da an dieser Fakultätssitzung zwölf Professoren, fünf Assistenten, drei Studenten und zwei sonstige Mitarbeiter teilgenommen hatten, fielen die Nein-Stimmen und die Enthaltungen im wesentlichen auf die Assistenten und die »Sonstigen«. Ich habe nicht mitgestimmt.

Auch Zeitungen haben von dem Vorgang berichtet. Mehrfach die »Braunschweiger«, in der ein Leserbrief-Streit über den Vorfall ausgefochten wurde, außerdem viele andere Zeitungen, unter ihnen die »Süddeutsche« und die »Deutsche Volkszeitung«, letztere verurteilte als einzige die Einladung an Speer. Die anderen enthielten sich einer Meinung, berichteten nur, während es die »Bauwelt« sogar fertigbrachte, »3 x: Alle Achtung!« für den einladenden Professor, die Assistenten und mich auszusprechen. Für den Kollegen, weil er »den Studenten demonstrieren wollte, was Nazi-Architektur gewesen ist«, für »die Assistenten«, die »ihrerseits die Freiheit von Lehre und Wissenschaft auch für diesen Fall« verteidigen wollten, und schließlich für mich, weil ich »die absolute Unmöglichkeit, einen so prominenten Überlebenden des Hitler-Regimes in einer Universität von heute auch nur eine einzige Äußerung tun zu lassen«, gesehen hätte. Dem Wischiwaschi unserer zeitgenössischen deutschen Architektur entsprach die politische Meinungslosigkeit der Architekten.

Die Mehrheit der Professoren hielt sich während der »Revolution« »bedeckt«. Einige ruderten mit, nur wenige leisteten Widerstand. Das waren dann die »Reaktionäre« und »Erzreaktionäre«, wie es auf den Wandzeitungen überall in der Hochschule zu lesen war. Bis zum »Erzreaktionär« wie Hecht und Pieper habe ich es nie gebracht, ich war immer nur ein »Reaktionär«. Das nun aber auch in der Kunst, weil ich gegen Pop-art war.

Die Kritik eines Studentenrevolutionärs über meine Kleinplastiken-Ausstellung

Das ungefähr war der Hintergrund, der die konservative »Braunschweiger Zeitung« veranlaßt hatte, einem linken Studentenrevolutionär den kritischen Beitrag im Feuilleton über meine Kleinplastiken-Ausstellung 1973 in der Galerie

»Querschnitt« anzuvertrauen. Man war sich einig im Haß gegen mich, außerdem war es für die deutsche Medienlandschaft eine ausgemachte Sache, daß die »Professorenherrschaft« an den deutschen Universitäten zu brechen sei. So war es ungemein »in«, einem Kunstprofessor, der noch dazu die Pop-art ablehnte und mit seiner eigenen Kunst alles andere als »zeitgemäß« erschien, sich außerdem als Gegner der »Studentenrevolution« erwiesen hatte, von einem seiner Studenten die maßgebende Kritik im Feuilleton vorhalten zu lassen:

Wenn man von den geschraubten Bosheiten absieht, einer Mixtur aus Feuilleton-Phrasen und linker Ideologie, auf die ihr Verfasser sicherlich stolz war, lassen sich seine Vorwürfe auf drei reduzieren, von denen zwei ziemlich typisch waren für die Angriffe auf gegenständliche – heute sagt man realistische – Kunst. Erstens: Mein Werk sei »unzeitgemäß«. Zweitens: Meine Themen entstammten der humanistischen und christlichen Bildungskiste, anstatt sich mit den »drängenden Problemen der Gegenwart« zu befassen, und drittens seien meine beiden Reliefs am Kennedy-Center in Washington »Krieg oder Frieden« und »Amerika« (jedes dreizehn Meter lang und zwei bis drei Meter hoch, 1965 bis 1971) eine vertane Gelegenheit, da sie nur aus »verharmlosender Scheinkritik« bestünden, in Wirklichkeit aber das Ergebnis meiner »völligen Identifikation mit den Vereinigten Staaten im Stile der Bild-Zeitung seien: »Das Amerika-Relief wäre sonst wohl auch kaum aufgestellt worden.« Der letzte Vorwurf war sicher eine simple Retourkutsche auf meine Pop-art-Vorlesung, in der ich Andy Warhol, Roy Lichtenstein und anderen eine »völlige Identifikation mit dem American way of life« vorgeworfen hatte.

In Wahrheit hatte die Leitung des Kennedy-Centers in Washington 1968, nachdem ich zweieinhalb Jahre an den beiden Reliefs gearbeitet hatte, den vorzeitigen Abbruch meiner Arbeiten angeordnet, weil das Relief »Krieg oder Frieden«, dessen Eins-zu-eins-Gipsmodell zu diesem Zeitpunkt fertig war, für die Menschheit im allgemeinen und für die Vereinigten Staaten insbesondere »so beleidigend« sei, daß der Regierung der Vereinigten Staaten eine Aufstellung am Kennedy-Center nicht zuzumuten sei.

Obwohl allein schon die dramatische und nervenaufreibende Entstehungsgeschichte dieser beiden Reliefs und deren aktuelle politische Thematik die Behauptungen des Schreibers abstrus erscheinen lassen, möchte ich mich zuerst zu dem Einwand äußern, Kunstwerke humanistischer und christlicher Thematik seien zu allgemein, entstammten der Mythologie, es fehle ihnen das »Gegenwärtige«. Dies ist nämlich eine bei uns verbreitete Meinung, übrigens bis vor kurzer Zeit auch bei den sowjetischen Kunstpäpsten in Moskau. Sie äußerten sich in beinahe wörtlich gleichen Wendungen über moderne religiöse Musik in der Sowjetunion. Erst bei dem großen Musikfestival 1988 dort konnten solche Werke erstmalig aufgeführt werden. Bei uns besteht dieses Vorurteil in Kunstkreisen noch heute.

Ereignisse unserer Gegenwart zu aussagekräftigen Bildern zu verarbeiten ist schwieriger und liegt auch weniger nahe, als viele glauben: Die Ikonographie muß erst gefunden werden, um das Allgemeingültige, über die Gegenwart hinaus Bedeutsame Bild werden zu lassen. Ich habe gerade bei der Bearbeitung biblischer Inhalte gelernt, auch Bilder für gegenwärtige Geschehnisse zu erfinden, da die Geschichten der Bibel immer wieder menschliche Grundsituationen spiegeln. So hatte das Bild des Gekreuzigten für mich nach den Schrecken des Krieges eine neue Bedeutung gewonnen. Auch gegen ihn wandte sich der Schreiber: Von dem 1955 entstandenen Kruzifix, das in der Ausstellung nicht gezeigt werden konnte, weil es seit 1963 auf dem Grabe meines Schwagers in der Nähe von Heilbronn stand, und das der Kritiker auch niemals gesehen hatte, behauptete er trotzdem: »Zumal bei religiösen Themen gerät er mit glatten, unverbindlichen Formen ... in die Nähe des Kunstgewerblichen, wie bei dem Christus von 1955, den man – weder leidend noch siegend – schöner, gefälliger selten am Kreuz sah.« Schön und gefällig ist der am galgenartigen T-Kreuz hängende verhungerte, an KZ-Tote erinnernde Körper sicher nicht. Es war eine Verleumdung, die der Leser nicht nachprüfen konnte. Ich hatte den Korpus 1953/54 auf der Kunstakademie in Stuttgart modelliert und dort dann auch in der Lehrwerkstätte für Bronzeguß selbst gegossen. Es war kein Zufall, daß meine erste wirklich zu Ende geführte Arbeit ein Kruzifix war und daß diese Plastik auch ohne Auftrag entstanden ist.

Für mich war damals, kurz nach dem Kriege und nach der Folterung und Ermordung so vieler Menschen, dieses Thema das zentralste und gegenwärtigste überhaupt, dem ich mich mit aller Intensität zwei Jahre lang widmete. Um das zu begründen, muß ich weiter ausholen.

4. »Zwischen Krieg und Frieden«*

Christlicher Verein Junger Männer, Bekennende Kirche und Zusammenbruch des Dritten Reiches

Nachdem ich Anfang 1940 in Königsberg in Ostpreußen zum Konfirmandenunterricht angemeldet worden war, fand ich kurze Zeit später in der Post die Aufforderung, mich einer Jugendgruppe dieser Gemeinde anzuschließen. Es war eine unter verändertem Namen firmierende Gruppe des im »Großdeutschen Reich« verbotenen CVJM, des »Christlichen Vereins Junger Männer«. Meine Eltern gestatteten mir das sofort, obwohl sie selbst nicht gläubig waren. Trotzdem aber war für meinen Vater, einen international anerkannten Biochemiker, die wichtigste Leitfigur der damaligen Zeit Pastor Martin Niemöller, der – ursprünglich aus dem deutschnationalen Lager stammend – 1933/34 in Berlin-Dahlem gegen die Judendiskriminierung und die Rassengesetzgebung gepredigt hatte. Durch die Gründung der »Bekennenden Evangelischen Kirche« hat er Kirche und Pastoren zur Stellungnahme gezwungen. Es gab von da ab drei Sorten evangelischer Christen: das kleine Häuflein von Pastoren, die Martin Niemöller folgten und öffentlich bei Gefahr für Leib und Leben gegen die Verbrechen der Nazis protestierten, und die ebenfalls relativ kleine Gruppe der »Deutschen Christen« unter dem »Reichsbischof« Müller, die sich auf Wunsch Hitlers gegen die »Bekennende Kirche« konstituiert hatten; außerdem gab es die vielen Pastoren, die sich unentschieden vorsichtig bedeckt hielten. 1934 verhaftete die Gestapo Martin Niemöller, die Pastoren der »Bekennenden Kirche« wurden entlassen und predigten ohne Gehalt so lange privat, bis sie ebenfalls bei Nacht und Nebel abgeholt wurden. Mein Vater verehrte Martin Niemöller, weil dieser Pastor die innere Freiheit hatte, so zu handeln, trotz der Gefahren für sein Leben und das seiner Familie. Zu dieser letzten Konsequenz hat sich mein Vater nie durchgerungen – schon wegen seiner Frau und seiner drei Kinder –, obwohl er viele Menschen antinationalsozialistisch beeinflußt hat, auch viele Studenten. Er half etlichen Juden bei der Ausreise, aber wenn es zum Äußersten kam, blieb er vorsichtig.

In unserem Hause in Königsberg, auf dem Schreibtisch meiner Schwester Annemarie, stand ein schlechter Zeitungsdruck mit dem Porträt Martin Niemöllers und einem seiner Worte darunter: »Wir haben uns nicht zu fragen, was wir uns selbst zutrauen, sondern wir werden gefragt, ob wir Gott zutrauen, daß er tut, was er sagt.« Diesen Handzettel habe ich 1944 das letzte Mal gesehen. Daß ich ihn aber jetzt, fünfzig Jahre später, fast wörtlich zitieren kann, zeigt, welche Bedeutung die »Bekennende Kirche« in unserer Familie zu dieser Zeit hatte.

* Ich habe den Titel dieses Kapitels von einer Ausstellung des Frankfurter Kunstvereins 1980 übernommen.

Ich wurde also im Königsberger Stadtteil Marauenhof Mitglied im CVJM. Heinz Fuchs, Sohn eines sozialdemokratischen Rechtsanwaltes, dem die Nazis die Berufstätigkeit verboten hatten, führte diese Gruppe. Der Sechzehnjährige wurde mein Vorbild. Schon nach zwei Jahren, 1942, gerade vierzehn und eben konfirmiert, begann ich in zwei anderen Stadtteilen von Königsberg – in Rossitten und Metgethen – neue CVJM-Gruppen aufzubauen. Ich hatte die Pastoren dieser beiden Stadtteile um die Liste der Konfirmanden gebeten und lief dann treppauf, treppab, von Haus zu Haus, sprach mit den Eltern und führte Anwerbungsgespräche ähnlich wie die Zeugen Jehovas. Da ich aktiv war, mich schon damals auf das Überreden verstand, hatte ich bald zwei Gruppen aufgebaut, die ich durch Spiele, Geschichtenerzählen und Bibelexegese zusammenhielt. Für das letztere war ich natürlich viel zu jung. Um so mehr Erfolg hatte ich mit dem Erzählen von Räuberpistolen. Deswegen kamen wohl die meisten Jungen in meine Gruppen; Fernsehen gab es damals noch nicht, und das Radio war fast ausschließlich für national-heldische Belange requiriert.

So war ich in der CVJM-Gruppe von Marauenhof Mitglied und leitete zwei weitere Gruppen, war also dreimal in der Woche mehrere Stunden im CVJM. Da ich außerdem noch Organisations- und Vorbereitungsarbeiten erledigte, blieb nicht mehr viel Zeit für die Schule. Gott sei Dank hatte meine Mutter in unermüdlichen Nachhilfestunden in den unteren Klassen des Gymnasiums bei mir einen so guten Grund gelegt, daß ich trotzdem einigermaßen durch die Klassen kam.

Außerdem wurde ich Mitglied in der Studentengemeinde der »Bekennenden Kirche«. Ich war zwar noch Schüler, wurde aber dort ebenso wie Heinz Fuchs gern gesehen, weil der Andrang nicht eben groß war. Pastor Koschorke – er hatte ebenfalls Berufsverbot – öffnete in seiner Wohnung die Schiebetür zwischen seinem Wohn- und seinem Schlafzimmer und veranstaltete dort für das kleine Häuflein seiner Gemeinde Bibelabende. Dabei erfuhren wir auch, in welcher Gemeinde – meistens in Außenbezirken von Königsberg – Pastor Koschorke von dem dortigen Gemeindepfarrer der Kirchenraum für seinen sonntäglichen Gottesdienst zur Verfügung gestellt werden würde. Wir fanden dann meistens eine fast leere Kirche vor, gleich rechts am Eingang saßen immer dieselben beiden Gestalten von der Gestapo. Der »bekennende« Pastor beendete jeden Gottesdienst mit einem Fürbitte-Gebet für die in den Konzentrationslagern Inhaftierten, von denen er viele mit Namen nannte. Aber eines Tages – es muß Ende 1943 gewesen sein – war auch Pastor Koschorke verschwunden. Außer ihm gab es meines Wissens in Königsberg keinen »bekennenden« Pastor mehr.

Meine Eltern gehörten zu den wenigen Deutschen, die durch die ständigen Siege unserer Armeen in den ersten Kriegsjahren nicht in Euphorie, sondern in Depression versetzt wurden. Die Begeisterung der »Volksgenossen« für den immer größere Teile Europas beherrschenden Hitler hatte hysterische Züge angenommen. Man konnte es an dem überall geschrienen Hitlergruß ermessen. Deswegen zogen sich meine Eltern mehr und mehr zurück. In unserem Hause gab es auch keinen »Volksempfänger«. Mein Vater und meine Mutter konnten die Propaganda der Nazis nicht ertragen. Sie sahen in ihrer Phantasie schon ein vom nationalsozialistischen Schreckensregime total terrorisiertes Europa vor sich. Als sich dann ab Stalingrad die deutsche Niederlage immer deutlicher abzeichnete, lebte mein Vater auf. Andererseits aber bedrückten ihn die Nachrichten über die ständig schlimmer werdenden Greueltaten der SS und ihrer östlichen Helfer.

In unserer Familie wurde viel diskutiert. Die Mahlzeiten dauerten sehr lange, weil mein Vater mit uns über Naturwissenschaften, Geschichte und Kunst sprach – und immer wieder über Politik. Er hielt uns nicht nur Vorträge, sondern beteiligte uns an dem Gespräch, lehrte uns diskutieren, er wollte uns Urteilsfähigkeit vermitteln. Wenn die Familie über Politik sprach, zog meine Mutter regelmäßig den Telefonstecker aus der Wand, weil sie fürchtete, die Gestapo könne uns auch bei aufgelegtem Telefon abhören. Ich bezweifle das, aber es zeigt, unter welchen Verfolgungsängsten die Regimegegner schon sechs oder sieben Jahre nach der »Machtergreifung« lebten. Das schränkte selbstverständlich auch das gesellschaftliche Leben ein. Es gab nur »Nazis« oder »Anti-Nazis«, alles andere war nebensächlich. Man tastete seine Mitmenschen vorsichtig ab. Erst wenn man sicher zu sein glaubte, konnte man sich auf eine Bekanntschaft einlassen. So blieb der Freundeskreis klein. Da das überall im »Großdeutschen Reich« so war, konnte sich kaum eine wirksame Opposition formieren.

Das Institut meines Vaters befand sich im Stadtteil Rossitten, dort, wo ich die erste CVJM-Gruppe selbständig aufgebaut hatte. Es war eine arme Gegend, in der es viele Juden gab. Plötzlich sah man die grauen schmalen Gestalten mit Judensternen sich im Schatten der Häuser vorbeidrücken. Sie wurden weniger und weniger, und nach kurzer Zeit waren sie verschwunden. Aber trotzdem hält sich die Legende, daß die Deutschen von der Judenvernichtung nichts gewußt hätten!

Wir wußten, daß das jüdische Volk irgendwo im eroberten Osten »ausgerottet« wurde. Eines Tages berichtete mein Vater beim Mittagessen, daß Professor Ammon, einer seiner Mitarbeiter am Physiologischen Institut, des Nachts auf dem Hauptbahnhof einen langen mit Judensternen gezeichneten und plombierten Güterzug gesehen habe, aus dem er Frauen und Kinder nach etwas Trinkbarem habe wimmern hören. Ammon hatte gehört, daß durch den Hauptbahnhof von Königsberg Nacht für Nacht diese Züge des Todes nach Osten rollten. Mein Vater war ein imponierender Mann, der bei aller Lebensfreude strenge Vorstellungen von männlichen Tugenden hatte. Er sah auch aus wie ein römischer Senator. Trotzdem zitterte seine Stimme, er mußte sein Sprechen unterbrechen, als er uns davon berichtete.

Meine Arbeit für den CVJM in Rossitten hätte man erfolgreich nennen können. Die Gruppe wuchs. Von den Beitragszahlungen konnte ich zu Weihnachten sogar für jedes Mitglied Geschenke besorgen, bis 1943 bei der Weihnachtsfeier mit den Kleineren die Türen des Gemeindesaales aufgerissen wurden und eine Horde Fünfzehn- bis Sechzehnjähriger hereinstürmte, sofort mit einer Prügelei begann, die Weihnachtsgeschenke an sich brachte und Tische und

Stühle umwarf. Heute würde man sagen, es war eine Gruppe von Halbstarken oder Skinheads, denen wahrscheinlich durch ein Mitglied die Weihnachtsbescherung verraten worden war. Da die Jungen in ihren Familien ohne Väter aufwuchsen – ihre Erzeuger waren an der Front –, hatten sich in dieser Gegend solche Banden gebildet. Das wurde selbstverständlich nicht bekannt, weil in einem nationalsozialistischen Staat Ordnung herrschte. Im Handumdrehen hatten sich die Jungen meiner Gruppe in alle Winde zerstreut, und ich stand allein da in dem verwüsteten Gemeindesaal. An der Tür warteten die Halbstarken auf mich, durch die ich mich dann irgendwie durchschlug, um auch zu fliehen.

Zu Hause berichtete ich, die Weihnachtsbescherung sei von HJ-Einheiten auseinandergeprügelt worden. Das war gelogen oder zumindest doch stark heroisiert. Die Bande war in Zivil, mit der HJ hatte sie sicher nichts zu tun. Aber das wirkliche Ereignis zu erzählen, war mir zu beschämend. Ich mußte es politisch heroisieren, denn schließlich wollte auch ich ein Held sein. Das hatten die Nazis und ihre Gegner gemein, wir waren zu Helden erzogen worden. Auch darum hatten die Nazis am Anfang im rechten politischen Spektrum bei den Deutschnationalen gewisse Erfolge. Es sollte wieder Ordnung herrschen und das preußisch-männliche Ideal hochgehalten werden. Das haben viele begrüßt.

Auch mein Vater war zu Anfang kein entschiedener Gegner. Als Deutschnationaler hatte er sich im Ersten Weltkrieg freiwillig gemeldet, war mit dem Eisernen Kreuz zweiter und erster Klasse ausgezeichnet und schwer verwundet worden. Wie viele andere war auch er davon überzeugt, daß wir den Krieg durch den kommunistischen »Dolchstoß« verloren hätten. Obwohl er direkt nach dem Ersten Weltkrieg mit seinem Medizinstudium begonnen hatte, dann Assistent am Physiologischen Institut in Rostock geworden war und 1927, im Alter von einunddreißig Jahren, als außerordentlicher Professor nach Münster berufen wurde, obwohl er also beruflich sehr erfolgreich war, ist er doch Mitglied des Stahlhelms geblieben. Auch wenn ich erst 1928 geboren wurde, erinnere ich mich noch verschwommen an die graue Uniform mit den Gamaschenstiefeln, auf die dann eine SA-Uniform folgte, nachdem Hitler in Harzburg mit den Deutschnationalen und dem Stahlhelm ein Wahlbündnis geschlossen hatte.

Mein Vater hat den Schritt vom Stahlhelm zur SA mitgemacht, weil er wie viele andere hoffte, durch seinen Beitritt die nationalsozialistischen Horden zivilisieren zu können. Erst nach dem Röhm-Putsch, der Ermordung vieler Gegner Hitlers und der immer stärker werdenden Judenhetze erkannte er seinen Irrtum und trat – ich glaube, es war schon 1933 – wieder aus der NSDAP aus. Dies war gefährlicher, als gar nicht erst eingetreten zu sein.

In Münster war durch die katholische Kirche und den aufrechten, Widerstand leistenden Bischof Clemens August Graf von Galen der Druck der Nazis kleiner als in anderen Teilen des Reiches. So konnte es mein Vater 1933 noch wagen, sich nicht an der staatlich angeordneten Beflaggung der Privatwohnungen mit Hakenkreuzfahnen zu beteiligen. Schließlich mußte aber auch er sich beugen. Der Blockwart hatte dafür gesorgt. Alle Wohnungen wurden damals von Blockwarten der NSDAP kontrolliert, gleichgültig, ob sie von »Parteigenossen« bewohnt wurden oder nicht. So kaufte sich mein Vater die kleinste in Münster auffindbare Hakenkreuzfahne und hängte sie zum Toilettenfenster hinaus. Besonders glücklich war er aber bei dieser Art von »Widerstand« nicht.

Witziger war die Reaktion eines schleswig-holsteinischen Schusters, der trotz wiederholter Aufforderungen nicht daran dachte, die Nazifahne hinauszuhängen. Als an einem der vielen nationalen Feiertage deswegen der Blockwart zielstrebig zu des Schusters Haus marschierte, um zu kontrollieren, fand er nirgends eine Hakenkreuzfahne, statt dessen einen großen Zettel an der Haustür, auf dem stand: »Wi flaggt nich binnen, wie flaggt nich buten, wi bliwt im Bett und makt Rekruten.«

Zu dieser Zeit, nach 1933, herrschte im Hause meiner Eltern in Münster oft eine gedrückte Stimmung. Als Fünfjähriger begriff ich nicht mehr davon, als daß die Zustände in Deutschland meinen Eltern mißfielen.

Wir drei Geschwister wurden in der Ablehnung der nationalsozialistischen Umwelt erzogen. Mein Vater lebte es uns vor und hämmerte es uns fast täglich ein, was er unter Freiheit verstand: sein Leben nach den als richtig erkannten Normen zu führen, wenn nötig, im Widerspruch zur Umwelt. Für ihn waren die freiesten Menschen im damaligen Deutschland die um ihrer Überzeugung willen in die Konzentrationslager Verschleppten. Niemöller war das leuchtende Vorbild jener Tage.

Insofern hat mein Vater die geistigen Grundlagen für meinen Beruf als Künstler gelegt, darum erzähle ich von meiner Jugend. Was bei einer solchen Erziehung herauskommt, nennt man heute einen Querulanten. Besser Müll und Mühl zur Kunst erklären, als gegen die veröffentlichte Meinung aufzutreten.

Auch meine Mutter hat mich zielstrebig auf einen als Berufung verstandenen Beruf vorbereitet: In meinem elften oder zwölften Lebensjahr – ich konnte gerade genug Latein – heftete sie an die Wand über meinem Bett in schönen Antiqua-Buchstaben den lateinischen Spruch »Carpe diem«, »Pflücke den Tag«, und erklärte mir dazu, daß ich mein Leben nicht vertrödeln dürfe, sondern den Tag nutzen müsse. Erst viel später habe ich erfahren, daß der Spruch das Gegenteil bedeutete, nämlich eine Aufforderung an die Römer der Kaiserzeit, das Leben in vollen Zügen zu genießen, es nicht mit Arbeit zu vergeuden, sondern es mit Gesprächen, Theater, Bädern, gutem Essen und schönen Frauen zu verbringen. Meine hanseatisch-puritanische Mutter ist nie darauf gekommen, daß dieser Satz etwas anderes bedeuten könne als pflichtbewußte Arbeit, als Hingabe an einen als Sendung verstandenen Beruf. Damit hatte sie bei uns drei Kindern auch Erfolg. Wenn Kunst auch ein Spiel ist, so habe ich es doch immer kompromißlos und mit großer Arbeitswut gespielt. »Carpe diem« – im Verständnis meiner Mutter – hat mein Leben bestimmt.

1939 folgte mein Vater einem Ruf an die Universität Königsberg, wo wir blieben, bis die Russen kamen. Für meinen Vater stand es seit Stalingrad fest, daß der Krieg verloren war und daß wahrscheinlich große Teile von Ostdeutschland für immer an die Sowjetunion fallen würden. Deswegen wollten meine Eltern mit der Familie nach Westen fliehen, wenn die russischen Armeen an den Ladogasee kämen. Das war im Frühjahr 1944.

Der Flügel, auf dem mein Vater jeden Tag ein bis zwei Stunden mehr schlecht als recht Bach gespielt hatte, die Antiquitäten und Teppiche wurden verpackt und auf die Insel Wollin verschickt. Dort in der Odermündung vor Stettin hatte mein Urgroßvater Becher – ein erfolgreicher Berliner Arzt – kurz vor der Jahrhundertwende ein großes Grundstück gekauft und ein Ferienhaus für die Familie bauen lassen.

Die Alliierten rückten nun von allen Seiten auf das »Reich« zu. Deswegen wurden im Sommer 1944 alle Schüler der obersten Gymnasialklassen als Hitlers letztes Aufgebot zum Kriegshilfsdienst eingezogen, ich als Lagermannschaftsführer für ein »Kinderlandverschickungs-Heim«. In solche Heime irgendwo auf dem Lande waren die Schulen der von dem Bombenhagel der Alliierten vernichteten deutschen Großstädte verlegt worden. Diesen rasch eingerichteten Internaten wurde von der »Hitlerjugend« ein »Lagermannschaftsführer« gestellt, der die Schüler in Sport und Basteln unterrichten und sie »weltanschaulich schulen« sollte.

In Podiebrady, in der Nähe von Prag, war die Schule für die Lagermannschaftsführer des ganzen Reiches. Obwohl ich in der HJ nie über den »Pimpf« hinausgekommen war, wurde ich jetzt in einem Drei-Wochen-Kurs von fanatischen HJ-Führern ausgebildet. Besonders raffiniert war die »weltanschauliche Schulung«, bei der wir sogar mitdiskutieren und Einwendungen machen durften, auf die der Führer der Schule auch antwortete. Als er das Verhältnis des NS-Staates zum Christentum besprach, setzte er uns auseinander, wie sehr die Nächstenliebe dem germanischen Herrenmenschen und dessen Kampfgeist widerspräche, vermischte das Christentum mit dem verachteten Judentum und zog dann über die katholische Kirche mit ihrer Marien- und Heiligenverehrung her. Plötzlich erhob sich ein großer breitstirniger Westfale aus Münster und widersprach. Er bekannte sich zur katholischen Kirche und zu seinem Glauben. In der anschließenden Diskussion zwischen ihm und dem Ausbilder wich der junge Mann keinen Millimeter zurück. Ich litt Qualen: Es fehlte mir der Mut, es dem Westfalen gleichzutun, bewunderte aber um so mehr sein Verhalten. Ich versuchte mit vermittelnden Bemerkungen die Lage zu entspannen, wurde aber von beiden nicht ernst genommen, weil ich es nur halbherzig tat.

Am nächsten Morgen war der junge Mann weg. Der Leiter erklärte uns, daß dieser Junge »wohl nicht zu uns gepaßt« habe. Das war sicher als Warnung gedacht. Falls die Nazis ihn umgebracht haben, so hat niemand – auch nicht seine Angehörigen – etwas von seinem Widerstand erfahren. Auch Heinz Fuchs und Pastor Koschorke sind nicht zurückgekommen: Das deutsche Volk hat damals ein großes Potential an Widerstandskraft verloren, keineswegs nur die Männer vom 20. Juli. Hat Hitler aus uns ein Volk von Anpassern gemacht? Wenn man den Kunstbetrieb betrachtet, könnte man es glauben.

1944/45 folgten für mich noch Reichsarbeitsdienst in Sachsen und Militär – als gerade Siebzehnjähriger. Das Chaos des an allen Enden zusammenbrechenden »Reiches« schlug auch über uns zusammen, es braucht nicht im einzelnen erzählt zu werden.

Aus der Kriegsgefangenschaft entlassen, reiste ich nach Tübingen, wo sich unsere Familie treffen wollte. In Tübingen hatte sich mein Vater 1943, als er immer klarer mit dem Verlust von Ostpreußen rechnete, ein Labor eingerichtet. Die Familie hatte schon eine kleine Wohnung. Dort wohnten wir nun zu fünft, geblieben war uns nur der Koffer meiner Mutter. In ihm hatte sie die über hundertjährige Familienbibel, vier Bände einer Propyläen-Kunstgeschichte und den silbernen alten Serviettenring meines Vaters gerettet, eine rührende Kollektion, die ich heute noch besitze. Der Anfang in Militärklamotten, halb verhungert, bei schwäbischen Bauern arbeitend oder um Brot und Kartoffeln bettelnd, entsprach dem Schicksal der meisten Flüchtlinge. So schlimm es auch war – selbst für einen Achtzehnjährigen wurde bei zwölfhundert Kalorien pro Tag in der »französischen Zone« jede Treppe zum Problem –, so haben es doch viele Millionen überlebt.

Da ich nur ein »Notabitur« hatte, ging ich in Tübingen noch einmal aufs Gymnasium und machte in einem halben Jahr ein Abitur für Kriegsteilnehmer. Anschließend begann ich in Frankfurt, der Familientradition folgend, Medizin zu studieren.

Medizinstudium, Kunstgeschichte und die »Ölbaumspende« für Israel

Mein Vater – nach der Flucht ohne Einkommen – konnte mein Studium aber nicht bezahlen. So verdiente ich mir Geld durch das Porträtieren amerikanischer Soldaten: »European hand painted«. Es war aber nicht ganz einfach: Ölfarben gab es nicht – ich habe sie mir aus Mohnöl, das ich mir von schwäbischen Bauern erbettelt hatte, und Farbpigmenten selbst gerieben –, und Malen konnte ich auch nicht. Es müssen schlimme Bilder gewesen sein! Die Amerikaner zahlten in Zigaretten und Lebensmitteln. Freilich, in richtiger Einschätzung meiner Porträts habe ich keines signiert! Die amerikanischen Soldaten haben das nie moniert. Mit dem Erlös konnte ich nicht nur mein Studium in Frankfurt und mein Atelier finanzieren, sondern auch meine Eltern und zwei Geschwister zwei Jahre unterhalten, bis mein Vater 1948 auf den Physiologie-Lehrstuhl in Tübingen berufen wurde.

Aber das Medizinstudium langweilte mich, deswegen fing ich an, Kunstgeschichte zu studieren und mir im Keller des väterlichen Institutes ein kleines Atelier einzurichten. Dort begann ich unter dem Eindruck der Hiroshima-Bombe mit den zeichnerischen Vorstudien zu einem apokalyptischen Bild, das nie fertig wurde. Riesige Menschenmassen sollten sich in einer Schneelandschaft ihrem Untergang entgegenschleppen.

Weil ich nun bald so viel in meinem Kelleratelier arbeitete, daß ich kaum noch Vorlesungen besuchte, entschloß ich mich, das Studium noch einmal zu wechseln und auf eine Kunstakademie zu gehen, obwohl ich eigentlich noch immer an meinem Talent zweifelte. Nach der Aufnahmeprüfung in Stuttgart wurde ich in die Grundklasse von Professor Hils eingewiesen. Er hatte sich eine Art »Ganzheitsmethode« zurechtgelegt, mit der er uns über die alten Ägypter in die Kunst einzuführen versuchte. Wir mußten uns auf einem benachbarten Acker selbst den Lehm aus der Erde graben und dann gemeinsam – sechs bis sieben Schüler – nach einem Gipsabguß eine Pharaonenskulptur aufbauen. Ich machte diese urigen Arbeiten etwa acht Tage mit, dann erklärte ich meinem neuen Lehrer, daß dies für mich kein Weg sei. Kurz entschlossen meldete ich mich von der Akademie wieder ab und wurde zum zweitenmal Autodidakt. Schon damals fehlte den Kunsthochschulen jedes vernünftige Lehrkonzept. Ich wollte Anatomie und Zeichnen lernen und nicht pseudo-archaischen Übungen nachgehen.

Jetzt heuerte ich mir Studenten der Kunstgeschichte in Tübingen als Aktmodelle an, zu denen ich über meine damalige Freundin und spätere Frau, die Kunstgeschichtsstudentin Gertrud Henel, weiterhin Kontakt hatte. Ich begann systematisch Akt zu zeichnen. Außerdem modellierte ich in der Anatomie der Universität nach sezierten Leichen. Während meiner zwei Semester Medizin hatte ich mir schon gewisse Vorkenntnisse erworben, so daß ich mit den »Präparaten« umgehen konnte. Ich hatte Glück, aus irgendwelchen Gründen fanden in diesem Jahr keine Präparierkurse statt, so daß mir die Anatomiesäle allein zur Verfügung standen. Sie lagen direkt neben dem »Schlatterhaus«, in dem in der Weihnachts- und Osterzeit täglich Chorproben für die Matthäus-Passion oder das Weihnachtsoratorium stattfanden. So hantierte ich bei Bach-Klängen mit den Leichen.

In dieser Zeit – zu Beginn des Jahres 1950 – las ich im »Schwäbischen Tageblatt«, daß ein Hamburger Senator, Erich Lüth* (SPD), das bundesdeutsche Volk zu einer freiwilligen »Ölbaumspende« für Israel aufgerufen habe, als Geste der Wiedergutmachung. Erich Lüth begründete seine Aktion mehr moralisch als wirtschaftlich: Die Milliardenzahlung Adenauers an Israel sei nur ein Verwaltungsakt gewesen, dem man keineswegs die Bereitschaft der Bundesbürger entnehmen könne, Verantwortung für den jüdischen Staat zu übernehmen. Aber diese Geldsammlung, mit der Israel Ölbaumhaine anpflanzen sollte, hatte nach drei Monaten in der ganzen Bundesrepublik gerade zwanzigtausend Mark erbracht. Diese kleine Summe schien also eher das Gegenteil zu beweisen, nämlich mangelndes Interesse der Deutschen an Israel. Die Sammlung für die Opfer der Po-Ebenen-Überschwemmung hatte im gleichen Jahr das Hundertfache erbracht.

Ich beschloß also, in der Universitätsstadt Tübingen zusammen mit Freunden eine Aktion für die »Ölbaumspende« zu starten. Wir wollten einen ganzen Tag unter dieses Motto stellen: Im Mittelpunkt die Rede eines berühmten Antifaschisten, Hunderte von Studenten sollten auf den Straßen, in den Krankenhäusern und Schulen sammeln. Mittags zwischen elf und zwölf Uhr sollten Professoren der Universität gleichzeitig an den zentralen Punkten der Stadt ebenfalls die Sammelbüchsen schwenken. Das alles war nicht so leicht gemacht, wie ausgedacht:

* E. Lüth, bekannt geworden durch sein Engagement für Israel und seinen Kampf gegen die Wiederaufführung des Films »Jud Süß« von Veit Harlan. Dieser Streit führte zu dem sogenannten Lüth-Urteil vom 15.1.1958, das richtungweisend für die Auslegung des Art. 5 des Grundgesetzes wurde.

Zuerst sprach ich die politischen Studentengruppen an, die »Junge Union«, die »Jungsozialisten« und die »Jungliberalen«.

Letztere – damals waren die Liberalen unter den größeren Parteien die rechteste – lehnten sofort ab. Die Jungsozialisten stimmten ohne Umstände zu, bei der Jungen Union waren einige Überredungskünste nötig, aber sie machten mit.

Ein Stein des Anstoßes waren die Sammelbüchsen. Es gab zu der Zeit nur alte »Winterhilfswerk-Büchsen« noch mit »WHW« und Hakenkreuz gezeichnet. Ich fand gerade ihre Wiederverwendung für Israel besonders aussagekräftig. Damit stieß ich allerdings auf wenig Gegenliebe trotz meines Vorschlages, die Büchsen mit einem Schild »Ölbaumspende« zu überkleben. Schließlich aber habe ich es doch durchgesetzt. Dreißig bis vierzig Professoren erklärten sich bereit, mitzusammeln, das Ganze wurde in der Presse angekündigt und von der Bevölkerung auch wirklich zur Kenntnis genommen. Schwieriger war es, einen Redner zu finden. Eugen Kogon antwortete auf unsere Einladung überhaupt nicht. Dann wandte ich mich an den bekannten katholischen Theologen Romano Guardini, der kurz vorher einen Ruf an die Universität von München angenommen hatte. Er sagte nach anfänglichem Zögern zu.

Für die Sammlung hatten wir die ganze Stadt in Bezirke eingeteilt und diese den einzelnen Sammlern namentlich zugewiesen. Aber zwei Tage vor Beginn teilte mir das Ordnungsamt der Stadt Tübingen mit, daß der gesamte nördliche Teil um den Hauptbahnhof von den Sammlern nicht betreten werden dürfe, weil dort das erste Kameradschaftstreffen einer Waffen-SS-Division in der Bundesrepublik stattfinden sollte: Die beginnende Aufrüstung ließ auch die alten Nazis wieder hoffen. Das Ordnungsamt fürchtete Prügeleien zwischen Waffen-SS-Angehörigen und den Studenten. Nachdem ich ungefähr ein Semester gegen Widerstände gekämpft hatte, resignierte ich jetzt. Ich hatte in allen Fakultäten vor Beginn der Hauptvorlesungen für meine Aktion geworben. Oft war ich ausgelacht worden, da ein großer Teil der damaligen Studenten politisch rechts orientiert war. Wochenlang hatte ich mit den unterschiedlichsten Institutionen und Personen verhandelt, um dieses Projekt durchzusetzen. Entmutigt begann ich jetzt, die Stadt für die Sammler neu einzuteilen. Doch im letzten Moment ließ Professor Eschenburg aus dem Innenministerium der württembergischen Regierung die Weisung des Ordnungsamtes annullieren. Wir sammelten also auch im Nordteil der Stadt, sogar in dem großen Waffen-SS-Zelt. Es kam nicht zu Prügeleien, obwohl die ehemaligen Angehörigen der Waffen-SS ihren Antisemitismus keineswegs verheimlichten. Überall wurde diskutiert. Die sammelnden Studenten suchten die Konfrontation: Sie gingen in die großen Krankensäle, in denen damals noch zwanzig bis dreißig Betten standen, und debattierten mit den Patienten. Dies war ein wichtiger Teil der Aktion. Fast die ganze Stadt hat an diesem Tag über die Ölbaumspende und Israel diskutiert.

Guardini sprach im Audimax. Er verwendete nicht wie Martin Niemöller das Wort »Kollektivschuld«, äußerte aber doch einen ähnlichen Gedanken, der vom Publikum im Gegensatz zu den provozierenden Formulierungen des »bekennenden« Pastors angenommen wurde: Eine nationale Geschichte und ihre Kultur seien unteilbar. Es sei nicht möglich, auf Goethe, Schiller, Bach und Beethoven stolz zu sein, obgleich doch niemand von uns zu deren Werken etwas beigetragen habe, und sich gleichzeitig von der Judenverfolgung zu distanzieren. Als Deutsche seien wir die Erben unserer ganzen Geschichte.

Am Abend, als das gesammelte Geld aus allen Büchsen auf einen großen Haufen geschüttet wurde, zählten wir über zweitausendfünfhundert Mark. Das war für die damalige Zeit und das kleine Städtchen ein enormer Betrag. Selbst für die Opfer in der Po-Ebene war in Tübingen nicht mehr zusammengekommen, obwohl sich die Italiener einer besonderen Sympathie bei uns erfreuten. Ich überwies den Betrag am selben Abend an Erich Lüth und beschrieb in einem Brief die gesamte Aktion. Er hat niemals geantwortet.

Diese Zeit, 1949/50/51, unmittelbar nach Gründung der Bundesrepublik, war angefüllt mit Diskussionen um unser staatliches Selbstverständnis. Unsere Aktion zugunsten Israels war auch ein Beitrag. Das politische Tagesgespräch an der Universität war die von Adenauer geplante »Remilitarisierung«, die strikte pazifistische Ablehnung dieser Pläne und der bekannte »Ohne mich«-Standpunkt der ehemaligen Soldaten. Die Bundestagsdebatten wurden überall gehört. Die Leute stauten sich auf der Straße vor Fenstern, aus denen Radios tönten. Im Audimax fanden immer wieder Diskussionen zu diesem Thema statt.

Den stärksten Eindruck unter den Gegnern einer Wiederaufrüstung machte auf mich Niemöller, der auf der Kanzel der überfüllten Stiftskirche in Zivil – wie Luther ohne Priestergewand – zu diesem Thema sprach. Im Unterschied zu den »Ohne mich«-Leuten, die im Grunde darauf spekulierten, daß die Amerikaner uns nolens volens gegen die Sowjets verteidigen müßten, trat Niemöller für Waffenlosigkeit ein mit dem vollen Risiko, von den Russen überrannt zu werden. Er rief in der Stiftskirche: »Gott hat uns zweimal das Schwert aus der Hand geschlagen, damit wir es niemals mehr aufheben. Auch wenn die Sowjetunion uns überrollt, haben wir dies zu ertragen.« Das war ein klarer Standpunkt, der nicht aus einem »X« ein »U« machte und der mir imponierte, obwohl ich damals für die Wiederaufrüstung war. Auch ich hatte Angst vor Stalin.

So verging die Zeit von 1950 bis 1952 mit autodidaktischen Studien in meinem Kelleratelier, mit theologischen und erkenntnistheoretischen Büchern und politischen Aktionen.

Außerdem erlebte ich den zweiten Höhepunkt im Forscherleben meines Vaters, das unter den Ereignissen der Nazizeit sehr gelitten hatte. Von Anfang an hatte er als einer der ersten Physiologen die biochemischen Vorgänge bei der Muskelkontraktion erforscht und aufsehenerregende Arbeiten herausgebracht. Deswegen wurde er schon mit einunddreißig Jahren Professor in Münster und ein Jahr später als Mitglied in die berühmteste naturwissenschaftliche Gesellschaft der damaligen Zeit, in die Royal Society in London, berufen. Jetzt gehörte auch meine Schwester Annemarie, die bei ihm ihren Doktor gemacht hatte, zu seinen Mitarbeitern. Fachausdrücke wie Myosin und A.T.P. beherrschten das Familiengespräch. Ich verstand davon nicht viel mehr, als daß die physikalisch-chemischen Vorgänge im Muskel sich immer mehr zu entschleiern begannen.

In dieser Zeit organisierte mein Vater in Tübingen mehrere biochemische Kongresse. Er hatte einen internationalen Ruf als Forscher und gehörte zu den wenigen in Deutschland verbliebenen Gelehrten, denen man im Ausland wegen ihres politisch untadeligen Verhaltens Sympathie entgegenbrachte. In Tübingen hatten sich viele berühmte Forscher aus Berlin und den Ostgebieten versammelt. Nobelpreisträger aus aller Welt gingen im Hause meiner Eltern während dieser Kongresse ein und aus, bekannte Politiker wie Carlo Schmid gehörten zum abendlichen Gesprächskreis. Ich hörte mir die Vorträge auf den Kongressen an, weniger wegen des für mich schwer zu verstehenden Inhaltes als vielmehr aus Interesse an den Wissenschaftlern.

Nebenher studierte ich immer noch Kunstgeschichte und verliebte mich in die Kommilitonin Gertrud Henel, mit der ich mich dann Silvester 1952 heimlich verlobte. Als Werkstudentin, die sich ihr Geld in den Ferien verdienen mußte, hütete sie im Sommer 1950 im Städtischen Museum Überlingen eine umfangreiche Ausstellung des großen schwäbischen Rokoko-Bildhauers Josef Anton Feuchtmayer. An den Wochenenden besuchte ich sie dort – mit dem Fahrrad von Tübingen über die Alb bis nach Überlingen eine ziemlich sportliche Leistung – und kam mit ihr in der Ausstellung zu dem Eindruck, daß eine große Zahl der dort gezeigten Arbeiten nicht von Feuchtmayer, sondern von einem seiner Gehilfen stammten. Wir untersuchten die eindeutig echten Feuchtmayer-Plastiken auf Komposition, Bewegung und Details und schieden dann alle Arbeiten aus, die den so gewonnenen Kriterien nicht entsprachen. Gertrud machte daraus ihre Doktorarbeit, die mit »Summa cum laude« bewertet wurde.

Das Bildhauerstudium an der Kunstakademie in Stuttgart 1952–56

Aber schließlich wurde mir im Sommer 1952 klar, daß ich doch wieder auf die Akademie müßte, wenigstens um künstlerische Techniken zu lernen. Jetzt wollte ich Maler werden. Aufgrund meiner mitgebrachten Aktzeichnungen entschied die Aufnahmekommission in Stuttgart aber, daß ich ein Bildhauer sei, und stellte mir frei, unter den Bildhauerklassen zu wählen. Das Grundstudium wurde mir erlassen. Mir war es schließlich gleichgültig, ob ich nun über die Malerei oder über die Bildhauerei in die Kunst einsteigen sollte, und so wählte ich die Klasse von Rudolf Daudert. Er war ein gebildeter Herr um die Fünfzig, der uns mit seinen interessanten Erzählungen eine leicht linke und tolerante Atmosphäre für unsere Arbeit bot. Bildhauerisches hat er uns eigentlich nicht gelehrt. Vom Gerüstbau bis zum Aktzeichnen mußten wir uns alles selbst aneignen. Das war gar nicht so einfach, weil sich die übrige Akademie unter dem Einfluß von Willi Baumeister und dem Bildhauer Otto Baum zu einer frühen Zitadelle der Gegenstandslosigkeit entwickelt hatte. Deswegen wurde unsere Klasse im übrigen Haus auch nicht ernst genommen. Im Grunde waren wir die Dorftrottel der Schule, die immer noch nicht begriffen hatten, wohin die Reise gehen sollte. Für mich war das aber klar: zur figürlichen Kunst. Was mich bewegte, war nicht gegenstandslos.

In der ganzen Kunstakademie wurde ständig über abstrakt und gegenständlich gestritten, wie in den Feuilletons der Zeitungen auch. Mir war die oberflächliche Art dieser Diskussionen bald über: Der Fotoapparat habe die gegenständliche Kunst ersetzt, und dem modernen, atomisierten, physikalischen Weltbild müsse eine völlig neue Art von Kunst, eben die der Eigensprache gegenstandsloser Formen, an die Seite gestellt werden. Der Streit wurde nicht in Form einer intellektuellen Diskussion, sondern mehr wie ein Glaubenskampf ausgefochten, an dem ich mich sehr bald nicht mehr beteiligte.

Ich glaubte, die »Kritik der reinen Vernunft« von Kant könne den Weg weisen: Um die Grenzen zwischen Metaphysik und Vernunft zu bestimmen, hatte Kant die Funktionsweise des vernünftigen Denkens beschrieben. Analog dazu wollte ich die Frage klären, ob es neben dem »vernünftigen« ein selbständiges »anschauliches« Denken gäbe, wie es funktioniert, und wo seine Grenzen lägen. Ich begann also bereits im Wintersemester 1952/53 mit meinen ersten philosophischen Gehversuchen. Literatur dazu war mir nicht bekannt mit Ausnahme des natürlich an unserer Akademie von allen gelesenen Buches Baumeisters über »Das Unbekannte in der Kunst«.

Baumeisters Hauptglaubenssatz rief nun gerade meinen Protest hervor: Er behauptete nämlich, daß der Gegenstand die Kunst belaste, daß er das eigentlich Künstlerische, das Unbekannte, verdränge und verdecke. Er verstieg sich zu der Behauptung, daß Dürer oder Michelangelo nicht wegen ihrer großartigen Beherrschung des Gegenstandes und der menschlichen Figur Künstler gewesen seien, sondern trotzdem! Dürer sei so groß gewesen, daß sich das Unbekannte bei ihm trotz des Gegenstandes durchgesetzt habe. Jetzt aber, bei den Abstrakten, könne es erstmals in der Geschichte ungehindert dargestellt werden. Dieses Unbekannte wurde in mystische Schleier gehüllt, anstatt es zu beschreiben, ja gerade das Unbeschreibliche an ihm war eben das Tiefe. So wurde der Priestermacht von Museumsdirektoren und Kritikern, die das Unbekannte als einzige – wohl aufgrund ihres Amtes – entdecken konnten, von Baumeister der Weg bereitet. Trotz dieser Theorie ließ er sich bei vielen seiner angeblich abstrakten Bilder von mesopotamischen und anderen archaischen Vorbildern anregen: Ständig lagen solche Bildbände aufgeschlagen auf den Tischen seines Ateliers herum. So jedenfalls erzählten mir damals seine Besucher. Einmal darauf aufmerksam geworden, erkennt man in den Bildern einiger seiner Serien auch Figuren-Schemata wieder.*

Ich war vom Gegenteil überzeugt, nämlich davon, daß gerade in der Verformung des Gegenstandes sich das eigentlich Künstlerische abspiele.

* Darauf hat schon Karl Diemer aufmerksam gemacht.

Da mir die Skulpturen von Rudolf Daudert zu unbestimmt waren – besser gefielen mir seine tonigen Pastelle –, mußte ich mich außerhalb der Klasse und außerhalb der Schule orientieren. Eines meiner Schlüsselerlebnisse wurde damals ein Besuch in der Mannheimer Kunsthalle, in der 1953 eine große Ausstellung von Gerhard Marcks gezeigt wurde. Es waren die Arbeiten der ersten Nachkriegsjahre zu sehen, der »Prometheus«, der »Hiob«, mehrere »Majas«, der »Sebastian« und viele Tier- und Kleinplastiken, letztere besonders von seiner Afrikareise. Ich war beglückt. Hier wurden nicht mit oberflächlicher, angeblich starker Geste die Formen zusammengezogen, wie es jetzt auch der Breker-Schüler Heiliger tat, der aus jeder menschlichen Figur ein nierenförmiges halbabstraktes Gebilde der fünfziger Jahre zusammenschrubbte, sondern Marcks setzte sich mit der Natur und der Figur auseinander und übersetzte sie in die kubistischen Formen des Spätexpressionismus. Bei aller Abstraktion blieb das Leben meistens erhalten, die knappen Formen seiner Plastiken – besonders bei den Kleinplastiken – waren sichtbarer Ausdruck eigener Erlebnisse. Sie waren nicht das Ergebnis großmannssüchtigen Getues wie bei so vielen anderen in dieser Zeit.

Marcks hatte das auch nicht nötig. Er mußte seine Vergangenheit nicht verdrängen, weil er sich bei den Nazis nicht angebiedert hatte. Er hat bis 1933 den keramischen Werkstätten der Stadt Halle auf Burg Giebichenstein vorgestanden. Hören wir Gerhard Marcks selbst:

»Es fing damit an, daß meine Mitarbeiterin Margit Wildenhain, die Leiterin der Töpferwerkstatt, entlassen wurde, weil sie Jüdin war. Ich protestierte beim Gauleiter. Darauf bekam ich meine fristlose Kündigung. Ich habe daran gedacht, ins Ausland zu gehen, aber es war hoffnungslos mit fünf Kindern. 1934 wollte Hans Poelzig, der Architekt, mich nach Ankara mitnehmen. Das war eine reelle Chance. Dann zerschlug sich die Sache. Ich bin in Deutschland geblieben. Die Kinder wurden bei Verwandten untergebracht. Ich bezog mit meiner Frau eine Kellerwohnung in Berlin. Geholfen hat mir mein Freund Felix Weise, ein Pumpenfabrikant und Sammler. Der hat weiterhin Arbeiten von mir gekauft … 1934 traf ich bei meinem Freund Leo von König im Atelier Arno Breker. Er hat mich gefragt, ob ich bei dem Plastiken-Wettbewerb für München mitmachen würde, und ich habe ihm gesagt, ich arbeite nicht fürs Dritte Reich, ich warte bis zum vierten.

In den ersten Jahren konnte man gelegentlich noch in kleineren Galerien ausstellen. Bei Buchholz in Berlin waren 1937 zum letzten Mal Arbeiten von Barlach und von mir ausgestellt. Dann kam ein Mann von der Gestapo und hat die gesamte Ausstellung beschlagnahmt. Das sei eine finanzielle Katastrophe für den Künstler, erklärte Buchholz. Darauf der Gestapo-Mann: ›Früher habe ich stempeln müssen, jetzt kann der mal sehen.‹ Ich kann nur sagen, daß alles, was von meinen Arbeiten in Museen und Sammlungen zu greifen war, beschlagnahmt und teilweise vernichtet wurde. Eine kleine Kollektion ist nach New York gelangt. Kurt Valentin, der Mitarbeiter von Buchholz, hat sie mitgenommen, als er auswanderte. Ich habe weitergearbeitet ohne Kompromisse wie die Kollwitz. Ich traf sie zuletzt am Sarg von Barlach, wo sich ein paar

Freunde eingefunden hatten. Ich sprach ihm den Nachruf: ›Die Kunst ist dir Dank schuldig, du bist für uns Vorbild, dein Stern sei unser Stern.‹« So war Gerhard Marcks.

1953, als ich die Ausstellung in Mannheim besucht hatte, waren Marcks, Hofer und Dix nach einer heftigen Diskussion aus dem Künstlerbund wieder ausgetreten, weil sie das auch dort errichtete Diktat der Abstrakten – Hofer sprach von der »abstrakten SS« – ablehnten. Meistermann war einer ihrer Hauptgegner. Es war damals alles auf den Kopf gestellt: Die Maler und Bildhauer, die als »Entartete« heimlich gearbeitet hatten und sich deswegen nach 1945 nicht zu dem großen »abstrakten Kopfstand« gezwungen sahen, wurden jetzt mit ihren Arbeiten in die Nähe der Nazis gerückt. Die Anpasser unter den Künstlern und Kunsthistorikern in der NS-Zeit dagegen waren als Konformisten nun plötzlich zu Verfechtern der abstrakten Kunst geworden, hatten damit auch ihre braune Vergangenheit abgeschüttelt und wieder das große Wort und jetzt auch den Antifaschismus gepachtet – und waren selbstverständlich wieder die Mehrheit. Ich hatte mit dieser Ausstellung meinen ersten Orientierungspunkt gefunden: Gerhard Marcks.

So habe ich mich also von Anfang an für den falschen Weg entschieden, wenn ich im bundesdeutschen Kunstbetrieb hätte Erfolg haben wollen. Wenn auch Marcks als »entarteter Künstler« verfolgt worden war, so hatte ihn der Kunstbetrieb inzwischen längst unter die Konservativen, wenn nicht gar Reaktionäre eingestuft. Modern, fortschrittlich und in die Zukunft weisend war in Stuttgart Willi Baumeister. Alle Kunstakademie-Studenten, die karrierebewußt und erfolgsorientiert waren, gingen zu ihm. Aber das waren Kategorien, die für mich nicht existierten. Ich wollte damals nicht für den Handel Werke schaffen, sondern für Kirchen. Darum wohl hatte ich mich zu Anfang meiner bildhauerischen Laufbahn an einer Spätform des deutschen Expressionismus orientiert.

Damit sind wir wieder bei dem Kruzifix von 1954/55 angekommen. Unter strenger Beachtung geometrischer Grundgestalten verarbeitete ich meine anatomischen Kenntnisse zu den knappen kubischen Formen eines knochigen und verhungerten, extrem hängenden Korpus. Zwei Jahre brauchte ich, bis ich ihn in der Lehrwerkstätte für Bronzeguß an der Kunstakademie auch selbst gießen konnte.

Bereits im zweiten Semester hatte ich bei dem Meister Herbert Heinzel in der Akademie-Werkstatt neben meinem Studium eine Lehre als Bronzegießer im Wachsausschmelzverfahren begonnen, die ich dann 1955 mit einer Gesellenprüfung abschloß.

Natürlich hörte man die ständigen Kunstdiskussionen auch in der Bronzegießerei, und selbstverständlich wurden auch dort gegenständliche Arbeiten mit der Kunst des Dritten Reiches verglichen. So kam es einmal zu einer Prügelei zwischen mir und einem abstrakt gewordenen, aus der DDR gekommenen Bildhauer, über die in der Gießerei lange geredet wurde. Ich reagierte neuralgisch auf den Nazi-Vorwurf aus dem Munde ehemaliger Hitlerjungen. Zu diskutieren gab es da sowieso nichts.

Das Kruzifix steht seit 1963 in Gundelsheim auf dem Grab meines Schwagers Franz Henel, des Bruders meiner ersten Frau. Meine Eltern hatten ihn 1949 in ihr Haus genommen, weil er zuwenig Geld zum Studium hatte. Damals gab es kaum Studienförderungen. Er studierte Theologie und war mir ein wichtiger Gesprächspartner für meine theologischen Interessen. Ich lernte durch ihn viele theologisch-wissenschaftliche Schriften kennen und erhielt auch manche Hinweise auf zeitgenössische Literatur. Er wiederum interessierte sich für meine Kunst, und so war es nur natürlich, daß ich dieses Kruzifix, dessen Entstehung er in allen Phasen miterlebt hatte, nach seinem Tode 1963 auf seinem Grab aufstellte. Ein Zweitguß kam in die Kapelle des evangelischen Stiftes in Tübingen, in dem unter anderen auch Hölderlin und Hegel studiert hatten, derentwegen Jewtuschenko bei seiner ersten Deutschlandreise Anfang der sechziger Jahre diese Kapelle besucht und sich auch über dieses Kruzifix beeindruckt geäußert hat. Das berichtete das »Tübinger Tageblatt«.

Meine expressionistischen Anfänge als Bildhauer paßten in den fünfziger Jahren noch in das Bild der zeitgenössischen Kunst. Es gab in Deutschland etliche Bildhauer, die so arbeiteten: Gerhard Marcks, Toni Stadler, Kirchner, Hans Wimmer und andere. Andererseits verstärkte sich aber der Trend zur sogenannten abstrakten Kunst. An der Stuttgarter Akademie wurde sie durch Baumeister und Baum repräsentiert und deren Schüler Hajek und Cimiotti. Hajek machte seine »Raumknoten« – die ersten habe ich noch als Gießerlehrling in Bronze gegossen –, während Cimiotti kurze Zeit später im Prinzip ähnliche, aber mehr Wasserpflanzen verwandte Gebilde zu modellieren begann. Sie veranlaßten Baum, Cimiottis Arbeiten mit wichtiger Miene zum Gipfel abstrakter Kunst zu erklären.

In der Akademie fehlte eben ein Antipode, der die gegenständliche Kunst glaubhaft vertreten konnte. Die Bildhauer Daudert und Brachert (damals Rektor) waren zu schwach, der Maler Henninger zu introvertiert. Otto Dix hätte das sein können. Irgend jemand, wahrscheinlich Henninger, hatte sogar dem Senat vorgeschlagen, ihn zu berufen. »Der Rektor Brachert blockte ab mit der gezielten Infamie, daß man Dix wie einen ... Unbekannten aufforderte, Arbeitsproben einzureichen.«* Das hat Dix natürlich nicht getan, zumal diese diskriminierende Bedingung wohl vom Senat der Akademie, also auch von Baumeister, gebilligt worden ist.

Wir, die wir wenige Jahre nach dem Krieg zu studieren begannen, haben das in dem total zerstörten Deutschland kaum mit der Hoffnung getan, von Kunst leben zu können. Auch darum habe ich das Bronzegießerhandwerk gelernt, um gegebenenfalls davon existieren zu können. Aber wir kamen schneller zu Aufträgen, als irgendeiner von uns zu hoffen gewagt hatte. Der schon damals halbabstrakte Otto Herbert Hajek war der Vorreiter. Er bekam sehr schnell für Kirchen, die für katholische Flüchtlinge in Stuttgart gebaut wurden, Aufträge für Altäre, Tabernakel und Kanzeln, die er mit verblüffender Geschwindigkeit erledigte. Hajek verwandte ein spekulatiusähnliches Menschenschema für

* Diemer, Karl, in: »Als Baden-Württemberg gegründet wurde«, Galerie Schlichtermeier

Kreuzwegstationen, Brot- und Fischverteilungen und was sich so an Thematik bot und haute es immer in der gleichen Weise, kaum voneinander zu unterscheiden, in die Altäre oder ließ es in Bronze gießen. Aus etwas größerer Entfernung ergab sich ein tapetenartiges Muster, einem freien Mäander ähnlich. Er verwertete dabei fast unmittelbar die gleichzeitige Baumeister-Produktion und verwandelte sie sozusagen wieder zurück in Menschenschemata. Alles roch nach »Schöner wohnen« der fünfziger Jahre. Er war der erste, der mit einer Vespa ankam, sich ein Auto und bald sogar ein Haus in der besten Lage Stuttgarts kaufen konnte.

Das Wirtschaftswunder zog auch bei uns ein: Denn auch ich bekam auf mein Kruzifix hin Aufträge für neue evangelische Flüchtlingskirchen und konnte so eine Familie gründen. Ich heiratete 1955. Meine erste Tochter Doina kam 1956 zur Welt. In einer Kellerwohnung hatten wir angefangen, bald konnten wir in eine richtige Neubauwohnung in Stuttgart umziehen. Meine Eltern bezahlten den dafür nötigen »Baukostenzuschuß«. Unser Leben wurde langsam komfortabler.

5. Meine Reliefs für das Kennedy-Center in Washington

Um noch einmal auf die Kritik im Feuilleton der »Braunschweiger Zeitung« vom Januar 1973 zurückzukommen: Der Schreiber hatte darin behauptet, meine Amerika-Reliefs seien eine »vertane Gelegenheit« gewesen. Mit äußerlicher »Scheinkritik« habe ich über meine »völlige Identifikation mit den Vereinigten Staaten« hinwegtäuschen wollen, »sonst wären sie ja wohl auch kaum aufgestellt worden«. Das konnte er anderthalb Jahre nach der Übergabe dieser Reliefs an das Kennedy-Center in Washington ungeniert behaupten, weil sie in der Bundesrepublik kaum bekannt geworden waren, schon gar nicht ihre Entstehungsgeschichte. Während meine frühen Arbeiten noch zum Spätexpressionismus nach dem Zweiten Weltkrieg gehörten, zur »Kunst zwischen Krieg und Frieden«, waren die beiden Amerika-Reliefs von völliger Singularität in der Bildhauerlandschaft der damaligen Zeit. Das ist bis heute so geblieben. Deshalb gab es für diese Arbeiten auch keine griffigen Phrasen, auf die Kunstjournalisten hätten zurückgreifen können: Sie paßten nicht in die Feuilletons der Massenmedien. So kannte sie damals in Braunschweig trotz einiger Bildberichte in Kunstzeitschriften (»artis«, »Westermanns Monatshefte«, »tendenzen«) fast niemand.

Für einen Erfolg kam erschwerend hinzu, daß die Reliefs drüben Empörung erregt hatten. Sie waren von den amerikanischen Bauherren zwischenzeitlich immerhin abgelehnt worden. Andererseits aber zogen nach ihrer Aufstellung Tausende von Bürgern Washingtons an ihnen vorbei, die dieses »Kunstspektakel« begeistert anschauten. Das ist auch heute noch so. Normalerweise werden Kunstwerke in unseren Tagen schon wenige Wochen nach ihrer Aufstellung nicht mehr bemerkt, oft kaum bei ihrer Übergabe. Die Botschaft der Bundesrepublik und auch unser Journalismus haben aber aus diesem Erfolg bei inzwischen sicher dreißig Millionen Besuchern niemals Kapital geschlagen. Für abstrakte Kunst, »action painting«, Abfälle, verfaulte Speisereste, für Pop-art, sogenannte »Installationen« und für colorierte Fotos gibt es Sprachmuster, die man nur zu übernehmen braucht, für diese beiden Reliefs aber nicht. Deswegen wissen die Repräsentanten unserer Massengesellschaft weder, was sie darüber denken, und schon gar nicht, was sie sagen dürfen.

Es muß im April 1965 gewesen sein, als mich Dr. Kramer vom Auswärtigen Amt anrief und fragte, wann er mit mir einen großen Auftrag besprechen könne. Wir einigten uns rasch, und er kam wenige Tage später mit einem Paket von Plänen. Es ging um das Kennedy-Kultur-Center in Washington, und zwar um die »deutsche Spende«. Die amerikanische Regierung hatte schon unter Eisenhower den Plan gefaßt, ein Kulturzentrum in Washington bauen zu lassen. Bauträger konnte aber aufgrund der amerikanischen Verfassung nur eine private Gruppe sein.

Die Hälfte der Baukosten für kulturelle Einrichtungen in Amerika mußte damals privat aufgebracht werden, dann erst gab der amerikanische Staat die andere Hälfte dazu. Die Smithsonian-Stiftung übernahm dieses Amt und wandte sich wegen der »privaten Spenden« zuallererst an die befreundeten Nato-Staaten mit der Bitte um eine Sach- oder Geldspende. Der damalige Kulturattaché der deutschen Botschaft, Dr. Haack, dachte an eine spektakuläre, die Öffentlichkeit bewegende Skulptur, durch die sich die Bundesrepublik auch als »Kulturnation« profilieren könne. Deswegen war der Auftrag schon am Anfang der sechziger Jahre an Ewald Mataré vergeben worden, dessen Kölner Domtüren zu dieser Zeit sehr populär waren. Er sollte für das Kennedy-Center Hauptportale schaffen. Mataré war aber schon alt und kränkelte. Bis zu seinem Tode 1964 hatte er mit der Arbeit noch nicht begonnen.

Auf der Suche nach einem neuen Bildhauer war man auf mich gestoßen, denn ich hatte bereits für eine spätgotische und eine frühgotische Kirche zwei Bronzeportale geschaffen, die damals relativ bekannt geworden waren: das als Hauptportal verwandte »Apostelportal« der Stiftskirche in Stuttgart und das Hauptportal der Pforzheimer Schloßkirche. Ich habe beide in der Zeit von 1956 bis 1960 modelliert und selbst in Bronze gegossen. Damals lebte ich noch in Stuttgart. Zu meinem Glück waren dem Kulturbeirat der Bundesrepublik diese Portale durch Dr. Horst Keller bekannt geworden. Als stellvertretender Direktor des »Wallraf-Richartz-Museums« vertrat er den Generaldirektor der Kölner Museen, G. von der Osten, auch im Kulturbeirat der BRD. So wandte sich nun der Kulturbeirat nach dem Tode Matarés auf den Rat Kellers an mich.

Glücklicherweise war der bundesdeutsche Kunstbetrieb damals ziemlich orientierungslos. Man war des »action painting«, der »art informell« oder des »abstrakten Expressionismus« müde, hatte aber auch die sonst von der Bundesrepublik gern als repräsentative Geschenke ins Ausland gelieferten Chromnickelstahl-Gebilde von Norbert Kricke über. Andererseits wußte man noch nicht so recht, wie man sich gegenüber der Pop-art zu verhalten habe, von der jetzt in Amerika und England ein gewisses Aufhebens gemacht wurde, denn die deutschen Museumsdirektoren hatten sich in Sachen moderner Kunst zu lange und zu gern nach dem Direktor des Stedelijk-Museums in Amsterdam, Sandberg, gerichtet. Er war am Anfang des Jahres 1965 in Pension gegangen. So schrieb Schulze-Vellinghausen am 11. Mai 1965 in der »FAZ«: »Es ist, als ob eine manchem vielleicht sehr lästige Kontrollinstanz fehle ... Es fehlt die Magie einer persönlichen Führung.« Das war mein Glück. Die deutschen Museumsdirektoren wußten nicht recht, wo es in Zukunft langgehen sollte, und so besann man sich auf einen in Kirchenportalen »bewährten Traditionalisten«. Das war mit Sicherheit ein Hauptmotiv. Man erwartete also von mir Arbeiten – diesseits und jenseits des Atlantiks –, die im plastischen und thematischen Bereich zurückhaltend blieben. Man sah darin eine besondere Qualität der Vergeistigung, man dachte also an Skulpturen, die sich am deutschen Spätexpressionismus orientierten – wie meine beiden frühen Portale oder das Kruzifix.

Jenseits des Atlantiks galt dies besonders für Mr. Stone, den Architekten des Kennedy-Centers. Er war ein Regierungsarchitekt, der in etlichen Hauptstädten der Welt für die Vereinigten Staaten Botschaftsgebäude gebaut hatte in

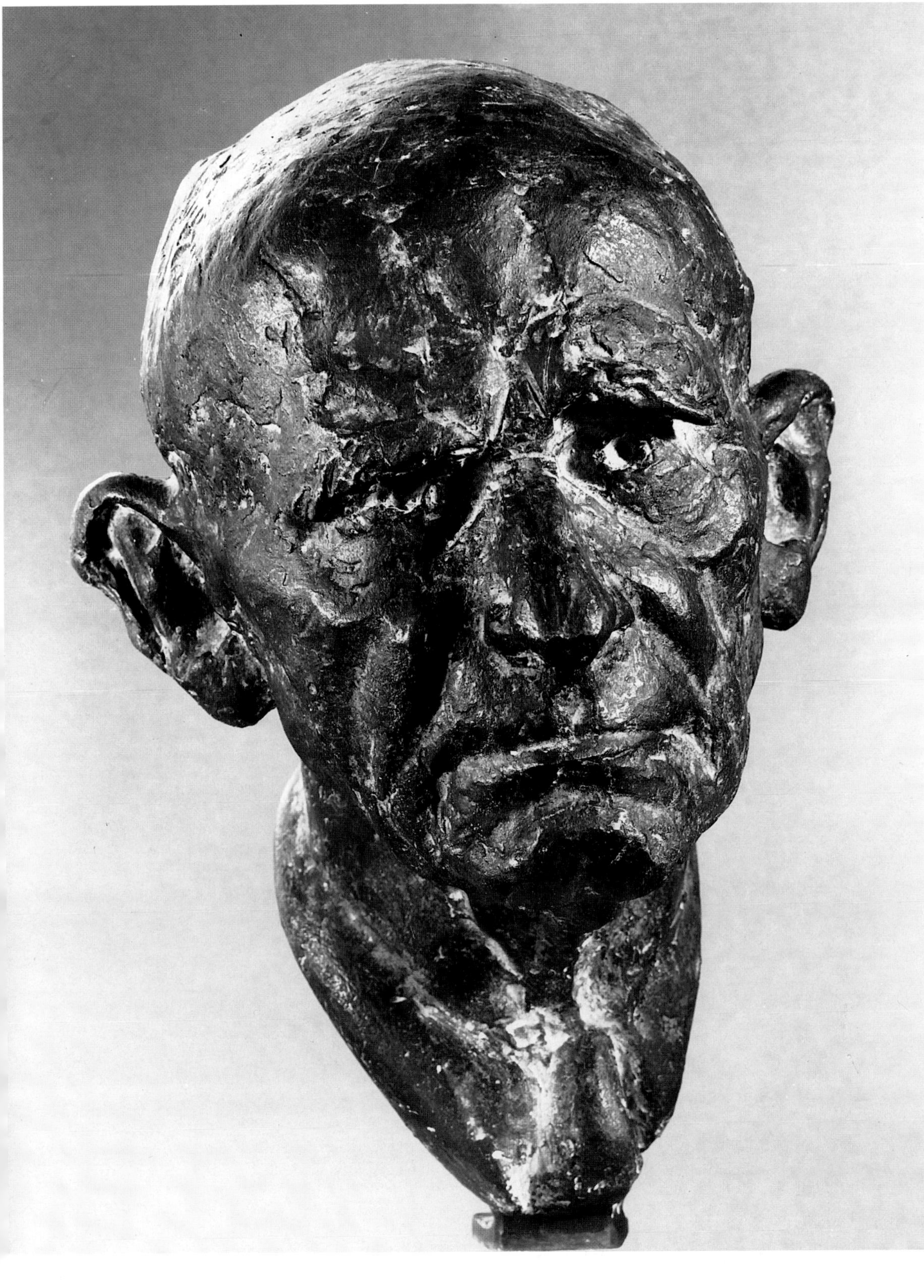

Mein Vater, 1974/75, Bronze, H 42 cm, Guß: J. Weber (I)

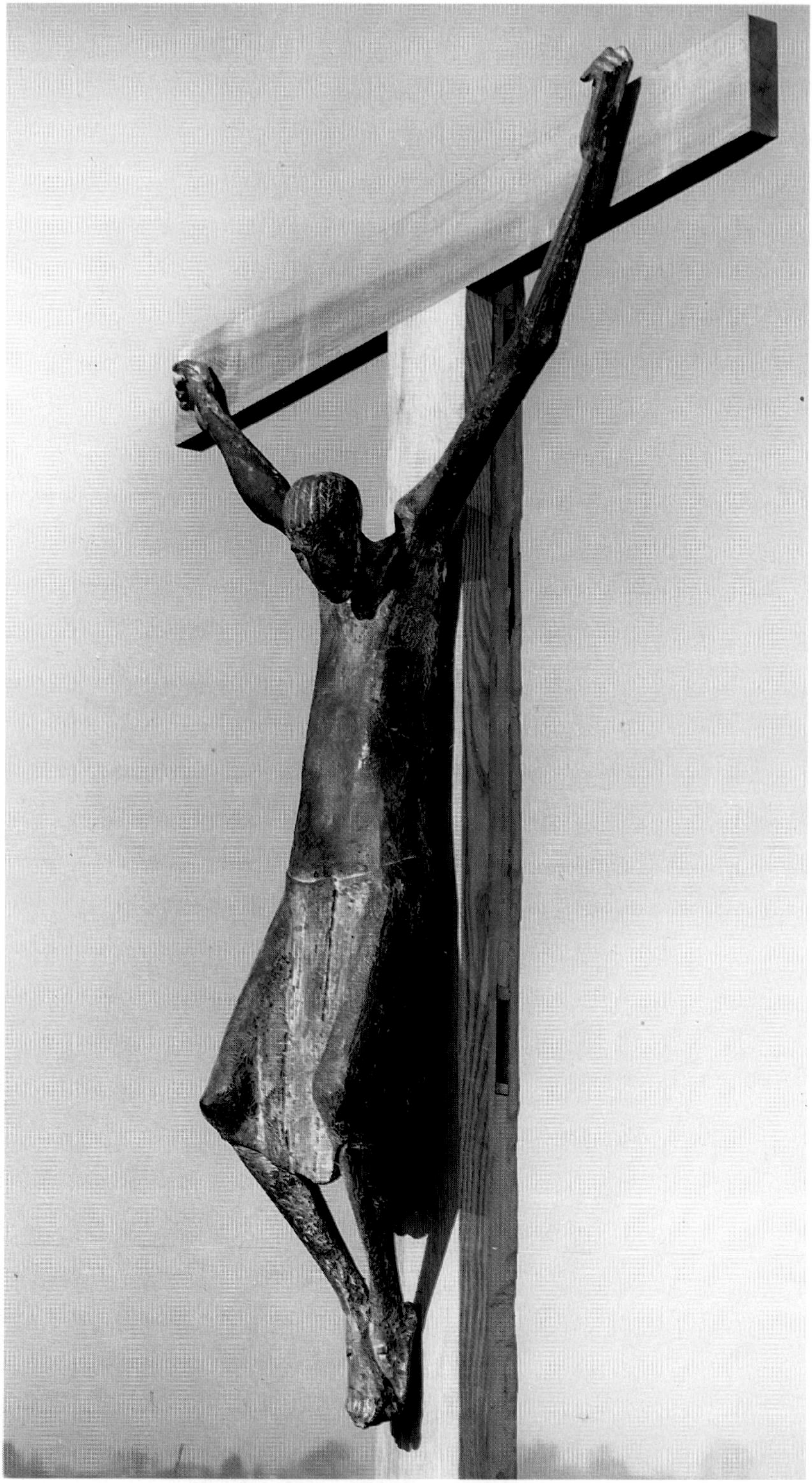

Kruzifixus, 1955, Bronze auf Holz, H 115 cm, Guß: J. Weber (2)

Missionsportal, 1957/58, Stiftskirche Stuttgart, Bronze, H 216 cm x 150 cm, Guß: J. Weber (3)

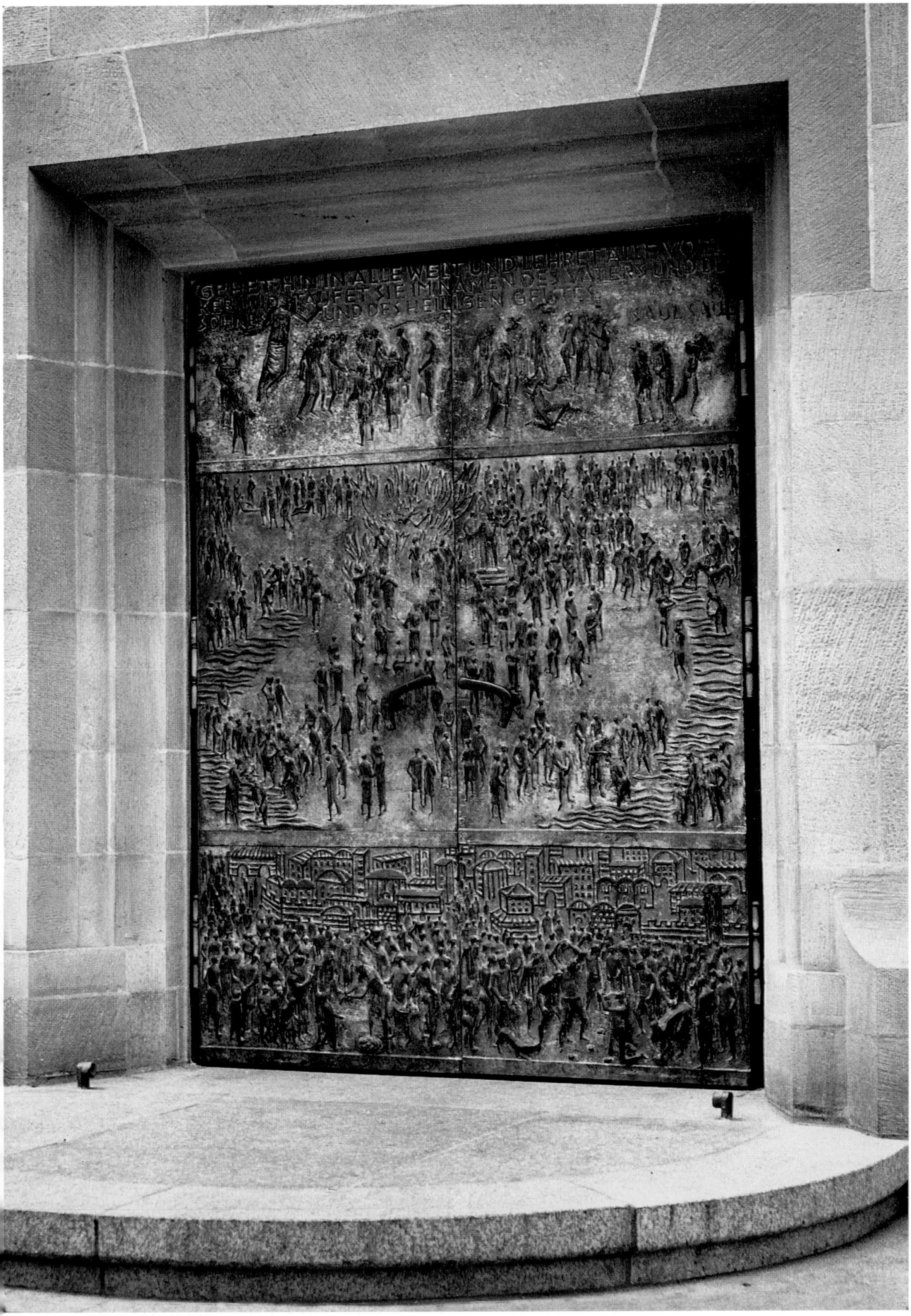
GEHET HIN IN ALLE WELT UND LEHRET ALLE VÖL
KER UND TAUFET SIE IM NAMEN DES VATERS UND DE
SOHNES UND DES HEILIGEN GEISTES
SAUL SAUL

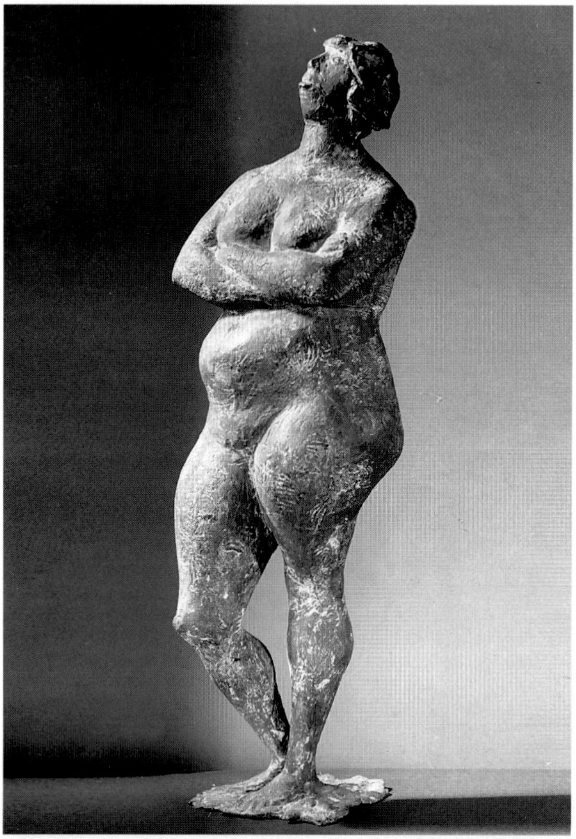
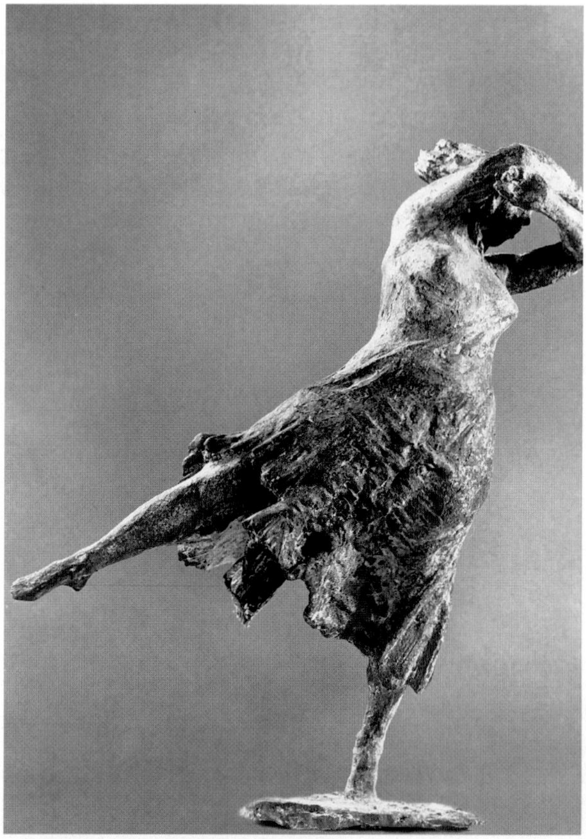
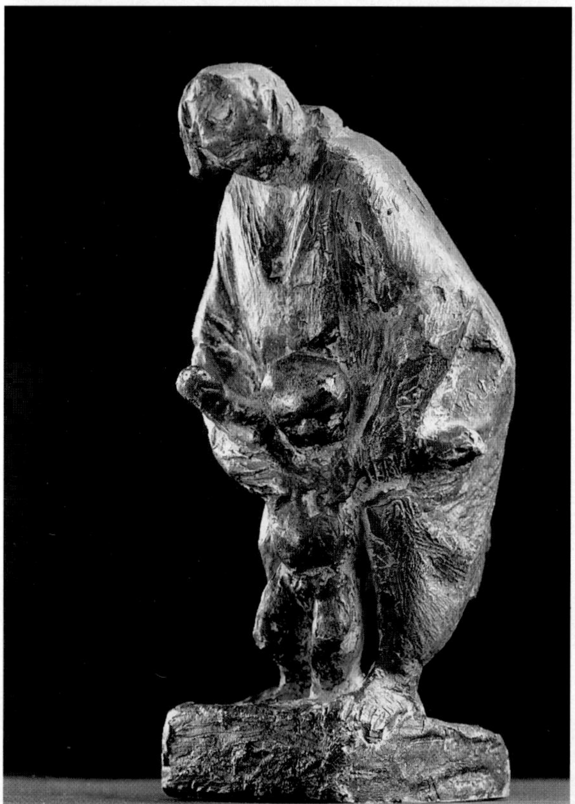
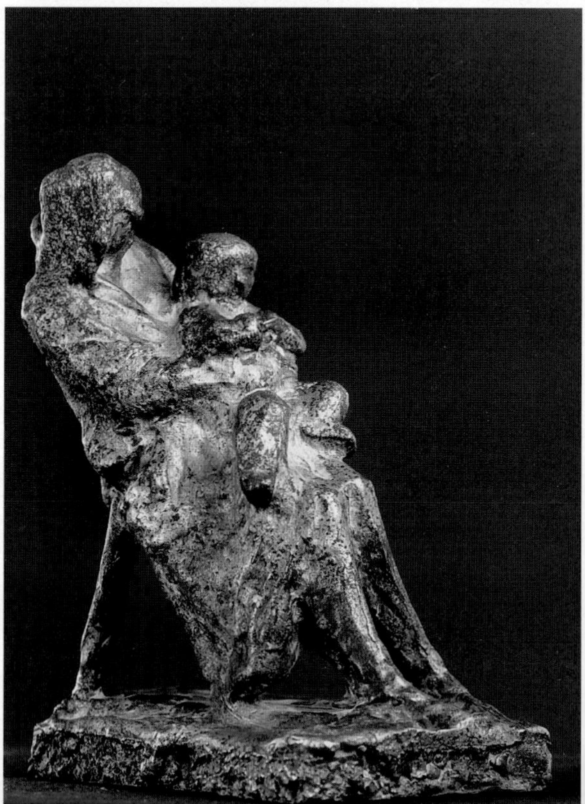

oben l.:
Kleine Braunschweiger Venus
1962, Bronze, H 63 cm,
Guß: J. Weber (4)

oben r.:
Tänzerin
1962, Bronze, H 48 cm,
Guß: J. Weber (5)

unten l.:
Mutter mit Kind
1967, Bronze, H 14 cm,
Guß: J. Weber (6)

unten r.:
Sitzende Mutter mit Kind
1967, Bronze, H 12 cm,
Guß: J. Weber (7)

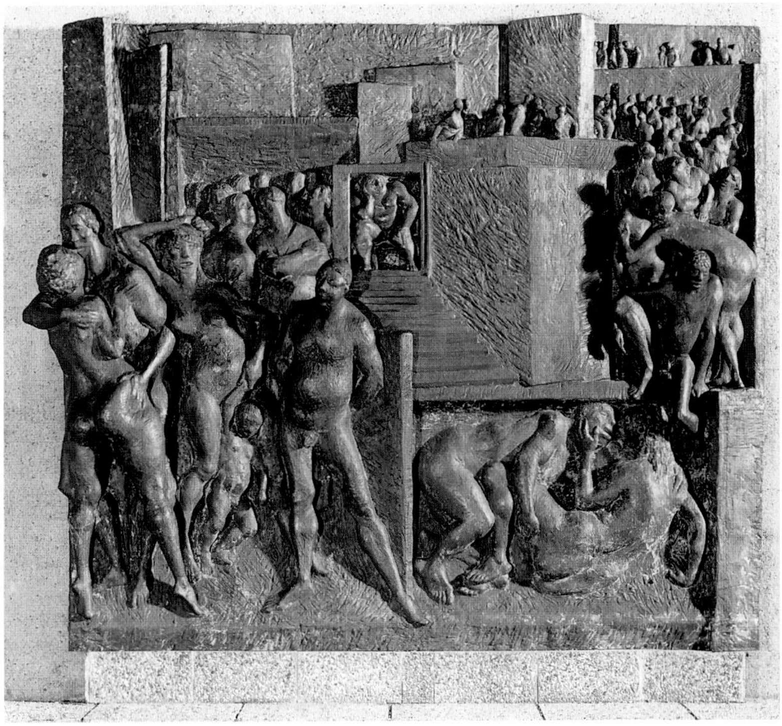

„Die Stadt", Stadthalle Göttingen, 1963/64,
Bronze, H 310 cm x 350 cm, Guß: H. Noack (9)

Detail: Das Liebespaar (8)

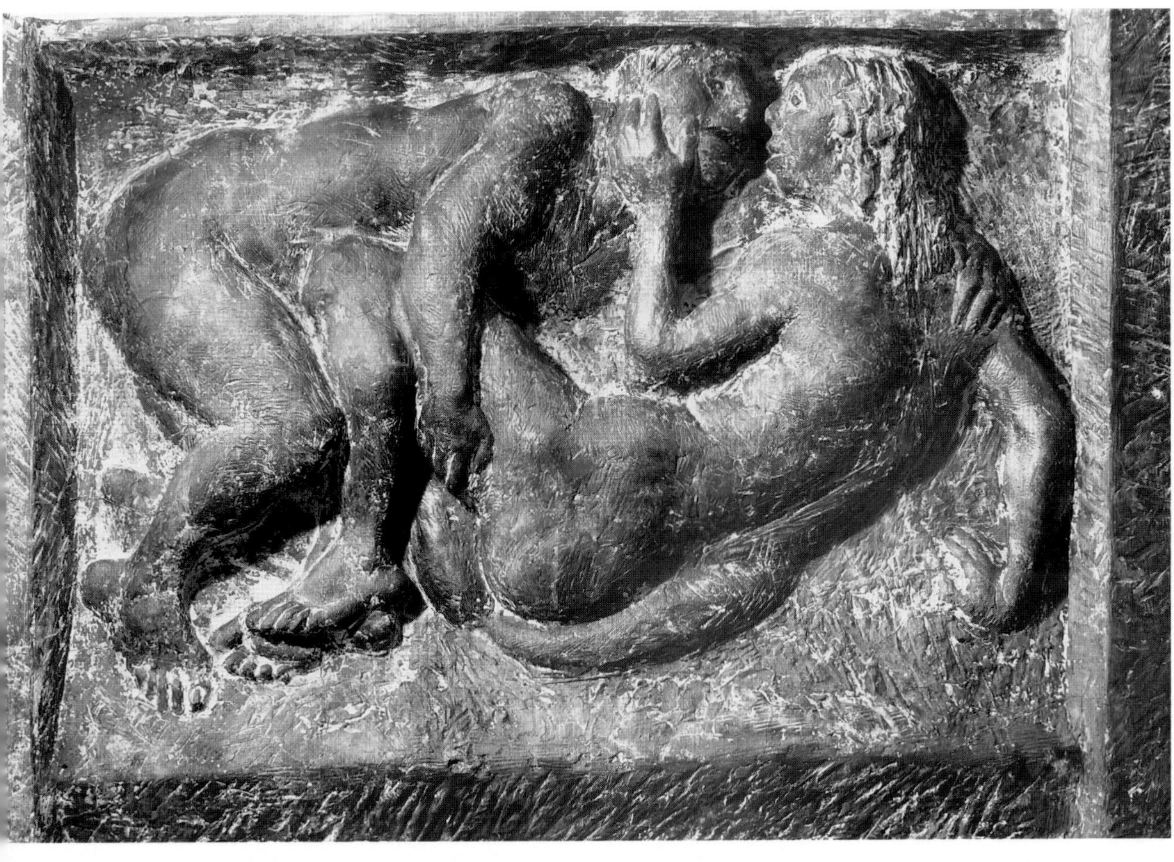

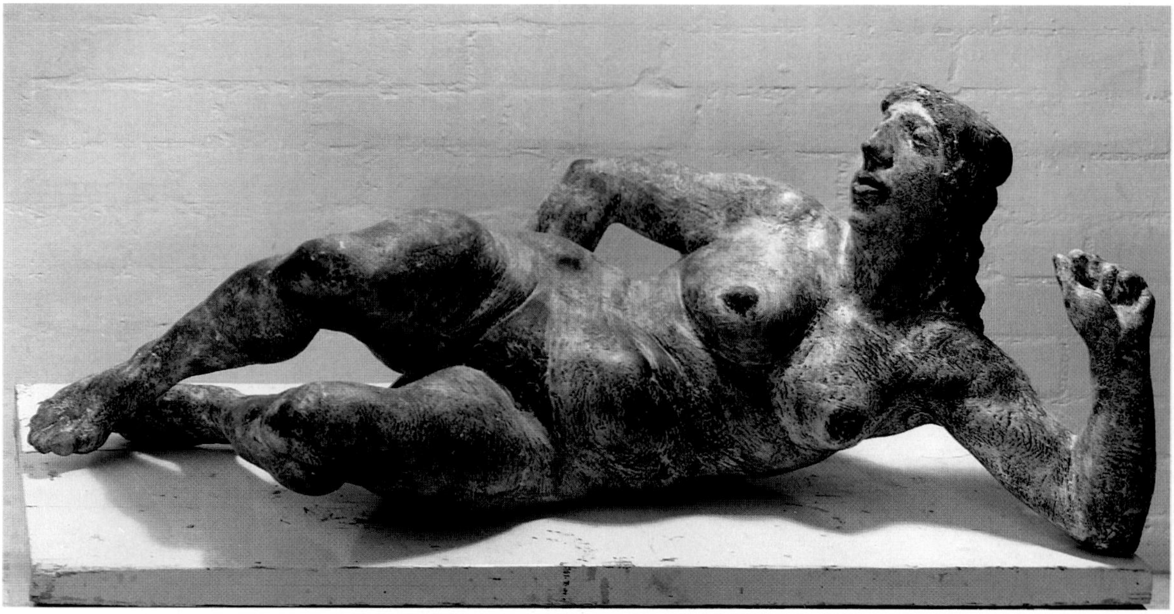

Liegende Hetäre, 1966/68, Bronze, L 145 cm, Guß: H. Noack (10)

„Verschütteter", Detail von „Krieg oder Frieden" (12)

Philippus predigt dem Mohrenkönig
Kanzelrelief, Philippus-Kirche, Frankfurt/M.,
1963, Muschelkalk, H 40 cm x 90 cm (11)

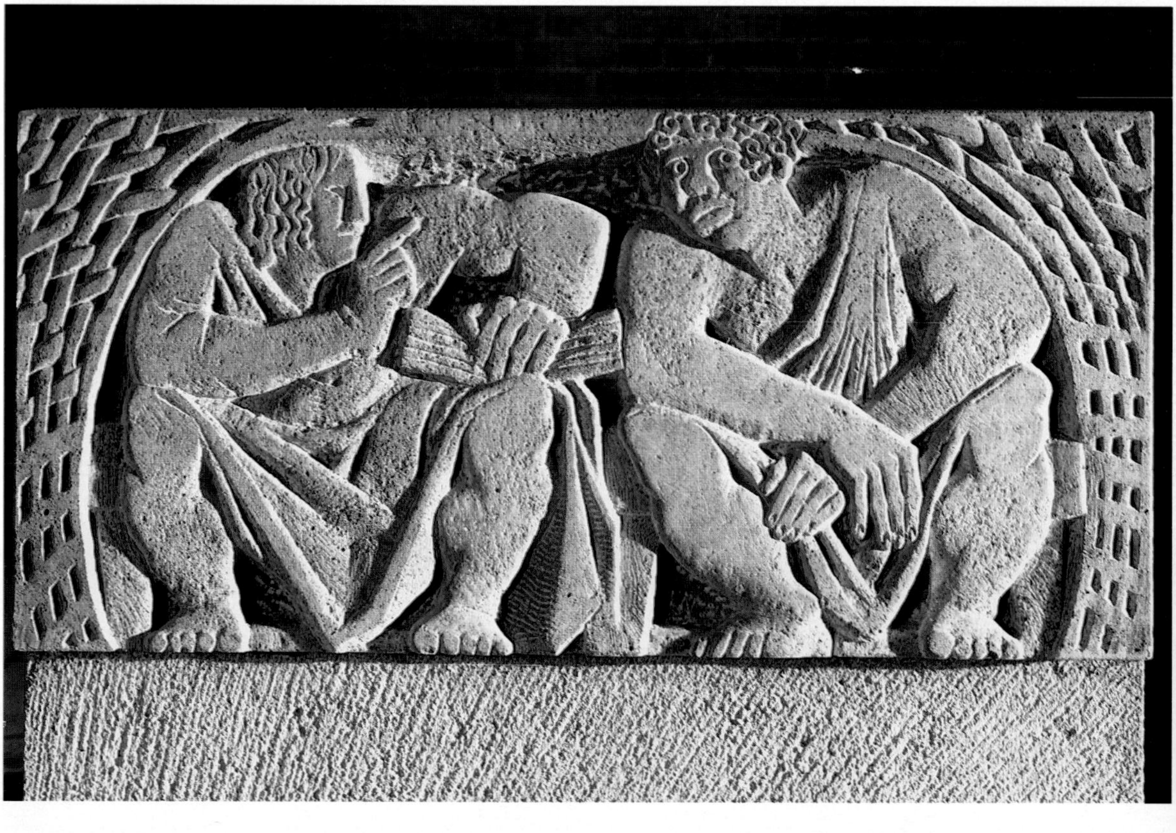

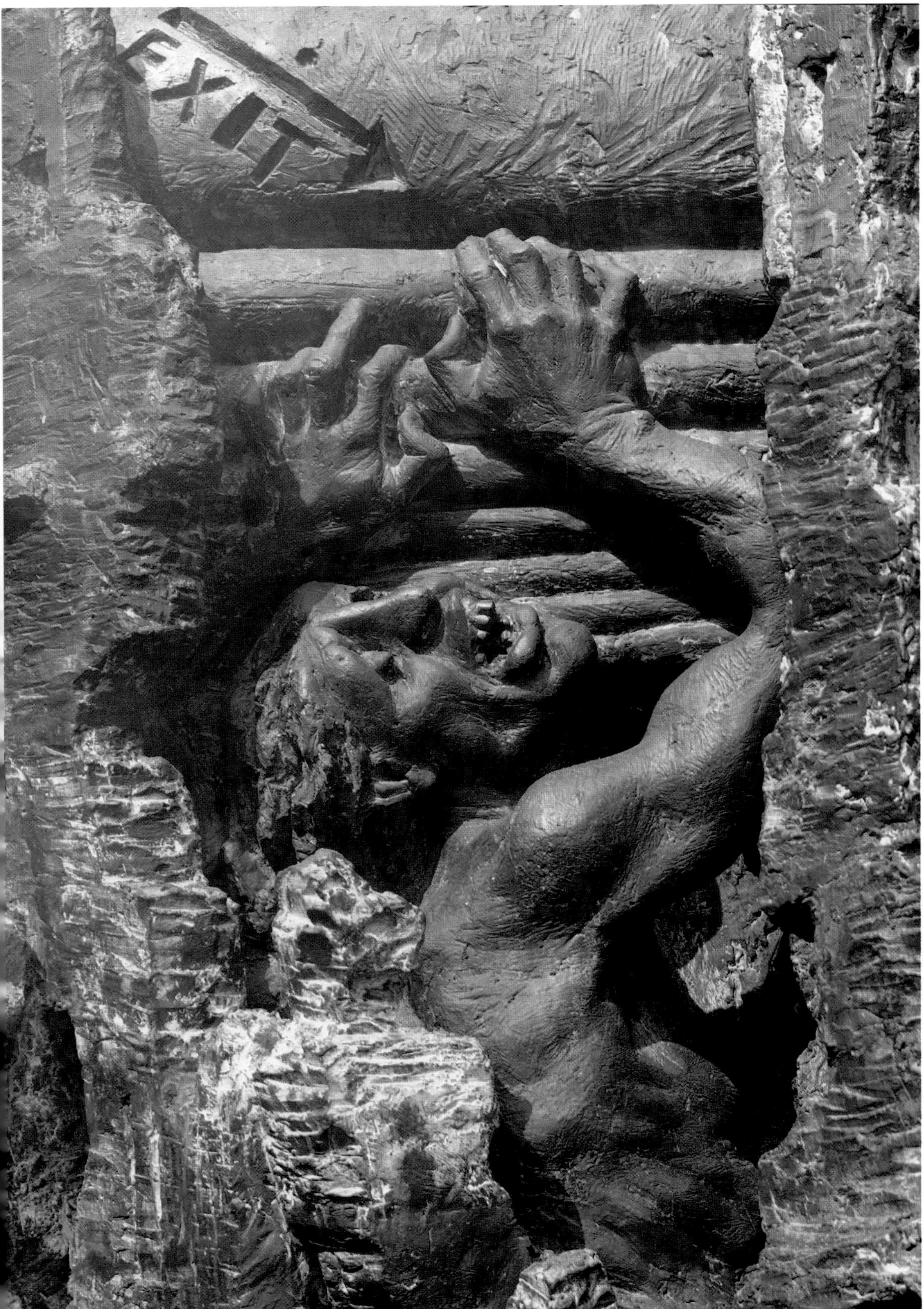
EXIT

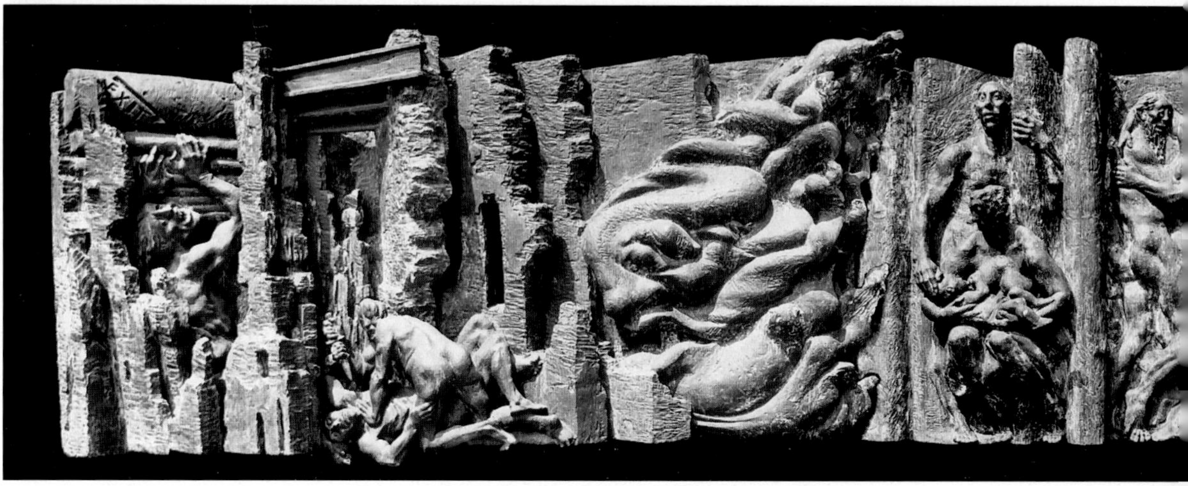

„Krieg oder Frieden", John-F.-Kennedy-Center, Washington, Bronze, 1965/71, H 220 cm, L 1300 cm,

Detail: Brudermord (14)

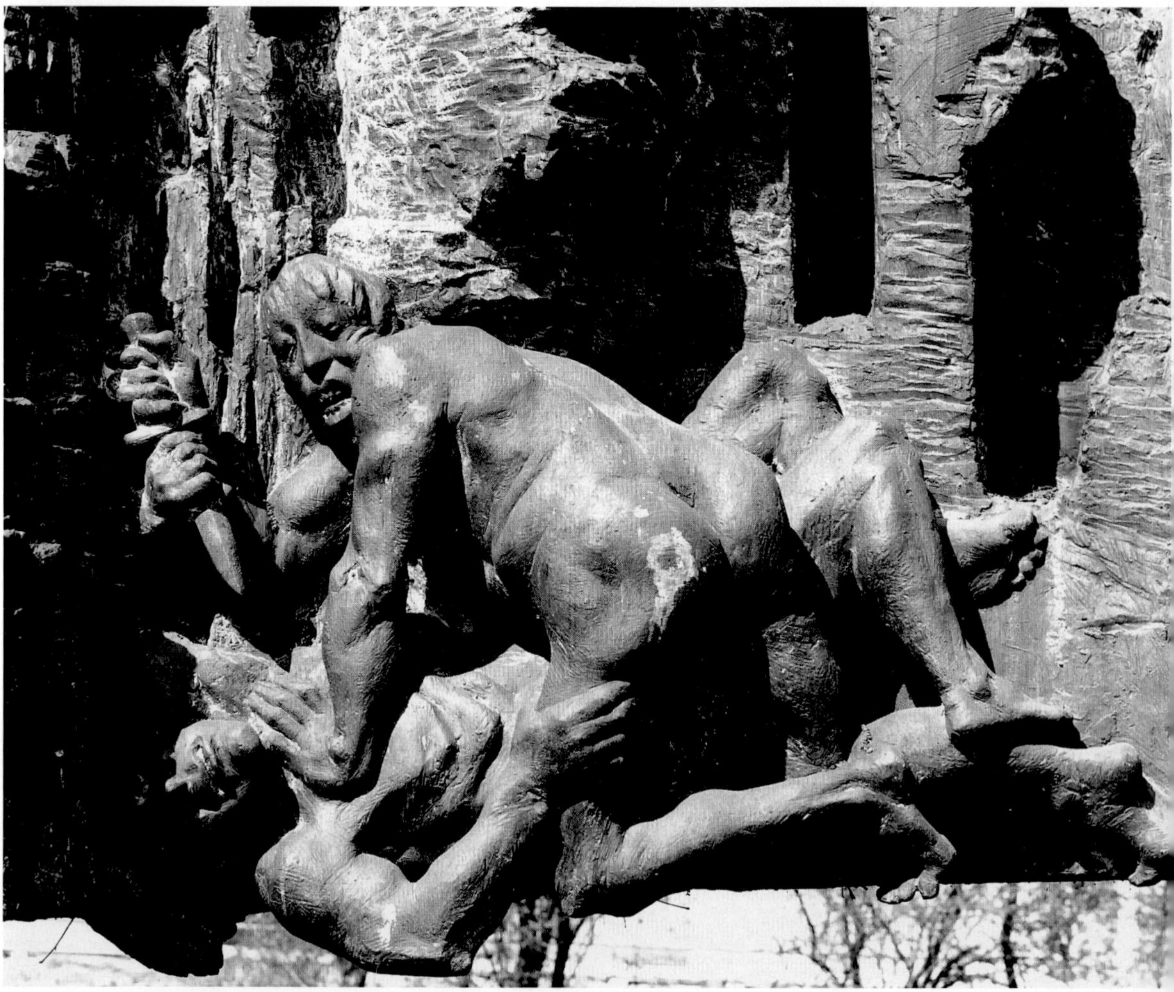

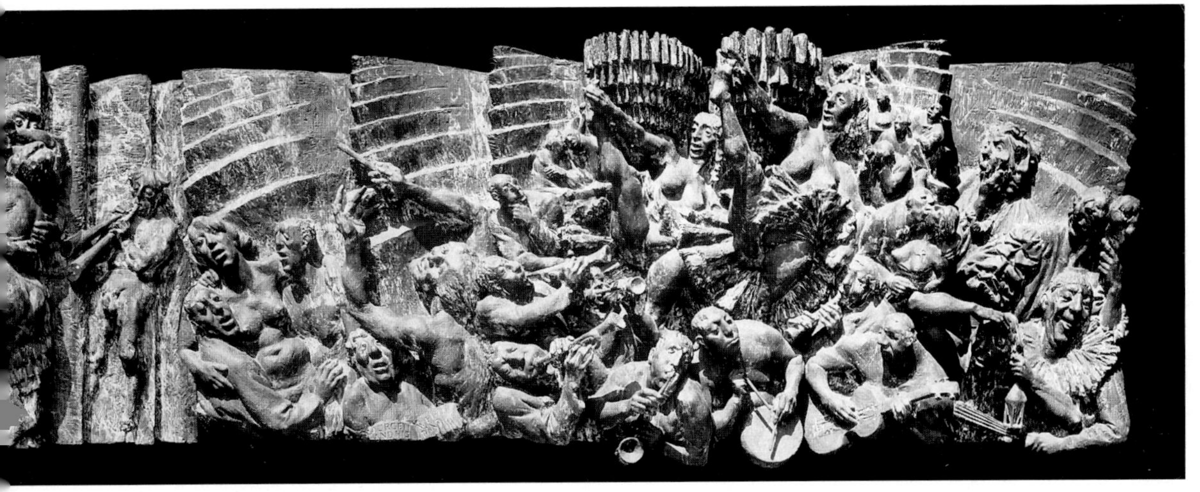

Guß: H. Noack (13)

Detail: Tänzerinnen (15)

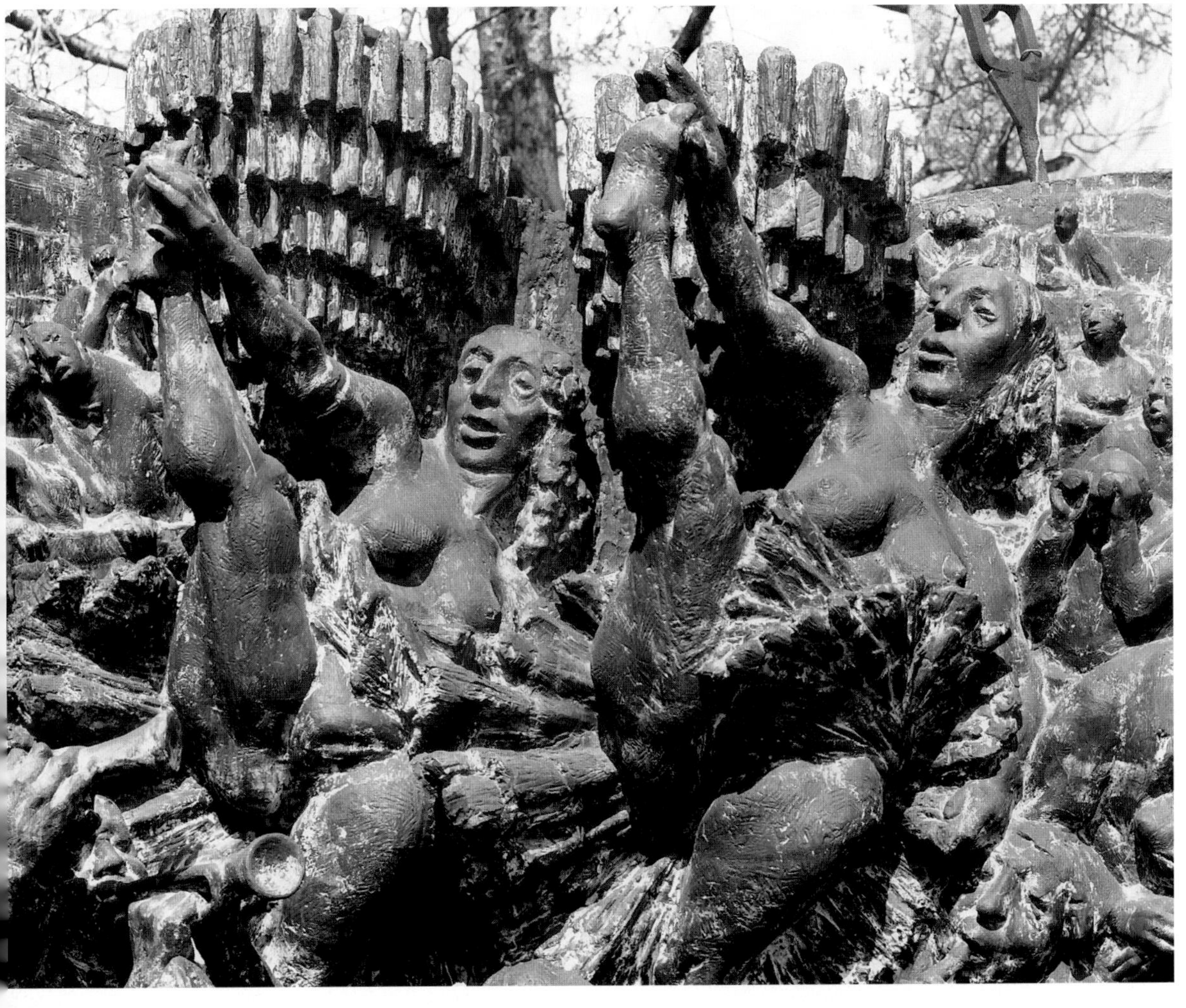

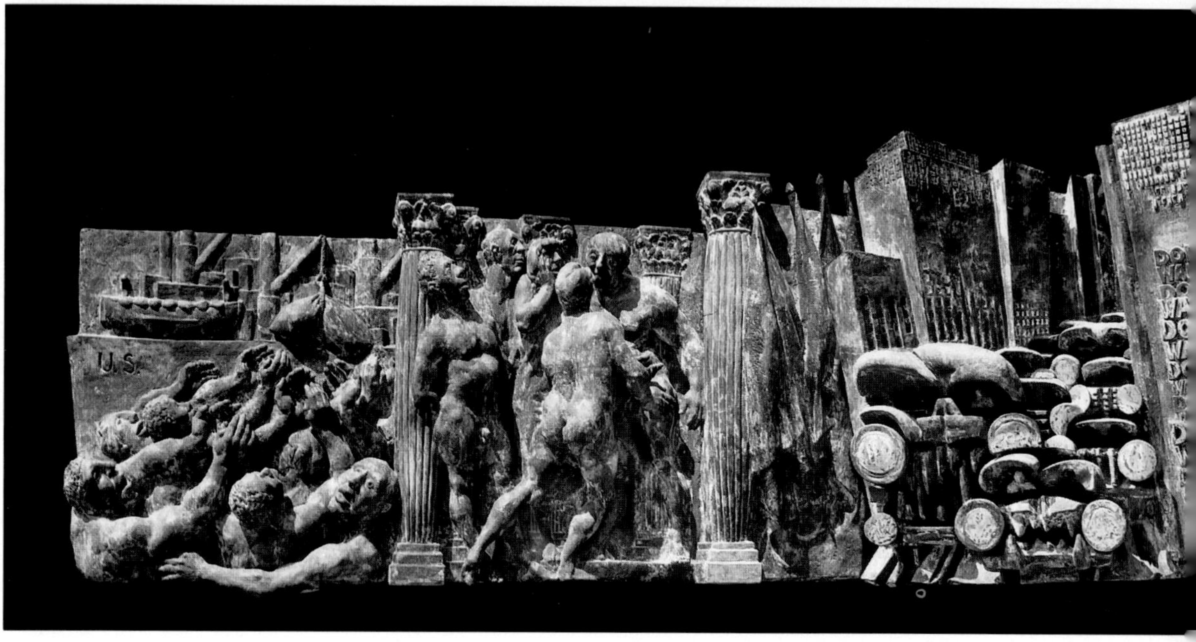

„Amerika", John-F.-Kennedy-Center, Washington, 1968/71, Bronze, H 260 cm, L 1300 cm, Guß: H. Noac

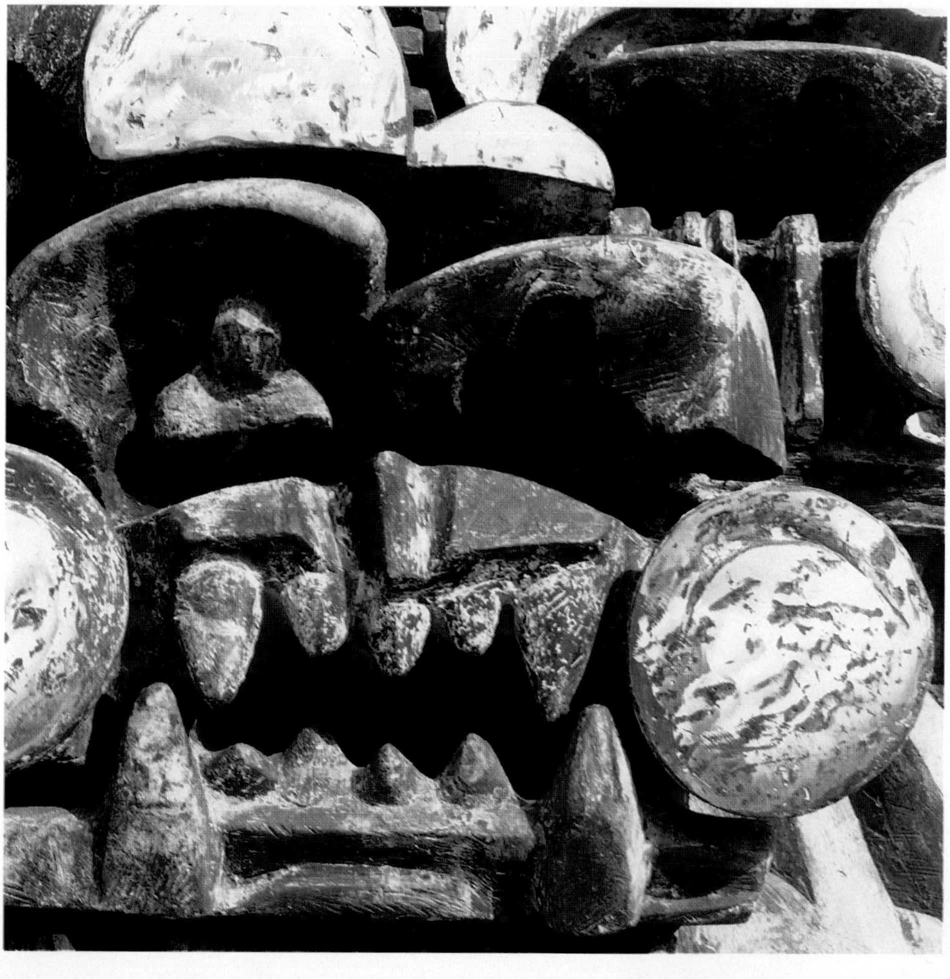

Detail:
Autos bei Nacht (

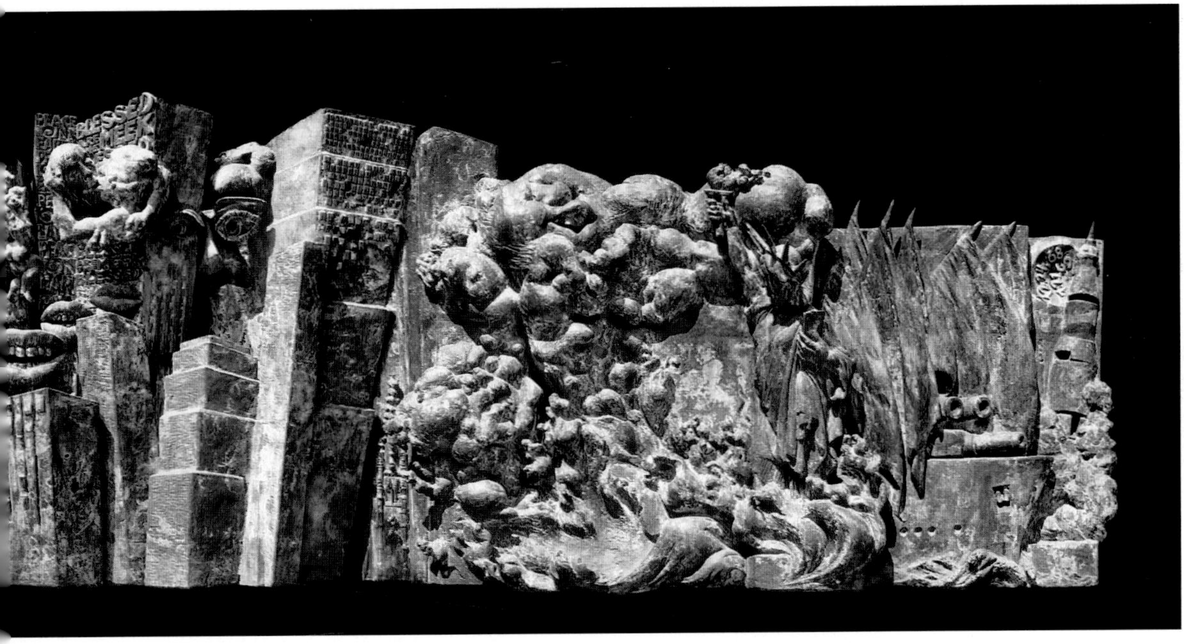

Detail: Hidden persuaders (18)

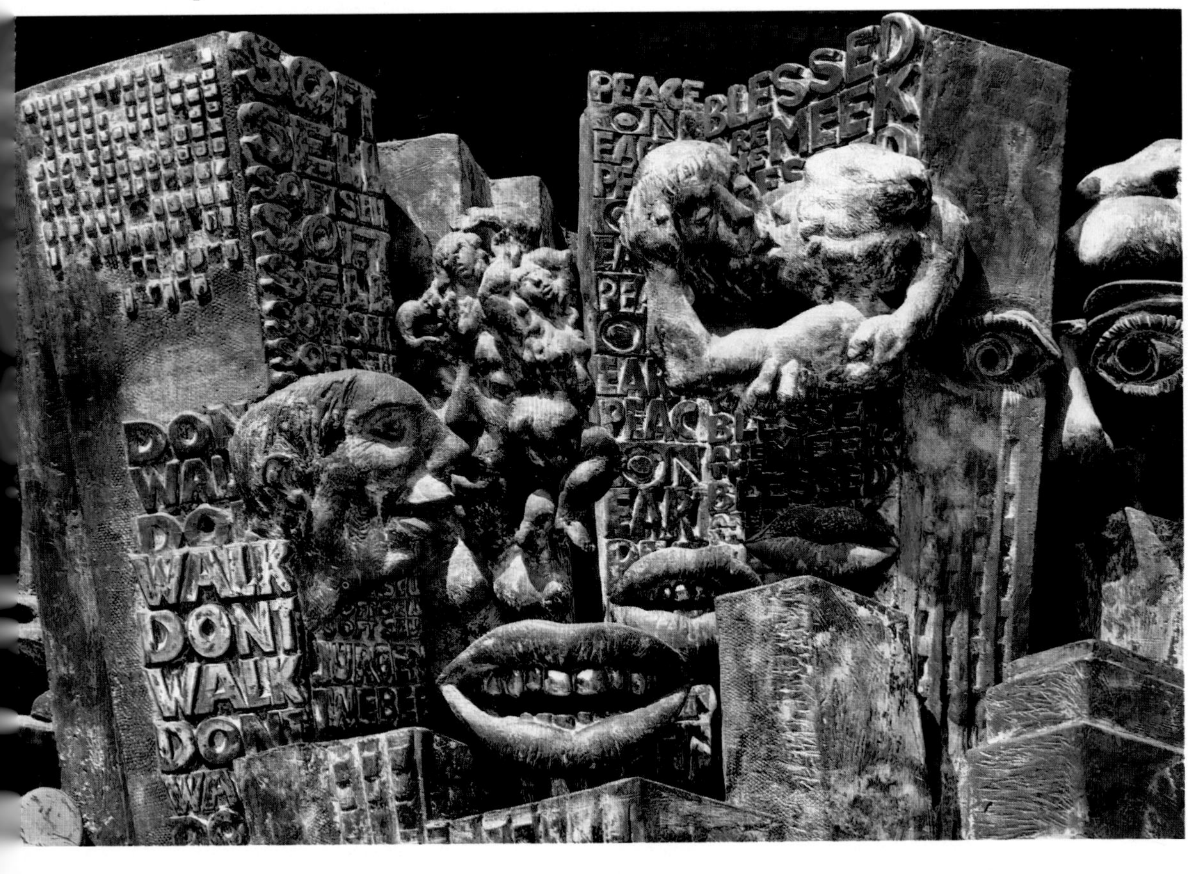

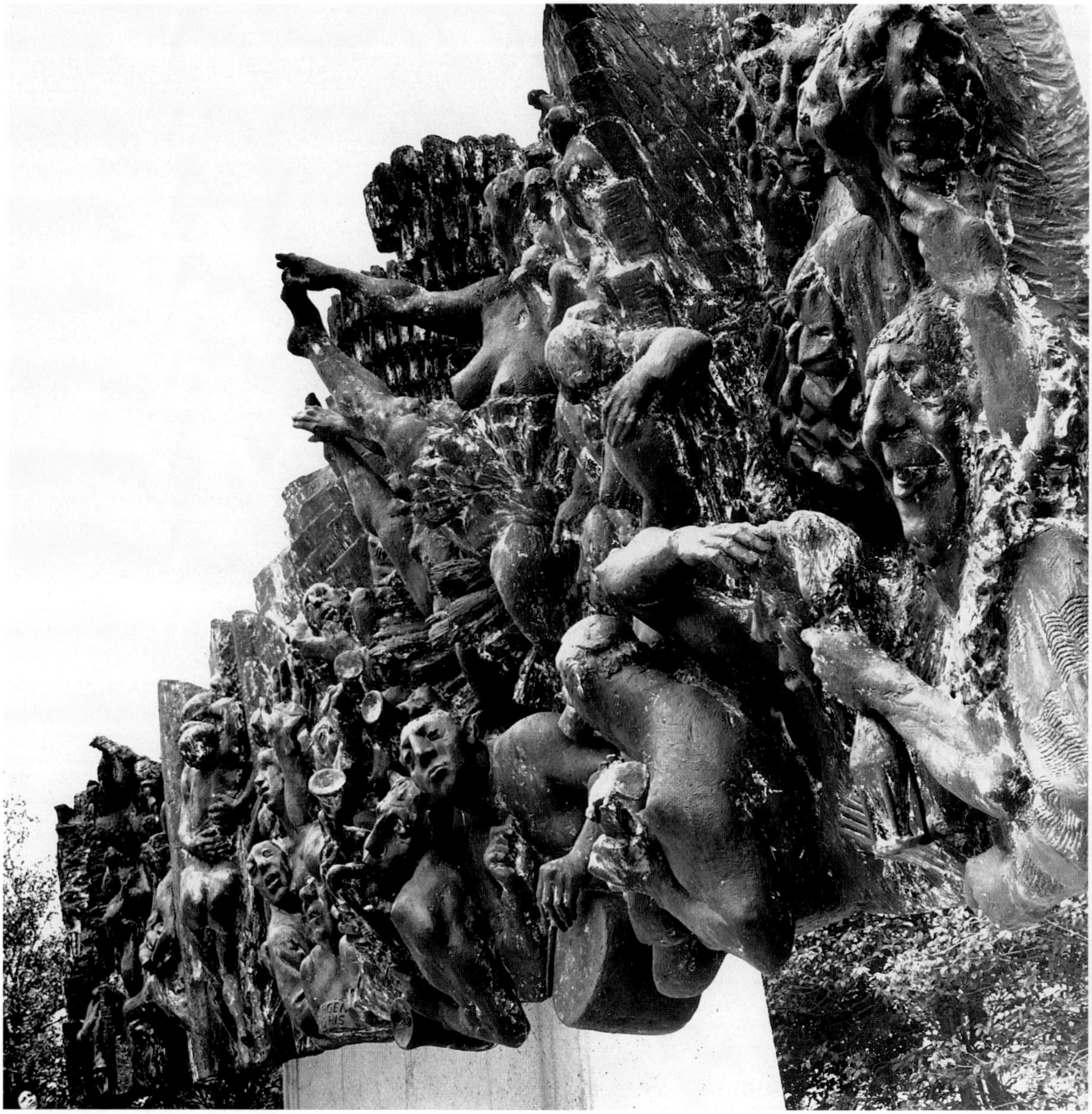

„Krieg oder Frieden“, Schrägansicht (19)

Jakobus-Portal, St. Jacobi, Hamburg, 1962/66, Bronze, H 420 cm x B 245 cm, Guß: G. Schmäke (20)

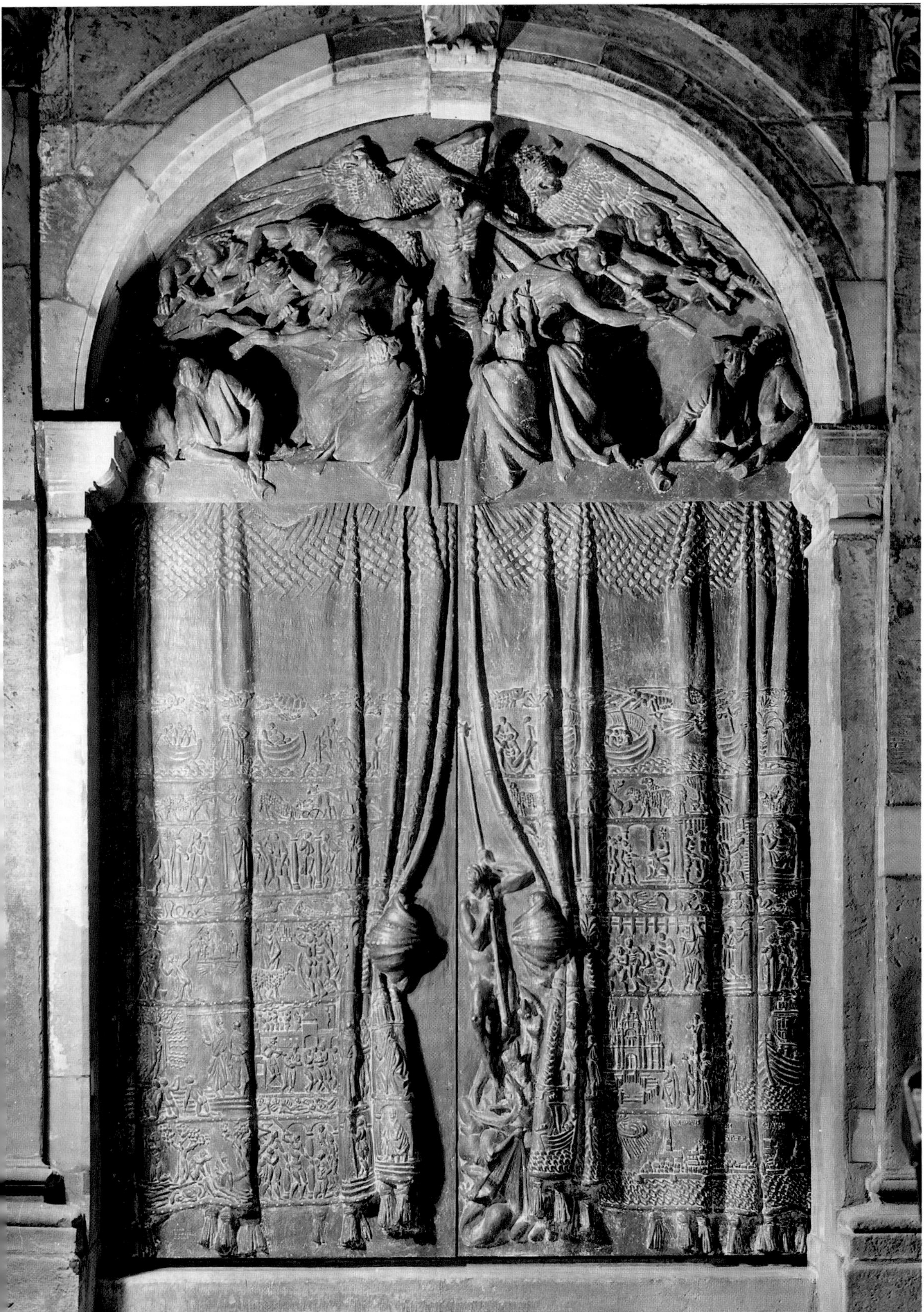

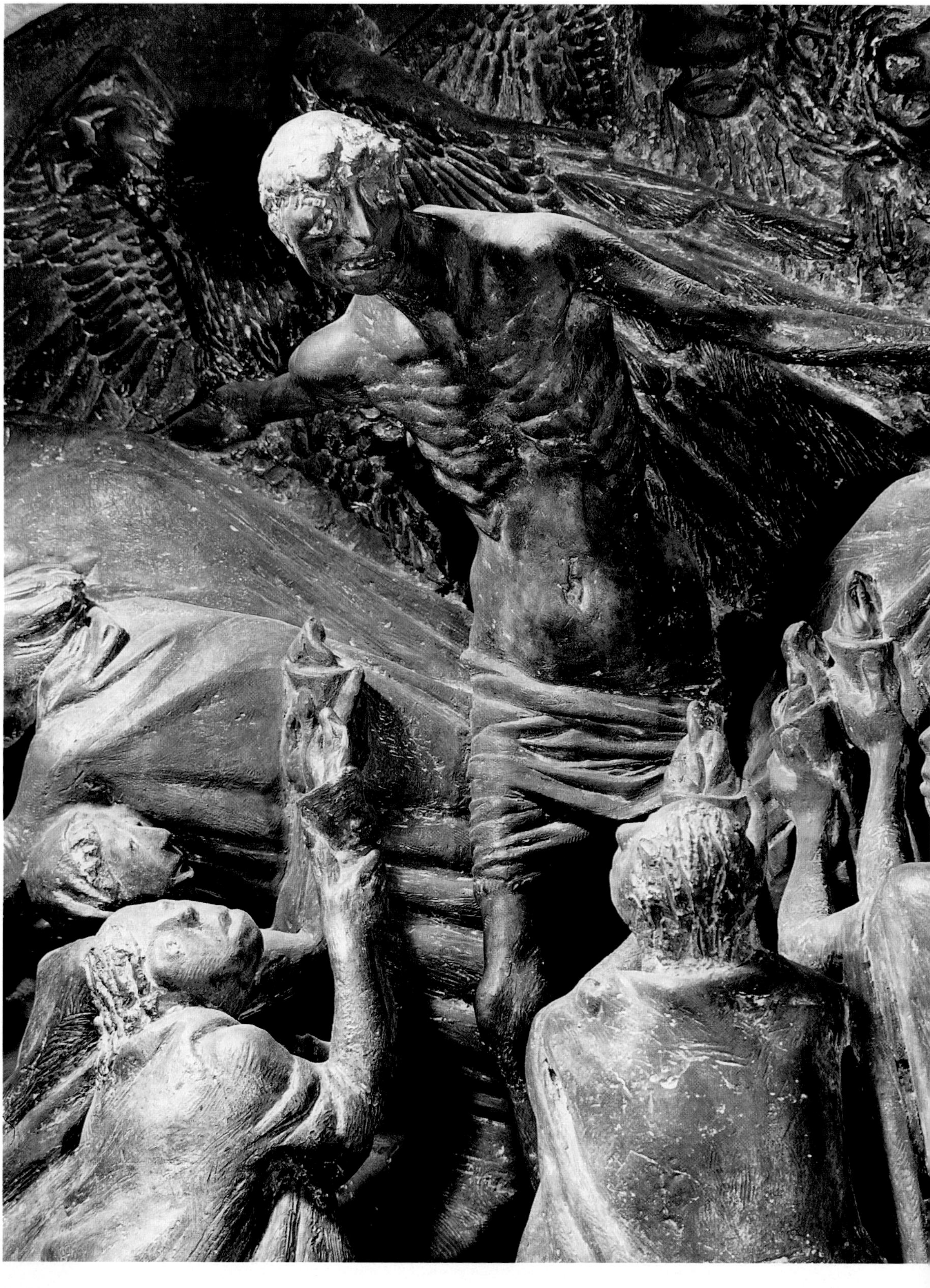

Tympanon-Detail: Richtender Christus und kluge Jungfrauen (21)

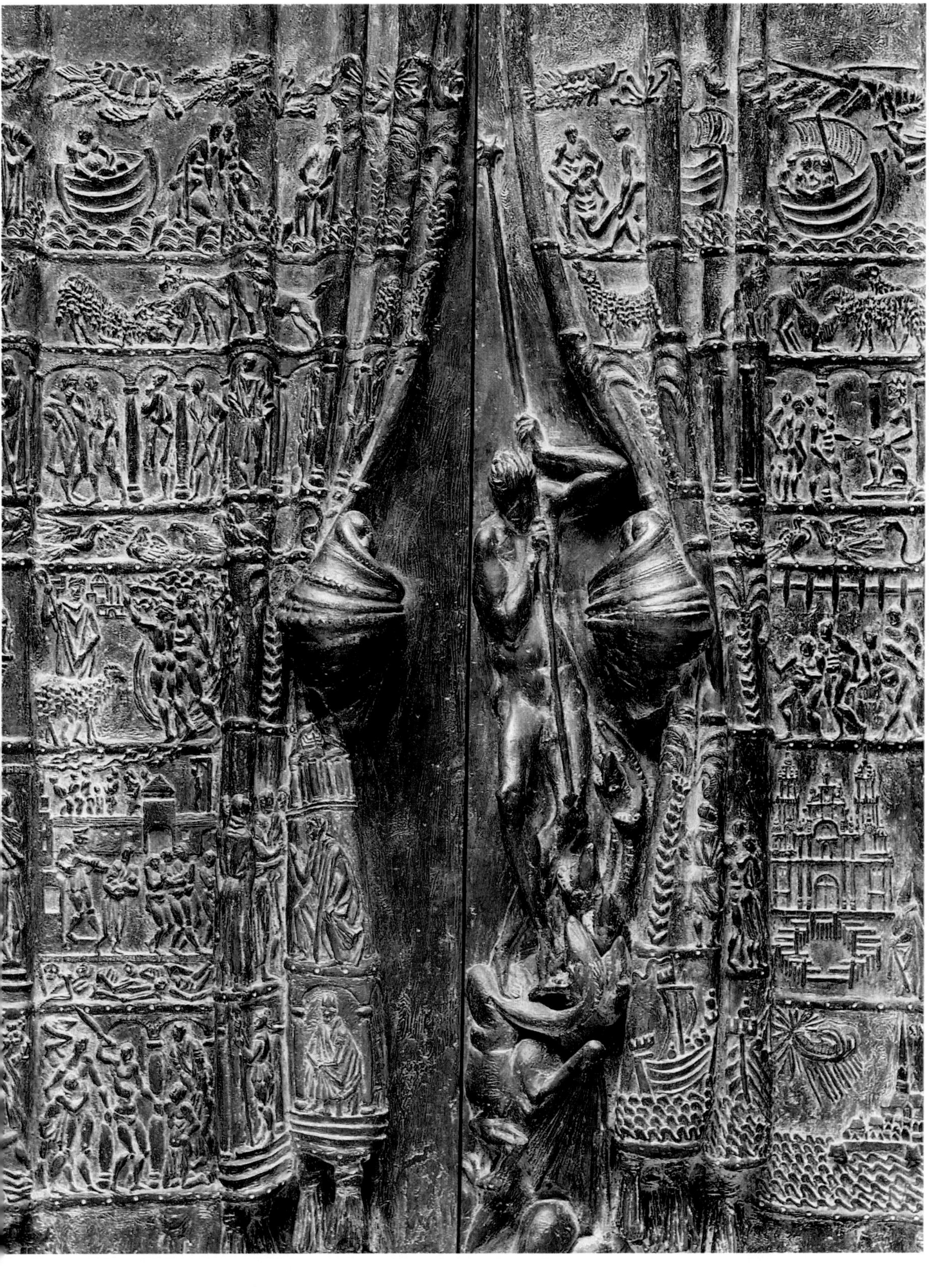

Detail: Griffzone mit Erzengel Michael (22)

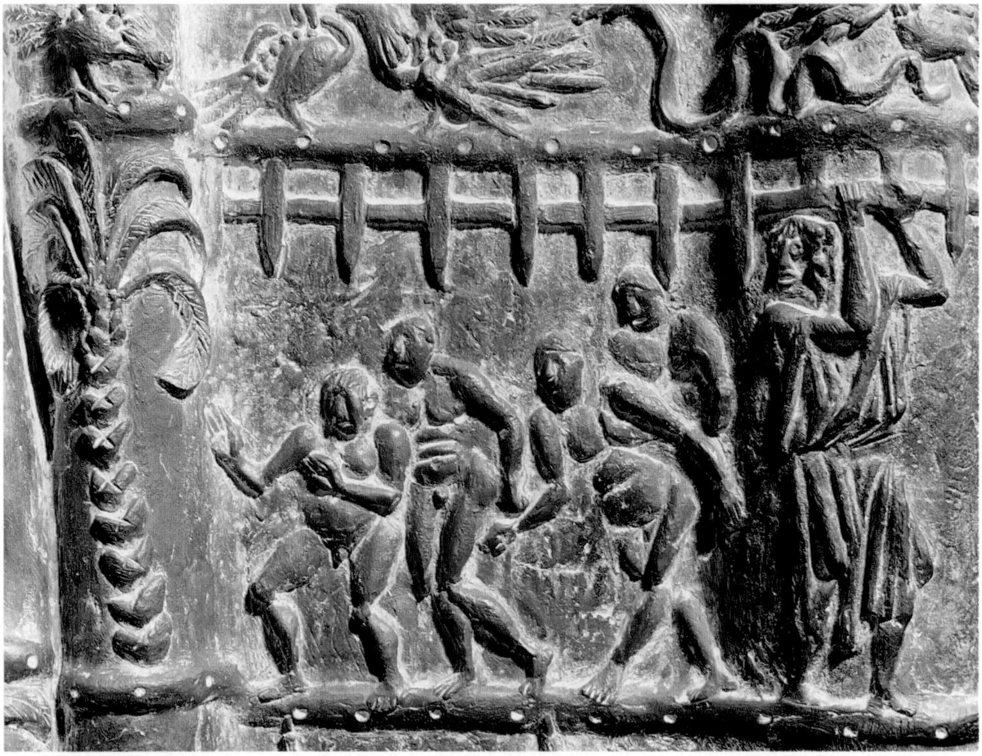

Detail: Der Engel des Herren befreit die gefangenen Jakobs-Jünger (Legenda Aurea) (23)

Detail: Ein Jünger Jakobs verkündigt dem Königshaus die frohe Botschaft (Legenda Aurea) (24)

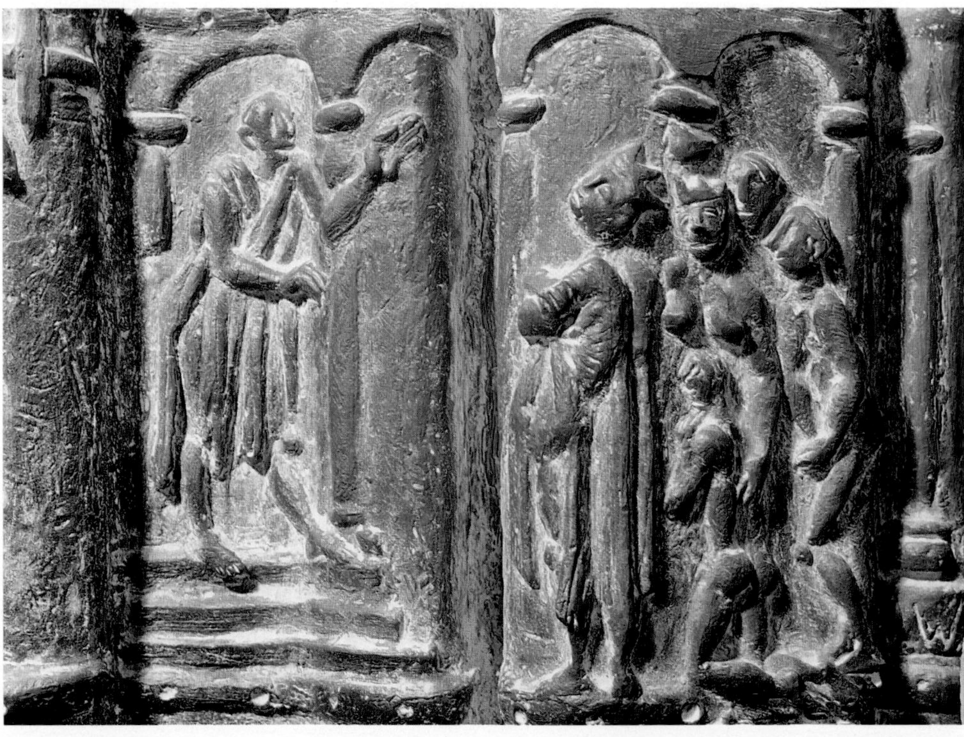

einem Stil, der zwischen modernistisch-glattem, antikisierendem Tempel und dekorativen Betonformsteinen à la Islam lag. Mr. Stone war ein schlechter Architekt, ganz im Gegensatz zu den »Hofarchitekten« zwei oder drei Jahrhunderte früher, die immer zu den besten und angesehensten Baumeistern ihrer Zeit gehört hatten. In der Demokratie aber können sich nur angepaßte Architekten und Künstler im Auftrag der Regierung auf Dauer halten. Warum das gerade in unserer freiheitlichen Gesellschaft so ist? – Es gibt sicher viele Gründe dafür, aber einer ist wohl die Bürokratisierung. Der Staatskünstler oder -architekt hat es mit Bürokraten und Kultur- oder Bauausschüssen als Auftraggebern zu tun, die als oberste Regel ihrer Karriere gewöhnt sind, Risiken zu vermeiden. Wer den durchschnittlichen Architekten oder Künstler beauftragt, der das fabriziert, was überall Mode ist, geht mit Sicherheit kein Wagnis ein. Der ungewöhnliche, schöpferische Mensch mit seiner einmaligen Leistung kann natürlich ein Stein des Anstoßes werden und damit eine Gefährdung für den auftraggebenden Bürokraten. Jetzt sollte ich zum Staatskünstler neben dem Staatsarchitekten werden, aber eben aufgrund meiner frühen Arbeiten in der Nachfolge des Spätexpressionismus. Damit wäre Stone einverstanden gewesen. Er kannte sogar einige deutsche Künstler. So schwärmte er für den Münchner Bildhauer Fritz Koenig, den er wohl lieber für das Kennedy-Center beauftragt hätte.

Fritz Koenig und ich hatten ähnlich angefangen. Er war in der klassischen Münchner Tradition von einem archaisierenden griechischen Schema ausgegangen, während ich mit der geometrisch-vereinfachten expressionistischen Figur Norddeutschlands begonnen hatte – damals gab es noch regionale Unterschiede in der Kunst. Seine archaisierenden Pferde, die Quadriga und schließlich seine Camargue-Herden kannten viele. Die weitere Entwicklung Fritz Koenigs verlief nun aber, der meinen genau entgegengesetzt, zur geometrischen Gestalt – so wie bei den meisten Bildhauern meiner Generation –, während ich zur immer freieren, naturnäheren und bewegten, vitalen Figur gekommen bin. Insofern war der Eklat mit Mr. Stone schon vorprogrammiert.

Also, Dr. Kramer vom Auswärtigen Amt breitete die Pläne des Kennedy-Centers in meinem Hause auf dem Fußboden aus und erklärte mir die Vorstellungen der deutschen Botschaft. Das Kennedy-Center war als ein riesiger griechischer Doppeldeckertempel geplant: Die Säulen aluminiumeloxiert, im Stil der fünfziger Jahre profiliert, schienen halb Stützen, halb Autostoßstangen zu sein. Die pappdünnen Dächer ragten weit vor. Der rechteckige Bau sollte durch zwei große Hallen erschlossen werden – vom Festplatz vor dem Gebäude bis zum Potomac auf der Rückseite im rechten Winkel zur Hauptachse des Gebäudes parallel zum Fluß. Die Stirnflächen dieser Hallen, auf der vom Potomac abgewandten Seite, waren als dreizehn Meter breite und dreißig Meter hohe Glasflächen geplant. »Halle der Nationen« die eine und »Halle der Staaten«, also der Vereinigten Staaten, die andere, waren die vorgesehenen Namen! Die »Halle der Nationen« sollte mit den Fahnen der westlichen Welt und die »Halle der Staaten« mit den Fahnen der Vereinigten Staaten dekoriert werden, eine bombastische Idee, der auch der Grundgedanke des schon seit langem zum imperialen Hoheitszeichen denaturierten griechischen Tempels entsprach.

Es war sicher gut gemeint, den Amerikanern die von Stone als Glaspendeltüren geplanten Tore in Bronze schenken zu wollen. Einmal aber hätten diese nebeneinander gesetzten Bronzetüren – auch wenn sie vier Meter hoch gewesen wären – in der dreißig Meter hohen Eingangsglasfläche wie ein überdimensionierter Stallzaun gewirkt, und zum anderen wären solche undurchsichtigen, schwer zu bewegenden Bronzeportale für die großen Massen von Besuchern nur hinderlich gewesen. Ohne meine Bedenken gegenüber Dr. Kramer zu äußern, vereinbarte ich mit ihm, daß ich so rasch wie möglich in die Vereinigten Staaten fliegen wolle.

An einem Architekturmodell von den Eingängen des Kulturzentrums im Maßstab eins zu fünfzig begann ich in meinem Atelier mit Untersuchungen, wie man in die Glaswände der beiden Hallen Kunstwerke integrieren könnte, entwickelte Serien und kam ziemlich schnell zu der Meinung, daß das beste zwei Bronzearchitrave wären, die mit ihrer Unterkante vier Meter über dem Erdboden oberhalb der Glaspendeltüren vor der Glasfläche sich von Wand zu Wand durch den Eingangsbereich der Halle spannen sollten. Die Glasflächen schlossen nämlich die Halle nicht bündig mit dem Baukörper ab, sondern waren weit zurückgesetzt. So gerüstet flog ich am 3. Juli 1965 zum erstenmal in meinem Leben nach New York. Dort wohnte meine Schwester Annemarie, inzwischen zur Leiterin eines biochemischen Labors an einer der Universitäten in New York ernannt.

Am »Day of Liberty« wanderte ich zum erstenmal durch die riesige Stadt. Man sah die schnurgeraden, zum Teil zwanzig Kilometer langen Avenues ohne Überschneidungen an diesem sonnigen Tag aus dem Dunst der Ferne kommend sich in den blauen Dunst der Ferne verlieren. Die Geschäfte ruhten, die Straßen waren leer, weil die New Yorker den nationalen Feiertag im Grünen feiern. Auf mich wirkte die Architektur von Manhattan trotz ihrer meist rein konstruktiven Bauweise wie eine Landschaft. Die mehrere hundert Meter hohen Wolkenkratzer mit ihren vorgehängten Glasfassaden, in denen sich die gegenüberliegenden Gebäude, der Himmel und die Wolken spiegeln, vermitteln einen großartigen, völlig unerwarteten Eindruck einer phantastischen Natur. Manhattan gehört, wenn auch in ganz anderer Weise als die berühmten europäischen oder asiatischen Städte, zu den eindrucksvollsten Plätzen der Welt.

Vor dem Mies-van-der-Rohe-Hochhaus, das etwas zurückgesetzt zur Avenue hin einen kleinen rechteckigen Platz bildet, stand ein fast zwei Kubikmeter großer präkolumbischer Götzenkopf, der an diesem Tage von einem Zwei-Rotoren-Hubschrauber aufgehoben und an langen Seilen hängend zwischen den Wolkenkratzern weggetragen wurde: Der mexikanische Götzenkopf schwebte durch das menschenleere New York.

Natürlich hatte ich bei meinen formalen Voruntersuchen für die Reliefs auch schon inhaltliche Vorstellungen entwickelt: »Krieg oder Frieden« sollte das Thema für die »Halle der Nationen« sein, während ich für die »Halle der Staaten« an eine wappenähnlich aufgebaute Darstellung von »Amerika« dachte.

Für dieses zweite Relief also suchte ich Eindrücke, denn ich kannte ja bis dahin Amerika noch nicht.

Zwei Tage später wurde ich im New Yorker Atelier des Architekten Stone von Mr. Donhouser, seinem Vertreter, empfangen. In dem Büro arbeiteten etwa hundert Menschen aus aller Herren Länder. Ein Wiener Architekt namens Engele sollte die Verhandlungen dolmetschen. Da Mr. Stone noch keine Zeit hatte, eröffnete mir Donhouser, daß Bronzetüren viel zu schwer seien und nur den Verkehr behindern würden. Darin also stimmten wir überein.

Aber leider hatte das Büro Stone seinerseits schon klare Vorstellungen, wie die von der Bundesrepublik zu stiftende Kunst auszusehen hätte: In jede der beiden Glasfassaden sollte ein amerikanischer Adler mit Liktorenbündel eingesetzt werden – sieben Meter Durchmesser! Dieses riesige Tier sollte ich einmal modellieren und dann zweimal abgießen lassen. Das wäre doch leicht verdientes Geld! Ich konnte mir kaum etwas meinen Absichten Konträreres vorstellen. Dazu war ich sicher nicht nach Amerika geflogen. Schließlich hatte ich den Lehrstuhl an der TH auch deswegen angenommen, weil ich niemals mehr »Kunst« machen wollte, nur um Geld zu verdienen. Ich lehnte also ab. Jetzt warteten wir auf Stone.

Zusammen mit Engele in Stones Büro gebeten, gingen wir sofort in medias res. Mr. Stone beharrte auf seinen beiden Adlern. Er gab mir nicht einmal Gelegenheit, meine Ideen vorzutragen. Bei dem Streit um diese Adler flogen die Federn. Mein Ärger nahm ständig zu. Mir wurde immer klarer, daß für mich aus dieser Sache nicht mehr herausspringen würde als eine kostenlose Reise nach New York. Schließlich sagte ich voller Wut zu Engele, Stone solle doch nach Nürnberg fahren und sehen, ob er nicht im Nachlaß der Nazis solche Adler fände. Zu meiner Überraschung übersetzte Engele sofort. Der alte Mann wurde puterrot, drückte beide Hände flach auf die Tischplatte, schwieg mit gesenktem Kopf zwei oder drei Sekunden, stand dann brüsk auf, verließ den Raum und knallte die Tür zu. Engele und ich schauten uns an. Wir hörten keinen Ton durch die Tür. Das große Büro, in dem es sonst geschäftig raschelte und murmelte, war vollkommen still. Das wird schon seit einer ganzen Weile so gewesen sein, denn unser Gespräch war in der letzten Phase immer lauter geworden. Engele sagte mir später, daß alle mit der Arbeit aufgehört und mucksmäuschenstill gelauscht hätten. In diesem Büro habe ein so devoter Ton geherrscht, daß die Art und Weise, wie man mich, wenn auch auf deutsch, argumentieren gehört hatte, für alle höchst ungewöhnlich gewesen sei. Später fragte ich Engele, der mein Freund wurde, warum er diesen Satz überhaupt übersetzt habe. Denn bei allem Ärger, der Vergleich zwischen dem amerikanischen Staatssymbol und dem Hakenkreuz-Adler war trotz des sich verschärfenden Vietnamkriegs die reine Unverschämtheit. Er habe das einfach übersetzen müssen, weil man einen solchen Ton gegenüber Mr. Stone in diesem Büro noch nie gehört habe, und er das zu seiner eigenen seelischen Erleichterung gebraucht habe.

Während wir noch nachdachten, öffnete sich die Tür – es waren vielleicht zwei Minuten vergangen –, Stone kam wieder herein, setzte sich auf den Stuhl neben mich und sagte: »Also, was machen wir?« – Ich entwickelte ihm meine Pläne, und er stimmte zu.

Was Stone in den zwei Minuten dazu gebracht hat, das einzustecken und seine Position aufzugeben, ist mir bis heute unklar. Fürchtete er einfach die diplomatischen Verwicklungen? Schließlich war ich ja im Auftrag der Bundesrepublik Deutschland da. Oder hat er in den zwei Minuten begriffen, daß es für einen Deutschen zwanzig Jahre nach dem Ende der NS-Zeit einfach unzumutbar sein müsse, ein derart riesiges Hoheitssymbol zu fabrizieren? Ich weiß es nicht, aber sicher ist, daß dies nicht nur der Anfang meiner Arbeit an den Reliefs für das Kennedy-Center war, sondern auch der Beginn eines sechsjährigen Dauerkrieges zwischen Stone und mir. Auf alle Fälle hatten wir uns nun auf Entwürfe von mir geeinigt. Ich sollte sie erst ihm und dann der Smithsonian-Stiftung vorlegen. Die beiden überdimensionalen Adler aber gehörten nicht dazu. Ich konnte zufrieden sein.

Am nächsten Tag trafen wir uns in Washington. Dort standen zwei Dinge auf dem Programm: die Besichtigung der Baustelle und ein feierliches Essen mit dem Oberbürgermeister der Stadt. Die Baustelle war eigentlich nur ein langer »Lattenzaun mit Zwischenraum, hindurchzuschauen«.* Aber man konnte schon erkennen, daß dieser Musentempel der landschaftlichen Situation am Potomac-Ufer nicht im mindesten angepaßt war.

Zu dem feierlichen Essen waren mindestens vierzig Personen geladen. Ich saß auf dem Ehrenplatz neben dem Oberbürgermeister von Washington. Der deutsche Botschafter Knappstein, ohne den das Projekt auf keinen Fall zu einem glücklichen Ende gebracht worden wäre, war da, ebenso der Kulturattaché der Bundesrepublik. Außerdem lernte ich die Mitglieder der Smithsonian-Stiftung kennen, die dem Kennedy-Center vorstanden, unter ihnen vor allem Mr. Blair J. Er hatte den Wahlkampf für John F. Kennedy organisiert. Dann war dort der bullige Roger Stevens, ein ehemaliger Broadway-Producer, künstlerischer Berater am Kennedy-Center, ein angenehmer, zupackender, sachlicher Diskussionspartner.

Es wurden viele Tischreden gehalten. Ich erinnere mich nur noch an ein Gespräch mit dem Oberbürgermeister, der mich fragte, ob ich nun nach Florenz fahren würde, um die Türen Ghibertis zu studieren. Er dachte also offensichtlich noch an Bronzeportale. So weit müsse ich gar nicht fahren, antwortete ich, denn in unmittelbarer Nähe meines Heimatortes Braunschweig gäbe es ein ebenso schönes Bronzeportal – die Hildesheimer Domtür –, das noch dazu das erste figürliche Bronzeportal der Welt sei. Er fragte noch einmal ungläubig nach und wandte sich dann seinem Nachbarn zu, weil er wohl in mir einen hoffnungslosen Lokalpatrioten vermutete. Er hatte noch nie von den Hildesheimer Domtüren gehört. Das ist mir in den Vereinigten Staaten überhaupt aufgefallen. Malerei, Plastik und Architektur der Deutschen sind dort nicht bekannt. Man kennt vor allem italienische und französische Kunst, auch englische und spanische, aber unsere nicht. Botschafter Knappstein erklärte mir dies als Fol-

* Morgenstern, Christian

ge einer falschen Kulturpolitik seit Gründung des Deutschen Reiches. Franzosen und Italiener hätten sich viel mehr darum bemüht, ihre Kunst in Amerika bekannt zu machen.

Nach meinem Eindruck hat sich die deutsche Regierung nach dem Zweiten Weltkrieg eher um das Gegenteil bemüht. Jedenfalls hat sie ausschließlich das internationale Wischiwaschi als zeitgenössische Kunst der Bundesrepublik ins Ausland geschickt. Vielleicht wollte sie damit die Rückkehr der Deutschen in die Gemeinschaft der westlichen Demokratien signalisieren. Selbstverständlich interessierte sich kaum jemand für Kunst, die von überallher sein konnte, und so erreichte man nicht einmal das politische Ziel. Ganz anders die Italiener, die mit Nachdruck ihre bedeutendste, typisch italienische Nachkriegskunst, die Bildhauergruppe um Marino Marini, Manzú und Greco, im befreundeten Ausland und auch in den Vereinigten Staaten vorgestellt haben. So traf ich in den führenden Galerien New Yorks um 1965 allenthalben auf diese italienischen Bildhauer, auf Deutsche fast nie. Knappstein wies besonders auf die Franzosen hin, die ihre Kultur durch staatlich gestützte Ausstellungstourneen seit Ende des vorigen Jahrhunderts in den Vereinigten Staaten bekannt gemacht hätten. So sind die amerikanischen Museen angefüllt mit französischer Kunst. Wie hoch das Ansehen der Franzosen auch damals war, trotz des amerikafeindlichen de Gaulle, habe ich oft genug selbst erlebt. Ich wurde mit meiner Baskenmütze immer wieder für einen Franzosen gehalten und freundlichst angesprochen. Kaum hatte ich mich als Deutscher zu erkennen gegeben, war das Interesse auch schon erloschen.

Am nächsten Tag flog ich zurück nach New York und blieb dort acht Tage, um Eindrücke zu sammeln. Tagsüber besuchte ich die Museen und des Nachts die Bars um die 40th Street herum, die damals viel urtümlicher aussahen als heute. Natürlich ging ich auch in die Broadway-Theater, wo ich in einem ziemlich unwichtigen Stück, »The Golden Boy«, den Schauspieler Sammy Davis jr. sah und hörte. Ich war vollständig verblüfft von seiner Stimme. Zu Anfang suchte ich immer nach versteckten Verstärkereinrichtungen, aber schließlich mußte ich begreifen, daß dieser kleine Mann mit seiner Baßstimme den großen Zuschauerraum so ausfüllte, als hingen an allen Wänden Lautsprecher.

Den englischen Text verstand ich sowieso nicht, so zeichnete ich Sammy Davis, den »Golden Boy«, und seinen Gegenspieler, einen sehr dicken Schwarzen, außerdem das langbeinige schwarze Ballett im Hintergrund. Ich erregte bei meinen Nachbarn durch meine Zeichnungen sicherlich ebenso viel Interesse, wie es die Vorgänge auf der Bühne taten. Später ist daraus die Kleinplastik »Golden Boy« geworden. Ich habe überhaupt ständig gezeichnet. In den Nachtbars, aber auch anschließend im Hotel habe ich meine Eindrücke zu kleinen Kompositionen verdichtet. Besonders angetan hatte es mir eine Nachtbar in der 40th Street, ein schmaler tiefer Raum, einfach wie eine Mittelmeer-Bar eingerichtet, aber mit einem hölzernen Laufsteg hinter dem Barkeeper, auf dem ständig zu Jazz-Musik kaum bekleidete Damen tanzten. Die Whisky-Trinker lehnten an der Bar und genossen attraktive Aussichten. Ich habe hier eine Menge Skizzen angefertigt, die ich später in den Reliefs und in Radierungen verarbeitet habe.

Geschlafen habe ich in dieser Zeit kaum. Nachts zwischen vier und fünf Uhr kam ich von meinen nächtlichen Streifzügen in das Hotel zurück, schlief dann bis in den Morgen und war schon um zehn Uhr, zur Öffnungszeit der Museen, wieder unterwegs.

Außerdem habe ich den Gestaltpsychologen Rudolf Arnheim in Brooklyn besucht, dem ich seit 1962/63 meine ersten Manuskripte über »anschauliches Denken« schickte, zu denen er gestaltpsychologische Anmerkungen machte.

Rudolf Arnheim hatte bis 1933 als Redakteur der »Weltbühne« viele witzige Kritiken zum Stummfilm geschrieben, den er liebte, während er sich mit seinen Aufsätzen gegen den Sprechfilm wandte. Chefredakteur der »Weltbühne« war damals Ossietzky*, der einzige Held, wie Arnheim schrieb, den er je kennengelernt hatte. Nach der sogenannten Machtergreifung floh Arnheim nach Rom, wo er sich mit einem Forschungsauftrag bis zum Beginn des Krieges durchschlug. Als dann Mussolini auf Druck Hitlers auch in Italien mit der Judenverfolgung begann, emigrierte Arnheim nach New York. Dort traf er sich mit dem berühmten emigrierten Gestaltpsychologen Wertheimer, dessen Schüler er in Berlin gewesen war. Wertheimer verschaffte ihm einen kleinen Lehrauftrag an einer der New Yorker Universitäten. Nach Wertheimers Tod hat Arnheim dessen Lehrstuhl übernommen, und so traf ich ihn 1965 noch an. Wir diskutierten über meine neuesten Theorien, die Arnheim aber gerade in ihrem erkenntnistheoretischen Ansatz nie verstanden hat.

Nach zehn Tagen flog ich nach Deutschland zurück und begann in meinem Atelier am Syltweg erneut mit Entwürfen. Ich entwickelte verschiedene Serien von Lösungen, kam aber wieder – wie schon vor dem Amerikaflug – zu meinen zwei Bronzearchitraven. Damit waren die Großformen für die Beziehung zwischen Architektur und Plastik gefunden.

Das Hauptproblem war für mich am Anfang die ungegliederte glatte Marmorfläche, das völlige Fehlen plastischer und räumlicher Qualitäten dieses Baues. Ich konnte mit den Skulpturen wirklich an nichts anknüpfen. Wieviel einfacher hatten es da die Bildhauer früherer Zeiten, welche die plastischen Elemente des Baues nur in figürliche, tierische oder pflanzliche Gestalten verwandeln mußten, für die sich aber niemals das Problem ergab, wie Skulptur überhaupt in den Bau zu integrieren sei. Die Bauten waren bis zum Ende des vorigen Jahrhunderts selbst Skulpturen, die vom Bildhauer nur im Detail weiterzuführen waren. Heute fehlt in der Regel jede Anknüpfungsmöglichkeit. Darin unterscheidet sich übrigens dieser glattgeleckte imperiale Tempel kaum von anderer moderner Architektur.

Ich hatte schon eine etwas räumlichere Situation dadurch geschaffen, daß ich zwei horizontale Bronzebalken vor dem Eingang der Hallen von Wand zu

* Carl von Ossietzky arbeitete als entschiedener Pazifist für die Deutsche Friedensgesellschaft. Im »Weltbühne-Prozeß« 1931 wurde er wegen »Landesverrats« zu achtzehn Monaten Gefängnis verurteilt. 1933 wurde er nach dem Reichstagsbrand verhaftet und in ein Konzentrationslager gebracht. 1935 erhielt er den Friedensnobelpreis. Göring sagte ihm daraufhin die Freiheit zu, wenn er den Nobelpreis von sich aus ablehnen würde. Dies lehnte Ossietzky ab. Er starb an den Haftfolgen in einer Berliner Klinik.

Wand verspannen wollte. Aber bei der Länge dieser Architrave von dreizehn Metern und ihrer Höhe von zwei bis drei Metern war das Verhältnis von Höhe zu Breite so extrem, daß weitere räumliche Gliederungen notwendig waren. Was die Architektur nicht bot, mußte also der Bildhauer schaffen: Ich verwandelte das lange Relief in eine Folge von Flächen, die in verschiedenen Winkeln zueinander gedreht sind und dadurch den Figurenkompositionen Raum und Rhythmus geben.

Um zwei Variationen dieses Grundgedankens zu erhalten, baute ich die Grundstruktur der beiden Reliefs wie Thema und Gegenthema einer Fuge auf: Das Relief »Amerika« sollte aus einer einzigen Abfolge sich drehender Flächen bestehen, die im Mittelteil senkrecht dem Betrachter entgegenkommen, während sie sich zu den beiden Enden hin stufenweise in die Grundebene drehen – ähnlich wie ein sich aufblätterndes Buch. Zum Teil sollten sie in plastisch-räumliche Gebilde verwandelt werden. So habe ich aus den mittleren und höchsten, dem Betrachter entgegenkommenden Flächen die Wolkenkratzer von Manhattan werden lassen. Die sich drehenden Flächen dieses Reliefs schaffen so einen großen räumlichen Zusammenhang, während sich die figürlichen Kompositionen in drei voneinander getrennten ellipsoiden Formen zwischen die gedrehten Flächen einfügen.

Das Relief »Krieg oder Frieden« baute ich entgegengesetzt auf. Hier fügte ich die sich drehenden Flächen zu drei Trommeln zusammen, die von einer einzigen großen figürlichen Komposition zusammengefaßt werden. Die beiden Gruppen sich drehender Flächen an den Enden des Reliefs bilden Tiefen bis zu einem Meter, während die mittlere Trommel ziemlich flach bleibt. So umschließt dieses Relief den Betrachter konkav, wie eine Apsis. Das erhöht die räumliche Wirkung enorm. Ein Foto kann das nicht wiedergeben. Entgegengesetzt dazu wölbt sich das Relief »Amerika« dem Betrachter konvex entgegen. Beide Reliefs haben bei der weiteren Bearbeitung noch viele Wandlungen durchgemacht.

Zuerst mußte ich die Entwürfe dem Kulturbeirat der Bundesrepublik in Köln vorlegen. Die Herren verstanden, daß Bronzetüren funktionell und ästhetisch ungeeignet seien. Im Detail gab es aber einige Meinungsverschiedenheiten. Man wünschte sich für das Relief »Krieg oder Frieden« weniger Kriegs- und mehr Friedensdarstellungen. Ich hatte zwei Drittel des Reliefs mit kriegerischen Aktionen angefüllt und nur ein Drittel dem Frieden überlassen. Dies schien meinen bundesrepublikanichen Auftraggebern zu pessimistisch. Ich habe daraufhin das Verhältnis umgedreht, es war eine Verbesserung. Die Kriegsdarstellungen wurden verdichtet und wesentlicher, ich habe sie auf drei archetypische Darstellungen beschränkt:

Ein Verschütteter im Bunker verbildlicht den Bombenkrieg. Er stemmt sich neben dem Pfeil »Notausgang« verzweifelt gegen die Decke. Daneben kämpfen zwischen Häuserruinen zwei nackte Männer miteinander: Kain und Abel in den Ruinen, Krieg als Brudermord. Auf dem dritten Bild fährt der Feuersturm des »totalen Krieges« durch das zerstörte Gemäuer. Das Mars-Gesicht des modernen Krieges.

Von dem Figurenzentrum auf der rechten Seite des Reliefs aus wachsen in einem furiosen Wirbel aus Tänzerinnen, Kronleuchtern, Schauspielern, Jazzorchester und Publikum die Kompositionen des Friedens gegen den Krieg an bis hin zu den tanzenden Liebespaaren und dem Bild von Vater, Mutter und Kind: die Familie als Bollwerk gegen den Krieg.

Die Grundstrukturen der »gedrehten Flächen« ersetzen bei diesen Reliefs eine gegliederte, plastisch-räumliche Architektur. Trotzdem aber geht der Fluß der Figuren über die gedrehten Flächen hinweg. Dort, wo sie unverändert sind, wird die Handlung schärfer unterbrochen; wo die Grundflächen in plastische Körper verwandelt sind, überspringt das figürliche Geschehen die Räume leichter. So war aus der Not eine Tugend geworden, aus dem Fehlen plastisch-räumlicher Werte einer schlechten Architektur habe ich ein neues Reliefsystem entwickelt.

Oft wird der Titel falsch zitiert, anstatt »Krieg oder Frieden« »Krieg und Frieden«. Es kann durchaus sein, daß Tolstoi mich zu diesem Thema mitangeregt hat, aber seit der Atombombenexplosion von Hiroshima schienen sich mir Krieg und Frieden gegenseitig auszuschließen; das war allerdings ein Irrtum. Mir ging es um die Frage, ob die Menschheit sich selbst vernichten oder in Frieden zusammenleben will. Darum entwarf ich dieses Relief als Supraporte für den Eingang zur »Halle der Nationen«.

Anfang 1966 flog ich mit meinen Entwürfen in Wachs und Gips nach Amerika. Botschafter Knappstein hatte im Tagungssaal seiner schönen, von Eiermann gebauten Botschaft einige Skulpturen von mir ausstellen lassen, um den Herren der Smithsonian-Stiftung auch Bronze-Originale von mir zu zeigen. Das hat sicher zu den späteren Mißverständnissen beigetragen. Schließlich stellte ich mir diese beiden Reliefs ganz anders vor als meine Frühwerke. Die Herren waren einverstanden, es gab eigentlich keine großen Probleme. Botschafter Knappstein hat die Verhandlungen geschickt und engagiert geführt. Er sollte sich als sicherer Fährmann in den kommenden Stürmen um diese Reliefs erweisen.

Noch im Januar 1966 flog ich nach Deutschland zurück und schloß mit dem Auswärtigen Amt den Vertrag über die Herstellung der Eins-zu-eins-Modelle. Anfang Mai konnte ich mit der Arbeit im Uhlenbusch beginnen. Ich ließ mir von einer Schlosserei das Stahlgerüst für die Eins-zu-eins-Ausführung zusammenschweißen. Für das erste Relief brauchte ich etwa zehn Tonnen Ziegeleiton, den ich von etwa vierzig Studenten gegen Stundenlohn nach meinen Angaben gleich in das Gerüst packen ließ. So entstanden in wenigen Stunden die gedrehten Flächen, allerdings ohne Figuren.

Es begann für mich eine herrliche Zeit, ganz allein, mitten im Querumer Forst. Ich fing links an, den feuchten Lehm so an die Flächen zu werfen, daß das Relief in groben Umrissen entstand. Für vollplastischere Figuren baute ich an das Stahlgerüst aus dicken Bleirohren Sondergerüste, die ich zum Teil mit Stahl verstärken mußte. So verteilte ich in den nächsten vierzehn Tagen weitere drei Tonnen Ton. Ich hatte mir dafür ein fahrbares Gerüst bauen lassen, das ich immer dorthin schob, wo ich gerade arbeitete.

Da ich in ziemlich furiosem Tempo zu Werke ging, hatte ich in den ersten beiden Tagen bereits den »Krieg« grob angelegt. Am dritten Morgen fand ich in der Halle anstelle des Reliefs vor dem Gerüst einen riesigen Haufen Ton auf der Erde. Das Stahlgerüst hatte sich wohl unter dem großen Gewicht der Tonmassen im Bereich des »Krieges« leicht nach vorne geneigt, und so war der gesamte Ton, einschließlich der von den Studenten aufgetragenen Grundflächen, heruntergerutscht. Nach einer Korrektur der Stahlkonstruktion warf ich die Tonmassen wieder an das Gerüst. Obwohl es ein kalter Tag im Juni war, schwitzte ich mehrfach mein Arbeitszeug durch. Am Abend war der Schaden behoben, ich aber hatte einen schlimmen Hexenschuß.

Ende Oktober mußte der Gipsguß gemacht werden, weil der Ton bereits zu trocknen begann, obwohl ich ihn jeden Abend in feuchte Tücher und in Plastikfolien eingehüllt hatte. Zwei Gipsgießer aus Berlin brachten mit dem Abguß zweieinhalb Monate zu, fast so lange, wie ich für meine Tonanlage gebraucht hatte. Eineinhalb Jahre überarbeitete ich dann das Gipsmodell – auch in den beiden Wintern, obgleich die Halle nicht heizbar war. Mit zwei Baustellenöfen konnte ich den gerade für Gips gefährlichen Frost vermeiden. Trotzdem gehörte diese Zeit zur schönsten meines Lebens.

Im März 1968 ließ ich das inzwischen ganz und gar durchgearbeitete Relief fotografieren und schickte die Bilder an Mr. Stone nach New York. Im gleichen Monat noch wurde das Relief von der Bronzegießerei abgeholt. Dazu mußte es mit langen Drahtsägen, die aus sieben oder acht haardünnen Stahldrähten zusammengedreht waren, in weit über hundert Teile zerlegt werden. Mit Drahtsägen kann man im Unterschied zu starren Sägen auch Kurven schneiden und kommt an sonst nicht zugängliche Stellen.

Ich besserte aus, was beim Sägen beschädigt worden war, und hatte jetzt außerdem Gelegenheit, Stellen zu bearbeiten, an die ich bisher nicht hatte herankommen können. So wurde noch vieles perfektioniert, während die Gießer das Relief zerteilten. Da die Leute gleich alles in Lastwagen mitnehmen wollten, arbeitete ich zwei Tage und eine Nacht durch.

Im selben Monat hatte ich voller Staunen gelesen, welch großen Erfolg die Comics von Roy Lichtenstein in der Tate Gallery in London gehabt hatten, und deswegen beschlossen, eine Vorlesungsreihe über Pop-art zu halten, zumal auf der Documenta 68 zum erstenmal in der Bundesrepublik Pop-art in größerem Ausmaß gezeigt werden sollte. Ich wollte deswegen meine Ferien nach dieser schweren Arbeit in dem holländischen Badeort Noordwijk in der Nähe von Amsterdam verbringen, um von dort abwechselnd nach Amsterdam und Rotterdam fahren zu können. Die größte Pop-art-Sammlung auf dem Kontinent befand sich damals im Stedelijk-Museum in Amsterdam, das noch immer »Leitfunktion« für die deutschen Museumsdirektoren hatte.

In dem Badeort, in dem schon am Ende des 19. Jahrhunderts viele deutsche Maler – auch Liebermann – Strandbilder gemalt hatten, fanden wir ein großes Hotel aus der Zeit der Jahrhundertwende direkt am Meer. Am zweiten Tag unserer Ferien, morgens um halb zehn, tönte es plötzlich aus dem Lautsprecher durch die Frühstückshalle: »Herr Weber, bitte an das Telefon.« Mir schwante Übles.

Es meldete sich Herr Engele aus New York. Er hatte auf Anordnung Stones alle Hotels in Noordwijk durchtelefoniert, um mich zu finden, nachdem er von einem meiner Assistenten erfahren hatte, in welchem Ort ich Urlaub machte. Engele hatte den Auftrag, mir mitzuteilen, daß das Relief »Krieg oder Frieden« nicht gegossen werden dürfe und ich alle Arbeiten an dem anderen Relief sofort einzustellen habe. Das Relief »Krieg oder Frieden« sei eine Beleidigung für die Menschheit, insbesondere für die Vereinigten Staaten. Mein Foto von dem Eins-zu-eins-Gipsmodell war offensichtlich angekommen. Ich atmete tief durch und antwortete dann: »Bitte, bestellen Sie Mr. Stone, daß das Relief ›Krieg oder Frieden‹ gegossen wird und ich das Relief ›Amerika‹ ebenfalls modellieren werde und daß beide Reliefs auch aufgestellt werden, wenn nicht am Kennedy-Center, dann an irgendeiner anderen Stelle in der Welt.« Diese starken Sprüche waren ungedeckte Wechsel. Aber was sollte ich tun? Engele wollte das weitersagen.

Meine Erholung und meine Ruhe waren dahin. Sofort rief ich den Botschafter Knappstein in Washington an, der mich mit seiner Versicherung, er wolle seinen ganzen Einfluß aufwenden, um ein so übles Ende zu verhindern, etwas beruhigte. Ich kehrte ziemlich blaß zum Frühstück mit meiner Frau und den beiden Töchtern zurück. In diesen vierzehn Tagen in Noordwijk habe ich große Mengen von Schlaftabletten geschluckt. Ich überlegte mir zum Beispiel, ob ich das Relief »Krieg oder Frieden« auf eigene Kosten in Bronze gießen lassen könnte – bei einem Gußpreis von damals hundertachtzigtausend Mark der reine Wahnsinn – und ob ich aufgrund der Verluste und entsprechender Steuerrückzahlungen irgendwie über die Runden kommen könnte. Das war natürlich alles Unsinn.

Trotzdem schaute ich mir im Stedelijk-Museum Pop-art an, prägte mir all diese belanglosen Buntheiten für meine Vorlesungen ein und ließ mir, warm verpackt in einem Strandkorb sitzend, von meiner damaligen Frau Bücher über Pop-art aus dem Französischen, Englischen und Italienischen übersetzen. Die auf Band gesprochenen Exposés schickte ich laufend an meine Sekretärin nach Braunschweig.

Knappstein hatte inzwischen erfahren, warum Mr. Stone – der wohl in erster Linie diesen Schlag gegen mich geführt hatte – über das Relief so empört gewesen war. Er behauptete nämlich, ich hätte mich mit der Ausführung unerlaubt weit von dem in Washington und New York vorgelegten Entwurf entfernt. Die Spitze der Smithsonian-Stiftung hatte ihm darin zugestimmt, da Mr. Stone den leitenden Herren einen gezinkten Fotovergleich vorgelegt hatte. Ich hatte das Eins-zu-eins-Gipsmodell mit harter Seitenbeleuchtung fotografieren lassen, damit jedes Detail plastisch hervortrete und genau erkennbar sei. Mr. Stone, der wie viele Architekten natürlich nicht eher geruht hatte, bis ich ihm das Eins-zu-zehn-Modell von »Krieg oder Frieden« in Bronze »dezidiert« hatte, hatte nun ein Bild von seinem kleinen Relief flach ausgeleuchtet, ohne Schatten zusammen mit meinem Werkfoto den Herren von der Smithsonian-Stiftung zum Vergleich vorgelegt. Sie ließen sich von ihm »hinters Licht« führen. In Wirklichkeit stimmten Modell und Ausführung im mittleren und rechten Bereich überein. Den Krieg hatte ich wirklich dreidimensionaler und aggressiver modelliert. Dies waren aber normale Weiterentwicklungen, die bei einer künstlerischen Arbeit zu erwarten sind.

Aber das waren wohl vorgeschobene Gründe. In Wahrheit hatte Stone an der Wirklichkeitsnähe des Reliefs Anstoß genommen. Diesen Realismus hat er offensichtlich als politische Aussage zur aktuellen Situation verstanden: 1968 war der Vietnamkrieg auf seinem Höhepunkt. In der ganzen Welt wurde gegen diesen Krieg und seine brutalen Methoden protestiert, am härtesten vielleicht in den Vereinigten Staaten selbst. Studenten hatten zeitweilig sogar das Pentagon besetzt, sie demonstrierten auf den Campus ihrer Universitäten gegen den Vietnamkrieg, und die Nationalisten antworteten mit der Ermordung Martin Luther Kings, des Idols der Schwarzen und des liberalen Amerika. Dann wurde Robert F. Kennedy erschossen. Die Schwarzen steckten Chicago und andere Städte an. So wurde dieses Relief mit seinen harten Kriegsdarstellungen von den Rechten, zu denen Stone gehörte, als Kritik am Vietnamkrieg angesehen und als Beitrag zur revolutionären innenpolitischen Situation in den Vereinigten Staaten. Die nicht auf einen bestimmten Krieg bezogenen Kompositionen wurden gänzlich aus der aktuellen Situation verstanden.

Meine Kriegsdarstellungen aber beruhten in Wahrheit auf eigenen Erfahrungen im Zweiten Weltkrieg und bezogen sich nicht so sehr auf den Vietnamkrieg, schon gar nicht auf die Aufstände der Studenten und der Schwarzen, von denen ich nur aus den Medien gehört hatte. Aber natürlich konnte man sie auch darauf beziehen, zumal – ohne jede Absicht – Kain und Abel fast asiatische Gesichter bekommen hatten.

Ich begann nun unter dem Damoklesschwert der Zurückweisung die nächsten zwei Jahre das Relief »Amerika« in meiner Halle im Uhlenbusch aufzubauen, während Knappstein mit den Amerikanern verhandelte. Er bat mich, die bundesdeutsche Presse zu alarmieren. Nach meiner Meinung aber konnte das nur ein Rohrkrepierer werden, wenn die bei uns inzwischen auf amerikanische Pop-art gleichgeschalteten Feuilletons den Amerikanern zustimmen und der Bundesregierung vorwerfen würden, einen so »unzeitgemäßen« Bildhauer beauftragt zu haben, anstatt einen der vielen frischgebackenen bundesdeutschen Pop-Artisten. Die Gefahr, daß unsere Presse diesem intriganten Stone zustimmen würde, einem der schlechtesten unter den international bekannten Architekten, war viel zu groß.

Wirklich deprimierend war das konformistische Verhalten des Generaldirektors der Kölner Museen. Als ich mit dem Relief »Krieg oder Frieden« im September 1967, abgesehen von der letzten Feinüberarbeitung, fast fertig war, hat mich Dr. von der Osten besucht, den ich von Westen in die Halle führte. Als er das riesige Relief aus etwa dreißig Metern Entfernung sah, blieb er überrascht stehen und rief: »So etwas gibt es heute noch?«, drehte sich um und nahm mich in die Arme. Darum bat ich ihn jetzt um Hilfe. Ich höre noch sein aufgeregtes Geschrei durchs Telefon: »Ich verbiete Ihnen, meinen Namen in diesem Zusammenhang zu nennen. Ich habe Ihnen keinerlei Vollmachten gegeben. Bitte, erwähnen Sie mich nicht«, und er knallte den Hörer auf.

So sind deutsche Museumsdirektoren; es gibt nur wenige Ausnahmen. Nach einer Zeit der Unsicherheit hatte von der Osten 1968 endlich wieder Tritt gefaßt und begann nun auch auf Pop-art zu schwören. Im Frühjahr 1968 hatte er zusammen mit Dr. Keller die erste Pop-art-Ausstellung im Wallraf-Richartz-Museum eröffnet. Sie hieß allerdings, gemäß den vornehmen Kölner Bräuchen, »ars multiplicata«. Es war aber viel billige Pop- und Minimal-art. Warum von der Osten so aufgeregt war, wußte ich wohl. Er fürchtete – würde die Ablehnung meiner Arbeiten durch die Amerikaner publik – von den bundesdeutschen Feuilletons zusammen mit meinen Reliefs niedergemacht zu werden. Wahrscheinlich schätzte er die Reaktion der Feuilletons ähnlich ein wie ich selbst. Den Kampf gegen die Amerikaner mußten Knappstein und ich hinter verschlossenen Türen führen. Doch zurück zu meiner Arbeit im Uhlenbusch:

Als die Berliner Gipser mein Tonrelief abformten, habe ich ihnen eine Menge Tricks abgeschaut, aus denen ich ein System entwickeln konnte, um derartig komplizierte Reliefs gleich in Gips aufbauen zu können, Voraussetzung war aber auch ein sehr genaues Modell. Deswegen habe ich, noch bevor ich nach Noordwijk gefahren bin, ein Eins-zu-fünf-Modell des ganzen Reliefs »Amerika« in meinem Atelier am Syltweg modelliert. (Zwei zweieinhalb Meter lange Abgüsse davon befinden sich heute im Eigentum der Stadt Wolfsburg und eines Privatsammlers.)

Es bestand thematisch aus drei Teilen: Das linke Drittel zeigte den positiven Teil des »American way of life« mit einer Parlamentsszene zwischen Säulen und einer Darstellung der ursprünglich von Amerika initiierten Entwicklungshilfe. Im Mittelteil, mit der Darstellung von Manhattan einschließlich der Wall Street, stellte ich die Wirtschaft als sich verselbständigende und das Leben gefährdende Kraft dar. Aus der Wolkenkratzerschlucht links fahren Autos auf den Betrachter zu, deren Vorderansichten menschenfressenden präkolumbischen Götterfratzen ähnlich sind. Das den Menschen und seine Umwelt gefährdende Auto war gemeint, 1968 noch kein verbreitetes Thema. Es ist gut möglich, daß mir diese Idee auch durch den großen Götzenkopf gekommen ist, den ich bei meinem ersten Besuch 1966 in Manhattan an einem Militärhubschrauber habe hängen sehen. Daneben, hoch in den Wolkenkratzern, verschiedene Reklamesymbole als Verkörperung der »hidden persuaders«. Unter anderem schwebt durch Manhattan, in eine Wolkengruppe aufgelöst, das Gesicht eines Mannequins, das von Büstenhaltern über Lippenstift und Urlaubsreisen für alles und jedes wirbt. Ganz rechts steht die unvermeidliche Freiheitsstatue in Flammen. Ihr Arm mit der Fackel der Freiheit ragt in düstere Wolkenzusammenballungen, die sich bei genauerem Hinsehen als Dämonenköpfe und drohende Hände zu erkennen geben. Ein Schlachtschiff, Raketen und die in Amerika überall gegenwärtigen »stars and stripes« vervollständigen das Bild: Wird die Freiheit durch Amerikas übertriebene Rüstung verteidigt oder nicht auch bedroht, sollte es bedeuten.

Auf jeden Fall ist dieses Relief konsequent mehrdeutig: Aus Autos wurden menschenfressende Ungeheuer, aus Wolken durch Manhattan schwebende Reklamebilder und aus Feuer und Rauch schließlich Dämonen. Mit der Doppelrealität habe ich mich etliche Jahre befaßt. Die erste Arbeit dieser Art war 1967 ein Brunnen für eine Schule in Salzgitter: Aus einer Wolke sprudelt Wasser und regnet auf ein Gelände aus Hügeln und kleinen Seen, das aus Kleinpflaster gebildet wird. Das Gelände hatte ich ein Jahr vorher – während meiner Arbeiten an dem ersten Amerika-Relief – aus großen Massen von Zement mit dem Bildhauer Eberhard Linke zusammen modelliert. Dann haben Handwerker das Kleinpflaster darüber gezogen und die Wolke montiert. Sie erweckte schon deutlich Assoziationen an ein springendes Tier. Ähnliche Gedanken habe ich dann bei dem Amerika-Relief weiterentwickelt.

Jetzt ging es darum, ein über dreizehn Meter langes und drei Meter hohes, an der stärksten Stelle ein Meter tiefes Relief gleich in Gips aufzubauen. Dazu baute ich ein Gerüst aus Dachlatten, das die gedrehten Flächen mit den Figuren und den Wolkenkratzern etc. ungefähr vier Zentimeter unter der geplanten Oberfläche nachbildete. Hunderte von Dachlattenstücken, einzeln vermessen und abgesägt, mußten zusammengebaut werden. Nachher überzog ich sie mit großen, in Gips getauchten Rupfentüchern. So entstand eine Grobform des Reliefs. Auf diese Rupfenflächen modellierte ich in Gips die Detailformen. Dafür brauchte ich wieder zwei Jahre.

Alle sechs Wochen wurde diese Arbeit durch einen längeren Aufenthalt in West-Berlin unterbrochen, um die in der Gießerei fertiggestellten Wachsgüsse des Reliefs »Krieg oder Frieden« zu retuschieren. Danach legten die Gießer die Gußkanäle ebenfalls in Wachs an, um schließlich die so »angeschnittenen« und retuschierten Wachsgüsse in feuerfeste Masse aus Gips und Schamott einzugießen. So entstanden kubische Klötze bis zu einer Größe von zwei Kubikmetern, die dann in große Öfen gestellt zwei bis drei Wochen lang bei ungefähr fünfhundertfünfzig Grad Celsius ausbrannten. Das Wachs schmilzt heraus – darum spricht man von »Bronzeguß im Wachsausschmelzverfahren« – und schließlich brennt der Rest des Wachses, der sich in die Formmasse als Gas verflüchtigt hat, über Stunden und Tage aus. Die Flamme züngelt aus dem Gußtrichter. Man kann sie durch ein Guckloch im Ofen beobachten. Wenn sie erloschen und die Formen abgekühlt sind, kann die Bronze mit fast tausend Grad Celsius in die so entstandenen Leerräume gegossen werden.

Ich retuschiere die Wachsgüsse selbst, weil sich in Wachs manches besser und anders modellieren läßt als in Ton oder Gips. Diese Möglichkeiten habe ich immer genutzt. In Berlin besuchte ich oft nach der Arbeit in der Gießerei abends zur Entspannung die Sauna und zeichnete Nackte, die sich dort ihre Pfunde abschwitzten.

Irgendwann im Herbst wurde ich während meiner Arbeit im Atelier am Telefon verlangt. Dr. Kramer vom Außenamt in Bonn meldete sich aufgeregt, gerade wäre ihm aus Washington die Ankunft von Mr. McC. Blair, Jr., dem Leiter des Kennedy-Center-Ausschusses, angekündigt worden. In zwei Stunden – also etwa um achtzehn Uhr – würde er in Bonn landen, um das Geschenk der Bundesrepublik, meine beiden großen Reliefs »Krieg oder Frieden« und »Amerika« endgültig abzulehnen. Dr. Kramer bat mich flehentlich, sofort zu kommen. Im Außenamt sei niemand dieser Situation gewachsen, ohne mich sähe er keine Chance mehr für meine Arbeit. – Ich könne mich in zwei Stunden mit dem Auto höchstens totfahren, antwortete ich, aber auf keinen Fall in so kurzer Zeit den Weg von Braunschweig bis Bonn schaffen, ich würde mich in ein paar Minuten wieder melden. Dann telefonierte ich mit meiner damaligen Frau Gertrud. Sie war die Ruhe selbst, ich solle mich nicht aufregen, sie würde das schon managen. Improvisation unvorhergesehener Dinge war Gertruds Stärke. Es vergingen kaum zehn Minuten, da kam ihr Rückruf, sie würde in sieben bis acht Minuten mit dem Auto vorfahren und vom Atelier aus gleich mit mir in Richtung Lüneburger Heide starten. Dort gebe es einen Militärflugplatz, wo bereits ein Hubschrauber aufgetankt werde, der mich in knapp zwei Stunden nach Bonn bringen könne. Ich wusch mich also und zog mich um, da war Gertrud schon da und fuhr mich in die Heide. Tatsächlich stand der Militärhubschrauber bereit, die Rotoren dröhnten. Kaum war ich hineingeklettert, stülpte mir einer der beiden Piloten einen Helm über, der vor dem irrsinnigen Krach schützen sollte und außerdem eine komplette Sprechanlage enthielt, über die ich mich mit beiden Piloten verständigen konnte. Das Fluggefühl ist ganz anders als in einer Propeller- oder Düsenmaschine, man empfindet den Flug im Hubschrauber eher wie ein Schweben. In einer Glaskanzel gleitet man mit weitem Blick über Wälder, Flußläufe und zwischen Bergen entlang. Der Hubschrauber ist kaum schneller als ein Auto und fliegt oft so niedrig, daß er sich den Bodenwellen und Bergen anpassen muß. Die Piloten erklärten mir die Landschaft, zuerst das Steinhuder Meer und dann die Höhenzüge.

Da wir schnurgerade flogen, nicht dem gekrümmten Lauf der Straßen folgen mußten, landeten wir tatsächlich nach etwa anderthalb Stunden auf der Hardthöhe des Verteidigungsministeriums. Deswegen betrat ich das Außenministerium nicht durch den Haupteingang, sondern kam durch die »Hintertür« in die Amtsräume des Dr. Kramer. Als mir die Tür geöffnet wurde, betrat im gleichen Moment von der anderen Seite Mr. Blair diese Räume. Er war durch den Haupteingang gekommen. Es war wie ein Theaterauftritt. Wir gingen bis in die Mitte des Raumes, Dr. Kramer begrüßte uns, und dann ging ich Mr. Blair an die Kehle.

Ich ließ ihm kaum Zeit, etwas zu äußern, sondern beschwerte mich sofort darüber, daß ein so großes Geschenk, ein so aufwendig hergestelltes Kunstwerk zurückgewiesen würde, ohne daß sich die Beschenkten auch nur die Mühe gemacht hätten, die Skulpturen anzuschauen, und ohne dem Künstler Gelegenheit zu geben, sein Werk zu erklären. Es habe schon manchen Skandal um Kunstwerke gegeben, großartigste Werke von Rodin seien von stupiden Auftraggebern nicht angenommen worden, aber angesehen hätten sie sich diese Arbeiten wenigstens. Und dann dieser unfaire, gezinkte Fotovergleich von Mr. Stone! Es sei schlicht nicht wahr, daß die Ausführung plastischer geworden sei als der Entwurf, sondern wahr sei, daß ich mein Foto aus technischen Gründen mit harter Seitenbeleuchtung hätte aufnehmen lassen, während Mr. Stone den Entwurf, den ich ihm übrigens geschenkt hätte, mit Frontalbeleuchtung habe ablichten lassen.

Mr. Blair war ein gebildeter und sehr wohlerzogener Mann. Er verkehrte ausschließlich in den höchsten Kreisen der Vereinigten Staaten, und als Nachkomme eines May-Flower-Geschlechtes sozusagen zum amerikanischen Hochadel gehörend, hatte er sich in seinem Leben mit Sicherheit selten so direkt und so aggressiv angehen lassen müssen. Er wurde rot und blaß, während ich sprach. Man sah, daß er sich außerordentlich unwohl in seiner Haut fühlte. Von Kunst verstand er mit Sicherheit nichts, denn er hielt Mr. Stone für einen kreativen Architekten, aber er hatte ein Gefühl für Fairneß. Er hatte sofort begriffen, daß meine Aufregung berechtigt war, daß ich äußerst unfair behandelt worden war und man ihn in einer unmöglichen Mission nach Bonn geschickt hatte. Und so war unser Gespräch schnell beendet. Er fand es auch indiskutabel, ein Kunstwerk zurückzuweisen, ohne es angeschaut zu haben. Wir vereinbarten also eine Besichtigung beider Reliefs durch eine paritätisch zusammengesetzte Kommission aus Sachverständigen der Bundesrepublik und der Vereinigten Staaten. Die Situation war gerettet. Wir machten noch ein wenig Small talk und verabschiedeten uns dann voneinander.

Wieder kam ein Winter. Wieder arbeitete ich in meiner Halle im Uhlenbusch bei zwei bis drei Grad Raumtemperatur dick angezogen. Oft war der Schnee im Wald so tief, daß Gertrud mit ihrem Auto nicht mehr durchkam. Normalerweise fuhr ich mit dem Fahrrad. In diesem Winter war mir durch eine eingeschlagene Scheibe ein anonymer Brief ins Atelier geworfen worden, in dem man mir einen Einbruch und die Zerstörung meiner Gipsmodelle androhte. Außerdem wünschte man mir den Tod wegen Überarbeitung »durch Herzinfarkt«. Es waren wohl Studenten der Kunsthochschule. Wenn auch die Drohung wahrscheinlich nicht ernst zu nehmen war, ging ich doch zur Polizei, weil ein Einbruch und die Zerstörung meines Gipsmodells für mich eine künstlerische und wirtschaftliche Katastrophe gewesen wäre. Sowieso schon unter dem Damoklesschwert der Ablehnung durch die Amerikaner, hätte ich gern ein zusätzliches Risiko vermieden. Die Polizei bezog von da ab mein Atelier kostenlos in die nächtlichen Streifen ein, passiert ist nichts.

Sogar im Winter arbeitete ich in der kalten Halle häufig mit Aktmodellen. Wir brauchten dazu ziemlich viele Heizgeräte. Die Bewegung, die Proportionen der Figuren ergeben sich aus den Kompositionen. In seltensten Fällen werde ich dazu durch den Anblick von Modellen angeregt. Ich brauche die Modelle nur für das Detail. Die Schwellung eines Oberschenkels, der Übergang vom Thorax in den Bauch, die Form des Brustkorbs, der Rippen, des Halses, ein Hand- oder Fußgelenk, das alles ist von Mensch zu Mensch verschiedener, als man denkt. Diese ständig sich wiederholende, intensive Auseinandersetzung mit jedem individuellen Fall eines natürlichen Modells ist meiner Meinung nach der einzige Weg, sich vor immer mehr abflachendem Manierismus, vor Selbstwiederholung und Schematismus zu schützen. Es ist selbstverständlich bequemer, ohne Aktmodell zu arbeiten, eben weil man aus dem Vorrat seines Wissens schöpfen kann, anstatt sich immer wieder mit Neuem auseinandersetzen zu müssen.

Kurz nach unserer Begegnung in Bonn schrieb mir Blair, daß der berühmte Opernsänger George London* – der neue Kulturadministrator des Kennedy-

---

* George London hat zahlreiche Wagner-Gestalten gesungen, er war ein großer »Holländer«.

Centers – mich zu Beginn des Jahres 1969 besuchen würde, um als erster die Reliefs zu besichtigen. George London kam im Februar und machte einen ungeheuren Eindruck auf unsere Hausgehilfin. Er war mindestens einen Meter neunzig groß, schlank, hatte schwarze Haare, getuschte Wimpern, war dezent bemalt und kam im dunklen Anzug mit einem Schminkkoffer in der Hand. Da er lange Zeit in Bayreuth den »Ring« gesungen hatte, sprach er fließend Deutsch. In meinem Atelier im Uhlenbusch zeigte er sich von meinem Amerika-Relief begeistert. Er versprach mir, sich in Washington »emphatisch« dafür einzusetzen.

Von den Werbesprüchen im Zentrum von Manhattan hatte ich erst zwei. »Blessed are the meek«, »Selig sind die Sanftmütigen, denn sie werden das Erdreich beherrschen«, und »Frieden auf Erden und den Menschen ein Wohlgefallen«. Ich wollte mit der Seligpreisung und dem Engelschor als Werbesprüchen die totale Vermarktung des Christentums darstellen. Mir fehlte noch ein dritter. Er sollte die widersinnige Prophezeiung, daß gerade die »Sanftmütigen« das Erdreich beherrschen würden, verständlich machen. George London begriff und schlug mir »Soft sell«, »Sanft verkaufen« vor. In der Tat, das war es.

Die beiden Kommissionen aus Amerika und der Bundesrepublik vereinbarten für März ein Treffen in der Gießerei, um das inzwischen gegossene Relief »Krieg oder Frieden« zu besichtigen. Etwa zwei Jahre hatte die Gießerei für den Bronzeguß benötigt. Aus ungefähr einhundertundfünfundzwanzig einzeln in Bronze gegossenen Stücken mußte das Relief zusammengeschweißt werden. Es waren einige hundert Meter Schweißnaht, die so ziseliert und patiniert werden mußten, daß man sie nicht mehr sah.

Die mit Bienenwachs überzogene Bronze glänzte sanft und dunkel. Das Relief war wegen seiner Größe auf dem Hof der Gießerei im Freien aufgestellt worden. Es war ein sonniger Tag. Morgens um zehn Uhr trafen die Herren der Smithsonian-Stiftung und der deutschen Kommission ein, unter ihnen Mr. McC. Blair, Jr., Roger Stevens, Mr. Stone, der Botschafter Heinrich Knappstein und der Generaldirektor der Berliner Museen, Dr. Waetzold, außerdem Herr Kramer vom Außenamt und einige andere: eine große und illustre Gesellschaft. Ich begann mit der Erklärung von Form und Thema.

Nun zeigte sich der Unterschied zwischen Foto und Wirklichkeit. Dieses riesige Relief mit seiner starken räumlichen Plastizität, der Expressivität seiner Figuren, diese Skulptur, die auch für Laien ganz offensichtlich das Ergebnis von Tausenden von Arbeitsstunden war, übte eine Überzeugungskraft aus, gegen die niemand anzukritisieren wagte. Mr. Blair, Heinrich Knappstein, ja sogar Mr. Stone äußerten sich so.

Außerdem hatte sich inzwischen die innenpolitische Situation in den Vereinigten Staaten entspannt: Die Aufstände der Studenten in den Universitäten und vor dem Pentagon, die brennenden Städte nach der Ermordung von Martin Luther King waren schon wieder fast vergessen. Man sah in meiner Darstellung des Krieges nicht mehr eine unmittelbare Anspielung auf Vietnam. Dies war auch ein Verdienst von Heinrich Knappstein, der durch zähes Verhandeln die Entscheidung über die beiden Skulpturen aus der innenpolitischen

Krisensituation der Vereinigten Staaten herausgebracht hatte. Die Amerikaner waren jetzt weniger empfindlich.

Am nächsten Morgen wollten wir in meinem Braunschweiger Atelier das in Gips fertiggestellte Relief »Amerika« besichtigen. Während die Darstellungen auf dem anderen Relief in meiner Intention zumindest die Vereinigten Staaten direkt überhaupt nicht betroffen hatten, war es hier anders. Neben positiven Darstellungen war hier eine geballte Ladung Kritik an den Vereinigten Staaten entstanden. Nicht zuletzt auch wegen der Ablehnung meiner Arbeiten und der üblen Begleitumstände war sie so ungeniert und hart ausgefallen. Ich war gespannt, wie die Kommission reagieren würde.

Trotz der langgestreckten Proportion ruft das Relief »Amerika« durch die leicht radiale Anordnung der Vertikalen einen wappenähnlichen Eindruck hervor. Dieses Relief hatte sich seit der Vorlage des Entwurfs in Washington 1966 wirklich verändert und in seiner kritischen Tendenz verschärft.

Andererseits war ich trotzdem fest davon überzeugt, daß mein Werk angenommen werden würde. Es schien mir unwahrscheinlich, daß die beschenkte Smithsonian-Stiftung in Anbetracht eines bereits gegossenen dreizehn Meter langen Reliefs »Krieg oder Frieden« und eines eins zu eins in Gips aufgebauten Modells »Amerika« auf ihrer Zurückweisung beharren würde. Wenn die Reliefs irgendwo anders als am Kennedy-Center in Washington aufgestellt worden wären, wären sie zu Monumenten amerikanischer Intoleranz geworden. Das mußten sich die Amerikaner inzwischen klargemacht haben. Darum hatte ich auf Sieg gesetzt und vom Außenamt nach der Besichtigung in Braunschweig ein großes Festessen verlangt. Das Außenamt stimmte nach anfänglichem Zögern zu – erst hatte es geheißen, wir können ja irgendwo ein Würstchen essen.

Botschafter Knappstein hatte vorgeschlagen, über eine andere Aufstellung der Reliefs nachzudenken, zum Beispiel den Haupteingängen gegenüber. Der Bezug zu den beiden Hallen mußte wegen der Thematik erhalten bleiben. »Krieg oder Frieden« gehörte zur Halle der Nationen und »Amerika« zur Halle der Staaten. Wenn meine Arbeiten auch keineswegs dafür geplant waren, so hatte die neue Aufstellung auch Vorteile: Zum einen würden sie so bei den abendlichen Veranstaltungen zu einem Hauptakzent, wenn das Publikum in der Pause aus den Hallen auf die von Scheinwerfern beleuchteten Skulpturen zuflanierte, und zum anderen war es auch mir inzwischen klargeworden, daß die Reliefs tatsächlich nicht sonderlich gut zum Kennedy-Center paßten. Je mehr dieser Bau seiner Vollendung entgegenging, um so deprimierender trat seine glatte, ausdruckslose Gestalt, der Charakter einer Antikenimitation unseres Plastikzeitalters, wenn auch aus Carraramarmor, zutage. Ich hatte zwar den Gegensatz zwischen Skulptur und Bau beabsichtigt, aber er war doch zu hart ausgefallen. Es war schon gut, bei der Betrachtung der Reliefs den Bau im Rücken zu haben und umgekehrt. Darum habe ich diesen Plänen als Kompromiß zugestimmt, und Mr. Stone konnte so aus der Affäre wieder herauskommen, ohne sein Gesicht verloren zu haben. Auch deshalb waren die Vorbedingungen für eine Annahme günstig.

Um die Kommission am Flughafen Hannover abzuholen, hatten wir bei Mercedes drei oder vier der neuesten Kreationen dieses Werkes lockergemacht – kostenlos als Werbung –, und ich hatte Studenten angeheuert, die diese Wagen fahren sollten. In »meinem« Wald angekommen, erklärte ich alles, verschwieg fast nichts und fand trotzdem Zustimmung. Das mag verblüffen, denn die Darstellung von Manhattan mit den menschenfressenden Autos und den »geheimen Verführern« war nicht gerade eine Verherrlichung des Kapitalismus und die von Dämonen bedrohte Freiheitsstatue nicht unbedingt ein Kompliment. Die Amerikaner hatten sich offensichtlich mit der Situation abgefunden und waren – abgesehen von Stone – gut erzogen des Lobes voll. Der damals schon nicht mehr amtierende Botschafter Knappstein behauptete allerdings hinterher, daß die Amerikaner, besonders Stevens, wirklich begeistert gewesen seien, nur Stone nicht.

Der Friede zwischen den Amerikanern und mir war geschlossen, aber Stones Sympathien hatte ich nicht gewonnen. Bei meinem nächsten Besuch in seinem New Yorker Büro schrie er Engele auf amerikanisch zu: »I know, he hates my guts«, soll heißen, »Ich weiß, er haßt meine Eingeweide« und andere ordinäre Liebenswürdigkeiten. Engele aber behauptete freundlich bestimmt, diese Dinge könne man nicht ins Deutsche übersetzen. So konnte ich das Gezänk des alten Mannes überhören. Trotzdem befahl er anschließend Mr. Donhouser, seinem Vertreter, mich mit den führenden Mitarbeitern seines Büros zu einem Essen in ein Restaurant einzuladen.

Donhauser trank viel und vertrug wenig. Leicht weinselig wollte er sich mit mir versöhnen und fragte mich deswegen: »Well, Jürgen, Du bist doch aus dem Rheinland?« Ein Rheinländer war in seinen Augen schon ein halber Franzose, und das war das Höchste. Donhauser selbst hatte eine Französin zur Frau. Auf mein »No, I am a Prussian« stellte er nur noch ernüchtert fest: »Ja, das merkt man auch.«

Die Gießerei brauchte noch anderthalb Jahre für den Guß des zweiten Reliefs. Die Übergabe sollte im Juli 1971 stattfinden.

Zur Aufstellung flog ich wieder nach Washington. Jedes Relief war von der Gießerei in drei Einzelstücken geliefert worden, die an Ort und Stelle zusammenmontiert werden mußten – das dauerte fast drei Wochen. Ich hatte mich, aus Ibiza kommend, mit einem Monteur der Gießerei in Washington getroffen, um die Montage zu leiten. Aber wir hatten die Rechnung ohne den Wirt gemacht: Als wir auf dem Platz vor dem Kennedy-Center in Arbeitszeug und mit Werkzeugen eintrafen, zogen sich die amerikanischen Arbeiter sofort zurück. Dann kam ein Mann auf mich zu und stellte sich als Vertreter der »Union«, der amerikanischen Gewerkschaft, vor: Die Arbeiter würden den Platz sofort verlassen, wenn wir nur einen Handgriff selbst machten. Wir durften den Amerikanern die Arbeit nicht wegnehmen, auch nicht, wenn es sich um eigene Werkstücke handelte.

Als die Reliefs schließlich aufgesockelt waren, besichtigten sie Abend für Abend immer mehr Menschen. Obgleich bis dahin keine Zeitung darüber berichtet hatte, drängelten sich zuletzt auch tagsüber Massen von Menschen auf der Plaza und waren von dem »Kunstspektakel« begeistert. Ich erhielt viele Komplimente, wurde immer wieder umarmt, und Engele, der den ganzen Tag dem Publikum die Thematik erklärte, genoß diesen Erfolg sichtlich, freute sich ohne jeden Neid. Gerade die gebildeten Amerikaner, meistens Juden, die Vorstellungen von der deutschen Kunst des 20. Jahrhunderts hatten, brachten meine Werke immer wieder mit George Grosz und Beckmann in Verbindung. Daß ich im Ausland als ein Vertreter deutscher Kultur verstanden werden würde, hatte ich nicht erwartet. Wenn auch George Grosz im wesentlichen Graphiker war und Max Beckmann Maler, sie mir also für den dreidimensionalen Aufbau auf keinen Fall irgendwelche Anregungen geben konnten, so gibt es tatsächlich viel Verwandtes: die Expression der Köpfe, die kritische Häßlichkeit vieler Figuren und – was Beckmann anbelangt – sicherlich auch einige Grundmuster der Komposition, die dichte Gedrängtheit und der immer wiederkehrende Diagonalraster als zweidimensionales Schema der Reliefs.

Andererseits gibt es bis zum heutigen Tag weder in der Moderne noch in der Vergangenheit Reliefs, denen diese beiden zugeordnet werden können: Die konkave oder konvexe Wölbung der Gesamtkomposition, die gedrehten Grundflächen, die enorme Tiefe der fast rundplastischen Teile, der Wechsel zwischen ganzen und halben Figuren und vieles andere ergeben eine Skulptur, die ohne Vorbild war. Schon rein technisch wäre eine Bronzeplastik dieser Art vor 1955 gar nicht herstellbar gewesen, weil sie weder zu montieren noch zu schweißen gewesen wäre. Erst die in der Mitte der fünfziger Jahre eingeführte Argon-Schweißung hat die technischen Voraussetzungen für eine solche Komposition geschaffen. Wenn es in der zeitgenössischen Kunst wirklich um Innovation ginge, hätten die Reliefs viel größeres Aufsehen bei den sogenannten Fachleuten erregen müssen. Aber wer kann überhaupt beurteilen, daß diese Skulpturen ohne Vorbild sind? Welcher Kunstjournalist, welcher Museumsdirektor hat noch die Kenntnisse?

Die drei großen Zeitungen der Hauptstadt, »Washington Post«, »Evening Star« und »The National Observer«, brachten lange bebilderte Artikel. Diesmal war das Relief »Amerika« der Stein des Anstoßes. »The ugly America« war Thema der Kritik in Zeitungen und Rundfunk. Allerdings hätten die Zeitungen wohl kaum so viel geschrieben, wenn nicht ein Freund meiner jetzigen Frau, der Bundesrichter Asher, und seine Gemahlin, Professorin an einer Washingtoner Kunstschule, sich bei den Zeitungen eingesetzt hätten. Der Erfolg bei der Bevölkerung Washingtons ist geblieben. Auch heute noch werden Postkarten der Reliefs verkauft und verschickt.

Sie sind schließlich so geworden, wie ich sie wollte. Aber der Erfolg hatte an den Fäden meiner zwei Jahre lang zum Zerreißen gespannten Nerven gehangen, weil ich unter dem Druck der Ablehnung diese Riesenarbeit fortsetzen mußte. Außerdem wäre er ohne den kompromißlosen Beistand durch den Botschafter Knappstein nicht möglich gewesen. Die meisten Politiker hätten sich bei den ersten Schwierigkeiten von dem Unternehmen distanziert – wie der Kölner Museumsdirektor.

Die Botschaft der Bundesrepublik in Washington hat aus diesem Erfolg nie etwas gemacht. Sie ist – trotz ständig wechselnder Besetzung – immer auf Distanz geblieben, unbeeindruckt von dem fortwirkenden großen Interesse der Bevölkerung und in- und ausländischer Touristen. Die Reliefs werden in den Sightseeing-Touren von Washington gezeigt.

Im Oktober 1990 wurde ich wieder einmal von einer Braunschweigerin angesprochen, die der amerikanischen Washington-Führerin versprochen hatte, ihr Unterlagen über diese beiden Reliefs von mir direkt zuzusenden. Die Führerin hatte sich vor der Gruppe unaufgefordert darüber beklagt, daß sie von der deutschen Botschaft keinerlei Unterlagen bekommen könne, weder über die Thematik noch über den Bildhauer, nicht über die Entstehungszeit, nichts. Obgleich Hunderte von Touristen sich täglich die Reliefs anschauen, verleugnet die deutsche Botschaft diese nicht in ihre Vorstellung von »moderner Kunst« passenden Werke, obwohl sie im Außenraum Washingtons zu den wenigen bekannten Skulpturen gehören und größtes Interesse finden.

Auch in Bonn weiß niemand mehr etwas davon, obgleich fast jeder deutsche Politiker schon vor ihnen gestanden hat, allerdings wohl wie der bekannte Ochs vor dem neuen Tor. Selbst im Auswärtigen Amt, das die Reliefs 1972 gestiftet hat, gibt es keine Unterlagen mehr darüber. Es war halt keine Bonner Staatskunst.

6. Meine Frühwerke, mein erster Kunstskandal

Die zerstörerische Wirkung des Kunsthandels

Das geringe Interesse der deutschen Medien an meinen Werken in Washington lag natürlich auch daran, daß der Kunstsalon sich im wesentlichen an der Pop- und der Minimal-art orientierte, also an Andy Warhol, Roy Lichtenstein, Joseph Beuys oder Walter de Maria. Aber der wichtigste Grund war die Verachtung der sogenannten »Kunst am Bau«, das Ergebnis einer gesellschaftlichen Umschichtung, die der Bildhauerei zum Verhängnis wurde.

Noch im 15. und 16. Jahrhundert, als italienische Künstler wie Ghiberti, Alberti und Leonardo da Vinci die Künstler aus der Masse der Handwerker in eine Position unmittelbar neben den Dichtern und Philosophen, ja den Fürsten gehoben hatten, erhielten nur die angesehenen, bedeutenden Künstler Aufträge an wichtigen Bauten. Die schlechten und unterprivilegierten lebten von Kunst, die sie auf Vorrat anfertigten und in ihren Werkstätten zu billigen Preisen feilboten. Man beachtete nur Plastiken und Malereien, die an Kirchen, Residenzen und anderen öffentlichen Bauten entstanden. Auf sie waren die Bürger stolz. So blieb es bis zum Ende des Feudalismus und bis zur Entwicklung des bürgerlichen Handels in Holland, Frankreich und in anderen europäischen Ländern. Bis dahin war es das ehrenvollste, für den Hof oder die freie Stadt zu arbeiten. Der Handel unter den Bürgern spielte demgegenüber zwar eine stetig wachsende, aber doch geringere Rolle. Die Plastiken und Malereien wurden für ganz bestimmte Stellen der von Fürsten, Klerikern oder den Stadtregierungen in Auftrag gegebenen Bauten konzipiert und blieben in der Regel auch dort. Wandgemälde und große Plastiken sind eben immobile Kunstwerke. Sie mußten in dem Moment in ihrer Entwicklung verkümmern, als man Bauten, an denen sie gebraucht wurden, nicht mehr errichtete.

Eine Weile imitierten die reichen Kaufleute Europas noch den Glanz der Feudalen. Wenn sie auch keine Residenzen und Klöster mehr bauten, so versuchten sie doch, ihre Bahnhöfe, Badeanstalten, Rathäuser, Museen, Banken und Kirchen, ja sogar ihre Mietshäuser im Stile dieser vergangenen Prachtbauten mit Skulpturen, Wandmalereien und Mosaiken zu dekorieren. Diese Imitationen eines vergangenen, den Bürgern nicht angemessenen Architekturstils führten zu einer groben Veräußerlichung der an den Bauten angebrachten eklektizistischen Kunst. Das ging bis zur serienmäßigen Herstellung von Fassadenskulpturen in Stein- und Zinkguß! Auch die Wiederbelebungsversuche der »Kunst am Bau« durch den braunen Feudalismus ist ihrem Ansehen nicht gerade förderlich gewesen.

Ebenso waren die öffentlichen Kunst-am-Bau-Aufträge in der Adenauer-Ära, als unsere Städte wieder aufgebaut wurden, nicht sehr ermutigend. Zum Teil waren damals noch die alten Bauräte aus dem tausendjährigen Reich, auch viele »Ehemalige« unter den Künstlern, am Werke. Sie paßten sich mit simplen, an einem äußerlichen Barlach-Bild orientierten, häufig puppig abstrahierten Figuren der meistens ebenso billigen modernen Architektur an, die heute allerdings schon wieder unter Denkmalschutz steht. Niemand interessierte sich dafür. Auch die Versuche der Bundesbaubehörde, Werke der sogenannten Minimal-art, also Klötze, Kugeln und ähnliches, auf unseren Straßen und Plätzen, an Kasernen und Regierungsgebäuden aufzustellen, führten am Anfang gelegentlich zu Bürgerprotesten, inzwischen nicht einmal mehr dazu. »Kunst am Bau« wurde nicht mehr zur Kunst gezählt. Das konnten die wenigen gelungenen Beispiele, die es auch gab, nicht verhindern, zumal der nichtssagende, häufig in Leserbriefen verhöhnte »Schrott« auf unseren Straßen vom öffentlichen Auftraggeber in der Regel weit mehr gefördert wurde als bildende Kunst.

So hat sich schließlich auch für die Künste der bürgerliche Lebensstil durchgesetzt. Kunstwerke wurden nicht mehr für bestimmte Bauten geschaffen, sondern für den Handel. Die Kunsthandlungen vermehrten sich ebenso wie die öffentlichen Ausstellungen, die letztlich nur eine vergrößerte und anspruchsvollere Form von Warenauslagen sind. So war es sicher konsequent, daß die Ausstellungen gegenwärtiger Kunst auch in den Museen immer häufiger von Kunsthandlungen organisiert wurden. Da sich die Gesellschaft auf Kaufen und Verkaufen eingestellt hatte, interessierte sie sich immer ausschließlicher für Objekte, die für dieses Spiel »Wechsle den Eigentümer und vermehre deine Werte« geeignet waren. Fresken, Großskulpturen wie zum Beispiel die beiden riesigen Reliefs in Washington, waren das sicher nicht.

Diese Entwicklung hatte in Holland nach dem Dreißigjährigen Krieg begonnen. In dem protestantischen befreiten Land gab es den feudalen Auftraggeber kam noch. Auch die Kirchen wurden puritanisch, fast ohne künstlerischen Schmuck gebaut. Die Maler mußten für das reiche Bürgertum arbeiten. So entstand zwar in diesem malerisch hochbegabten Volk eine großartige neue, bürgerliche Kunst, aber das Fresko zum Beispiel starb in den Niederlanden ebenso aus wie die Bildhauerei, von der Stukkatur bis zur Großplastik. Eine Verarmung an künstlerischen Möglichkeiten war die Folge. Die Wirkung des Kunsthandels auf die künstlerische Produktion müßte dringend wissenschaftlich untersucht werden, es stellt sich nämlich durchaus die Frage, ob der Kunstmarkt für die Kunst eine so segensreiche Einrichtung ist, wie heute allgemein angenommen wird!

Für die alte Kunst ist er jedenfalls hochgradig zerstörerisch: angefangen von den unsachgemäßen Restaurierungen von Möbeln, Bildern und Plastiken (weil der Kunde es angeblich so wünscht), über zerlegte und zerschnittene alte Bücher, weil die einzelnen Blätter sich gewinnbringender verkaufen lassen, bis zu den im Auftrage des Handels ausgeraubten Kirchen und Schlössern. Ganz schlimme Raubzüge der westdeutschen und holländischen Antiquitätenhändler finden seit der Wende auf dem Gebiet der ehemaligen DDR und Polens statt. Bestochene Verwalter der Schlösser und Burgen drücken beide Augen zu und fälschen die Inventarlisten, während die Händler mit Gewalt abbrechen und ausräumen. In die ganze Welt werden die Dinge dann verschoben. Trotzdem aber kann der Handel nicht so viele Originale besorgen, wie es die Kunden wünschen. Deswegen blüht das Fälschergewerbe, besonders verheerend im Bereich der Graphik. Wer in unseren Tagen einen Picasso, Dalí oder George Grosz kauft, kann sehr leicht eine Fotokopie mit gefälschter Unterschrift als Original angedreht bekommen, sie sind kaum zu unterscheiden.

Da heute fast alles, was als Kunst bezeichnet wird, für den Handel geschaffen wird, also transportabel sein muß, sind alle Techniken für eine mehr oder weniger immobile Kunst und die dazu nötigen Fertigkeiten bei der Bearbeitung von Stein, Bronze, Holz, Stuck oder Fresko fast vollständig verlorengegangen. Auch die figürliche Skulptur wird an den Akademien kaum noch gelehrt. Unter dem Einfluß von Professoren, die in Galerien verkaufen, wurden schließlich nur noch die Techniken der Leinwand- und Papierbilder gelehrt, natürlich – dem Tempo des Warenumschlags entsprechend – immer schneller und oberflächlicher. Ein Werk, das ständig seinen Eigentümer wechselt, dessen Weg schließlich nicht mehr zu verfolgen ist, braucht nicht für Dauer hergestellt zu werden. Garantieansprüche verfallen schnell. Auch hier verkamen deswegen rasch alle Techniken, die Restauratoren bekamen immer mehr Arbeit. Von einem gemalten Altarbild in einer bestimmten Kirche verlangte der Auftraggeber früher das Überdauern von Jahrhunderten. Dem Galeristen ist technische Solidität ziemlich gleichgültig. Er will seine Ware möglichst rasch für maximalen Profit losschlagen.

So schmolzen die Lehrprogramme an den Kunstakademien dahin, jeder Professor entwickelte irgendeine Masche, die als Markenzeichen eingeführt im Handel florierte oder auch nicht. Schnell und leicht imitierbar, bringt er sie seinen Schülern möglichst nicht bei, um keine Konkurrenz zu erhalten.

Deswegen sprechen heute die Kunstprofessoren auf die Frage, was sie eigentlich lehren, von einer »Anleitung der Studenten zur Selbstfindung«. Für sie sind schon Schüler im ersten Semester »Künstler« und können vom Lehrer nichts mehr lernen. Warum man die Stellen für Professoren, die nichts mehr lehren wollen und können, nicht einfach streicht, hat noch niemand beantwortet.

Auch die Feuilleton-»Kritik«, vom Kunsthandel bezahlt, interessiert sich fast ausschließlich für die als Handelsware brauchbare Kunst. Deswegen hatte ich mich für den Kunstbetrieb in zweifacher Hinsicht falsch entschieden: Zum einen sah ich es schon damals als meine Lebensaufgabe an, im verödeten städtischen Raum durch immobile Kunstwerke wieder Erlebniswerte zu schaffen, und zum anderen arbeitete ich figürlich, richtete mich nicht nach den Moden. Bei Janssen und Hrdlicka ist das anders. Auch sie arbeiten gegenständlich, sind Könner, aber ihre Kunst auf Papier ist für den Handel geeignet. Da ihre Werke in Galerien verkauft werden, arrangierte sich auch ein Teil des Feuilletons mit ihnen.

Ich lag also in jeder Hinsicht falsch. Wie war es dazu gekommen?

Mein Anfang als freiberuflicher Bildhauer, das Rom-Jahr 1960

1960 wurde ich – erst zweiunddreißig Jahre alt – an die Technische Hochschule in Braunschweig berufen. Bald darauf erhielt ich zwei für meine Entwicklung wichtige Aufträge: 1962 bat mich der Vorstand der Hauptkirche von St. Jakobi in Hamburg, eine Bronzetür (Höhe vier Meter zwanzig, Breite zwei Meter fünfundvierzig) für das Hauptportal zu entwerfen, und 1963 sollte ich ein ebenfalls ziemlich großes Relief (drei Meter zehn auf drei Meter fünfzig) für die neue Stadthalle in Göttingen schaffen. Einschließlich meines Studiums gerade zehn Jahre Bildhauer, war es mir praktisch unmöglich, diese beiden großen Aufträge nebeneinander auszuführen. Da sich aber die Entscheidung in Hamburg verzögerte, hatte ich erst einmal Zeit, mich mit dem Göttinger Relief zu befassen.

Den Auftrag hatte ich direkt von dem Architekten der Stadthalle, Rainer Schell, erhalten. Er hatte – das war ziemlich ungewöhnlich – von der Stadt Göttingen die Vollmacht erhalten, Aufträge an Künstler im Rahmen der vorhandenen finanziellen Mittel selbständig zu vergeben. So hatte ich in ihm einen kompetenteren und natürlich einfacheren Auftraggeber, als es in der Regel städtische Gremien sind. Rainer Schell schlug als Thema das »städtische Leben« vor, dachte also an ein vielfiguriges Relief. Das kam meinen eigenen Intentionen entgegen, weil mich die Darstellung großer Menschenmassen und überlebensgroßer Figuren in diesem Moment besonders interessierte.

Der Anlaß für den Auftrag war für unsere Zeit typisch. Es ging nicht darum, etwa das Hauptportal durch ein Kunstwerk zu akzentuieren, einen wichtigen Gebäudeteil hervorzuheben, irgendeinem Raum einen bedeutungsvollen Höhepunkt zu geben, das Kunstwerk sollte also nicht wie bei alter Architektur als Bestandteil des Baus die Hierarchie der Gebäudeteile untereinander steigern, bedeutende von weniger bedeutenden Teilen unterscheiden, sondern der Anlaß war in erster Linie technischer Art: Neben der Stadthalle befindet sich eine Betonterrasse, in der zur Straße hin eine etwa drei mal drei Meter große Öffnung gelassen werden mußte, um die unter der Terrasse befindlichen Heizungs- und Lüftungsmaschinen bei etwaigen Reparaturfällen heraus- und hineintransportieren zu können. Es hätte sehr häßlich ausgesehen, ein so großes Tor direkt neben der Stadthalle mit einer industriellen Stahltür zu verschließen. So war Rainer Schell auf die Idee gekommen, vor diese Öffnung ein Bronzerelief montieren zu lassen, das abnehmbar bleiben sollte. Er wollte also das Gute mit dem Nützlichen verbinden. Vor dieser Betonwand führte eine Treppe zu einer Caféterrasse hinauf, so daß ein kleiner, gesonderter Raum entstand, der ästhetisch für die Aufstellung eines Reliefs sehr wohl geeignet schien. Das Relief war also kein Bestandteil des Gebäudes, sondern befand sich eigentlich neben der Stadthalle, hätte das erste Stück einer geplanten Freilichtausstellung von Plastiken sein können. Aber der Architekt hatte ihm doch einen besonderen Raum zugedacht, in dem es sich entfalten konnte. Es erschien dort nicht als zufällig appliziert, wie es heute so häufig bei der Verbindung von Architektur und Kunst der Fall ist.

Die Skulptur oder das plastische Detail bleiben bei moderner Architektur ein relativ überflüssiger, geschickt oder ungeschickt hinzugefügter Luxus. Deshalb wurden im Laufe der letzten Jahrzehnte immer seltener Kunstwerke zusammen mit der Architektur in Auftrag gegeben. Wenn moderne Architektur derart unplastisch und ungegliedert bleibt, wird man auch mehr und mehr auf Skulptur verzichten. Der graue, ungegliederte Massenbau macht Kunst nicht nur überflüssig, sondern in vielen Fällen wirkt sie sogar störend.

Trotzdem war das Stadthallenrelief für meine künstlerische Entwicklung von großer Bedeutung, da ich hier zum erstenmal ein von mir entwickeltes theoretisches Konzept in plastische Realität umsetzen konnte. Ich meine folgendes:

Am Ende meiner Studienzeit in Stuttgart waren meine Figuren kubisch am stärksten vereinfacht, zum Beispiel meine »Taufe am Jordan« von 1955/56, für die ich bezeichnenderweise 1956 den ersten Preis im Kunstpreis der Jugend von Baden-Württemberg erhalten habe. Sie entsprach in ihrer magischen Unsinnlichkeit dem Geschmack der Zeit. Mit diesem Spätexpressionismus konnte man neben der immer stärker um sich greifenden abstrakten Malerei und Plastik in den ersten fünfzehn Jahren nach dem Krieg durchaus noch Preise gewinnen.

Mich aber befriedigten diese glattgehobelten Formen immer weniger. Andererseits aber auf Broterwerb für meine Familie und mich angewiesen, konnte ich die damals durch den Neubau und Wiederaufbau der Kirchen reichlich fließenden Aufträge nicht verschmähen. In der Regel schlecht bezahlt, mußte ich einen Auftrag nach dem anderen abwickeln. Ich verdiente in dieser Zeit mit Sicherheit weniger als ein Assistent an einer Universität oder gar ein Journalist. Neben meinen beiden Hauptwerken von 1960, den Bronzeportalen für die spätgotische Stiftskirche in Stuttgart und die frühgotische Michaeliskirche in Pforzheim – beide mußte ich selbst in Bronze gießen, weil von dem Honorar eine Gießerei nicht zu bezahlen gewesen wäre –, arbeitete ich ständig für evangelische und katholische Kirchen von Süddeutschland bis Hamburg. Um überhaupt mit Frau und Kind leben zu können, mußte ich so schnell arbeiten, daß ich mich künstlerisch kaum entwickeln konnte.

Um aus diesem Dilemma herauszukommen, hatte ich mir angewöhnt, meine Aufträge in zwei Gruppen zu teilen, in solche, die mich nicht so sehr interessierten und die ich deswegen schnell fertigstellte, um Geld zu verdienen, und einige, an denen ich so lange arbeitete, wie ich es künstlerisch für nötig hielt. Zur ersteren Gruppe gehörte eine Reihe oft großformatiger Steinreliefs, während ich mich den Bronzen, also zum Beispiel den beiden Kirchentüren oder dem schon beschriebenen Kruzifix, mit aller Intensität widmete. Die Steinreliefs habe ich mit einem Mitarbeiter nach einem Eins-zu-zehn-Gipsmodell mit Bleistift direkt auf den Stein gezeichnet, und dann in der Steinfirma Lauster, wo auch Hajek seine Altäre in Rekordzeit herstellte, mit Preßluft in der Regel relativ flach herausgehauen. Große Reliefs von vielen Quadratmetern schafften wir so in zwei bis drei Wochen, blieben damit aber weit hinter Hajek zurück, der oft in einer einzigen Nacht mit Preßluft die Reliefs in seine riesigen Altarblöcke meißelte. Er war nicht zu schlagen. Die Firma Lauster hatte ihm und mir zwei Ateliers und große Arbeitsflächen kostenlos zur Verfügung gestellt, weil wir durch unsere Kirchenaufträge dort so viel Steine bestellten, daß sie trotzdem an uns verdienten. Hajek erhielt später von der Theologischen Fakultät in Tübingen den Ehrendoktor für seine Verdienste um die katholische Kirche. »Jürgen«, sagte er zu mir, »jeder Altar, den ich aufstelle, ist ein Bollwerk gegen den Bolschewismus.« Dann muß Baden-Württemberg jedenfalls gut befestigt gewesen sein.

Viel Erfahrung, wie Reliefs im Innenraum bei unterschiedlicher Beleuchtung wirken, hatte ich nicht. Auf der Akademie wurde ja schon damals kaum noch etwas vermittelt. Erst bei diesen Aufträgen habe ich trotz der Eile einiges gelernt. Als wir zum Beispiel eine Sängerempore in einer kleinen, neuen evangelischen Kirche im größeren Umkreis von Stuttgart an einem Donnerstag oder Freitag montiert hatten – Gott sei Dank war außer den Bauarbeitern und uns niemand da –, stellten wir fest, daß man außer grauem Muschelkalk fast nichts sah. Bei dem diffusen Halbdunkel waren die Wölbungen und Vertiefungen unseres flachen Reliefs kaum zu erkennen. Ein paar Tage später, am Sonntag, sollte die Einweihung zelebriert werden. Nur von Hand, ohne Maschinen, hätten wir bei den sechs bis acht Quadratmetern Relief in der kurzen Zeit nichts mehr ausrichten können. Kurz entschlossen kaufte ich in dem kleinen Ort in mehreren Geschäften alle weichen Bleistifte auf und dunkelte mit ihnen die Schatten der Reliefs nach. Das verbesserte die Wirkung sehr, alle waren zufrieden, niemand hat etwas bemerkt.

Meine »kirchliche Kunst« war häufig kaum besser als die modernistischen Kirchenneubauten der fünfziger Jahre – all diese Klein-Ronchamps. Wenn Corbusier geahnt hätte, was er mit seiner Wallfahrtskirche angerichtet hat! Ich wußte nicht, wie ich aus diesem Teufelskreis herauskommen sollte. Unter dem Zwang, Geld verdienen zu müssen, ständig beschäftigt, fand ich nicht die Muße, aus den sich tiefer einfahrenden Bahnen eines oberflächlichen Spätexpressionismus ausbrechen zu können. Dies war die typische Situation vieler Künstler, die so zu immer kunstgewerblicheren Methoden und Formen kamen, besonders wenn sie damit noch einen gewissen Erfolg hatten.

Und den hatte ich: 1956 erster Preis im »Kunstpreis der Jugend von Baden-Württemberg«. 1958 veranstaltete der Kunstverein von Baden-Württemberg in Stuttgart eine gut besprochene Ausstellung von mir, 1959 hatte ich eine kleine Ausstellung in der Kunsthalle in Hamburg. Im gleichen Jahr brachte der Lometsch-Verlag in der Buchreihe »Arche« ein Büchlein über meine frühen Arbeiten, geschrieben von meinem Schwager Franz Henel, heraus. 1959 – ich war gerade einunddreißig Jahre – forderte mich die Technische Hochschule in Braunschweig auf, meine Unterlagen für die Neubesetzung des Bildhauer-Lehrstuhls in der Architekturabteilung einzusenden, und schließlich hatte ich viele Wettbewerbe gewonnen und etliche Aufträge erhalten. Obwohl sich äußerlich also alles zum besten entwickelte, war ich mit meiner Tätigkeit immer weniger zufrieden.

Zwar hatte ich Erfahrungen in der Komposition großer Flächen gesammelt und auch künstlerische Fortschritte gemacht, aber im Kernbereich der Bildhauerei – dem plastischen Volumen – war ich kaum weitergekommen. Ich fand aus den engen Schranken der kubischen Grundgestalt einfach nicht mehr heraus, obwohl ich längst einen neuen »Leuchtturm« angepeilt hatte: Marino Marini. 1959 hatte ich seine große Ausstellung in der Basler Kunsthalle gesehen, wo ich auch ihn selbst traf, aber nicht anzusprechen wagte.

Trotz aller Bemühungen fiel es mir ungeheuer schwer, diese neuen Erkenntnisse auf meine eigenen Skulpturen anzuwenden. Es fehlte mir einfach die Muße zum Experiment. Da erhielt ich 1959 überraschend die Mitteilung, daß mir das Rom-Stipendium in der deutschen Villa Massimo zugesprochen worden sei: neun Monate frei finanziertes Studium mitten in Rom in einem großen Atelier! Das genau war es, was ich im Moment brauchte. Ich wußte nicht einmal, wer mich für diesen Preis vorgeschlagen hatte, und hatte auch keine Ahnung, wie ich durch die Jury gekommen war, auf jeden Fall aber mit meinem Spätexpressionismus, der damals noch up to date und »preiswürdig« war und den genau ich abschütteln wollte.

Dieser Romaufenthalt 1960 sollte den Durchbruch bringen, obwohl ich eigentlich in der Villa Massimo alles andere als erfolgreich war. Meine bildhauerische Tätigkeit bestand im wesentlichen im Aufbauen von Figuren und deren Zerstörung. Ich hatte aber Glück, weil einer meiner Mitstipendiaten, Karl Bobek aus Berlin, sich ebenfalls an der neuen italienischen Bildhauerei orientierte und mir auf diesem Wege weit voraus war. Er kam, so schien es mir zumindest, bereits zu reifen bildhauerischen Lösungen eines freien plastischen Volumens. Ich sprach viel mit ihm, und er gab mir auch viele Korrekturen, wenn auch immer in gereiztem Ton: Ich war an Preisen und Aufträgen zweifellos der Erfolgreichere, während er damals der Bessere war. Er nahm mir meinen Erfolg übel, obwohl ich seine bildhauerische Überlegenheit durchaus anzuerkennen bereit war. Es gab viel Krach zwischen uns. Trotzdem hörte ich mir seine häufig etwas volkshochschulhaften Vorträge meistens geduldig an.

Die Zeit in Rom teilte ich zwischen Stadtbesichtigungen und Atelierarbeit. Meine künstlerischen Probleme machten mich ziemlich unglücklich, und außerdem oder deswegen hatte ich dauernd mit meinen Eingeweiden zu tun. Ich baute Figuren auf und schlug sie wieder zusammen. Das war eigentlich mein Wochenrhythmus. Im Zeichnen machte ich mehr Fortschritte. Schließlich, am Ende der neun Monate, habe ich dann die letzte lebensgroße »Liegende« noch in einer Gießerei in Rom in Bronze gießen lassen und mir dort manche Finessen römischen Bronzegusses abgeschaut. Aber die Figur habe ich in Wahrheit nur gegossen, weil ich irgendein fertiges Werk für die Schlußausstellung haben wollte. Die »Liegende« hat mir schon damals nicht gefallen, und später habe ich sie wieder eingeschmolzen. Viel Geld hat mich dieser verlangsamte Erkenntnisprozeß gekostet. Da ich aber, zurückgekehrt aus Rom, meine restlichen Aufträge in Stuttgart abwickeln mußte, um meiner Berufung an die Technische Hochschule in Braunschweig folgen zu können, hatte ich keine Zeit, wegen meiner künstlerischen Mißerfolge in Rom depressiv zu werden.

In Rom lernte ich auch Ernst Boris Chain, einen Freund meines Vaters, kennen, der zur Verlängerung des menschlichen Lebens mehr beigetragen hat als irgend jemand anderes in diesem Jahrhundert. Er ist ein gutes Beispiel für die Diskrepanz zwischen Realität und Medienwirklichkeit: Mir ist noch nie in Deutschland ein Mediziner begegnet, der gewußt hätte, daß Ernst Boris Chain während des Zweiten Weltkriegs in London das Penicillin analysiert und synthetisiert hat, so daß es noch vor Kriegsende auf der Seite der Alliierten an der Front eingesetzt werden konnte. Fast alle Mediziner, die millionenfach mit Penicillin gefährliche Krankheiten heilen und ohne Penicillin und die daraus entwickelten Antibiotika überhaupt nicht mehr operieren könnten, glauben, daß es A. Fleming gewesen sei. Auch im »Großen Brockhaus« liest man unter »Penicillin«: Penicillin ... am häufigsten verwendetes Antibiotikum, 1928 von A. Fleming entdeckt.

Fleming, Bakteriologe und Pilzwissenschaftler, hatte tatsächlich 1928 diesen Pilz entdeckt, in dessen Umkreis alle Bakterien starben, und hat das in einer wissenschaftlichen Zeitschrift beschrieben. Als dann Chain – bis dahin als Dr. Ernst Boris Kain deutsch-jüdischer Wissenschaftler an den Kaiser-Wilhelm-Instituten in Berlin – 1933 auswanderte und diesen Artikel in einer wissenschaftlichen Bibliothek fand, erkannte er die Bedeutung dieser Nachricht und besorgte sich diesen Pilz. Er analysierte das Gift, welches der Pilz aussonderte, und schaffte es auch – zusammen mit Florey – den Stoff zu synthetisieren, eine besondere Leistung, da fast nie die Analyse und die künstliche Synthese von dem gleichen Forscher gefunden wird. Fleming, Chain und Florey erhielten 1945 den Nobelpreis für diese Entdeckung. Fleming, weil er den Pilz 1928 gefunden und beschrieben hat, Florey und Chain, weil sie zusammen das Penicillin, welches dieser Pilz aussonderte, dargestellt haben. Aber die Presse verbreitete überall, daß A. Fleming das Penicillin erfunden habe, und so ist Chain, ohne dessen Erfindung Medizin heute überhaupt nicht mehr denkbar wäre, auch für die medizinisch Gebildeten in der Versenkung verschwunden, ein Beispiel der totalen Veränderung der Wirklichkeit durch Medienberichterstattung. Wenn solche Geschichtsklitterung durch Medien schon bei den exakten Naturwissenschaften möglich ist und bei einer Erfindung, die mehr als alle anderen das Bild unserer Welt in diesem Jahrhundert verändert hat, wie leicht kann dann die Wirklichkeit im Bereich der bildenden Künste, also der reinen Wertungen auf den Kopf gestellt werden!

Der Erfolg des Rom-Aufenthaltes kam ein Jahr später in Braunschweig. Versehen mit einem kleinen Professorengehalt (damals eintausendvierhundert Mark netto), ohne Zwang, ständig Aufträge annehmen zu müssen, modellierte ich 1961/62 die »Braunschweiger Venus« und einige andere Plastiken, die nun gänzlich von den geometrisch-kubischen Fesseln befreit waren. Besonders bei der »Braunschweiger Venus« war die Abhängigkeit von Marino Marini deutlich, auch wenn sie nicht magisch-expressiv aufgefaßt ist, sondern eher realistisch-komisch. Widersprüchlicherweise habe ich mit dem Namen »Braunschweiger Venus«, der sich auf die »Thüringer Venus« von Gerhard Marcks bezog, mit dieser Skulptur Marcks geehrt anstatt Marino Marini. Aber mit der »Thüringer Venus« war Marcks von den Skulpturen Marino Marinis gar nicht so weit entfernt – allerdings viele Jahre vor Marino Marini.

Nachdem einmal der fast drei Jahre dauernde Bann gebrochen war, entstanden sehr schnell neue Werke eines naturnäheren freien Volumens. Als wichtigstes wäre der überlebensgroße Korpus auf dem Hochchor der romanischen Klosterkirche in Alpirsbach zu nennen, die Ulmer Gerichtsgruppe und etliche kleinere Plastiken wie die »Tänzerin«, die »Schreitende« und die »Schwangere« aus den Jahren 1962 und 1963. Letztere war eine Porträtstatuette nach meiner damaligen Frau, die mit meiner zweiten Tochter Saskia schwanger war.

Es gab aber eine Menge Leute, die mit meiner Entwicklung gar nicht zufrieden waren, sie hielten meine neueren Plastiken für »ungeistig«. Otto Stelzer sprach zum Beispiel in seiner Kritik in der »Zeit« vom 12. Februar 1965 meinem Alpirsbacher Kruzifix die Zugehörigkeit zur Kunst unserer Zeit ab und redete statt dessen von indezenter »barock naturalistischer Fleischlichkeit«. Es war das erste Mal, daß eines meiner Werke als unzeitgemäß eingestuft wurde. Von jetzt ab wurde dies der häufigste Vorwurf. Viele der kirchlichen Auftraggeber reagierten negativ. So schickte mir der Präsident des »Evangelischen Kirchenbautages« Söhngen seinen Vertreter, den Pastor Redlich, in meine Wohnung, um mir ins Gewissen zu reden, doch zu der alten vergeistigten religiösen Kunst zurückzukehren. Der Pastor gab sich redliche Mühe, traf aber auf taube Ohren. Die Aufträge der evangelischen Kirche nahmen nun ab, da meine Arbeiten immer sinnlicher wurden, der Geschmack der Kirche aber der Zeit entsprechend immer abstrakter. Trotzdem hatte ich einen meiner wichtigsten kirchlichen Aufträge, eben das Hauptportal von St. Jakobi in Hamburg, noch vor mir.

Das war ungefähr der Stand, als Rainer Schell mir den Auftrag für die Göttinger Stadthalle gab. Der Architekt und die Stadtväter von Göttingen dachten dabei vermutlich an meine Stuttgarter und Pforzheimer Kirchenportale, also an nachexpressionistische Skulptur. Unzweifelhaft hatte dieses Stadthallenrelief auch wichtige Wurzeln in meinen Kirchentüren aus der Zeit vor 1960.

In den Jahren 1957 und 1958 hatte ich nämlich kurz hintereinander die Wettbewerbe um das »Apostel-Portal« der Stiftskirche in Stuttgart, der Bischofskirche dieser Stadt, und um das Hauptportal der gotischen Michaeliskirche in Pforzheim gewonnen. Nach Meinung beider Jurys hatte ich als einziger Entwürfe vorgelegt, die aus einer einheitlichen, die ganze Fläche erfassenden Idee entstanden waren, während die anderen nur einzelne Motive additiv auf den Türen verteilt hätten. Meine Kompositionsmethoden bestanden im wesentlichen aus den Prinzipien der »Streuung« und der »Vergrößerung und Verkleinerung«.

So unglaubhaft es klingt: An deutschen Kunstakademien wurde Bildkomposition schon in den fünfziger Jahren nicht mehr gelehrt – jedenfalls nicht systematisch, sondern allenfalls intuitiv –, auch nicht in der Klasse Daudert/Brachert an der Kunstakademie in Stuttgart. Jeder Student war mehr oder weniger Autodidakt. Wer es nicht schaffte, sich selbst Bildhauerei beizubringen, wurde halbabstrakter Kunstgewerbler oder Hochstapler. Auch so bekannte Bildhauer wie Mataré hatten keine zusammenhängende Lehre mehr anzubieten.

Bei Daudert modellierten wir stehende, sitzende oder liegende Figuren, wozu unser Lehrer allenfalls Geschmackliches, aber niemals Grundsätzliches zu sagen hatte. Es war höchstens eine Einführung in die Kunst des Reliefs, als wir eine Platte mit einer Stehenden und einer Sitzenden in der Art griechischer Grabstelen entwerfen sollten. Natürlich lernten wir so einiges über die reliefartige Verformung von Volumen und über Richtungen – auch Atmosphärisches –, aber Grundlegendes über Flächenkomposition hörten wir nie.

Es gibt aber zwei von Grund auf verschiedene Möglichkeiten, eine Fläche zu komponieren. Man kann eine Fläche durch übergeordnete geometrische Gestalten wie Rechteck, Dreieck, Kreis oder Ellipse gliedern – das hat sich sogar bis zu den Kunsthistorikern durchgesprochen – oder sie auch mit dem entgegengesetzten Prinzip organisieren, mit dem gelenkten Zufall:

Kippen wir eine Handvoll Erbsen auf eine Fläche, so rollen sie auseinander und bleiben schließlich liegen. Ihre Lage bildet für uns den Vorgang des Auskippens und Auseinanderrollens auch dann ab, wenn sie zur Ruhe gekommen sind: Haben wir die Erbsen vorsichtig auf die Fläche gekippt, so wird der größte Teil von ihnen gleich in der Mitte liegengeblieben sein, während nur einige an die Ränder gerollt sind. Wurden sie schwungvoll auf die Fläche geschüttet, bleibt die Mitte ziemlich leer, und die meisten Erbsen kommen erst an den Rändern zur Ruhe. Aus der dichteren und lockereren Verteilung können wir die Entstehung der »Streuung« ablesen. Sie bildet einen dynamischen Prozeß ab. Sie ist das Kompositionsprinzip der Natur. So wachsen die Pflanzen in der Landschaft, wenn Menschen nicht eingreifen, und so verteilen sich Lebewesen in der Herde.

Die auf die Fläche gestreuten Erbsen sind ungefähr gleich groß. Wir erkennen den dynamischen Prozeß nur an den verschiedenen Abständen, an der »Verdichtung und Lockerung«. Verändern wir nun auch noch die Größe der Elemente, so werden dynamische Vorgänge und Richtungen noch deutlicher. Das alles habe ich in meinem 1975 in erster Auflage erschienenen Buch »Gestalt, Bewegung, Farbe«* ausführlich beschrieben.

Die Figurenmassen auf dem Stiftskirchenportal habe ich in »Verdichtung und Lockerung«, »Vergrößerung und Verkleinerung« und mit den geometrischen Gestalten von Rechteck und Kreis komponiert. Außerdem hatte ich lineare Elemente und plastische Volumen kubisch reduziert gegeneinandergesetzt.

Die ersten Anregungen, mich mit dem Kompositionsprinzip der »Streuung« auseinanderzusetzen, hatte ich eigentlich aus dem Feindeslager bekommen: Als ich 1953 Lehrling der Werkstätte für Bronzeguß an der Stuttgarter Akademie war, trafen sich dort alle, um zu gießen, »Gegenständliche« und »Abstrakte«. Für letztere gab es an dieser Schule eigentlich nur einen Gott: Willi Baumeister. Zu ihm pilgerten sie aus allen Klassen zur Korrektur – Maler, Bildhauer und Grafiker. Es gab einen Tag in der Woche, an dem jeder Student der Akademie Willi Baumeister seine Werke vorstellen durfte. Er besprach sie im Kreise seiner Schüler. Natürlich gingen wir, die wenigen »Gegenständlichen«,

* Weber, Jürgen: »Gestalt, Bewegung, Farbe«, Westermann, Braunschweig, Henschel, Ostberlin, 1. Aufl. 1975, 3. Aufl. 1984

niemals dorthin. Baumeister lehnten wir schließlich ab. Trotzdem freundete ich mich in der Bronzegießerei mit Otto Herbert Hajek an, der bei uns viel gießen ließ. Seine ersten über die Stuttgarter Region hinaus bekannt gewordenen Arbeiten, die sogenannten »Raumknoten«, habe ich mit meinem Meister Heinzel zusammen gegossen. Sie waren ganz eindeutig aus den Korrekturen bei Willi Baumeister entstanden. Baumeister lehrte das Prinzip der »Streuung«. Er setzte seine »Streuungen« aus abstrakten Gebilden, Klecksen und Flecken verschiedener Größen zusammen, kombiniert mit Linien. Über Hajek, der bei uns in der Gießerei massenweise Tabernakel für die neu erbauten katholischen Flüchtlingskirchen gießen ließ, lernte ich dieses Prinzip zuerst kennen.

Er brachte meistens drei oder vier Wachsreliefs, die wir für ihn in Bronze gießen sollten, um mit ihnen einen kleinen viereckigen Stahltresor zu verkleiden. Diese Bronzereliefs überzog Hajek mit einer lockeren Abfolge seiner spekulatiusähnlichen Menschen oder mit einer eher tapetenhaften »Reihung« von stark geometrisierten Ähren oder Weintrauben. Später entwickelte er daraus, auch unter dem Einfluß von Baumeister, dreidimensionale Gebilde in kontrastreicherer Verdichtung und Lockerung, die meistens Kakteen ähnlich sahen, die sogenannten »Raumknoten«. Nun erinnere ich mich, wie Hajek bei einem Gespräch über einen Wettbewerb zu mir sagte: »Ich brauche Elemente, die sich streuen lassen.« Das war für mich ein Signalsatz. Schlagartig wurde mir klar, daß die »Streuung« ein natürliches Kompositionsprinzip war und in Verbindung mit Vergrößerung und Verkleinerung Vorgänge des Wachsens, des Sichausbreitens, des Schwebens und so weiter darstellen konnte. Ich wandte also dieses System auf meine figürlichen und gegenständlichen Darstellungen an und kam so unter anderem zu meinen Entwürfen für die Stiftskirche in Stuttgart und die Schloßkirche in Pforzheim. Die Komposition dieser Portale hatte eine Quelle in der Klasse von Willi Baumeister, obwohl ich nie dort gewesen bin.

Das waren ungefähr meine Voraussetzungen für Göttingen, außerdem hatte sich in Rom meine Auffassung von figürlichem Volumen völlig geändert. Aber es kommt noch etwas hinzu: Anfang 1961, kurz vor meinem Umzug nach Braunschweig, besuchte ich den Bildhauer Elmar Hillebrand in Köln. Auf ihn war ich in Rom gestoßen, wo er für den Vatikan im Campo Santo teutoniko ein kleines Bronzeportal geschaffen hatte, das mir in seiner freien plastischen Form und seiner originellen Komposition ausnehmend gut gefiel. Elmar Hillebrand – ein Mataré-Schüler – wohnte am Rheinufer in einem Haus mit sechs Kindern, deren Hausschuhe im Flur, der Größe nach geordnet wie die Orgelpfeifen, standen. Wir unterhielten uns dort lange, verstanden uns von Anfang an gut und sprachen über unsere Lehrer und auch darüber, wie wenig wir von ihnen gelernt hätten. Aber Elmar Hillebrand widersprach in einem Punkt: Mataré hätte ihm die grundlegende Erkenntnis für das Relief vermittelt, daß die Hauptflächen der Figuren oder der Ornamentformen gegeneinander »gedreht« werden müßten, um einen räumlichen Zusammenhang zu schaffen. Nicht parallel und starr, sondern bewegt in verschiedenen Winkeln zueinander müßten sie aufeinander antworten.

Ohne viele Worte verstand ich, daß die räumliche Drehung der Flächen ein Grundprinzip jeder Komposition sei. Jetzt wußte ich auch, warum ich mit den Massendarstellungen auf dem Stiftskirchenportal trotz Verdichtung und Lokkerung und Vergrößerung und Verkleinerung so viele Probleme gehabt hatte. Ich hatte die Figuren in ihren Hauptflächen nicht genügend gegeneinander gedreht, sondern zu viele flächenparallel, also ölsardinenartig, zueinander geordnet. Das war »unräumlich« und deswegen zusammenhanglos. Selbstverständlich war ich intuitiv immer wieder auf das Prinzip der gedrehten Flächen gestoßen, aber rational hatte ich es mir nicht klargemacht, es nicht systematisch als durchgehendes Ordnungsprinzip angewandt. Es war eine neue Erkenntnis, die ich nun bei den Massendarstellungen des Stadtlebens in Göttingen ebenfalls verarbeiten wollte.

Schon aus den Werken der Hochrenaissance hatte ich gelernt, daß Figuren, Landschaften oder Architektur, zu geometrischen Gestalten wie Rechteck, Dreieck oder Kreis zusammengebaut, Bildkompositionen klassischer Ruhe und repräsentativer Erhabenheit ergeben können. Aber auch in den Werken des Spätimpressionismus und des Kubismus, die fast unverhüllt aus geometrischen Gestalten bestehen, ist mir dieses Kompositionsprinzip begegnet. Die Prinzipien der Streuung und der gedrehten Flächen dagegen sind mir erst durch Arbeiten oder Künstler nach dem Zweiten Weltkrieg klargeworden, obwohl zum Beispiel eines der großartigsten Gemälde der Weltgeschichte, das »Jüngste Gericht« von Michelangelo, in erster Linie nach diesen Prinzipien komponiert ist und auch fast alle ihm nachfolgenden barocken Deckengemälde. Die gedrehten Flächen hätte ich schon bei der Betrachtung der klassischen und späthellenistischen Reliefs der Antike finden können, in der europäischen Malerei müßte ich spätestens seit Giotto darauf gestoßen sein. Aber das alles habe ich merkwürdigerweise nicht durch die großartigen komplexen Werke der Vergangenheit gelernt, sondern erst durch die laborhaft-einschichtigen, eher dürren Arbeiten der Moderne.

Obszöne Kunst in Göttingen

So setzte ich die fast quadratische Fläche (drei Meter zehn auf drei Meter fünfzig) des Göttinger Reliefs aus perspektivisch verformten Kuben und geometrischen Flächen zusammen, die im optischen Zentrum oberhalb der Mitte klein begannen und sich zu den Rändern des Reliefs und ganz besonders nach unten hin stark vergrößerten. Dadurch entsteht der Eindruck von Expansion. Die zentrische Anordnung sich vergrößernder Rechtecke hatte ich zum erstenmal bewußt bei Klee (»blooming« und anderen Bildern) wahrgenommen. Außerdem bilden sich zwischen den Kuben und den gedrehten Flächen Räume und Schluchten, aus denen die Gruppen der Menschenmassen hervorzukommen scheinen oder in denen sie sich aufhalten.

Die gegeneinander gedrehten Flächen der Figuren versteht der Betrachter als Handlungen. Unterschiedlich dicht gedrängt scheinen die Menschen sich einander zu- oder voneinander abzuwenden und miteinander zu sprechen oder zu streiten. Die Anwendung dieser rein formalen Methoden auf menschliche Figuren ergibt schon eine Art von Drama, welches nun mit bestimmten erzählerischen Details konkretisiert werden kann.

Neben Verkleinerung und Vergrößerung von Kuben und Figuren, Verdichtung und Lockerung und den gedrehten Flächen werden auch alle möglichen Haupt- und Nebenrichtungen durchgespielt, die zur Ordnung von Figurengruppen geeignet sind.

Außerdem wollte ich in diesem Bild städtischen Lebens den »einzelnen«, die »zwei«, die »kleine Gruppe« und die »große Masse« zeigen. So ergab sich die Handlung – das eigentlich Erzählerische – aus diesen Vorstellungen. Aus der überlebensgroßen horizontalen lockeren Gruppe wurde ein Liebespaar in nächtlicher Umschlingung. Die kleinen Gruppen auf den Balustraden und Terrassen scheinen zu flanieren. Der »einzelne« brütet in seinem kleinen Kubus vor sich hin – im Gegensatz zur großen um ihn wogenden Masse. Mit Ausnahme der kleinen Figuren oben auf den Balustraden sind alle nackt.

Göttingen war eine deutliche Vorstufe zu den beiden Amerika-Reliefs. Was ich mir für Göttingen an Wissen noch erarbeiten mußte, habe ich in den zwei Jahre später begonnenen Amerika-Reliefs schon wesentlich souveräner gelöst.

Diese Skulptur war in der damaligen Kunstlandschaft nachexpressionistisch stilisierter Plastik, abstrakter Kunst und tachistischer Malerei so provozierend, daß der erste Kunstskandal meines Lebens mit der öffentlichen Aufstellung an der Stadthalle programmiert war. Es blieb aber auch fast der einzige, bei dem die Presse auf meiner Seite stand.

Da ich nur wenig Zeit hatte – 1962 erhielt ich den Auftrag, im Sommer 1964 wurde die Stadthalle bereits eröffnet –, konnte ich das Relief erst einen Tag vor der Einweihung liefern. Die Stadtväter hatten darauf verzichtet, es vorher zu besichtigen, so kannte die Arbeit außer Rainer Schell und mir niemand.

Gleichzeitig mit meinem Relief wurde im Studentendorf der Universität eine abstrakte Stahlplastik von Hauser aufgestellt, die bei den Studenten und der Bevölkerung schon damals auf Desinteresse stieß. Da ich aber für den Tag nach der Einweihung bereits einen Flug in die Ferien nach Korsika gebucht hatte, erfuhr ich als einer der letzten von den Aufregungen über mein Relief.

Es begann wohl mit einer Predigt des evangelischen Stadtsuperintendenten Achilles in der gegenüberliegenden Albani-Kirche. Dort soll er sich über den Sittenverfall empört und ausgerufen haben, es sei schon schlimm, daß man sich in der »altehrwürdigen Stadt Göttingen« einen derartig unanständigen Film wie »Das Schweigen« von Ingmar Bergman habe ansehen müssen, aber nun werde alles noch durch das Relief an der Stadthalle übertroffen. Die moralische Verrohung in Göttingen feiere Triumphe. Die Predigt muß so zündend gewesen sein, daß gleich zwei Leute Strafantrag beim Staatsanwalt in Hannover gegen mich stellten, ein Sittenpolizist und ein Theologiestudent. Außerdem brach eine Flut von Leserbriefen los, in denen Göttinger Bürger sich über die »Zurschaustellung von Sexualität« an der Stadthalle empörten, über die »häßlichen« Menschenfiguren eines kranken Künstlergehirns lamentierten oder einfach forderten, daß das Relief in das Städtische Museum abtransportiert werden solle, dessen Direktor Dr. Rabe es verteidigt hatte. Ein Herr Klatt forderte sogar, daß das Relief nur in einer »besonderen Abteilung eines Museums für einen ausgesuchten Publikumskreis« ausgestellt werden dürfe. Man schrieb von »Schweinereien« auf dem Relief und sorgte sich darüber, daß die Göttinger Kinder durch seinen Anblick sexuell verkommen könnten. Eine Margret Henriell – offensichtlich philosophisch vorgebildet – verstieg sich sogar dazu, in dem sich küssenden Paar links auf dem Relief den »Akt an sich« zu erkennen. Einmal auf der Spur von Koitusdarstellungen, sah man Liebesakte in jedem Paar. Man sprach von »obszöner Kunst« und empörte sich im Namen des »altehrwürdigen Göttingen«. Aber es gab natürlich auch Gegenstimmen. Der Museumsdirektor Rabe und mancher Bürger ergriffen Partei für das Relief und für mich und bezeichneten die moralische Empörung als bigott. Ein Göttinger Theologiestudent, der sich über das »moralinsaure Kunsturteil des Herrn Superintendenten Achilles« mokierte, schlug vor, das Stadthallen-Relief in »Achillesferse« umzubenennen. Wenige Tage später mußte er sich ebenso öffentlich in der Zeitung entschuldigen und die »Beleidigung« zurücknehmen: Superintendent Achilles war in der Prüfungskommission für das Theologie-Examen in Göttingen.

Dieser Streit wurde schnell über die Grenzen von Göttingen hinaus bekannt. Tagtäglich war das Relief von Massen von Besuchern umlagert, die zum Teil auch von weit her kamen. Der damalige Stadtbaumeister von Göttingen, Wiltenstein, wurde Zeuge, wie ein großer Mercedes mit Frankfurter Kennzeichen an der Stadthalle vorfuhr, vier fein angezogene Damen und Herren heraussprangen, sich das Relief ansahen und in den Ruf ausbrachen: »Und deswegen sind wir nach Göttingen gekommen?« Das Relief hatte ihre Erwartungen über sexeulle Aufklärung offensichtlich nicht erfüllt. Die »Zeit« schrieb am 25.9.1964: »Vorläufiges Ergebnis von Kanzeldonner und Bürgerzorn ist ein ständiger Pilgerstrom von Jung und Alt zur Stadthalle, wo man sich am unauffällig angebrachten Relief die Stadien der Gesellschaftsbildung einmal näher betrachten will...« Über das Relief und den Skandal wurde überall in der Bundesrepublik berichtet. Die »Welt«, die »FAZ«, die »Bild«-Zeitung unter der Schlagzeile »Zu nackt für Göttingen«, das Fernsehen kommentierte, die »Süddeutsche« und natürlich viele mittlere Tageszeitungen, wie zum Beispiel auch die »Braunschweiger«. Selbst Dr. Mersmann brachte einen fairen Artikel. Mein Kollege in der Architekturabteilung, Dieter Oesterlen, zu dieser Zeit mit einer Studentengruppe in England, las dort in einer Londoner Zeitung von dem »Skandal«. Die Presse nahm mein Relief fast einhellig in Schutz und mokierte sich über die »Spießer« in Göttingen. Nie mehr in meinem Leben ist mir eine solche Ehrung durch bundesdeutsche und ausländische Medien widerfahren. Woran lag dieser Presseerfolg?

Anfang der sechziger Jahre dominierten überall die Abstrakten, ganz besonders aber in den Feuilletons der großen Zeitungen. Obwohl meinem figürlichen Relief sicher mehr formale Erfindung zugrunde lag als den meisten in der Gegend herumstehenden abstrakten Gebilden, entsprach es auf keinen

Fall dem Avantgarde-Klischee der deutschen Feuilletons, im Gegenteil, hier hätte es eigentlich auf Ablehnung stoßen müssen. Aber was viele Bürger in Göttingen empörte, die angeblichen sexuellen Freizügigkeiten der Darstellung, fand das Wohlgefallen der Journalisten. Die sexuelle Emanzipation hatte durch die Einführung der Pille gewaltigen Auftrieb erhalten. Herr Kolle berichtete in verschiedenen Medien in kochbuchhafter Trockenheit über sexuelle Praktiken. Ich hatte mit diesem Relief gegen ein noch weitverbreitetes Tabu verstoßen, mich also als »Avantgarde« der sexuellen Emanzipation erwiesen und somit den unter Journalisten schon fast zwanghaften Fortschrittstrends entsprochen. Darum fand ich ihr Wohlgefallen. Das, was viele Bürger empörte, sicherte mir den Schutz durch die Zeitungen. Um Unterstützung zu finden, muß ein Kunstwerk auf der thematischen oder der formalen Ebene den jeweiligen Avantgarde-Klischees des Journalismus entsprechen. Hätte ich auf dieser sexuellen Welle weitergemacht, wäre mir der Medienerfolg treu geblieben.

Formal hatte ich aus den Erfahrungen der historischen und der modernen Kunst gelernt und etwas Neues geschaffen, wobei es mir gleichgültig war, ob das in die gegenwärtige Kunstlandschaft paßte oder nicht; »modern« oder »nicht zeitgemäß«, es war mir egal. Ich war der so eifrig auf Kunstakademien gehegten Tabus, was ein moderner Künstler alles nicht tun oder nicht darstellen dürfe, total überdrüssig. So hatte ich zum Beispiel auf meinem Relief deutlich erzählerische Motive gebracht – durch Verdichtung und Lockerung, gedrehte Flächen und Richtungsänderungen. Es war damals aber bei uns ein ungeschriebenes Gesetz, daß in der bildenden Kunst nicht »erzählt« werden dürfe, daß Plastik »statisch« sein müsse. Ich fand inzwischen alle Stilvorstellungen lächerlich.

Kunstzeitschriften haben über das Göttinger Relief kaum berichtet, weil es als »gegenständliche Kunst am Bau« zweifach nicht zur Kunst gehörte. Nur das linke Kunstheft »tendenzen« in München brachte auch damals schon regelmäßig Berichte über realistische Kunst im deutschsprachigen Raum, unabhängig von der politischen Einstellung der Urheber. So haben die »tendenzen« den ersten Bericht über den »Marsyas« von Hrdlicka gedruckt, wie sie kurze Zeit später einen Artikel über mein Göttinger Relief und meine anderen früheren Arbeiten herausbrachten. Der Münchner Journalist Müller-Mehlis war der Autor. Da die »tendenzen« auch in der DDR verkauft wurden, gab es dort bald ein Publikum, das die realistische Kunstszene in der Bundesrepublik wesentlich besser kannte als die entsprechenden Leute hier.

7. Der heimliche Kulturaustausch mit der DDR

Deswegen haben 1966 Willi Sitte, der inzwischen zum Vizepräsidenten des »Verbandes Bildender Künstler« in der DDR gewählt worden war, und Hermann Raum, damaliger Direktor des Museums Moritzburg, die Redaktion von »tendenzen« gebeten, eine kleine Ausstellung realistischer Kunst der BRD zusammenzustellen. Sie sollte in Halle gezeigt werden. Die Kunstzeitschrift »tendenzen« war ursprünglich durch den Zusammenschluß einiger linker Künstler in München entstanden, die als Alternative zu den abstrakten Kunstzeitschriften ein realistisch orientiertes Kunstblatt herausbringen wollten. Der Kern der Ausstellung bestand aus dieser Gruppe. Fast alle Hinzugeladenen, zu denen auch ich gehörte, waren Bürgerliche.

Ich habe damals viele Freundschaften mit Künstlern in der DDR geschlossen. Zuallererst mit Willi Sitte, dann mit dem Bildhauer Bernd Göbel und seinem Lehrer Gerhard Lichtenfeld, mit dem Kunsthistoriker Hermann Raum, Bernhard Heisig und vielen anderen. Nach der Eröffnung der Ausstellung feierten wir die ganze Nacht im Atelier von Willi Sitte. Ein Münchener Bildhauer trug sehr gekonnt politische Songs zur Gitarre vor. Das war damals noch nicht allgemein Mode. Im wesentlichen benutzten wir die Nacht, einander kennenzulernen. Wir sprachen über Kunst und Politik. Willi Sitte zeigte seine neuesten Werke, die schönen erotischen Zeichnungen, bewundernswert in der Sicherheit des Tuschestriches, und das Gemälde »Höllensturz«, an dem er noch arbeitete und das eine Diskussion zwischen ihm und mir über Stalin auslöste. Ich schlug ihm vor, auch Stalin unter die »Verdammten« aufzunehmen, Chruschtschow hatte gerade am Bild Stalins gerüttelt.

Es war eine Zeit des Aufbruchs und der Reformen in der Kunstszene der DDR. Willi Sitte, der direkt nach dem Krieg mit seiner Malerei Picasso, Braque und Léger gefolgt war, ist in den fünfziger Jahren in der DDR mit seinen Arbeiten keineswegs auf Begeisterung gestoßen, obwohl er als Altkommunist – er hatte im Krieg auf der Seite der italienischen Partisanen gegen die deutschen Heere gekämpft – von der Partei geachtet wurde. Aber seine Malereien paßten nicht in die erste (sowjetische) Phase des »sozialistischen Realismus«. So hatte man ihn als künstlerischen Lehrer in die Teppichweberei auf die Burg Giebichenstein abgeschoben, ihm nicht eine Malerklasse wie dem Leipziger Bernhard Heisig anvertraut. Mitte der sechziger Jahre änderte sich die Situation. Zum Vizepräsidenten des »Verbandes« gewählt und als Altkommunist politisch unverdächtig, diplomatisch begabt, konnte er eine Liberalisierung der bildenden Kunst in der DDR durchsetzen, die vermutlich sonst niemand anderes erreicht hätte. Auch unsere kleine Ausstellung war ein Beitrag dazu. Der sozialistische Realismus der DDR öffnete sich erstmalig zur westlichen gegenständlichen Kunst.

Trotzdem hatte die SED am Morgen nach der Eröffnung eine politische Diskussion angesetzt. Wir mußte einen Vortrag »Ost und West« über uns ergehen lassen, der mir äußerst tendenziös zu sein schien. Die Künstler aus beiden deutschen Staaten – erst morgens zwischen vier und sechs ins Bett gekommen – hingen müde in den Stühlen und reagierten nicht. Ich protestierte, versuchte aber, nicht unnötig zu verletzen. Fast eine halbe Stunde ging die Rede zwischen dem Referenten und mir hin und her, niemand beteiligte sich. Schließlich rief Willi Sitte: »Herr Weber, Sie haben diese Nacht wohl von uns allen am besten überstanden.« In Wahrheit hatte ich rasende Kopfschmerzen von dem vielen Alkohol. Als Endergebnis revidierte der Referent einen Teil seiner Thesen. Wir kamen zu einem Kompromiß. Aus irgendeinem Grunde waren auch etliche Ausländer bei Vortrag und Diskussion anwesend. Eine amerikanische Journalistin gratulierte mir hinterher zu der »erfolgreichen Diskussion«. Ich hätte eine andere Meinung aufgebaut, ohne zu verletzen und »ohne die Tür zuzuschlagen«. Ich war in den folgenden zwanzig Jahren oft in der DDR, eine solche Diskussion ist nie wiederholt worden. Die Künstlertreffen sind von da ab ohne politisches Beiwerk abgelaufen.

In die Bundesrepublik zurückgekommen, hatten wir eine Künstler-Wirklichkeit in der DDR kennengelernt, von der nie berichtet wurde. Über unsere Ausstellung in Halle ist in der westdeutschen Presse kein Sterbenswörtchen erschienen. Auch in der DDR hat die dortige Presse – meiner Erinnerung nach – mit großer Zurückhaltung auf diese erste halboffizielle Begegnung zwischen Künstlern der BRD und der DDR reagiert. Die Liberalisierung im »Verband der Bildenden Künstler« der DDR war der politischen Entwicklung weit voraus. Ohne »Kulturabkommen« hatten wir in aller Stille Kulturpolitik gemacht, von den westdeutschen Medien und der Öffentlichkeit nicht nur übersehen, sondern auch zehn Jahre später noch verleumdet.

Wenn auch die nächste Ausstellung westdeutscher Realisten in der DDR zehn Jahre auf sich warten lassen mußte, so hatten sich doch in der Zwischenzeit rege kulturelle Beziehungen zwischen einigen Künstlern hier und dort entwickelt. Ich hielt fast regelmäßig Vorträge an der Hochschule für Gestaltung in Halle, gelegentlich beim Verband in Ost-Berlin, in Dresden und an der Hochschule für Druckgrafik in Leipzig, deren Rektor in den siebziger Jahren Bernhard Heisig war. Ich sprach über meine Kunsttheorie, also über das, was ich 1975 mit dem Buch »Gestalt, Bewegung, Farbe« veröffentlicht habe.

Meine Vorträge über »anschauliches Denken« kamen aber bei den Studenten nicht immer so an, wie ich gehofft hatte, ganz besonders nicht in Leipzig, im Gegenteil, dort war ich die große Enttäuschung, wie ich später erfahren mußte: Die Kinderbuchmaler Margret und Rolf Rettich waren unmittelbar nach meinem Vortrag ebenfalls nach Leipzig gereist, von wo sie Anfang der fünfziger Jahre gekommen waren, und hatten mit den Künstlern und Studenten dort über meinen Vortrag gesprochen. Schließlich war es einer der ersten Vorträge eines westlichen Redners gewesen. Aber die Studenten hatte vor allem Modisches interessiert. Tagelang vorher sollen sie darüber philosophiert haben, was ich wohl anhaben würde, irgendeine verrückte westliche Kluft? Sie hatten aus ihren Schränken die letzten Fetzen herausgesucht, um sich »westlich« zu kostümieren, um mir dadurch ihre Gesinnung zu signalisieren, was ich aber nicht kapiert habe. Anstatt ausgeflippt angezogen zu sein, war ich mit einer Cordhose und einer Lederjacke gekommen, wie die meisten Künstler in der DDR. Kaum hatte ich den Hörsaal betreten, war das Interesse auch schon erloschen. Meine Theorie vom anschaulichen Denken jedenfalls interessierte die jungen Künstler nicht so wie Willi Sitte, dem ich schon nach unserem ersten Zusammentreffen 1966 in Halle regelmäßig die neuen Manuskripte meiner sich weiterentwickelnden Theorie zugesandt hatte.

So war es dann auch kein Wunder, daß Willi Sitte 1975, als mein Buch »Gestalt, Bewegung, Farbe; Kunst und anschauliches Denken«* erschienen war, das Außenhandelsbüro der DDR dazu überreden konnte, bei Westermann zweitausend Exemplare dieses Buches für die DDR mit dem Impressum des Henschel-Verlages, Ost-Berlin, zu bestellen. Das Buch erschien also fast gleichzeitig für die Bundesrepublik bei Westermann und für die DDR im Henschel-Verlag, damals sicherlich ein ungewöhnlicher Vorgang. Bei der zweiten Auflage wurde ebenso verfahren, während die dritte Auflage, im Henschel-Verlag in Ost-Berlin gedruckt, in der Bundesrepublik mit dem Impressum »Westermann-Verlag« ausgeliefert wurde. Hier bei uns wurde von diesem Doppelerscheinen kaum etwas bekannt. Das Buch war in der DDR jedesmal sofort vergriffen. Die Kunststudenten interessierten sich nun doch für meine Theorien.

Durch meine vielen Kontakte zu DDR-Künstlern verfestigte sich im Westen bald mein Ruf, ein »Kommunist« zu sein. In der DDR glaubte das niemand. Auch der bundesrepublikanischen Grenzpolizei waren wohl meine häufigen Reisen in die DDR aufgefallen. Ich erinnere mich, wie einer unserer Polizisten nach der Paßkontrolle den Fotoapparat hob und mein Auto samt Nummer von hinten fotografierte. Ich hielt sofort an, sprang heraus und fragte ihn: »Was haben Sie eben fotografiert?« »Ach, nur die Baustelle«, sagte er. Eine Baustelle aber war weit und breit nicht zu sehen.

So wurde dann auch unsere zweite, zehn Jahre später zusammengestellte Realistenausstellung 1976 in der DDR in Karl-Marx-Stadt (heute wieder Chemnitz), Weimar und Ost-Berlin vom ZDF ebenso wie von der ARD in der Tagesschau als »kommunistische Klassenkampfausstellung« verleumdet.

Schon im Vorfeld dieser Ausstellung hatte es heftige Auseinandersetzungen gegeben. Wieder hatten die »tendenzen« wegen des fehlenden Kulturabkommens die Ausstellung zusammengestellt, diesmal fast alle wichtigen realistischen Künstler der Bundesrepublik. Otto Herbert Hajek, der damalige Präsident des Deutschen Künstlerbundes, hatte von diesen Plänen Wind bekommen und sich vergeblich an Willi Sitte mit der Bitte gewandt, diese Ausstellung durch den Deutschen Künstlerbund ausrichten zu lassen. Willi wußte wohl, wie wenige realistische Künstler dann gezeigt worden wären.

Gleichzeitig lief nämlich 1976 im neu erbauten Pavillon der »Ständigen Ver-

* Weber, Jürgen: »Gestalt, Bewegung, Farbe; Kunst und anschauliches Denken«, Westermann, 1. Aufl. 1975, 3. Aufl. 1984

tretung« der Bundesrepublik in Ost-Berlin eine Ausstellung bundesrepublikanischer Kunst, die unter dreißig Malern und Bildhauern nur zwei Künstler zeigte, die sich in irgendeiner Weise mit dem »Gegenstand« befaßten. Es waren Antes und Willikens, also nicht gerade Realisten. Alle anderen waren völlig abstrakt. Hätte Hajek nun auch noch diese Ausstellung arrangiert, wäre ein Bild abstrakter Einöde entstanden. Die gleichen Maler und Bildhauer, die in den Kunstvereinen und Museen, in allen öffentlichen Ausstellungsinstituten der Bundesrepublik damals gesponsert und gezeigt wurden, hätten das bekannte Bild westlicher Salonkunst ergeben. Sitte aber wollte realistische Künstler der Bundesrepublik kennenlernen und ihnen außerdem eine Gelegenheit zur Ausstellung geben. Schließlich wurden wir Realisten in »unserem« Deutschland ja nicht zu den Künstlern gezählt. Das bestätigte auch Hajek bei der Eröffnung im Pavillon der BRD-Vertretung in Ost-Berlin, als er behauptete, mit dieser Realistenausstellung in Karl-Marx-Stadt habe die DDR eine große Chance vertan, »bundesrepublikanische Kunst in der DDR« bekannt zu machen. In diesem Sinne waren wohl auch die westdeutschen Medien informiert worden.

ARD und ZDF hatten zwei Journalisten namens Lehmann und Wiessner zur Eröffnung der Ausstellung nach Karl-Marx-Stadt geschickt. Ich war von Sitte gebeten worden, die Eröffnungsrede zu halten. Er selbst verwies mit einigen einführenden Worten darauf, daß die realistischen Künstler in der Bundesrepublik kaum eine Möglichkeit hätten, ihre Werke öffentlich zu zeigen, sie aber nach seiner Meinung die eigentlichen »Progressiven« seien. In dem Moment, als ich das Rednerpult betrat, um die Rede zur Eröffnung zu halten, schalteten die beiden Fernsehteams ihre Apparate ab und verschwanden unter Getöse. Auf keinen Fall wollten sie hören, was wir westdeutschen Verräter uns bei der Ausstellung gedacht hatten. So konnte dann Herr Lehmann in der »Tagesschau« der ARD berichten, daß nur Horst Janssen und HAP Grieshaber unter den Ausstellern in Karl-Marx-Stadt »bürgerlich« seien und deshalb »wie Außenseiter im Hinterzimmer« plaziert worden seien.

Ausgerechnet HAP Grieshaber aber war nun im Gegensatz zu mir mindestens bis in die fünfziger Jahre Kommunist gewesen. 1946 war seine erste Frau die Vertreterin der KPD in der Entnazifizierungskommission in Tübingen. Ich weiß das von meinem Vater, der als »Parteiloser« ebenfalls dieser Kommission angehört hatte. Als ich 1947/48 bei Grieshaber auf der Achalm in Reutlingen Holzschneiden lernte, gehörte das Ehepaar noch dieser Partei an. Aber als spätexpressionistischer Holzschneider lag er – wie schon gesagt – in einem bei uns »zugelassenen« Trend der Zeit, aus dem sich die sogenannte Neue Figuration mit Antes und später die Neuen Wilden entwickelt haben sollen. So war Grieshaber den Medien genehm und wurde deswegen nicht als Kommunist geführt, während ich als Vertreter einer naturnäheren Kunst eben Kommunist sein mußte, um ins Bild zu passen. Übrigens war das »Hinterzimmer« einer der beiden Eingangsräume der Ausstellung, die zwei Eingänge hatte.

Herr Lehmann sagte weiter, daß sich die »tendenzen« bei der Organisation der Ausstellung auf Künstler beschränkt hätten, deren »politische, künstlerische und kunstgeschichtliche Heimat die DDR« sei. Wir wurden also erst einmal geistig aus der BRD ausgebürgert: So einfach war das! War der Unterschied zur SED-Presse in diesem Punkt wirklich so groß, die für die Ausbürgerung andersdenkender Künstler aus der DDR eingetreten ist? Vielleicht doch nur graduell? Vor dem Millionenpublikum der »Tagesschau« hatte man uns politisch und künstlerisch in die Honecker-Diktatur abgeschoben. Man wird verstehen, daß mir die von der ARD stundenlang ausgestrahlte Entrüstung über die Ausbürgerung von Biermann ziemlich bigott vorgekommen ist. Aber schließlich war das ja noch harmlos: Auch das höchste bundesdeutsche Gericht in Karlsruhe sollte bald entscheiden, daß jedermann in der BRD mich wegen meiner öffentlich geäußerten Ansichten über unseren Kunstbetrieb auch in aller Öffentlichkeit als »Nazi« beschimpfen dürfe. Ob die bei uns erlaubte Meinungsfreiheit vielleicht doch Grenzen hat? Vielleicht darf man mich nach diesem Buch als Obernazi beschimpfen?

Am Schluß empörte sich Lehmann dann noch über die Unterstellung Willi Sittes, daß es in der Bundesrepublik »offiziell zugelassene und offiziell nicht geduldete Kunstrichtungen« gebe. Er unterstellte Willi Sitte ein Denkschema, das auf eigenen DDR-Erfahrungen beruhe. – Nun, auf unseren BRD-Erfahrungen beruhte es auch, und die Verleumdungen der ARD bestätigten es. Man möge die Ausstellungen der sechziger und siebziger Jahre einmal zusammenzählen, die in deutschen Kunstvereinen, Museen und Kunsthallen realistischen Künstlern gewidmet waren. Natürlich entscheidet bei uns nicht »die Partei«, was Kunst ist. Es ist alles etwas komplizierter. Der Staat tritt lenkend nur hinter den Kulissen auf: durch die Bundesbaudirektion bei der staatlichen Auftragsvergabe, durch die Masse der staatlichen Museumsdirektoren bei Ausstellungen und Ankäufen und durch manche abstrakte Künstler, die enge Beziehungen zu hohen Politikern haben, zum Beispiel durch den ehemaligen Präsidenten des Deutschen Künstlerbundes Hajek, der nacheinander »Freundschaften« mit Brandt, Ehmke, Baum, Späth, OB Rommel und anderen gepflegt hat. Unsere (meist abstrakte) Staatskunst wird vom Staat zwar versteckter, aber sehr wirkungsvoll gefördert! Auch die Ausstellung, die Botschafter Gaus in seinem neuen Pavillon 1976 arrangiert hatte, bezeugte das. Erst recht beweisen dies die Kunst im neuen Bundestagsgebäude in Bonn wie die mit großer Mehrheit aller Abgeordneten beschlossene Verpackung des Reichstagsgebäudes. In Berlin wird die Wilhelminische Staatsarchitektur und -kunst zur Überstaatskunst verpackt – und so zu einem Millionengeschäft für den Verpacker werden. Nicht nur verkauft Christo* seine sogenannten Entwürfe über Galerien und Kunstversandhäuser aufgrund der kostenlosen Bundestagswerbung teuer und in hohen Auflagen, sondern am Schluß werden wohl progressive deutsche VIPs** sich um das schicke Material für »Reichstagsvorhänge« in ihrem trauten Heim reißen.

* Weber, Jürgen: »Entmündigung der Künstler«, 3. Aufl. Köln 1987, S. 157 f.

** VIP = very important person(s). Die so bezeichneten Personen (z. B. Politiker und Vorstandsmitglieder von Banken und Industrie) haben international besondere Vorrechte, z. B. im Flugverkehr.

Herr Wiessner in der »heute«-Sendung im ZDF verstieg sich sogar zu der Behauptung, »die Ausstellung« zeige hauptsächlich »Arbeitslosigkeit« und das »angebliche Berufsverbot«. Sie sei völlig tendenziös gegen die Bundesrepublik gerichtet. Zum Beweis führte er dann das »Bild des Arbeitslosen« von Gerhard Bettermann an, verschwieg aber das Entstehungsjahr 1931. Das war tatsächlich das einzige Bild dieser Ausstellung, das sich mit diesem Thema befaßte. Es stammte aus der Inflationszeit der Weimarer Republik. Aber so genau nahmen es die Herren nicht, wenn sie uns als Kommunisten verteufeln und beweisen wollten, daß es sich bei dieser Ausstellung »nicht um Kunst, sondern um Klassenkampf« handele. Ich hatte zum Beispiel zu dieser »Klassenkampfausstellung« eine überlebensgroße Dionysos-Skulptur (Bronze) beigesteuert, ein zwei Meter zwanzig hohes und ein Meter sechzig breites Relief mit tanzenden nackten Liebespaaren und eine gut lebensgroße Steinfigur eines sitzenden Mannes mit dem Titel »Die große Verweigerung«, einem Begriff aus der Frankfurter Philosophenschule.

Zwölf Bildhauer mit achtundzwanzig Plastiken waren gezeigt worden und zweiundneunzig Maler und Graphiker mit zweiundsiebzig Bildern und siebenundachtzig Graphiken, also eine wirklich umfassende Ausstellung damaliger realistischer Kunst aus der Bundesrepublik. Außerdem waren zehn Künstler aus der Weimarer Zeit als Ursprung der jetzigen realistischen Kunst hinzugefügt worden, unter ihnen Karl Hubbuch, Gretel Haas-Gerber, Franz Frank, Gerhard Bettermann und andere. Bei uns ist bis 1992 keine ähnliche umfassende Ausstellung dieser Kunst gezeigt worden. Erst 1993 hat der Künstlersonderbund eine allerdings viel weniger gute Ausstellung hauptsächlich fotorealistischer gegenständlicher Kunst im Gropius-Bau in Berlin gezeigt. Viele realistische Künstler der Bundesrepublik haben sich damals in der DDR erst kennengelernt. Ich hatte diese verlogenen Fernsehbeiträge schon dort gehört. Willi Sitte sagte zu mir nur: »Jetzt weißt du, warum wir eure Reporter so lieben.«

Warum wir diese wichtige Ausstellung nicht anschließend in der BRD gezeigt haben? Weil wir ihre Bedeutung erst bei der Eröffnung begriffen haben. Nach Ende der Tournee wurden die Werke von der Transportgesellschaft der DDR wieder an die Künstler ausgeliefert. Woher hätten wir das Geld nehmen sollen, um sie alle wieder zusammenzuholen, wo wären uns Ausstellungsräume in einem zentralen Ort der Bundesrepublik zur Verfügung gestellt worden? Wir konnten doch im Management mit den Minimal- und Aktionskünstlern gar nicht mithalten! Wenn Hajek oder Graubner vier Wochen gearbeitet haben, haben sie ihre Jahresproduktion geschaffen. Um meine Kunst zu produzieren, arbeite ich fünfzig oder sechzig Stunden in der Woche, und zwar das ganze Jahr! Auch zum Managen braucht man Zeit.

Nachdem im westdeutschen Fernsehen derart unwahr über diese Ausstellung berichtet worden war, versuchte ich, die genauen Texte von den beiden Anstalten zu erhalten. Das wurde mir verweigert. Erst nach Einschaltung eines Rechtsanwaltes gelang es mir, wenigstens den Text des Herrn Lehmann von der ARD zu bekommen, vom ZDF haben wir den Text nie erhalten. Schließlich besorgte ich ihn mir über eine Stelle der DDR, die solche Texte mitschneidet. Meine Richtigstellungen wurden selbstverständlich abgelehnt. In meiner Eröffnungsrede habe ich nur vom »anschaulichen Denken« und unserem künstlerischen Anliegen gesprochen, sie enthielt kein parteipolitisches Wort.

Aber zurück in das Jahr 1966. Bei meinem ersten Besuch in Halle hatte ich Willi Sitte auch Fotos von dem damals fast vollendeten Hamburger Portal gezeigt. Er war außerordentlich beeindruckt und nannte dieses Portal ein »Meisterwerk«.

8. Das Hamburger Portal

Mein Stiftskirchenportal in Stuttgart war Ende der fünfziger Jahre in Kreisen »kirchlicher Kunst« ziemlich bekannt geworden. Die katholischen und evangelischen Kunstzeitschriften hatten es abgebildet, ebenso das Portal an der Michaelskirche in Pforzheim.

So wurde Gertrud Schiller, Leiterin des »Kirchlichen Kunstdienstes« in Hamburg, auf mich aufmerksam. Sie beriet die Hamburger Gemeinden bei Kirchenneubauten und schlug ihnen Architekten, Bildhauer und Maler vor. Dieses Büro war in der Bundesrepublik einzigartig, nur noch in West-Berlin gab es etwas ähnliches. 1957, während der »Kirchenbautagung« in Stuttgart, besuchte sie mich deswegen zusammen mit dem damaligen Präsidenten dieses Kongresses, dem Superintendenten Dr. Söhngen. Danach hat sie mir etliche Aufträge in Hamburger Kirchen vermittelt und mich unter anderem 1961 für das Hauptportal von St. Jakobi vorgeschlagen.

Die bei der Bombardierung Hamburgs zerstörte gotische Kirche war inzwischen mit ihren weiträumig und segelartig gespannten Gewölben originalgetreu wiederaufgebaut worden, nur bei den Turmhelmen waren die Architekten leider von der ursprünglichen Gestalt abgewichen. Auf Vorschlag von Frau Schiller hat außerdem der Maler Karl Krodel aus München anstelle der zerstörten gotischen Fenster neue Chorfenster geschaffen. Er hat diese Aufgabe maßstäblich und farblich einfühlsam gelöst. Krodel war sicher einer der besten Kirchenmaler der Nachkriegszeit, ist aber über den Rahmen der Kirchenkunst hinaus nicht bekannt geworden. Er war weit besser und origineller als der im offiziellen Salon der damaligen Zeit als Avantgardist gefeierte Fenstermaler Meistermann, der zum Beispiel den herrlichen Dom zu Limburg an der Lahn mit romanisierend-kitschigen Chorfenstern verunstaltet hat. Angesichts dieser Heiligenfiguren versteht man, daß Meistermann in der Regel abstrakt malte.

Also Ende 1961 – ich hatte gerade in Braunschweig den Lehrstuhl für Modellieren und Aktzeichnen übernommen –, bat mich die Gemeinde, das »Jakobus-Portal« zu entwerfen. Eigentlich war es merkwürdig, daß eine evangelische Kirche eine Heiligengeschichte auf ihrem Portal sehen wollte und nicht ein zentrales evangelisches Thema wie »Leben und Kreuzestod Christi« oder etwa die »Werke der Barmherzigkeit«. Aber die Jakobuskirchen – evangelische und katholische – haben eine starke Beziehung zu diesem Hauptheiligen des Mittelalters.

Jakobus, einer der drei Lieblingsjünger Jesu, vermutlich sein leiblicher Bruder, gehörte wie Andreas, Stephanus und Petrus zu den frühesten Märtyrern. Ostern 44 wurde er in Jerusalem ermordet. Die Reste seines Leichnams schenkte Justinian I. in der ersten Hälfte des 6. Jahrhunderts dem Kloster Raithu im Sinai. Als sich dann im 7. Jahrhundert der Islam über die arabischen Länder, Kleinasien und Afrika ausbreitete, wurde der Heilige nach Spanien in Sicherheit gebracht, wo er im 7. und 8. Jahrhundert anscheinend in Etappen auf dem Rückzug vor den Mauren schließlich im Nordwesten Spaniens – am Ende beider damaligen Welten – bei Compostela in Sicherheit gebracht worden ist. Phantasievolle und frei erfundene Legenden wie sie in der »Legenda Aurea« und dem »Liber Santi Jacobi« festgehalten sind, verwandelten dann diese Vorgänge bis zur Unkenntlichkeit. Santiago de Compostela wurde daraufhin vom 10. bis 15. Jahrhundert neben Rom zu dem berühmtesten Wallfahrtsort des Abendlandes, zu dem viele Millionen Gläubige aus ganz Europa pilgerten. Diese Pilgerströme vereinten Menschen aus aller Herren Länder im Gesang und Gebet – und ließen so den Gedanken des Abendlandes entstehen, das im Norden Spaniens auf das Morgenland stieß. Der Weg dorthin war beschwerlich, Räuber lauerten den Pilgern auf.* Deshalb waren die Jakobuskirchen an dieser gefährlichen Strecke auch Herbergen und Zufluchtstätten für die Wanderer, so auch St. Jakobus in Hamburg. Dort nämlich wurden die aus den nordischen Ländern kommenden Pilger untergebracht, verpflegt und für die Weiterreise ausgerüstet. Es ging also auch um die Geschichte dieser Kirche, wenn die evangelische Gemeinde eine Darstellung der Jakobusgeschichte auf ihrem Portal wünschte. Außerdem steht in dem barocken Sprenggiebel eine kleine Steinfigur des Pilgerheiligen.

In diesem steinernen Portalgewände aus dem frühen 18. Jahrhundert befand sich ursprünglich keine Bronzetür, sondern vermutlich eine geschnitzte Holztür. Sie muß aber einem der vielen Brände Hamburgs lange vor dem Zweiten Weltkrieg zum Opfer gefallen sein. Es gab nicht einmal Abbildungen. Mir schien es aber klar zu sein, daß die Unterteilung des Steingewändes in eine Pilasterzone mit Kapitellen und ein halbkreisförmiges Tympanon eine räumlich gegensätzliche Auffassung von Türfläche und Tympanon vorschrieb: Die ursprünglich geschnitzte Holztür dürfte ihren Anschlag in der Höhe der Kapitellzone gehabt haben, während das Tympanon darüber wahrscheinlich eine radial verglaste Fensteröffnung gewesen ist, vielleicht auch eine steinerne Muschel. Dem barocken Portalgewände konnte man deswegen nach meiner Meinung nur durch den Gegensatz zwischen relativ flachen Türflügeln und einem stark räumlich und zentral aufgebauten Tympanon gerecht werden.

Diesem Gegensatz mußte auch ein Unterschied in der Thematik entsprechen: Die einzelnen Episoden, in denen dieser Herrenjünger in den vier Evangelien eine Rolle spielt, haben aber relativ wenig Zusammenhang. Auch die »Legenda Aurea« des Mittelalters, in der die angebliche Überführungsgeschichte des Jakobus Major nach Santiago de Compostela erzählt wird, hatte mir in ihrer Naivität kaum etwas zu sagen, die Qumran-Rollen kannte ich noch nicht. Die Jakobusgeschichte kam also meines Erachtens als einziges Thema für eine heutige Tür nicht in Frage. Das Thema, um der Jakobusgeschichte einen Sinn zu geben, mußte ich erst finden. Dabei war der Kontrast zwischen Türfläche und Tympanon eine Hilfe:

Die Türflächen verwandelte ich in einen großen, sich über den Griffen öffnenden Vorhang, über dem im Tympanon der richtende Christus erscheint, mit apokalyptischen Tieren, Posaunenbläsern und den klugen und den törichten

* Hell, Vera und Hellmut: »Die große Wallfahrt des Mittelalters«, Wasmuth, Tübingen 1964

Jungfrauen. Diese radial und stark räumlich komponierte Szene steht im Kontrast zu dem relativ flachen Vorhang. Zwischen den vorspringenden Türgriffen wird in einer wieder stärker plastischen Darstellung des Erzengels Michael mit dem Drachen die Räumlichkeit des Tympanons und das apokalyptische Thema noch einmal aufgenommen. So wurde das Jüngste Gericht zum Hauptthema des Portals, vor dem sich der Weltenvorhang öffnet. Auf ihm modellierte ich die Jakobusgeschichte flach wie ein Textilmuster. Ich faßte sie also als Allegorie für das irdische Leben auf, das sich vor der letzten Realität des Jüngstes Tages öffnet. Damit hatte ich ein zentrales theologisches Thema für das Portal gefunden. Mit seinem Gegensatz zwischen irdischem Leben und Ewigkeit bot es inhaltlich genau den Kontrast, auf den ich mit dem Gegensatz Fläche/Raum antworten konnte. Außerdem ist der sich öffnende Vorhang ein Türmotiv: Er fordert den Besucher auf, einzutreten.

Für die Jakobusgeschichte wählte ich eine Folge von Feldern, auf denen ich in langen Bilderstreifen auf dem linken Türflügel die Szenen aus den Evangelien und rechts die aus der »Legenda Aurea« schilderte. Die kleinen Reliefs scheinen auf den Vorhang gestickt zu sein, und außerdem werden die Bildstreifen von oben nach unten gleichmäßig größer.

Da sich die figürlichen Darstellungen über die Röhrenfalten des schweren Teppichs hinwegziehen, ergeben sich Reliefflächen, die in verschiedenen Winkeln zueinander stehen. So kam eine eigenartige Raumwirkung zwischen den Szenen zustande. Das war für mich später auch ein Anstoß, die Amerika-Reliefs in Washington aus gedrehten Flächen zusammenzusetzen.

Weil Jakobus nicht nur ein Bruder, sondern auch ein Jünger Jesu war, auf ihn also das Christuswort »Ich will euch zu Menschenfischern machen« zutraf, habe ich den ganzen Vorhang zusätzlich als Fischernetz aufgefaßt: So fängt er oben unter dem Architrav als ein diagonal strukturiertes Netz an, geht dann in eine breite Leerfläche über und beginnt erst ungefähr in Augenhöhe mit einem schmalen Streifen von Fischen und Seegetier. Zwischen die sich nach unten verbreiternden Bildstreifen mit den Jakobusgeschichten habe ich jeweils schmale Bänder mit der Verbildlichung von Worten gezogen, die Jesus als Leitmotive an seine Jünger gerichtet hat. So besteht der zweite schmale Streifen aus Wölfen und Schafen: »Ich schicke euch wie die Schafe unter die Wölfe«, dann ein schmales Band mit Tauben und Schlangen: »Seid klug wie die Schlangen und ohne Falsch wie die Tauben«, usw. Durch diese Christusworte werden die Jakobusgeschichten zusammengefaßt, außerdem belebt der Gegensatz von schmalen und breiten Zonen das Bild. Mit den letzten beiden größten Szenen der Bildergeschichte auf dem rechten Türflügel unten kehrte ich in die Geschichte zurück, in das 15. Jahrhundert: Damals hatten die Hamburger das Gelübde abgelegt, eine Pilgerfahrt nach Santiago de Compostela zu unternehmen, wenn es ihnen gelänge, den Seeräuber Störtebeker, den Schrecken der Hansestädte, auf offenem Meer zu schlagen. Nach ihrem Sieg und der Enthauptung der Piraten lösten sie ihr Gelübde ein. Ich habe die Wallfahrt in den beiden beschriebenen Szenen geschildert, zusammen mit der berühmten barocken Westfassade der Wallfahrtskirche von Santiago de Compostela. In der Gewitterwolke über

Hamburg steht mein Name als Urheber. Gewitter hatte es zwischen der Gemeinde und mir bei der Entstehung dieses Portals einige gegeben.

Doch bevor ich das erzähle, noch ein Hinweis zur Thematik: Der richtende Christus im Tympanon unterscheidet sich grundsätzlich von allen anderen Darstellungen dieser Art. Er wird nicht als »Majestas Domini«, auch nicht als der zürnende, die Verdammten in die Tiefe schleudernde Gott Michelangelos gezeigt, sondern er ist die an ein Scheunentor genagelte, verhungerte Gestalt eines KZ-Häftlings. Nach einem Dokumentarfoto modelliert, sagt dies: In Christo wird die gequälte Menschheit ihre Peiniger richten.

Etwa ein Jahr arbeitete ich an den Vorentwürfen. Ich hatte mir nach den Plänen des Architekturbüros Hoppe und Jäger das barocke Portal im Maßstab eins zu zehn in Holz bauen lassen und meinen Entwurf in Wachs dort eingefügt. So konnte der Zusammenhang zwischen meinem Türentwurf und der Architektur ebenso beurteilt werden wie die Tür selbst. Nachdem ich das Modell den Architekten und Frau Schiller gezeigt und erklärt hatte, stellte ich es Anfang Dezember 1962 dem Gemeinderat vor. Die meisten stimmten dem theologischen und bildhauerischen Konzept zu. Es kamen aber auch Gegenstimmen: Ein Dr. Gerhard des Gemeinderats fand den Entwurf zu »katholisch«. Strenger wäre er ihm »evangelischer« erschienen. Er wünschte die Reduzierung der Jakobusgeschichten auf zwei oder drei »wesentliche« Themen mit jeweils nur ein oder zwei Figuren. Eine solche Auswahl bei den Jakobusgeschichten wäre aber völlig willkürlich gewesen. Meine Idee, den Vorhang mit einer Fülle von Darstellungen als Allegorie für das irdische Leben zu begreifen und ihn vor der letzten Realität, dem ewigen Leben und dem Jüngsten Gericht, zu öffnen, war sicher theologischer und damit »wesentlicher« als die Reduzierung des ganzen Portals auf drei angeblich »wichtige Themen« der Jakobusgeschichte. Aber in Wirklichkeit ging es wohl nicht um Theologie, sondern um die Sinnenfeindlichkeit des Norddeutschen. Die Sinnenfreude des Portalentwurfs assoziierte dieser Hamburger mit der katholischen Kirche. Trotzdem, die Mehrheit stimmte zu.

Aber weil es sich um eine der fünf Hauptkirchen Hamburgs handelte, mußte der Entwurf dem Landesdenkmalsrat vorgelegt werden, darauf bestand besonders Dr. Gerhard. Dem Denkmalsrat stand der damalige Leiter der Kunsthalle, Prof. Alfred Hentzen, vor. Außerdem gehörten ihm drei weitere Herren an und der stellvertretende Direktor der Hamburger Kunsthalle, Prof. Werner Gramberg. So verzögerte sich die Auftragserteilung bis April 1963, weil der Landesdenkmalsrat, wie zu erwarten war, den Entwurf erst einmal ablehnte:

Der Museumsdirektor Prof. Alfred Hentzen war ganz entschieden dagegen, im Gegensatz zu seinem Stellvertreter, Prof. Werner Gramberg, der sich begeistert dafür ausgesprochen hatte. Letzteres war für mich ein ungewöhnlich glücklicher Umstand und keineswegs selbstverständlich. Selbstverständlich und zu erwarten war der Standpunkt des Direktors. Er erklärte dieses Portal schlicht für eklektizistisch, epigonenhaft und nicht »innovativ«. Innovativ waren seiner Meinung nach die Bronzetüren, die damals landauf, landab in Kirchen, Rathäuser und Parlamentssäle eingesetzt wurden, mit tachistischen

Strukturen, in Bronze gegossen nach gekleckertem Gips, verbranntem Styropor oder mit Säure geätztem Stahl, unfigürlich, nicht einmal abstrakt, eben »informell«. Dutzende von solchen Türen gibt es in Westeuropa, niemand schaut mehr hin, ja was noch schlimmer ist, heute zählt man diese Türen zu dem »Strukturenkitsch« der fünfziger und sechziger Jahre. Das hielt der Direktor der Kunsthalle für »originell«, »innovativ« und wie diese Schlagworte schon damals lauteten. Gramberg berichtete mir davon. Ich ließ Herrn Hentzen dann fragen, was er eigentlich unter »epigonal« in diesem Falle verstünde. Epigonal hieße doch schülerhaft unselbständig, nachahmend. Tatsächlich aber gäbe es von dem ersten figürlichen Bronzeportal an, dem Hildesheimer Domportal von 1020, bis zum heutigen Tag keine Bronzetür, die dieser Hamburger Jakobustür auch nur entfernt ähnelte.

Dies wurde nicht widerlegt, weil der gelernte Kunsthistoriker das auch gar nicht meinte. Er fand einfach, daß man die Entstehungszeit der Tür – Anfang der sechziger Jahre – nicht erkennen könne. Das stimmte. Ich hatte es eben – unter anderem auch durch mein Rom-Jahr – inzwischen geschafft, mich über das ganze modernistische Blabla hinwegzusetzen. Im Hamburger Portal hatte ich Erfahrungen der Moderne und der Kunstgeschichte miteinander verkoppelt. Es war eine Einzelleistung in einer Zeit, in der es fast nur noch Maschen, aber keinen einheitlichen Kunststil mehr gab. Kunstwerke können heute nur noch als Solitäre entstehen – unabhängig von anderen gleichzeitigen Leistungen. Hentzen verwechselte Maschen mit Kunststilen und haßte deswegen mein Portal, das dieses »Kunst unserer Zeit«-Geschwätz in Frage stellte und sich eben auch mit keinem vergangenen Portal ernstlich in Verbindung bringen ließ. Wenn es schon »gegenständlich« sein sollte, dann – bitte sehr – im anerkannten Stil der zwanziger Jahre. So konnte sich Hentzen für Gustav Seitz einsetzen, aber nicht für mich!

Aber mich hat das merkwürdigerweise gar nicht beunruhigt. Von der Richtigkeit dieses Entwurfs überzeugt, hielt ich die Auftragserteilung noch immer nicht für gefährdet, obgleich das für diese Frage oberste Gremium Hamburgs die Tür endgültig abgelehnt hatte. Tatsächlich wurde mir der Auftrag Mitte April erteilt, durch eine Art von glücklicher Fügung. Der zweite Kunsthistoriker in diesem Gremium, Prof. Gramberg, hatte sich so sehr mit meinem Entwurf identifiziert, daß er sich für dessen Verwirklichung ebenso einsetzte wie später der deutsche Botschafter Knappstein in Washington für die Amerika-Reliefs, dann der Stadtbaumeister von Göttingen, Wiltenstein, für das Göttinger Rathausportal und in den siebziger und achtziger Jahren Otto Peter Görl, der Stadtbaumeister von Nürnberg, für den »Ehebrunnen« und das »Narrenschiff«.

Herr Gramberg hat mir später erzählt, wie es zur Auftragserteilung gekommen ist. Nach seiner Niederlage im Denkmalsrat hat er im Protokoll der Abstimmung nach Schwachstellen gesucht. Dabei habe er einen Formfehler entdeckt, aufgrund dessen die Abstimmung seiner Meinung nach ungültig war. Er konnte tatsächlich eine Wiederholung bei der nächsten Routinesitzung im April durchsetzen. In den verbleibenden sechs Wochen ist es ihm dann gelungen, einen weiteren der drei Nicht-Kunsthistoriker, der mit Hentzen gegen den

Entwurf gestimmt hatte, umzudrehen. So entschieden sich jetzt drei von fünf Stimmen für meinen Entwurf. Die Gemeinde, welche mehrheitlich sowieso dafür gewesen war, erteilte mir daraufhin im April 1963 endgültig den Auftrag. Ich sollte für die Ausführung des Modells fünfzigtausend Mark Honorar bekommen. Der Guß war von der Gießerei mit zwanzigtausend Mark veranschlagt worden.

Zuerst entwickelte ich ein Zwischenmodell im Maßstab eins zu fünf, bei dem die zentrierte Komposition des Tympanons viel deutlicher wurde, weil ich erst in diesem Maßstab die zehn Figuren direkt über dem Architrav in »die fünf klugen und die fünf törichten Jungfrauen« umgewandelt habe. Sie sind ein Gleichnis für das Jüngste Gericht, weil sie auf die Ankunft ihres Herrn warten. Die fünf klugen Jungfrauen in der Mitte wenden sich konzentrisch, einen tiefen Raum bildend, der zentralen Christusfigur zu, während ich die törichten Jungfrauen in einer Zweier- und einer Dreiergruppe in die beiden Ecken rückte.

An dem Vorhang änderte ich die Abfolge der Bildstreifen so, daß die Verbreiterung nach unten und damit das schwere Hängen des Stoffes deutlicher wurde.

Der neue Entwurf konzentrierte sich also einmal deutlicher auf den richtenden Christus und als Gegenbewegung auf das schwere Hängen des bildteppichartigen Vorhangs. Er wurde dadurch bewegter und auch prachtvoller. Diese Pracht steht in einem eigenartigen Gegensatz zu der geschundenen Figur des KZ-Häftlings, des richtenden Christus im Zentrum des Tympanons. Dies ist vielleicht ein »barocker« Gedanke, auch wenn es im Barock niemals eine solche Tür oder ein ähnliches Relief gegeben hat. Vielleicht empfanden das die Verfechter der »Moderne«, der dürftigen Strukturen und des kommenden »Nichts«, und sie wehrten sich mit der Diffamierung, ich hätte ein epigonales Werk geschaffen. Dies sollte jetzt die ständige, nie belegte Verleumdung gegen mich bleiben – bis hin zum Nürnberger »Ehebrunnen«.

Im September 1964 konnte ich dann Frau Schiller und der Gemeinde den neuen Entwurf in meinem Atelier vorstellen. Alle stimmten der Weiterentwicklung zu. Die Zusammenarbeit mit dem Auftraggeber wurde aber trotzdem ziemlich schwierig. Das lag zuallererst an der eigenartigen Verfassung der fünf Hamburger Hauptkirchen, denen nicht etwa ein Pastor vorstand, sondern der »verwaltende Kirchenvorsteher«, meistens das älteste Gemeinderatsmitglied. Der oder die Pastoren der Kirche waren bei diesem Kirchenvorstand ebenso angestellt wie Organist und Kirchendiener. Das entscheidende Wort fällte immer der »verwaltende Kirchenvorsteher«. In meinem Fall war dies ein achtzigjähriger Großkaufmann, der seine Briefe zittrig und fast unlesbar unterschrieb und der in seinem Leben niemals mit einem Künstler verhandelt hatte. Er kannte nur die Kategorien von Ein- und Verkauf, Gewinnmaximierung, Termin- und Preisabsprachen.

Ich – zum Zeitpunkt des Geschehens gerade fünfunddreißig Jahre – hatte mit Vertragstexten noch nicht sehr viel Erfahrung. Da das neue Modell durch die Veränderungen gußtechnisch viel komplizierter geworden war, erhöhte die Gießerei Schmäke in Düsseldorf nun ihr Angebot auf dreißigtausend Mark.

Sofort bekam ich von dem »Kirchenvorsteher« einen Brief, daß es bei dem Festpreis bliebe und mein Honorar sich entsprechend verringern würde. Dies war in Anbetracht meiner Arbeitszeit von drei Jahren völlig unannehmbar. Da aber der Vertrag juristisch widerspruchsvoll war – einerseits wurde von einem Honorar von fünfzigtausend Mark gesprochen, andererseits von einem Festpreis von siebzigtausend Mark –, ging ich darauf ein und erklärte dem Herrn, daß ich unter diesen Umständen dann auch nur den ursprünglichen und nicht den neu überarbeiteten Entwurf ausführen könne. Man gab darauf mit einigen unklaren Formulierungen nach. Das aber hinderte den Gemeindevorstand keineswegs daran, die Bezahlung des Gußpreises nach Fertigstellung des Portals erst einmal zu verweigern.

Außerdem hatte ich mich darauf eingelassen, den Liefertermin vertraglich für den Herbst 1965 festzuschreiben. Weil ich diesen Termin später nicht einhalten konnte – bei der Ausführung war ich auf zeitraubende künstlerische Probleme gestoßen –, kam es zu einem ungewöhnlich unangenehmen Briefverkehr, in dem mir der verwaltende Kirchenvorsteher auch gerichtliche Schritte androhte. Er war es gewöhnt, mit seinen Geschäftspartnern bei Terminüberschreitungen so umzuspringen. Was war mein Problem?

Es waren die Reliefs auf dem Vorhang. Ich hatte den Vorhang in Gips modelliert, ihn dann mit einer dünnen Wachsschicht überzogen, um so die Flachreliefs in Wachs auf den Gipsvorhang auftragen zu können. Sobald ich die Jakobusgeschichten nur einigermaßen realistisch darstellte, ergaben sich Raumillusionen, die der Vorstellung eines Vorhangs mit aufgestickten figürlichen Mustern widersprachen. Man empfand den Hintergrund der einzelnen Reliefs als unbestimmte räumliche Tiefe, die die Illusion eines flächigen Textilvorhangs zerstörte. Ich brauchte ziemlich lange, bis ich auf die Idee kam, die Figuren so aus Einzelstücken zusammenzusetzen, daß sie wie aufgestickt wirkten. Unterschenkel, Knie, Oberschenkel, Becken, Thorax usw. waren jeweils einzelne Formen, zwischen denen der Grund hindurchlief. So vermied ich weitgehend räumliche Illusionen, die Reliefszenen wirkten wie aufgestickte Dekorationen, und der Vorhang behielt seine textile, flächige Wirkung. Dieses Problem zu lösen, hat mich ein gutes halbes Jahr gekostet. Das Ergebnis lag irgendwo zwischen realistischen Reliefs und Figurinen von Oskar Schlemmer. Ich hatte mich aber nicht an Schlemmer angelehnt, sondern nach langen Versuchen eine Reliefart mit geringer räumlicher Wirkung gefunden. Auch in den zwanziger Jahren war die »Erhaltung der Fläche« ein wichtiges Axiom. Bei meinem Portal war es nicht aus stilistisch-ideologischen Gründen notwendig, sondern aus motivlichen. Ein Hauptmotiv der Tür war der Vorhang, der durch Raumillusionen nicht zerstört werden durfte.

So verzögerte sich die Ausführung, und dementsprechend waren auch die Kosten höher ausgefallen, als ich erwartet hatte. Für den Bau des Eins-zu-eins-Modells hatte ich fast zwanzigtausend Mark aufbringen müssen – das entsprach dem gezahlten Vorschuß –, so daß ich Anfang 1965 – also zwei Jahre nach Arbeitsbeginn – noch immer ohne Honorar arbeitete. Das restliche Honorar sollte ich erst nach Ablieferung des Portals bekommen. Da ich als junger

Professor nur ein Nettogehalt von eintausendzweihundert, später eintausendvierhundert Mark bekam, davon eine Frau und zwei Kinder zu ernähren hatte, war das schließlich nicht mehr zumutbar. Ich bat um einen weiteren Kostenvorschuß von zehntausend Mark, der unter Hinweis auf den Vertrag rigoros abgelehnt wurde. Schließlich schrieb ich dem Vorsteher Anfang 1965 einen Brief, in dem ich ihm klarmachte, daß sich die »Lieferung« nicht verzögere, weil ich nachlässig gewesen sei, sondern weil sich die Arbeit als umfangreicher herausgestellt habe als erwartet. Schließlich müsse ich zu meinem eigenen wirtschaftlichen Schaden viel länger an dieser Tür arbeiten, aber aus Verantwortung gegenüber der Aufgabe könne ich nicht anders. Ich wies ihn darauf hin, daß die Erfindung eines komplizierten Kunstwerkes nicht mit »der Lieferung eines Sackes Kohlen« zu vergleichen sei, daß Terminverzögerungen eben gelegentlich unvermeidlich seien im Interesse der Sache. Darauf bekam ich überhaupt keine Antwort mehr. Zuletzt wandte ich mich im März 1965 an den Hauptpastor Dr. Seiffert und erklärte ihm alles noch einmal. Im April oder Mai wurde mir dann das Geld bewilligt.

1966 bei der Einweihung hielt mir der »stellvertretende Kirchenvorsteher« vor, daß ich dem mittlerweile verstorbenen Vorsteher 1965 doch einen wirklich »unmöglichen Brief« geschrieben hätte. Ich verstand die Vorwürfe nicht und fragte, an welche »unmögliche« Formulierung er denn dächte? Der Vergleich mit dem »Sack Kohlen« sei doch sehr taktlos gewesen, war die Antwort, schließlich sei der Vorsteher Kohlengroßhändler gewesen. Daß ich das nicht gewußt habe, hat mir niemand geglaubt.

Schließlich kam die Einweihung. Das Portal war montiert und die Freude groß. Hauptpastor Seiffert hielt eine lange und schöne Predigt. Als wir das Gotteshaus verlassen hatten, fragte ich, wo das Festessen stattfinden sollte. »Festessen, wie kommen Sie denn darauf?« Der Kirchenvorstand hatte nichts Entsprechendes geplant. Das war mir noch nie passiert. Obwohl das Honorar sehr klein war, lud ich den ganzen Vorstand spontan zu einem Fischessen nach Altona ein. Es wurde ein opulentes Mal für zwanzig bis fünfundzwanzig Personen mit Blick auf den Hafen.

Die Reaktion in der Presse war im wesentlichen freundlich, im Grunde aber desinteressiert. Mir ist auch noch nie ein Hamburger Journalist begegnet, der dieses Portal kannte, obwohl sich das Jakobusportal höchstens dreihundert Meter vom Hamburger »Pressehaus« entfernt befindet. In den Zeitschriften für kirchliche Kunst und in den »tendenzen« wurde über das Portal ausführlich berichtet. Dr. Hiepe, der damalige Chefredakteur der »tendenzen«, stellte diese Bronzetür in einem Brief an mich über alle kirchlichen Bronzeportale dieses Jahrhunderts. Auch in französischen Kunstzeitschriften wurde es abgebildet. Ein französischer Redakteur behauptete in einem Brief, das Portal sei in Frankreich bekannter als in Deutschland. Geglaubt habe ich das allerdings nicht.

Auch Gerhard Marcks schrieb mir im Februar 1967: »Ihre Tür aber interessiert mich sehr, Herr Bernini! Es ist bei allen überreichen Details auch eine große Konzeption drin.« Jetzt, fast dreißig Jahre später, kennen selbst in Hamburg die meisten Menschen die Tür.

II

Ist unser Kunstbetrieb kriminell?

9. Der lancierte Galerist oder ein demokratischer Kunstverein

In den sechziger Jahren hat sich – nicht wie im tausendjährigen Reich von oben angeordnet, sondern sozusagen autogen – eine vielarmige Hydra aus Museen, Kunsthallen und Kunstvereinen, aus Kunsthochschulen und städtischen und staatlichen Kulturbürokraten, aus Kunstjournalisten und nicht zuletzt aus einem Teil des Kunsthandels über die Bundesrepublik gelegt, die erstaunlich synchron mit einer einzigen Stimme zu sprechen anhub und mit unglaublicher Effektivität fast alle individuellen künstlerisch-schöpferischen Regungen in diesem Lande zu ersticken begann. Künstler, die sich nicht der bürokratischen Riesenkrake unterwarfen, begann sie unverhüllt zu terrorisieren. Ich beobachtete das schon sehr früh überall in der Bundesrepublik und versuchte nun, diesen Prozeß in Braunschweig zu stoppen, allerdings ganz ohne Erfolg.

Natürlich hatte ich mich auch viel zu spät in die Braunschweiger Szene eingemischt, da ich mit der Übernahme des neuen Lehrstuhls, dem Göttinger Relief und dem Hamburger Portal allzu beschäftigt gewesen war. Außerdem hatte ich mir das Haus am Syltweg gebaut.

Ich erwähnte schon, daß der Direktor der 1963 zur Kunsthochschule erhobenen Werkkunstschule, Herr Wollermann – ehemals Landesleiter der Goebbelsschen Reichskulturkammer in Nürnberg –, sich am Ende der fünfziger Jahre zur grauen Eminenz des Braunschweiger Kulturbetriebes zu mausern begonnen hatte und nun mit großer Energie wieder einmal die Umerziehung seiner Stadt zur neuen Kunst durchsetzte. Dazu hatte er sich mit dem von der CDU Anfang der sechziger Jahre als Kulturdezernent aufgestellten Dr. Mewes zusammengetan, der in der NS-Zeit ebenfalls einschlägige Erfahrungen in der Organisation eines städtisch gelenkten Kunstbetriebes und Kunstvereins gesammelt hatte. Zu diesen beiden hatte sich der Brieffälscher Dr. Mersmann gesellt, Redakteur des Feuilletons der »Braunschweiger Zeitung«. So war das Triumvirat komplett, das Braunschweig mit kleinstädtischer Borniertheit auf »modern« trimmen wollte.

Doch zuerst sollten wir einen Moment Dr. Mewes betrachten, weil sein Werdegang vom Haus der Deutschen Kunst zur modernistischen Kunst der Bundesrepublik für unser Land ziemlich typisch war. Seine Wende zur demokratischen »abstrakten Kunst« hatte viel mit Ehrgeiz und Opportunismus zu tun und eigentlich gar nichts mit einer glücklichen oder unglücklichen Liebe zur Kunst. Von Beruf war er Statistiker und leitete während der NS-Zeit zuerst das Statistische Amt der Stadt. Als es dann nach der Konzentration aller Reichsführerschulen in Braunschweig dem Gauleiter Lauterbacher angezeigt schien, den 1923 sanft entschlafenen Kunstverein neu zu gründen, um den Führeranwärtern die Kunst des tausendjährigen Reiches nahebringen zu können, fiel seine Wahl auf Dr. Mewes, der inzwischen zum NS-Stadtrat für Kultur ernannt worden war. Dr. Mewes also gründete zusammen mit dem damaligen Nazi-Oberbürgermeister Hesse diesen sogenannten Bürgerverein und führte ihn recht und schlecht bis zum Zusammenbruch des Dritten Reiches. Er hatte sich in dieser Zeit nichts Schwerwiegendes – wie etwa Wollermann – zuschulden kommen lassen, und so konnte er, als »Mitläufer« eingestuft, nach dem Zweiten Weltkrieg wieder bei der Stadt beschäftigt werden – wieder als Statistiker. Im Kunstverein war das natürlich zuerst nicht möglich. Damit hatte Dr. Mewes eine wichtige gesellschaftliche Stellung in der Stadt verloren. Es war ihm aber gelungen, im Obergeschoß des klassizistischen Schlößchens »Salve Hospes« sein statistisches Amt einzurichten; im Hause des Kunstvereins also konnte er bleiben. Um es ganz für sich allein und diesmal für das Statistische Amt zu ergattern, versuchte er dann, den Kunstverein insgesamt aus dem Schlößchen wieder hinauszudrängen. Das ist ihm nicht gelungen, aber deswegen kämpfte er ständig gegen den von ihm selbst 1942 neu gegründeten Verein. Er ging gegen die Ausstellungen vor – wie konnten sie ohne seine Mitwirkung auch gut sein – und wetterte ganz besonders gegen die Moderne vom Anfang unseres Jahrhunderts, zum Beispiel gegen die Klee-Ausstellung. Er setzte seinen ganzen Einfluß bei der Stadt ein, um die Wahl des bekannten avantgardistischen Braunschweiger Galeristen vor 1933, Otto Ralfs, in den Vorstand des Vereins zu verhindern, und bekämpfte auch Luffts Ausstellungstätigkeit für Gleichmann, Rohlfs, Buffet, Gilles usw. Natürlich stand er damit auf verlorenem, geradezu lächerlichem Posten. Wollermann, sein Nürnberger Freund aus der NS-Zeit, konnte ihm das klarmachen. Der ehemalige Reichsleiter hatte schneller begriffen, wofür man sich jetzt einsetzen mußte, und so verwandelte sich Mewes unter seinem Einfluß zum Vertreter der Moderne. Ohne Begabung für Kunst, wurde er aber nur – wie so viele andere in unserer Republik – ein Vertreter modernistischer Salonkunst des neuen Staates. Als Gründer des Kunstvereins und als »ehemaliger« und nun auch jetziger Kulturdezernent gelang ihm dann in der zweiten Hälfte der fünfziger Jahre sogar die Rückkehr in den Vorstand des Kunstvereins, dessen Kustos der Maler Peter Lufft war. So war aus dem Gegner der Moderne ein Kämpfer für Modernismus geworden. Da aber damals im erweiterten Vorstand des Kunstvereins noch viele Künstler waren, von Kurt Edzard über Walter Dexel bis zu weniger bekannten Braunschweiger Größen, wurden dem ehrgeizigen modernistischen Konvertiten deutlich Grenzen gesetzt.

Zu Beginn der sechziger Jahre gab es ungefähr sechzig, siebzig Kunstvereine in der Bundesrepublik. Sie haben freiwillig und mit größtem Elan die Durchsetzung der sogenannten Moderne in unserem Lande übernommen. Mit der Anzahl an Ausstellungsinstituten, also Museen, Kunsthallen und Kunstvereinen, ist die Bundesrepublik Spitzenreiter in der Welt. In keinem anderen Land gibt es etwas den deutschen Kunstvereinen Vergleichbares. Der organisatorische Zusammenschluß aller Ausstellungsinstitute einschließlich der Kunstvereine, der sich in den siebziger Jahren vollzogen hatte, wurde zu einem kulturpolitischen Machtinstrument, dem Künstler und ehrgeizige, in Kunst-»Förderung« dilettierende Politiker nichts entgegenzusetzen hatten und haben. Von den Feuilletons unterstützt, wurde so erneut eine einheitliche, die schöpferische Individualität erdrosselnde Kunstpolitik in unserem Lande durchgesetzt. Durch meine Einmischung habe ich diese Entwicklung in Braunschweig genau kennengelernt – sie war typisch für ähnliche Institutionen überall in der Bundesrepublik.

Da von den drei bösen Geistern der Braunschweiger Kunstszene nur Mewes schon in den fünfziger Jahren zum Vorstand des Kunstvereins gehört hatte, war dieser Verein damals insgesamt noch eine erfreuliche Einrichtung. Nach dem Krieg mit dem Kustos Dr. Stelzer aus Hamburg und dem antifaschistischen Oberbürgermeister Dr. Ernst Böhme neu gegründet, bot er besonders mit dem Kustoden Dr. Peter Lufft, Kunsthistoriker und Maler in einer Person, dem Braunschweiger Publikum eine reich gemischte Ausstellungspalette, von Bonnard über Kokoschka bis zu Malewitsch. Als Lufft aber von dem damaligen Oberbürgermeister Wolfsburgs, Dr. Nissen, als Kulturamtsleiter in die VW-Stadt abgeworben wurde, ging es mit dem Braunschweiger Kunstverein bergab. Nachfolger wurde 1961/62 der Kunsthistoriker Dr. Venzmer.

Das Triumvirat Mewes, Wollermann und Mersmann benutzte nun den Kustodenwechsel, um den Kunstverein auf modern zu stylen. Um die störenden Künstler aus Vorstand und Beirat zu verdrängen, sollte der Beirat abgeschafft und der Vorstand umorganisiert werden.

Mewes drückte deswegen dem neuen Kustos bei seinem Amtsantritt 1962 eine Liste in die Hand mit den Namen der Herren, die Vorstandsmitglieder werden sollten. Venzmer sollte sie darum bitten. Als Erster Vorsitzender war Dr. Evelbauer ausersehen, der Chefarzt der städtischen Braunschweiger Frauenklinik. Natürlich war das eine längst abgesprochene Sache. Als Venzmer kam, brach der Frauenarzt in den Jubelruf aus, dies sei der glücklichste Tag seines Lebens, als ob er schon gewählt worden wäre! Aber die Wahl war tatsächlich längst geregelt. Dr. Venzmer war auf die Rolle eines kunstpolitischen Postillon d'amour hereingefallen. Um das zu erklären, muß ich weiter ausholen:

Die ersten Kunstvereine waren im 19. Jahrhundert einer nach dem anderen als Bürgervereine entstanden, wurden ehrenamtlich geleitet und aus privaten Spenden finanziert. Sie waren Ausdruck eines gewachsenen bürgerlichen Interesses für bildende Kunst seit der Romantik. Die Bürger begannen die Rolle der Mäzene zu übernehmen, die bis dahin von den Feudalen besetzt war. Den Höhepunkt ihrer Tätigkeit hatten die Kunstvereine kurz nach der Reichsgründung erreicht.

Nach dem Ersten Weltkrieg aber ließ die bürgerliche Spendenbereitschaft nach – der Braunschweiger Kunstverein ist deswegen schon 1923 eingegangen –, die Jahresbeiträge mußten gesenkt werden, größere Zahlungen blieben ganz aus. Viele Vereine machten bankrott, andere mußten ihre Aktivitäten einschränken, weil immer weniger Leute bereit waren, ehrenamtlich tätig zu werden. An die Stelle idealistischer kunstsinniger Bürger traten nun angestellte Kustoden: Einer geringeren Spendenbereitschaft standen höhere Verwaltungsausgaben gegenüber. So konnten die Nazis die Führung der Kunstvereine fast widerspruchslos übernehmen. Die angeblichen Bürgervereine wurden von da ab aus städtischen und staatlichen Mitteln bezahlt, die Satzungen geändert: Funktionäre von Stadt und Partei hatten den Vorstand zu übernehmen. Meistens wurde der NS-Oberbürgermeister der Erste Vorsitzende, so auch in Braunschweig. Ganz besonderen Wert legte man in der »Akademie der Hitlerjugend«, der höchsten Schule im Reich für hauptberufliche HJ-Führer, auf die Existenz eines Kunstvereins, in dem die Jugendführer mit der germanischen Heldenkunst und der dazugehörigen Idylle bekannt gemacht werden konnten. Da dem neu gegründeten Kunstverein anfangs die Räumlichkeiten fehlten, fanden die ersten Mitgliederversammlungen in dem mit NS-Kunst reich geschmückten Akademiegebäude statt. Der Kunstverein war also Gast der Führerschule und ihres Leiters, des Hauptbannführers Hein Stünke.* Hein Stünke war auch Stellvertreter des obersten Kunstbeauftragten des Reiches für die HJ. Als einer der höchsten HJ-Funktionäre des Großdeutschen Reichs war er einer der obersten Kulturfunktionäre Adolf Hitlers. Bei Kriegsende war er zweiunddreißig Jahre alt. Während seine Altersgenossen in den Kriegsgefangenenlagern der Sowjetunion und der anderen Alliierten zum Teil noch Jahre auf ihre Rückkehr warten mußten, konnte der vom Frontdienst befreite HJ-Führer sich ein neues ziviles Leben aufbauen. Er blieb bei der Kunst und gründete noch im Winter 1945 in Köln seine Galerie, zuerst am Gotenring, wo ihm von den Vertretern der Industrie- und Handelskammer – überall saßen ja noch »Ehemalige« – alle Wege geebnet wurden. In den Künstlerkreisen kannte er sich noch gut aus. Soweit sie der Reichskulturkammer angehört hatten, waren die Künstler auch vom Frontdienst befreit gewesen und konnten so liefern – am Anfang idyllische Aquarelle –, wie gehabt. Ich weiß nicht, womit er seine Galerie finanziert hat. Ob auch damals schon die hohen Funktionäre rechtzeitig das Parteivermögen unter sich aufgeteilt hatten und so gestärkt in das Zivilleben getreten waren wie nach der Revolution des Volkes in der DDR? Auf alle Fälle war auch der Zusammenbruch des Dritten Reiches rechtzeitig vorherzusehen, und so wird sich wohl auch Hein Stünke auf die »Stunde Null« vorbereitet haben. Damals, in dem allgemeinen Chaos, wurden die Nazi-Bonzen nicht so genau beobachtet wie später die SED-Funktionäre. 1949 zog Hein Stünke dann direkt neben das Wallraf-Richartz-Museum, mit dem er auch später geschäftlich zusammenarbeitete, und gründete seine Galerie »Der Spiegel«. Der Firmenname war wohl dem neuen Wochenmagazin nachempfunden. Jetzt wandte er sich moderner Kunst, der Gruppe »Cobra«, Op- und Pop-art zu. Er stieg zum Vizepräsidenten der Documenta-Foundation auf, gehörte zeitweise auch dem Documenta-Rat an und gründete 1966 zusammen mit anderen Galeristen den »Kölner Kunstmarkt«. Deshalb wurde er der erste Vorsitzende des neu gegründeten »Vereins der progressiven Galerien«. Hein Stünke war wieder einer der mächtigsten und »fortschrittlichsten« deutschen Kulturfunktionäre geworden. So verlieh ihm 1991 der Oberbürgermeister von Köln den »Art Cologne«-Preis in Anerkennung »seiner jahrzehntelangen Arbeit um die internationale Verbreitung der zeitgenössischen Kunst«. Wenn Hitler seinen Krieg gewonnen und Europa »neu geordnet« hätte, dann wäre Stünke sicher

* Schultz, Jürgen: Die Akademie für Jugendführung der Hitlerjugend in Braunschweig, Braunschweig 1978, S. 216

ein Preis für die internationale Durchsetzung der nationalsozialistischen »Deutschen Kunst« übergeben worden.

Für diesen Herrenmenschen ging es immer nur um Macht, und so setzte er sich nach der Blut-und-Boden-Kunst der Nazis für die Null-Kunst des Kapitalismus ein. »Zahlreiche Materialien und Dokumente seines Galerielebens«, so die »FAZ« vom 16.11.1991, »hat Hein Stünke jetzt dem Bundesverband der deutschen Galerien übergeben. Dieser plant die Einrichtung eines Archivs zur Erforschung des Kunsthandels seit 1945.« – Warum erst seit 1945?

Während sich die politische Landschaft nach 1945 von Grund auf geändert hatte, blieben die in Reichskulturkammerzeiten entwickelten Methoden, Kunstvereine zu führen und zu finanzieren, gleich. In den beiden letzten Kriegsjahren hatte noch der NS-Oberbürgermeister Hesse von Braunschweig den Kunstverein in das Schlößchen »Salve Hospes« eingewiesen, in dem der Verein nach 1945 mit der alten Nazi-Satzung in aller Stille wieder neu gegründet wurde. Der 1933 abgesetzte und nun wiedergewählte Oberbürgermeister Böhme (SPD) wurde der Erste Vorsitzende. Die übrigen Vorstandsposten besetzten ebenfalls Funktionsträger der Stadt – getreu der tausendjährigen Satzung. Die Mitgliedsbeiträge blieben niedrig, der Hauptteil des Etats wurde von der Stadt gestellt, wieder circa zwanzigtausend Mark – der gleiche Betrag wie vor 1945 (zur Zeit der Währungsreform war die Mark etwa viermal soviel wert wie heute). Versicherungs- und Ausstellungskosten waren niedrig, da die Kunstwerke des 19. und 20. Jahrhunderts noch nicht diese irren Wertsteigerungen durchgemacht hatten. Man konnte, zusammen mit Eintrittspreisen und Mitgliedsbeiträgen – mehr schlecht als recht, – mit der städtischen Subvention arbeiten. Der Anspruch aber, ein Bürgerverein zu sein, wurde kaum noch erfüllt. Die wesentlichen Gelder und die prachtvolle kleine Residenz stellte die Stadt. Die Mitglieder, an diese Zustände aus dem tausendjährigen Reich gewöhnt, nahmen keinen Anstoß, im Gegenteil, es war ihnen bequem. Es fanden sogar Wahlen statt, in denen die aufgestellten städtischen Vertreter durch die Kunstvereinsmitglieder bestätigt wurden.

So konnten Dr. Mewes und Wollermann 1962 an die Umstrukturierung des Kunstvereins fast ohne Beteiligung der Mitglieder gehen. Erster Vorsitzender sollte nun nicht mehr der Kulturdezernent oder der Oberbürgermeister werden, sondern – ganz demokratisch – ein Chefarzt der Stadt, Dr. Evelbauer, ein allgemein angesehener Bürger Braunschweigs, mit dem sich auch Dr. Mewes gut verstand. Evelbauer war wirklich geschickt ausgesucht. Als erster Frauenarzt der Stadt und Braunschweiger »Klapperstorch« verfügte er über eine riesige Klientel – auch natürlich unter den Mitgliedern des Kunstvereins. Zusätzlich waren kurz vor der Wahl viele Schwestern und Ärzte dieses Krankenhauses Mitglieder geworden. Der Wahl zum Ersten Vorsitzenden stand nichts im Wege.

Günstig war auch, daß Evelbauer von Kunst eigentlich gar nichts verstand. Er sprach zwar immer mit tränenfeuchten Augen von seiner Liebe zur Kunst, aber noch Anfang der sechziger Jahre erschöpfte sich sein Wissen darüber im wesentlichen in dem Namen Barlach. Als ich ihn bei einer Ausstellungseröffnung im Kunstverein zur Zeit des Kustoden Venzmer traf, wandte er sich –

auch im größten Gedränge wegen seiner ungeheuren Körperfülle nicht zu übersehen – mit feuchten Augen, über seine eigene Empfindsamkeit gerührt, an mich und sagte: »Herr Weber, ich sage nur Barlach, Barlach sage ich!« Ob das eine Kritik an den ausgestellten Plastiken sein sollte oder ob ihn der an Marino Marini orientierte Bobek an Barlach erinnerte, weiß ich nicht. Auf jeden Fall wollte ich mich an einer derartig sentimentalen Diskussion nicht beteiligen und verdrückte mich so schnell wie möglich in der Menge.

Der Frauenarzt hatte als Vorsitzender des Kunstvereins einer bewußten Kunstpolitik des Triumvirats (Wollermann, Mersmann und Mewes) nichts entgegenzusetzen, konnte sie aber als angesehener und naiv-eitler Bürger der Stadt vertreten – im Gegensatz zu den Alt-Nazis, die (noch) vorsichtig sein mußten. So wurde unter seiner Regie der Kunstverein bis hin zum Kustoden auf so »modern« frisiert, wie es sich das Triumvirat nur wünschen konnte. Venzmer, der seine Henker selbst bestellt hatte, konnte hier nicht lange existieren, da auch er ein gemischtes Programm anzubieten versuchte. So hatte er 1963 den von mir empfohlenen Karl Bobek ausgestellt und 1964, zu dessen fünfundsiebzigstem Geburtstag, Gerhard Marcks. Nein, Venzmer war nicht der Mann, mit dem man in Braunschweig die »Avantgarde« hätte durchsetzen können. Schon 1965 war es dem Triumvirat gelungen, Venzmer in die Wüste zu schicken. Mersmann schimpfte per »Braunschweiger Zeitung« noch hinter ihm her, er hätte »zu wenig gewagt«. Evelbauer und der Vorstand des Kunstvereins als Erfüllungsgehilfen von Wollermann, Mewes und Mersmann hatten Venzmer gekündigt.

Sie wollten einen Herrn Schmücking zum neuen Kustos des Kunstvereins ernennen, einen von Mewes schon seit vielen Jahren protegierten, aber noch völlig unbekannten Nebenberuf-Galeristen. So sollte Braunschweig, was die Verfilzung privater Galerien mit öffentlichem Ausstellungsinstitut und städtischer Kommune anbelangt, bundesrepublikanischer Vorreiter werden. Ähnliches spielte sich zu damaliger Zeit nur zwischen Schmela und Direktor Wember vom Kaiser-Wilhelm-Museum in Krefeld ab. Aber in Braunschweig vollzog es sich in einer Person:

Schmücking, ein sogenannter »Refa-Mann« in einer Braunschweiger Firma, hatte die Zeiten für Akkordarbeiten auszurechnen und zu kontrollieren. Früher hätte man von einem »Leute-Antreiber« gesprochen. Da er sich für das Geschäft eines Kunsthändlers interessierte, fand er sich in den fünfziger Jahren in der Zimmergalerie von Otto Ralfs ein, wo Kunst der zwanziger Jahre ausgestellt und nächtelang diskutiert wurde.

Ralfs* war wahrscheinlich die einzige interessante Figur unter den Nichtkünstlern des Braunschweiger Kunstbetriebes. Er hatte zusammen mit seiner Frau Käte 1924 das Bauhaus entdeckt und, von dessen Ideen begeistert, im gleichen Jahr in Braunschweig die »Gesellschaft der Freunde junger Kunst« gegründet, die für die Stadt die Lücke ersetzte, die durch den gerade eingegangenen Kunstvereins entstanden war. Die Gesellschaft durfte ihre Ausstellungen in

* Lufft, Peter: »Das Gästebuch Otto Ralfs«, Braunschweig 1985

einem großen Saal des neuen – leider in den fünfziger Jahren abgerissenen – Schlosses zeigen, ohne dafür Miete zahlen zu müssen. Sie stellte Munch, Klee, Kandinsky, Feininger, Nolde, Schmidt-Rottluff und viele andere Größen vom Anfang des Jahrhunderts aus. Damals war Braunschweig wirklich ein Zentrum gegenwärtiger Kunst. Ralfs und seine Käte bauten die Ausstellungen allein auf, packten die Kisten aus und wieder ein und finanzierten das Ganze durch Mitgliedsbeiträge und gelegentliche Verkäufe, zum Beispiel an die Speiseeis-Dynastie Querner. Ralfs selbst brachte eine kleine Sammlung moderner Kunst zusammen und hat das heute berühmte »Gästebuch« angelegt, in dem sich alle vorher genannten Künstler, häufig mit Zeichnungen und Bildern, verewigt hatten. 1934 löste sich die neue Gesellschaft auf. Ralfs versuchte einen Teil seiner Sammlung dem Herzog-Anton-Ulrich-Museum zu stiften, mit größten Schwierigkeiten: Der damalige Stellvertretende Direktor Dr. Fink ließ sich erst zur Annahme der Stiftung überreden, als Ralfs auch noch seine Stellwände und Vitrinen dem Museum zu schenken angeboten hatte.

1937/38, bei der endgültigen und radikalen »Säuberung« der deutschen Kunst, fragten NS-Beauftragte im Herzog-Anton-Ulrich-Museum nach, ob sich in den Beständen »entartete« Kunst befände. Der inzwischen zum Direktor avancierte Dr. Fink verwies auf die Sammlung Ralfs, die daraufhin gegen Auszahlung von fünfzig Reichsmark konfisziert wurde. Die meisten Stücke der Sammlung sind damals verlorengegangen, einige wenige haben sich nach dem Zweiten Weltkrieg wieder eingefunden. Dr. Fink blieb aber trotzdem bis 1955 Direktor dieses Museums und komplettierte so die Riege der braunen Funktionäre der neuen demokratischen Kunstszene in Braunschweig.

Nach dem Zweiten Weltkrieg ließ Ralfs seine »Gesellschaft für junge Kunst« nicht mehr aufleben, da es seit 1942 wieder den Kunstverein gab. Er richtete statt dessen in seiner kleinen Wohnung eine Zimmergalerie ein, wo sich besagter Herr Schmücking einfand, um die Grundlagen des Galeristen-Handwerks zu erlernen.

1959 hat Schmücking dann ebenfalls eine kleine Galerie gegründet, die der Schlosser neben seiner Tätigkeit als »Refa-Mann« einige Stunden in der Woche geöffnet hielt. Von Anfang an hatte er ungewöhnlich gute Beziehungen sowohl zu dem Kulturdezernenten Dr. Mewes als auch zu dem Leiter des Städtischen Museums Dr. Bilzer. Auch Bilzer hatte das Triumvirat der Braunschweiger Kulturpolitik überall unterstützt. Schmücking durfte schon ein Jahr vor der Eröffnung seiner eigenen Galerie im Städtischen Museum eine Ausstellung »Gustav Signé« organisieren. In seiner Galerie vertrat er dann Friedländer, Music, Hartung, Meckseper, Grieshaber, Signé und andere. Immer wieder stand ihm das Städtische Museum für Ausstellungen seiner Künstler zur Verfügung. Mewes protegierte ihn von Anfang an. Trotzdem hatte Schmücking nur wenige Kunden. Wichtigster Käufer wurde der Kulturdezernent selbst, der neben dem Herzog-Anton-Ulrich-Museum und dem Städtischen Museum eine städtische Sammlung eingerichtet hatte, für die er regelmäßig auch bei Schmücking einkaufte. Den Antifaschisten Otto Ralfs mit seiner Zimmergalerie hat der ehemalige Nazi niemals gefördert.

Als nächstes kündigte der Kulturreferent Dr. Mewes 1963 dem Braunschweiger »Bund Bildender Künstler« das Pförtnerhäuschen im »Salve Hospes«. Dort hatte sich nach dem Krieg der »Bund Bildender Künstler« eine kleine Galerie eingerichtet, in der ständig Werke Braunschweiger Künstler feilgeboten wurden. Jetzt setzte der neue/alte Kulturdezernent Mewes den »BBK« kurzerhand an die frische Luft – wies ihm auch keine Ersatzräume zu –, und Schmücking wurde in diesem kleinen Juwel für eine Proforma-Miete Hausherr. (Noch Ende der achtziger Jahre zahlte er monatlich nur zweihundert Mark.) Das war natürlich der beste Platz für eine Galerie in unserer Stadt. Im Kunstverein verkehrten die kunstinteressierten Braunschweiger Bürger, liefen damit an dieser Galerie vorbei und steigerten so deren Umsatz. Die Stadt hat sich also für einen Galeristen und gegen ihre eigenen Künstler entschieden. Denn auch für die Braunschweiger Künstler war diese Lage für den Verkauf günstig gewesen. Die Künstler haben erst mehr als zehn Jahre später, als ich BBK-Vorsitzender von Braunschweig wurde, wieder etwas Vergleichbares erhalten. Trotzdem aber reichte der Verkauf von Music bis Grieshaber für Schmückings Lebensunterhalt immer noch nicht. Deswegen war die Galerie auch im »Salve Hospes« weiterhin nur einige Stunden in der Woche geöffnet. Erst 1965, als es dann Dr. Mewes zusammen mit Dr. Evelbauer und Wollermann gelungen war, Schmücking zum Kustos des Kunstvereins im gleichen Gebäude durchzupauken, konnte er seinen Beruf bei der Industrie aufgeben. Er wurde hauptamtlicher Kustos des Braunschweiger Kunstvereins und Galerist im gleichen Gebäude. Dies war eine Verfilzung von privater Galerie, städtischer Ausstellungsinstitutionen und dem Stadtsäckel, wie es sie zu diesem Zeitpunkt in der Bundesrepublik noch nicht gab. Hierin war Braunschweig wirklich Spitze. Dagegen versuchte ich vorzugehen.

Da Schmücking Protegé der Braunschweiger Alt-Nazis war, kam ich so nicht nur in Konflikt mit der Kunstszene unserer Stadt, sondern auch mit dem übrigen Nazi-Klüngel, der in den Braunschweiger Gerichten eine starke Bastion hatte. Aber davon ahnte ich damals nichts. Ich kannte weder die Vergangenheit von Mewes, Wollermann und Schmücking, noch wußte ich, daß in die Braunschweiger Gerichte durch Todesurteile in der NS-Zeit schwer belastete Richter berufen und als Senatspräsidenten gewählt worden sind*, und ebenso unbekannt war mir, daß die größte Gruppe akademischer Berufe unter den Kunstvereinsmitgliedern die Juristen stellten. Das konnten wir erst zehn Jahre später aufdecken, als wir den Kunstverein gerichtlich gezwungen haben, die Mitgliederlisten wenigstens den Mitgliedern zugänglich zu machen.

Ich habe den Kampf gegen die Verfilzung im Braunschweiger Kunstbetrieb mit unglaublicher Naivität geführt, wie ein Sohn aus gutem Hause, der an Recht und Anstand glaubt und davon überzeugt ist, daß man schon gesiegt hätte, wenn man den Menschen nur die Augen öffnen würde. Ich hatte keine Ahnung von Kommunalpolitik und die hier beschriebenen Zusammenhänge nicht andeutungsweise durchschaut. Mein Aufruf zur Kunstbetriebs-Glasnost und -

* Kramer, Helmut: »Braunschweig unterm Hakenkreuz«, 1981

Perestroika wäre eine Art Künstlerselbstmord geworden, wenn ich nicht, von der Natur mit großer Vitalität ausgestattet, den Haß gegen mich bisher zu überstehen in der Lage gewesen wäre.

Evelbauer hatte schon im Sommer 1965 in aller Stille Schmücking angestellt, aber erst danach in einer Zeitschrift diese Kustodenstelle ausgeschrieben. Trotz der sorgfältig ausgewählten ungünstigen Ferienzeit hatte sich doch eine Reihe von Bewerbern gemeldet, unter ihnen der Direktor des kleinen Städtischen Museums von Göttingen, Dr. Wolfgang Rabe. Die Ausschreibung war nur Schein, keiner der Bewerber wurde zur Vorstellung gebeten, weil Schmücking längst Kustos war.

Im Jahre 1965 ließ Dr. Evelbauer auch vorsichtigerweise die jährliche Mitgliederversammlung ausfallen. So brauchte er das heikle Thema in der Öffentlichkeit nicht zu besprechen, zumal er von meinem Widerstand gegen die Doppelfunktion von Schmücking wußte.

Erst am 22. Juni 1966 sollte endlich die Mitgliederversammlung stattfinden. Wir hatten uns mit unserer Argumentation vorbereitet. »Wir« heißt: der Kunsthistoriker Prof. Martin Gosebruch, der erst vor kurzer Zeit an den neu gegründeten Lehrstuhl für Kunstgeschichte in unserer Architekturabteilung berufen worden war, mein damaliger Assistent, der Bildhauer Hans-Henning Seemann, und der berühmte organische Chemiker unserer TH, Prof. Dr. Hans Herloff Inhoffen. Ich hatte auch versucht, den ehemaligen Oberstadtdirektor Lotz zu aktivieren, einen wirklich bewundernswerten Widerstandskämpfer. Er hatte volles Verständnis, war aber schon zu alt und in seiner Gesundheit auch durch die Frostfolterungen der Nazis zu sehr geschwächt. So waren wir nur vier. Da es aber bei dem Chemiker später nur für eine Stimmenthaltung reichen sollte, eigentlich nur drei.

Ich glaubte allen Ernstes, auf dieser Versammlung die Mitglieder davon überzeugen zu können, daß ein privater Galerist nicht gleichzeitig Kustos eines öffentlichen Kunstvereins sein konnte, weil er die privaten und öffentlichen Geschäfte ebenso wie die privaten und öffentlichen Gelder vielleicht nicht auseinanderhalten könnte. Ich wollte das mit Beispielen erläutern, den Menschen also erklären, daß Herr Schmücking im Auftrag und auf Kosten des Kunstvereins zur Akquisition einer Ausstellung irgendwo hinfahren würde und dann womöglich mit diesen Künstlern als Bedingung gleichzeitig private Verträge abschließen könnte usw. Ich hoffte also tatsächlich, die Mitglieder durch solche Argumente bewegen zu können, dem Vorstand die Entlastung zu verweigern, und die Wahl eines neuen Vorstandes durchsetzen zu können, der dann Herrn Schmücking wieder entlassen würde.

Wir kamen abends zu der Sitzung und staunten: Während sonst allerhöchstens zwanzig Mitglieder zu solchen Versammlungen kamen, war der Saal brechend voll. Ungefähr zweihundert Leute füllten ihn bis zum letzten Stehplatz. Der ehemalige »Reichsleiter« und damalige Kunsthochschuldirektor Wollermann hatte alle seine Professoren einschließlich des abstrakten Bildhauers Cimiotti, der damals ebenfalls abstrakten Maler Dörfler und Winter-Rust usw. aufgeboten. Im letzten halben Jahr waren viele Studenten in den Kunstverein eingetreten und stellten Wollermann, Evelbauer und Mewes das Stimmvieh. Aber Evelbauer war auch nicht faul gewesen. Krankenschwestern und Ärzte Braunschweiger Krankenhäuser waren ebenfalls da, um für ihn zu stimmen. Und dann die Juristen: Über die städtischen Funktionäre waren offensichtlich Juristen zum Eintritt in den Kunstverein bewogen worden. Gosebruch, Seemann und ich versuchten mit verteilten Rollen gegen die Einstellung von Schmücking zu argumentieren. Wir hatten keine Chancen. Die Professoren der Kunsthochschule, ein Kunsthistoriker vom Herzog-Anton-Ulrich-Museum und Dr. Bert Bilzer vom Städtischen Museum, alle marschierten mit Wollermann und Evelbauer im gleichen Schritt und kämpften für Schmücking. Ich konnte den vorsitzenden Frauenarzt in aller Öffentlichkeit als Lügner entlarven, es schadete ihm nicht im mindesten. Er hatte nämlich behauptet, Dr. Rabe aus Göttingen wegen seiner vier Kinder nicht eingestellt zu haben, weil der Kunstverein das fällige Kindergeld nicht bezahlen könne. Niemand störte sich an dieser Argumentation ausgerechnet eines Geburtshelfers, auch keine der vielen anwesenden Damen und Mütter. Niemand wurde nachdenklich, als ich Evelbauer nachwies, daß dieser Bewerber ganz jung verheiratet sei und überhaupt noch keine Kinder habe. Alles völlig gleichgültig! Es waren Durchhalteparolen ausgegeben worden, auf die Sache kam es nicht mehr an. Man marschierte eben im Geist mit! Der Erste Vorsitzende pöbelte auch meine damalige Frau Gertrud an, ob sie vielleicht diesen Posten haben wolle. Gertrud war Doktor der Kunstgeschichte. Er entschuldigte sich auch nicht, als er erfuhr, daß sie mit unserem dritten Kind im fünften Monat schwanger war. Constantin wurde Anfang November 1966 bei einem anderen Frauenarzt geboren. Dann dankte Doktor Evelbauer Herrn Schmücking immer wieder für seine »Selbstlosigkeit«, für solch geringes Gehalt zu arbeiten! Er war sich nicht zu dumm, dessen »aufgeräumten Schreibtisch« zu loben im Gegensatz zu dem seines gekündigten Vorgängers.

Andererseits war es wirklich naiv von mir, gegen eine längst perfekte Sache vorgehen zu wollen, nur weil sie gegen Anstand und Sitte verstieß, und das ausgerechnet in unserem Land! Am härtesten wurde natürlich der Jüngste, Hans-Henning Seemann, abgebürstet. Der Vorstand bekam mit drei Gegenstimmen – von Gosebruch, Seemann und mir – und einer Stimmenthaltung von Inhoffen und circa zweihundert Ja-Stimmen seine Entlastung. Nun waren wir die Hanseln im Kunstbetrieb der Stadt! Besonders peinlich fand ich das Auftreten des ehemaligen antifaschistischen Oberbürgermeisters Böhme. Als erster Kunstvereinsvorsitzender nach 1945 nahm er an dieser Sitzung teil. Trotz meiner Argumente gegen die Ämterverfilzung und trotz der bekannten Förderung Schmückings durch Braunschweigs Alt-Nazis stimmte er nicht nur für den Schlosser als Kustoden, sondern stiftete anschließend noch zur Bestätigung Evelbauers mit großem Brimborium dem Kunstverein zweitausend Mark. Daraufhin ernannte Dr. Evelbauer ihn in dieser Sitzung zum Ehrenvorsitzenden. Zwei eitle alte Männer hofierten sich gegenseitig mit tränenfeuchten Augen über so viel Menschlichkeit!

Überall in unserem Lande funktionierte das so: Dr. M. Schubart, erfolgreicher Berater und Vermittler von Führungskräften in der Industrie der Bundesrepublik der sechziger Jahre, bezifferte 1968 die damaligen Führungskräfte in der Altersgruppe von fünfundvierzig bis sechzig, die aus dem nationalsozialistischen »Pool of Candidates« der Ordensburgen, Adolf-Hitler-Schulen usw. stammten, auf fünfundsechzig bis siebzig Prozent.* Hinzugefügt werden muß, daß weniger als ein Prozent der deutschen Jugend solche Schulen besucht hatte. Auch im Kunstbetrieb verhielt es sich so, nicht nur in Braunschweig. Bei der Kunst war es nur besonders grotesk, weil ehemalige Nazi-Funktionäre uns die »freiheitliche Kunst der Demokratie« beibringen sollten. An Indoktrination und Unterdrückung gewöhnt, waren sie tatsächlich dafür geeignet. Außerdem konnten sie sich selbst so über Nacht in »Antifaschisten« verwandeln. Die Nazis wurden wir.

Natürlich hat es den Professoren der Kunsthochschule nichts genützt, daß sie sich angepaßt hatten »wie die Meerschweinchen« (Hrdlicka). Herr Schmücking und seine Nachfolger haben sie nie ausgestellt. Die »demokratisch gewählten SPD- und CDU-Vertreter unseres Volkes« im Vorstand haben diese für jedermann erkennbar korrupte Sache anstandslos mitgetragen. Die Kunstvereinsmitglieder waren sowieso an das Führerprinzip gewöhnt. Ohne diesen grenzenlosen Opportunismus wäre unser ganzer Kunstrummel auch wohl kaum denkbar, wäre es nicht möglich, daß man nun schon seit vielen Jahrzehnten eine Null-Ausstellung nach der anderen arrangiert und mit öffentlichen Mitteln bezahlt.

Schmücking blieb sieben Jahre lang Kustos, bis 1972. Der offensichtliche Zusammenhang zwischen seinem Galerie-Erfolg und der Tätigkeit für den Kunstverein wurde der Stadtregierung dann doch so peinlich, daß der neue Kulturdezernent Wenzel 1972 Schmücking den Rücktritt nahelegte. 1972 besaß er bereits drei Galerien: in Braunschweig, auf der Nobelinsel Sylt und in Basel. Er leitete einen Galeriering und konnte sich trotz der hohen Standmieten an fast allen internationalen Kunstmessen beteiligen. Von einem nebenberuflichen Hobby-Galeristen hatte er sich in diesen sieben fetten Kunstvereinsjahren unter die zwanzig bestverdienenden Galeristen Deutschlands (so »Die Zeit«) »emporgearbeitet«. Der Erfolg war mit seiner Ernennung zum Kustos gekommen. Unsere Voraussagen waren eingetroffen. Die Kunstvereinsmitglieder waren die letzten, die daran Anstoß genommen hätten.

Schon im Frühjahr 1967 war Wollermann aufgrund meines »Spiegel«-Leserbriefes vorzeitig pensioniert worden. Er hat sich wieder nach Süddeutschland zurückgezogen. Statt dessen war 1967 Dr. Mersmann, der Feuilletonchef der »Braunschweiger Zeitung«, in den Vorstand des Braunschweiger Kunstvereins eingezogen, neben dem als Kulturdezernent inzwischen in Ruhestand getretenen Dr. Mewes. So gab es jetzt im Kunstverein zwei Herren mit gravierenden Doppelfunktionen: Herr Schmücking führte gleichzeitig seine Galerie und den Kunstverein im selben Haus, und Dr. Mersmann beschloß im Vorstand des Kunstvereins die Ausstellungen und besprach sie anschließend im Feuilleton

* Capital. Das deutsche Wirtschaftsmagazin, Heft 4/1968, S. 9 ff.

der Zeitung. Trotz des Ausscheidens von Wollermann war es bei einer kleinen »Braunschweiger Kulturkammer« geblieben. So kam es zu den Berichten über meine Pop-art-Vorlesungen 1968 in der Zeitung und später (1973) zu dem bösartigen Verriß meiner Kleinplastiken-Ausstellung bei Peter Lufft und zu den gefälschten Leserbriefen.

Immer noch ziemlich unerfahren in der Kommunalpolitik, habe ich nun einen schweren Fehler gemacht: Ich trat aus Empörung über die Entwicklung des Kunstvereins in der zweiten Hälfte des Jahres 1968 aus. Als Begründung habe ich in einem Brief an den Vorstand die beiden sittenwidrigen Doppelfunktionen von Dr. Mersmann und dem Galeristen Schmücking angegeben.

Inzwischen war auch Herr Evelbauer pensioniert worden. Sein Nachfolger wurde Friedrich Wilhelm Kraemer, der Star-Architekt unserer Baufakultät. Er war ebenfalls in den dreißiger Jahren zu den Nazis übergeschwenkt, hatte schon in der NS-Zeit dem erweiterten Kunstvereinsvorstand angehört und trat nach 1945 kompromißlos für modernistische Kunst ein. Sein Lehrer war der berühmte und ehrenwerte Architekt Mühlenpfordt gewesen, welcher die Verleihung eines Honorarprofessorentitels unserer TH an Adolf Hitler verhindert hatte und auch deswegen von den Nazis nach 1933 entlassen worden war. Er mußte sich bis zu seinem Tode 1944 in einem Gartenhäuschen in Lübeck verstecken. Kraemer war sein Assistent gewesen. Als Professor an der TH hieß Kraemer »Alex«. Alle Studenten nannten ihn so, aber nur wenige wußten, daß Mühlenpfordt kurz vor seiner Entlassung durch die Nazis zu Kraemer, der sich immer deutlicher zum Jung-Nazi mauserte, gesagt hatte: »Kraemer, du bist so glatt, du müßtest Alex heißen.«

Also Alex, jetzt zum Ersten Vorsitzenden gewählt, stellte einen neuen Modernisten als Kustos ein, und die Sache ging weiter wie gehabt. Aber Alex hatte trotz allem noch ein wenig Niveau. Das konnte man von seinem Nachfolger – einem Wirtschaftsprüfer – beim besten Willen nicht mehr behaupten. Er stellte wieder einen neuen Kustos ein, der gerade als Galerist Pleite gemacht hatte und von der Steuerbehörde verfolgt wurde. So geriet der neue Kustos in doppelte Abhängigkeit von diesem mausgrauen Steuerberater und Kunstvereinsvorsitzenden.

So ähnlich verlief die Entwicklung der Kunstvereine fast überall in der Bundesrepublik.

10. Die Zeit nach den Amerika-Reliefs, Ringerbrunnen, Römerberg und Meinungsfreiheit

Die verhüllte »Geburt der Athena«, die »Große Verweigerung« und andere Plastiken

Nach dem frühen Schwächetod der Pop-art Ende der sechziger Jahre wandten sich fast der gesamte Kunstbetrieb und auch die sogenannten revolutionären Studenten mit einem schwer verständlichen Haß gegen alle Kunst, die sich mit dem Menschenbild und den Problemen unserer Gesellschaft auseinandersetzte. Sie sei unzeitgemäß, verschleiere die wahren gesellschaftlichen Verhältnisse, sei eine Flucht in die Innerlichkeit und das Gestern, um sich der revolutionären Veränderung unserer Gesellschaft zu entziehen, sie trüge nichts zu den neuen künstlerischen Fragestellungen bei. An den Hochschulen wuchs mit den Achtundsechzigern eine kunst- und kulturfeindliche Akademikergeneration heran. Trotz der durch Pop-art angeblich gewachsenen Toleranz machte der Kunstbetrieb überall gegenüber gegenständlicher Kunst die Schotten dicht. Die dabei abgespulten Gebetsmühlen waren austauschbar.

So verhüllten zum Beispiel im Januar 1972 die Studenten der Pädagogischen Hochschule in Vechta meine Skulptur »Die Geburt der Athena aus dem Haupte des Zeus«, die ich kurz vor Weihnachten 1971 vor dem Hauptportal der Universität aufgestellt hatte, mit einem Laken. Dazu erklärten die studentischen Sprecher, daß sich diese Skulptur nur scheinbar auf die Auseinandersetzung mit der wissenschaftlich-technischen Welt einlasse, daß sie eine Flucht in die falsche Innerlichkeit sei, bei der die wirklichen Verhältnisse von Kunst und Gesellschaft verschleiert würden. Die Plastik wurde als »eine herausfordernde Absurdität« und als ein »Anachronismus« in einem großen Laken verpackt. Es waren die gleichen Vorwürfe gegen meine Kunst wie ein Jahr später bei der kleinen Ausstellung in Braunschweig. Dieselben Urteile übrigens mußten sich zu dieser Zeit an den deutschen Hochschulen die »scheißliberalen Professoren« gefallen lassen, also gerade die Professoren, die mit Toleranz und Verständnis den angeblichen Problemen dieser Studentengeneration gegenübertraten. Nach kurzer Zeit hatten damals die Studenten herausgefunden, daß die »Scheißliberalen« noch schlimmer seien als die Reaktionäre. Denn auch sie verschleierten die »wahren gesellschaftlichen Verhältnisse«, verhinderten die Veränderung der Gesellschaft und die Revolution, indem sie Gegensätze zu entspannen suchten. Der gleiche Haß wandte sich gegen uns wenige figürlichen Künstler, also gegen Seitz, Grzimek, Duwe, mich und unsere Schüler. Künstler sollten nicht mehr Kunst herstellen, sondern Gerümpel. Man nannte es »Verfremdung« oder »Installation«, wenn man ein Gebäude einhüllte, einen Haufen Eisenbahnschienen irgendwohin kippte, Gegenstände und Sachen in eine

Umgebung brachte, in die sie nicht gehörten, zum Beispiel Fett auf einen Stuhl, Schmutz auf den Tisch, Essensreste an die Wand oder irgendwelche Lampen sinnlos in leere Räume. Man kam sich dabei ganz ungewöhnlich avantgardistisch vor, obgleich man nur in recht primitiver Form den Anweisungen der Surrealisten vom Beginn unseres Jahrhunderts gefolgt war. Nichts daran war neu, außer der Unbegabung, mit der Ideen realisiert wurden, die vielleicht ein halbes Jahrhundert vorher noch provokativ und geistreich waren.

Uns wenigen, die wir uns diesem ganzen Unsinn gegenüber verweigerten, begegnete man mit konsequenter Abneigung. Man hetzte uns mit der Wut, mit der der Pöbel schon immer die Andersdenkenden verfolgt hat. So schrieb die »Welt« zum Beispiel am 29.11.1968 über eine Ausstellung, die der Kunstverein Frechen mit Gustav Seitz, Waldemar Grzimek, Ursula Querner, Kurt Wolf von Borries und mir gemacht hatte (alle außer mir inzwischen tot), unter der Überschrift »Weit ab von der Heerstraße«: »Der erwähnten pädagogischen Aufgabe ist diese Ausstellung freilich kaum dienlich, denn die fünf Künstler ... bringen keinen Beitrag zur Lösung neu gestellter Probleme ... sie siedeln rückwärts gerichtet weit ab von der Heerstraße.« Das war wahr: »Weit ab von der Heerstraße«, über die der Troß der Künstler und Kunstvermittler zog, standen wir! Ein unfreiwilliges Bekenntnis des Kunstjournalisten zur Masse, zu den vielen des Kunstbetriebs und zur Verfolgung der wenigen, die »weit ab von der Heerstraße« ihrer Tätigkeit nachgingen.

Das war so seit Beginn des Industriezeitalters, immer schützte der Kunstbetrieb die vielen und verfolgte die wenigen. Aber nur wenige sind Künstler!

Ich hatte also mit der »Geburt der Athena« die »wahren gesellschaftlichen Verhältnisse verschleiert«, mich in die Innerlichkeit zurückgezogen, weil ich ein Kunstwerk geschaffen hatte, das sich mit der zweigesichtigen Situation der Wissenschaft heute befaßte – ihrem zerstörerischen und ihrem heilenden Aspekt –, und weil ich mit der Wahl des antiken Motivs »Die Geburt der Athena aus dem Haupte des Zeus«, also diesem ungewöhnlich kräftigen griechischen Bild für die Entstehung einer Idee, einen Bezug zu der Vergangenheit geschaffen hatte, aus der wir alle kommen. Die revolutionären Studenten der damaligen Zeit nahmen beides übel, aber als geschichtsfeindliche Generation ganz besonders das antike mythische Thema. Sie wollten eine neue Welt gründen und alle Wurzeln aus der Geschichte kappen, abgesehen vom Marxismus. Das sogenannte »bürgerliche Bildungsgut« war für sie eine Flucht in die Innerlichkeit. Das war wohl auch einer der Gründe gewesen, warum sie schwärmerisch für die kapitalistische Pop-art eingetreten waren. Der Pop-art konnte man die Kenntnis unserer historischen und kulturellen Quellen wirklich nicht nachsagen. Primitiver, oberflächlicher und vergangenheitsloser ging es nicht mehr. Selbst eine griechische Säule von Roy Lichtenstein hatte weit mehr mit Kunststoff als mit Phidias zu tun. Das war ja auch der Grund, warum die Studenten an unserer Hochschule Professor Hecht und die Baugeschichte mit solcher Wut verfolgt hatten. Meines Erachtens waren nicht die überflüssigen Starallüren von Hecht die Ursache, sondern sein leidenschaftliches Bemühen, den Studenten den Zusammenhang zwischen den Architekturformen der Vergangenheit und der geistigen und politischen Geschichte dieser Zeiten zu zeigen. Das alles wollten die »Revolutionäre« nicht mehr hören.

Die »wahren gesellschaftlichen Verhältnisse« verschleierte meine Skulptur deswegen, weil ich mit ihr das Schizophrene der modernen Wissenschaft und Technik darstellen wollte. Eine Aufarbeitung gegenwärtiger Probleme lehnten die damaligen Studenten ab. Sie wollten die gegenwärtige Situation zerschlagen, eine neue Welt schaffen, aber nicht die Probleme der alten verarbeiten. Ich hatte das Haupt der Athena, welches in Flammen aus dem Schädel des Göttervaters hervorzulodern scheint, zweigeteilt. Die eine Hälfte des Gesichtes war ein anonymer griechischer Helm und die andere ein menschliches Gesicht, der Januskopf der Naturwissenschaften: Hilfe für den einzelnen Menschen und Zerstörung unserer Welt als Folge der daraus resultierenden Überbevölkerung. Das hatte ich auch als schriftliche Erklärung hinzugefügt. Aber die Umweltzerstörung, die sich jetzt am Ende unseres Jahrhunderts immer bedrohlicher zu unserer zentralen Existenzfrage entwickelt, war für die »progressiven« Studenten kein Thema. Weitsichtig waren sie nicht gerade, im Gegenteil, sie waren es, die permanent rückwärts blickten auf »Das Kapital« von Karl Marx. Nirgends erklangen die zu scholastischen Gebetsphrasen reduzierten Theorien von Marx stumpfsinniger und ermüdender als an unseren Hochschulen.

Die formalen Voraussetzungen für diese Skulptur waren in dem Amerika-Relief am Kennedy-Center zu finden, in den dämonenbildenden Flammen und Rauchwolken, welche die Freiheit bedrohen; Skulptur und Reliefs sind fast zur gleichen Zeit entstanden. 1970 – kurz bevor ich das zweite Relief »Amerika« beendet hatte – habe ich mit den Entwürfen für die »Athena« angefangen, und am Ende des Jahres 1971, also einige Monate nach den Amerika-Reliefs, wurde die Plastik vor dem Hauptportal der Hochschule Vechta aufgestellt.

Den Zweitguß hat dann einige Jahre später der Kunstausschuß des biophysikalisch-chemischen Instituts der Max-Planck-Gesellschaft in Göttingen angekauft und am Haupteingang aufgestellt. Dem bekanntesten Wissenschaftler dieser Forschungseinrichtung, Professor Eigen, war einige Jahre vorher der Nobelpreis verliehen worden. »Die Geburt der Athena aus dem Haupte des Zeus« ist das Wappen der Max-Planck-Gesellschaft. Somit hat diese Skulptur erst in Göttingen ihren wirklichen Aufstellungsort gefunden, da das Thema und die künstlerische Form für Vechta in jeder Weise zu hoch gegriffen waren.

In den siebziger Jahren, zwischen der Einweihung der Amerika-Reliefs im Sommer 1971 und dem Beginn meiner Arbeiten für den Nürnberger Ehebrunnen und das Göttinger Rathausportal 1977/78, arbeitete ich nur an vier mittelgroßen Aufträgen, so daß mir viel Zeit für freie Arbeiten blieb. Damals entstanden der über zwei Meter große »Dionysos« in Bronze, die lebensgroße »Schönhüftige Sita« (Beton) nach einer Novelle von Thomas Mann, zwei große Steinskulpturen: »Die große Verweigerung« 1975 und die »Kreuzigung des Andreas« oder »Immer das gleiche« 1977. »Die große Verweigerung«, ein Begriff aus der Frankfurter Philosophenschule, sollte meine Haltung zur offiziellen Kunst unserer Zeit, zu unseren Kunstvermittlern undderen Methoden allegorisch darstellen. Die Andreaskreuzigung, die ich deswegen auch »Immer das gleiche« genannt habe, schildert nicht nur die Hinrichtung eines der ersten christlichen Märtyrer, sondern stellt eben auch das sich ständig wiederholende Schicksal von Minderheiten dar. Die Andreaskreuzigung wurde später von der Andreaskirche in Braunschweig gekauft, und die »Große Verweigerung« konnte mit Spenden eines Altstadtbürgervereines von Braunschweig angekauft und 1990 vor dem Städtischen Museum aufgestellt werden. Außerdem schuf ich in diesen Jahren eine große Zahl von Kleinplastiken, die – ebenso wie die Großplastiken – in den achtziger Jahren Gegenstand einer gänzlich unmoralischen Klage der Dresdner Bank gegen mich vor dem Familiengericht in Braunschweig werden sollten.

Unmittelbar nachdem ich die »Geburt der Athena« in Vechta aufgestellt hatte, gewann ich einen weiteren Wettbewerb für einen Industrieneubau der Deutschen Bundespost in Göttingen, in dem Fernsprechrelaisstationen repariert werden sollten. Ich hatte eine Gruppe entworfen, die aus einem drei Meter zwanzig hohen stelenartigen Kopf mit leicht geöffnetem Mund und einem ein Meter achtzig hohen muschelähnlichen Ohr bestand, die also Sprechen und Hören darstellt. Die Gruppe habe ich selbst in Beton gegossen. Sie fügt sich mit ihren organischen, aber doch stark geometrisierten Formen in die großflächige Betonarchitektur der Industrieanlage von Walter Henn gut ein. Diese Skulptur wurde in über hundert bundesdeutschen Zeitungen abgebildet und hat ganz offensichtlich auch Nachfolgearbeiten von anderen Künstlern angeregt.

Außerdem schuf ich für die katholische St.-Stephanus-Kirche im Stadtteil Kaltenmoor von Lüneburg Altar, Tabernakel und Kanzel in portugiesischem Kalkstein und ein lebensgroßes Kruzifix in Bronze. Die Kanzel mit dem Relief »Steinigung des Stephanus« hat mich dann zu den beiden freien Steinplastiken der »Großen Verweigerung« und der »Kreuzigung des Andreas« angeregt.

Von allen Arbeiten dieser Jahre ist der Braunschweiger Ringerbrunnen am bekanntesten geworden:

Achtzehn Frauenverbände gegen den Ringerbrunnen

1973 – ich lebte seit zwölf Jahren in Braunschweig – bat mich der damalige Stadtbaurat Dr. Wiese um einen Brunnenentwurf für die Fußgängerzone. Dieser Auftrag brachte mir zwar kaum Geld ein, sollte mich in Braunschweig aber populär machen. Außerdem erlebte ich den ersten von der Presse konsequent gegen mich inszenierten Kunstskandal.

Bei einem Städtebauwettbewerb für die Altstadt hatte der Architekt Hafkemeyer darauf hingewiesen, daß am Sack, Ecke Schuhstraße, ein mittelalterlicher Brunnen gestanden habe müsse. Darauf bezog sich der Stadtbaurat. Form und Thema sollte ich vorschlagen. Die Sache war von Anfang an schwierig, weil ich mich mit dem Baureferat lange nicht über den genauen Aufstellungsort einigen konnte. Der Brunnen sollte in den neu geschaffenen Fußgängerbereich der Altstadt kommen, etwa dreihundert Meter vom Domplatz und dem Löwen entfernt. Das Baudezernat versuchte nicht herauszufinden, wo der mittelalterliche Brunnen gestanden haben könnte, sondern ging bei der exakten Lokalisierung von Plänen aus, auf denen die »Eingeweide« der Stadt verzeichnet waren, also die Wasserleitungen, die Abwässer, die elektrischen Kabel und Telefonleitungen. Aufgrund dieser Pläne kamen am Sack nur zwei Stellen ziemlich dicht an den Häuserfronten in Frage. Dort hätte man eine Brunnenstube ausheben können, ohne mit den Innereien der Stadt in Kollision zu geraten. Aber beide Punkte waren nach meiner Meinung städtebaulich falsch, weil man jeweils nur in eine Straße, aber nicht in alle drei schauen konnte. Der Brunnen aber mußte – sollte er eine städtebauliche Funktion übernehmen – im Schnittpunkt der Sichtachsen aus den drei Straßen liegen. Darum stimmte ich dem Stadtbauamt nicht zu.

So verging etwa ein halbes Jahr mit Diskussionen um den Aufstellungsort. Eines Morgens, Ende 1973, bei einer erneuten Ortsbesichtigung forderte mich Herr Hagner vom Stadtplanungsamt auf, den Anwesenden die von mir favorisierte Stelle zu zeigen. Ich stellte mich daraufhin in den Schnittpunkt der drei Sichtachsen, von wo aus man fast bis zum Domplatz mit dem Löwen sehen konnte, stand aber auf einem Gully-Deckel, der nicht in den Plänen des Bauamtes verzeichnet war. Nach einigen Tagen teilte man mir mit, ich hätte auf dem Schacht des mittelalterlichen Brunnens gestanden, der noch natürliches Grundwasser enthielte. Auch die Leute im Mittelalter hatten wohl ähnliche Vorstellungen von Städtebau wie ich. So konnten wir für unseren Brunnen den alten Schacht verwenden, was die Gesamtkosten drastisch senkte. Schließlich ist die Skulptur bei einem Brunnen das billigste. Alle Preise für die Techniker werden anstandslos gezahlt. Erst bei den Künstlern fängt das große Lamento an.

Ende 1973 begann ich also mit den Entwürfen. Es gab aber noch ein Problem: Die Straßenkreuzung am Sack ist für ein Brunnenbecken normaler Größe zu eng. Hier durfte der Durchmesser maximal sechs Meter betragen, sonst würde der Brunnen zu einem Verkehrshindernis werden. Das aber hätte im Straßenraum ziemlich dürftig ausgesehen. Darum entwickelte ich einen gewölbten, stufenartig abgetreppten Konus aus Granitkleinpflaster, über den das Wasser in einen Ringgraben herabstürzen sollte.

Außerdem darf das Wasserspiel bei einem Brunnen niemals höher sein als der Radius des Beckens, besser niedriger, sonst wird der umliegende Platz schon bei leichtem Wind naß. Da hier Geschäftsauslagen bis auf wenige Meter an den Brunnen herankommen, war doppelte Vorsicht geboten, das Wasserspiel mußte also niedrig bleiben, die städtebaulich nötige Brunnenhöhe durch eine bekrönende Bronzeskulptur, die Ringergruppe, erreicht werden. Sie sollte auf dem Wasserspiel zu tanzen scheinen: Von allen Seiten sprudelt eine dichte Wasserglocke von der Plinthe der Plastik über den Granitpilz und den stufenförmig gewölbten Konus herab.

Zu der Brunnenplastik hatten mich die beiden ungewöhnlich schwergewichtigen Ringer der Olympiade 1972 in München angeregt – ein Amerikaner und ein Russe. Zum anderen schienen mir zwei Ringer, von denen der eine den anderen hochnimmt, um ihn auf die Erde zu werfen, das Spiel des aufsteigenden und herabfallenden Wassers grotesk zu imitieren. Und außerdem sollte nach meiner Meinung das Thema eines städtischen Brunnens immer volkstümlich sein. Und was gibt es Populäreres als den Sport?

Das plastische Volumen des gewölbten Konus mit dem pflanzenartigen Sockel läßt nun dessen kleinen Durchmesser vergessen: So war ein neuer Brunnentyp entstanden, der aber offensichtlich derart selbstverständlich wirkt, daß es bis heute nur wenige bemerkt haben. Man amüsiert sich über die Ringer und über die Namen auf ihren Kampfanzügen, aber übersieht, daß es sich um ein neues Brunnendesign handelt. Zu dessen Perfektion haben auch viele konstruktive Kritiken des damaligen Stadtbaurats Wiese beigetragen.

Mit dieser Form hatte ich noch ein zweites Problem gelöst. Da viele Leute die städtischen Brunnen für Kloaken halten, in die sie jeden Dreck werfen, müssen sie ständig abgefischt werden, wenn sie nicht abstoßend aussehen sollen. Hier nun spült das kräftige Wasserspiel solche Abfälle in die großen Siebe des umlaufenden Wasserrings. So ist der Brunnen meistens sauber.

Der Ort der Aufstellung, Gestalt des Brunnens und des Wasserspiels haben sich also aus der städtebaulichen Situation ergeben. Nachdem mein Entwurf Anfang 1974 von allen Bestimmungsgremien der Stadt befürwortet worden war – ich mußte ihn den Sozialdemokraten und der Christen-Union vorführen und selbstverständlich auch vor dem Kulturausschuß, dem Bauausschuß und dem Finanzausschuß sprechen –, begann ich im Frühjahr 1974 mit der Ausführung.

Mitten in meiner Arbeit aber – am 17.12.1974 – erschien ein Artikel im Lokalteil der »Braunschweiger Zeitung« mit der Überschrift: »Der neue Brunnen am Sack stößt schon auf Widerstand.« Davon hatte ich bis dahin nichts gespürt. Die Gremien, einschließlich des Finanzausschusses, hatten den Brunnen bewilligt, während der größte Teil der übrigen Bevölkerung überhaupt nichts von dem Projekt wußte. Der Widerstand, auf den der Brunnen angeblich stieß, sollte wohl durch diesen Artikel erst initiiert werden. In dem Bericht konnten die Braunschweiger lesen, daß die Ringer vier Meter groß würden, daß der Brunnen fast kein Wasser hätte und daß der Stadtgestalter Mander sich höchst reserviert darüber geäußert hätte: »Ein Brunnen mit ein wenig Wasser herum.« Stadtbaureferent Wiese, der seine berufliche Karriere an der Botschaft in Tokio begonnen hatte, hätte sich bei der Ringergruppe an Sumo erinnert gefühlt, eine japanische Ringkampfart. Nach dem Bericht der Lokalredakteurin war die Ringergruppe nun eine Variante von Sumo. Selbstverständlich verzichtete sie nicht auf den sanften Hinweis, daß der Preis völlig überhöht sei, trotzdem aber vom Finanzausschuß genehmigt worden wäre. (Ich komme noch darauf zurück. Jetzt nur so viel: Ich habe den Brunnen zum Selbstkostenpreis ohne Honorar hergestellt.)

Die Empörung brach, wie beabsichtigt, los. Man darf sich darüber eigentlich nicht wundern. Die Bevölkerung unserer Städte ist heute daran gewöhnt, daß irgendwelche verbogenen Bleche und Röhren, Betonklötze oder Stahlträger für unangemessen hohe Preise als »Kunst« im Stadtbild aufgestellt werden. Sie reagieren also sofort – das habe ich unzählige Male erlebt – neuralgisch-aggressiv, wenn es sich um ein neues Kunstprojekt handelt. Der Kunstbetrieb der Bundesrepublik und erst recht die Kunstpolitik der Bonner Regierung haben dem Volk die Kunst gründlich abgewöhnt. Wenn also in einer Zeitung ein aggressiver Artikel gegen ein Kunstprojekt erscheint, wie der von Ilse Stephani kurz vor Weihnachten 1974, ist die Empörung der Bevölkerung schon so gut wie gebont.

Die wütenden und wichtigtuerischen Leserbriefe waren in der »Braunschweiger Zeitung« gar nicht mehr unterzubringen. Die geringste Beleidigung war noch ein Vergleich mit Breker und Thorak wegen der angeblichen Größe von vier Metern. In Wirklichkeit war die Gruppe tatsächlich nur zwei Meter dreißig hoch, und zwar beide Ringer zusammen. Es ist wahr, der Stadtgestalter scheint von Anfang an gegen diesen Brunnen gewesen zu sein. Darum hatte ich schließlich den Stadtbaurat gebeten, ohne ihn zu den Besprechungen in mein Atelier zu kommen. Ich gehe auch davon aus, daß er Ilse Stephani das Ganze »gesteckt« hatte. Der Brunnen wurde in den Leserbriefen »Kraftprotzbrunnen« genannt. Ganz besonders ereiferten sich etliche Bürgerinnen Braunschweigs. Eine Hedwig Zirrow gab zu bedenken, daß hochgereckte Arme »Segen erteilen« und »Segen empfangen« bedeuten, aber »was bedeuten hochgereckte Beine bei dieser Ringergruppe?« fragte sie. Achtzehn Frauenverbände lehnten in einer gemeinsamen Anzeige und einem Artikel im Lokalteil der Zeitung den Brunnen ab: »Ob Bund Königin Luise, deutscher Frauenbund für alkoholfreie Kultur, Landfrauenverein, Club junger Hausfrauen oder Deutsches Rotes Kreuz, die Arbeitsgemeinschaft Braunschweiger Frauenverbände mit achtzehn Mitgliedsorganisationen wehrt sich gegen den neuen Brunnen am Sack auf das entschiedenste.« Waltraut Hoheisel mußte ihrem Herzen einfach Luft machen: »... seit neun Jahren lebe ich in dieser Stadt und habe sie auf meine Art lieben gelernt ... Was man jetzt aber am Sack mit dem neuen Brunnen will, finde ich, gelinde gesagt, einfach geschmacklos!« Aber auch viele Männer waren dagegen: Ein Hartwig Völker beschwerte sich darüber, daß in die gemütlich-freundliche, gelöste Atmosphäre der Braunschweiger Innenstadt »nun eine Ringergruppe in harter Kampfanspannung« gebracht werden sollte, usw. Es gab auch kreative Vorschläge: Ich solle anstelle der Ringergruppe den am 17. September 1604 unschuldig hingerichteten Bürgerhauptmann der Hansestadt Braunschweig modellieren oder den Edelmann Johann Skretuski, der den Stadtvätern das Papier des Erbschaftsanspruchs Polens im Jahre 1596 vorzeigt, oder einen Brunnen, der das Verlegen der Pipenröhren aufzeigt, oder den alten Brunnen vor dem Rathaus am Sack nach alten Stichen nachbaute. Auch die Braunschweiger »Harfen-Agnes« mit Blickrichtung zur Schuhstraße würde den Leserbriefschreibern gefallen, aber keine Ringer!

Keinem dieser aufgehetzten Bürger ist eingefallen, daß die Ringergruppe vielleicht komisch werden sollte. Daß sie fernab von aller »Kampfanspannung« und auch nicht überlebensgroß monumental, wie Thorak und Breker, sondern nur gut lebensgroß sein würde. Es bildete sich sogar eine Bürgerinitiative der

Kaufleute um den Sack gegen das Brunnenprojekt, weil die unmenschlich große Gruppe mit ihren riesigen Waden die Auslagen der umliegenden Schaufenster »verdunkeln« würde. Unter den beiden Volksparteien CDU und SPD war man sich inzwischen darüber einig, daß jene Partei die Kommunalwahlen Anfang 1975 verlieren müsse, die sich für dieses Projekt weiterhin einsetze, wie mir ein CDU-Abgeordneter erzählte. Kurz und gut, gegen all diesen Blödsinn konnte ich nicht mehr ankommen. Braunschweig schien sich in Schilda verwandelt zu haben. Die Zeitung hatte eine Lawine losgetreten, die zur Verhinderung des Brunnens hätte führen können. Ich schickte also am 21.12.1974 eine Gegendarstellung an die »Braunschweiger Zeitung«, in der ich die wirkliche Größe dieser Gruppe angab, mich dagegen verwahrte, daß es sich um eine Variante des japanischen Sumo handle, und in der ich klarzumachen versuchte, daß das Wasserspiel nicht nur aus »einer Rinne« bestehe, sondern ein starker, stürzender Wasserfall sei. (Von allen Brunnen Braunschweigs hat der Ringerbrunnen das bewegteste Wasser.) Das Wichtigste meiner Gegendarstellung aber war die Einladung an die Braunschweiger Bürger, mich in meinem Atelier täglich von morgens bis abends besuchen zu können, um die wahren Ausmaße der Ringergruppe selbst beurteilen zu können.

Diese Aufforderung war ein Erfolg. In den ersten Tagen kam niemand, aber dann einige und schließlich immer mehr Menschen. Die Kampagne der »Braunschweiger Zeitung« gegen meinen Brunnen war gestoppt. Die Menschen sahen im Atelier, daß man sie einfach belogen hatte. Es war die gleiche Lokalredakteurin, die 1969/70 in der »Braunschweiger Zeitung« gegen den Bau meines Instituts im Uhlenbusch agitiert hatte. Ich kannte sie nicht persönlich. Wohl von irgend jemanden aufgehetzt, schrieb sie gegen alles, was ich tat.

Die Römerberg-Gespräche

Meine Arbeit an dem Ringerbrunnen wurde 1974 durch die Römerberg-Gespräche unterbrochen. Seit 1973 hielt die Stadt Frankfurt im großen Plenarsaal des wiederaufgebauten Rathauses am Römerberg alljährlich kritische Kongresse zu aktuellen Fragen der Gegenwart ab. An einem verlängerten Wochenende von Donnerstag bis Sonntag wurden Vorträge und Referate gehalten und anschließend darüber diskutiert. Das jährliche Treffen wird immer unter ein Thema gestellt. Das Thema für 1974 hieß »Kunst und Manipulation«. Ich war als Referent eingeladen worden.

Zum Kuratorium der Römerberg-Gespräche, welches das Thema festsetzte, die Referenten einlud und den Ablauf organisierte, gehörten damals neben einem Frankfurter Schriftsteller der Jurist Prof. Denninger, der Kulturdezernent der Stadt Hilmar Hoffmann, der Stadtverordnetenvorsteher Willi Reiss, der Maler Professor Willi Wirth und Maria-Christiane Leven, außerdem einige »Aushänge«-Namen wie Mitscherlich und andere. Maria Leven war die einzige Frau und die eigentlich treibende Kraft. Sie lud die Referenten ein, organisierte alles und ist bis heute der eigentliche Motor der Römerberg-Gespräche geblieben.

Ich hatte Maria Leven durch den Maler Willi Wirth kennengelernt, der mich 1973 zu einem Gastvortrag in sein Institut eingeladen hatte. Dort hatte ich über kulturpolitische Dinge referiert. Maria saß in dem voll besetzten Hörsaal unter den Studenten. Im Anschluß an den Vortrag stellte mich Wirth Maria kurz vor. Offensichtlich hatte ihr mein Vortrag gefallen. So wurde ich 1974 eingeladen, ein einstündiges Referat zu halten. Ich wollte über Museen und Galeristen sprechen, also über ein Thema, das ich auch in Braunschweig mit Schmücking, dem Kunstverein und dem Städtischen Museum kennengelernt hatte.

Seit über zehn Jahren hatte ich an meinem Institut einen Hilfsassistenten nur dafür eingestellt, aus den führenden bundesdeutschen Zeitungen sämtliche Kunstkritiken, Ausstellungsbesprechungen etc. abzuheften. So war mir Ende der sechziger und Anfang der siebziger Jahre aufgefallen – was bis dahin noch allgemein unbekannt war –, daß mehr und mehr Museen dazu übergegangen waren, kommerziellen Galerien Gelegenheiten zu geben, in ihren Räumen in eigener Verantwortung Ausstellungen gegenwärtiger Kunst aufzubauen. In den Kritiken und Ausstellungsbesprechungen war darauf höchstens zwischen den Zeilen hingewiesen worden, niemals ausführlich und so, daß sich ein Nicht-Kunstmanager ein wirkliches Bild davon machen konnte. Ich hatte mir aus diesen Kritiken und Besprechungen ein Puzzle zusammengestellt, aufgrund dessen sich die Galeristen Stünke von der Galerie »Der Spiegel« in Köln, Schmela aus Düsseldorf, Friedrich und Dahlem aus Köln und Darmstadt, Hans Mayer (Galerie Denise René) aus Düsseldorf so wie die Sammler Ströher und Ludwig als Hauptfiguren herauskristallisiert hatten. Es handelte sich um ein Spiel, in dem eitle und schlecht orientierte Museumsdirektoren geschäftstüchtigen Galeristen die Möglichkeit gaben, ihre Galerie-Künstler mit der Weihe großer Museen zu versehen. Außerdem hatte ich mir die wichtigsten Kunstjournalisten – allen voran Bongard vom »Capital« und von der »Zeit« – herausgesucht, die gerade diese Verquickung von Kunst, Kommerz und Museen förderten. Aus Hunderten von Artikeln hatte ich mir von jedem der vorher genannten Leute ein Persönlichkeitsprofil zusammengestellt und auch, soweit es ging, Teile ihrer Lebensläufe. So hatte ich 1974 beschlossen, die Hauptakteure zu interviewen. Meine guten Vorinformationen und die erstaunliche Eitelkeit der genannten Personen sollten die Interviews erfolgreicher machen, als ich erwartet hatte.

Eben zu diesem Zeitpunkt kam die Einladung nach Frankfurt. Alles paßte zusammen. Am 24. September – nach einer telefonischen Voranmeldung – erschien ich in dem neuen, architektonisch interessanten Galeriebau von Schmela in Düsseldorf. Er hatte sofort zu einem langen und intensiven Gespräch Zeit, in dessen Verlauf wir uns sogar zu duzen begannen. Ein Zufall hatte mir sein Vertrauen eingebracht. Ich wußte nämlich, daß Schmela sich von dem Architekten Bronner auf Ibiza in Santa Gertrudis ein Haus hatte bauen lassen. Bronner war auch mein Architekt auf Ibiza.

Bronner, ein deutscher Jude namens Heilbronner, war 1934 in die Vereinigten Staaten ausgewandert und hatte das ihm verhaßte Wort »Heil« aus seinem Namen gestrichen. Er hieß von da ab nur noch Bronner und war schließlich nach dem Krieg in Ibiza gelandet. Also, Schmela, der mit seinem neuen Galeriebau in Düsseldorf architektonischen Geschmack bewiesen hatte, war zu demselben Architekten in Ibiza gekommen wie ich. Dies war natürlich ein guter Ausgangspunkt für unser Gespräch: Du Bronner, ich Bronner, wir beide in Ibiza. Da ich nun außerdem so informiert war wie kaum ein Manager des Kunstbetriebes, sah er in mir auf allen Ebenen einen Verbündeten und packte aus:

1956 habe er beschlossen, in Düsseldorf eine Galerie zu gründen, weil ihn als Malschüler der Akademie die Muse nie wirklich geküßt hätte. In der richtigen Einschätzung der damaligen Düsseldorfer Schickeria hätte er auf jeden Fall mit einem Pariser Künstler eröffnen wollen, über New York sprach man damals noch nicht. Er dachte an die weltweit bekannte École de Paris mit Tapiès, Poliakoff, Dubuffet und anderen. In Paris sprach er Tapiès an, der aber abwinkte. Dort sei ihm auch klargeworden – so erzählte er mir –, daß die École de Paris eigentlich nicht mehr im Rennen sei. Die meisten europäischen Museen hatten ihren Tapiès, Poliakoff oder Dubuffet. Private Käufer spielten zu der Zeit kaum eine Rolle. Er wäre also von dem Gedanken abgekommen, mit der École de Paris zu eröffnen.

Der Düsseldorfer Bildhauer Kricke habe ihn aber auf einen in Paris lebenden deutschen Maler namens Yves Klein aufmerksam gemacht, dem es damals noch sehr schlecht ging. Mit ihm eröffnete Schmela 1957 seine Galerie, aber nur wenige der monochromen Bilder ließen sich verkaufen. (Über das alles habe ich in der »Entmündigung der Künstler«* bereits detailliert berichtet.)

Das wichtigste Ergebnis dieses Interviews mit Schmela war eigentlich sein freimütiges Geständnis, daß er ohne Wember und ohne das Kaiser-Friedrich-Museum in Krefeld wirtschaftlich niemals auf die Beine gekommen wäre.

Wember, der Direktor des Kaiser-Friedrich-Museums, war von der ersten Eröffnung an bei Schmela in Düsseldorf treuer Gast. Ab 1958/59 begann er die Ausstellungen von Schmela en bloc zu übernehmen und kaufte für sein Museum auch regelmäßig Stücke in dieser Galerie. So gewann Wember im bundesdeutschen Blätterwald sehr bald den Ruf, der progressivste Museumsdirektor Deutschlands zu sein, während Schmela durch die Ankäufe Wembers wirtschaftlich überleben konnte und seine Künstler sich außerdem mit der Museumsweihe von Krefeld und den dazugehörigen Feuilleton-Besprechungen der »FAZ«, der »Welt« und der »Zeit« auch zu besseren Preisen an die Düsseldorfer Schickeria verkaufen ließen. Schmela selbst hatte zu seinen Künstlern von Yves Klein über Mack, Piene und Uecker und Arman bis zu Beuys ein erstaunlich distanziertes Verhältnis. Er sagte mir, daß er sie für enorm überbewertet halte, zeigte mir seine Verachtung für Beuys und war sich durchaus klar darüber, daß er mit dem Verkauf von »nichts« oder »fast nichts« ein Millionär geworden war. Über die Manipulierbarkeit von Museumsdirektoren sprach er nur mit Hohn. Ich höre ihn noch in seinem rheinischen Dialekt: »Diese Museumsdirektoren sind unglaublich dumm, aber für mich is das ja jut.« Die Er-

* Weber, Jürgen: »Entmündigung der Künstler«, 3. Aufl., S. 149 ff.

gebnisse dieses und der anderen Interviews sind in »Entmündigung der Künstler« beschrieben.

Trotz mancher Übereinstimmung war Schmela für mich ein Gegner, weil er in unglaublich zynischer Art sein Geld mit der Zerstörung der Kunst verdiente. Andererseits war er mir wieder sympathisch, weil er sich kein X für ein U vormachte wie all die anderen kleinbürgerlichen Typen, die ich auch noch interviewt habe.

Grundsätzlich handelt es sich um die gleiche Symbiose, wie ich sie schon bei Schmücking, dem Kulturdezernenten Mewes und dem Städtischen Museum Braunschweig beschrieben habe. Auch Schmücking hätte als Galerist niemals überlebt, wenn er nicht von Anfang an Gelegenheit gehabt hätte, im Städtischen Museum Ausstellungen zu arrangieren, und wenn nicht Mewes regelmäßig bei ihm für die sogenannte Städtische Sammlung gekauft hätte. Als Schmücking dann noch in Personalunion Galerie und Kunstverein leitete, war eine ideale Konstellation erreicht und der Wettbewerb gegenüber den meisten anderen Galeristen so sittenwidrig zu seinen Gunsten verzerrt, daß er zu dem beschriebenen Erfolg kommen mußte.

Von Schmela in Düsseldorf fuhr ich zur Galerie »Der Spiegel«, direkt neben dem damaligen Wallraf-Richartz-Museum in Köln, zu Hein Stünke. Wember hatte die von Schmela übernommenen Ausstellungen in seinem Museum wenigstens selbst arrangiert. Die Direktoren des Wallraf-Richartz-Museums haben auch dies Herrn Stünke überlassen. Er konnte seine Künstler unter dem Patronat des Wallraf-Richartz-Museums in der Städtischen Kunsthalle Köln ausstellen und aufwerten. Stünke erzählte mir noch am gleichen Tag, am 24. September 1974, wie es dazu gekommen war:

Er habe – so behauptete er jedenfalls – die Idee der multiplizierten Objekte gehabt: dreidimensionale Kunststücke aus Holz oder Plastik in großen Serien und zu entsprechend billigen Preisen. Natürlich gab es mit den Kleinbronzen auch schon früher dreidimensionale Objekte in Auflagen. Aber aufgrund des komplizierten und teuren Bronzegusses waren die einzelnen Kleinplastiken so nicht deutlich preiswerter geworden. Stünke dachte an sehr einfache und damit leicht multiplizierbare Objekte, die dann als seine MAT-Editionen auch ungefähr wie Kinderbauklötze aussahen. Er hatte sich zum Verkauf dieser Serien mit Galerien aus Japan, Amerika und Europa zu einem Ring zusammengeschlossen, trotzdem aber nur wenige Käufer gefunden. So war er auf die Idee gekommen, durch eine Ausstellung in dem altehrwürdigen Wallraf-Richartz-Museum seine Objekte mit der Aura der Kunst zu versehen. Der Verkauf nach dieser Ausstellung soll auch für kurze Zeit stark angestiegen sein. Ich kannte die beiden damaligen Direktoren des Wallraf-Richartz-Museums durch meine Amerika-Reliefs genug, um zu wissen, daß sie den simplen Objekten dieser MAT-Editionen oder dem Glaskasten von Arman – angefüllt mit Schutt – keinerlei Kunstwert beigemessen haben können. Sie haben nach meiner Meinung dieser Ausstellung nur deswegen zugestimmt, weil auch sie neben Wember in Krefeld den Ruf genießen wollten, künstlerisch progressiv zu sein. In den Feuilletons der großen deutschen Zeitungen so gehandelt zu werden, rechtfertigte schon einen kleinen Verrat an der eigenen Meinung. Welcher Beruf ist heute noch immun gegen die Bestechung durch unsere Medien? Die beiden Kölner Direktoren hatten zu dieser Ausstellung nur den Namen »ars multiplicata« beigesteuert.

»Ars sacra« war die erste Ausstellung dieses feierlich lateinischen Idioms Anfang der fünfziger Jahre in Köln und München gewesen. Damals wurden karolingische und ottonische Buchmalerei, Elfenbeinschnitzereien, Kleinbronzen und Goldschmiedekunst gezeigt. Jetzt, in der »ars multiplicata«, Müllbehälter, kinderspielzeugähnliche Klötze, selbstverständlich das unvermeidliche Pissoir und der Flaschenständer von Marcel Duchamp. Aber der feierliche Name sollte das Kunstpublikum dazu bewegen, diese Objekte für Kunst zu halten. Das Ganze funktionierte natürlich nur deswegen, weil einige Kunstjournalisten, allen voran Bongard in der »Zeit«, Schulze-Vellinghausen in der »FAZ« und Krämer-Badoni in der »Welt«, die Werbetrommel für diese Unternehmen rührten. Der erste zündende Artikel für die multiplen Objekte Stünkes war der von Bongard, »Kunst wie Kühlschränke«; nur: Kühlschränke braucht man, dieses Zeug aber nicht.

Abgesehen von Schmela, der tatsächlich eine interessante, wenn auch nicht sympathische Figur war, waren alle anderen Leute, die ich interviewt habe, bis hin zu dem Museumsdirektor Meyer in Basel, großmannssüchtige Kleinbürger, gehörten also zu dem Typ Menschen, durch den diese Erde seit hundert Jahren systematisch zerstört wird. Stünke, damals einundsechzig, war ein aufgeblasener wirtschaftswunderlicher Erfolgsmensch, der mir sofort klarmachte, wie bedeutend er sei und wie groß sein Einfluß auf alle wichtigen Ausstellungen der westlichen Welt. Ich erfuhr von ihm, daß er als Vizepräsident der Documenta-Foundation jede Documenta beeinflussen könne, auch dann, wenn er ausnahmsweise mal nicht dem Documenta-Rat angehöre. Stünke ist eine echte »Führerpersönlichkeit«, erst als Leiter der höchsten Führerschule der Hitlerjugend im »Großdeutschen Reich« und stellvertretender Kunstbeauftragter des Reiches für die HJ, dann als Vizepräsident der Documenta und schließlich als Gründer des Kölner Kunstmarktes erprobt. Wer ihn wohl immer gewählt hat? Andere Angehörige des NS-Führungskorps?

Niemals hat die bundesdeutsche Presse über diesen oder ähnliche Fälle berichtet, obgleich dafür nicht einmal mehr Recherche zu leisten war: Man kann es in Büchern* nachlesen. Unsere Medien haben zwar über die »furchtbaren Juristen« informiert, über die NS-Vergangenheit hoher Politiker berichtet – sogar des Bundespräsidenten von Weizsäcker –, aber unsere Kunstfunktionäre und deren Treiben waren immer tabu. Man wird ohne Übertreibung sagen dürfen, daß die bundesdeutschen Medien vierzig Jahre lang bewußt unzureichend und falsch über die Kunst und deren Vertreter informiert haben, obgleich sie doch in der Wirtschaft, in der Politik und im Rechtswesen wichtige und zum Teil sehr gut recherchierte Aufklärungsarbeit geleistet und dadurch auch Veränderungen erreicht haben. Die Medien haben immer über die Sünden der an-

* Schultz, Jürgen, a. a. O.

deren informiert. Die Ideologisierung und Entsinnlichung der Kunst in unserem für Ideologien so anfälligen Jahrhundert aber ist die Sünde der Intellektuellen, und ganz besonders der Journalisten. Sie haben an die Stelle der anschaulichen Sinnlichkeit der Kunst eine sinnenfeindliche, angeblich philosophische Ideologie gesetzt und damit die Künstler systematisch lächerlich und brotlos gemacht, Hochstapler und Kriminelle aber angezogen. Es wird langsam Zeit, daß die Intellektuellen begreifen, was sie angerichtet haben. Sie müßten nicht nur ihren Ideologieirrtum eingestehen und auf all die kleinen und großen Lumpen verweisen, die ihn für sich ausgenutzt haben, sondern außerdem erkennen, daß es tatsächlich Dinge auf dieser Welt gibt, die des intellektuellen Geschwätzes nicht bedürfen.

Aber zurück zu meiner Interview-Reise. Der nächste war der Kunsthändler Friedrich in Köln: Er zog sich sofort hinter die Festung seines Schreibtisches zurück und beäugte mich mißtrauisch. Ich brauchte ziemlich lange, bis ich ihn beruhigt hatte und er mich über all seine Erfolge bei Museen und Millionären instruierte, die ich in der »Entmündigung der Künstler« beschrieben habe. Zu ihnen gehörten Ludwig, Ströher und Bott.

Am erbärmlichsten war das Interview mit letzterem, dem Direktor des Hessischen Landesmuseums in Darmstadt. Als ich am 12. Juni 1974 das Museum zu dem verabredeten Interview betrat, war nicht nur der erste Stock für die Beuys-Sammlung aus Mönchengladbach ausgeräumt, sondern auch das Erdgeschoß. Die Altartafeln vom ersten Stock und die gotischen Skulpturen des Erdgeschosses waren im Keller. Statt dessen wurde Walter de Maria aus New York gezeigt. Ein großer, etwa zwanzig Meter langer Raum war einen halben Meter hoch mit Erde gefüllt. Damit der Fußboden diese gewaltige Last tragen konnte, war er im Keller mit einem Wald von Stämmen unterstützt worden, so wie wir im Zweiten Weltkrieg die zu Luftschutzbunkern umfunktionierten Kellerräume zusätzlich gesichert hatten. Kostenpunkt: fünfzehntausend Mark (heute mindestens dreißigtausend). Der Wella-Millionär von Darmstadt Ströher hatte dem Museum diese überflüssige Ausgabe gestiftet, natürlich gegen eine von Bott ausgestellte Spendenbescheinigung.* In den übrigen Räumen des Erdgeschosses waren einfache geometrische Objekte aus Chromnickelstahl auf den Fußboden gelegt, unter anderem auch ein nichtssagendes Hakenkreuz.

Die Beuys-Sammlung aus Mönchengladbach im ersten Stock hatte Ströher auf Anraten seiner Galeristen Friedrich und Dahlem gekauft und dem Hessischen Landesmuseum in Darmstadt als Dauerleihgabe unter der Bedingung vermacht, daß der erste Stock zur Aufnahme der Beuys-Sammlung von aller alten Kunst gänzlich gesäubert wurde und anstelle gotischer Tafelmalereien Essensreste, verschimmelte Ratten, Fett und Filzreste in gläsernen Kühltruhen gezeigt wurden. Herr Ströher war damit zum Herrn dieses Museums avanciert. Er kaufte Ausstellungen – zum Beispiel »Walter de Maria« in New York – auf

* Vergleiche die Spenden für die Pinakothek, Teil IV. Ob auch hier ein Teil der Spende an Ströher zurückgegangen ist?

Anraten von Friedrich und Dahlem an und zwang Herrn Bott, diese nun als Parallelausstellungen im Erdgeschoß zu zeigen. Die Kunst der Gotik und des Barock blieb im Keller. Die Kosten übernahm Herr Ströher gegen Spendenbescheinigungen. Letztlich zahlte also der Steuerzahler mindestens sechsundfünfzig Prozent der Kosten dafür, daß die Kunst aus dem Museum geräumt wurde und an ihrer Stelle Müll und Erde gezeigt werden konnten. Ströher entschied, was im Museum geschah, Dr. Bott war zum Erfüllungsgehilfen des Millionärs und seiner Galeristen verkommen, die in diesem Museum arrangierten, was sie wollten.

Um all das wirklich ermessen zu können, sollte man sich an die Geschichte der Beuys-Sammlung in Mönchengladbach erinnern. Als Beuys 1964 im Städtischen Museum von Mönchengladbach ausstellen wollte, war das wichtigste Argument für die Vertreter der Stadt und die Direktion sein Versprechen, daß weder Transport- noch Versicherungskosten entstehen würden. Beuys brachte sein Fett, Abfälle und Filz selbst in das Museum und schuf seine »Kunstwerke« erst dort. Wirklich zur Kunst wurden sie erst durch das Museum und den Ankauf von Ströher, für den der Millionär von seinen Galeristen Friedrich und Dahlem »zwei Jahre vorbereitet« worden war, wie mir Friedrich stolz erzählte. Ströher schickte dann diese Sammlung durch acht große europäische Museen, von der Staatsgemälde-Sammlung in München nach Hamburg, West-Berlin, Düsseldorf, Eindhoven, Bern und schließlich zum Städtischen Museum nach Basel. Überall wurden diese Ausstellungen von Artikeln bundesdeutscher, holländischer und Schweizer »Großkritiker« gefeiert. So wurden die Beuys-Objekte zu »Kunstwerken« und im Gegensatz zur ersten Station in Mönchengladbach schnell auch zu teuren Versicherungsobjekten.

Schließlich übernahm das Landesmuseum in Darmstadt diese Sammlung als Dauerleihgabe. Inzwischen war nämlich die Pop-Sammlung des Schokoladenkönigs Ludwig im Museum »Ludwig« in Aachen und im Wallraf-Richartz-Museum in Köln einquartiert worden. So glaubte auch die hessische Landesregierung, dieser Dauerleihgabe zustimmen und das Landesmuseum ausräumen zu müssen. Kurz und gut, Dr. Bott hatte im Landesmuseum Darmstadt kaum noch etwas zu sagen, Ströher war der Herr.

Zehn Jahre später hat dann Peter Iden als designierter Direktor des Museums für Moderne Kunst in Frankfurt die gleiche Beuys-Sammlung nach Frankfurt geholt. Kurze Zeit darauf erfuhr man aus der »FAZ«, daß Peter Iden wegen Arbeitsüberlastung auf seinen Direktorenposten verzichtet habe.

Bott hatte im Vorwort seines Katalogs zur »Walter de Maria«-Ausstellung behauptet, in einem Museum wie dem seinen seien aufgrund der alten Kunst »Maßstäbe« gesetzt, und somit könnten für die zeitgenössische Kunst neue Maßstäbe gefunden werden. Es lief also wieder auf den gleichen Roßtäuschertrick hinaus, obwohl Bott sein Museum groteskerweise dazu erst einmal von der alten Kunst entleeren mußte. Die Maßstäbe, welche dort angeblich gesetzt waren, befanden sich im wahrsten Sinne des Wortes im Keller. Ich fragte Bott, welche neuen er nun für die gegenwärtige Kunst gefunden habe. Bott fing an zu stottern, sich zu verheddern und rettete sich schließlich mit der Feststellung, daß die Ausstellung »Walter de Maria« erst zwei Tage liefe und er am Ende der Ausstellung, in sechs Wochen, sicher die neuen Maßstäbe gefunden haben würde. Das Ganze war so kläglich, daß ich nach einer dreiviertel Stunde gehen wollte. Er aber wollte mich nicht gehen lassen, bat mich inständig, noch zu bleiben und ihn anzuhören. Er hatte offensichtlich das Gefühl, sich blamiert zu haben.

Herr Dr. Bott galt aber nun als progressiver Museumsdirektor, und so wurde er nach dem Ausscheiden von Gert von der Osten zum Generaldirektor der Kölner Museen berufen. Doch auch hier übernahm er nur äußerlich den Posten. Tatsächlich war er von Anfang an der Laufbursche des Schokoladenkönigs. Ludwig residierte längst in den Kölner Museen als großer Mäzen und verhandelte selbständig mit den Künstlern, die dort ausgestellt oder angekauft wurden, unter anderen auch mit Malern der DDR. Sie waren ein besonderer Schwerpunkt seiner Sammlung. So berichtete mir Willi Sitte über ein Gespräch, das er als Präsident des Verbandes mit Ludwig im Wallraf-Richartz-Museum geführt hatte. Ludwig klingelte damals nach Bott und gab ihm im Namen dieser »großen Künstler« – so erzählte mir Sitte – einen Auftrag. Bott verbeugte sich, um die Anweisung auszuführen.

Obwohl der Posten des Generaldirektors der Kölner Museen – neben dem des Generaldirektors der Berliner Museen Preußischer Kulturbesitz und dem entsprechenden Posten in München – die höchste Stufe ist, die man in der Bundesrepublik auf diesem Gebiet erreichen kann, ist Bott dann doch nach Nürnberg gegangen. Dies war ein Abstieg, aber in eine Region, die nicht von einem eitlen, großmannssüchtigen Mäzen beherrscht wurde. Bott hatte erst Ströher und dann Ludwig nichts entgegenzusetzen gehabt. Daher sein Rückzug in den achtziger Jahren.

Damit habe ich aber vorgegriffen. 1974 saß Bott noch in Darmstadt. Inhalt meines Vortrags auf dem Römerberg über Museen und Galeristen sollte also die Abhängigkeit der Museen und ihrer Direktoren von Galeristen und Mäzenen sein. In meinem Buch »Entmündigung der Künstler« basiert das Kapitel 13, »Die Symbiose von Kunsthandel und Museen«, auf diesem Vortrag.

Vierzehn Tage vor Beginn der Römerberg-Gespräche erfuhr ich von Maria Leven in Frankfurt, daß der Leiter der Nordrhein-Westfälischen Kunstsammlung, Prof. Dr. Schmalenbach, und Dr. Szeemann, Ausstellungsmacher und Documenta-Organisator, ihre Referate abgesagt hätten. Ob sie sich verabredet hatten? Maria Leven stand jetzt vor der schwierigen Aufgabe, zwei je einstündige Referate kurzfristig ersetzen zu müssen. Mir kam das wie gerufen. Meine große Kritikensammlung schrie geradezu danach, einmal öffentlich ausgewertet zu werden: Ich bot einen weiteren zweistündigen Vortrag mit dem Thema »Kunstkritik – Subjekt und Objekt der Manipulation« an.

Diesen beiden »wichtigen« Vertretern des offiziellen Kunstbetriebes war wohl klargeworden, daß es hier wirklich um Diskussion ging. Einer intellektuellen Auseinandersetzung sind die Manager des bundesdeutschen Kunstbetriebs immer ausgewichen, weil sie außer Kunstwelsch und Manipulation nichts zu bieten haben. Bei einem echten Streitgespräch können sie nicht bestehen.

Natürlich konnte Herr Schmalenbach wunderschöne, mit Phrasen gespickte Vorträge über moderne Kunst im Fernsehen und im Rundfunk halten, aber das ist etwas anderes als ein Streitgespräch.

So war ich zum Hauptredner der Römerberg-Gespräche 1974 geworden. Das sollte der Vorstand aber noch bereuen. Meine Kritikensammlung reicht bis in die erste Hälfte der fünfziger Jahre zurück. Ich hatte zwar mit der Sammlung erst Anfang der sechziger Jahre begonnen, sie aber durch Fotokopien aus Zentralbibliotheken und Zeitungsarchiven wenigstens punktuell zurückvervollständigt. Mitte der siebziger Jahre konnte ich also führende bundesdeutsche Zeitungskritiker über zwei Jahrzehnte verfolgen:

In diesen zwei Jahrzehnten hatte die offizielle Kunstszene das Kommen und Gehen vieler Stile erlebt. Zuerst, am Anfang der fünfziger Jahre, begann es mit der abstrakten Kunst, die auf Kandinsky, Mondrian, Klee und vielen anderen fußte. Die École de Paris, Poliakoff, Tapiès und andere waren die Namen des europäischen Salons jener Zeit. Sie waren die Leuchttürme für die Kunstjournalisten der großen deutschen Zeitungen. Schulze-Vellinghausen, Will Grohmann, Krämer-Badoni hämmerten ihren Lesern ein, daß der Fotoapparat und die Kamera das Bedürfnis nach Abbildung erfüllen könnten und daß die neuen Erkenntnisse über Mikro- und Makrokosmos, daß die Relativitätstheorie und die Theorie des Quantensprungs jede banale Gegenständlichkeit verböten. Das neue Leben sei »abstrakt« geworden, der »Künstler« male nicht mehr die äußere Welt, sondern das, »was sie im Innersten zusammenhält«. (Mit diesem Geschwätz war übrigens auch die Naturzerstörung geistig vorbereitet.)

Das aber wurde relativ schnell langweilig, und so traten Mitte der fünfziger Jahre überall in den Salons die Informellen, die Tachisten die Herrschaft an. Nicht mehr Kompositionen aus Grundgestalten, nicht kosmische Vorgänge, kein neues Weltbild à la Einstein, sondern das Seelenleben des erregten Künstlers war das Thema. Haftmann schrieb im Vorwort des zweiten Documenta-Katalogs 1959:

»Das Bild ist die Schrifttafel, auf der der Künstler in spontaner Gestik die durch ihn hindurchgehenden Erregungen und Leidenschaften, die der Prozeß des Existierens in ihm auslöst, einzeichnet, das Begehungsfeld seiner motorischen Lebensenergien, Resonanzkörper für die Lebensempfindungen, die Selbstgefühle und Weltgefühle in ihm auslösen.« Diese Phrasenansammlung schien damals den Insidern des Kunstbetriebs der Weisheit letzter Schluß zu sein. Heute löst sie eigentlich nur noch ungläubiges Staunen, allenfalls Heiterkeit aus.

Der Kunstbegriff war auf ein Minimum zusammengeschmolzen. Erregung, Existenz, Leidenschaft waren die Kriterien, die jeder einigermaßen lebendige Mensch auch für sich beanspruchen konnte. Der Kunstbegriff der Minimalisten »Leben ist Kunst – Kunst ist Leben«, allerdings unter Phrasenkaskaden noch verdeckt, war schon vorbereitet. Aber die Kunst war nach wie vor abstrakt. Alles Abbildhafte, alles Gegenständliche wurde weiterhin als reaktionär, ja als nazistisch denunziert. Es war die Zeit, in der der antifaschistische Maler Karl Hofer, von dem in der NS-Zeit angepaßten Will Grohmann verfolgt und als

Reaktionär denunziert, verbittert gestorben ist. Hofer sprach von Grohmann und den anderen Verkündern der neuen, sogenannten demokratischen Kunst als der »neuen, abstrakten SS«. Wie recht er damit hatte –, auch im wörtlichen Sinne – ahnte er wohl nicht.

Dann aber, Anfang der sechziger Jahre, kam die Pop-art. Auf einmal war alles nicht mehr wahr, was die Kunstpäpste seit Kriegsende auf Künstler und Kunstfreunde eingelabert hatten. Nicht die neuen Theorien Einsteins, nicht die innere Erregung des »leidenschaftlich existierenden« Künstlers waren das Thema der Kunst, sondern auf einmal war es die platteste Gegenständlichkeit aus zweiter Hand: Hot-dog-Reklamen, Plakate für Volkswagen, Bananen und Zigaretten. »Die Amerikaner haben«, so Krämer-Badoni in der »Welt«, »alles Konventionelle mit herrischer Geste beiseite gefegt.« »Alles Konventionelle« war nicht etwa die gegenständliche Kunst von unsereinem, sondern die Kunst, die Krämer-Badoni, Schulze-Vellinghausen und Grohmann uns gerade noch als das Allerhöchste der neuen Zeit einzuhämmern versucht hatten. Das alles war vorbei, war jetzt »konventionell«, galt nichts mehr. Die neuen Ikonen der modernen Kunst waren die mit Indanthren-Farben geschönten Fotoserien von Marylin Monroe. Aber auch die Pop-art erlag schon nach fünf, sechs Jahren einem frühen Schwächetod, ihr folgte der sogenannte »Fotorealismus«, der uns ebenfalls von Amerika beschert wurde. Die Künstler warfen jetzt mit Dia-Apparaten Fotos riesenhaft vergrößert auf ihre Leinwände und kläubelten sie säuberlich mit Öl nach. Der Fotoapparat war nicht mehr das Argument gegen gegenständliche Malerei, sondern die Ölbilder waren jetzt »modern«, weil sie mit dem Fotoapparat hergestellt worden waren.

Gleichzeitig zogen Ende der sechziger Jahre überall in westlichen Museen die Minimalisten ein. Quadratische Stahlplatten, Metallkugeln, Eisenbahnschwellen, Neonröhren, einfarbig gespritzte Leinwände, die Einfachformen der Industrie wurden zu »Meditationsobjekten« der neuen Kunst. Außerdem wurden Deutschlands Müllkippen zum Fundus für unsere Museen: Abfälle, Fett- und Filzhaufen, Schutt, Bierflaschenverschlüsse, leere Zahnpastatuben und Gipsbrocken – in Glasbehälter gekippt oder nur auf den Boden geschüttet –, in Blut getränkte alte Lumpen, begleitet von »Blut und Boden«- und Schamanen-Sprüchen wurden zum mystischen Erlebnis für die neue Avantgarde.

Diese kurze Zusammenstellung der Stile seit Kriegsende macht das Problem schon deutlich: Wie haben dieselben Kunstjournalisten, welche gerade noch mit äußerstem Eifer die Abstraktheit der Kunst verteidigt, dann dem Publikum die triviale Plakat- und Konsumkunst der Pop-art nahegebracht hatten, wieder den Purzelbaum zu dem magisch-überhöhten Müll geschafft? Es ging mir nicht darum, die Kritiken auf ihre Substanz abzuklopfen, womöglich meine eigene Kunstauffassung gegen die der Kunstjournalisten zu stellen, sondern mich interessierte der innere Zusammenhang und die Konsequenz der Feuilletonartikel von Kunstjournalisten, die während dieser Zeit dauernd geschrieben hatten. Wie waren sie mit derartigen Stilumschwüngen fertig geworden? Wie war es möglich, daß sie dem Publikum jeden neuen Stil bedingungslos eingeredet hatten, und warum waren trotzdem Mitte der siebziger Jahre in allen bundesdeutschen Zeitungen die zehn am häufigsten genannten Künstler jeweils dieselben? Waren diese Kunstjournalisten willens- und meinungslose Gebetsmühlen, oder bestand in den Zeitungen, im Feuilleton und im Kunstbetrieb der Bundesrepublik ein so erheblicher Meinungsdruck, daß die Kunstkritiker sozusagen auf Knopfdruck alle fünf bis zehn Jahre das Gegenteil von dem behaupten mußten, was sie vorher gesagt hatten? In diktatorischen Regimen ist es üblich, daß Journalisten den von der Spitze diktierten Meinungsumschwüngen widerstandslos folgen. Sind der Kunstjournalismus in der Bundesrepublik und der Kunstbetrieb etwa nicht so frei, wie seine Verfechter behaupten? Das war die Frage, die mich in dem Vortrag »Kunstkritik – Subjekt und Objekt der Manipulation« interessieren sollte. So arbeitete ich ausschließlich mit wörtlichen Zitaten, stellte die in der Sache völlig entgegengesetzten Äußerungen derselben Kritiker, etwa von Krämer-Badoni, aus verschiedenen Zeiten einander gegenüber. Ich analysierte diese Kritiken sprachlich und inhaltlich auf etwaige versteckte eigene Meinungen, die möglicherweise nicht mehr offen geäußert wurden, kurz und gut, ich wandte unsere Erfahrungen mit der Goebbels-Presse auf diese Kritiker an.

Konformistische Meinungen der Journalisten haben wir als ein typisches Zeichen unfreier System in unserem Jahrhundert kennengelernt. Dort, wo die Vielfalt und Gegensätzlichkeit der Meinungen verstummen, der große Cantus firmus einer alleinseligmachenden Weisheit erklingt, ist die Pressefreiheit eingeschränkt, schreibt der Journalist nicht mehr das, was er meint, sondern das, was er muß.* Solche zwanghafte Situation verrät sich durch verschiedene Symptome. Einmal erkennt man sie an einer erstaunlich einmütigen Umstellung aller Zeitungen und Journalisten von einer Theorie auf die andere, zum anderen daran, daß oppositionelle Stimmen nach und nach verstummen. Das dritte wichtige Symptom ist die Meinung »zwischen den Zeilen«.

Ich wollte mich also in meinem Vortrag nicht mit der Kunstmeinung dieser Journalisten auseinandersetzen, sondern mir ging es ausschließlich um die Frage, ob diese Journalisten es überhaupt wagen konnten, eine eigene Meinung zu haben und sie auch in der Zeitung zu vertreten. Da nun gerade die sogenannte moderne Kunst und der dazugehörige deutsche Kunstjournalismus in den sechziger und siebziger Jahren oft und gern als Beweis dafür verwandt wurden, daß wir den Anschluß an die angeblich freiheitlich-westlichen Demokratien geschafft hätten, war dies eine gefährliche Frage. Sollten die Kunstkritiken in Wirklichkeit nicht ein Beweis für Meinungsfreiheit, sondern für Meinungszwang sein? Das konnte nur von den Kritikern beantwortet werden, die in diesen zwanzig Jahren ständig oder fast immer geschrieben hatten. Ich begann mit Sello von der »Zeit«, dann folgten Krämer-Badoni in der »Welt«, Georg Jappe von der »FAZ«, Bongard im »Capital« und in der »Zeit«. Außerdem untersuchte ich am Rande eine ganze Reihe anderer Journalisten wie Schulze-Vellinghausen oder Grohmann, die aber für meine eigentliche Untersuchung schon zu früh gestorben waren.

---

* Weber, Jürgen: »Entmündigung der Künstler«.

Krämer-Badoni war ebenfalls vom Kuratorium der Römerberg-Gespräche als Podiumsdiskutant geladen worden. Er saß also, während ich seine journalistische Tätigkeit analysierte, nur wenige Meter von mir entfernt.*

Der Plenarsaal des Römerberg-Rathauses hat ungefähr vierhundert Sitzplätze für die Abgeordneten. Ihnen gegenüber befinden sich die Blöcke für die Stadtregierung, die bei diesem Kongreß von den Vortragenden, den Podiumsdiskutanten, dem Römerberg-Kuratorium und einer großen Journalistengruppe besetzt waren. Es waren sicherlich vierzig Kunstjournalisten anwesend. Schon am ersten Tag des Kongresses, am Donnerstag, als ich mein Referat »Museen und Galeristen« hielt, waren die Hörerreihen dicht besetzt. Am Samstag, als ich dann mein zweites Referat, »Kunstkritik – Subjekt und Objekt der Manipulation«, vortrug, waren nicht nur alle Plätze besetzt, sondern die Menschen standen in dichten Massen im Plenarsaal. Gewiß waren es sechshundert Hörer.

Die Diskussion über die Vorträge von Donnerstag und Freitag früh sollte am Freitag nachmittag stattfinden. Schon am Donnerstag vormittag, direkt nach meinem Museen-Vortrag, hatte ich zufällig miterlebt, wie der Starkritiker der »Frankfurter Rundschau«, Peter Iden, dem Kunstmanager De la Motte klarmachte, daß dieser am Freitag bei der Diskussion meinen Vortrag »zu widerlegen« habe. De la Motte war nacheinander Kustos vom Haus am Waldsee und der Kunstvereine Hannover und Hamburg gewesen. Er meldete sich auch am Freitag, aber in erster Linie, um meinen Vortrag durch weitere Beispiele zu bestätigen. Er sagte: »Man könnte diese Kette fortsetzen, und man kann es auch … Ein anderes Beispiel für eine Manipulation im übelsten Sinne: Ich hatte eine Diskussion mit dem amerikanischen Künstler James Rosenquist aus der Pop-art-Generation. Er erzählte mir, was er im Grunde für ein fürchterliches Leben führe. Das sieht so aus, um zwei Details zu erwähnen: Jeden Morgen um neun Uhr ist er gezwungen, mit seinem Kunsthändler Leo Castelli zu telefonieren. Jeden Morgen, sonntags, werktags, immer, um die letzten Tagesneuigkeiten zu empfangen und um herauszubekommen oder sozusagen sich Befehle und Hinweise geben zu lassen, was er an diesem Abend machen solle. Dann heißt es zum Beispiel: Geh heute abend um achtzehn Uhr auf die oder die Vernissage, auf die oder die Eröffnung, aber bitte komm nicht pünktlich, und zieh dich bitte so und so an, Atelierlook, oder komm zu spät, komm um zwanzig Uhr, aber dann fein angezogen, oder komm überhaupt nicht und schick einen Freund und laß ausrichten, du könntest nicht oder du wolltest nicht. Das wird im Detail verabredet, es ist furchtbar. Keiner mag es, Rosenquist findet es scheußlich, Castelli findet es scheußlich, aber alle machen es. Darüber hinaus muß er sich an einem Abend in der Woche, meistens freitags, freihalten, bekommt an diesem Freitag vormittags gesagt, was er abends zu machen, mit wem er zu essen, wen er wo zu treffen und wen er in sein Atelier einzuladen habe. Kurzum, Scheußlichkeiten, Wichtigkeiten, Notwendigkeiten.«

* Weber, Jürgen: »Entmündigung der Künstler«

Mit der Geschichte über Rosenquist hatte De la Motte nur ein weiteres Kapitel gegenwärtiger Kunstmanipulation beschrieben, nämlich wie Leute zu berühmten Künstlern gemacht werden, denen nahezu jede Begabung fehlt. Es war nur eines unter vielen Beispielen.

Auch Wedewer, Direktor des Schlosses Morsbroich, eines avantgardistischen Ausstellungsinstituts im Westen der Bundesrepublik, äußerte sich ähnlich: Er habe »persönlich als den wichtigsten Beitrag das Referat von Herrn Weber angesehen«, obgleich er »mit dem Eindruck, den diese Fakten erwecken, nicht unbedingt einverstanden« sei ... »Zunächst einmal« fuhr er fort, »diese Liste, die Herr Weber gestern vorgeführt hat, läßt sich um ein Beträchtliches vermehren. Die Spielarten der Manipulation zwischen Ausstellungsbetrieb und Galerie und Museen ... sind ja noch viel umfangreicher.« Wedewer berichtete dann davon, daß Galeristen, die Alleinvertretungsansprüche für bestimmte Künstler hätten, immer wieder Kopplungsgeschäfte machten. Sie gäben die Leihgaben eines bekannten Künstlers nur unter der Bedingung an ein Museum, daß ein unbekannter ihrer Kollektion mitausgestellt würde, und verlangten darüber hinaus eine Garantie, daß der unbekannte Künstler auch von dem Museum angekauft würde. Es ging also wieder darum, wie sogenannte »Künstler« gemacht werden: Mit Hilfe schon bekannter werden für unbekannte die Museumsweihe und Ankäufe durchgesetzt. Er schloß diese Ausführung: »Da setzt natürlich genau der Mechanismus ein, der unter den verschiedensten Gesichtspunkten von den verschiedensten Stellen ausgegangen, hier, gestern, von Herrn Weber charakterisiert worden ist. ... Der Eindruck, den Herr Weber gestern durch die Aufzählung der durchaus überzeugenden und auch skandalös imponierenden Fakten erweckt hat, sieht doch so aus, daß auf der einen Seite ungeheuer mächtige Galeristen stehen und auf der anderen Seite, etwas überspitzt, trottelige Museumsleute oder Ausstellungsmacher.«

Er versuchte dann weiter, die Museumsdirektoren mit ihren zu niedrigen Etats zu entschuldigen: »Und damit komme ich noch einmal zu den unmittelbaren Manipulationen, die zwischen Galeristen, Ausstellungsinstituten und Museen bestehen. Die Marlborough-Galerie, ich glaube, Herr Weber hat das gestern erwähnt*, ist bekannt dafür, daß sie Instituten mit einem etwas unterentwickelten Finanzstatus komplette Ausstellungen mehr oder minder kostenlos ins Haus liefert. Ich kenne Fälle, wo das geschehen ist, gegen den Willen des verantwortlichen Direktors.« Das Prestigebedürfnis der Museumsausschüsse und Druck durch die Presse hätten die betreffenden Direktoren zum Nachgeben gezwungen.

Wenn auch die beiden einzigen Ausstellungsmacher des damaligen Kunstbetriebes bei diesem Kongreß, De la Motte und Wedewer – Schmalenbach und Szeemann hatten ja kurzfristig abgesagt –, diese Manipulationen in einem etwas günstigeren, mindestens verständlicheren Licht erscheinen zu lassen versuchten, so waren sie eben doch nicht in der Lage, die Tatsachen abzustreiten

* Von der Marlborough-Galerie hatte in der Diskussion am Tage vorher ein anderer Redner gesprochen, nicht ich.

oder gar zu widerlegen. Im Gegenteil, sie brachten sogar noch weitere Beispiele.

Dr. Lenz vom Städel-Museum fragte nach der Funktion der Kunstkritik in diesem von mir beschriebenen Spiel: »Zu Herrn Weber hätte ich noch anzumerken, daß er sehr klar und sehr erfreulich dargestellt hat, wie der offizielle Kunstbetrieb bei uns läuft ... Ich finde nur, daß er die Rolle der Kunstkritik etwas zu wenig beachtet hat, denn das ist ja eigentlich ein Bereich, der niemandem verantwortlich ist. Dort sind Leute, die sich eigentlich alles leisten können und ein unwahrscheinliches Gewicht in der Meinungsbildung haben.« Die anwesenden Kunstjournalisten schwiegen. Keiner der fünfundzwanzig Professoren und Dozenten von circa fünfzehn deutschen Universitäten brachte Einwendungen hervor. Keiner der zahlreich anwesenden Museumsdirektoren – außer den bereits genannten –, Leiter von Kunstvereinen und Kunsthallen, Mitarbeiter von Museen und Ausstellungshäusern aus Frankfurt, München, Darmstadt und Köln sagte ein einziges Wort. Es konnte also nach dieser Diskussion kein Zweifel daran bestehen, daß ich nicht irgendeine Randerscheinung des bundesdeutschen Kunstbetriebes geschildert hatte, sondern dessen Funktionsweise, eine stillschweigend gebilligte, schamlose Korruption.

Obwohl sich der Kunstbetrieb an mir dafür durch Unrechtsurteile allerhöchster deutscher Gerichte gerächt hat, ist nicht eine dieser Tatsachen widerlegt worden, obgleich ich sie inzwischen in einer viel umfangreicheren Darstellung in meinem Buch »Entmündigung der Künstler« in drei Auflagen in der Bundesrepublik verbreitet habe. Was ich vorgetragen habe, ist wahr, und gerade deswegen verfolgt mich der Haß der Kunstkritiker.

Zuallererst einmal aber wurden die beiden armen Teufel, die in Anbetracht der Tatsachen nicht anders konnten als zuzustimmen, »fertiggemacht«. So schmähte der Hessische Rundfunk in seinem Bericht über die Römerberg-Gespräche den »positionslos und schwach argumentierenden Manfred De la Motte, den es längst aus der Bahn geschleudert« habe, und den »pragmatisch angepaßten Rolf Wedewer aus Leverkusen, den angesichts der Mehrheitsverhältnisse sowohl auf dem Podium wie auch im Saal jeglicher Kampfgeist verlassen hatte, wenn er ihn je besessen hatte«. Frau Brackert, die Urheberin dieser Bemerkungen, war auch anwesend gewesen, auch sie hatte wohl jeder Kampfgeist verlassen. Er kam erst zurück, als sie in ihrem Journalistenkämmerchen saß und unter dem Schutz des »Hessischen Rundfunks« schreiben konnte, was sie wollte. Auch der »Deutschlandfunk« meinte: »... sondern vergleichsweise bewußtlos und schwach argumentierenden Machern, Macher der Szene von gestern übrigens, wie Manfred De la Motte und Rolf Wedewer.« Auch Herr von Haselberg, Autor dieser Kritik, war im Plenarsaal anwesend und hatte nichts erwidert. Peter Iden, Kritiker der »Frankfurter Rundschau«, forderte am folgenden Montag die Entlassung von Dr. Lenz wegen seiner Bemerkungen über die Kunstkritik. Rolf Wedewer und Manfred De la Motte hatten sich in Frankfurt wirklich ihren Mund verbrannt. Sie wurden in Zukunft vom Kunstbetrieb geschnitten und kaum noch beschäftigt. Dr. Lenz vom Städel war gegen die Angriffe Peter Idens gewappnet, da ihm als Angestellten im öffentlichen Dienst nicht ohne gravierende Vorkommnisse zu kündigen ist. »Hetze« allein reicht nicht aus.

Am Freitag habe ich mich dann in einem zweistündigen Vortrag über die Kunstkritik unter dem Blickwinkel der Pressefreiheit geäußert. Wenn ich auch schon bei dem Vortrag über Museen und Galeristen ein angespannt aufmerksames Publikum hatte, so herrschte jetzt atemlose Stille – ganz besonders bei den langen und ausführlichen Analysen der Schriften von Krämer-Badoni, der wenige Meter von meinem Rednerpult entfernt als geladener Podiumsdiskutant saß. Dies gab meinen Ausführungen hautnahe Aktualität. Entweder wurde hier die Wahrheit gesagt, oder es mußte jeden Moment der empörte Einspruch von Krämer-Badoni kommen. Während meines Vortrags fiel mir eine Frau mit streng geknotetem Haar auf, die ständig zwischen den Kunstjournalisten herumlief und hektisch und aufgeregt sprach. Später erfuhr ich dann, daß es Gisela Brackert war, die Medienbeauftragte der Evangelischen Kirche Hessens, eine fromme Spezialistin für Fragen der kirchlichen Kunst. Sie hatte schon während des Vortrags offensichtlich jede Beherrschung verloren. Aber ihr Herumgelaufe und Getuschele konnte die angespannte Aufmerksamkeit der Hörer nicht beeinträchtigen.

Sello war bei meiner Untersuchung eigentlich noch am besten weggekommen. Er hatte sich zwar schließlich zur Pop-art und zum Fotorealismus bekannt und ihn sogar nach einigem Zögern vertreten, obgleich er in Wahrheit nur von der abstrakten Kunst überzeugt war, hatte sich aber eindeutig gegen Yves Klein, Arman, Beuys, Minimal- und Concept-art geäußert und damit gegen einen großen Teil der Salonkunst der sechziger und siebziger Jahre Front gemacht. Damit stand er unter seinen Kollegen ziemlich allein. Ich hatte meine Analysen über die Arbeiten Sellos mit dem Satz geschlossen: »Sello hat längst sein Deputat an (erlaubter) Kritik überschritten.« Damals, Oktober 1974, wußte noch niemand, wie sehr ich bei Sello, dem Starkritiker der »Zeit«, mit diesem Urteil ins Schwarze getroffen hatte. Zwei Jahre nach diesem Vortrag hörte Sello auf, in der »Zeit« zu schreiben, und die sehr viel angepaßtere und ignorante Petra Kipphoff übernahm seine Funktionen. Sello hatte also wirklich dadurch, daß er sich gegen Minimal- und Concept-art und ganz besonders gegen Beuys geäußert hatte, die Grenzen der Meinungsfreiheit überschritten, die bundesdeutschen Feuilletonisten gesetzt sind – auch in der »Zeit«. Er mußte gehen.*

Die zwanzigjährige Schreibtätigkeit Krämer-Badonis hatte ich viel vernichtender beurteilt. Er hatte alles vertreten, was Kunstbetrieb und Feuilleton von ihm verlangten: abstrakte Kunst, Tachismus, Pop-art, Minimal- und Concept-art und die Auftritte von Beuys – trotz seiner Theorie »von den glücklich verspannten Formen« und seiner ständig wiederholten Behauptung, Kunst sei abstrakt. Den Übergang vom abstrakten Expressionismus zu seinem Gegenteil, der Pop-art, schaffte er in drei Tagen. Er half sich vor seinen Lesern mit der unwahren Behauptung, die Pop-Artisten wollten durch ihre banale Gegenständ-

* Ausführlich in: Weber, Jürgen: »Entmündigung der Künstler«

lichkeit auch noch dem letzten Gestrigen klarmachen, daß wahre Kunst abstrakt sei, daß die reale Welt eben banal und unkünstlerisch sei. Mit dieser abenteuerlichen Theorie versuchte er vor seinen Lesern das Gesicht zu wahren, wenn er alle vom Kunstbetrieb verlangten Wendungen ohne Rückgrat mitmachte. Ich wertete also auch die Kunstkritiken von Krämer-Badoni als Beweis für die engen Grenzen der Meinungsfreiheit in deutschen Feuilletons. Die überwiegend akademisch gebildete Hörerschaft hörte meinen stil- und inhaltskritischen Analysen* der Artikel von Sello bis Bongard mit äußerster Spannung zu.

In der Diskussion nach dem Vortrag meldete sich Krämer-Badoni als erster: »Herr Weber, Sie haben doch sicher Dias oder Fotos von Ihren Arbeiten bei sich. Zeigen Sie uns doch mal welche.« Ich war verblüfft über so viel Plumpheit. Krämer-Badoni rechnete mit der Eitelkeit des Künstlers, der immer einen Bauchladen von Fotos oder Dias von seinen Arbeiten mit sich herumträgt, um sie irgendeinem Kritiker zeigen zu können, der ihn »entdecken« sollte. Natürlich wollte er mich dann als Traditionalisten fertigmachen und so von sich selbst ablenken. Während ich noch über meine Antwort nachdachte, kam aus dem Publikum ein relativ kleiner, schwarzgekleideter Herr mit ungewöhnlich großem Schädel und grauweißer Löwenmähne – er sah Ben Gurion ähnlich und wurde von mir von dem Zeitpunkt an auch immer so genannt –, fegte mich von meinem Rednerpult herunter, wandte sich zu Krämer-Badoni und rief: »Herr Krämer-Badoni, es geht hier nicht um das Lebenswerk von Weber, sondern um Ihr Lebenswerk. Bitte, nehmen Sie zu den Ausführungen von Weber Stellung.« Ein paar Sekunden Stille im Saal, dann erhob sich Krämer-Badoni und sagte wörtlich: »Ich brauche gar nicht Stellung zu nehmen, denn Herr Weber hat Zitate, ausführliche Zitate aus meinen Kritiken gebracht, hat sich dann später dauernd auf meine grundsätzlichen Ausführungen berufen, die er goutierte, hat mir lediglich vorgeworfen, ich versuchte, wenn ich mit neuen Stilformen zu tun hätte, diese neuen Stilformen mit meinen Grundsätzen, die ihm ja zusagten, in Übereinstimmung zu bringen, in legitimer Weise. Darüber brauche ich nichts zu sagen. Das hat Herr Weber alles wunderbar dargestellt, und ich fand mich gar nicht schlecht zitiert, es mag genügen.« Es dauerte eine ganze Weile, bis wieder Leben in den Saal kam, so verblüfft waren alle über diese Unterwerfung. Krämer-Badoni war also nicht in der Lage, meine Darstellung zu widerlegen, die ihn als einen Kritiker zeichnete, der mit wenig eigener Meinung ständig die von Museen und Kunstmarkt propagierten Meinungen übernommen hat, auch wenn er sich selbst mehrfach diametral widersprechen mußte. Er fand sich »nicht schlecht zitiert«, obgleich ich ihm den »Kotau« (wörtlich) vor der Pop-art vorgeworfen hatte und vieles andere mehr. Er wich durch Zustimmung einer Diskussion aus, die möglicherweise noch demütigender geworden wäre, und glaubte sich dadurch retten zu können, daß er meinen Ausführungen zustimmte und sie so gleichzeitig zu verharmlosen suchte. Krämer-Badoni wagte nicht, vor sechshundert Zuhörern mit mir zu diskutieren, weil er

* Ausführlich in: Weber, Jürgen: »Entmündigung der Künstler«

sich klar darüber war, daß ich ihm immer wieder neue Zitate würde vorhalten können.

Aber einige Tage später, als Krämer-Badoni in der »Welt« über die »Allianz zwischen Stalinisten und Spießern – Die 2. Römerberg-Gespräche in Frankfurt« schrieb, hörte sich alles ganz anders an. Als er nicht mehr vor mehreren hundert Hörern im Plenarsaal des Römerbergs Rede und Antwort stehen mußte, sondern allein mit der Machtvollkommenheit eines Massenmediums unwidersprochen behaupten konnte, was er wollte, da »versackten« die Gespräche »fast sofort in einer beschämenden gewalttätigen Geistfeindlichkeit ...«. Anstatt über den Inhalt der Vorträge und der Diskussion zu berichten, beschimpfte er die Redner mit Ausdrücken wie »Spießer«, »Stalinisten« und »Flachköpfe«. Er sprach von einer »Hexenjagd« und verkleidete den Umstand, daß er sich auf dem Römerberg öffentlich unterworfen hatte, von einer Diskussion absehen mußte, weil er nichts zu erwidern hatte, in seinem Artikel mit dem Schlußsatz: »Genug. Mit Flachköpfen läßt sich nicht diskutieren, weder mit linken noch mit rechten.«

Krämer-Badoni hatte die Wahrheit auf den Kopf gestellt. Der Kongreß ist in friedlicher, geradezu akademischer Atmosphäre abgelaufen. Meine textkritischen Untersuchungen verlangten vom Publikum eine erhebliche Konzentration und großes spezifisches Interesse. Geistesfeindliche Gewalttätigkeit – um diese Phrase aufzunehmen – brachten in Wirklichkeit die Kritiker in den Kongreß: Nach der Diskussion, als ich etwas erschöpft das Podium verlassen hatte, kam eine junge, blaugekleidete Frau auf mich zu und bat mich um Feuer. Ohne Streichhölzer – ich hatte mir gerade vor wenigen Monaten das Rauchen abgewöhnt – wandte ich mich an die Umherstehenden und bat um ein Feuerzeug. Da sprang ein mittelgroßer, breitschultriger, etwa vierzigjähriger Mann hervor und brüllte die Frau an: »Du wirst dir doch nicht von einem Nationalsozialisten Feuer geben lassen.« Dann wandte er sich an mich und drohte mir Prügel an, wenn ich mich nicht sofort verzöge, und rief: »Sie werden am Montag in der ›Frankfurter Rundschau‹ schon sehen, was Ihnen dieser Vortrag eingebracht hat.« Es war Peter Iden. Schon kam Herr Bussmann auf mich zu, der damalige Leiter des Frankfurter Kunstvereins, in dessen Räumen gerade die erste Ausstellung nationalsozialistischer Kunst lief, und sagte: »Herr Weber, wenn Sie noch ein Wort gesagt hätten, hätte ich geschossen.« Auf meine erstaunte Fragen, wieso, wußte er nichts zu antworten.

Nach der Pause ging ich an das Mikrophon und berichtete den Hörern, daß der Kritiker der »Frankfurter Rundschau«, Peter Iden, mir gerade Prügel angeboten und mich vor Dutzenden von Leuten als Nationalsozialist beschimpft habe. Da sich dieser Vorfall laut inmitten einer Menschentraube abgespielt hatte und sich diese Beschimpfungen vermutlich schon weit herumgesprochen hatten, brach spontane Empörung aus. »Ben Gurion« formulierte sofort einen Satz, in dem die Beschimpfungen gegen mich zurückgewiesen wurden und stellte den Antrag, über die Annahme dieses Satzes durch den Kongreß jetzt gleich abstimmen zu lassen. Einmal hätte das mit Sicherheit eine überwältigende Mehrheit für den Antrag ergeben, zum anderen aber die Mitglieder des

Römerberg-Kuratoriums vor die peinliche Frage gestellt, wie sie sich bei der öffentlichen Abstimmung verhalten, ob sie für den Anstand oder für die Presse stimmen sollten. Bei der Art der Meinungsfreiheit, die in der Bundesrepublik herrscht, waren die Römerberg-Gespräche jetzt in Gefahr. Das jedenfalls muß der Jurist Professor Denninger gedacht haben, als er als Diskussionsleiter vor der Abstimmung eine Diskussion verlangte.

Als erstes forderte er ausgerechnet Krämer-Badoni, der durch meine Textanalysen und seine Antwort darauf total desavouiert war, als Zeugen für die Wahrheit meiner Behauptungen auf. Aber Krämer-Badoni hatte den Vorfall nicht miterlebt, äußerte dann aber eine Vermutung, die den Juristen Denninger nun wirklich hätte alarmieren müssen, wenn er an Rechtsfragen und nicht nur an Taktik interessiert gewesen wäre:

Krämer-Badoni berichtete nämlich von einer Besprechung der Journalisten in der Pause, wie man gegen meine Vorträge vorgehen könne. Iden hätte den Vorschlag gemacht, mich als Nationalsozialist zu desavouieren und meine Sprache mit der Freislers vom Volksgerichtshof zu vergleichen. Vielleicht hätte ich diese Besprechung gehört und das jetzt so verdreht. Sofort riefen viele Hörer dazwischen, sie hätten den Vorfall so miterlebt, wie er von mir erzählt worden sei. Aber Denninger meinte nun, daß man doch nicht wissen könne, was wirklich abgelaufen sei, und rabulistisch geschickt gelang es ihm tatsächlich, die Hörer und »Ben Gurion« von der Abstimmung abzubringen.

In Wahrheit aber war das, was Krämer-Badoni berichtet hatte, noch wesentlich schlimmer, in höchstem Maß grundgesetzwidrig. Er hatte bezeugt, daß die Medien – und es waren eine Menge Zeitungen und Rundfunkstationen vertreten – beschlossen hatten, ihre geballte Verleumdungsmacht gegen mich, den einzelnen, einzusetzen. Genau das sollte durch das Grundgesetz verhindert werden. Es soll den einzelnen gegen die überlegene Macht von Staat und Massenmedien schützen! Ob der Jurist Denninger das nicht wußte? Oder war er nur froh, daß niemand von den Hörern dies begriffen hatte, auch ich nicht? Auch mir ist erst sehr viel später klargeworden, von welch unglaublichem und grundgesetzwidrigem Vorgang Krämer-Badoni vor laufenden Bändern berichtet hatte. (Die Bänder befinden sich seit zwanzig Jahren in meinem Eigentum. Ich kann jederzeit nachweisen, daß diese Sache sich so abgespielt hat. Die Worte von Denninger, Krämer-Badoni, »Ben Gurion« und H. Hoffmann sind aufgezeichnet!) Am Sonntag morgen distanzierte sich dann auch noch der Kulturdezernent Hilmar Hoffmann vor dem Römerberg-Plenum von meinen Vorträgen und forderte das Kuratorium auf, dafür Sorge zu tragen, daß in Zukunft so etwas nicht mehr passiere. Keines der Kuratoriumsmitglieder wagte zu protestieren, mich vor den Angriffen in Schutz zu nehmen und eine Lanze für die Freiheit der Meinung zu brechen. Die Römerberg-Gespräche waren gerettet. Die Stadt würde die Gelder weiterhin zahlen.

Am Sonntag nachmittag auf der Rückfahrt hörte ich im Autoradio vom »Deutschlandfunk« in Köln in der Sendung »Kultur heute« einen Bericht über die Römerberg-Gespräche. Da behauptete Frau Brackert, eben die fromme Dame mit dem Knoten, linke Theoretiker und rechte Demagogen hätten sich in scheinheiliger Übereinstimmung die Hand gereicht, und es »blieb die Berichterstattung über Ausstellungspraxis und Kunstkritik einem Professor Jürgen Weber aus Braunschweig überlassen, der als Verfertiger realistischer Plastik unbekannt geblieben ist und den diese persönliche Kränkung zu haßerfüllten Tiraden und sogenannten Enthüllungen über den Kunstbetrieb führte, die vom unkritischen Publikum begeistert aufgenommen wurden und zeitweilig so etwas wie eine Pogromstimmung im Saal schufen. Wenn diese Römerberg-Gespräche als Indiz genommen werden dürfen für das, was man so die ›Stimmung im Lande‹ nennt, tut die Moderne gut daran, sich wieder auf ein Katakombendasein einzurichten.« Natürlich ist das Publikum unkritisch, wenn ihm meine Darstellungen eingeleuchtet haben. Jeder weiß, was mit einer Pogromstimmung in Deutschland gemeint ist. Wenn am Schluß davor gewarnt wird, daß die Moderne sich wieder auf ein Katakombendasein einrichten müsse, dann werden meine Vorträge leicht verklausuliert mit der Verfolgung der »entarteten Kunst« durch die Nazis gleichgesetzt. Natürlich, Frau Brackert hatte die Anregungen von Iden nur vorsichtig aufgenommen. Sie hat mich weder mit Freisler verglichen noch direkt als Nazi beschimpft.

Deutlicher wurde Herr von Haselberg im »Norddeutschen Rundfunk«, der ebenfalls an den Römerberg-Gesprächen teilgenommen und während der Diskussion kein einziges Wort gesagt hatte: »Und einmal am Zuge, wird schlechthin alles zum begehrten Asservat in der Liste des Kunstkriminalkommissars. Auch noch die Klassiker der Moderne, weil sie eben von der Marlborough-Galerie verwaltet werden. Was wunder, wenn nebenbei auch der Hehlerort namhaft gemacht wird – das Landesmuseum in Darmstadt sei ein Treffpunkt der Millionäre. Die ganze Zeit lauschte ich aufmerksam, ob der Kunstschreiber sich nicht einmal verspräche und sagte, daß das alles verjudet sei oder die Freimaurer steckten dahinter, so war dieser Tonfall. Aber das Publikum riß es hin, wie gründlich es der denen da gab.« Auch hier wieder das gleiche Strickmuster: Unwahrheiten, Beschimpfungen, Unterstellungen, und selbstverständlich gipfelt auch dieser Bericht in der Unterstellung, ich sei ein Nazi oder zumindest ein Antisemit. Jedenfalls hatte er mir die Worte Hitlers in den Mund gelegt, daß die moderne Kunst »verjudet« sei. Das war das Fanal, unter dem die »Entarteten« 1935 bis 1938 verfolgt und ihre Werke zerstört worden sind. Dieser Herr brachte nun ein frei erfundenes Zitat in indirekter Rede, um solche Unterstellungen verständlich machen zu können. Er log nämlich, ich hätte die Klassiker der Moderne und die Marlborough-Galerie schlechtgemacht – schließlich hatten Hitler und Goebbels sich gegen die Klassiker der Moderne gewandt. Tatsächlich habe ich weder von der Marlborough-Galerie noch von den Klassikern der Moderne gesprochen. Interessant war übrigens, daß er mich einen Kunstschreiber nannte. Herr von Haselberg hatte wohl im Römerberg-Rathaus gelernt, mit welcher Verachtung die überwiegende Mehrheit der Intellektuellen den Kunstschreibern inzwischen gegenübersteht. Er behauptete also nicht wie Frau Brackert, ich sei ein Künstler ohne Erfolg und deswegen im Haß verzerrt, sondern er glaubte mich dadurch erniedrigen zu können, daß er mich zu seinesgleichen machte.

Allen Berichten, in Zeitungen und in Rundfunkkommentaren, war gemeinsam, daß sie mit Ausnahme des verlogenen Hinweises auf die Klassiker der Moderne nicht auf den Inhalt meiner Vorträge eingingen. Das war auch nicht ratsam: Sobald man die von mir vorgetragenen Thesen und Tatsachen in diesen Beiträgen zitiert hätte, wäre ihre Richtigkeit schon deutlich geworden. Man zog sich also darauf zurück, mich entweder mit groben Schimpfworten zu beleidigen oder falsch zu zitieren, oder berichtete falsch. So auch die »FAZ« über meine beiden Vorträge: »Sehr viel platter schilderten andere Redner den von ihnen konstatierten Verfall der Kunst durch Marktmanipulationen dunkler Mächte, die entweder nicht dingfest gemacht oder etwas naiv zum Beispiel im Gestaltkreis der Industrie gesucht wurden.« Falscher konnte man über meine Vorträge kaum noch berichten. Da ich aber nicht mit Namen genannt wurde, war auch eine Gegendarstellung nicht möglich. Noch niemals seit dem Zweiten Weltkrieg waren Vorgänge im Kunstbetrieb so genau mit Namen, Adresse und Datum genannt worden wie von mir.

Sehr viel deutlicher ist natürlich Peter Iden in seinem mir schon für den Montag angekündigten Artikel »Verbitterte auf der Jagd« geworden. Er schrieb: »Seit dem Nationalsozialismus ist in dieser Stadt nicht mehr so viel Haß, resultierend aus der Verbitterung vermeintlich Zu-kurz-Gekommener, auf die Kunstszene geschüttet worden wie von der Mehrheit der Referenten und Diskussionsredner im Verlauf der zweitägigen Sitzungen im Römer.« Er schrieb von einer »heillosen Verbindung zwischen klassenkämpferischen Parolen (Richard Hiepe) und Ausbrüchen dumpfer Wut gegen nachgerade alle Formen nicht-gegenständlicher zeitgenössischer Kunst (ein Braunschweiger Bildhauer Weber)«. Er fuhr dann fort: »Freilich mag Holz nicht gleich auf jede Gedankenarbeit verzichten, das haben dann andere um so nachdrücklicher besorgt. Mit der Beschimpfung vor allem nicht anwesender Künstler, Galeristen, Museumsleute, Mäzene und Kritiker. Schließlich gehörte das Forum nur noch denen, die einer Wiederkehr ›gegenständlicher Bildnerei‹ das Wort stotterten oder, häufiger, schrien.« Auch das war gelogen, gerade mein Vortrag über die Kritik hatte seine Brisanz dadurch erhalten, daß einer der vier Hauptkritisierten, Krämer-Badoni, direkt neben mir auf dem Podium gesessen hat. Außerdem muß Jappe, ein auch von mir analysierter Kunstjournalist der »FAZ«, dagewesen sein. Mit der Anwesenheit aller anderen genannten Galeristen und Journalisten hatte ich jedenfalls rechnen müssen, als ich die Vorträge vorbereitete. Schließlich habe ich meine Vorträge nicht gestottert. Dann ging Iden selbstverständlich stracks auf den Nationalsozialismus zu. Das hörte sich bei ihm so an: »Die offerierten Parolen und ideologischen Sprechblasen müssen hier nicht wiederholt werden. Sie wurden von der politischen und der künstlerischen Reaktion seit 1930 genau so schon immer produziert … Manche ihrer Sätze wären als Belege für den Kampf des NS-Regimes gegen die ›Entarteten‹ unverändert in die Ausstellung zur Kunst des 3. Reichs zu übernehmen.« In einem fast halbseitigen Artikel kam nicht ein Satz vor, aus dem der Leser hätte entnehmen können, worum sich die Vorträge gedreht und welche »skandalösen« Meinungen die Referenten vertreten hatten.

Es war nichts anderes als eine weitere Variante der Pausenverabredung: Man sollte die Redner als Nazi-Reaktionäre und Zu-kurz-Gekommene beschimpfen, aber um Gottes willen in den Zeitungen nichts davon herauslassen, was wirklich vorgetragen und diskutiert worden war. Peter Iden setzte seinem Artikel die Krone auf, indem er die Entlassung des Dr. Lenz aus dem Städel-Museum verlangte. Er beendete seinen Artikel mit: »Hoffmann hat für die Zukunft der Römerberg-Gespräche schon Konsequenzen angekündigt. Er muß sie ziehen – wie wohl auch der Museumsdirektor Gallwitz. Sein Städel-Mitarbeiter hat sich in einem Diskussionsbeitrag mit einer blinden Denunziation zeitgenössischer Kunst aus dem Institut herausgeredet: Wer so von heutigen Bildern spricht, gehört nicht mehr in ein heutiges Museum.«

Hilmar Hoffmann und das Kuratorium haben tatsächlich die Konsequenzen gezogen. Niemals mehr bis zum heutigen Tag ist bei den Römerberg-Gesprächen die geistige und kommerzielle Korruption so im einzelnen – unter Nennung von Namen – kritisiert worden. Die kulturkritischen Überlegungen blieben von nun an im Grundsätzlichen, Institutionen und Personen wurden nicht mehr direkt angegriffen. Die in unserem »freiheitlichen« Lande besonders in Sachen Kunst wieder sehr eng gesteckten Grenzen der Meinungsfreiheit durften nicht noch einmal überschritten werden.

Die Länder dieser Erde lassen sich nämlich nicht einfach in freie und unfreie aufteilen. Auch das unfreieste Regime – sogar das nationalsozialistische – hat gewisse Toleranzgrenzen, innerhalb deren Kritik geübt werden darf. In der Nazi-Zeit durfte man kritisch-gutmütige Witze über Göring und Goebbels machen, und immer wieder haben mutige Männer gezeigt, daß vieles im nationalsozialistischen Deutschland nicht geschehen wäre, wenn die Mehrheit des deutschen Volkes nicht zu feige gewesen wäre, wenigstens die Grenzen der noch geduldeten Kritik auszunutzen. In der Bundesrepublik, die natürlich freiheitlicher ist, als es das nationalsozialistische Deutsche Reich war, gibt es trotzdem deutliche Grenzen für die Meinungsfreiheit. Ich war mit meinem ersten Vortrag schon an diese Grenzen gestoßen, als ich über die unglaublich korrupten Beziehungen zwischen Privatgalerien und öffentlich finanzierten Museen berichtet hatte. Aber diesen Vortrag hätte man noch toleriert. Schließlich begann sich die Öffentlichkeit schon in den siebziger Jahren an die immer mehr um sich greifende Korruption im öffentlichen Leben unseres Landes zu gewöhnen.

Mit meinem zweiten Vortrag aber, in dem ich mit wissenschaftlichen Methoden die Einengung der Meinungsfreiheit in bundesdeutschen Feuilletons nachgewiesen habe, hatte ich diese Grenzen überschritten. Gerade der deutsche Kunstbetrieb mit seiner abstrakten Kunst und der Concept-art diente ja unseren führenden Politikern – besonders den ehemaligen Nazis unter ihnen – zum Beweis ihrer Freiheitlichkeit. Ich hatte mit dem Nachweis, daß gerade im Kunstbetrieb Meinungsfreiheit nicht existiert, sozusagen die Schaufenster der Bundesrepublik eingeworfen und damit alle Toleranzgrenzen überschritten. Das nahmen mir nicht nur die angegriffenen Kunstjournalisten, sondern auch die Politiker und Juristen übel, bis zum heutigen Tage, wie der weitere Bericht zeigen wird.

Es ist schon außerordentlich komisch, daß sich unsere »Very Important Persons« gerade mit ihrem Anti-Kunst-Konformismus schmücken, wenn sie ihre demokratisch-fortschrittliche Gesinnung beweisen wollen. Nirgendwo haben sich die faschistischen Strukturen besser erhalten als in unserem Kunstbetrieb, Meinungsfreiheit wird rigoros verhindert. Ein wichtiger Unterschied zur Nazizeit ist allerdings, daß ein Künstler bis jetzt noch außerhalb des Kunstbetriebs existieren kann. Im Dritten Reich hatte ein von der Reichskulturkammer verfemter Künstler keinerlei Chancen mehr. Allerdings wurde kein »entarteter« Künstler – im Gegensatz zu einer heute weitverbreiteten Meinung – wegen seiner Kunst durch Prozeß, Haft oder gar Konzentrationslager verfolgt. Die »Entarteten« erhielten Berufsverbot, bekamen keine Aufträge mehr, wurden im Krieg nicht von der Front freigestellt wie viele ihrer der Reichskulturkammer angehörenden Kollegen. Natürlich wurden sie – wie »Regimegegner« – ständig von der Gestapo überwacht. Außerdem wurden die Museen von den Bildern der »Entarteten« gesäubert, die Werke ins Ausland verkauft oder sogar verbrannt.

Letzteres ist nach dem Zweiten Weltkrieg nicht mehr geschehen, aber oppositionelle Künstler sind auch mit ihren Werken gar nicht erst in Museen gekommen und wenn, dann sind ihre Werke schnell im Depot verschwunden. Der Nachkriegskunstbetrieb wurde von ehemaligen Nazi-Kunstmanagern wieder eingerichtet, die große Erfahrung darin hatten, oppositionelle Künstler vom Kunstbetrieb fernzuhalten oder sie dazu zu bringen, sich den neuen Salonstilen anzuschließen. Wie unser freiheitlicher Kunstbetrieb auf geistige Opposition reagiert, hat nicht zuletzt auch dieser Römerberg-Kongreß gezeigt. Ich wurde in einer abgesprochenen Medienkampagne als Nationalsozialist verschrien – später ausdrücklich vom Bundesverfassungsgericht und Herrn Benda bestätigt –, und für zwei Museumsleute, De la Motte und Wedewer, waren ihre relativ harmlosen Diskussionsbemerkungen das Ende ihrer Karriere. Das alles, obwohl die überwältigende Mehrheit im Plenarsaal des Römerberges auf unserer Seite stand! In unserem Kunstbetrieb entscheiden nur wenige – es herrscht das »Führerprinzip« –, und diese Führer sind sogar stolz darauf, ihr Urteil nicht begründen zu müssen! Ein weiterer wesentlicher Unterschied zur Nazizeit liegt darin, daß die Kunstpäpste keine Macht über die Grenzen des Kunstbetriebes hinaus haben wie damals, als Hitler oberster »Kunstsachverständiger« war. So kann ein Künstler, der von unseren Kunstmanagern mit Bannfluch verfolgt wird, immer noch außerhalb des Betriebes, zum Beispiel bei Kirchen und Kommunen, Erfolge haben. Allerdings werden auch diese Freiräume mit Hilfe unserer ach so demokratischen Politiker immer kleiner, wie wir noch sehen werden.

Die Enthüllung des Ringerbrunnens und die Hierarchie der Kritiker

Ich hatte also den »Beitrag« von Gisela Brackert im Autoradio gehört und war inzwischen in Braunschweig angekommen, schloß mein Atelier auf und besichtigte meine Ringergruppe, mit der ich schon ein gutes Stück vorangekommen war. Sie hatte zwei Bedeutungen: Einmal stellte sie Schwergewichtsringer dar, und zum anderen war es eine Neuauflage des alten »Herkules und Antäus«-Motivs. Herkules hat den Erdgott Antäus besiegt, weil er ihn hochreißen konnte und Antäus dadurch seine gewaltige aus der Erde strömende Kraft verlor. Das Löwenfell als Plinthe verweist auf die bekannteste Heldentat des Herkules und schafft zugleich einen ironischen Bezug zum Braunschweiger Löwen, der zweihundert Meter weiter auf dem Domplatz stolz sein Haupt emporreckt. Hier tritt Herkules das Löwenhaupt mit Füßen.

Nach meinen Römerberg-Erfahrungen wollte ich nun mit der Ringergruppe auch noch den Kampf zwischen Künstler und Kritik allegorisch darstellen. Dafür aber mochte ich mir nicht die besondere Zustimmung meiner Auftraggeber einholen. Als ich also Anfang Januar 1975 mit dem Tonmodell fertig war, bat ich den Stadtbaumeister zu mir und alle, die ein Anrecht darauf hatten, meine Ringergruppe vor dem Gipsguß zu besichtigen, um sie mir »abzunehmen«. Die Herren kamen und waren sehr zufrieden. Jetzt hatte ich also freies Feld, noch vor dem Gipsguß die Kampfanzüge in der geplanten Weise zu ändern:

Ich ließ in der »Braunschweiger Zeitung« mitteilen, daß die Ringergruppe jetzt in Gips gegossen würde und mich daher niemand mehr in meinem Atelier besuchen könne. Viele Braunschweiger waren gekommen – die Redakteurin des Lokalteils natürlich nicht. Jetzt aber konnte ich niemanden mehr brauchen. Den Anzug des hochgeworfenen, besiegten Ringers setzte ich vom Brustausschnitt bis zu den Beinen hinab gänzlich aus den Namen bundesdeutscher Kunstkritiker zusammen, die ich allerdings hierarchisch ordnete: Der hochgeworfene Ringer reckt dem Publikum sein breites Hinterteil entgegen. Genau in der Mitte markierte ich durch einen Punkt den Körperteil, der allgemein am geringsten geachtet wird. Von hier aus beabsichtigte ich eine Negativhierarchie unter den Kunstjournalisten aufzubauen. Da ich mich aber nicht entscheiden konnte, ob Krämer-Badoni oder Peter Iden dieser Ehrenplatz zustünde, schrieb ich beide Namen gegenläufig so, daß dieser Punkt sowohl der i-Punkt am Ende von Krämer-Badoni als auch der am Anfang von Iden wurde. Diese Gegenläufigkeit macht das Lesen der Namen allerdings nicht leichter. Hieran schließen sich nun die anderen in der Reihenfolge meiner Antipathie an. Gisela Brackert und Peter von Haselberg kamen so auf die Geschlechtsteile des besiegten Kämpfers, worüber sie sich in den Schriftsätzen der anschließenden Prozesse besonders beleidigt äußerten. So schrieb ich Name an Name, wie die Maschen eines Kampfanzugs. Je weiter die Namen aber vom Anus des Besiegten entfernt waren, um so weniger hatte ich gegen sie.

Da es sich um viele Kunstjournalisten handelte, brauchte ich etliche Tage zur Herstellung dieses Schriftenanzugs. Den Kampfanzug des unteren, des Siegers, des Herkules, ziert nur ein einziger Name: Am Rande des Anzugs steht in großer Schrift – wie bei einer Schönheitskönigin – »Jürgen Weber«. Auf dem anderen Bein noch einmal mein Zeichen »JW« in einem Kreis. Die Bedeutung ist klar. Der Künstler siegt über die Kritik, sein Name wird die Namen aller seiner Kritiker überleben. Meine Freunde, denen ich diese Veränderung der Gruppe schon vorher zeigte und die neue Bedeutung erklärte, reagierten ge-

gensätzlich. Einige fanden die Idee lustig wie ich, andere waren aber geradezu empört, daß ich so unwichtigen, ja minderwertigen Personen nun ein bronzenes Denkmal gesetzt hätte. Mich störte das nicht, im Gegenteil, es hat mir sogar Spaß gemacht. Ich hatte nichts dagegen, daß ich auch meinen Gegnern zu einem kleinen Stück Ewigkeit verholfen hatte. An manche Namen der dort »verewigten« Kritiker würde sich heute schon kaum jemand mehr erinnern, wenn sie nicht auf dem Ringerbrunnen stünden.

Nachdem ich die Gruppe in Gips gegossen und noch einmal überarbeitet hatte, ging sie in die Gießerei nach Berlin. Da dort auch Braunschweiger Künstler verkehrten, hatte die Gießerei den ausdrücklichen Auftrag, die Gruppe nicht öffentlich herumliegen zu lassen, damit sich die Beschriftungen nicht schon vorher bis Braunschweig herumsprechen konnten.

Die Aufstellung mußte genau geplant sein. Keinesfalls durfte der Ringerbrunnen womöglich erst einige Tage nach seiner Aufstellung der Öffentlichkeit übergeben werden, sonst hätte eine neue, gefährlichere Kampagne entstehen können. Die Gruppe sollte also genau an dem Tag auf den vorbereiteten Granitunterbau des Brunnens gesetzt werden, an dem das Wasserspiel durch den Oberbürgermeister erstmalig in Bewegung gesetzt würde. Gertrud hatte die Wolters-Brauerei als Sponsor gewonnen. Sie wollte uns eine Kapelle stellen und für zwei oder drei Stunden an alle Passanten bei der Eröffnungsfeier Freibier ausschenken. Mittags um zwölf Uhr sollte der Ringerbrunnen enthüllt und das Wasserspiel angestellt werden.

Ich ließ die Gruppe morgens um sieben Uhr anliefern. Wir hatten sie in Berlin angeblich aus Transportgründen vollkommen mit Kreppapier eingewickelt, so daß man die Bronzeschrift auf den Kampfanzügen nicht lesen konnte. So wurde die Plastik auch eingewickelt auf den Granitsockel gesetzt. Etwa um acht Uhr war alles passiert, ich wickelte die Gruppe aus. Viele Passanten hatten sich schon eingefunden. Unter ihnen entdeckte ich auch die Lokalredakteurin, die die Leserbriefkampagne gegen den Brunnen initiiert hatte. Kaum waren die Ringer aufgestellt und ausgewickelt, konnte jeder sehen, daß der Brunnen in seiner Größe zu den barocken Häusern und zum Straßenraum paßte. Außerdem verwandelte er die Straßengabelung durch sein zentrierendes Gewicht in einen kleinen Platz. Dies drückten wenige Tage später auch Leserbriefschreiber aus, welche die Stadtverwaltung aufforderten, dem so entstandenen Platz einen neuen Namen zu geben.

Die Dame vom Lokalteil sah ziemlich blaß aus und hatte vor Aufregung rote Flecken im Gesicht. Offensichtlich hatte auch sie erkannt, wie gut der Brunnen an dieser Stelle stand und wie desavouiert sie jetzt war. Wahrscheinlich hatte ihre Kampagne sie dazu gebracht, ihre Unwahrheiten selbst zu glauben, denn anders war jedenfalls für mich das Maß ihrer jetzt erkennbaren Aufregung nicht zu erklären. Sicher wäre sie glücklicher gewesen, wenn der Brunnen so unmöglich ausgesehen hätte, wie sie es prophezeit hatte. Ich wickelte die Ringergruppe dann sofort in eine große schwarze Plastikfolie ein, damit die Namen nicht vor dem »Wasser marsch« gelesen werden konnten. Der Oberbürgermeister und der Stadtbaurat sollten nicht womöglich noch im letzten

Moment absagen können. Die Journalistin hatte die Namen in ihrer Aufregung offensichtlich nicht entdeckt.

Mittags fand dann die Einweihung statt, die Kapelle machte ihr Dschindarassa, man schenkte Bier aus, die Menschen standen dicht gedrängt um den Brunnen herum, der Oberbürgermeister, der Stadtbaurat und ich hielten die fälligen Reden. Dann enthüllte ich die Plastik und rief: »Wasser marsch!« Ein kreisförmiger Wasserfall sprudelte über den Granitkegel und widerlegte alles, was der Stadtgestalter Mander über das Wasserspiel in der »BZ« hatte behaupten lassen. (Professor Führböter vom Wasserbau-Institut der TU Braunschweig hatte das Wasserspiel zusammen mit mir entwickelt.) Als die Menschen die Journalistennamen erkannten, ging ein allgemeines Schmunzeln und Gelächter über den Platz. Noch vielen Braunschweigern waren die Berichte über meine Römerberg-Vorträge gut in Erinnerung. Manche erinnerten sich auch an meine Auseinandersetzung mit dem Feuilletonchef der »Braunschweiger Zeitung«, Dr. Mersmann, und an die gefälschten Leserbriefe. Niemand protestierte.

Der Brunnen war vom ersten Moment an so populär, daß die »BZ« klugerweise in ihrer Berichterstattung völlig umschaltete. Während die Hetzkampagne gegen den Brunnen im Lokalteil abgelaufen war, übernahm nun Dr. Mersmann vom Feuilleton die Berichterstattung in positiven, fairen und lobenden Artikeln. Vielleicht freute er sich auch darüber, unter all den berühmten Kritikerkollegen auf dem Kampfanzug verewigt worden zu sein. Über den Brunnen wurde immer wieder berichtet. Wieder wurden viele, jetzt positive Leserbriefe abgedruckt, und schließlich ist er in der Silvesterausgabe der Zeitung als »Plastik des Jahres« abgebildet worden.

Der kleine Platz um den Ringerbrunnen wurde von da ab zu einem Zentrum für Straßenaktivitäten. Dort halten Politiker Wahlreden, singt die Heilsarmee und verteilen die Zeugen Jehovas ihren »Wachturm«. Greenpeace- und Öko-Leute schlagen dort ihre Buch- und Zeitschriftenstände auf, Straßentheater findet statt, und immer sind dort Straßenmusikanten. Man trifft sich in Braunschweig »am Ringerbrunnen«.

Der Brunnen ist ein Beispiel für die städtebauliche Möglichkeit, nur durch Skulptur einen Raum zu verändern: Aus einer Straßenkreuzung wurde ein kleiner Platz, auf dem man sich gerne versammelt. Das wäre noch beispielhafter ausgefallen, wenn die Stadt nicht im letzten Moment meinen Entwurf für die Pflasterung beiseite geschoben hätte: Ich hatte eine auf den Brunnen als Mittelpunkt bezogene zweifarbige Rosette aus grauem und rotem Granit vorgeschlagen, die bis an die Hausfassaden branden sollte. »So etwas macht man heute nicht mehr«, behauptete Herr Mander und ließ einen von ihm entworfenen kleinteiligen Fleckerlteppich nach damaliger Mode aus Stein verlegen, der den Häuserfluchten folgte. Daß ein neuer Platz entstanden war, auf den sich sein Muster hätte beziehen müssen, hatte der Herr Stadtgestalter natürlich nicht erkannt. Außerdem ist sein Muster viel zu kompliziert, um überhaupt wahrgenommen zu werden. Gegen den Staub auf der Straße und die vielen Menschen und Kaufmannsstände auf dem kleinen Platz hätte sich nur ein einfaches mittelpunktbezogenes Muster durchgesetzt.

Da 1974 kurz hintereinander meine Eltern gestorben waren, hatte ich mich um die Ausführung meines Pflasterentwurfes nicht gekümmert. Plötzlich war die Zeichnung von Mander ausgeführt. Ich konnte nachträglich bei Wiese nur noch einen Rosettenring direkt um den Brunnen durchsetzen, zu wenig, um überhaupt abgelesen werden zu können, schade.

Von allen Bauwerken und Skulpturen der Stadt nach dem Zweiten Weltkrieg ist der Ringerbrunnen am populärsten geworden, obwohl gerade gegen ihn Zeitung und Bürger am erbittertsten gekämpft hatten. Die Geschäfte um den Brunnen herum, die eine Bürgerinitiative zu dessen Verhinderung gegründet hatten, inserierten von nun an im Werbeteil der »Braunschweiger Zeitung« mit dessen Bild und Namen, »Schmuckecke am Ringerbrunnen«, »Uhren am Ringerbrunnen«, »Lederwaren am Ringerbrunnen« ... Seit neunzehn Jahren vergeht kaum ein Tag, an dem er nicht im Inseratenteil der »BZ« zu finden ist. Auf jeden Fall wurde der Brunnen zu einem Sieg über seine Kritiker. So hatte sich das dritte Thema der Ringergruppe in Braunschweig bereits bewahrheitet.

Über den Brunnen wurde in vielen bundesdeutschen Zeitungen berichtet. Der »FAZ« blieb es vorbehalten, einen wütenden Artikel zu schreiben und sich darüber zu erregen, daß diese Skulptur mit kommunalen Mitteln finanziert sei und ich es mir trotzdem erlaubt hätte, meine »Aversion gegen die vermeintliche Kritikermafia in Bronze« zu verewigen. Der Schreiber war ein Kunstjournalist, den ich bis dahin nicht gekannt hatte und der deswegen auch nicht auf dem Kampfanzug des Besiegten verewigt worden ist. Vielleicht war er beleidigt. E. Beaucamp von der »FAZ« sagte später bei einer Ausstellungseröffnung zu mir, sein Name auf meiner Plastik sei vielleicht das einzige, was von ihm bleiben würde.

Wie fast üblich bei Berichten über neu aufgestellte Kunstwerke wurde mein Honorar in den meisten Zeitungen doppelt so hoch angegeben, wie es wirklich war. Selbst wenn ich tatsächlich hundertfünfzigtausend Mark erhalten hätte, wäre dieser Preis für meine künstlerische Arbeit, für den Bronzeguß und die Lieferung aller Granitteile sehr niedrig gewesen. Achtzigtausend Mark dagegen – das hatte die Stadt in Wahrheit gezahlt – waren nur eine Erstattung meiner Unkosten. Fünfundzwanzigtausend Mark hatte der Bronzeguß gekostet, fünfunddreißigtausend der Granit. Die Stadt hatte nämlich von mir verlangt, daß ich für diesen Preis nicht nur den bildhauerisch bearbeiteten Granitsockel liefern sollte, sondern auch den ganzen Granit, aus dem der Stufenkonus und der umlaufende Graben gebaut worden sind. Dafür hätten die achtzigtausend Mark gar nicht ausgereicht, wenn ich nicht schließlich in Kamenz einen Granitbruch gefunden hätte, der mir alles für fünfunddreißigtausend Mark lieferte. Den Transport mußte ich zusätzlich bezahlen.

So bin ich im Frühling 1975 nach Kamenz gefahren, in den äußersten Zipfel der damaligen DDR zwischen Tschechei und Polen. Die riesigen Felder der volkseigenen Betriebe waren gelb von Raps. Es regnete in Strömen, in Kamenz stand das Wasser im Gelände des Bruchs. Dort arbeitete ich im Gummizeug bei ständigem Regen den dortigen Bildhauern ein Viertel des Pilzes vor und goß dabei ständig Wasser über die entstehende Form, um den optisch besten Ablauf zu finden. Den Rest konnten sie danach selbst ausführen.

Die restlichen sechstausend Mark nach Abzug aller Unkosten hätten kaum für eine Ateliermiete gereicht, für eine zweijährige Arbeit war es auf jeden Fall zuwenig. Aber die Stadt meinte, der Brunnen sei ein Pilotprojekt.

Die Beschriftung des Ringerbrunnens war die eine Art, in der ich mich mit der am Römerberg abgesprochenen Kunstjournalistenkampagne auseinandergesetzt habe. Aber damit konnte es nicht sein Bewenden haben, es mußte noch eine direktere kommen! Ich konnte es – so meinte ich jedenfalls damals – nicht hinnehmen, daß man mich in einer gelenkten Medienkampagne über Rundfunk und Zeitung als Nazi denunzieren durfte, der mit dem »Haß eines Zu-kurz-Gekommenen« und »rechten Demagogen eine Pogromstimmung« im Plenarsaal im Römerberg inszeniert habe. Ich wußte es nicht nur aus dem Bericht von Krämer-Badoni im Plenarsaal des Römerbergs, die Gleichzeitigkeit und die Gleichartigkeit der Verleumdungen und Beleidigungen in Rundfunk und vielen Zeitungen hätten auch so bewiesen, daß sich die Kunstjournalisten auf eine Hetzkampagne gegen mich geeinigt hatten.

»›Nazi‹ ist der schlimmste Schimpf im Lande. Was für die Nazis ein ›Entarteter‹ war, das ist im heutigen Kunstbetrieb ein ›Nazi‹. Wer so diffamiert wird und diffamiert werden darf, ist im Prinzip erledigt«, schrieb Karl Diemer in den »Stuttgarter Nachrichten« am 1. Oktober 1980 nach dem Urteil des Bundesverfassungsgerichts. Die Römerberg-Journalisten haben nach dem Rezept agitiert, nach dem die Kunstkritik seit Kriegsende arbeitet: Jeder, der sie oder einen Teil des Kunstbetriebs angreift, ist Nazi. Aus der Tatsache, daß die Nationalsozialisten die großen deutschen Künstler der zwanziger Jahre verfolgt und die Freiheit der Kunst abgeschafft haben, wird für die gegenwärtige offizielle Kunst und den offiziellen Kunstbetrieb das einmalige Recht abgeleitet, nicht kritisiert oder in Frage gestellt werden zu dürfen. Wer das tut, ist eben ein Nazi. Eine groteske Verdrehung. Die Nationalsozialisten haben mit der Macht des Staates und der Massenmedien die wenigen Künstler verfolgt, die sich dem damals offiziellen Kunstbetrieb der vielen nicht angepaßt haben. Wenn ein Künstler heute ohne Macht und gegen die Massenmedien den offiziellen Kunstbetrieb oder auch nur den Kunstmarkt kritisiert, dann wird er zum Nazi gelogen, obgleich doch gerade er es ist, der alle Risiken der Diffamierung und Verfolgung dadurch auf sich nimmt. Und diese Methode – daran kann kein Zweifel bestehen – ist äußerst erfolgreich. Wer tritt denn noch öffentlich mit detailliert kritischen Meinungen auf? Hrdlicka greift den Kunstbetrieb pauschal an.* Das tut auch lange nicht so weh. Ich aber habe alle von mir vorgetragenen Tatsachen auf das genaueste belegt – wie auch jetzt wieder. Gerade darum hat es ja auch im Plenarsaal praktisch keine Gegenrede durch Museumsdirektoren oder Journalisten gegeben. Pauschalierte Angriffe lassen sich ebenso allgemein beantworten. Sie sind letztlich ungefährlich. Ich hatte die Grenze zwischen »Narrenfreiheit« und »Meinungsfreiheit« überschritten.

---

* A. Hrdlicka: Die Ästhetik des automatischen Faschismus, in: Konkret – Literatur, Sonderheft Okt. 1983, S. 6–9

11. Rechtsbeugung durch das Bundesverfassungsgericht? – Wenn die Medien Böll und mir dasselbe antun, ist es nicht das gleiche

Wehren wollte ich mich also, aber angemessen. Ich dachte keineswegs an eine Klage, sondern an eine Korrektur der Rundfunkberichte. Deswegen wandte ich mich an den Rechtsanwalt Henschel in Hannover. Er war ein netter, anständiger Mensch, der sich aber leider im Medienrecht überhaupt nicht auskannte, trotzdem aber meinen Auftrag übernahm. Henschel riet mir zu einer Gegendarstellung, formulierte sie selbst und schickte sie von ihm unterschrieben an den »Deutschlandfunk« und an den »Norddeutschen Rundfunk«. Offensichtlich war er nicht einmal mit den Formalien einer Gegendarstellung vertraut, so wurde sie ihm mit süffisanten Belehrungen zurückgeschickt. Die Rundfunkanstalten teilten ihm freundlich mit, daß nur der Betroffene selbst eine Gegendarstellung unterschreiben dürfe. Der Rechtsanwalt könne ihm selbstverständlich bei der Formulierung helfen, aber die Gegendarstellung müsse in der Ich-Form der betroffenen Person geschrieben sein und nicht im Namen der Anstalt, welche den Falschbericht verbreitet hatte, wie es Rechtsanwalt Henschel für den Rundfunk vorformuliert hatte. Außerdem sei die Angelegenheit schon deswegen keine Sache einer Gegendarstellung, weil in diesen Rundfunkberichten fast keine sachlichen Tatsachen vorgetragen worden seien, sondern fast ausschließlich Wertungen. So drückten sich die Herren der Rechtsabteilung vornehm aus. Mit letzterem hatten sie im wesentlichen recht, »Flachkopf«, »Spießer«, »bornierter Oberlehrer« sind Beleidigungen, gegen die man klagen kann, die man aber nicht durch eine Gegendarstellung richtigstellen kann. Herr Henschel hatte mir also zur falschen Verfahrensweise geraten und auch sonst noch alles falsch gemacht, was möglich war. Er hat seine Fehler ohne Rechthaberei zugegeben und auf sein Honorar verzichtet. Aber die Termine waren inzwischen verstrichen, und die Sache war total »verbockt«, wie Rechtsanwalt Henschel sich ausdrückte. Später wurde er Richter am Bundesverfassungsgericht.

Ich beschloß jetzt, gegen die Beleidigungen der beiden Rundfunkanstalten zu klagen, und nahm mir einen anderen Hannoveraner Rechtsanwalt. Da ich von den Rundfunkanstalten über den ganzen nord- und westdeutschen Raum diffamiert worden war, konnte ich mir jedes Gericht in diesem Raum aussuchen. Ich wollte auf keinen Fall in Braunschweig klagen, weil ich fürchtete, mir durch meine Aktionen gegen den »Reichsleiter« Wollermann die Sympathien vieler Braunschweiger Richter verscherzt zu haben. Hinzu kam noch, daß ich auch gegen die Verfilzung zwischen der Galerie Schmücking und dem Kunstverein vorgegangen war. Ich war also in den rechten Kreisen Braunschweigs verhaßt. Außerdem hat unsere kleine Stadt mit Land-, Amts- und Oberlandesgericht einen unverhältnismäßig großen Wasserkopf an Gerichten. Verleumdungen, mit denen eine stadtbekannte Person verfolgt wird, kennen auch die

Richter der Stadt. Auch das war in Hannover besser. Wer vor dem Landgericht in Hannover klagt, kommt bei einer Berufung vor das Oberlandesgericht in Celle. In Hannover und Celle mußte ich weniger mit voreingenommenen Richtern rechnen, und sicher begegnen sich die Richter beider Institutionen auch seltener. Ich entschied mich deswegen, in Hannover zu klagen. Gegen Peter Iden vorzugehen, wäre sehr aufwendig für mich geworden, weil ich vor einem Frankfurter Gericht nur mit einem Rechtsanwalt aus dieser Stadt hätte zusammenarbeiten dürfen. Krämer-Badoni hatte meinen Namen vorsichtigerweise nicht genannt.

Ich will es kurz machen: Rechtsanwalt Brodauf und ich siegten. Herr von Haselberg und Frau Brackert wurden verurteilt, wegen Beleidigung und übler Nachrede ein Schmerzensgeld von insgesamt sechstausend Mark an mich zu zahlen.

Das Urteil wurde Ende November 1975 von der 13. Zivilkammer des Landgerichts Hannover mit den Richtern Koch, Kniesch und Plaschke verkündet. Trotz dieses geringen Schmerzensgeldes gingen die beiden Journalisten in Berufung, zumal sie im Unterschied zu mir das Prozeßrisiko nicht selbst zu tragen brauchten. Die Rundfunkanstalten übernahmen die Kosten.

Ein Jahr später, am 8. Dezember 1976, bestätigte der 13. Zivilsenat am Oberlandesgericht Celle, unter dem Vorsitz des Richters Wulkop und mit den Beisitzern Moritz und Venediger, das Urteil des Landgerichts Hannover. In der Begründung hieß es, daß mich die Journalisten auf jeden Fall mit den Äußerungen, ich habe in der »Position eines bornierten Oberlehrers zu haßerfüllten Tiraden ausgeholt«, ich sei »ein Provinzdemagoge« und habe bei meinen Vorträgen »zeitweilig eine Pogromstimmung« geschaffen, ich sei ein »dialektischer Gartenzwerg«, sei »von Verfolgungswahn befallen« und meine Vorträge hätten die Tendenz gehabt, der modernen Kunst vorzuwerfen, sie »sei verjudet«, beleidigt hätten. Die Beiträge hätten bei dem unvoreingenommenen Hörer den Eindruck erweckt, ich sei ein engstirniger, unbelehrbarer und eingebildeter Verführer der Volksmeinung und mein Ziel sei die Vernichtung der modernen Kunst mit allen erlaubten und unerlaubten Mitteln, ich sei letztlich ein Vertreter nationalsozialistischen Gedankenguts. Derartig massive Unwerturteile verletzten meine Ehre und mein Persönlichkeitsrecht als Künstler und Hochschullehrer.

Wenn auch der Schutz der Persönlichkeit und die freie Meinungsäußerung zwei essentielle Bestandteile der freiheitlichen demokratischen Ordnung des Grundgesetzes seien und die Grenzen der freien Meinungsäußerung bei solchen Auseinandersetzungen weit zu ziehen seien, so hätten die Beklagten den Rahmen zulässiger Kunstkritik doch bei weitem überschritten, da sich meine Vorträge in sachlicher Weise – zum Teil durch Veröffentlichungen oder Gespräche gestützt – mit dem heutigen Kunstleben und den daran verantwortlich Beteiligten auseinandergesetzt hätten und ich jegliche persönliche Angriffe gegen einzelne oder Gruppen vermieden hätte.

Zum Schluß ließ das Oberlandesgericht eine Revision beim Bundesgerichtshof nicht zu, weil die Sache keine grundsätzliche Bedeutung habe und der

13. Zivilsenat »mit seiner Entscheidung von einer des Bundesgerichtshofes ... nicht abweicht«. Da den Journalisten der Bundesgerichtshof nun versperrt war, gingen sie vor das Bundesverfassungsgericht. Sie behaupteten, in ihrem Grundrecht auf Meinungsfreiheit durch dieses Urteil eingeschränkt worden zu sein.

Am 13. Mai 1980 gab der Erste Senat des Bundesverfassungsgerichts unter dem Vorsitz seines Präsidenten Benda, wie immer »im Namen des Volkes«, den Journalisten recht und verwies den Rechtsstreit an das Oberlandesgericht Celle zurück. Der Senat hatte also entschieden, daß ich die öffentlichen Beschimpfungen vor Hunderttausenden von Hörern hinzunehmen habe und daß die Journalisten selbstverständlich das Recht gehabt hätten, mir eine nationalsozialistische Gesinnung zu unterstellen, zumal es ja »um die Auseinandersetzung über eine bestimmte geistige Richtung« gegangen sei.

Gehört es zur freien Meinungsäußerung, jedermann in der Öffentlichkeit eine nationalsozialistische, das heißt eine mörderische Gesinnung nachsagen zu dürfen? Pogromstimmung stellten die brutalen SA-Schläger her, als sie 1938 die jüdischen Geschäfte verwüsteten, Synagogen ansteckten und Juden verprügelten, totschlugen oder aus den Fenstern warfen. Herr Wulkop, der Vorsitzende Richter des 13. Zivilsenats am Oberlandesgericht Celle, wohin der Prozeß mit vielen Belehrungen für die dortigen Richter zurückverwiesen worden war, vermutete, daß Herr Benda und der Erste Senat meine Vorträge nicht einmal gelesen hätten. Denn schließlich ging es in meinen Vorträgen überhaupt nicht um eine »geistige Richtung« – schon gar nicht um eine »bestimmte«, vielleicht nationalsozialistische –, sondern ausschließlich um geschäftliche Manipulationen. Merkwürdig war das Urteil des Bundesverfassungsgerichts auch deshalb, weil fast gleichzeitig über eine Verfassungsbeschwerde des Fernsehkommentators Mathias Walden gegen den berühmten Schriftsteller Heinrich Böll wegen vergleichbarer Vorwürfe zugunsten Bölls entschieden worden war:*

Walden hatte im November 1974 nach der Beisetzung des von der RAF ermordeten Kammergerichtspräsidenten in Berlin den Schriftsteller Böll dem Sinne nach zu den Sympathisanten der RAF gezählt und ihm in der Spätausgabe der »Tagesschau« vorgeworfen, zu denen zu gehören, die das geistige Klima für die RAF in der Bundesrepublik vorbereitet hätten. Walden behauptete damals, Böll habe den Rechtsstaat, gegen den sich die Gewalt richtete, als Misthaufen bezeichnet und gesagt, er sähe nur Reste verfaulender Macht, die mit rattenhafter Wut verteidigt würden. Böll habe diesen Staat beschludigt, die Terroristen in gnadenloser Jagd zu verfolgen. Wenn Walden auch diese Zitate in direkter Rede vorgetragen hatte, so waren sie doch eindeutig falsch. Das hatten auch schon die Gerichte in den ersten beiden Instanzen festgestellt. So hatte Böll auch vor dem Oberlandesgericht in Köln unter Professor Dr. Schröder gesiegt. Es war ihm ein Schmerzensgeld von vierzigtausend Mark zugebilligt worden (im Unterschied zu meinen sechstausend). Das Oberlandesgericht in Köln hatte argumentiert, daß die Zitate falsch seien. Böll habe nicht den Staat als Misthaufen

* Römerberg, Beschluß des BVerfG vom 13.5.1980 (1 BvR 103/77) in AfP 1980/147 ff.; NJW 1980/2069 ff.
Walden/Böll, Beschluß des BVerfG vom 3.6.1980 (1 BvR 797/78) in NJW 1980/2027 ff.

bezeichnet, sondern das Pressewesen. Auch die anderen Zitate seien so aus dem Zusammenhang gerissen und durcheinandergewirbelt, daß sie in der vorgetragenen Form auf jeden Fall falsch seien, wenn auch Böll ähnliche Äußerungen in anderen Zusammenhängen getan habe. Außerdem entschied das Oberlandesgericht, daß der Vorwurf, Böll sei ein Sympathisant und habe für die RAF den Boden vorbereitet, weit überzogen und ebenfalls zurückzuweisen sei.

Herr Benda und der Erste Senat des Bundesverfassungsgerichts änderten dieses Urteil nur unwesentlich. Das Schmerzensgeld wurde nur wenig herabgesetzt, weil Walden die Grenzen der Meinungsfreiheit nach Meinung des Bundesverfassungsgerichts nicht überschritten habe. Den allgemeinen Vorwurf, Böll sei ein Sympathisant der RAF und habe den Boden für die Radikalen in der Bundesrepublik mit vorbereitet, müsse der Schriftsteller zugunsten der Meinungsfreiheit hinnehmen. Aber er sei eben falsch zitiert worden, und deswegen sei das Schmerzensgeld berechtigt.

Ganz offensichtlich hat der Erste Senat bei meinen Vorträgen andere Maßstäbe angewandt, sonst hätten die Entscheidungen ähnlich ausfallen müssen: Herr von Haselberg hatte nämlich im »Norddeutschen Rundfunk« folgendes vorgetragen: »Und, einmal im Zuge, wird schlechthin alles zum begehrten Asservat in der Liste des Kunst-Kriminalkommissars. Auch noch die Klassiker der Moderne, weil sie eben von der Marlborough-Galerie verwaltet werden. ... Was Wunder, wenn nebenbei auch der Hehlerort namhaft gemacht wird – das Landesmuseum in Darmstadt sei ein Treffpunkt der Millionäre.« Bei diesem Kommentar liegt also das gleiche vor wie bei dem Kommentar von Walden über Böll: Es wurde falsch zitiert. Die Klassiker der Moderne sind von mir in beiden Vorträgen überhaupt nicht erwähnt worden, schon gar nicht im Zusammenhang mit der Marlborough-Galerie. Aber dies war der entscheidende sachliche Drehpunkt, um mir nationalsozialistische Gesinnung nachsagen zu können. Denn Hitler hatte ja eben von den Klassikern der Moderne erklärt, sie seien verjudet und die Freimaurer steckten dahinter. Der Bericht des Herrn von Haselberg war also mindestens so frei erfunden wie die Behauptung, Böll habe den bundesdeutschen Staat einen Misthaufen genannt. Die Marlborough-Galerie kommt in meinen beiden Vorträgen nur einmal als ein Zitat von Jappe vor, da aber in einem ganz anderen Zusammenhang. Ich habe über die Marlborough-Galerie keinerlei Auskünfte gegeben, weil meinen Vorträgen Recherchen zugrunde lagen, die sich auf das Gebiet der Bundesrepublik beschränkt hatten.

Wenn auch in meinen Berichten das Landesmuseum in Darmstadt eine wichtige Rolle gespielt hatte, so sicherlich nicht als Hehlerort, sondern nur als ein Museum der Bundesrepublik unter mehreren, welches mit zwei Galeristen und einem Mäzen zusammenarbeitete. Der »Treffpunkt der Millionäre« war ebenfalls frei erfunden, sicher aber eine so starke Zitatenfälschung wie die Behauptungen Waldens, Böll habe den Staat in Zusammenhang mit »Resten verfaulender Macht« gebracht. Die Entscheidung gegen mich war also nicht nur ein Fehlurteil, sondern in meinem Fall hat das höchste deutsche Gericht eine entgegengesetzte Rechtsauffassung vertreten wie bei dem weltberühmten

Schriftsteller. Der den Artikel 5 I Grundgesetz präzisierende Satz: »Das Grundrecht der Meinungsfreiheit schützt nicht das unrichtige Zitat«, wurde vom Bundesverfassungsgericht zwar auf den Rechtsstreit zwischen Böll und Walden angewandt, aber nicht auf meinen. Die Richter übergingen einfach die Falschzitate, die zur Begründung meiner »nationalsozialistischen Gesinnung« erfunden worden waren. Warum haben sie das getan?

Natürlich kann man einwenden, daß mein Rechtsanwalt Brodauf aus Hannover bedauerlicherweise auf diese Falschzitate nicht verwiesen hatte. Ich hatte ihn auch nicht darauf aufmerksam gemacht, weil für mich die Frage wichtiger war, ob mir, einem tätigen Antifaschisten in der Nazizeit, in aller Öffentlichkeit unbegründet Antisemitismus nachgesagt werden dürfe. Was hatten die von mir beanstandete Zusammenarbeit von Galeristen und Museumsdirektoren einerseits und Kunstkritik ohne Kriterien andererseits mit Antisemitismus zu tun?

Wenn aber Herr Benda und sein Senat zu der höheren Einsicht gelangt sind, daß auch die übelsten Beschimpfungen ohne jede Begründung in der Öffentlichkeit ein wichtiger Teil der Meinungsfreiheit seien, aber an das richtige Zitieren strengste Maßstäbe anzulegen wären, dann hätten sie das einzige Zitat, das in beiden gegen mich gerichteten Schmähkritiken vorgetragen wurde, auch auf seine Richtigkeit überprüfen müssen. Da Frau Brackert sich ausschließlich auf üble Nachrede und Beschimpfungen beschränkt hatte, war nur das eben erwähnte Zitat von Haselberg mit meinen Texten zu vergleichen. Der Klage waren schließlich meine beiden Vorträge beigefügt. Die »Klassiker der Moderne« waren gezielt erfunden, um die Nazi-Verleumdung zu begründen. Da also im Falle Haselberg und Walden der Fall grundsätzlich gleich lag, hätte in diesen beiden Fällen die Entscheidung auch gleich sein müssen. Natürlich ist es grotesk, daß nach dieser Rechtsauffassung des Bundesverfassungsgerichts Frau Brackert dann tatsächlich straflos ausgegangen wäre, weil sie sich darauf beschränkt hat, mich zu beleidigen. Es gehört schon einige richterliche Überheblichkeit dazu, solch üble Beschimpfungen und Verleumdungen als Antwort auf sachliche und wissenschaftlich-analytische Vorträge für angemessen zu halten, ja gerade in diesem Zusammenhang von Meinungsfreiheit zu reden. Die Journalisten hatten mir nichts außer Wut entgegenzusetzen, widerlegen konnten sie keines meiner Argumente.

Natürlich bin ich mit meinen Vorträgen nicht nur den sogenannten Kunstvermittlern auf die Zehen getreten, habe ihre Existenzberechtigung massiv in Frage gestellt, sondern ich habe eben das bundesdeutsche Schaufenster für Meinungsfreiheit eingeworfen, habe öffentlich gezeigt, daß dort nur Attrappen ausgestellt waren. So fühlten sich wohl auch unsere obersten Verfassungsrichter von mir angegriffen. Vielleicht hätte ich behutsamer vorgehen sollen, meine Gegner vorsichtiger auf Glatteis führen müssen? Aber ob ich dann überhaupt verstanden worden wäre? War der Krach der zerspringenden Scheibe nicht notwendig? Schließlich ist der Modernismus unsere Religion und das Museum unsere Kirche. Staatsreligion und Meinungsfreiheit waren schon immer unvereinbar. Sind die Richter gegen einen Gotteslästerer vorgegangen? Aber ich bin ja nicht verbrannt oder in ein KZ verschleppt worden.

Trotzdem, das Schlimmste und Skandalöseste war für mich die Verzerrung des Grundgesetzes: Deswegen bin ich überhaupt vor Gericht gegangen. Das ganze Grundgesetz, vom ersten Paragraphen an über die Unverletzlichkeit der Menschenwürde (meine Menschenwürde wurde hier verletzt) bis zum letzten Paragraphen, dreht sich immer wieder um das Problem, den einzelnen, seine Würde, seine Meinung und seine Rechte vor Übergriffen des Staates, der Gerichte und der Massenmedien zu schützen. Seit diesem Urteil hat jeder das Recht der unqualifizierten Beschimpfung und der Hetzjagd auf den Andersdenkenden, auf den, der sich nicht den allgemein geltenden Phrasen und Unwahrheiten anzupassen bereit ist.

Sogar abgesprochene Medienkampagnen sind nun erlaubt, wie die Römerberg-Absprache von Iden, auf die wir die Richter mit den Bändern als Beweismittel hingewiesen haben – sie haben nicht einmal ein Wort darüber verloren! Im Gegenteil, die Verfassungsrichter werfen den Oberlandesrichtern vor, sie hätten übersehen, daß bei gesprochenen Kommentaren wegen der »Spontaneität freier Rede« »im Einzelfall Schärfen und Übersteigerungen ... in Kauf genommen werden« müßten. Das war schon stark: Einmal werden Feuilleton-Kommentare im Rundfunk immer vorgelesen, und zum anderen ist eine abgesprochene Medienkampagne alles andere als spontan!

Herr Benda hat also praktisch die Massenmedien im Namen der Meinungsfreiheit ermächtigt, sogar im Verbund gegen den Unangepaßten vorzugehen, eine höhere Form von Zynismus, oder hat der Präsident des Bundesverfassungsgerichtes die Konsequenzen seines eigenen Urteils nicht durchschaut? Und wer sollte der Andersdenkende sein, wenn nicht der Künstler? Er sollte tiefere, besondere und von den anderen sich unterscheidende Einsichten haben und auch den Mut und die Freiheit, sie zu äußern. Das wollte das Grundgesetz schützen. Nun ist diese Absicht in das Gegenteil verkehrt worden, nämlich in das Recht, den Andersdenkenden im Medienverbund mit Beleidigungen und Unterstellungen bis zur Zerstörung seiner Existenz zu verfolgen. Abweichende und detailliert begründete Meinungen öffentlich vorzutragen, ist mit einem für den einzelnen unzumutbar hohen Risiko versehen worden.

Herr Benda müßte sich nach seinem Urteil nun auch fragen lassen, ob seiner Meinung nach die Judenschimpfe im »Stürmer« durch Julius Streicher vom Artikel 5 des Grundgesetzes gedeckt gewesen wäre? Sie bestand ausschließlich aus Beschimpfungen, Verleumdungen und geradezu kriminellen Unterstellungen, aber nicht aus Falschzitaten. Streicher wollte die öffentliche Meinung gegen die Juden aufhetzen. Von einem Streit um eine »bestimmte geistige Richtung« im Sinne eines Austauschs rationaler Argumente ist auch dort keine Rede gewesen. Durch das Urteil Bendas, das die Meinungsfreiheit scheinbar extrem ausgeweitet hat, ist sie in Wirklichkeit massiv eingeschränkt worden. Wenn üble Nachrede und Ehrverletzung im Rahmen öffentlicher Auseinandersetzungen erlaubt sind, wird aus dem Meinungsstreit ein Machtkampf, bei dem die Medien Sieger bleiben müssen. Unter den sogenannten Intellektuellen wagt heute kaum noch einer, von der verordneten Meinung abzuweichen. Die Ketzer in Deutschland kann man an den fünf Fingern einer Hand aufzählen.

Wenn nun die Verfassungsrichter unbegründete Hetze als wichtigen Ausdruck der Meinungsfreiheit sanktioniert haben, um unsere Staatskirche – den deutschen Kunstbetrieb – vor Kritik zu schützen, dann dürfen sie sich jetzt nicht wundern, wenn ehemalige Nazis und Rechtsextreme laut und vor aller Welt wieder antisemitische Reden halten: Schönhubers Behauptung, Ignaz Bubis, Vorsitzender des Zentralrats der Juden, sei einer »der schlimmsten Volksverhetzer Deutschlands« ist jetzt ebenso erlaubt wie seine Feststellung, die Deutschen hätten nur »ein Verbrechen« begangen, »zwei Weltkriege zu verlieren«.* Solange sie keine gefälschten Zitate verwenden und keine Tatsachen erfinden, können die Republikaner nach bundesdeutschem Recht jetzt jede Meinung äußern, die ihnen einfällt. Herr Schönhuber weiß das natürlich, Frau Herta Däubler-Gmelin aber anscheinend nicht. Sonst hätte sie nicht die Inhaftierung Schönhubers wegen dieser Äußerungen fordern dürfen. Schnell wurde es dann wieder still um die Reden des Republikaner-Chefs.

Aber wie schon gesagt, selbst bei dieser Rechtsauffassung hätte das Urteil zu meinen Gunsten ausfallen müssen, weil ich falsch zitiert worden bin. Da beide Entscheidungen fast gleichzeitig verkündet worden sind, kann man nur mit Mühe von einem Versehen, also von Rechtsirrtum, ausgehen. Handelte es sich um Rechtsbeugung durch das höchste bundesdeutsche Gericht zugunsten unserer staatlich geschützten Kunstkirche? Bin ich als Ketzer bestraft worden?

Zum Schluß verhöhnen die Bundesverfassungsrichter noch die Richter vom Land- und Oberlandesgericht mit der Behauptung, sie hätten kein neues Recht geschaffen, sondern nur bestehendes angewandt. Tatsächlich haben sie mit der uneingeschränkten Billigung von Schmähkritiken den nicht angepaßten einzelnen zum Freiwild für die Medien gemacht und damit nicht nur neues Un-Recht geschaffen, sondern außerdem zur Zerstörung unserer Kultur beigetragen!

Seitdem gehört diese Entscheidung zu dem immer größer werdenden Erpressungsarsenal, mit dem die Künstler in unserem Lande längst zum Schweigen gebracht worden sind. Ich gehe davon aus, daß es sich um ein politisches Urteil gehandelt hat, also gerade um eine Art von Urteil, welches die Väter des Grundgesetzes für immer verhindern wollten. Was mögen die wahren Gründe für diese Entscheidung gewesen sein?

Natürlich, Böll war als Literaturnobelpreisträger eine Art internationale Macht. Gegen ihn zu entscheiden, hätte geheißen, einen Presseaufruhr in der ganzen Welt hervorzurufen. Wer aber gegen Weber entschied, traf auf Desinteresse bis zu Zustimmung. Es war also vollkommen ungefährlich, eher opportun: Angeblich war ich ein Gegner der Moderne, und damit war ich, folgt man der gegenwärtigen Phraseologie, antiliberal, reaktionär, ja ein Nazi. Herr Benda und sein Senat aber, die sich nun für die Moderne und gegen mich eingesetzt hatten, haben sich damit das billige Etikett eingehandelt, liberal, fortschrittlich und antifaschistisch zu sein, obgleich ihr Urteil eher mit der Kunstpolitik Hitlers verglichen werden muß.

Damals, in den dreißiger Jahren, waren Hitler und der NS-Staat mit seinen

* »Der Spiegel« Nr. 15, 1994

Massenmedien gegen eine Minderheit von Künstlern vorgegangen im Namen der Mehrheit, die erst durch den Bund Schultze-Naumburgs und später durch die Reichskulturkammer repräsentiert wurde. Auch jetzt kämpften die Massenmedien und das Karlsruher Verfassungsgericht gegen mich im Namen der Kunstmehrheit, die heute vornehmlich durch die Feuilletons, Galerien, Kunstvereine und Museen repräsentiert wird, weniger durch die Künstler. Es war hier alles auf den Kopf gestellt: Ehrverletzung, Beleidigung und Verleumdung wurden zu freier Meinungsäußerung erklärt, mit der einer begründet vorgetragenen abweichenden Meinung begegnet werden durfte. Der Vortragende hätte sich »aus eigenem Entschluß den Bedingungen des Meinungskampfes unterworfen und sich durch dieses Verhalten eines Teils seiner schützenswerten Privatsphäre begeben«.

Aber zu meinem Trost: Die Herren Bundesverfassungsrichter meinten, daß es bei diesen Beleidigungen und Unterstellungen »nicht in erster Linie um die Wirkung auf« meinen »Rechtskreis und damit die private oder zumindest persönliche Herabsetzung« gegangen sei, sondern um öffentliche Kritik. Auch das in der NJW 1980, Heft 38 (Seite 2069/70) veröffentlichte Urteil bringt den »Sachverhalt« so verkürzt, daß dies schon an Falschdarstellung grenzt: Weder wurden die erfundenen Zitate erwähnt, noch wurde auf die öffentlich bezeugte Medienkampagne hingewiesen. Auch wurde im Unterschied zu dem Böll-Urteil und dem ebenfalls gleichzeitig veröffentlichten Eppler-Urteil mein Name nicht genannt. Ich blieb ein Anonymus und wurde wohl auch so behandelt. Für mich bleibt aber festzustellen, daß ich seit dieser Pressekampagne und ganz besonders seit dem Urteil des Bundesverfassungsgerichts nicht mehr zur Ruhe gekommen bin. Zeitungen, Parteien, Kunstvereine, Banken und Gerichte verfolgen mich durch Schmähkritiken, Ausschlüsse, Klagen und Prozesse fast zwanzig Jahre lang, so daß ich allein mit der Abwehr dieser Angriffe voll beschäftigt wäre, wenn mir die Natur nicht eine große Leistungsfähigkeit mit auf den Weg gegeben hätte, ich nicht eine liebevoll-solidarische Familie und eine selbstlos-hilfreiche Sekretärin hätte.

Schon im Dezember 1974, wenige Wochen nach der Römerberg-Kampagne gegen mich, versuchte der Lokalteil der »Braunschweiger Zeitung« die Bevölkerung gegen mein Ringerbrunnen-Projekt aufzuhetzen, obgleich keinerlei Anlaß dazu bestand. Der Auftrag war fast ein Jahr vorher erteilt worden, und im Dezember hatte ich das in Ton halbfertig modellierte Werk auch noch niemandem gezeigt. Die »BZ« war wohl durch die nach den Römerberg-Gesprächen überall abgedruckten Schmähungen meiner Person und meines Werkes ermutigt worden, auch gegen den Ringerbrunnen vorzugehen. Nicht umsonst wurde diese Arbeit sofort mit denen von Breker und Thorak verglichen, obwohl die Skulptur in ihrer Komik und in ihrer Auffassung von Sport sicherlich das Gegenteil von dem ist, was die Nazis für deutsch, heldisch und sportlich gehalten hätten. Aber am Römerberg war der Ton angegeben worden, mit dem man in Zukunft gegen mich vorgehen sollte.

12. Die Natur ist zuerst in den Köpfen gestorben, bevor wir sie in der Wirklichkeit zerstört haben

Bevor ich davon erzähle, möchte ich von meiner Theorie vom »anschaulichen Denken« berichten, also von einer Forschungsarbeit, mit der ich Kriterien entwickelt hatte, die Voraussetzungen für bildende Kunst sind und deren Fehlen ich gerade den Kunstjournalisten in meinem Vortrag »Kunstkritik – Subjekt und Objekt der Manipulation« vorgeworfen hatte. An dieser Theorie hatte ich bis 1974 mehr als zwanzig Jahre gearbeitet, dann erschien sie 1975 als Buch gleichzeitig im Westermann-Verlag in der Bundesrepublik und im Henschel-Verlag in der DDR.

In den frühen sechziger Jahren, kurz nachdem ich den Lehrstuhl an der TH in Braunschweig übernommen hatte, habe ich diese Forschungen, mit denen ich schon als Student begonnen hatte, zu einem wichtigen Teil meiner täglichen Arbeit gemacht und die ersten Manuskripte über dieses Thema geschrieben. In meinen Vorlesungen berichtete ich über meine jeweils neuesten Ergebnisse. Da ich aber von der Mitte der sechziger Jahre an auf ein immer geringeres Interesse bei den Studenten an kunsttheoretischen Fragen traf und mich außerdem die Reliefs für das Kennedy-Center in Washington beanspruchten, stellte ich diese Arbeiten vorübergehend wieder ein.

Anfang der siebziger Jahre änderte sich das, unter anderem auch durch die »Studentenrevolution«. Diese sogenannte Revolution war in ihren Motiven eine bunte Mischung aus relativ ungeklärtem Oppositionsgeist gegen die Väter, purem Opportunismus und dem Versuch, für unsere Existenz neue theoretische Grundlagen zu finden. Letzteres Motiv war bei uns in Braunschweig ziemlich unterentwickelt. Es verband sich aber im Bereich der ästhetischen Theorie mit dem Wunsch, die Studienleistungen zu vermindern. 1971 versuchte der harte Kern der »revolutionären Studenten« in unserer Abteilung, die Anzahl der verlangten Studienarbeiten zu reduzieren. Es war wahr: Wir verlangten mehr kleine und große Entwürfe für das Diplom als die meisten anderen Architekturfakultäten in der Bundesrepublik, ein Diplom unserer Fakultät aber war damals noch in der Bundesrepublik sehr angesehen. Eine Gruppe von »revolutionären« Studenten hatte nun anstelle eines Entwurfs für einen Kindergarten am Lehrstuhl des Architekten Professor Dieter Oesterlen eine theoretische Seminararbeit abgegeben, mit der sie die soziologischen und ästhetischen Voraussetzungen für einen solchen Entwurf klären wollte. Die Studenten warfen den Architekturprofessoren nämlich vor, unreflektiert als Erfüllungsgehilfen für den kapitalistischen Auftraggeber alles und jedes zu bauen, gleichgültig, ob notwendig oder nicht, und alles in dem gleichen, schäbigen, eintönigen, sich millionenfach wiederholenden Stil des Funktionalismus, der letztlich nur ein Gleichnis für die Gewinnsucht des Auftraggebers und des auf billigste Weise entwerfenden Architekten sei. Letzteres hatten sie auch in meinen Vorlesungen gehört.

Im ersten Teil ihrer theoretischen Arbeit wurden die soziologischen Grundlagen eines Kindergartens erörtert. Die Bedürfnisse der Benutzer sollten erforscht werden. Die Bedürfnisse waren eines der großen Schlagworte der Kulturrevolution an unserer Architekturabteilung. Bei diesen verbiesterten Diskussionen um heutige Architektur ging es immer wieder um die »Bedürfnisse« der Benutzer. Dieses Wort wiederholte sich an manchen Diskussionsabenden so oft, daß man schließlich nicht mehr wußte, ob man über sozialen Wohnungsbau oder über Bedürfnisanstalten sprach. Niemand merkte, wie komisch sich diese Streitgespräche anhörten.

Aber für mich ging es nicht darum. Ich kann mich an den soziologischen Teil dieser Arbeit nicht mehr erinnern. Ich weiß nicht, ob er ebenso dilettantisch war wie der ästhetische, in dem sich die Studenten nach einem mangelhaften Versuch, eine Übersicht über die Geschichte der Ästhetik zu geben, der Informationstheorie des Stuttgarter Professors für Ästhetik, Max Bense, bemächtigt hatten. Es war die Modephilosophie jener Zeit. Max Bense, der von der Mathematik und der Physik herkam, behauptete, damit die ästhetische Qualität von Architektur und Kunst exakt nachrechnen zu können. Die Studenten hatten diese Theorie nicht verstanden, aber sie auch nicht kritisch verarbeitet. Es war ein völlig dilettantischer Versuch. Letztlich konnte man es ihnen auch gar nicht übelnehmen, weil ähnliche Dinge an unserer Fakultät nicht gelehrt wurden. Ich hatte meine Vorlesungen auf die praktischen Übungen reduziert, weil man die Studenten in den letzten Jahren für erkenntnistheoretische Gedanken über Wahrnehmung nicht interessieren konnte.

Aber die »Revolutionäre« hatten mit dieser Arbeit gleich zwei Dinge durchsetzen wollen: Zum einen sollten die Professoren anerkennen, daß man anstelle eines architektonischen Entwurfes auch eine schriftliche Seminararbeit abgeben könne, und zum anderen verlangten sie die Anerkennung von Gruppenarbeiten. Fünf Studenten, die diesen einen Aufsatz angeblich erarbeitet hatten, sollte er als abgegebener »Entwurf« angerechnet werden. Das war natürlich zuviel. Es kam zu einer großen Auseinandersetzung, die schließlich in einem Diskussionsabend im Gästehaus der TU kulminierte:

Auf der einen Seite standen die Studenten mit ihrer Seminararbeit und einer großen Zahl von sympathisierenden Kommilitonen, auf der anderen Seite etwa zwölf von insgesamt fünfzehn Professoren. Zuerst einmal wurde über die Tagesordnung diskutiert. Die Professoren wollten nämlich nur darüber sprechen, ob ein Architekturentwurf durch einen Aufsatz ersetzt werden könne und ob sie Gruppenarbeit zulassen wollten. Das wollten die Studenten auch, aber sie verlangten darüber hinaus eine inhaltliche Diskussion ihres Aufsatzes. Das lehnten alle Professoren außer mir ab, schließlich hatten sie, außer mir und einem Kollegen, Max Bense nicht gelesen. Dieser Kollege aber war nicht anwesend.

Die Architekten sind in der Regel mit ihren Entwürfen, der Organisation ihres Büros und der Beschaffung von Aufträgen so beschäftigt, daß sie nicht zum Lesen kommen, schon gar nicht zum Lesen einer derartig konfusen Theorie. Außerdem waren Architekten der siebziger Jahre – das galt ganz allgemein – für ästhetische Theorien, für Fragen der Wahrnehmung überhaupt nicht zu interessieren. Die Ästhetik ihrer Bauten stand dem Warendesign so nahe, daß ihnen tiefgründige Überlegungen über Architektur, Kunst und Natur, wie sie ihre Kollegen vom 15. bis zum 18. Jahrhundert angestellt hatten, völlig überflüssig erschienen. Das von den Studenten gewählte Thema der Ästhetik war also meinen Kollegen äußerst suspekt, zumal sie sich damit nicht auskannten.

Zu ihrem Ärger stimmte ich einer inhaltlichen Diskussion dieses Aufsatzes zu. Für mich waren die taktischen und die didaktischen Fragen, ob ein Entwurf durch einen Aufsatz ersetzt werden sollte, ob eine Gruppenarbeit besser sei als die Arbeiten einzelner, sekundär gegenüber den theoretischen Grundproblemen, die durch diesen Aufsatz angeschnitten waren. Darin stimmte ich mit den Studenten überein. Ich begann sofort mit einer inhaltlichen Diskussion zum deutlichen Unwillen von Oesterlen und Kraemer, den beiden Leithammeln unserer Abteilung. Allerdings sprach ich nicht über den Aufsatz, sondern über die Informationstheorie von Bense, die dem zweiten Teil dieses Aufsatzes zugrunde lag.

Ich erklärte, daß die Informationstheorie ursprünglich für die Beurteilung des Sprachklanges und der Verwendung von Vokalen und Konsonanten erfunden worden sei, daß es um Ja-Nein-Entscheidungen gehe innerhalb eines eindimensionalen Systems weniger bekannter Zeichen, nämlich der sechsundzwanzig Buchstaben unseres Alphabets. Schon in der Literatur würde dieses System versagen, sobald man über den Klang der Sprache hinaus die übermittelten Bilder in die Beurteilung einbeziehen wolle. Deswegen spottete Bense auch, daß es in der Literatur nicht darum gehe, »wie der Hans seine Grete kriegt«, sondern um »Sprache als Material«.

Nun habe Bense, so legte ich dar, diese Theorie auf die bildende Kunst und die Architektur übertragen, also auf ein dreidimensionales System mit unbegrenzt vielen, noch dazu nicht genau definierten Zeichen. Da Bense auch Beispiele gegeben hatte, begann ich mit einem der einfachsten, dem einer stinknormalen modernen Bürohochhausfassade mit völlig gleichförmigen Stockwerken. Bense habe eine recht komplizierte Rechnung nach der Kirchhoffschen Formel aufgemacht und sei schließlich zu dem Ergebnis gekommen, daß diese Hochhausfassade eine sehr hohe Redundanz habe, da gleiche Elemente sich zu oft wiederholten, mithin äußerst langweilig sei. Das hätte man allerdings auch ohne diese Berechnung sehen können. Aber nicht einmal die ästhetischen Faktoren seien eindeutig definiert, die er für seine Rechnung verwandt hatte. Als Nichtarchitekt habe er nur die äußerlich sichtbaren Elemente wie Fenster, Fensterjalousien und ähnliches für seine Rechnung benutzt, aber das für die Fassade wichtigste konstruktive Gerüst von Stützen und Platten vollständig übersehen. Er hatte also seine Berechnung mit nebensächlichen Größen gemacht, die Hauptelemente gar nicht erkannt. Es leuchtete den Studenten ein, daß eine für eine begrenzte Zahl von Zeichen erfundene Theorie nicht mehr funktioniert, wenn sie auf eine unbegrenzte Zahl von Symbolen im dreidimensionalen Raum übertragen wird. Außerdem hatten sie am Beispiel der von Bense mißverstandenen Fassade begriffen, daß die optischen Zeichen im Raum zu vielgestaltig sind, um eindeutig mathematisch definiert werden zu können. Über diese mangelhaften Grundvoraussetzungen, so schloß ich, könne die Informationstheorie nie hinauskommen, auch nicht mit der Kirchhoffschen Formel und logarithmischen Berechnungen.

Zur Informationstheorie Benses hatte es überhaupt nur kommen können, weil sich inzwischen die Wissenschaften schon untereinander, aber ganz sicher Kunst und Wissenschaft so weit voneinander entfernt hatten, daß Naturwissenschaftler und Mathematiker nicht mehr wissen, was im künstlerischen Bereich vorgeht, und umgekehrt. Das machte ich auch den Studenten deutlich: Künstler, Kunsttheoretiker, Kunstjournalisten, Museumsdirektoren und Kunstinteressierte – also Menschen von Antes über Beuys bis zu Andy Warhol, von Haftmann bis zu Hofmann – hätten so wenig Ahnung von Mathamtik, daß ihnen ein paar Formeln und Berechnungen, die über mehrere Zeilen hinweggingen und womöglich noch Logarithmenzeichen enthielten, solchen Respekt einflößten, daß sie gar nicht erst auf die Idee kämen, die Richtigkeit oder gar die Seriosität solcher Rechnungen anzuzweifeln. Andererseits aber seien die Benseschen Berechnungen unter Mathematikern überhaupt nicht bekannt. Wenn sie wirklich einem Mathematiker einmal zu Gesicht kämen, schöbe er sie als nicht ernstzunehmend beiseite. Zu Leonardos Zeiten, auch noch zu der Humboldts, hätte eine so offensichtliche mathematisch getarnte Scharlatanerie über Ästhetik keine Chance gehabt.

Die einzig sichere Grundlage für die mathematischen Berechnungen des Herrn Bense waren und sind die vollständige Ahnungslosigkeit fast aller Kunstinteressierten in Mathematik und Logik.

Den Studenten hatte an dieser Theorie wohl zuallererst die verschwenderische Verwendung von Fremdwörtern gefallen. Ihr marxistisch begründeter Hang zur Wissenschaftlichkeit wurde durch eine Sprache befriedigt, die nur Eingeweihten verständlich war. Die Studenten dieser Jahre lernten gern Vokabeln.

Zur Verblüffung meiner Kollegen war die Diskussion über diese Seminararbeit schon beendet. Die »Revolutionäre« verlangten nicht einmal mehr, daß ihr Aufsatz anstelle eines Entwurfs angenommen werde, ganz zu schweigen von der Durchsetzung der Gruppenarbeit. Eine Woche später wurde diese Diskussion dann im zweitgrößten Hörsaal der Hochschule wiederholt. Unsere Fakultät hatte die Bensesche Informationskrankheit wie Masern überstanden, und niemand wollte mehr einen architektonischen Entwurf durch einen Aufsatz ersetzen. Die jungen Leute waren mit rationalen Argumenten zu erreichen gewesen.

Diese Erfahrung brachte mich aber dazu, an meinem eigenen erkenntnistheoretischen System der Wahrnehmung weiterzuarbeiten und in einer Vorlesung auch wieder anzubieten. Diese wurde im Gegensatz zu früher auch besucht. Es hatte sich also seit Mitte der sechziger Jahre in diesem Punkte im Bewußtsein der Studenten etwas geändert.

Anfang 1974 war mein erkenntnistheoretisches System von der Wahrnehmung abgeschlossen und im Herbst 1974 auch das endgültige Manuskript, das ich an eine Reihe von Verlagen verschickte. Von den meisten bekam ich es ziemlich schnell zurück. Interessant war die Absage des Verlages DuMont (das Buch schaffte dann bei einem anderen Verlag drei Auflagen):

Trotz einer Empfehlung durch Rudolf Arnheim, von dem einige Bücher dort herausgekommen waren, hielt die Verlagsleitung meine Theorie für »reaktionär«, sie falle weit hinter den gegenwärtigen Stand der Erkenntnis zurück: Eine »normative Ästhetik« sei nun doch ein für allemal erledigt. Kunst beruhe auf gesellschaftlichen Übereinkünften. Das hatte schon Werner Hofmann, der Direktor der Hamburger Kunsthalle, am 21.2.1969 in der »Zeit« geschrieben. »Es ist daher müßig, Kunst onthologisch zu befragen und ihre Wesensbestimmung anzustreben … ist Kunst ein Vereinbarungsbegriff, dessen Umfang von Konventionen und Institutionen … von den Medien der Verbreitung und der Interpretation abhängt … entscheidend für alle Kunstmanifestationen ist, daß sie sich im Rampenlicht der Publizität … abspielen. Sie ist auf die Aura des Veranstaltungsorts der Museen und Sammlungen angewiesen.« Während früher also die Museen von der Aura ihrer Kunstwerke lebten, ist es heute umgekehrt. Kunst soll in ihrem Wesen nicht mehr bestimmbar sein, und hinter diesen Stand der »Erkenntnis« wollte der Verlag DuMont nicht mehr zurückfallen.

Selbstverständlich kann man gegen eine »normative Ästhetik« sein, sofern man überhaupt weiß, was das ist: Die ästhetisch-theoretischen Schriften der Renaissancekünstler, von Dürer bis Leonardo da Vinci, waren tatsächlich »normativ«. Dürer hatte einen Kanon »guter Proportionen« entwickelt, in dem er den menschlichen Körper unter die Gesetze geometrischer Vorstellungen, zum Beispiel des Kreises und des Quadrates, gestellt und daraus detaillierte Proportionsangaben abgeleitet hatte. Für jeden Teil des Körpers bis hin zur Größe des Venushügels hatte er so bestimmte Angaben gemacht. Das war im Grunde eine Ästhetik für Dürer und für sonst niemanden. Sie stimmte, solange alle anderen Randbedingungen Dürerscher Bilder eingehalten wurden. Sie war nicht zu verallgemeinern, auf andere Personen oder gar auf Kunststile anderer Jahrhunderte zu übertragen. Sie hat Dürer geholfen, seine eigenen Vorstellungen radikal zu klären, und sie ist natürlich auch wichtig für das Verständnis seiner Werke. Jede Ästhetik, die solche Normen in Form und Farbe aufstellt, bleibt zuletzt auf den Künstler beschränkt, der sie erfunden hat. Dies gilt für alle ästhetischen Betrachtungen von Künstlern, angefangen von der Gotik bis zu denen von Kandinsky und Klee, vielleicht mit Ausnahme des Münchner Bildhauers Hildebrand, der bereits im 19. Jahrhundert versucht hat, seine ästhetische Theorie aus den Gesetzen der optischen Wahrnehmung abzuleiten.

Das jedenfalls hatte ich getan. In meiner Theorie »Gestalt, Bewegung, Farbe – Kritik der reinen Anschauung« werden keine Normen über schön und häßlich aufgestellt. Sie ist überhaupt nicht zuallererst auf die Produktion oder das Verständnis von Kunst ausgerichtet, sondern diese Theorie beantwortet die Frage, wie ein anschauliches Urteil überhaupt zustande kommt. Da beginnt allerdings schon der Streit. Es gibt heute immer noch Leute – auch und gerade unter den Managern, Journalisten und »Philosophen« des Kunstbetriebes –, die bestreiten, daß wir »anschaulich« urteilen könnten. Sie sagen, es gäbe nur logische Urteile, obwohl diese Frage grundsätzlich von den Vertretern der Gestaltpsychologie – namentlich den deutsch-jüdischen Wissenschaftlern vom Anfang dieses Jahrhunderts – längst beantwortet ist. Natürlich urteilen wir ständig anschaulich, ohne logische Schlüsse zur Hilfe zu nehmen. Wenn wir das Gesicht eines unbekannten Menschen als finster, heiter, furchterregend oder vertrauenerweckend einstufen, so ist dies ein Bildurteil und kein Urteil der Vernunft.

Ungeklärt war bisher allerdings, wie ein solches Urteil zustande kommt. Basiert es allein auf Erfahrung, oder können wir Bilder aufgrund angeborener Fähigkeiten analysieren? Oder handelt es sich um eine Verbindung von angeborenen Fähigkeiten und Bilderfahrung? Das logisch-vernünftige Denken jedenfalls entsteht aus einer Kombination von angeborenen Denkvorgängen und den Gegenständen unserer Erfahrung. Erkenntnistheoretisch ist diese Frage von Wichtigkeit, weil das anschauliche Urteilen die eine Hälfte unseres Denkens ausmacht. Wenn wir zum Beispiel einen schiefen, vom Winde verformten Baum sehen, so ist eben die Entscheidung, daß dieser Baum schief und durch irgendeine gegen sein Wachstum gerichtete Kraft verformt ist, ein Bildurteil. Dann erst setzt das logische Urteil ein, das nach der Ursache, nach der Art der verformenden Kraft fragt. Wir kommen zum Beispiel zu dem Schluß, daß der in dieser Gegend vorherrschende Nordwind die Ursache ist. Das intellektuelle Schlußurteil entsteht in der Regel durch einen mehrfachen Wechsel von Bild- und Vernunfturteilen, die schichtartig aufeinander folgen. Das anschauliche Urteil besagt zuerst nur: Der Baum ist schief, das Blatt entfaltet sich, der Mensch ist gefährlich. Es sind Urteile, die eventuell mein Verhalten beeinflussen, aber die keineswegs in erster Linie nach der Ursache fragen oder sich ausschließlich um »schön« oder »häßlich« drehen.

Meine Theorie erklärt nun, wie ein solches anschauliches Urteil zustande kommt. Damit konnte nicht nur eine große Lücke unseres erkenntnistheoretischen Systems geschlossen werden, sondern auch meine eigene künstlerische Arbeit ist dadurch sehr befruchtet worden. Auf ihr basiert mein gesamter Unterricht. Nicht zufällig sind inzwischen sieben meiner ehemaligen Assistenten auf Lehrstühle für die Grundlagen des Gestaltens an Hochschulen berufen worden.

Mit der Unterstützung von Willi Sitte konnte das Buch auch in der damaligen DDR erscheinen. »Drüben« sind sogar mehr Exemplare verkauft worden als bei uns. Dort besaß fast jeder Künstler – und besonders jeder Student – dieses Buch, sehr zum Ärger vieler Kunstprofessoren der DDR, denen die Studenten meine Argumente entgegenhielten. Hier in der Bundesrepublik lesen es weit mehr Kunsterzieher als Künstler, weil es dem Lehrer eine Theorie bietet, die er auch durch praktische Übungen von den Schülern erarbeiten lassen kann. Die meisten Kunsttheorien sind so allgemein, daß sie als Basis für einen künstlerischen Unterricht ungeeignet sind.

Kunstjournalisten – soweit sie meine Theorie überhaupt kennen – bemängeln, daß man mit ihr große Kunst nicht von Durchschnittswerken unterscheiden könne. Das ist richtig. Das aber war im Unterschied zu allen normativen Ästhetikversuchen – bis hin zu Bense – auch nie mein Ziel. Dieses simple Wett-

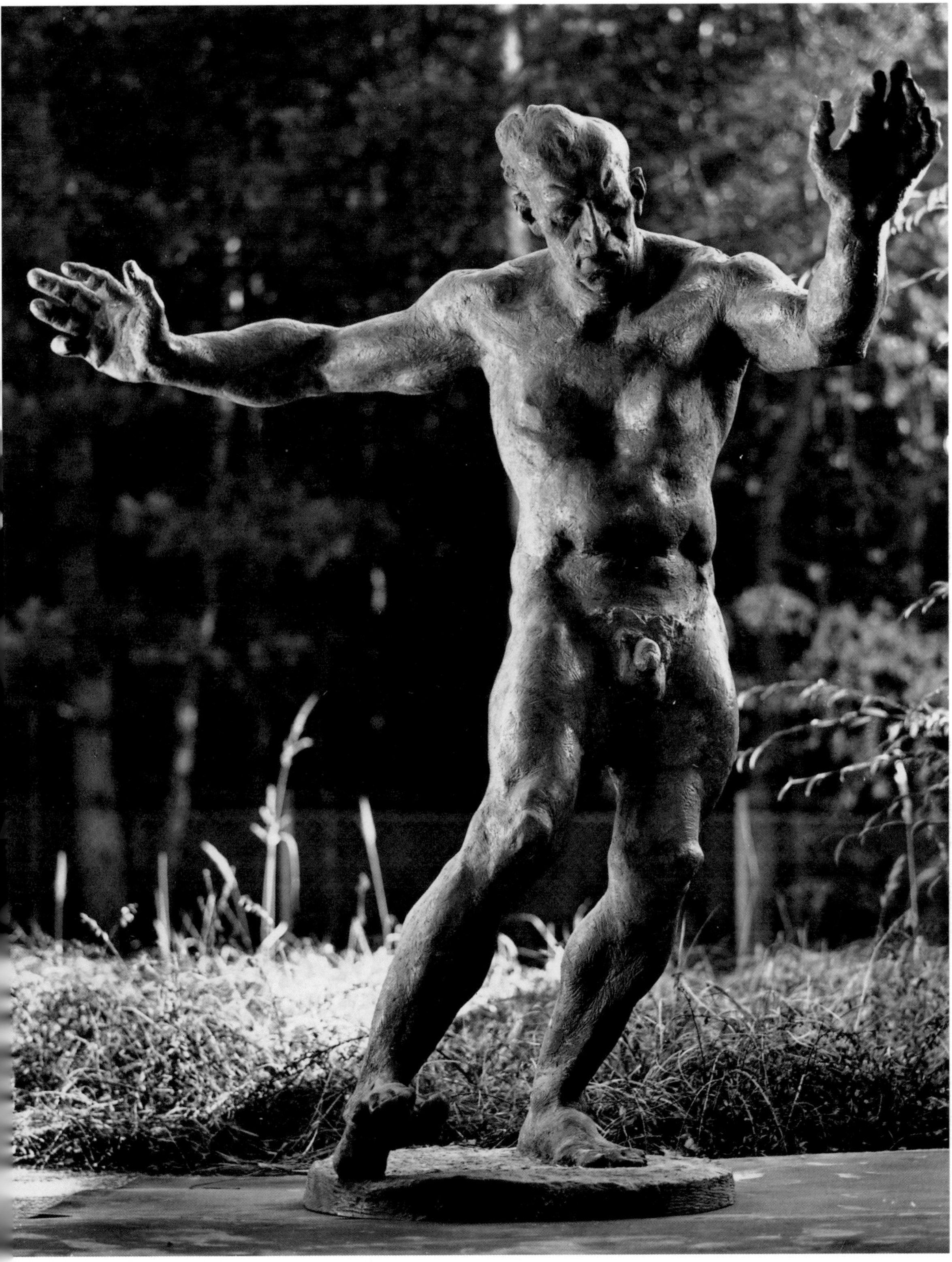

Dionysos“, 1973, Bronze, Höhe 202 cm, Guß: K. Herbich (25)

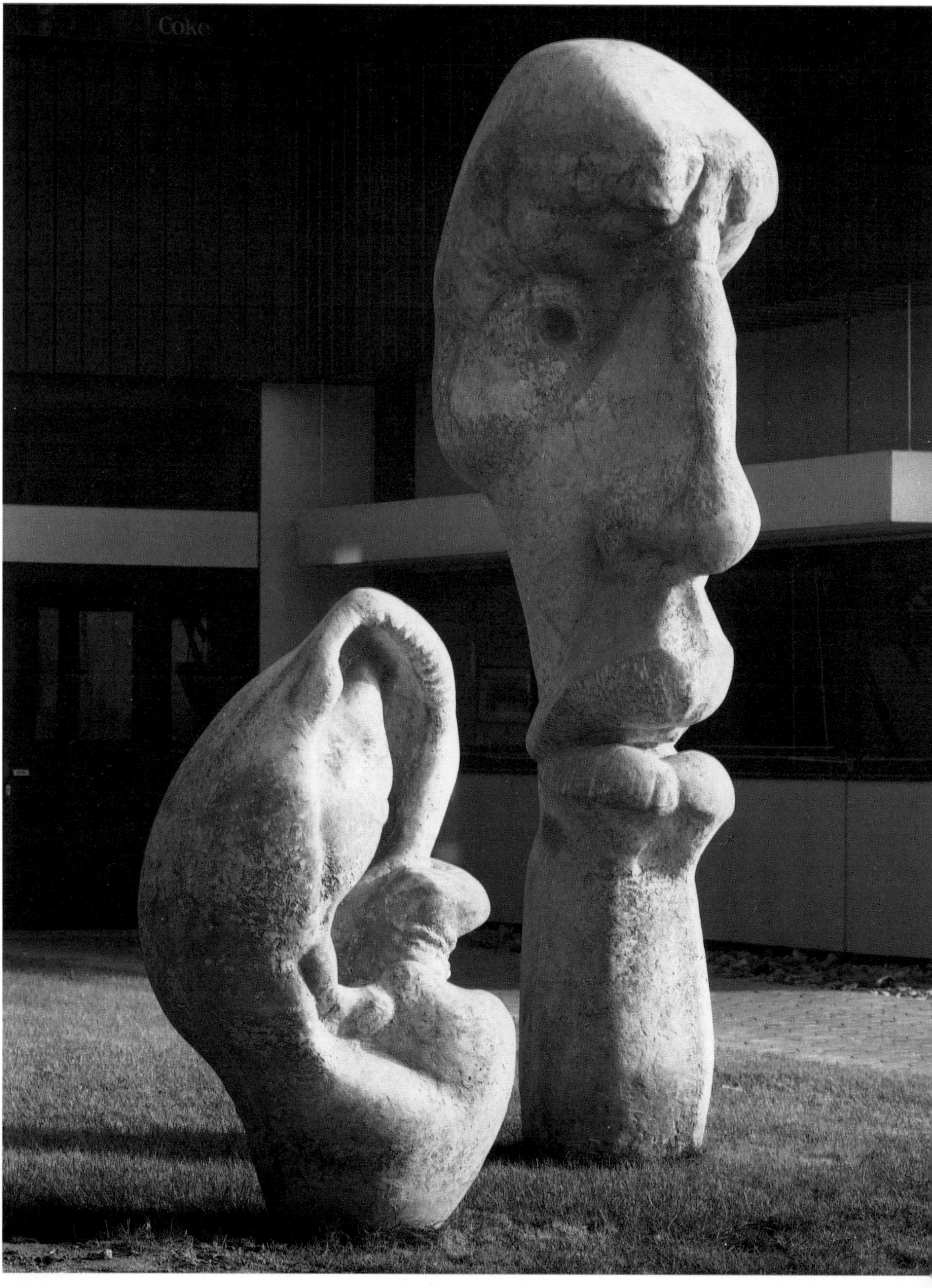

„Sprechen und Hören", 1973, Beton, Höhe 320 cm (26)

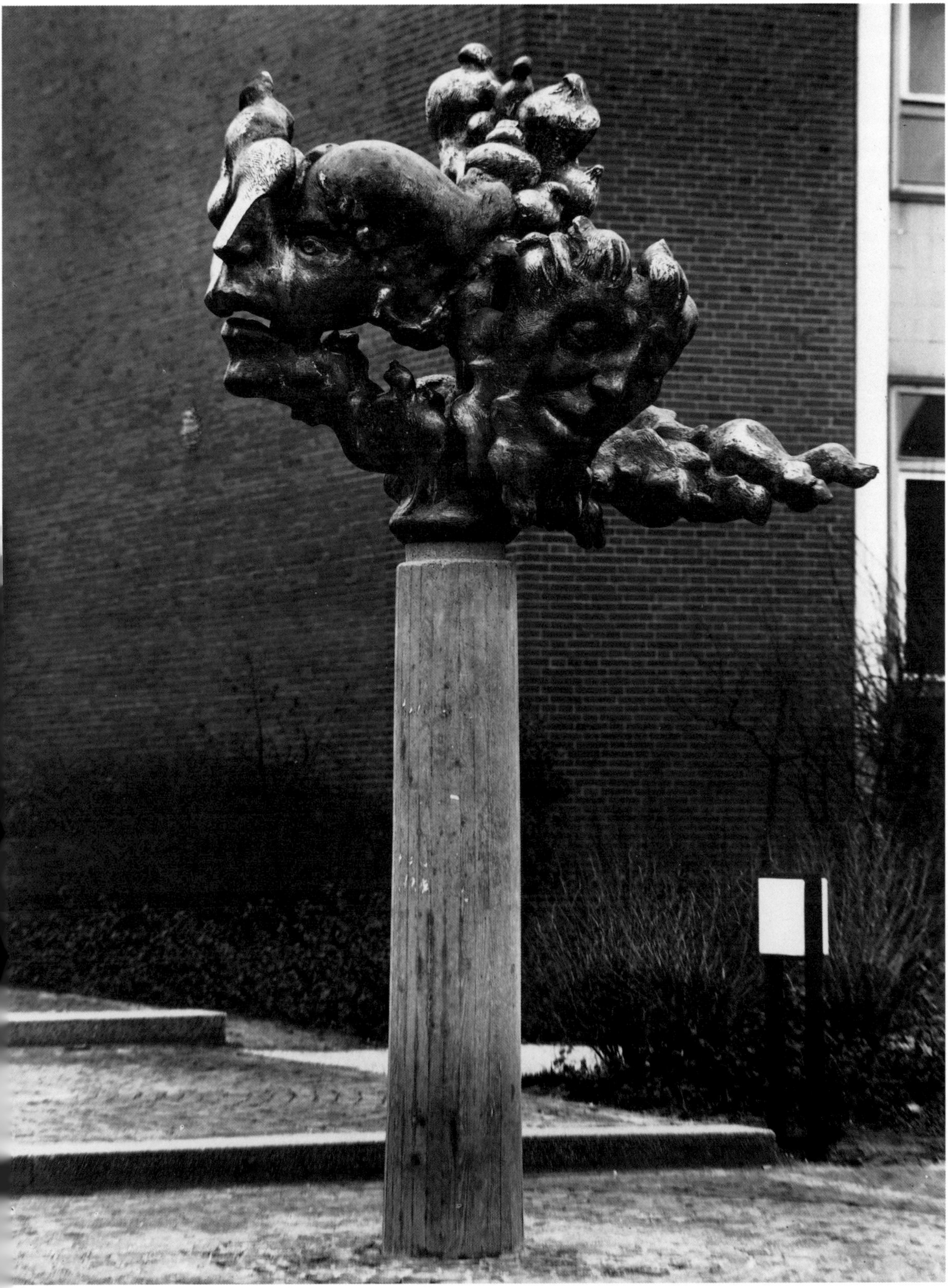

Geburt der Athena“, 1970/72, Bronze auf Beton, Höhe 420 cm, Guß: H. Noack (27)

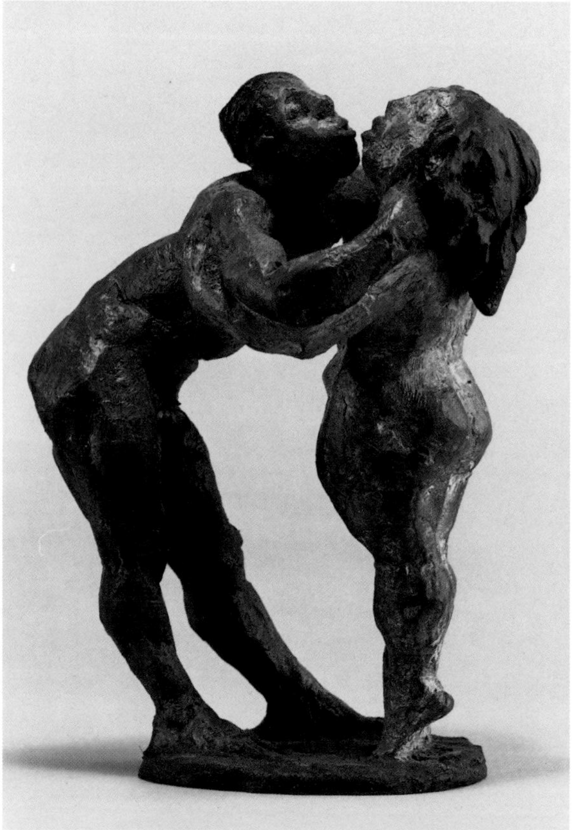
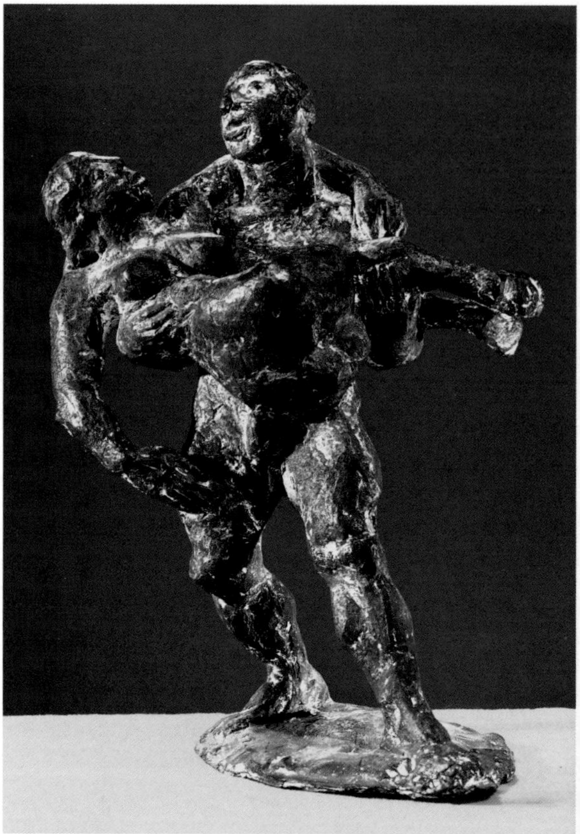
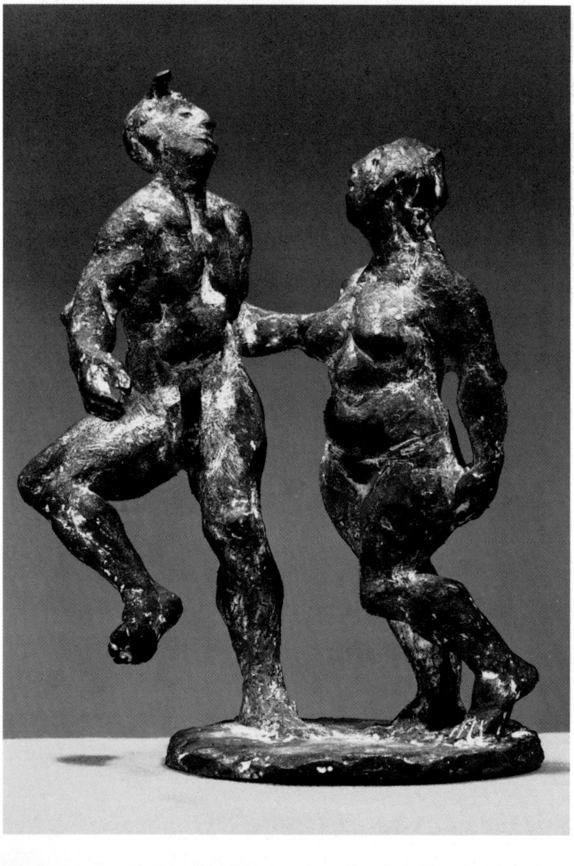
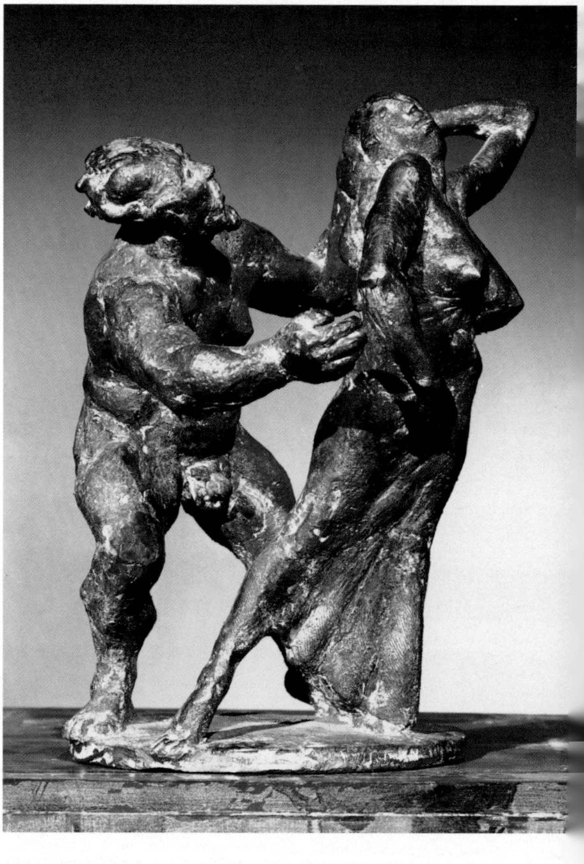

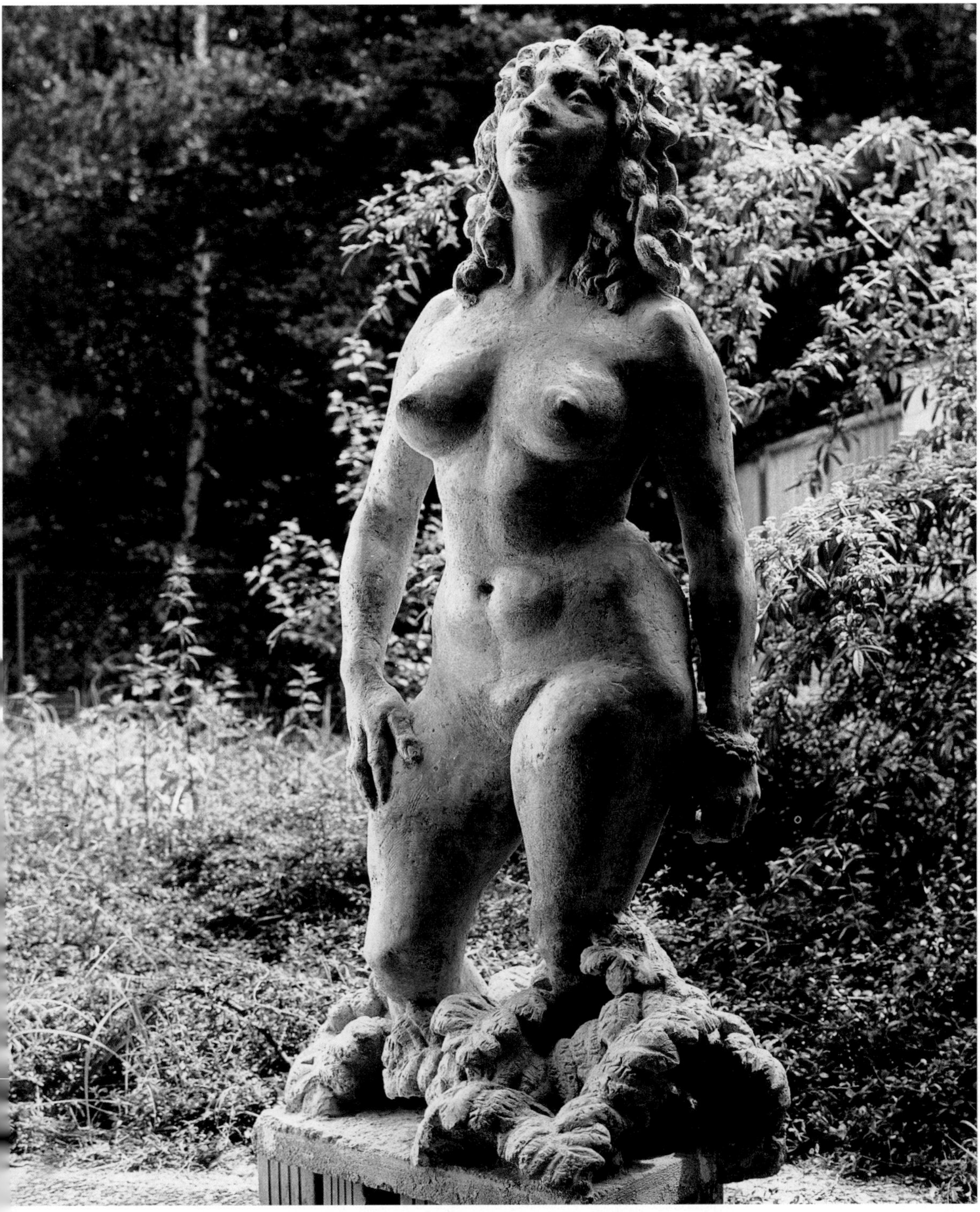

◀ oben l.: „Sich küssendes Paar", 1972, Bronze, H 20 cm (28)

◀ oben r.: „Einverständnis", 1972, Bronze H 27 cm (29)

◀ unten l.: „Tanz um die Frau I", 1972, Bronze, H 19 cm (30)

◀ unten r.: „Tanz um die Frau II", 1972, Bronze, H 27 cm (31)

▲ oben

„Die Schönhüftige Sita", 1975/76,

Beton, H 157 cm (32)

Alle Güsse: J. Weber

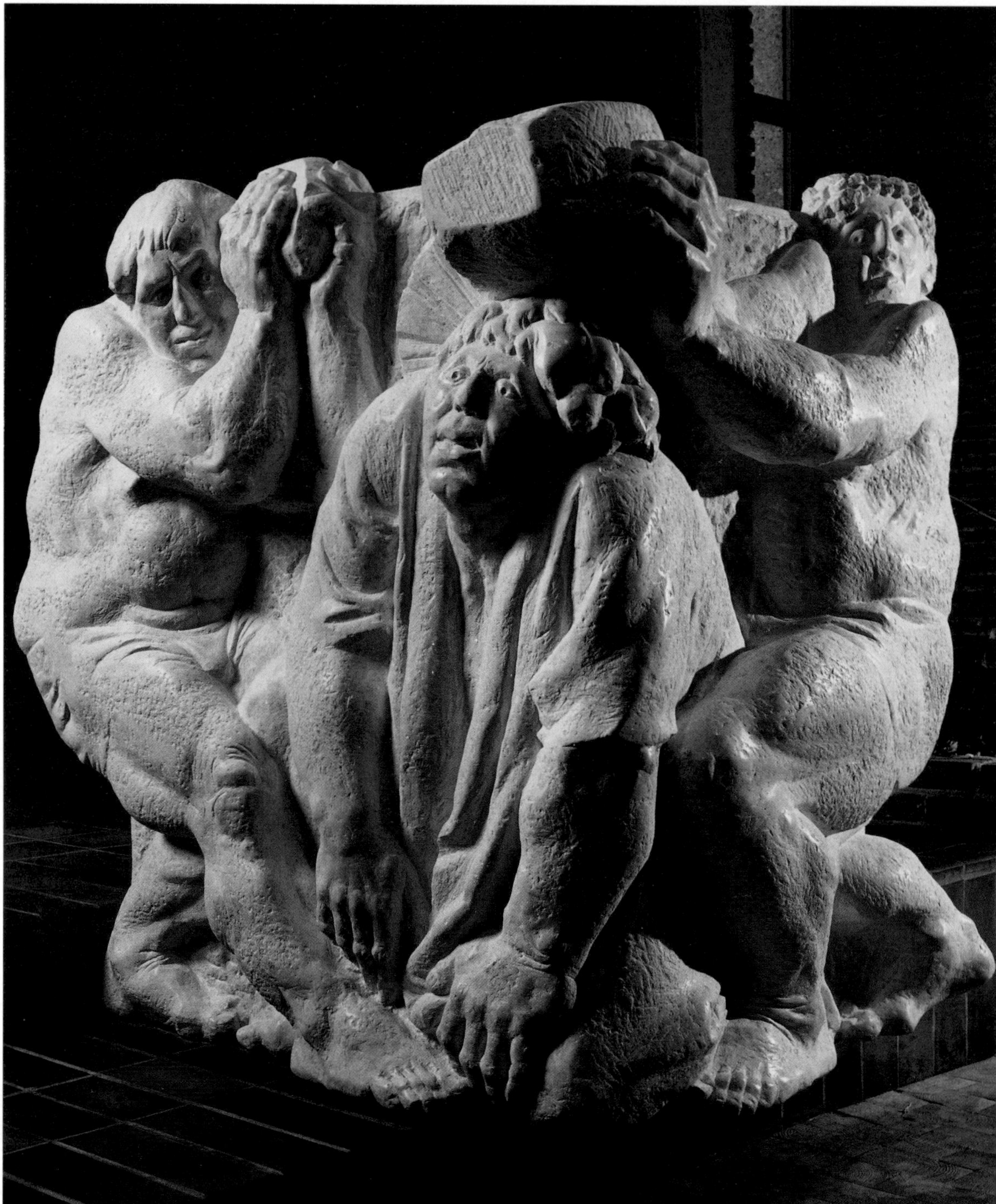

Kanzel, Steinigung des Stephanus, 1976, Portugiesischer Kalkstein, Höhe 120 cm (33)

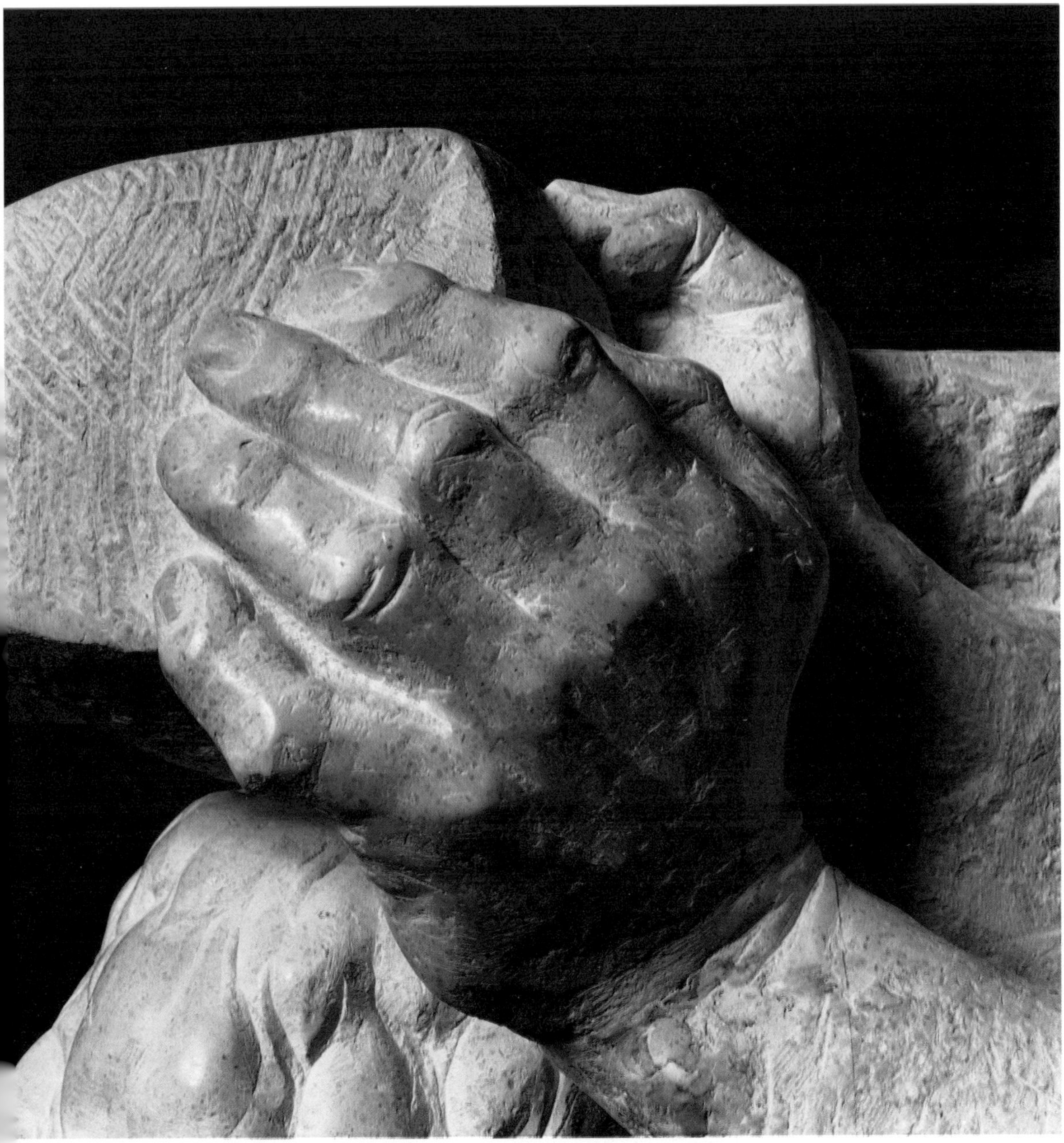

)etail: Hand eines Steinigers (34)

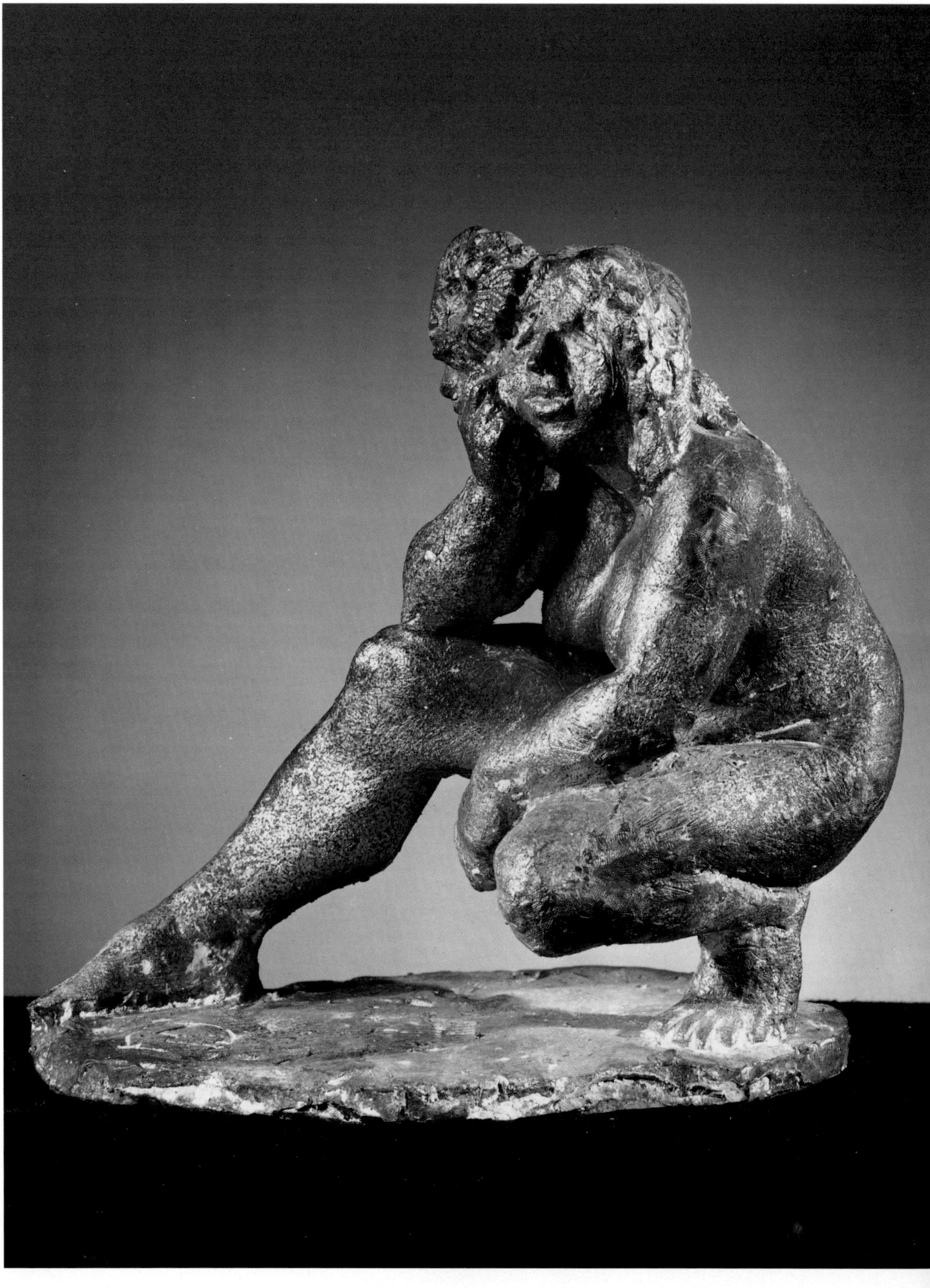

„Tochter des Ziegenbartes“, 1975, Bronze, Höhe 24 cm, Guß: J. Weber (35)

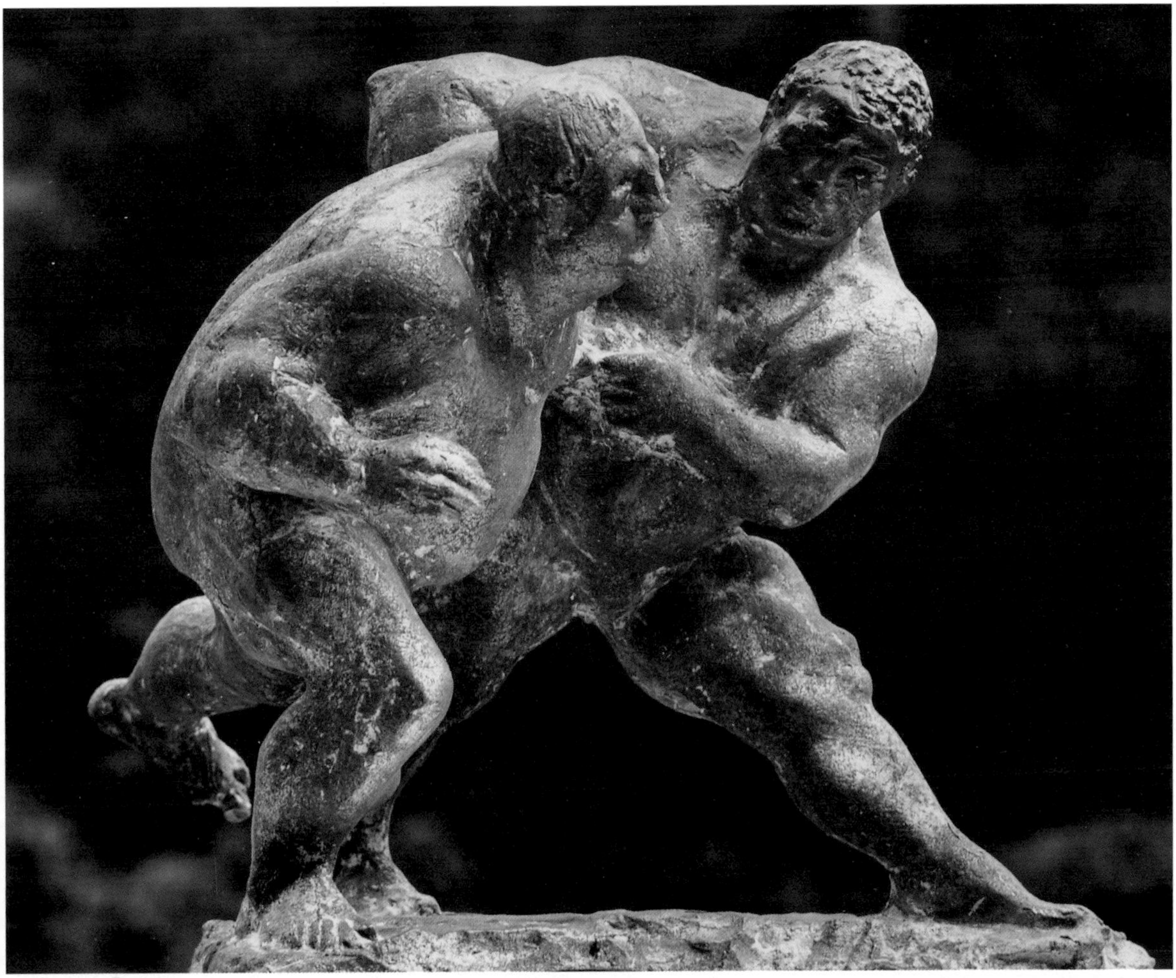

Im Clinch, 1974, Bronze, H 32 cm, Guß: J. Weber (36)

„Schläfer", 1975, Bronze, Länge 25 cm, Guß: J. Weber (37)

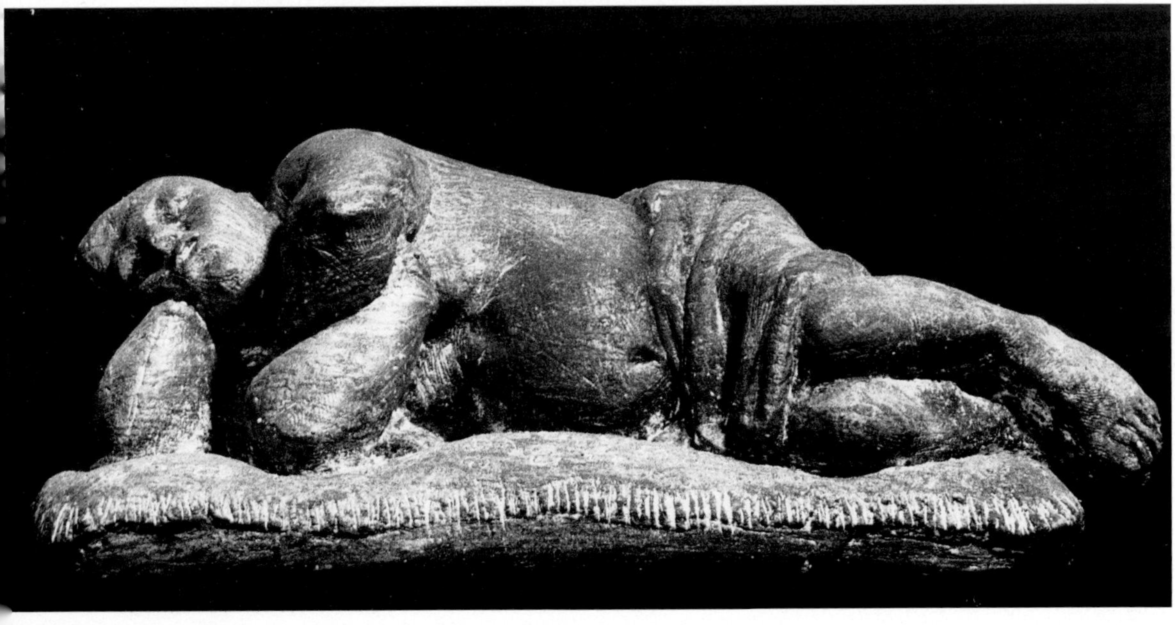

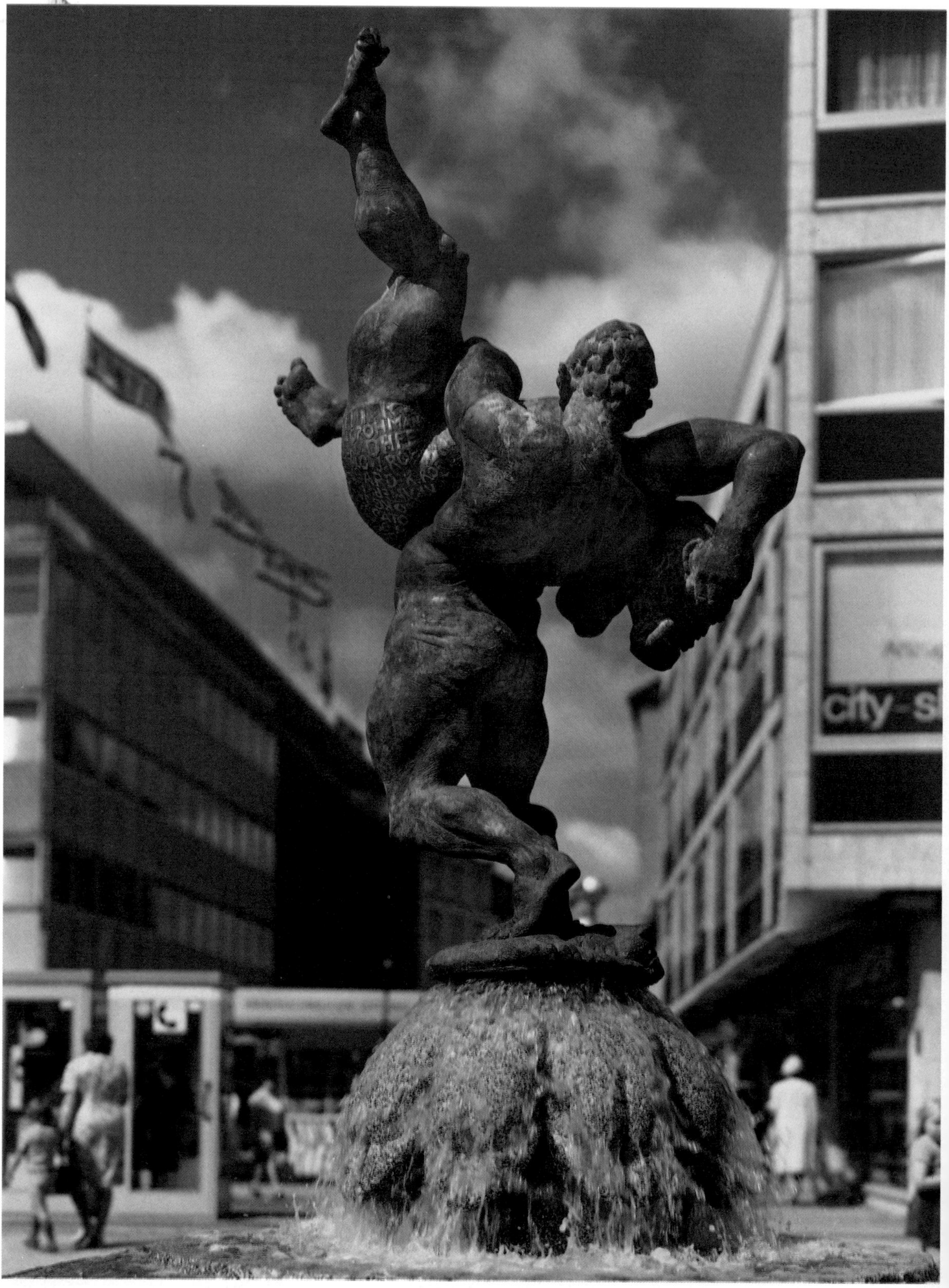

Ringerbrunnen, 1974/75, Bronze auf Granit, Höhe 380 cm, Guß: H. Noack (38)

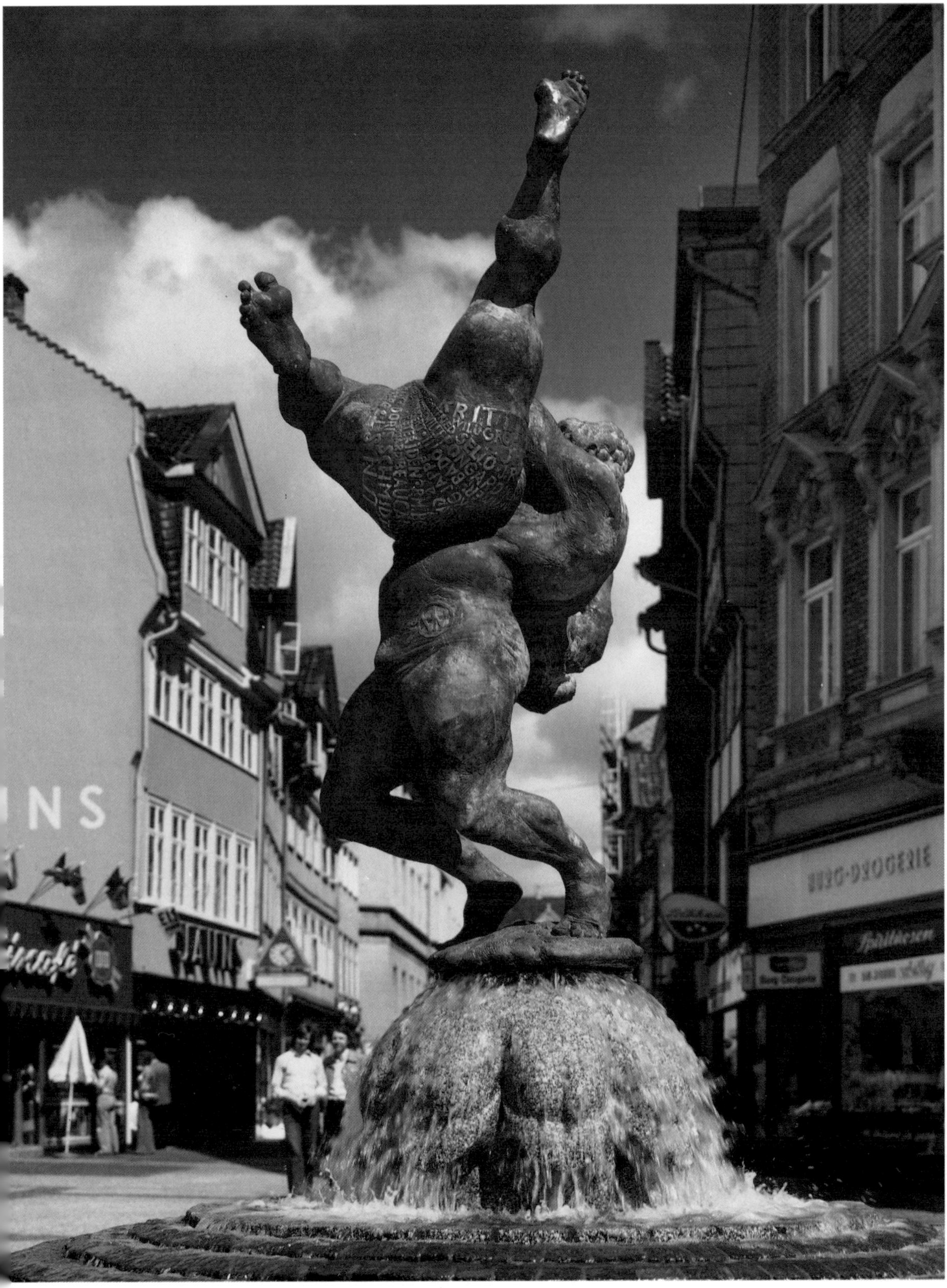

Ringerbrunnen, Braunschweig (39)

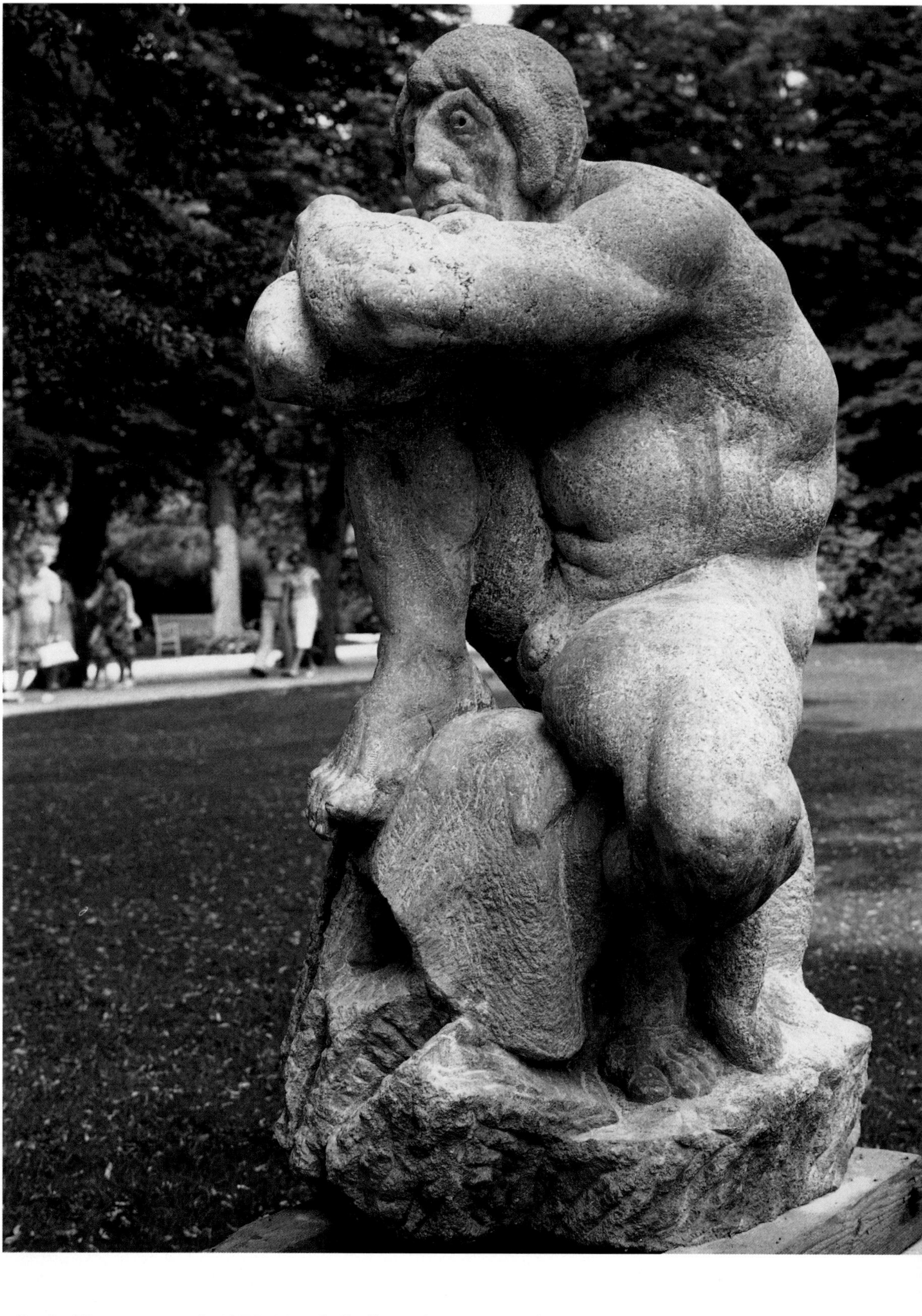

„Große Verweigerung", 1975, Muschelkalk, Höhe 165 cm (40)

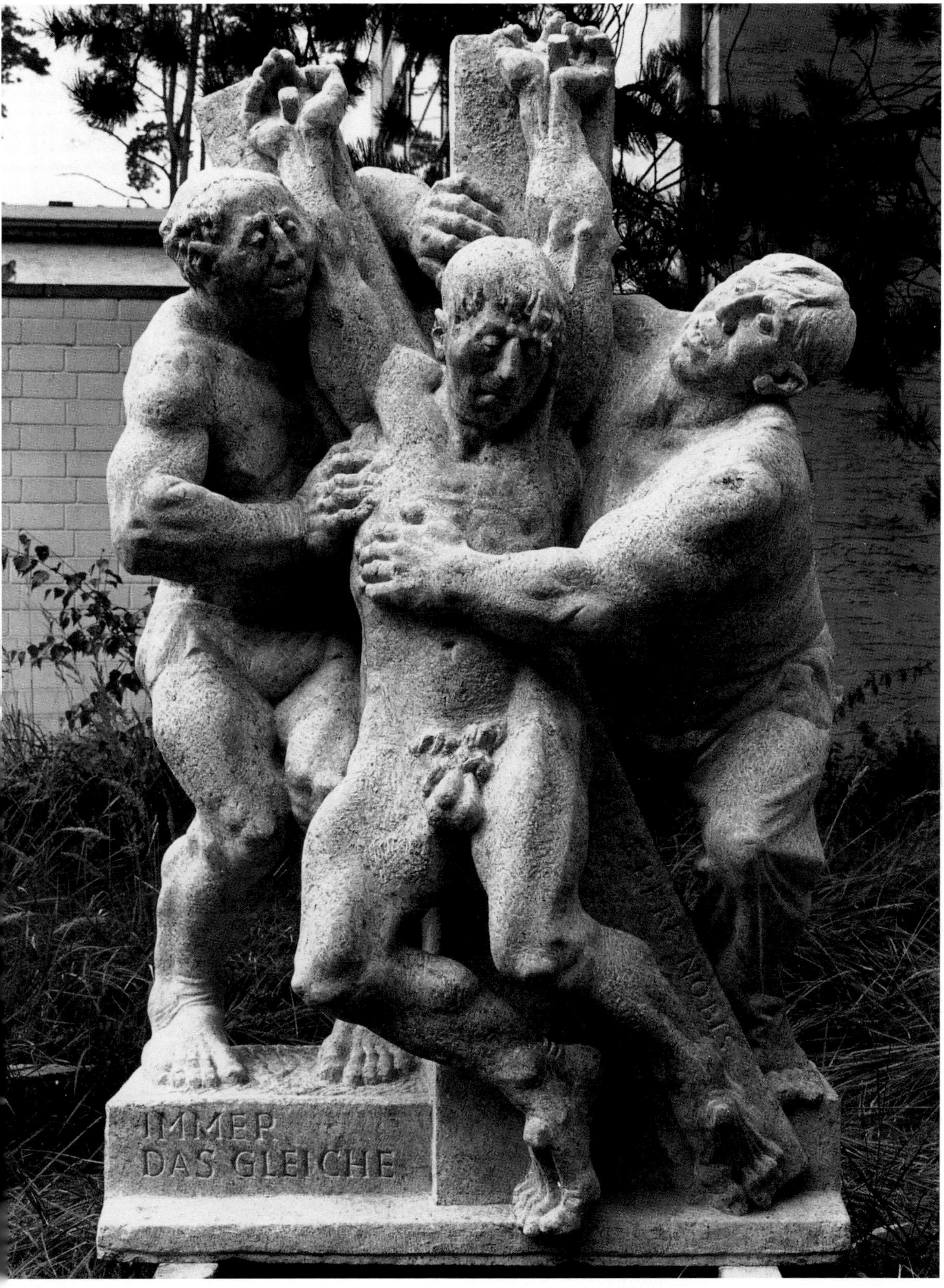

„Kreuzigung des Andreas“, 1977, Muschelkalk, Höhe 220 cm (41)

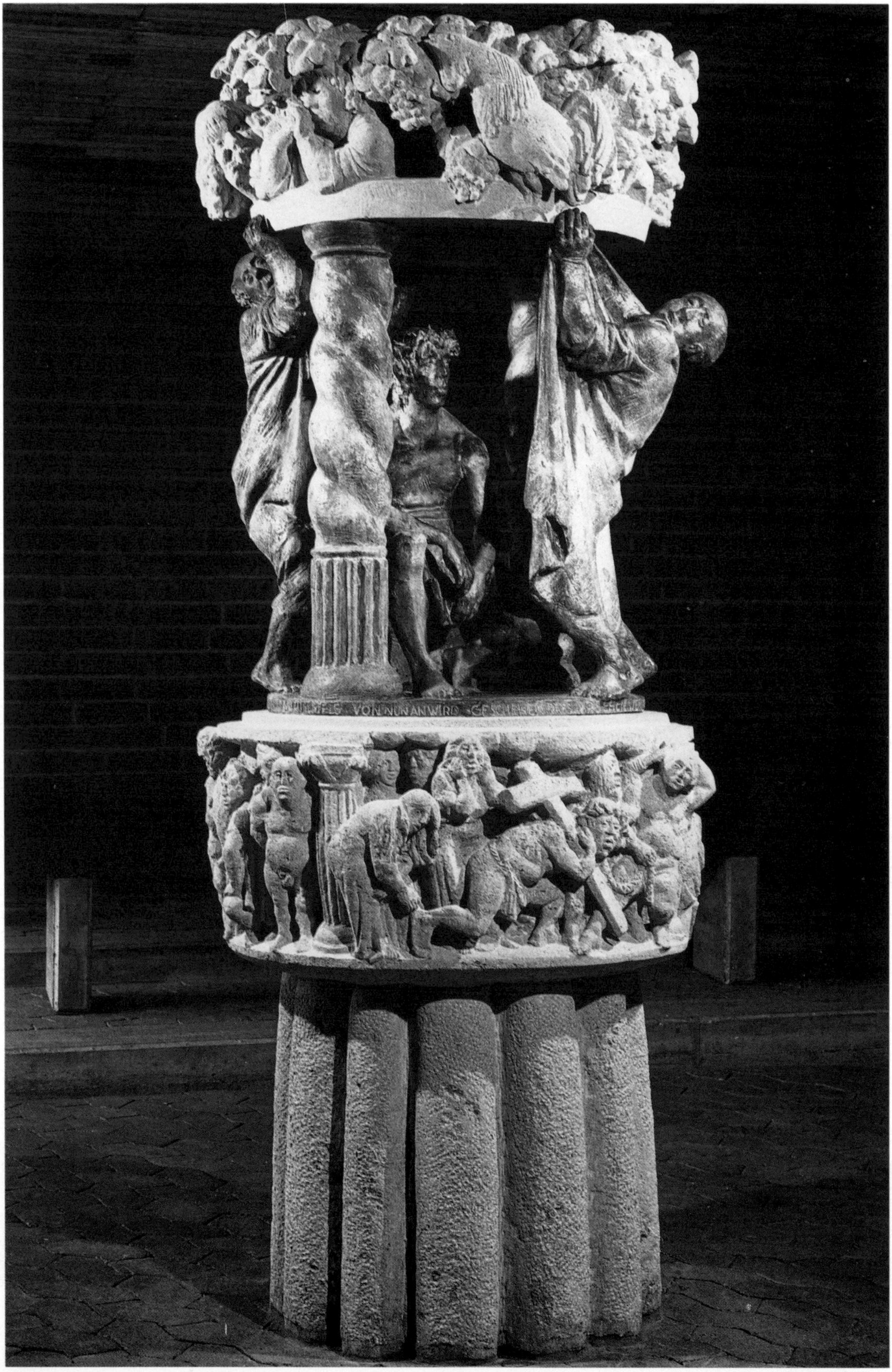
VON NUN AN WIRD

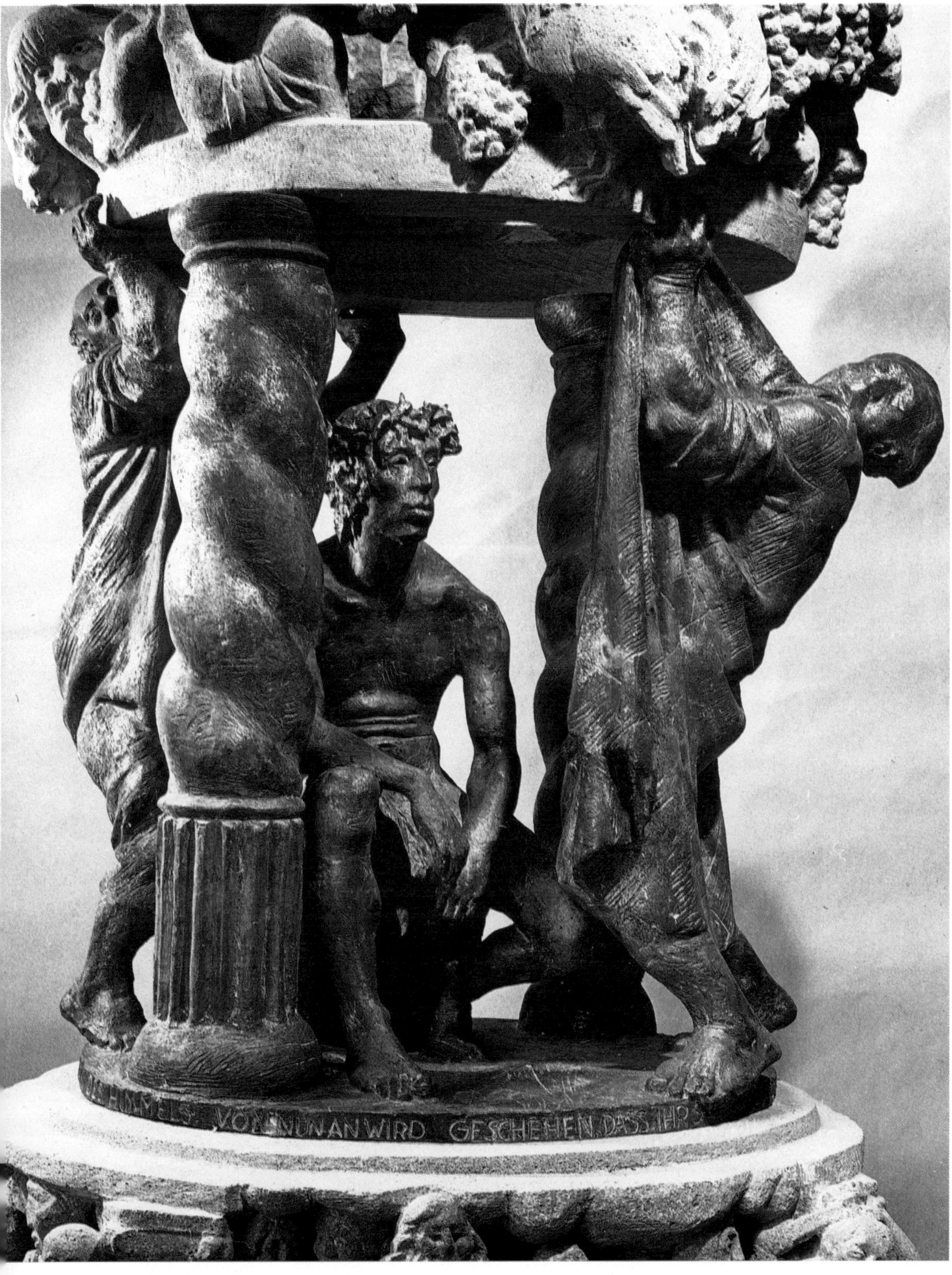

Detail: Christus vor den Pharisäern, Bronze (43)

◀ Christus-Säule, 1976/77, Savonnière-Kalkstein/Bronze, Höhe 230 cm, Guß: H. Noack (42)

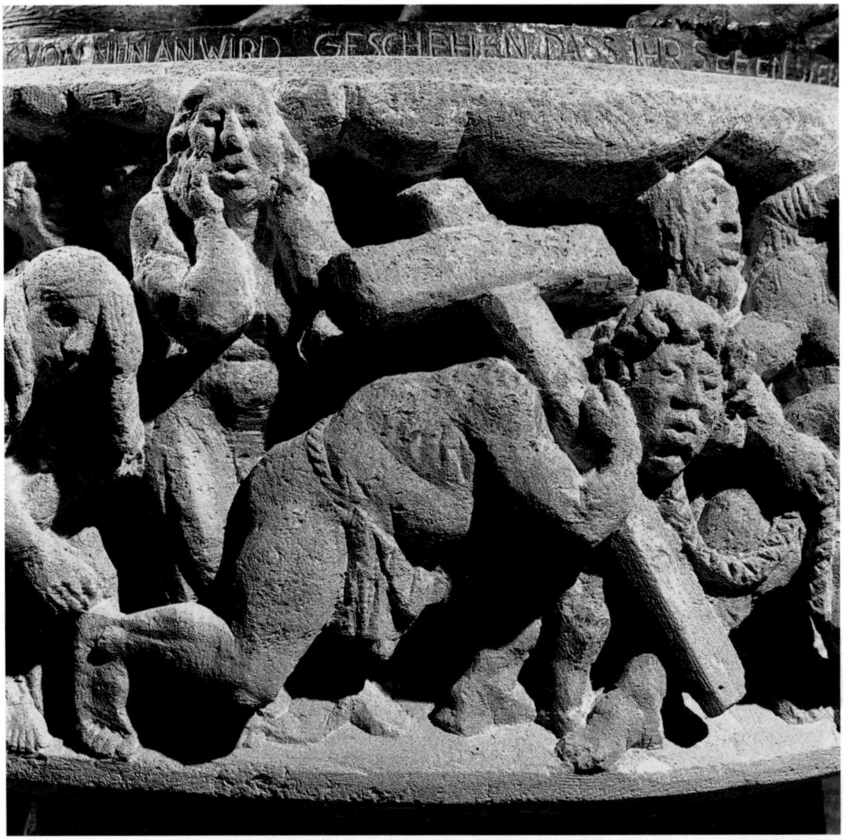

Detail:
Kreuztragung (44)

Detail:
Ein Weib salbt Jesus (45)

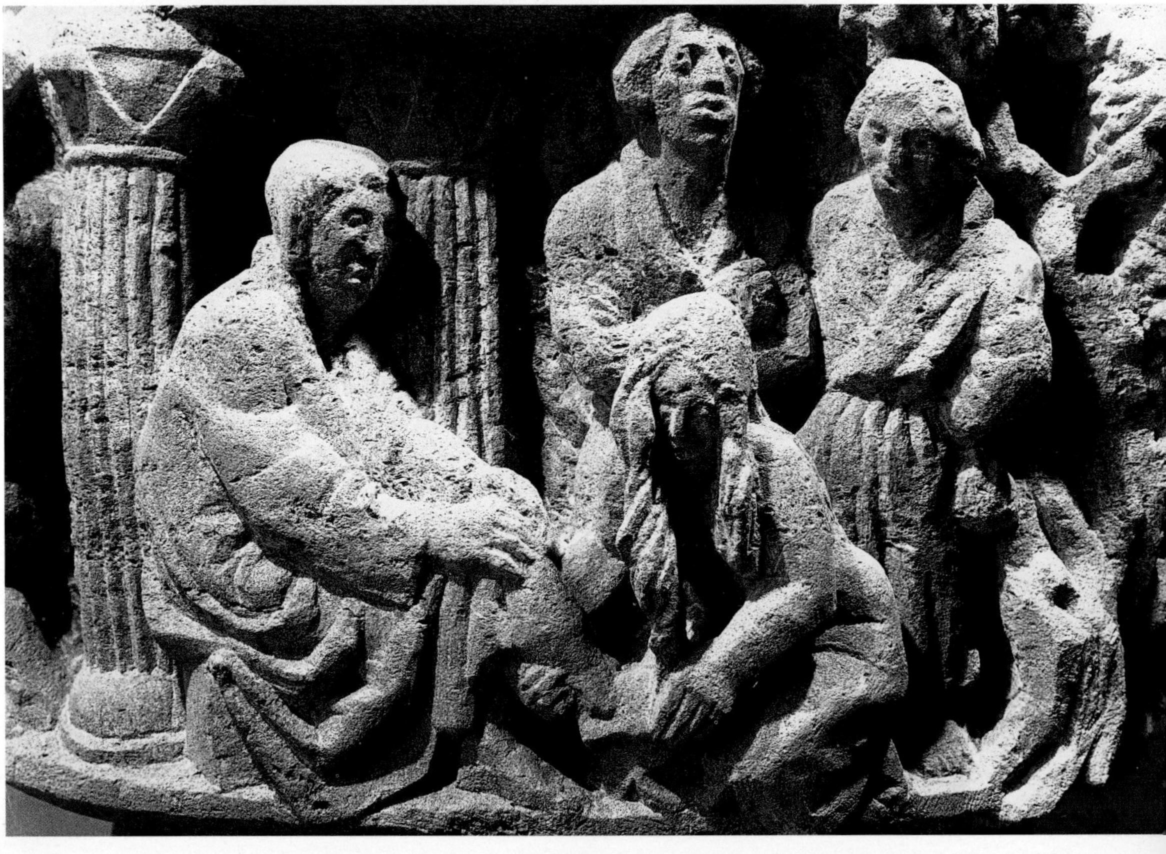

bewerbsdenken zeigt aber nur den niedrigen intellektuellen Stand auf diesem Gebiet. Als Kant die Funktionsweise des logisch-vernünftigen Denkens beschrieben hatte, wurde diese Tat zu einem der wichtigsten Impulse für die Aufklärung. Niemand warf Kant vor, daß man anhand seines Systems leider nicht klären könne, wer der größte Wissenschaftler seit Aristoteles sei. So töricht war damals niemand. Es war ein ungeheurer Fortschritt, die Grenzen des logisch-vernünftigen Denkens erkennen zu können und dessen Funktionsweise zu begreifen. Die Menschen verstanden sich plötzlich neu, anders als die Geschlechter vorher.

Um genau das gleiche handelt es sich hier. Meine Theorie erklärt, wie ein anschauliches Urteil entsteht, welcher intellektueller Mechanismen sich unser Gehirn bedient und wo die Grenzen dieser Urteilskraft liegen, was sich also dem anschaulichen Urteil entzieht.

Während aber im 18. Jahrhundert sich alle Gebildeten klar darüber waren, wie wichtig das vernünftige Denken und die Theorie darüber für unser Menschsein ist, wissen wir heute kaum, daß der Mensch auch »anschaulich« denkt. Darum haben wir der Natur den Krieg erklärt. Erst die Kombination von vernünftigem und anschaulichem Denken bringt uns in Harmonie mit unserer natürlichen Umwelt. In den dreißig Jahren meiner Lehrtätigkeit konnte ich die ständig abnehmende bildliche Vorstellungskraft meiner Studenten beobachten. Wer weiß heute noch, wie eine Kuh, ein Pferd oder ein Apfelbaum aussieht – wenn nicht gerade Äpfel daran hängen? Die Natur ist zuerst in den Köpfen gestorben, bevor wir sie in der Wirklichkeit zerstört haben. Die meisten Menschen kennen heute Tiere nicht vom Land oder aus dem Zoo, sondern nur noch aus Comics und Souvenirläden. Das Verschwinden von Pflanzen und Tieren bemerken sie nicht, weil sie nichts vermissen. Nicht nur in der Kunst haben wir die Beziehung zum Leben verloren, auch in der Wirklichkeit. Unser anschauliches Denken ist also zuallererst für unsere Existenz, für unser Überleben wichtig. Darum muß es geschult werden. Dazu ist meine Theorie hilfreich.

Aber sie ist auch wichtig für die Kunst. Wenn es überhaupt einen Sinn hat, über bildende Kunst zu reden, dann doch nur, weil sie auf einem anderen Erkenntnisvorgang beruht als die Wissenschaft. Es gibt nur zwei Formen der Erkenntnis, die logisch-vernünftige und die anschauliche. Die Hochform des logischen Denkens ist die Wissenschaft, während die bildenden Künste die Hochform des anschaulichen Denkens sind.

Was also nicht anschaulich ist im Sinne meiner Theorie, kann keine Kunst sein, sondern muß Wissenschaft sein oder Nonsens. Natürlich ist nicht jedes anschauliche Urteil Kunst – sowenig wie jeder logische Satz Wissenschaft ist. Aber ohne Anschauung kann Kunst so wenig sein wie Wissenschaft ohne Logik.

Diese Erkenntnis soll nichts sein? Mit ihr wurde eine große Lücke im Gedankengebäude der Aufklärung geschlossen. Darum wurde sie von den »Kunstvermittlern« trotz der drei Auflagen immer verschwiegen, denn nichts scheuen die Priester der modernen Kunst so sehr wie Aufklärung: Wenn die

Gemeinde mündig wird, sind die Priester überflüssig. Mit dieser Theorie können wir neunzig Prozent der gegenwärtigen sogenannten Kunstproduktion als Nonsens erkennen. Wie sagte der »Totalkünstler« Timm Ulrichs bei seiner Diskussion im Braunschweiger Kunstverein 1975 auf die Frage, warum er seine Erzeugnisse nicht als Wissenschaft anbiete? »Da es nicht Wissenschaft ist, muß es ja wohl Kunst sein.«

Nein, es kann auch Blödsinn sein. Als ich bei dieser Diskussion Timm Ulrichs noch einige andere Fragen stellte, drohte mir der damalige Kustos des Vereins, Bernd Holeczek: »Herr Weber, wenn Sie noch eine weitere dumme Frage stellen, lasse ich Sie hier hinauswerfen.« Nur eine Gruppe von Studenten und Assistenten der TH verhinderten, daß es dazu kam. Ich fragte weiter.

13. »Entmündigung der Künstler«, Künstlergalerie und Kunstverein oder: Muß der Artikel von der Freiheit der Kunst im Grundgesetz gestrichen werden?

Vorsitzender im Berufsverband

Nachdem ich 1974 das Manuskript »Gestalt, Bewegung, Farbe« beendet hatte, begann ich im Anschluß an die Römerberg-Gespräche mit den Arbeiten für die »Entmündigung der Künstler«. Berge von Akten – nicht nur Zeitungskritiken – habe ich dafür durchgearbeitet. Meine Nachforschungen galten Museen und Kunstvereinen, Künstlerverbänden und Kulturreferaten der Städte, der Entwicklung der städtischen Etats und den soziologischen Umschichtungen im Kunstbetrieb. Am wichtigsten aber waren meine eigenen Erfahrungen. Auch deswegen war für mich die Übernahme eines kunstpolitischen Amtes wichtig:

Als mich die Braunschweiger Künstler im Frühsommer 1976 baten, für den Posten des »Vorsitzenden« im Bund Bildender Künstler Braunschweigs zu kandidieren, akzeptierte ich das nicht nur, um ihnen in ihrer fast hoffnungslosen Situation zu helfen, sondern auch, um weitere Einblicke in die kunstpolitische Situation der Bundesrepublik gewinnen zu können. Ein neuer »Vorsitzender« war wirklich notwendig, weil die Arbeit dieses Verbandes unter dem Maler Professor Ernst Straßner praktisch zum Erliegen gekommen war.

Er war einer der wenigen guten Maler in Braunschweig, aber als Manager völlig ungeeignet. Als Professor an der Pädagogischen Hochschule unterrichtete er angehende Kunsterzieher für Volksschulen, hatte sich aber über Braunschweig hinaus bis dahin nicht bekannt machen können. Dem Alter nach gehörte er zu der »verschollenen Generation«. So hat sie der Marburger Kunsthistoriker Rainer Zimmermann getauft.* Es waren Maler, die kurz vor der Machtübernahme ihre Ausbildung beendet hatten und expressionistisch oder im Stil der Neuen Sachlichkeit malten, mithin so, wie es die Nazis nicht schätzten. Ernst Straßner etwa war ein Schüler Purrmanns. So war er – jung und unbekannt vor 1933 – in der NS-Zeit ohne jede Resonanz geblieben. Als dann Anfang der fünfziger Jahre die bildende Kunst in der Bundesrepublik wieder eine kleine bescheidene Rolle zu spielen begann, war die abstrakte Kunst zur Salon- und Staatskunst der Bundesrepublik geworden. Die Künstler der »verschollenen Generation« – in der NS-Zeit wegen ihrer Malweise zu den »Entarteten« gezählt – standen nun wieder abseits, weil sie nicht abstrakt waren. Dadurch unterschied sich nach Zimmermann diese »verschollene Generation« von den Modernen der ersten und zweiten Welle, also von Nolde, Dix und anderen, die schon vor Beginn der Nazi-

* Zimmermann, Rainer: »Die Kunst der verschollenen Generation«, Econ-Verlag, 1980

zeit einen nationalen oder internationalen Namen errungen hatten, so daß sie nach 1945, auf dieser Berühmtheit fußend, doch wieder eine künstlerische Existenz aufbauen konnten, selbst dann, wenn sie aus Protest aus dem deutschen Künstlerbund ausgetreten waren. Die noch unbekannten Künstler der »verschollenen Generation« aber wurden von den inzwischen zur abstrakten Kunst bekehrten Ehemaligen als die Ewiggestrigen beschimpft! Zu ihnen gehörte Ernst Straßner.

Es fehlte ihm ein Selbstvertrauen, das auch durch den äußeren Erfolg entsteht. So war er als Vorsitzender zwar ehrenwert, konnte aber den übrigen Künstlern nur wenig helfen, wirtschaftliche Vorteile von der Stadt oder vom Land herauszuschlagen. Der BBK Braunschweig hauchte unter seiner Führung langsam sein Leben aus. An und für sich stand es den Braunschweiger Künstlern gut an, daß sie diesen Maler gewählt hatten, dem jede öffentliche, ganz besonders jede journalistische Resonanz fehlte. Aber die Bilanz seiner organisatorischen Mißerfolge als Leiter des BBK war zu groß, als daß sie selbst bei der bekannten Lammesgeduld von bildenden Künstlern noch zu ertragen gewesen wäre:

1950 hatte die Stadt an den Bund Bildender Künstler insgesamt noch siebzehntausend Mark zur freien Verfügung ausgezahlt. Außerdem war ein Kunstpreis von zweitausendfünfhundert Mark gestiftet worden. Die Stadt hatte Kunstwerke im Gesamtwert von zwölftausend Mark in Auftrag gegeben oder angekauft, sie hat also insgesamt einunddreißigtausendfünfhundert Mark aufgebracht. Das mag in Anbetracht von fast sechzig bildenden Künstlern wenig gewesen sein, nahm sich aber noch luxuriös gegenüber den Zahlen von 1976 aus. In diesem Jahr hatte die Stadt an den BBK zweitausend Mark zur freien Verfügung ausgezahlt und in ihrem Etat einen Betrag von viertausend Mark für Ankäufe von Werken und Aufträge an Braunschweiger Künstler vorgesehen. Wenn man nun noch bedenkt, daß die Mark in der Zeit von 1950 bis 1976 auf fast ein Drittel ihrer Kaufkraft geschrumpft ist, so hatte die Stadt in Wahrheit 1976 nur noch ein Fünfzehntel von den Beträgen für ihre Künstler aufgebracht, die sie 1950, als die Bundesrepublik noch ein armes Land war, erübrigt hatte. Hinzu kommt, daß sich die Zahl der Künstler auf fast hundert vermehrt hatte. Straßner genoß als »erfolgloser« Maler bei den Stadtpolitikern einfach keinen Respekt, die Qualität seiner Malerei konnten sie sowieso nicht beurteilen.

Andererseits aber war der Etat für das Städtische Museum im gleichen Zeitraum um das fast Achtfache, auf achthundertachtundvierzigtausend Mark, heraufgesetzt worden. Ebenso steil ist der Etat angestiegen, den die Stadt für »ihren« Kunstverein, diesen angeblichen »Bürgerverein«, aufgebracht hat. Während sie direkt nach dem Krieg nur zwanzigtausend Mark bezahlt hatte, überwies sie dem Kunstverein 1976 hundertfünfunddreißigtausend Mark, also auch bei Verrechnung des Kaufkraftschwundes ungefähr den dreifachen Betrag von 1949.* Die Stadt engagierte sich also für ihre Ausstellungsinstitute, die

* Heute, 1994, erhält der Kunstverein vierhunderttausend Mark. Das ist eine Erhöhung, die den Kaufkraftschwund in den dazwischenliegenden Jahren fast um das Doppelte überschreitet.

inzwischen ausschließlich von Nichtkünstlern betrieben wurden, während sie für die Künstler in ihren Mauern die Hilfe auf ein Fünfzehntel reduziert hatte. Die Kulturpolitiker förderten den Kunsthändler Schmücking und die Braunschweiger Bürger, welche mit der Ausstellung von sogenannter Kunst ihr Gesellschaftsspiel trieben, und natürlich ihr Städtisches Museum. Den Künstlern aber wurde jede Existenzgrundlage entzogen.

Aber man achtete auch peinlichst darauf, daß Braunschweigs Künstler im Kunstverein der Stadt und im Städtischen Museum sich nicht mit ihren Rechten womöglich zu Wort meldeten: Die »Entmündigung« der Braunschweiger Künstler war schon sehr weit fortgeschritten. Bürger, die sich in der Gesellschaft wichtig taten, waren an ihre Stelle getreten und wurden von der Stadt wie Künstler gefördert, zumal genügend Kommunalpolitiker bei diesem eitlen Gesellschaftsspiel im Kunstverein mitmischten. Stadt, Kunstverein, Galerie und Museum waren hoffnungslos verfilzt.

Diese genauen Zahlen waren den Kollegen natürlich nicht bekannt. Sie wußten nur, daß es in der letzten Zeit immer schlechter geworden war. Ich hatte mir die Zahlen für die Verhandlungen mit der Stadt herausgesucht, und außerdem gehörten derartige Untersuchungen sowieso zu den Vorbereitungen für mein neues Buch, die »Entmündigung der Künstler«.

Im gleichen Zeitraum hatte die Stadt den Braunschweiger Künstlern fast alle Ausstellungsmöglichkeiten entzogen. Anfang der sechziger Jahre hatte der Kulturdezernent Mewes – ich berichtete schon davon – den Braunschweiger Künstlern das Pförtnerhäuschen in der kleinen Residenz »Salve Hospes« weggenommen und seinem Günstling Schmücking zur Verfügung gestellt. Mitte der sechziger Jahre entzog dann die Stadt dem BBK im Zusammenhang mit dem Umbau des Städtischen Museums die Räume für die Weihnachts- und Frühjahrsausstellungen, die viel Publikum gefunden hatten, weil die Besucher des Städtischen Museums sich natürlich auch diese Räume ansahen. Nun mußte der Bund Bildender Künstler seine beiden Jahresausstellungen in einem zwar schönen, aber ungünstiger gelegenen Saal des gotischen Altstadtrathauses aufbauen, wo anstelle von kunstinteressiertem Publikum hin und wieder Marktfrauen und Hausfrauen vom Altstadtmarkt hereinschauten. Die Künstler verkauften praktisch nichts mehr. Ohne die Stadt als Käufer war die Situation der Braunschweiger Künstler unhaltbar geworden.

Nach meiner Wahl war Straßner anfangs beleidigt, hat aber schnell eingesehen, daß ich für diesen Posten geeigneter war als er. Mein Stellvertreter wurde der Grafiker und Maler Erich Constein, von dem wohl die Initiative ausgegangen war, den Vorsitzenden auszuwechseln.

So hatte ich im Jahre 1976 zwei Ämter inne neben meinen Tätigkeiten als Bildhauer, Lehrer und Schriftsteller. 1975 war ich nämlich auch zum Leiter der Architekturabteilung gewählt worden. Über diese Tätigkeit ist wenig zu berichten. Die niedersächsische Landesregierung hatte die neue Gremienuniversität eingeführt, die Abteilung wurde jetzt drittelparitätisch von Assistenten, Studenten und Professoren geleitet, hinzu kamen einige »Sonstige« – so nannte man in unserem Beamtendeutsch die Verwaltungsangestellten, die Sekretärinnen zum Beispiel. Die Sitzungen waren eine Art Selbstbeschäftigung dieses Gremiums. Irgendwelche gravierenden Beschlüsse sind nie gefaßt worden. Die Selbstverwaltung der Hochschule war seit der Einführung der Gremienuniversität noch ineffektiver geworden als früher. Ich kann mich nicht erinnern, in den zwei Jahren als Abteilungsleiter – heute nennt man das auch bei uns Dekan – irgend etwas verändert zu haben. Trotzdem, oder gerade deswegen, galt ich als guter Abteilungsleiter.

Als Vorsitzender des BBK war das anders. Hier konnte ich in kürzester Zeit sehr viel verändern. Ich meldete mich zusammen mit dem Maler Constein bei dem Oberbürgermeister Jaenicke, dem damaligen Oberstadtdirektor Weber und dem Kulturdezernenten Wenzel zu Gesprächen an. Daraus gingen schließlich drei Anträge für die Haushaltsberatung der Stadt Ende November hervor. Zum einen sollte der Zuschuß für den BBK von zweitausend Mark jährlich auf fünfundzwanzigtausend Mark erhöht, zum andern ein jährlicher Betrag von zweihunderttausend Mark für Aufträge im öffentlichen Stadtraum bereitgestellt und als drittes im Vermögenshaushalt der Stadt ein Ankaufsetat von neunzehntausend Mark festgelegt werden. Diese Zahlen hatten sich aus meinen Forderungen und vielen Gesprächen mit den Herren ergeben. Den drei Anträgen wurde ungekürzt bei der Haushaltsdebatte stattgegeben. Zum erstenmal ist ein fester Betrag im Haushalt der Stadt für Kunst am Bau eingeplant worden, die anderen Zuschüsse waren verzehnfacht worden. Diesen Erfolg habe ich leicht und aus dem Stand zu erringen vermocht. Einmal genoß ich als relativ bekannter Künstler Braunschweigs trotz aller Auseinandersetzungen um Wollermann, Schmücking und den Kunstverein wohl doch ein gewisses Ansehen bei den Politikern der Stadt, zum anderen konnte ich den Stadtoberen natürlich die Zahlen und Fakten vorhalten, über die ich hier berichtet habe. Ich hatte auf Vergleichszahlen aus West-Berlin, Hamburg und Stuttgart verwiesen, wo es den Künstlern weit besser ging als in Braunschweig. Daß es in den meisten anderen Städten der Bundesrepublik genauso trist aussah wie bei uns, wußten die Kommunalpolitiker nicht.

Außerdem hatten die zuständigen Herren ein ziemlich schlechtes Gewissen wegen der Vorgänge um den Kulturdezernenten Mewes, den BBK und den Kunsthändler Schmücking. Das war sogar der CDU peinlich. Ich beantragte natürlich einen Ersatz für das Domizil im »Salve Hospes«, der mir grundsätzlich auch zugestanden wurde, aber nicht leicht zu finden war. Erich Constein und ich besichtigten ein halbes Jahr lang immer wieder neue Adressen, die uns vom städtischen Liegenschaftsamt vermittelt worden waren. Schließlich, im Frühjahr 1977, hatten wir etwas Angemessenes gefunden: Am Hagenmarkt, direkt neben der gotischen Katharinenkirche, wurden in einem Häuserblock die Geschäfte geräumt, weil die Stadt das Haus gekauft hatte, um es für eine Straßenerweiterung in zwei oder drei Jahren abreißen zu können. Für die Übergangszeit konnten wir ein ehemaliges Bettengeschäft mit großen Schaufenstern übernehmen. Der Laden lag zentral, unsere Ausstellungen waren durch die großen Schaufenster gut zu sehen, die Größe der Räume schien uns angemessen zu sein. Wir eröffneten also, etwa ein Jahr nachdem ich Vorsitzender geworden war, eine Künstlergalerie am Hagenmarkt. Die unter Straßner »sanft entschlafenen« Braunschweiger Künstler waren jetzt so motiviert, daß wir eine Gruppe von ungefähr zehn handwerklich geschickten Leuten aufstellen konnten, die den ganzen Laden in kurzer Zeit für unsere Zwecke fast ohne Kosten umgestalteten und renovierten.

Außerdem gründeten wir einen »Förderkreis« für die Galerie. Viele waren froh, endlich in einem Ausstellungsinstitut in Braunschweig auch gegenständliche Kunst, nicht nur Minimal-art sehen zu können. Die Beträge der Förderer waren nicht gewaltig, aber etliche tausend Mark im Jahr kamen so auch zusammen.

Als ich im Frühsommer 1976 den Vorsitz übernommen hatte, war aber noch keineswegs abzusehen gewesen, daß wir ein eigenes Ausstellungsunternehmen gründen könnten, das noch dazu über mehrere Jahre weit erfolgreicher arbeitete als der mit viel mehr Mitteln ausgestattete Kunstverein. Da seit Anfang der siebziger Jahre die Braunschweiger Künstler keine angemessenen Ausstellungsmöglichkeiten mehr gehabt hatten – ohne die man auf Dauer nichts ausrichten kann –, hatte ich gleich zu Anfang mein Auge auf den Kunstverein gerichtet. Ein großer Teil der Braunschweiger Künstler hatte es nicht gelernt und war auch nicht bereit, für Aufträge zu arbeiten. Sie waren von Verkäufen in Ausstellungen und Galerien abhängig. Außerdem mußten die Künstler überhaupt wieder in das Blickfeld gerückt werden.

Der Prozeß um die Einsicht in die Mitgliederliste des Braunschweiger Kunstvereins

Das aber war nach meiner Meinung die Aufgabe des Kunstvereins. Kurz nachdem die Kunstvereine im frühen 19. Jahrhundert entstanden waren, hatten sie es sich zur Aufgabe gemacht, die Künstler ihrer Region zu fördern. Die Kunstvereine damals vergaben Aufträge, initiierten Denkmäler auf Plätzen und Straßen und veranstalteten Ausstellungstourneen, die seit 1871 durch das ganze Deutsche Reich gingen. In der zweiten Hälfte des 19. Jahrhunderts hatten sie sich in einer norddeutschen, einer westdeutschen, einer ostdeutschen und einer süddeutschen Gruppe organisiert. Jede stellte Sammlungen von Kunstwerken ihrer Region und ihrer Künstler zusammen und tauschte dann ihre Ausstellungen mit denen der anderen Gruppen aus. So wurden die Künstler nicht nur im eigenen Gebiet gezeigt, sondern erhielten Gelegenheit, ihre Werke auch in den anderen Teilen des Reiches vorzustellen. Die Förderung der Künstler betrachteten die damaligen Kunstvereine als ihr oberstes Ziel, das war bei allen im ersten Paragraphen ihrer Satzung festgelegt. Nicht zufällig hatte der Braunschweiger Kunstverein 1970 diesen Paragraphen geändert. Aus der »Förderung der Künstler« wurde die Absicht, »die Bildenden Künste zu fördern, insbesondere die Kenntnis des zeitgenössischen Kunstschaffens zu verbreiten und die Liebe zur Kunst zu wecken«. Nun, der letztere Punkt wurde bestimmt nicht erfüllt, denn in den siebziger Jahren zeigte der Kunstverein vorzugsweise Minimal-art und hatte darum auch minimale Besucherzahlen. Die »Kenntnis des zeitgenössischen Kunstschaffens« hieß bei dem Vorstand und dem vorsitzenden Steuerberater nichts anderes, als genau das gleiche zu zeigen wie alle anderen Kunstvereine: Salonkunst der damaligen Zeit. So wurden in diesen Jahren unter dem Kustos Dr. Bernhard Holeczek die Braunschweiger mit Timm Ulrichs, Beuys, Hauser, Hajek, mit Minimal- und Concept-art bekannt gemacht, als ob es in der Bundesrepublik andere Kunst überhaupt nicht gäbe. Außerdem hatte der Kunstvereinsvorstand beschlossen, Braunschweiger Künstler grundsätzlich nicht mehr zu zeigen. Der Vorstand war auf diese Satzungsänderung und auf den Zusatzbeschluß gegen die Braunschweiger Region ungemein stolz. Man hatte sich auf »Qualität verpflichtet«. Nur konnte niemand definieren, was das eigentlich sei. Qualität war zuallererst einmal das, was alle anderen Kunstvereine auch zeigten, also die Massenware des bundesdeutschen Kunstbetriebs. Das wirklich schöpferische Werk des einzelnen, die individuelle Leistung gehörte auf keinen Fall dazu, war mit dem neu erstandenen Elitebewußtsein des bundesrepublikanischen Kleinbürgers nicht zu vereinen.

Der vorsitzende Wirtschaftsprüfer, für Kunst völlig untalentiert und ohne Kenntnis auf diesem Gebiet, war auf die jeweiligen Kustoden angewiesen, die sich der Vorstand von irgendwo hergeholt hatte. Für die Kustoden aber konnte Braunschweig in ihrer Karriere nur ein Übergangsstadium sein, sie wollten weiter aufsteigen. Dazu brauchten sie Kataloge, mit denen sie sich als avantgardistische Kunstvermittler ausweisen konnten. Das wäre mit Katalogen Braunschweiger Künstler in Stuttgart oder München sicher schwierig gewesen, obgleich es in Braunschweig mehrere Künstler – Ernst Straßner, Peter Lufft und andere – gab, deren Arbeiten weit besser waren als fast alles, was mit großen Kosten im Kunstverein gezeigt worden ist. Aber natürlich war es nicht »von weit her«. Außerdem war es für das Bewußtsein dieser Braunschweiger Kleinstädter einfach erhebender, das gleiche ausstellen zu dürfen wie die Kunstvereine in Berlin, Hamburg, Düsseldorf oder Stuttgart. So ist es in der Bundesrepublik zu dem grotesken Widerspruch gekommen, daß es noch niemals so viele Kunstvereine in diesem unserem Lande gegeben hat, aber trotzdem noch niemals so wenige Künstler gezeigt wurden wie heute. Dreißig bis vierzig Kunstvereine im 19. Jahrhundert haben für mehrere tausend Künstler ständig etwas getan, während heute fast zweihundert Kunstvereine – sie werden alle von den Kommunen oder Ländern bezahlt und sind nicht Ausdruck bürgerlichen Kunstsinnes – nur noch wenige hundert Künstler ausstellen, sogenannte Künstler! Denn niemand weiß, ob es Künstler sind, und keiner dieser Kunstvereine kann seine Auswahl mit anderen Kriterien begründen als: Was alle zeigen, muß doch Kunst sein.

Ich bat also die Künstler des BBK, in den Kunstverein einzutreten, obwohl die meisten am Rande des Existenzminimums lebten und deswegen den Jahresbeitrag eigentlich gar nicht aufbringen konnten, den seit der Wahl des Steuerberaters auch Künstler zahlen mußten. Ich verlangte es trotzdem, weil wir in diesem von der Stadt mit so hohen Geldbeträgen geförderten Ausstellungsverein nur etwas ändern könnten, wenn wir unsere Meinung und unsere Stimme zu Gehör brächten. Nach kurzer Zeit fiel dem Vorstand des Kunstvereins auf, daß immer mehr Künstler eintraten. Deshalb beschloß er zusammen mit seinen von den Parteien gestellten städtischen Vertretern, den Eintritt der Künstler zu stoppen:

Bisher war es so, daß jeder Bürger, der Mitglied werden wollte, bei der Sekretärin des Kunstvereins den Jahresbeitrag bezahlte und von ihr die Mitgliedskarte erhielt. So war es auch mit den Künstlern geschehen. In der zweiten Hälfte des Jahres 1976 aber verschickte der Vorstand an alle neu eingetretenen Künstler ein Rundschreiben, daß ihre Mitgliedskarten und der bezahlte Jahresbeitrag keine Wirksamkeit hätten, sofern sie nicht noch eine Bestätigung vom Vorstand bekämen. Das war in der Geschichte des Kunstvereins noch nie dagewesen. Ein angenommener Mitgliedsbeitrag und eine ausgegebene Mitgliedskarte wurden nachträglich in Frage gestellt. Ein Kunstverein, der darüber hätte glücklich sein müssen, daß endlich auch die Künstler seiner Stadt in großen Scharen Mitglied werden wollten, machte ihnen gegenüber die Schotten dicht und versuchte sie wieder hinauszuwerfen!

Ich selbst bin natürlich auch wieder eingetreten. Ich konnte ja unmöglich meine Künstlerkollegen dazu animieren und selbst beiseite stehen. Ich hatte also im Oktober den Jahresbeitrag bezahlt und die Mitgliedskarte erhalten. Einige Tage danach aber teilte mir Herr Höweler in einem Telefongespräch mit, daß ich erst in etwa zwei Monaten mit einer Antwort rechnen könne, ob mein Eintritt angenommen sei. Unter den Vorstandsmitgliedern – zu denen, um es noch einmal zu betonen, der Kulturdezernent der Stadt, Herr Wenzel von der SPD, und der Vorsitzende des Kulturausschusses, Herr Kohl von der CDU, gehörten – habe schon ein Telefonrundgespräch über meinen Neu-Eintritt stattgefunden. Ein Vorstandsmitglied habe ausdrücklich den Wunsch geäußert, über meinen »Aufnahmeantrag gründlich nachzudenken“. An mich hatte man also diesen Rundbrief nicht verschickt, sondern mir telefonisch mitgeteilt, daß ich trotz Zahlung des Jahresbeitrags noch keineswegs Mitglied sei.

Am 11. November 1976 sollte nun die Mitgliedervollversammlung des Kunstvereins stattfinden. In der im Oktober verschickten Einladung dazu waren zwei Satzungsänderungen angekündigt worden, von denen eine offensichtlich eine Reaktion auf den Masseneintritt von Künstlern war. Es sollte folgender neuer Absatz eingefügt werden: »Anträge, einschließlich Vorschläge zur Vorstandswahl, müssen bis spätestens zehn Tage vor der Mitgliederversammlung dem Vorstand schriftlich vorliegen, anderenfalls können sie nicht berücksichtigt werden.« Die Herren Vorstandsmitglieder waren sich also nicht so sicher, daß die neu eingetretenen Künstler mit ihnen als Vorstand einverstanden seien. Diese Satzungsänderung schloß spontane Vorstandswahlen bei einer kontroversen Mitgliederversammlung aus. Die Einladung mit dem Vorschlag zur Satzungsänderung war nur an die alten Mitglieder versandt worden, nicht an die neu eingetretenen Künstler. Da es aber unter den Künstlern auch etliche ältere Mitglieder gab, erfuhren wir rechtzeitig davon. Die geplante Satzungsänderung beschlossen wir zu verhindern, indem wir den Mitgliedern des Kunstvereins diesen so harmlos klingenden Satz erläuterten.

Dafür aber mußten wir die Mitglieder kennen. Da bei Versammlungen des Kunstvereins in der Regel von tausendfünfhundert Mitgliedern höchstens zwanzig bis dreißig erschienen, mußten wir die Mitgliederliste einsehen. Dies gestattete das Vereinsrecht den Mitgliedern ausdrücklich.

Der Bildhauer Georg Ahrens – schon ein Jahr länger im Kunstverein als die anderen Künstler – bat also um die Einsicht. Der Vorstand lehnte den Antrag ab und begründete dies mit der dubiosen Behauptung, er müsse sich durch die Geheimhaltung der Liste vor der Konkurrenz der Kunsthändler schützen. Das war ein klarer Bruch des Vereinsrechts, und die Begründung war schon mehr als schamlos: Der gleiche Kunstverein hatte sich nicht geniert, sieben Jahre lang einen Kunsthändler als Kustos gegen meinen Protest und den anderer Mitglieder zu beschäftigen. Wenn also irgend jemand die Mitgliederliste kannte, war es gerade dieser Kunsthändler. Die geplante Satzungsänderung zusammen mit der Geheimhaltung der Mitgliederliste sollte den Vorstand unabsetzbar machen! Nicht einmal eine wirksame Opposition konnte sich so bilden, weil dem einzelnen Mitglied nur ganz wenige andere Mitglieder bekannt waren. Sobald mit einem Mißtrauensantrag oder gar einem Gegenkandidaten bei der Vorstandswahl zu rechnen gewesen wäre, hätte der Vorstand anhand seiner Mitgliederliste seine Kohorten zusammentrommeln können. Das hatten wir ja gründlich erfahren, damals, als wir gegen die Einstellung des Kunsthändlers Schmücking zu opponieren versucht hatten.

Über die vergeblichen Versuche, die Mitgliederliste einzusehen, waren nun wieder fast vierzehn Tage verstrichen. So hatten wir bis zu der Jahresversammlung gerade noch zwei Wochen Zeit. Nur mit einer einstweiligen Verfügung hätten wir jetzt die Einsicht in die Mitgliederliste noch vor der Versammlung erzwingen können. Also reichte der Bildhauer Georg Ahrens die Verfügungsklage ein.

Am 5. November wies die 5. Zivilkammer des Landgerichts Braunschweig unter dem Vorsitz des Richters Dr. Müller, zusammen mit der Richterin Eilers-Happe und einem weiteren (abwesenden) Richter, die Klage ab. Der Kunstvereinsvorstand, durch den Rechtsanwalt von Bülow vertreten, hatte unseren Wunsch, in die Mitgliederliste einsehen zu dürfen, mit der fadenscheinigen Behauptung gekontert, auf ihr seien die Jahresbeiträge der Mitglieder verzeichnet. Diese Angaben unterlägen der Geheimhaltung. Es sei ausgeschlossen, noch vor der Jahresversammlung neue Listen anzufertigen. Dr. Müller und Frau Eilers-Happe entschieden im Namen des Volkes, daß damit der Verfügungsgrund entfalle, da dem Kunstverein nun wirklich nicht zugemutet werden könne, so rasch neue Listen anzufertigen. Sollten die beiden Richter diese Schutzbehauptung wirklich nicht durchschaut haben? Schließlich hätte man die Beitragseintragungen abdecken und die Listen dann fotokopieren können.

Darüber hinaus aber bestand der Vorstand in der Verhandlung auf der absoluten Geheimhaltung der Liste, weil sie auch eine Kundenliste des Vereins sei: Der Kunstverein verkaufe an seine Mitglieder »Jahresgaben« und müsse sich deswegen vor der Konkurrenz der Galerien schützen, die, einmal im Besitz dieser Listen, diesem Kundenkreis ihre eigenen Angebote zusenden könnten. Um diese Behauptung zu erhärten, schämte sich Herr von Bülow nicht, einen bei Schmücking wohl einige Tage vorher bestellten Brief vorzulegen, in dem der Kunsthändler den Vorsitzenden des Kunstvereins bat, ihn in die Listen einsehen zu lassen, um den Mitgliedern seine eigenen Angebote machen zu können. Der gleiche Kunstverein, der 1966 absolut nicht verstehen wollte, warum wir gegen die Einstellung eines Kunsthändlers als Kustos waren, benutzte jetzt diesen Kunsthändler, der schließlich die Listen aus der Zeit seiner Kustodentätigkeit bestens kannte und natürlich besaß, als Vorwand dafür, die Mitgliederlisten geheimhalten zu können. Die Richter nahmen auch keinen Anstoß an der Vorlage eines Schriftstücks des neuen Kustos des Kunstvereins, des schon erwähnten Herrn Holeczek, darin er an Eides Statt erklärte, die Kestner-Gesellschaft in Hannover, der Neue Berliner und der Freiburger Kunstverein würden ihren Mitgliedern ebenfalls die Einsicht in ihre Listen verwehren. Das war frei erfunden, hätte von den Richtern in kürzester Zeit geklärt werden können und widersprach außerdem geltendem Vereinsrecht. Herr Holeczek hatte sich bei den drei Gesellschaften, wie ich nachgeprüft habe, nicht einmal erkundigt. Eine Anzeige wegen Verdachts einer falschen eidesstattlichen Versicherung bei der Braunschweiger Staatsanwaltschaft wurde – wie üblich – abgewiesen, da die Betrugsabsicht nicht nachweisbar sei! (Allerdings werden tatsächlich in vielen Kunstvereinen die Mitgliederlisten gegenüber den Mitgliedern geheimgehalten.)

Es lief also alles nach Wunsch. In der Versammlung wurde die Satzungsänderung angenommen, und der Steuerberater Höweler ist bis zu seinem Rücktritt im November 1993 erster Vorsitzender geblieben, obwohl er in seinem Ausstellungsprogramm vollständig von den jeweiligen Kustoden und ihren Vorschlägen abhing und auch bei den Mitgliedern kaum Ansehen genoß. Er ist so zum am längsten amtierenden Vorsitzenden des Braunschweiger Kunstvereins in diesem Jahrhundert geworden. Genau dies war die Absicht der Satzungsänderung. Natürlich haben die beiden Richter den eigentlichen Anlaß für unsere Verfügungsklage in ihrer Begründung überhaupt nicht erwähnt, eben diese Satzungsänderung, die wir verhindern wollten. Sie behaupteten unverzagt, daß wir unsere gesamten Anliegen auch in einer nachträglich einzuberufenden »außerplanmäßigen Mitgliederversammlung« durchsetzen könnten. Es gehört schon mangelnder Realitätsbezug dazu, anzunehmen, eine einmal beschlossene Satzungsänderung könne in der nächsten Sitzung wieder aufgehoben werden. Aber das haben die Richter wohl kaum ernst gemeint. Mit unglaublich durchsichtigen Vorwänden haben sie die Verfügungsklage abgewiesen. Da sie das Vereinsrecht, in dem die Einsicht in die Mitgliederliste für Mitglieder festgeschrieben ist, nicht ändern konnten, verwiesen sie allerdings in ihrer Begründung darauf, daß bei einem normalen Gerichtsverfahren uns wohl das Recht zugesprochen werden müßte, in die Listen einzuschauen.

Der Kunstverein brauchte dann mehr als zwei Monate, um diese angeblich neuen Listen herzustellen. Erst Mitte Dezember konnte Georg Ahrens die Liste abschreiben. Bereits wenige Tage später schickte ihm der Kustos Holeczek einen eingeschriebenen Brief mit der Beschuldigung, die Liste einem Autohaus, welches neuerdings auch Kunstausstellungen veranstaltete, vermittelt zu haben. Er drohte ihm einen Prozeß an. Man kann sich gut vorstellen, wie dieser sogenannte bürgerliche Verein reagiert haben würde, falls noch weitere Mitglieder die Liste hätten lesen wollen. Sie dürfte in der Praxis – mit Ausnahme dieses einen Falles – weiterhin erfolgreich geheimgehalten worden sein. Aber die Einsicht war schon interessant: Die einzige größere Gruppe akademischer Berufe unter den Mitgliedern war ausgerechnet die der Juristen. Das warf ein eigenartiges Licht auf die rechtswidrigen Vorgänge in diesem Verein.

Der Kunstverein war ganz offensichtlich zu einem Verein für großmannssüchtige Kleinbürger degeneriert, sonst hätten zumindest der Kulturdezernent und der Vorsitzende des Kulturausschusses der Stadt darüber begeistert sein müssen, daß nun endlich die Künstler der Stadt in Scharen in den Kunstverein kommen wollten. Schließlich repräsentiert der Kulturdezernent auch die Künstler. Was ist eigentlich ein Kunstverein ohne Künstler? Was sind das für Leute, die glauben, die Kunst vor den Künstlern schützen zu müssen? Wollten sie sich durch die Künstler nicht in ihrer Wichtigtuerei stören lassen? Von der Öffentlichkeit aus dem Kulturetat der Stadt finanziert, brauchte sich der Kunstverein nicht einmal zum Schein um die Künstler seiner Stadt und um ihre Kunst kümmern. Winkeladvokaten, Provinzpolitiker, Steuerprüfer und Apotheker waren unter sich und spielten auf Kosten der Stadt Kunst.

Kulturdezernent Wenzel paßte eigentlich nicht zu diesem Spiel. Vierschrötig, ohne sichtbare Beziehung zu Kunst und Bildung, hatte er es als Volksschullehrer in der SPD schließlich bis zum Kulturdezernenten gebracht. Auf dem gesellschaftlichen Parkett machte er immer die Figur eines gutangezogenen Bauern, der es den Herren von der CDU so gern gleichgetan hätte. So machte er dieses Spiel der CDU-Herren mit und fühlte sich trotzdem nicht richtig wohl in seiner Haut. Großmannssüchtige Politiker und Wirtschaftsbosse brauchen die Kunst nun mal für ihre Gesellschaftsspiele. Künstler aber, denen Kunst Leben und Leidenschaft ist, denen es um die Sache geht, können in diesem Spiel nur störend sein, werden als Querulanten gefürchtet. So war es auch kein Zufall, daß Herr Wenzel, von mir auf die Mitgliederliste angesprochen, antwortete, er träte aus dem Verein aus, wenn »jeder Hansel die Mitgliederliste lesen« könnte. »Hanseln« waren die Künstler Braunschweigs, war ich für diesen von der SPD auf den Kulturdezernentenposten gehievten Volksschullehrer. Natürlich war unser Versuch, das Vereinsrecht über das Gericht durchzusetzen, naiv. Das geht in einer Kleinstadt nicht. Dort sind Kunstverein, Gericht, Stadtregierung und Kirche so verfilzt – auch jetzt sind der 1. Bürgermeister und ein Oberstaatsanwalt im Vereinsvorstand –, daß man schon so weltfremd sein mußte wie wir, um in dieser Sache das Recht bei Gericht zu suchen. Der damalige Oberstadtdirektor Weber war da klarsichtiger. Er schrieb mir bei dem nächsten Prozeß, den der Kunstverein Braunschweig und der damalige Fraktionsvorsitzende der SPD, Steffens (heute Oberbürgermeister von Braunschweig), mir angehängt hatten, daß auch er sich im Namen der Stadt unter bestimmten Voraussetzungen dieser Klage gegen mich anschließen würde und daß ich dann vor einem »Braunschweiger Gericht keinerlei Chancen« mehr hätte. Der Herr Oberstadtdirektor glaubte jedenfalls nicht, daß das Recht in Braunschweig für jedermann gleich sei. Er drohte mir ganz unverhohlen mit dem städtischen Klassenrecht.

Niemand bei Gericht oder in der Stadtregierung ist auf die Idee gekommen, daß ich diese Aktion initiiert hatte, um den Künstlern hier zu helfen. Niemand war bereit, über meine Meinung auch nur nachzudenken, daß der örtliche Kunstverein eine besondere Rolle bei der Förderung der regionalen Kunst und der heimischen Künstler zu übernehmen habe. Ich hatte den Kunstverein bestimmt nicht nötig. Durch meine Arbeit war ich weit über Braunschweig hinaus bekannt geworden. Ich konnte gut auch ohne Ausstellungen in dieser Stadt existieren. Außerdem war mein Ringerbrunnen in Braunschweig weit bekannter als der ganze Kunstverein mit seinen ständigen Minimal- und Concept-art-Ausstellungen. Sie haßten mich, weil ich etwas tat, wozu sie verpflichtet gewesen wären:

Die Künstlergalerie

Seit 1977 hatten wir damit auch großen Erfolg. Am Hagenmarkt eröffneten wir die Künstlergalerie mit Alfred Hrdlicka. Wenn er auch damals noch nicht so bekannt war wie heute, so war unsere Galerie doch überfüllt. Ich hielt die Eröffnungsrede. Als mich ein Student der Kunsthochschule anpöbelte, in der Galerie randalierte und die frisch gestrichenen Wände beschädigte, warf ich ihn eigenhändig hinaus. Die Künstlerkollegen hielten mir allerdings hinterher vor, daß ich das besser sie hätte machen lassen. Dies würde meinen Ruf, ein unverträglicher Zeitgenosse zu sein, in Braunschweig weiter festigen. Wahrscheinlich hatten sie recht.

Wir hatten einen Galerieausschuß von sieben, acht Künstlern, in dem jeder Ausstellungsvorschläge machen durfte, über die dann abgestimmt wurde. Unser Programm war sehr einfach: Pro Jahr sechs bis acht Ausstellungen, die abwechselnd einem Braunschweiger und einem auswärtigen Künstler gewidmet werden sollten. Außerdem wollten wir als Gegengewicht zu den Concept- und Minimal-art-Ausstellungen des Kunstvereins nur Realisten zeigen. Darum hatten wir mit Hrdlicka begonnen.

Die Galerie wurde von einem Künstler geführt, den der Galerieausschuß eingesetzt hatte. Er bekam vierhundert Mark als kleines Monatsgehalt. In der Galerie stand ihm ein schmaler Raum zur Verfügung, in dem er während der Aufsicht kleine Formate malen konnte, ein zusätzlicher Anreiz für das Publikum. In unserer ersten Ausstellungen verkauften wir für etwa zwanzigtausend Mark Grafiken von Hrdlicka. So hatte auch die Galerie über ihre Provision viertausend Mark verdient.

Selbstverständlich konnten wir so viele Ausstellungen nicht von unserem Etat bezahlen. Die Unkosten mußten wir im wesentlichen durch den Verkauf hereinbringen. Deshalb war es wichtig, daß die auswärtigen Künstler so große Zugkraft besaßen, daß genügend Braunschweiger Bürger und Institutionen an dieser Galerie Interesse fanden. Wir hofften aber, daß wir nicht nur Werke auswärtiger Künstler verkaufen würden, sondern auch der Braunschweiger Maler und Bildhauer. Diese Hoffnung erfüllte sich.

Nachdem wir Alfred Hrdlicka und dann einen jungen Braunschweiger Maler gezeigt hatten, stellten wir Grafiken von Willi Sitte aus Halle und Bernhard Heisig aus Leipzig aus. Auch diese Maler wurden damals in der Bundesrepublik noch kaum ausgestellt, so daß der Andrang des Publikums wieder enorm war. Nach kurzer Zeit hatte sich auch der Leiter der Grafiksammlung im Herzog-Anton-Ulrich-Museum, Dr. von Heusinger, angewöhnt, regelmäßig bei uns einzukaufen. Es pendelte sich ein Verkaufserfolg für die Braunschweiger Künstler zwischen zehn- und zwanzigtausend Mark ein, für die überregionalen Realisten bis zu hunderttausend.

In fünf Jahren konnte ich ungefähr zwanzig Braunschweiger Künstler zeigen, natürlich auch Ernst Straßner und Peter Lufft. Beide hatten bis dahin so große Einzelausstellungen von sich noch nicht gesehen. Sie verkauften jeder für mehr als zwanzigtausend Mark Bilder. Auch die Ausstellungseröffnungen der Braunschweiger Künstler wurden stark besucht. Schließlich hatte jeder Künstler seine eigen Klientel, seine Freunde und Bekannten. Außerdem erfreuten sich meine Eröffnungsreden bald einer gewissen Beliebtheit. Anschließend wurde immer ein Fest gefeiert. Für die auswärtigen Künstler veranstaltete ich dieses Fest in meinem Haus, die Braunschweiger Künstler gaben ihre Feste, wo sie wollten. Der Bund Bildender Künstler existierte plötzlich im städtischen Leben. Jede Ausstellung wurde im Feuilleton besprochen. Die Stadt merkte auf einmal, daß es in ihren Mauern Künstler gab. Man hatte sie in den letzten zwanzig Jahren fast vergessen. Das wirkte sich natürlich auch auf den Berufsverband aus. Es traten immer mehr Künstler ein, auch Professoren und Studenten der Kunsthochschule. Die Institution gewann an Ansehen. Das wiederum kam dem Verkauf in der Galerie zugute. So gewöhnten wir uns ziemlich schnell an einen Jahresumsatz von mehr als hunderttausend Mark. Unsere Einnahmen durch die Provisionen waren ebenso groß und größer als der Etat, den uns die Stadt zur Verfügung stellte. Oft hatten wir bei unseren Eröffnungen mehr Publikum als der Kunstverein, und wir bauten im Jahr mehr Ausstellungen auf als dieser. Mit alledem führten wir der Stadt und ihren Behörden vor, wie eine Künstlerförderung aussehen konnte.

Außerdem hatten wir bewiesen, daß ein Wechsel zwischen einheimischen und auswärtigen Künstlern das Bild wesentlich farbiger macht, als es mit dem Grau-in-grau der sogenannten Avantgarde im Kunstverein möglich war. Natürlich gaben wir keine Hochglanzprospekte heraus und verzichteten auf Kataloge. Das war uns zu teuer.

Es ist uns sogar gelungen, die Stadt zu einem größeren Ankauf zu bewegen: Als wir Kleinplastiken von Gerhard Marcks zeigten, konnte ich Dr. Spies, damals auch Kulturamtsleiter der Stadt, überreden, eine Großplastik von Marcks, die »Thüringer Venus«, anzukaufen. Sie wurde später im Schloßpark aufgestellt, bereicherte das Stadtbild und außerdem unsere Galeriekasse durch die Provision. In der Zeitung konnte man dann lesen, die »Thüringer Venus« sei durch die Initiative des Kulturdezernenten Wenzel für die Stadt erworben worden. Er hat allenfalls am Schluß eine Unterschrift geleistet.

Unsere größte Ausstellung haben wir Anfang 1981 vom Frankfurter Kunstverein übernommen. In ihr wurde die Kunst gezeigt, die in Deutschland 1945 bis 1952 in den Hungerjahren zwischen dem Ende des Krieges und dem Beginn des Wirtschaftswunders entstanden war. Der Zeitraum, der durch die ausgestellten Werke repräsentiert wurde, endete, als sich die Diktatur der Abstrakten fast überall durchzusetzen begann, als Hofer, Dix und Gerhard Marcks aus dem Deutschen Künstlerbund austraten und vor den Kollegen Meistermann und Nay kapituliert hatten, ebenso wie vor den »Kritikern« Karl Korn, Schulze-Vellinghausen und Will Grohmann. Der Frankfurter Kunstverein hatte diesen Zeitraum mit dem Titel »Zwischen Krieg und Frieden« zu bezeichnen versucht.

Die Ausstellung bestand also im Kern aus den Nachkriegswerken der überlebenden Großen, die schon vor 1933 einen internationalen Namen gehabt hatten, von Dix bis zu Radziwill und anderen. Ein wichtiger Teil aber waren die Werke der »verschollenen Generation« um Frank und Pankok aus der Bundesrepublik, Rudolph aus der Ex-DDR und andere. Die Ausstellung rief uns auch in Erinnerung, daß damals beide Teile Deutschlands noch eine Kulturnation waren. Die Gruppe der »Verschollenen« erweiterten wir in Braunschweig um einige Werke von Ernst Straßner. Als dritte Gruppe wurden Künstler gezeigt, die direkt nach dem Zweiten Weltkrieg mit ihrem Studium begonnen hatten und deren früheste Werke noch in diese Periode gefallen sind. Der wichtigste war der inzwischen bei einem Verkehrsunfall verstorbene Harald Duwe. Wir haben diesem Teil auch zwei frühe Werke von mir hinzugefügt. Es war eine große Sammlung, die wir selbstverständlich in der Künstlergalerie am Hagenmarkt nicht unterbringen konnten. Dort haben wir nur die dritte Gruppe der damals ganz Jungen gezeigt. Die beiden anderen Gruppen von Künstlern wurden in zwei Räumen des Altstadtrathauses aufgebaut, an dessen Fassade wir ein großes Schriftplakat gehängt hatten. Der Publikumsandrang zeigte, wie stark das Interesse für diese Zeit und die in dieser Ausstellung gezeigten Künstler war.

Die Kosten für Übernahme, Versicherung und Transport hatten die Grenze von zwanzigtausend Mark überschritten. Das war eine erhebliche Belastung für unsere kleine Galeriekasse, zumal nur wenige Stücke verkäuflich waren. Wir haben es aber trotzdem gewagt, weil diese Ausstellung als einzige in der Bundesrepublik seit dem Zweiten Weltkrieg deutlich gemacht hat, daß viele der großen, von den Nazis verfolgten Künstler nach dem Zweiten Weltkrieg weitergearbeitet und bedeutende Werke geschaffen haben. Das wußte fast niemand. Der offizielle Kunstjournalismus hatte die Nachkriegsexistenz dieser »Entarteten« möglichst totgeschwiegen oder hatte dem Publikum klarzumachen versucht, daß ihre Werke nicht mehr interessant seien. Auch in der Kunstszene der Bundesrepublik sind die »Entarteten« wieder kaltgestellt worden.

Gewiß waren die Nachkriegswerke von Dix und Hofer nicht mehr so stark wie ihre frühen Arbeiten, aber immer noch besser als die Bilder von Meistermann, die Plastiken von Hajek und vielen anderen. Außerdem müßte noch untersucht werden, inwieweit nicht auch die Kunst dieser Großen vom Journalismus der Nachkriegszeit beeinflußt und beeinträchtigt worden ist. So blieb die Braunschweiger Künstlergalerie tatsächlich auch das einzige Ausstellungsinstitut der Bundesrepublik, das diese wichtige Kollektion vom Frankfurter Kunstverein übernommen hat. Nachher mußte sie wieder aufgelöst werden. Sie widerlegte so nachdrücklich die Kunstgeschichtsklitterung durch unseren »freien Kunstbetrieb« und unsere Presse, daß es wohl keine andere Institution gewagt hat, sie zu zeigen.

Wir mußten im Sommer 1981 wegen des bevorstehenden Abrisses die Galerie am Hagenmarkt verlassen und konnten eine der Stadt gehörende Villa an der Oker beziehen. Dort eröffneten wir die zweite Periode unserer Künstlergalerie mit dem Maler Curt Querner, der ebenfalls zu der »verschollenen Generation« gehörte. In den dreißiger Jahren hatte Querner in Dresden in der Nachfolge von Dix und der Neuen Sachlichkeit begonnen, um nach dem Zweiten Weltkrieg zu einer immer breiteren expressiven Malerei zu kommen – ähnlich wie Dix. Mit diesem im Westen noch nie gezeigten Maler war unser Verkauf an Museen und private Käufer so erfolgreich, daß wir die Kosten für die Ausstellung »Zwischen Krieg und Frieden« decken konnten. Die Galerie gewann einen immer weiter reichenden Namen. Jetzt kamen auch Vertreter von Hannoveraner Museen zu unseren Eröffnungen und machten Einkaufsbesuche bei uns.

Aber meine Tätigkeiten als Vorsitzender des BBK Braunschweig und als Leiter dieser Galerie belasteten mich enorm. Fast alle Ausstellungen gegenwärtiger Künstler waren für mich mit Reisen verbunden. Selbstverständlich bin ich zu mehr Künstlern gereist, als tatsächlich hier gezeigt wurden. So ist zum Beispiel aus einer Ausstellung des Malers Guttuso nichts geworden, obwohl ich zweimal bei ihm in Rom war. Ich eröffnete fast alle Ausstellungen selbst. Für die Vorbereitung der Rede benötigte ich immer ein oder zwei Tage. Natürlich waren auch die Kosten, die mir privat entstanden, durch die Reisen zu auswärtigen Künstlern, die Vernissage-Feste in meinem Haus und manches andere, ziemlich hoch. Das alles habe ich mir nie von der Galeriekasse ersetzen lassen.

Auch für die allgemeine Arbeit im BBK brauchte ich Zeit: Zweimal im Jahr wurden große Sammelausstellungen von Werken aller BBK-Mitglieder im Altstadtrathaus juriert und aufgehängt. Ich mußte an vielen Sitzungen in Braunschweig, Hannover und auf Bundesebene teilnehmen. Es war eine Menge Arbeit neben meiner Tätigkeit als Hochschullehrer und Dekan, als Bildhauer und Schriftsteller. Besonders die Bildhauerei wuchs mir in den späten siebziger Jahren immer mehr über den Kopf. 1977/78 begann ich mit den Vorbereitungen für den Nürnberger »Ehebrunnen« und das Göttinger Rathausportal, zwei riesige Werke, die jedes allein schon zuviel für eine Person waren. Warum machte ich diese BBK-Arbeit eigentlich?

Ich wollte den Kollegen helfen, die fast nichts verkauften und kaum Aufträge erhielten. Auch andere einflußreiche Künstler versuchten damals in anderen Städten, die immer schlechter gewordene Stellung ihrer unbekannteren Kollegen in der Bundesrepublik aufzubessern und den Bund Bildender Künstler als Interessenvertretung zu stärken. Das alles wurde mit viel gutem Willen initiiert, aber es fehlte diesen Unternehmungen die Kraft, die nur von den schöpferischen Fähigkeiten der Künstler hätte kommen können.

Alles begann mit dem Künstlerkongreß 1966 in der Frankfurter Paulskirche, die als Symbol mit Sicherheit zu hoch gegriffen war. Die Paulskirche signalisiert die Idee von Einheit und Freiheit, aber kaum die vielen kleinen praktischen Schritte, die notwendig gewesen wären, um das Schicksal der Künstler zu verändern. Ganz sicher symbolisiert sie nicht einen neuen Aufbruch der Kunst. Eigentlich waren es bürokratische Ziele, um die damals gekämpft wurde: Man wollte den Bund Bildender Künstler in die Gewerkschaft Druck und Papier integrieren – die Schriftsteller hatten dieses gerade vorexerziert – und hoffte so, den Interessen der Künstler mehr Nachdruck verleihen zu können. Warum man glaubte, daß die Drucker und die Arbeiter in den Papiermühlen sich für die Ziele der bildenden Künstler einsetzen wollten, ja womöglich für sie streiken würden, ist nie geklärt worden. Gelungen ist es nicht, geholfen hätte es meiner Meinung nach auch nichts. Inzwischen ist auch die Allianz zwischen Schriftstellern und Gewerkschaften wieder zerfallen.

Das andere Ziel des Kongresses, die Künstler im Alter sozial abzusichern, ist später über das Künstlersozialgesetz verwirklicht worden. Der Bildhauer Anatol Buchholtz, damaliger Bundesvorsitzender des BBK, hat sich hier sehr verdient gemacht. Nachher hatte dieses Gesetz natürlich viele Väter. Nicht die Künstler – also nicht die Versicherten –, sondern die Kunsthändler sollten das Versicherungswerk finanzieren: Galeristen und Kunsthändler sollten fünf Prozent ihrer Gewinne, die sie beim Wiederverkauf von Kunst aus diesem Jahrhundert erzielen, an das Sozialwerk abführen. Natürlich erhob sich ein großes Geschrei, daß nun der Handel mit moderner Kunst endgültig unmöglich würde. Das Gesetz wurde trotzdem verabschiedet und scheint die Kunstgalerien nicht ruiniert zu haben.

Das Gesetz hat nur das Schicksal der alternden Künstler ohne Rentenanspruch gemildert, aber es hat der Kunst in der Bundesrepublik keine neuen Impulse gegeben. Zu neuem Leben hätte man der Kunst nur durch Gesetze verhelfen können, die verkaufs- und auftragsfördernd gewesen wären. Daran aber hatte in der Frankfurter Paulskirche niemand Interesse. Es waren dort zu viele Funktionäre und zu wenige Künstler. Ich habe zum Beispiel in einem Kurzreferat gefordert, daß Käufer von Kunstwerken lebender Künstler die dafür aufgewendeten Gelder von der Einkommenssteuer absetzen dürften. Sicher würde es viel mehr Kunstkäufer geben, wenn ihnen der Staat über die Steuer einen Teil des Kaufpreises ersetzen würde. Die meisten Werke lebender Künstler – so sagte ich – würden sich nach kurzer Zeit als wertlos erweisen. Der Käufer ginge also ein hohes Risiko ein, für sein Geld keinen echten Gegenwert zu erhalten. Man müsse also den Kunstkauf mehr unter dem Aspekt der Kunstförderung als unter dem des Erwerbs von Wertgegenständen sehen. Dazu sollte der Käufer durch ein entsprechendes Steuergesetz ermutigt werden. Wenn sehr viele angebliche Kunstwerke von sehr vielen verschiedenen Interessierten gekauft würden, ergäbe sich auch für die wenigen echten eine Chance, einen Käufer zu finden. Ich verglich dies mit Spenden für die Wissenschaft, die ebenfalls von den Steuern abgesetzt werden könnten.

Auf dem Künstlerkongreß erhielt ich artigen Beifall, aber Interesse fand ich kaum. Die Sache ist auch nicht weiter verfolgt worden. Die Sozialdemokraten waren sowieso dagegen, weil sie in diesem Gesetzesvorschlag wieder eine Unterstützung der Reichen witterten und nicht kapierten, daß damit die Künstler nicht von irgendwelchen Gremien, sondern von einer Vielfalt von Menschen gefördert werden sollten. Wer sein Geld für ein wertloses Kunstwerk ausgibt, wird nicht reicher, sonder geschröpft. Neunundneunzig Prozent aller zeitgenössischen Kunstwerke sind wertlos!

Aber trotzdem, der soziale Einsatz von bekannten Künstlern für unbekannte war damals »in«. Ich versuchte allerdings nicht nur, meinen Kollegen zu helfen, sondern hoffte auch, dadurch in Braunschweig ein neues Zentrum für Malerei und Plastik zu schaffen, glaubte, daß die so geförderten Künstler ihre Fähigkeiten und ihre geistigen Konzepte weiterentwickeln würden. Das aber war ein Irrtum, obwohl es mir gelungen war, viele Arbeiten von Braunschweiger Künstlern zu verkaufen und die Regierung der Stadt zu Aufträgen an ihre Künstler zu bewegen. Mit den seit 1977 bereitgestellten zweihunderttausend Mark wurde im gleichen Jahr ein Brunnenwettbewerb ausgeschrieben, den Bernd Altenstein, damals Dozent in Bremen, gewann. Außerdem baute Siegfried Neuenhausen, Professor an der Kunsthochschule in Braunschweig, in der Altstadt ein Jahr später eine große »Katzenstele« auf. Beides waren relativ große Aufträge, die eben nur wenigen Künstlern zugute kommen konnten.

Darum bat ich Stadtbaumeister Wiese, daneben auch kleine Einzelaufträge an die Maler Braunschweigs zu vergeben. Aber er war davon nicht sehr begeistert: »Stellen Sie sich vor«, sagte er, »Ihre Künstler malen auf irgendeine Brandmauer ein riesiges scheußliches Bild, welches ich dann wegen des Paragraphen 5 des Grundgesetzes dulden muß.« Als Kompromiß schlug ich daraufhin zehn Probeaufträge in einer gerade fertiggestellten Tiefgarage vor. Dort, »unter Tage« gemalt, würden auch »scheußliche« Bilder nicht viel schaden. Gefielen sie ihm aber, könne er in einem zweiten Schritt auch Aufträge »über Tage« wagen. Wiese stimmte unter der Bedingung zu, daß ich die Leitung des Projektes übernähme. Diese undankbare Aufgabe zum Nulltarif nahm ich an, damit das Ganze überhaupt einmal in die Gänge kam.

Zu meiner Verblüffung war es dann schwer, zehn Maler für diese Arbeit zu finden, obwohl kaum einer der Braunschweiger Künstler Aufträge hatte und obwohl ich ihnen diese Einstiegschance in glühendsten Farben ausmalte. Schließlich wurden die zehn Bilder an sechs Maler verteilt. Um es kurz zu machen: Das ganze Projekt ist an der Phantasielosigkeit und Trägheit der Maler schon im Anfangsstadium gescheitert. Es ging mit der Größe der Bilder los. Ich schlug vor, Bilder zu malen, die nicht nur die niedrige Wand bedeckten, sondern auch ein Stück in die Decke ragten. Den Kollegen war das viel zu groß. Obwohl die Decken der Garagenstockwerke höchstens zwei Meter zwanzig hoch sind, wollten sie kleinere Bilder malen. Als nächstes war es schwierig, Entwürfe für diese Bilder von ihnen zu bekommen. Ein Maler pinselte zum Beispiel irgendwelche Pilzbilder aus einem Botanikbuch ab. Es war zum Verzweifeln; sollte ich nun auch noch die Entwürfe machen? Das jedenfalls war sicher nicht der Sinn der Angelegenheit. Kurz und gut, die Bilder gefielen niemandem, schon gar nicht dem Stadtbaumeister. Seine Voraussagen waren eingetroffen, und das Programm wurde eingestellt. Die Künstler wollten an Einsatz und Ideen nichts investieren, sie jammerten über die »viele Arbeit«, über die schlechte Bezahlung und über die »Kälte in der Garage«. Eingefallen war ihnen auch nichts. Mit der dortigen Situation, mit den Leuten, die ihr Auto abstellen, um in der Stadt einzukaufen, hatten sie sich überhaupt nicht beschäftigt.

Drittens hatte ich mir die Arbeit als BBK-Vorsitzender und Leiter der Galerie aufgehalst, weil ich nur als Künstlerfunktionär und Galerieleiter zu bestimmten Erfahrungen kommen konnte. Der massenhafte Eintritt der Künstler in den Kunstverein und die anschließende Auseinandersetzung um die Mitgliederliste waren bereits ein Beispiel dafür gewesen. Es war auch interessant, wie relativ leicht die Stadtregierung zur Förderung ihrer Künstler zu überreden war und wie schwierig dagegen den Künstlern klarzumachen war, daß sie nicht weniger, sondern mehr als die Normalbürger arbeiten müßten, und wie unmöglich es war, ihnen auf Dauer große Leistungen abzufordern. Diese Erfahrung habe ich allerdings in meinem Buch »Entmündigung der Künstler« verschwiegen, weil ich dem Berufsstand mit diesem Buch helfen wollte. Die meisten »Künstler« werfen der Gesellschaft lieber vor, kulturfeindlich zu sein, als sich wirklich einzusetzen, wenn sie gefordert werden. Dann ist nichts gut genug für sie. Ich meine, man hätte auch in einer Tiefgarage gute Bilder malen können, besonders wenn es nur als Talentprobe gedacht war und spätere Aufträge für bessere Orte zu erwarten waren. Ich konnte mich aber mit meiner Meinung nicht durchsetzen.

Der vierte und letzte Grund für meine Tätigkeit war die Galerie, war die Möglichkeit, der Kunstöffentlichkeit von Braunschweig und ganz besonders den Braunschweiger Künstlern zu zeigen, daß die Kunst der Gegenwart auch völlig anders aussehen kann als das im Kunstverein und in den Feuilletons »vermittelte« Bild. Ich wollte Beispiele bedeutender zeitgenössischer realistischer Grafik, Malerei und Plastik zeigen und außerdem den Verkauf von Werken Braunschweiger Künstler fördern. Dieses Galerieprogramm wurde ein Erfolg. Nur machte es Jahr für Jahr mehr Mühe. Die Kollegen hatten sich nämlich schon nach wenigen Jahren an all die Neuerungen gewöhnt. Die Begeisterung der ersten Zeit war verflogen, die Bereitschaft, der Galerie kostenlos ihre Arbeitskraft zur Verfügung zu stellen, wurde immer geringer, der Kreis der Getreuen immer kleiner. So sah ich mich bei den letzten Ausstellungen selbst die Bildunterschriften kleben, zu meinen Arbeiten als Vorsitzender des BBK und Leiter der Galerie noch unzählige weitere Arbeiten machen, für die eigentlich andere da waren. Hinzu kam, daß Neid und Mißgunst einiger Künstlerkollegen mir die Arbeit nicht gerade erleichterten und mich mehr und mehr ernüchterten.

Die erste Auseinandersetzung zwischen einigen jüngeren Künstlern und mir drehte sich ausgerechnet um die Galerie, die ihnen so viel genutzt hatte. Man hatte sich ausgedacht, daß ich die Galerie in erster Linie zu meinem eigenen Nutzen führen würde, daß ich von den ausgestellten auswärtigen Künstlern verlangen würde, in ihren Heimatorten ebenfalls ausgestellt zu werden. Diese Provinzkünstler glaubten allen Ernstes, daß es für Gerhard Marcks in Köln, Gustav Seitz in Hamburg, Alfred Hrdlicka und den Maler Eisler aus Wien, Willi Sitte und Bernhard Heisig aus Halle und Leipzig, Querner aus Dresden usw. eine so große Ehre wäre, bei uns in Braunschweig in der Künstlergalerie gezeigt zu werden, daß sie als Gegengabe mir gleich eine Ausstellung in ihren Heimatstädten arrangieren würden, daß außerdem all diese Künstler Ausstellungsinstitute an der Hand hätten. Zudem hatte ich in kaum einer dieser Städte überhaupt ausgestellt. Es war grotesk. Ich weigerte mich daraufhin, weitere auswärtige Künstler in unsere Galerie zu holen. Das sollten die kritisierenden Kollegen nun selbst besorgen.

Nach einem Vierteljahr wurde der Versuch kleinlaut eingestellt. Kein Braunschweiger Kollege hatte auch nur einen auswärtigen Künstler für unsere Galerie gewinnen können. Außerdem hatten sie mein Programm nicht einmal begriffen: Sie versuchten nämlich prompt, Größen des Kunstbetriebes einzuladen, also alles andere als Realisten! Die von mir gezeigten auswärtigen Künstler hatten diesem Vorhaben aus Freundschaft zu mir zugestimmt. Für die Braunschweiger war es offensichtlich undenkbar, daß ich ohne eigenen Vorteil so viel Arbeit für sie investiert hatte. Ich hatte nicht einmal einer Ausstellung meiner eigenen Arbeiten in unserer Galerie zugestimmt. Von den bekannteren Braunschweiger Künstlern war ich der einzige, der dort nicht gezeigt worden ist. Immer wieder kursierten neue Gerüchte. So wurde eines Tages behauptet, daß ich mir die Vernissage-Feste in meinem Haus aus der Galeriekasse bezahlen lasse. Da die Kasse von einem anderen geführt wurde, empörte mich das besonders. Er wußte ja, daß ich mir niemals meine Ausgaben hatte ersetzen lassen.

Anstatt eine prosperierende Künstlerkolonie in Braunschweig geschaffen zu haben, hatte ich mehr das Anspruchsdenken der BBK-Mitglieder gefördert. Aufgrund unseres gestiegenen Ansehens kamen gerade die Jüngeren groß daher, wußten alles besser, aber setzten sich nicht mehr ein. Man spielte sich auf, aber spielte immer weniger mit. Nur die Älteren, welche die miesen Zeiten vorher noch in Erinnerung hatten, blieben bei der Stange. Insgesamt wurde die Gruppe der zuverlässigen Mitarbeiter so klein, daß ich über den Sinn meiner weiteren Arbeit immer mehr nachzudenken begann. Aber zurück zum Kunstverein.

Mein Ausschluß aus dem Kunstverein

1976 war ich also – wie berichtet – in den Kunstverein wieder eingetreten, hatte meinen Jahresbeitrag entrichtet, einen Mitgliedsausweis erhalten und danach erst erfahren, daß über meine Mitgliedschaft in etwa zwei Monaten entschieden werden würde.

Wenige Tage vor Weihnachten teilte mir dann der Vorstand des Kunstvereins in einem dreiseitigen Schreiben mit, daß mein Aufnahmeantrag (vom 21.10.1976) aufgrund des § 2, Abs. 2, Satz 1 der Satzung des Braunschweiger Kunstvereins abgelehnt worden sei: »Den Ausschluß kann der Vorstand beschließen, wenn das Mitglied durch sein Verhalten die Ziele und Zwecke dieses Vereins wesentlich beeinträchtigt hat.« Der Zweck dieses Vereins wird im ersten Paragraphen seiner Satzung beschrieben: »Die Bildenden Künste zu fördern, insbesondere die Kenntnis des zeitgenössischen Kunstschaffens zu verbreiten und die Liebe zur Kunst zu wecken.« Diese Zwecke hatte ich nach Meinung des Vorstands »wesentlich beeinträchtigt«. Da der Vorstand meinen Ausschluß angeblich einhellig beschlossen hatte, müssen ihm auch die beiden Vertreter der Stadt, der Kulturdezernent Wenzel (SPD) und der Vorsitzende des Kulturausschusses Kohl (CDU), zugestimmt haben. Einerseits war die Satzung als Bürgerverein eine Art Tarnung, andererseits aber wollte die Stadt doch nicht gänzlich auf Kontrolle verzichten, schließlich bezahlte sie den Löwenanteil. Darum gehörten der Kulturdezernent und der Kulturausschußvorsitzende dem Vorstand an – aber eben nur als Privatpersonen, wie mir der damalige Oberstadtdirektor Weber aufgeregt versichert hatte, keineswegs in der Funktion ihrer Ämter. Wie auch immer, die Volksvertreter hatten dem Ausschluß zugestimmt.

Wenn ich die Kunst wirklich geschädigt hatte, dann mußte der Vorstand des Kunstvereins, also ein Betriebsprüfer, ein Apotheker, ein Volksschullehrer, ein nicht tätiger Architekt, eine millionenschwere Hausfrau und andere Herrschaften, die Kunst vor dem Künstler schützen. Was also war mein Vergehen?

Das von dem Betriebsprüfer Höweler und dem Apotheker Blume unterzeichnete Schreiben nennt als ersten und wichtigsten Ausschlußgrund ein Gespräch im Herbst 1975 über das Ausstellungsprogramm des Kunstvereins zwischen dem damaligen Oberstadtdirektor Weber, drei Herren des Kunstvereinsvorstands und mir: Ich hätte damals dem Sinne nach erklärt, daß die meisten Ausstellungen des Kunstvereins »mit Kunst nichts zu tun« hätten. Das hatte ich tatsächlich gesagt und mit etwa zehn Anti-Kunst- und Concept-art-Ausstellungen gegenüber diesen für das Ausstellungsprogramm zuständigen Herren belegt. Mit dieser Meinungsäußerung begründeten sie meinen Ausschluß. So verstand man im Kunstverein die Freiheit der Meinung und die Freiheit der Kunst, den Artikel 5 des Grundgesetzes. Wie gesagt, ich hatte das nicht auf dem Markt von Braunschweig oder im Audimax der Universität vorgetragen – auch das wäre vom Artikel 5 des Grundgesetzes geschützt gewesen –, nein, ich hatte es dem Vorstand selbst im Zimmer des Oberstadtdirektors gesagt. Dies als Grund für meinen Ausschluß anzunehmen, klingt so unglaublich, daß ich das Schreiben zitieren möchte: »Sie haben anläßlich einer Unterredung beim Oberstadtdirektor im Herbst 1975 das Ausstellungsprogramm 1972–75 des Kunstvereins vor dem Oberstadtdirektor abzuqualifizieren versucht, indem Sie zu den einzelnen Ausstellungen jeweils sinngemäß erklärten, es handele sich dabei nicht um Kunst.« Das hätte ich also nicht sagen dürfen, jedenfalls nicht als Mitglied des Braunschweiger Kunstvereins.

Dann warf man mir als zweiten Grund den Prozeß um die Mitgliederliste vor: »Der Vorstand des Kunstvereins muß auch davon ausgehen, daß Sie an der Vorbereitung und Durchführung eines Rechtsstreits gegen den Kunstverein vor dem Landgericht Braunschweig maßgeblich beteiligt waren.« Das ist richtig, ich war wirklich »maßgeblich beteiligt«, aber bewiesen worden ist das nie. Der Vorstand hatte das Vereinsrecht gebrochen, nicht wir. Georg Ahrens hatte versucht, das Vereinsrecht für die Mitglieder einzuklagen. Wenn also jemand wegen des Streits um die Mitgliederliste aus dem Kunstverein hätte ausgeschlossen werden müssen, dann wären es die Herren des Vorstands gewesen, nicht wir. Aber das setzt natürlich rechtliches Denken voraus, das in unserer korrupten Republik mehr und mehr als Querulantentum gilt; der Rechtsstaat hat sich längst in eine Korruptionsgesellschaft auf Gegenseitigkeit verwandelt. Nun war ich seit 1945 der erste Künstler in der Bundesrepublik, einschließlich West-Berlin, der aus einem Kunstverein wegen einer abweichenden Meinung über Kunst ausgeschlossen worden ist. Vor 1945 wurden Künstler aus der Reichskulturkammer und allen anderen Künstlerorganisationen – und Kunstvereinen – ausgeschlossen, wenn ihre Kunstmeinung nicht der von Hitler und Goebbels verordneten entsprach.

Diese Meinung äußerte ich daraufhin in einem Brief an Herrn Steffens, der inzwischen Fraktionsvorsitzender der Braunschweiger SPD geworden war. Der Leser wird sich erinnern, er war der Juso-Student, den ich zehn Jahre zuvor aufgefordert hatte, gegen Wollermann, den ehemaligen Reichsleiter der Reichskammer der Bildenden Künste in Nürnberg, als Rektor der Braunschweiger Kunsthochschule vorzugehen.

Jetzt hatte ich mich an Herrn Steffens gewandt, weil er als höherer Funktionär einer Volkspartei für die Verteidigung der Meinungsfreiheit und des Grundgesetzes mitverantwortlich war, zumal der Ausschluß von dem der SPD angehörenden Kulturdezernenten mit entschieden worden war. Ich hatte Herrn Steffens schon vorher informiert, aber nur eine Bla-bla-Antwort erhalten. So schrieb ich ihm also, daß ich enttäuscht sei, in seinem Brief kein Wort der Mißbilligung oder auch nur der Distanzierung »von Methoden des Kunstvereins zu finden, die vom nationalsozialistischen Meinungsterror nicht mehr zu unterscheiden« seien, dann weiter: »Dies wiegt für mich deswegen um so schwerer, als die Stadt mit der Zurverfügungstellung des ›Salve Hospes‹ und hohen Unterstützungen dem Kunstverein eine Monopolstellung verschafft hat, die dann zu faschistischem Meinungsterror mißbraucht wird. Besonders ins Gewicht fällt natürlich, daß Herr Wenzel als Kulturdezernent und SPD-Mitglied im Vorstand eine solche Politik mitträgt. Die Schutzbehauptung, Herr Wenzel sei im Vorstand des Kunstvereins weder Kulturdezernent noch SPD-

Mitglied, ist zu schlicht, um ernsthaft diskutiert zu werden.« Herr Steffens verschickte daraufhin diesen Brief vielfach kopiert an die Herren des Kunstvereinsvorstands und an Politiker der Stadt. Anstatt mit mir zu sprechen, verteilte er diesen Brief eilfertig an Personen, denen ich nicht geschrieben hatte.

Jetzt erhob der Kunstverein Klage vor Gericht, ich solle diese Behauptung gegenüber Herrn Steffens schriftlich zurücknehmen. Tatsächlich hatte ich direkt nach dem Ausschluß in einem anderen Brief auch dem vorsitzenden Steuerberater vorgeworfen, daß der Ausschluß aus dem Kunstverein wegen einer abweichenden Kunstmeinung mit entsprechenden Vorgängen in der NS-Zeit zu vergleichen sei. »Derartige Repressalien … kenne ich nur aus der Nazizeit.« Trotz dieser und ähnlicher Wendungen hatte Herr Höweler nicht reagiert, wohl wissend, daß meine Vergleiche nicht grundlos waren. Jetzt aber blieb dem Kunstverein kaum etwas anderes übrig, als zu klagen. So handelte der Vertreter einer »linken« Volkspartei, die vom Staat den Auftrag hat und auch von ihm dafür bezahlt wird, die politische Kultur in der Bundesrepublik zu fördern. Um vorzugreifen – es hat ihm nichts geschadet, er ist seit 1990/91 Oberbürgermeister Braunschweigs.

Die Klage wurde am 15. März 1977 eingereicht und mir am 21. März mit einer Vorladung zum Verhandlungstermin am 11. Mai zugesandt. Ich hatte also gerade noch sechs Wochen Zeit, einen Rechtsanwalt zu finden und die entsprechenden Schriftsätze anfertigen zu lassen. Hier fängt die Malaise eines Rechtsbürgers in unserem Lande schon an:

Die Anwaltskammer gibt keinerlei Auskünfte. Während ich als Kranker mit einem Lungenleiden nicht zum Urologen oder Zahnarzt gehen muß, verweigert die Anwaltskammer alle Auskünfte über Spezialgebiete mit Ausnahme der für die Straßenverkehrsordnung zuständigen Rechtsanwälte. Dies war ein keineswegs gewöhnlicher Rechtsstreit, es ging um die Meinungsfreiheit. Wie sollte ich herausfinden, welcher Rechtsanwalt Braunschweigs in dieser in Deutschland nicht jedermann geläufigen Sache besonders erfahren war? Ich stellte also beim Landgericht den Antrag, den Termin zu verschieben, um mir noch Zeit für die Suche nach einem Rechtsanwalt zu lassen. Am gleichen Tag noch lehnte die 2. Zivilkammer ab, unterschrieben von Stobbe, Reifelsberger und Eilers-Happe. Frau Eilers-Happe, wenige Monate vorher noch in der 5. Zivilkammer, hatte ja schon mit Dr. Müller zusammen unsere »einstweilige Verfügung« zurückgewiesen. Wenn ich auch damals nicht Kläger war, so ist ihr schon bei dieser Verhandlung genügend Abträgliches über mich vorgetragen worden. Möglicherweise gab es schon zu diesem Zeitpunkt in Braunschweig keinen Richter mehr, der nicht irgendein Steckbriefwissen über mich hatte. Schließlich waren viele Kunstvereinsmitglieder Juristen.

Ich mußte also ohne lange Erkundigungen einen Rechtsanwalt nehmen. Irgend jemand riet mir zu Anwalt Dr. Schmidt-Salzer, der nach drei Wochen einen wenige Seiten umfassenden Schriftsatz einreichte, in dem nicht ein Wort von meinem Ausschluß aus dem Kunstverein stand. Er begründete meinen Vergleich mit dem »nationalsozialistischen Meinungsterror« ausschließlich mit der einseitigen Ausstellungspolitik des Vereins. Auch sonst wimmelten die wenigen Seiten von juristischen Fehlern. Meine Vergleiche mit »Nazimethoden« in dem Brief an Steffens hielt er für eine »Tatsachenbehauptung« statt für eine »Meinungsäußerung« oder »Wertung«. So schloß er unwissentlich den Artikel 5 des Grundgesetzes für meine Verteidigung aus. Die Wahl eines Rechtsanwalts läuft für den juristisch unerfahrenen Bürger auf ein Würfelspiel hinaus, bei dem er meistens verliert, da viele Rechtsanwälte schlecht und faul und die Richter auch nicht besser sind.

Als ich mich bei ihm beschwerte, vertröstete er mich auf die mündliche Verhandlung. Die Kläger müßten schließlich beweisen, daß ich falsche Tatsachen behauptet hätte, dann könnte ich meinen Ausschluß aus dem Kunstverein und alles andere vortragen. Unerfahren, wie ich damals war, ließ ich mich beruhigen. Bei der mündlichen Verhandlung am 11. Mai wurden aber nur Papiere ausgetauscht. Die Kläger kamen mit einem neuen Schriftsatz, den wir noch gar nicht gelesen hatten. Nach fünfzehn Minuten war die sogenannte Verhandlung schon zu Ende, ich war überhaupt nicht zu Wort gekommen. Das Gericht wertete meine Äußerungen ebenfalls als »Tatsachenbehauptung«. Direkt danach verkündete die 2. Zivilkammer das Urteil. »Im Namen des Volkes« wurde »für Recht erkannt«: »Der Beklagte wird verurteilt, Herrn Ratsherrn Steffens zu erklären, daß die Behauptungen, im Kunstverein Braunschweig seien Methoden zu finden, die von nationalsozialistischem Meinungsterror nicht zu unterscheiden seien, und es bestehe faschistischer Meinungsterror im Kunstverein Braunschweig, von ihm nicht aufrechterhalten werden.« Eine Beweisaufnahme, so führte das Gericht dem Sinne nach aus, sei nicht nötig, da »faschistischer Meinungsterror« in einer Demokratie nicht denkbar sei.

Es war nicht zu fassen! Waren die Richter der regierenden Partei so ergeben, oder waren sie wirklich so unwissend, wie sie taten? Jedenfalls hatten sie wieder zugunsten des Kunstvereins entschieden. Mein Rechtsanwalt ließ sich das gefallen. Ich war noch zu unerfahren, um auf das Grundrecht der mündlichen Anhörung zu pochen. Das Gericht hat in einem Fall entschieden, den es – durch eigene Schuld – nicht einmal kennengelernt hatte. Unterschrieben war die Begründung von den Richtern Simmerling, Reifelsberger und Ferse.

Jetzt mußte ich Berufung einlegen, aber mit welchem Rechtsanwalt? Diesmal hatte ich für die Suche nur vier Wochen Zeit. Irgend jemand riet mir wieder zu einem Rechtsanwalt, der Berufung einlegte und mir das Mandat nach kurzer Zeit zurückgab, als ihm noch rechtzeitig klargeworden war, daß er sich mit der Meinungsfreiheit nicht auskannte!

Schließlich erinnerte ich mich, irgendwo gelesen zu haben, daß es in Braunschweig einen Rechtsanwalt für Journalisten gäbe. Er mußte eigentlich für Fragen der Meinungsfreiheit kompetent sein. So wandte ich mich an Klaus Leiste, der mich heute noch vertritt.

Doch bevor es in diesem Prozeß zur zweiten Runde kam, rief ich die jährliche Mitgliederversammlung des Kunstvereins an. Ich hatte nämlich in der Satzung des Kunstvereins gelesen, daß das Mitglied »gegen den Ausschluß ... Einspruch erheben« kann, »über den die Mitgliederversammlung endgültig entscheidet«. Eine Staatsanwältin aus meinem Bekanntenkreis riet mir dringendst davon ab. Sie fragte mich, warum ich mich unbedingt öffentlich demütigen lassen wolle, ob ich vor dem Kunstverein die Rolle Jesu spielen müsse. Sie fand das Ganze geschmacklos und meiner nicht würdig. Aber um Geschmack und Würde ging es mir auch gar nicht:

Der Braunschweiger Kunstverein ist nach meiner Einschätzung für die Kunstvereine in der Bundesrepublik typisch. Er wird in der Hauptsache von der Öffentlichkeit finanziert, zeigt die gleichen Ausstellungen wie überall, übergeht die Kunst und die Künstler, die überall übergangen werden, und mißachtet die Regeln des Anstands, der Fairneß und der Demokratie – so wie überall. Da es fast zweihundert Kunstvereine in der Bundesrepublik gibt, ist er Teil eines Korsetts, das sich über die Kunstlandschaft der Bundesrepublik gelegt und die Kunst zum Ersticken gebracht hat. Neben den Feuilletons sind die Museen und Kunstvereine die Außenposten, mit denen die Kunst in unserem Land kontrolliert und stranguliert wird. Wenn auf dem Kulturkongreß in West-Berlin, »Die Kunst, in Deutschland Kunst zu machen«, im November 1988 einer der Referenten behauptete, daß in der Bundesrepublik kein begabter Künstler übersehen werden könne, weil das Netz der Kunstvermittlung und ganz besonders der Kunstvereine so perfekt sei, so bestätigte er meine Meinung. Ich denke, daß dieses System der »Kunstvermittlung« die bundesdeutschen Künstler so perfekt kontrolliert, daß begabte eigenständige Künstler bei uns kaum eine Chance haben.

Ich wollte es noch besser kennenlernen und mich deshalb dieser widerlichen Prozedur unterziehen. Als auch mein Anwalt Leiste, der mir sehr mühsam dieses Recht erkämpfen mußte, besorgt fragte, ob ich mir das denn wirklich zumuten wolle, antwortete ich: »Wenn ich es nicht schaffe, kann es niemand.« Es wurde allerdings noch ekelhafter, als wir uns das vorgestellt hatten. Das Ganze war nach einem bösartig-raffinierten Plan von hinterhältigen Hirnen unter Assistenz der Volksvertreter ausgeheckt worden:

Zuerst antwortete der Vorstand meinem Rechtsanwalt auf seine Bitte, mich zu der Mitgliederversammlung einzuladen, immer wieder hinhaltend. Er behauptete, sich noch nicht entschieden zu haben, bis ich dann, wenige Stunden vor der Versammlung, am 17.11.1977 telefonisch die Nachricht erhielt, ich dürfe erscheinen. Die späte Einladung gehörte zu einem ausgeklügelten System des Psychoterrors, außerdem konnte ich so meine Künstlerfreunde nicht mehr benachrichtigen. In dem Schreiben, das meinem Rechtsanwalt im letzten Moment von einem Boten gebracht worden war, wurde mir gestattet, am Abend des gleichen Tages eine Viertelstunde mein Anliegen vorzutragen. Ich hätte mich dazu um 21.15 Uhr im »Hause des Kunstvereins bereit« zu halten. Als ich um Viertel nach neun im Kunstverein ankam, wurde ich nicht etwa in die Mitgliederversammlung gebeten, sondern vom Kustos in die Ausstellung geführt, welche zu dieser Tageszeit natürlich geschlossen war. Hier sollte ich warten. Ein trübes Licht beleuchtete die riesigen Bilder von Johannes Grützke. Von allen Wänden grinsten die immer gleichen Figuren. Sie zeigten die kaum verhüllte Herzlosigkeit und Brutalität des Deutschen, seine Unmenschlichkeit. Aber zwei Stunden konnte mich das nicht interessieren, so lange nämlich ließ man mich warten.

Schließlich, eine Stunde vor Mitternacht, wurde ich heruntergeholt. In den zwei Stunden, die ich oben in der Ausstellung verbracht hatte, hatten viele arglose Mitglieder bereits die Versammlung verlassen. Der Vorstand hatte meinen Auftritt mit keinem Wort vorher bekanntgegeben. Trotzdem aber war der Saal immer noch ganz ungewöhnlich dicht besetzt. Man wird also davon ausgehen dürfen, daß der Steuerprüfer, der Apotheker und der Kulturdezernent schon Tage vorher die Leute, auf die sie sich verlassen konnten, für meinen Auftritt zusammengetrommelt hatten und man dann mein Erscheinen so lange hinausgezögert hatte, bis auch die letzten nichts ahnenden Sympathisanten die Versammlung verlassen hatten.

Als ich den Saal betrat, spürte ich eine hektische und aufgeladene Atmosphäre. Ich hatte erst wenige Schritte zum Rednerpult getan, da sprang hinter mir ein junger Mann auf und schrie: »Was haben Sie da in der Hand? Das sieht ja gefährlich aus, wollen Sie uns in die Luft sprengen?« Es war mein kleines Diktiergerät. Ein Haß, der jederzeit zu Tätlichkeiten übergehen konnte, umgab mich. Das allgemeine aufgeregte Geschrei und Gerede war so laut, daß ich mehrfach mit meiner Erklärung ansetzen mußte, daß das gefährliche Gerät ein Diktiergerät sei und ich damit meinen Vortrag aufnehmen wolle. Sofort brach neues Geschrei los. Man verlangte eine Abstimmung darüber, ob ich das Gerät benutzen dürfe. Mit großer Mehrheit wurde mir das verboten. Natürlich konnte mir das niemand verbieten, aber da die anderen das Hausherrenrecht hatten, mußte ich mir auch das gefallen lassen. Immer wieder von Zwischenrufen unterbrochen, trug ich meine Ansicht von Meinungsfreiheit und Meinungsvielfalt vor und ging auch auf die Ausschlußbegründung ein, in der zu allem anderen unsinnigerweise behauptet worden war, ich hätte schon dadurch die »Ziele und Zwecke des Kunstvereins geschädigt«, daß ich 1968 aus dem Verein ausgetreten sei und dieses der Öffentlichkeit bekannt gemacht hätte. Letzteres war nicht wahr. Ich hatte dem Vorstand meinen Austritt schriftlich mitgeteilt und mich dann um den Kunstverein zehn Jahre lang nicht mehr gekümmert. Mit hochrotem Kopf sprangen immer wieder Leute auf und schrien irgend etwas dazwischen. Nach etwa zehn Minuten ging die Tür zu dem Saal auf und Herr Schmücking – der »lancierte Galerist« – kam in langem Ledermantel herein, im Mund eine riesige Zigarre und neben ihm ein Köter. Er ging mit dem Hund durch den Mittelgang des dicht besetzten Saales bis zu meinem Rednerpult, so daß der Köter mich streifte. Dann setzte er sich laut schimpfend in die erste Reihe. Es war ein Auftritt, inszeniert wie von einem leitenden Offizier eines SS-Verhörs. Ganz sicher waren Auftritte mit großen Hunden in der Mitgliederversammlung des Kunstvereins sonst nicht üblich. Niemand protestierte. Ich konnte mir gut vorstellen, wie sich ein Jude in den dreißiger Jahren in »diesem unserem Lande« gefühlt haben muß. Hinter mir stand erhöht der Vorstandstisch. Dort thronten also der vorsitzende Steuerberater, der Apotheker Blume, der Kulturdezernent Wenzel (SPD), der Kulturausschußvorsitzende Kohl* (CDU) und einige andere.

* Ratsherrn F.T. Kohl wurde inzwischen vom Rat der Stadt die Ehrenbürgerschaft der Stadt Braunschweig für seine Verdienste um die Kultur und um die Stadt verliehen.

Nach einer Viertelstunde mußte ich den Raum verlassen. Jetzt hatten der Vorstand und seine Helfer ihren großen Auftritt, allen voran Dr. Mersmann und der Rechtsanwalt des Kunstvereins, Herr von Bülow. Dr. Mersmann, Chefredakteur des Feuilletons in der »Braunschweiger Zeitung«, log wieder nach der Devise, mit der Dr. Joseph Goebbels das Propagandaministerium geführt hatte: »Ihr müßt so lügen, daß es niemand für möglich hält.« Mersmann behauptete nämlich, ich habe den Brief, mit dem ich 1968 dem Vorstand des Kunstvereins den Austritt erklärt hatte, auch an ihn, den Chefredakteur des Feuilletons, geschickt und er, Mersmann, habe diesen Brief im Feuilleton veröffentlicht. Er verfeinerte dieses Märchen noch durch den Zusatz, daß die Redaktion der »Braunschweiger Zeitung« damals den Beschluß gefaßt habe, dem Brief eine »redaktionelle Richtigstellung« anzufügen, daß aber er, der verantwortliche Redakteur, in seiner Toleranz darauf verzichtet habe. Daß von dieser Erzählung nicht ein Wort wahr war, daß ich den Brief nicht an die »Braunschweiger Zeitung« geschickt hatte, daß er auch nicht veröffentlicht worden ist, konnte selbstverständlich keiner der Hörer ahnen, weder der gegen mich aufgehetzte Kunstmob noch meine wenigen Freunde, die zu dieser Zeit noch da waren. Mersmann wollte damit beweisen, daß ich den Kunstverein wirklich geschädigt habe.

Dann sprang Herr von Bülow auf – 1989/90 Standesvertreter der Braunschweiger Rechtsanwälte – und verlas die Urteilsbegründung in dem Prozeß um den Steffens-Brief. Er wußte zwar als der Rechtsanwalt des gegen mich klagenden »Vereins«, daß der eigentliche Grund für meinen Brief an Steffens, der Ausschluß aus dem Kunstverein, bei diesem Prozeß dem Gericht nicht bekannt gemacht worden ist, und er wußte auch, daß ich Berufung eingelegt hatte, daß also das Urteil nicht rechtskräftig war. Gegen alle Standesgepflogenheiten und gegen die Wahrheit verlas er diese Urteilsbegründung wie eine rechtskräftige Entscheidung. Da ich den Saal ja hatte verlassen müssen, konnte ich weder das eine noch das andere richtigstellen. Herr Schmücking, der »lancierte Galerist«, rief dann stockbesoffen – wie mir der Maler Erich Constein und andere Kollegen erzählten – in den Saal, ich sei ein Mensch, »der nur das Böse« wolle, ein »Intrigant« und »Kunstschädiger« und daß ich »die Gerichte beschäftigen« würde. Die Versammlung heizte sich immer mehr auf, dann fand die Abstimmung statt, in der sich zwei Drittel der Mitglieder für meinen Ausschluß entschieden.

Wenige Tage später forderte mein Anwalt Dr. Mersmann auf, seine unwahren Behauptungen vor den gleichen Mitgliedern zu widerrufen. Mersmann bestritt seine Lügen nicht, wand sich hin und her und widerrief schließlich nicht, so daß Leiste Anfang Januar die Klage gegen Mersmann beim Landgericht einreichen mußte.

Es war klar, die Abstimmung war total rechtswidrig, weil man sie den Mitgliedern nicht vorher bekanntgemacht und die Mitgliederversammlung belogen hatte. So hatten viele Mitglieder vorzeitig die Versammlung verlassen oder ihre Stimme unter falschen Voraussetzungen abgegeben. Selbstverständlich haben der Kunstvereinsvorstand, der Kulturdezernent und der Vorsitzende des städtischen Kulturausschusses das niemals in Ordnung gebracht, bis heute nicht einmal ein Wort der Entschuldigung gefunden. Wären nicht auch noch zur späten Stunde einige Braunschweiger Künstler anwesend gewesen, wäre mein Ausschluß mit fast hundert Prozent beschlossen worden – wie in der ehemaligen DDR.

Nachzutragen bleibt noch, daß auch zwei Architekturprofessoren meiner Fakultät anwesend waren. Es war ihnen äußerst peinlich, das konnte ich sehen. Aber sie hatten – wie echte Deutsche – zuwenig Zivilcourage, auch nur ein Wort zu meiner Verteidigung zu sagen, den Kunstmob an den gröbsten Ausschreitungen zu hindern. Das Ganze war eine knapp drei Stunden dauernde Röntgenaufnahme unter der demokratischen Oberfläche der Masse der »Kunstinteressierten«, ein makabres Spiel, ein kurzer Ausbruch des deutschen Gemüts. Die Grützke-Ausstellung paßte eigentlich ganz gut dazu.

Obwohl Mersmann gegenüber Leiste zugegeben hatte, daß er die Mitgliederversammlung belogen hatte, weigerte er sich, dies vor dem Kunstverein richtigzustellen. Der Rechtsanwalt des Kunstvereins, Herr von Bülow – ein Mitglied der bekannten Familie –, bestritt, daß mir damit geschadet worden sei. Er behauptete in seiner Verteidigungsschrift an das Landgericht frech, daß ich keinerlei Anspruch auf Richtigstellung dieser Verleumdungen hätte.

Da Mersmann weder meinen Brief noch eine Veröffentlichung in der Zeitung vorlegen konnte, entschieden die Richter am Landgericht – Schomerus, Wiesner und Tröndle –, daß der Beklagte verurteilt wird, »gegenüber allen Besuchern, die an der Mitgliederversammlung des ›Kunstvereins Braunschweig e. V.‹ ... teilgenommen haben, schriftlich« die unwahren Behauptungen zu widerrufen, daß ich mein Austrittsschreiben »als offenen Brief auch an die ›Braunschweiger Zeitung‹ gerichtet« hätte und daß dieser Brief »im Feuilletonteil zweispaltig veröffentlicht« worden sei. Endlich ein »Rechtsurteil« eines Braunschweiger Gerichts, keineswegs selbstverständlich, auch wenn die Dinge so klar waren wie in diesem Fall.

Aber der Braunschweiger Kunstverein zog daraus keine Konsequenzen. Anstatt sich bei mir für die öffentlichen Verleumdungen zu entschuldigen und die Ungültigkeit der Abstimmung festzustellen, legte sein Rechtsanwalt Dr. von Bülow Berufung ein. Auch kein anderer der vielen Juristen in diesem Verein hat auf die Rechtswidrigkeit der Abstimmung hingewiesen. Ich war nicht mehr daran interessiert und hatte außerdem genug Einblick gewonnen: Der geistigen Verlogenheit der von diesem Verein vertretenen Kunst entspricht auch eine ungenierte Mißachtung von Anstand und Recht auf bürgerlicher Ebene – auch in den beiden »großen Volksparteien«.

Die Behauptung des Feuilleton-Chefs vor etwa zweihundert Menschen, ich hätte einen Brief in der »Braunschweiger Zeitung« veröffentlicht, war eine falsche »Tatsachenbehauptung«. Mein Vergleich aber zwischen meinem Ausschluß aus dem Kunstverein und nationalsozialistischem Meinungsterror dagegen war eine »Meinungsäußerung« oder ein »Werturteil« und eben keine Tatsachenbehauptung. Dies hatte ich noch dazu – wie das Landgericht formuliert hatte – nicht in der Öffentlichkeit geäußert, sondern in einem Brief gegenüber dem Fraktionsvorsitzenden der SPD, der sich dafür interessieren sollte, ob ein Braunschweiger Bürger aus einem städtisch bezahlten Kunstverein ausgeschlossen werden kann, weil er die dort stattfindenden Ausstellungen anders beurteilt als der Vorstand. Ein »Werturteil« oder eine »Meinungsäußerung« lassen sich aber nicht richtigstellen, sondern nur ahnden, wenn sie beleidigend sind. Der Kläger kann also Schmerzensgeld fordern. Diese Erfahrung hatte ich ja schon nach den Römerberg-Gesprächen gemacht, als mein Rechtsanwalt Henschel die beiden Rundfunkanstalten aufgefordert hatte, die unglaublichen Beschimpfungen meiner Person »richtigzustellen«. Wie sollte so etwas auch lauten? »Wir haben in unserer Sendung behauptet, daß Herr XY ein Provinzdemagoge und Flachkopf sei, wir stellen richtig, daß er kein Flachkopf und kein Provinzdemagoge ist.« So war die Klage des Kunstvereins schon von vorneherein falsch formuliert. Er hätte nur Schmerzensgeld, aber nicht den Widerruf eines Werturteils fordern können, welches ich damals so richtig fand wie heute. Dies wäre kein rechtliches, sondern ein inquisitorisches Verlangen!

In seiner »Berufungserwiderung« legte Herr Leiste dies in juristischer Form unter Zitierung vieler Bundesgerichtsurteile dar. Alles lief in dieser vierundvierzigseitigen Verteidigungsschrift schließlich auf die Frage hinaus, ob meine zweifellos beleidigende Äußerung nötig und sachbezogen war, um meine Interessen zu verdeutlichen. Im öffentlichen Meinungskampf waren nämlich auch sehr scharfe Formulierungen aufgrund der bisher vorliegenden Bundesgerichtsurteile erlaubt, wenn sie sachbezogen waren. Das aber waren meine Äußerungen! Denn schließlich waren auch in der Nazizeit Künstler wegen abweichender Meinungen aus Künstler- und Kunstorganisationen ausgeschlossen worden. Vorsorglich kündigte Herr Leiste gleich die Revision am Bundesgerichtshof an, falls das Oberlandesgericht das Urteil der ersten Instanz bestätigen würde.

Zur mündlichen Verhandlung am 10. Mai 1978 waren Künstler und Kunstinteressierte als Publikum erschienen. Das Gericht hatte schon vor dem Termin den Kunstverein und mich wissen lassen, daß es an einem Vergleich interessiert sei, weil es nach Möglichkeit eine Entscheidung vermeiden wolle, eine unter den Richtern der Bundesrepublik weitverbreitete Unsitte! Bei der Verhandlung wurde aber deutlich – es wurde sogar juristisch diskutiert –, daß auch die Richter am Oberlandesgericht meine Äußerungen für eine »Wertung« hielten und daß sie diese im Zusammenhang mit den Auseinandersetzungen zwischen dem Kunstverein und mir auch als sachbezogen ansahen. »Schließlich ist ja dem auch einiges vorausgegangen«, sagte der Berichterstatter. So stimmten die Kläger nach einigem Zögern einem Vergleich zu. Die Parteien erklärten »den Rechtsstreit in der Hauptsache für erledigt« und waren damit einverstanden, die Kosten gegeneinander aufzurechnen. Der Kunstvereinsvorstand verlangte keinen Widerruf mehr, er wäre damit aber auch spätestens vor dem Bundesgerichtshof gescheitert.

Im Unterschied zu den Kommentaren der Journalisten Brackert und von Haselberg zu meinen Vorträgen bei den Römerberg-Gesprächen waren meine Wertungen zwar scharf, aber sachbezogen, da ich wirklich aus dem Kunstverein ausgeschlossen worden bin, weil ich abweichende Meinungen über Kunst geäußert hatte. Meine Analysen aber über die Zusammenarbeit von Museen und Galeristen einerseits und über Kunstkritiken ohne Kriterien andererseits hatten nichts mit Antisemitismus und Pogrom zu tun. Die Rundfunkkommentare über meine Römerberg-Beiträge waren deswegen nur Schmähkritiken – ganz abgesehen davon, daß mir erlogene Zitate in den Mund gelegt worden waren.

Während dieser Vorgänge feierte die Künstlergalerie ihre Triumphe. Ein großer Teil des Kunstpublikums aus Braunschweig kam zu uns und besuchte nicht mehr den Kunstverein. Da kündigte uns die Stadt 1982 die kostenlose Benutzung der Felmy-Villa, weil sie das Haus dem »Norddeutschen Rundfunk« vermietet hatte. Sie bot uns statt dessen eines der vier klassizistischen Torhäuser als Dauerlösung an. Ich war von dieser Lösung deswegen angetan, weil es zum erstenmal ein Haus war, in dem wir ganz alleine waren. Die Felmy-Villa hatten wir uns mit der »Wissenschaftlichen Gesellschaft« der Technischen Universität teilen müssen, die sich ständig über Störungen beklagte. Außerdem war das kleine klassizistische Torhaus von signifikanter Gestalt, nahe am Stadtzentrum, verkehrsgünstig gelegen. Zusätzlich war mir diese Lösung willkommen, weil der Bau deutlich kleiner war als die Räume in der Felmy-Villa. Bei der abnehmenden Einsatzbereitschaft der Künstler waren so große Ausstellungen, wie sie die Felmy-Villa füllten, in Zukunft nicht mehr durchführbar, der Ausstellungsbetrieb der Künstlergalerie mußte verkleinert werden.

In meiner Zustimmung steckte schon ein Stück Resignation. Dagegen rebellierten die Jüngeren, die sich aber gerade in der letzten Zeit keineswegs durch Mitarbeit hervorgetan hatten. Sie nahmen den Mund voll, aber leisteten wenig. Ich überging daher ihre Einwände und machte die entsprechenden Abmachungen mit der Stadt fest. Es wurde vereinbart, daß wir das Torhaus, das zwischenzeitlich bewohnt und dabei wohl auch umgebaut worden war, wieder in den originalen Zustand zurückversetzen. So schien es mir auch für unser Ausstellungsunternehmen wesentlich geeigneter.

Die ewigen Auseinandersetzungen mit den Jüngeren, besonders mit einem Kunsterzieher, der sich im BBK offensichtlich eine Karriere ausgedacht hatte, gingen mir zunehmend auf die Nerven, zumal trotz der erreichten Verbesserung in Braunschweig keineswegs eine blühende Künstlerkolonie entstanden war. Ich hatte also allen Grund, mehr und mehr an dem Sinn meines Tuns zu zweifeln.

So legte ich dann Ende 1981 bei einer turbulenten BBK-Sitzung für alle Anwesenden überraschend den Vorsitz des BBK und die Leitung der Künstlergalerie nieder. Ich hatte an dem Abend den Eindruck gewonnen, daß meine beiden jungen Widersacher sich wieder irgendeinen Plan ausgedacht hatten, gegen den anzukämpfen ich einfach keine Lust mehr hatte. Die Künstlerkollegen hatten mit meiner Reaktion nicht gerechnet – wohl in der Überzeugung, ich brauche diese Ämter für mein Prestige. Das Gegenteil aber war der Fall: Neben den ungeheuren Anstrengungen, die mit den Arbeiten am Nürnberger Ehekarussell und am Göttinger Portal verbunden waren, außerdem durch die Prozesse und die inzwischen hinzugekommene Ehescheidung wurde mir diese Arbeit zunehmend lästig. Ich verließ also abrupt die Versammlung und die verdutzten Künstler.

Es wurde ein neuer Vorsitzender gewählt und die Künstlergalerie nach dem Umzug in »Torhaus-Galerie« umbenannt. Der geplante Umbau fand nicht mehr statt. Der BBK versank wieder in tiefen Schlaf, obwohl die Gelder der Stadt weiterflossen und die Galerie weitergeführt wurde. Da aber durch den Verkauf von Kunstwerken kaum noch Geld eingenommen wurde und die Bereitschaft der Künstler zu ehrenamtlicher Tätigkeit beinahe erloschen war, wurde fast der ganze Etat (1994 achtzigtausend Mark) für die Bezahlung von schließlich zwei Verwaltungsdamen verbraucht: statt Förderung der Kunst Verwaltung!

»Entmündigung der Künstler«. Die Schießbude mit lebendem Ziel, eine »Kunstvorstellung« des Galeristen Müller in Stuttgart

Im Jahre 1978 – während der Kunstvereinsprozesse – ist mein Manuskript für die »Entmündigung der Künstler« fertig geworden. Meine Erlebnisse als Bildhauer, die Römerberg-Gespräche, das Karlsruher Urteil, meine Erfahrung als Vorsitzender des BBK in Braunschweig, die Vorgänge um den Braunschweiger Kunstverein und eine umfangreiche Forschungstätigkeit lagen diesem Buch zugrunde. Es schildert die Entstehung des gegenwärtigen Kunstbetriebs von seinen Anfängen an, also von der Befreiung der Künstler aus den Fesseln der Handwerksinnungen zu Beginn des 16. Jahrhunderts über die Gründung der ersten Kunstakademien und die ersten Salonausstellungen im 17. und 18. Jahrhundert und stellt dann die Entwicklung des bürgerlichen Kunstbetriebs im 19. Jahrhundert dar. Das Buch zeigt, wie sich im letzten Jahrhundert mit den Gründungen der Kunstvereine und Museen die Konturen des gegenwärtigen Kunstapparats immer deutlicher abzeichnen, und schildert schließlich die für die Kunst tödliche Entwicklung dieser Einrichtungen in unserer Zeit.

Aus dem bürgerlichen Kunstbetrieb des vorigen Jahrhunderts zur Förderung von Künstlern und Kunst wurde ein bürokratisch-kaufmännischer Apparat, in dem ein Heer von Nichtkünstlern von der Vermarktung der Kunst lebt. Dutzende solcher Personen stehen hinter jedem einzelnen Künstler, dirigieren, manipulieren, korrumpieren und erpressen ihn, schreiben ihm vor, was er zu tun, zu denken und zu sagen hat: entmündigen ihn. Es sind Zehntausende von Personen, Angestellte und Vorstände der Kunstvereine, der Museen und Kunsthallen, von Kulturreferaten und Kulturämtern, die Mitglieder von Kulturausschüssen und Kommissionen, Hunderte von Kunstjournalisten in Zeitschriften, Zeitungen, Rundfunk und Fernsehen, Macher von provinziellen, staatlichen und internationalen Ausstellungen und die riesige Zahl von Kunsthändlern und deren Mitarbeiter. »Stars« sind nicht mehr die Künstler, sondern die Documenta-Organisatoren, Biennale-Kommissare, Museumsdirektoren und die international führenden Galeristen. Sie alle verbindet eine ständig zunehmende Ignoranz in Fragen der Kunst, die sie gegen jeden Künstler und wirklichen Kenner Front machen läßt. Sie dulden und fördern fast nur noch unterwürfige Künstlersimulanten, also Unbegabte ohne berufliches Selbstbewußtsein und Wissen. Außerdem verdrängen sie den Künstler einfach durch ihre Existenz: Der größte Teil des Geldes, das die Gesellschaft zur Förderung von Kunst bereitstellt, wird von diesem Sekundärpersonal verbraucht. Für die Entstehung von Kunst bleibt fast nichts übrig. Die Kunstvermittlung hat die Kunst gefressen! Wer sich als kultureller Bürger oder Politiker profilieren will, kauft nicht ein Kunstwerk, gibt nicht einen Auftrag für ein Denkmal, sondern gründet einen Kunstverein oder setzt sich für den Bau von Museen ein. Kunst und Museum sind zwei Begriffe für die gleiche Sache geworden. Es werden Hüllen gebaut, für die ein angemessener Inhalt nicht mehr entstehen kann. Schließlich leben wir im Zeitalter der Verpackung. Darum ging es in diesem Buch, um die »Entmündigung der Künstler«. Dafür mußte ich nun einen Verlag finden.

Daß dies nicht so einfach war, läßt sich denken. Schließlich gehören die Kunstverlage zwar nicht direkt zu dem eben beschriebenen Kunstbetrieb, aber sie sind doch vielfach mit ihm verbunden, zum Teil durch die gleichen Leute, die für die Museen und für Verlage schreiben.

Ich bekam das Manuskript von allen Verlagen zurück. Meistens wurde behauptet, daß ein solches Buch erst ab einer Auflage von zwanzigtausend rentabel wäre, die man aber mit diesem Text nicht wagen könne. Das Buch wende sich doch nur an wenige Fachleute. Nur der damalige Chef des Propyläen-Verlags, Jobst Siedler, schrieb mir einen zustimmenden Brief und bat mich nach Berlin. Wirklich begeistert von dem Manuskript, erzählte er mir, daß er auch seiner Frau immer wieder Stellen daraus vorgelesen habe. Aber verlegen könne er es leider nicht, denn dann würden Kunstkritiker der »FAZ« und aller anderen Zeitungen über ihn und den Propyläen-Verlag herfallen. Mein Argument, daß er sich das allemal leisten könne, wenn sogar ich das wagen würde, leuchtete ihm nicht ein. Er hatte mich wohl nur kommen lassen, um sich amüsant über den Kunstbetrieb mit einem Gleichgesinnten unterhalten zu können. Aber sich öffentlich dazu zu bekennen, war eine andere Sache.

Mir hätte das eigentlich zu denken geben müssen: Dieser Mann, literarisch begabt, intelligent und mit den Propyläen- und dem Springer-Verlag im Rücken, wagte es nicht, dieses kleine Büchlein herauszugeben. Er hatte im Unterschied zu den anderen Verlegern auch nicht den geringsten Zweifel daran, daß man das Büchlein mit einer hohen Auflage verlegen und verkaufen könnte. Er fürchtete den Machtapparat des Kunstbetriebs, besonders die Feuilletons. Das alles fürchtete ich nicht. Ich habe Gefahren immer unterschätzt. Nie war ich bereit, mich nach ihnen zu richten, und habe das oft teuer bezahlt – für die »Entmündigung der Künstler« zahle ich noch heute.

Dieses Buch war in einem bürgerlichen Verlag nicht unterzubringen, weil es eben ganz konkret mit Ort, Namen und Adressen die Verquickung von Ideologie, Museum und Markt nachwies. Allgemeine, gegen die Kunstideologie der Medien gerichtete Betrachtungen waren noch hier und da unterzubringen, aber Konkretes war zu gefährlich. Die Verlage ebenso wie die Medien veröffentlichen nicht ihre eigenen Sünden. Die Medien weigern sich nicht nur, den Kunstmarkt ebenso zu untersuchen wie Wirtschaft oder Politik, sondern sie verhindern sogar solche Unternehmungen. Die Intellektuellen verteidigen die Ideologisierung der Kunst mit der gleichen Starrheit, mit der sich die Kirche der Vergangenheit gegen Ketzertum schützte.

Schließlich fand ich den kleinen kommunistischen Damnitz-Verlag in München, der auch die Kunstzeitschrift »tendenzen« herausgab. Da dieser Verlag sowieso nur von wenigen Abnehmern lebte, die durch Feuilletonkritiken der »FAZ« nicht zu beeindrucken waren, kam es darauf an, ob das Buch eine Leserschaft finden würde. Die hat es gefunden. Obwohl es von diesem Verlag herausgebracht und kaum besprochen worden ist, kannten es bald alle, ist es doch ein Erfolg geworden! Es verkaufte sich fast ausschließlich über Mundpropaganda. Nur Karl Diemer hat darüber in den »Stuttgarter Nachrichten« geschrieben.

Das Büchlein kam in einem von mir entworfenen Einband im Frühling 1979 auf den Markt. Im Herbst wurde ich daraufhin von den »Stuttgarter Nachrichten« zu einer Podiumsdiskussion über meine Thesen in das Foyer der Baden-Württembergischen Bank auf dem kleinen Schloßplatz in Stuttgart eingeladen. Die »Stuttgarter Nachrichten« veranstalteten in unregelmäßigen Abständen solche Diskussionen mit führenden Köpfen der Wirtschaft, der Politik und der Kultur. Die Veranstaltung hieß »Treffpunkt Foyer«. Natürlich war ich erfreut, über die »Entmündigung der Künstler« in der Öffentlichkeit sprechen zu können, und außerdem in einer Diskussionsreihe, die von Dürrenmatt und Qualtinger an mit vielen illustren Namen geschmückt war. Außer mir waren der Bildhauer Mack aus Düsseldorf, Klaus Staeck aus Heidelberg, der Direktor der Württembergischen Staatsgalerie, Professor Dr. Beye, und einige andere eingeladen worden. Der Saal war brechend voll. In den Gängen standen die Leute dicht gedrängt bis an die Wände. Der Podiumstisch war leicht erhöht, die Schautafel über mein Büchlein gut arrangiert.

Alle Diskutanten waren Gegner meines Buches. Von Anfang an hatte ich den Eindruck, daß auch der Feuilleton-Chef Hans Fröhlich mir und meinen Thesen ablehnend gegenüberstand. Er hatte die Diskussionsleitung in der Hand und hat – so denke ich – die Erörterung meiner kunstpolitischen Thesen durch die Aufforderung an die Diskussionsteilnehmer, jeder möge in wenigen Minuten den Begriff »Kunst« definieren, verhindert. Einerseits war das nicht ohne Sinn, weil ich meine Kritik am Kunstjournalismus an den fehlenden Kriterien der Auguren festgemacht hatte, daran, daß sie den Kunstbegriff zu einer gesellschaftlichen Übereinkunft hätten verkommen lassen, die noch dazu alle zehn Jahre geändert werde. Andererseits aber ist der Begriff »Kunst« nicht in wenigen Minuten zu definieren. Erfahrungsgemäß endet das in großem Blabla. Vielleicht war das beabsichtigt, wahrscheinlich aber war es nur naiv.

Trotzdem wurde es interessant, weil sich Dr. Beye als Vertreter eines besonders prominenten Museums für zeitgenössische Kunst und als Berater von Großindustrie und Großbanken, die hinter den Kulissen den Kunstbetrieb der BRD mitlenken, bei der Beantwortung dieser Frage ungewöhnlich desavouiert hat. Er erklärte nämlich in zwei oder drei Sätzen, daß jede Innovation oder jede Erfindung Kunst sei. Alles, was neu sei, sei auch Kunst. Kunst sei nur ein anderes Wort für neu. Um ganz sicher zu sein, daß ich mich nicht verhört hatte, fragte ich ihn, ob dann auch Galilei ein Künstler gewesen sei. Er habe eine neue Ordnung für den Kosmos erfunden und außerdem die Schwerkraft definiert. Ja, sagte Dr. Beye, Galilei sei ein großer Künstler gesesen. Für Dr. Beye war also zwischen den Berechnungen Galileis und den Bildern seines Zeitgenossen Caravaggio grundsätzlich kein Unterschied. Alles Neue, was Menschen sich ausdenken können, ist nach seiner Definition Kunst. So erklärte sich auf einfache Weise, daß in der Documenta Geschlechtsteile, die sich ein »Künstler« selbst abgeschnitten hatte, als Kunst ausgestellt worden waren. Wahrscheinlich hat das vorher noch nie jemand gemacht. Und so wird auch verständlich, daß ein Selbstmord auf Raten auf einem Podium vor ausgesuchtem Publikum von unseren Kunstzeitschriften zur Kunst erklärt worden ist, ebenso wie die brutalen und schmierigen Aktionen von Mühl.

In letzter Konsequenz wäre nach dieser Definition auch die fabrikmäßige Ausrottung der Juden, die Vergasung von vier Millionen Menschen in kleinen Kammern durch Zyklon B ein Kunstwerk gewesen, weil das vorher noch nie geschehen und auch noch nie erdacht worden ist, weil auch das eine Innovation war. Diese totale geistige Bankrotterklärung eines Mannes, der den Kunstbetrieb in der Bundesrepublik maßgeblich mitbeeinflußt, hat bei der Hörerschaft keineswegs zu Protesten geführt. Im Gegenteil, diese an Schwachsinn grenzende Definition ist heute Allgemeingut unter den Kunstbeflissenen. Daß dies keine polemischen Unterstellungen sind, sollten noch zwei »Kunstereignisse« auf dem gleichen Kongreß belegen, in dessen Rahmen auch das Podiumsgespräch mit mir stattgefunden hatte:

Im Zuge einer von dem Galeristen Müller organisierten Kunstvorstellung hatte im »Stuttgarter Tagblatt«-Turm eine Performance stattgefunden, die mit Sicherheit zu staatsanwaltlichen Ermittlungen geführt hätte, wäre sie nicht zur »Kunst erklärt« worden! Jeder Besucher bekam einen Metallwurfpfeil in die Hand gedrückt mit der schriftlichen Zusage: Sie erhalten fünfhundert Mark in bar, wenn Sie das Ziel treffen! Als lebende Zielscheibe bewegte sich ein sogenannter Performance-Künstler mit nacktem Oberkörper hin und her. Sofort flogen viele Pfeile, abgeworfen von Erwachsenen, die sich darüber klar sein mußten, daß man mit einem solchen Wurfpfeil einen Menschen töten kann. Den ersten Pfeil soll der Kulturamtsleiter der Stadt Stuttgart geworfen haben. Der Künstler wich aus, hatte dann aber, wie er später sagte, einen Blackout, wurde getroffen und ging zu Boden.

In einer zweiten, ebenfalls vom Kunstmanager Müller arrangierten Ausstellung zum Künstlerkongreß »Europa 79, Kunst der 80er Jahre« hatte eine Künstlergruppe namens »palazzo« auf dem Fußboden eines engen, fünfeckigen, sonst leeren Raums ein Miniparkett aus zweitausendachthundert echten Zehnmarkscheinen aufgeklebt. Man las an der Wand »vertraulich«, daß es sich um einen »28.000-DM-Kredit« der Kölner Privatbank Delbrück & Co. handle. Das Geld war festgeklebt, die Menschen trampelten darauf herum.

Karl Diemer, der sich über beide Vorfälle in den »Stuttgarter Nachrichten« mokierte, erhielt daraufhin wütende Zuschriften von dem Galeristen Müller, der Gruppe »palazzo« und anderen, in denen er als Nazi verdächtigt wurde – nicht etwa die Pfeilschützen.

Dieser Künstlerkongreß war mit einem Zuschuß von einhunderttausend Mark von Oberbürgermeister Rommel unterstützt worden. Obwohl sich der »Künstler« aus Österreich freiwillig den Pfeilen ausgesetzt hat, hätte eine derartige, die Besucher der Brutalität überführende Aktion niemals erlaubt werden dürfen. Keinerlei Protest erhob sich bei dieser Aktion. Als der »Künstler« dann zu Boden gegangen war, wurde es den Anwesenden peinlich – das war alles. Doris Cordes-Vollert, Mitglied im Kulturausschuß des Gemeinderates Stuttgart, schrieb in einem Leserbrief am 10. Oktober 1979: »Warum konnten die Besucher sich nicht verweigern? Es geht nicht einmal um fehlende Kunstkriterien, sondern schlicht um fehlendes Menschsein.« Aber Herr Müller und Konsorten bezeichneten diejenigen, welche dieses Pfeilewerfen kritisierten, als Nazis.

Auch mit dem Geld hätte man angesichts der Not in großen Teilen dieser Welt etwas Besseres tun können. Nicht zufällig war es eine Bank, die das Geld dafür gestiftet und das »Kunstwerk« später gekauft haben soll. Seit Ende der siebziger Jahre haben sich die Banken der BRD um die Kunst unserer Zeit besonders verdient gemacht.

Natürlich kann man den Oberbürgermeister Rommel für seine Geldspende mit der Annahme entschuldigen, er habe den Charakter dieser Aktionen nicht gekannt. Aber dann hätten sich Stadt und Staat nachher vom Galeristen Müller distanzieren müssen. Das Gegenteil war der Fall! Einer der besten Freunde des Galeristen H. J. Müller, der damalige schwäbische Kultusminister Gerhard Mayer-Vorfelder, ließ sich von fünfundzwanzig Künstlern der Galerie im Jahre 1990 porträtieren und verschaffte so dieser Firma wieder einmal eine kostenlose Publicity, die sie über alle anderen Galerien Baden-Württembergs erhob. Zur Eröffnung der Ausstellung bei Müller erschien der Kultusminister selbst, ließ sich mit einem der Bilder fotografieren und kaufte es für das Baden-Württembergische Staatsministerium an: Hans Jürgen Müller bot dem eitlen Minister einen Akt peinlichen Personenkults, und sechsunddreißig willfährige Künstler empfingen den strahlenden Ehrengast bei der Eröffnung ihrer kostenlos hergestellten Werke artig mit einem Ständchen. Berichte darüber erschienen in allen größeren Zeitungen bis hin zum »Spiegel«. Nein, Staat und Städte fördern solche Kunstmanager nicht versehentlich, sie wissen schon, was sie tun.

Auch Kunstdenkmäler sind vor solchen Kunstaktionen nicht mehr sicher. Der Kunstverein Braunschweig, unter seinem vorsitzenden Steuerberater Höweler immer auf der Höhe seiner Zeit, hatte Anfang 1992 die Räume des Schlößchens »Salve Hospes« – eines der wenigen im letzten Weltkrieg nicht durch Bomben beschädigten Baudenkmäler unserer Stadt – zwei Künstlern für ihre Aktionen freigegeben. Sie nahmen eine elektrisch getriebene Trennscheibe und Spitzeisen, zersägten und zerschlugen fast den gesamten Putz und die darunter liegenden Konstruktionsschichten des Spätrokoko-Schlößchens, zerstörten eine im Raum Braunschweig nur in diesem Haus erhaltene alte Bautechnik aus Naturstein, Lehmschicht, Strohgeflechten und Putz und stellten dann diesen Akt von hirnrissigem Vandalismus als Kunstaktion der Öffentlichkeit vor. Die Restauratoren von Braunschweig und Hannover fanden große Teile der inneren Bausubstanz zerstört und mußten feststellen, daß der alte Putz, die Lehmschichten und die Strohmatten entfernt und das Innere mit modernen Materialien und Techniken rekonstruiert werden mußte. Die Stadtregierung und der Vorstand des Kunstvereins konstatierten, daß diese Aktion durch Artikel 5 des Grundgesetzes geschützt sei und deswegen niemand zur Verantwortung gezogen werden könne. Die Zerstörung eines bedeutenden Kunstwerks wird durch den Artikel von der Freiheit der Kunst geschützt. Wann werden Bücherverbrennungen zu Kunstaktionen? Könnte man nicht mit diesem Buch anfangen?

Ich schrieb daraufhin an die »Braunschweiger Zeitung«: »Wenn ich mit einer Trennscheibe in die Wohnung meines Nachbarn gehen würde, um dort Wände und Möbel zu zerteilen, würde ich es trotz des Artikels 5 des Grundgesetzes und trotz meines Künstlerberufes mit dem Staatsanwalt zu tun bekommen. Erst durch das Schlößchen Salve Hospes, also erst durch die ›Kunstinstitution‹, nicht durch den Künstler, wird ein solches Zerstörungswerk zur ›Kunst‹. Anders ausgedrückt: Staat oder Stadt lassen denkmalsgeschützte Bauten zerstören und diesen Vandalismus zur ›Kunst erklären‹. Diesem ›Kunstverein‹ muß als Konsequenz ein in so hohem Maße schützenswertes Gebäude entzogen werden.«

Das geschah natürlich nicht, aber die beiden Künstler und ganz besonders der Direktor des Braunschweiger Kunstvereins hatten ihren »Durchbruch«. In den verschiedensten Kunst- und Kulturzeitschriften wurden sie gefeiert und die Denkmalsschützer verhöhnt. Die Namen der Künstler waren plötzlich »in«. Andreas Grosz schrieb in »Living«: »Hervorragende Ausstellung« ... die beiden Künstler »haben sinnbildlich eine Wunde aufgerissen ... richtet sich der Zorn doch letztlich gegen uns selbst.« Das übliche hochstaplerische Tiefsinns-Gelabere unserer Kulturzeitschriften, mit dem man ebenso das Einschlagen von Windschutzscheiben, das Zertrümmern von Papierkörben und Telefonzellen durch betrunkene Jugendliche überhöhen könnte. Auch der »Informationsdienst Kunst« widmete dieser Aktion in seinem Aprilheft 1992 eine begeisterte halbe Seite.

Es kann kein Zweifel daran bestehen, daß der Grundgesetzartikel von der »Freiheit der Kunst« unter solchen Umständen nicht haltbar ist. Geschützt kann nur werden, was wenigstens im groben definierbar ist. Wenn alles Kunst sein kann, es nur auf den ebenfalls nicht definierbaren Kontext ankommt, läßt sich mit diesem Artikel das ganze Bürgerliche Gesetzbuch unterlaufen. Irgend jemand müßte unter diesen Umständen den Mut aufbringen, im Bundestag zu beantragen, daß die »Freiheit der Kunst« in Artikel 5 des Grundgesetzes ersatzlos gestrichen wird.

Zurück zu dem Büchlein »Entmündigung der Künstler«, das gegen alle Axiome des gegenwärtigen Kunstbetriebs und der Feuilletons verstößt. Deswegen kam es sofort auf einen selbsternannten Index der bundesdeutschen Buchhandlungen. Viele von ihnen weigerten sich in vorauseilendem Gehorsam, das Buch zu bestellen. Die Händler behaupteten immer wieder steif und fest gegenüber den Kunden, es sei vergriffen. Das erfuhr ich oft von Interessenten schriftlich oder mündlich, die mich baten, bei der Beschaffung des Buches behilflich zu sein. Trotzdem sind in zehn Jahren drei Auflagen mit insgesamt neuntausend Stück verkauft worden, obwohl es nur im Börsenblatt des Buchhandels angekündigt worden ist, nur im Feuilleton der »Stuttgarter Nachrichten« besprochen wurde und obwohl nicht die Macht- und Geldmittel eines großen Verlags dahinter standen, der ein Vielfaches davon hätte verkaufen können.

Das hatte Jobst Siedler auch nicht bezweifelt. Nicht geschäftliche Überlegungen haben das Herausbringen dieses Buches so schwierig gemacht, sondern die Grenzen der Meinungsfreiheit! Das Manuskript wäre ohne den kommunistischen Verlag an der Selbstzensur bundesdeutscher Verlage gescheitert! In den achtziger Jahren mußte der Damnitz-Verlag seine Buchproduktion einstellen und verkaufte die wenigen gutgehenden Titel dem Pahl-Rugenstein-Verlag in Köln, in dem 1987 die dritte Auflage erschien.

14. Die Kreuzwegsäule in St. Elisabeth

Während all dieser Vorgänge habe ich in Salzgitter-Lebenstedt, also im Zentrum dieser über riesige Ländereien verzweigten Stadt, für die neu erbaute katholische Elisabeth-Kirche Altar, Taufstein, Tabernakel und eine Christussäule geschaffen. Die Arbeiten zogen sich über mehrere Jahre hin. Das letzte Stück, die Christussäule, entstand in den Jahren 1976/77. Sie ist meine wichtigste Arbeit in dieser Kirche.

Dechant Ropohl, der Pastor von St. Elisabeth, hatte mich 1976 gebeten, für die Kirche einen Kreuzweg zu machen. Die einzelnen Stationen hängen normalerweise als eine Folge von Reliefs oder Bildern an den Wänden der Kirche und schreiben so den Weg der Kreuzwegprozession vor. Die Kirche hatte aber im Nordwesten eine in den Gesamtkirchenraum einschneidende kleine Kapelle, die mich auf die Idee brachte, anstatt einzelner Kreuzwegreliefs eine Säule für diese Kapelle zu entwerfen, welche die Passion Christi darstellte. Sie besteht aus einer Kombination aus Stein und Bronze. Zwei Drittel der insgesamt nur zwei Meter dreißig hohen Säule sind aus französischem Savonnière-Kalkstein gehauen und ein Drittel in Bronze gegossen. Zwar hat das Gesamtgebilde eine zylindrische Proportion, ist aber eigentlich keine Säule: Das untere Drittel ist ein papyrussäulenähnlicher Sockel, der eine etwa fünfzig Zentimeter hohe ausladende, stark plastische Trommel trägt, die vier Reliefszenen des Kreuzwegs zeigt: Fußwaschung, Christus vor Pilatus, die Kreuztragung und die Kreuzigung. Über dieser Relieftrommel folgt eine freiplastische durchbrochene Skulptur aus Bronze: die Empörung der Pharisäer über Christus. In einem merkwürdigen Balanceakt tragen die beiden ihre Gewänder zerreißenden Pharisäer zusammen mit einer barocken Säule wiederum eine große Krone aus Stein, mit der sie den auf einem Stuhl thronenden Christus krönen. Jesus als Schmerzensmann, aber in der Haltung eines jugendlichen Siegers. Die Krone aus Savonnière-Kalkstein stellt die Verleugnung Petri dar. Das Weinlaub und die Weintrauben weisen auf den Opfertod Christi hin. Aus den vierundzwanzig Szenen des Kreuzwegs wurden sechs, die ich in zylindrischer Gestalt in drei Schichten übereinandergefügt habe. Dem Material entspricht ein Wechsel der künstlerischen Ausdrucksform. Die Bronzegruppe ist realistisch, während die Steinreliefs expressiv, weniger naturnah sind.

Mit dieser Säule, ihrem Wechsel zwischen Bronze und Stein, und den stockwerkartig übereinander geschichteten Reliefdarstellungen und freiplastischen Figurengruppen, habe ich den Grundtyp für zwei monumentale Säulen entwickelt, an denen ich seit den späten achtziger Jahren für die Städte Salzgitter und Koblenz arbeite. Aber damit greife ich der Geschichte weit vor.

Zuerst einmal wurde ich 1977 beauftragt, für den neuen Ratssaal in Göttingen ein Portal zu entwerfen. Und am Ende des Jahres bat mich der Stadtbaumeister von Nürnberg, Otto Peter Görl, um Vorschläge für einen großen Brunnen auf dem Ludwigsplatz in Nürnberg.

III

»Das bittersüße ehlich Leben« eines Staatsfeindes und seine erste Begegnung mit dem Tod

15. Das Jahr 1978

Die Aufträge für das Göttinger Rathausportal und den Nürnberger Ehebrunnen

Die Ereignisse um die Entstehung des Göttinger Rathausportals und des »Ehebrunnens« auf dem Ludwigsplatz in Nürnberg waren fast ebenso dramatisch wie die Vorgänge damals in Amerika. Aber besonders der Brunnen wurde in Deutschland viel bekannter als die zwei Reliefs im weitentfernten Washington. In Amerika kennen sehr viele Menschen meine Reliefs am Kennedy-Center, aber für mich als ihren Schöpfer hat sich kaum jemand interessiert. Jetzt war das anders. Natürlich spielte auch eine Rolle, daß viele große Werke von mir inzwischen an verschiedenen Stellen standen und oft zu Auseinandersetzungen geführt hatten.

Göttingen wollte sich ein neues Rathaus bauen lassen. Bei einem Architektenwettbewerb waren, wie üblich, nur Vorschläge für mehr oder weniger häßliche Bürohochhäuser herausgekommen. Die Zeiten, in welchen das Rathaus – an einem städtebaulich bedeutenden Platz erbaut – durch seine Gestalt die Stadt unverwechselbar repräsentierte, waren lange vorbei. Das herrliche, in doppelstöckigen Loggien heiter zum Markt hin geöffnete Altstadtrathaus von Braunschweig und der fast aus der gleichen Zeit stammende, festungsartig verschlossene Palazzo Vecchio von Florenz, ja sogar das architektonisch ziemlich durchschnittliche alte Rathaus von Göttingen repräsentieren ihre Städte. Wer an sie denkt, denkt an diese Gebäude. Unsere heutigen Rathäuser sind in der Regel nur noch Bürohochhäuser, von Dutzenden anderen nicht mehr zu unterscheiden.

Im Frühjahr 1977 – die Baugruben waren bereits ausgehoben – wandte sich der damalige Stadtbaumeister von Göttingen, Herbert Wiltenstein, an mich mit der Bitte, ein Bronzeportal für den Ratssaal zu entwerfen. Er kannte mich noch aus der Zeit des Stadthallenreliefs. Neben dem in Waschbeton hochgezogenen Bürohochhaus des Rathauses – dieses Material war gerade große Mode – sollte ein achteckiger kleiner Zentralbau als Ratssaal entstehen. Das war an dem sonst gänzlich durchschnittlichen Entwurf immer noch das beste. Der Zentralbau sollte mit dem Bürohochhaus durch einen Glasgang für die städtischen Abgeordneten verbunden werden.

Eine bestimmte Idee hatten Wiltenstein und der Architekt nicht. Ich hätte machen können, was ich wollte, auch ein Pflanzenrelief als dekoratives Türmotiv wäre möglich gewesen. In unserer Zeit gibt es keine Vorstellung mehr darüber, wie ein Rathausportal aussehen könnte. Früher war das anders. Ob der Papst seine Privatkapelle ausmalen ließ oder eine Kirche ein Bronzeportal in Auftrag gab, ob die Stadtväter von Braunschweig an den Loggien ihres Rathauses Steinfiguren anbringen ließen, immer wußten sie das Thema und wie das Motiv ungefähr auszusehen hätte.

Obwohl sich unsere Zeit von allen früheren zutiefst unterscheidet, gibt es keine allgemein verbindlichen Themen und schon gar keine Bilder dafür. Hat die sogenannte abstrakte Kunst nicht auch darin ihre Ursachen? Bis heute haben sich, nachdem die alten Ikonographien Europas verblichen sind, keine neuen gebildet. Wie also sollte eine moderne Rathaustür aussehen?

Wenn auch Göttingen nicht gerade der Ort ist, in dem die Geschicke Deutschlands oder gar Europas brennpunktartig aufleuchten, wie zum Beispiel in Koblenz, so ist andererseits die Abhängigkeit der Stadt von deutscher und europäischer Geschichte nicht zu übersehen. Das brachte mich auf den Hauptgedanken: Die Geschichte Deutschlands am Beispiel Göttingens.

Ich begann, waschkörbeweise Bücher zu verschlingen. Da die politische Geschichte in erster Linie als ein fortdauernder Kampf um die Macht und als deren ständiger Mißbrauch verstanden werden kann – besonders in unserem Jahrhundert –, fing ich an, die Ereignisse so zu sortieren. Natürlich mußte sich alles auch in Göttingen abgespielt haben. So kam ich zu einem thematischen Konzept.

Formal wollte ich am Hamburger Portal anknüpfen. Hier hatte ich zum ersten und bisher auch zum einzigen Mal vollplastisch-räumliche Kompositionen ganz flachen Reliefs gegenübergestellt und damit eine ebenso prachtvolle wie räumlich-visionäre Wirkung erzielt. Die vollplastisch-räumliche Komposition im Tympanon hatte ich der eigentlichen Türfläche übergeordnet. Nun wollte ich Körper und Fläche stärker miteinander verweben, den Kontrast in anderer Weise ausspielen.

So kam ich durch die Überlagerung formaler und thematischer Überlegungen zur Hauptstruktur der Tür: Den drei schlimmsten Ereignissen deutscher Geschichte, Pest und Judenpogrom von 1347, Dreißigjährigem Krieg von 1618 bis 1648 und der Nazizeit von 1933 bis 1945, ordnete ich kompositorisch die drei »Katastrophengräben« zu. In den drei kastenartigen Vertiefungen, welche die zweieinhalb Meter breite, sonst flach reliefierte Tür durchschneiden, stellte ich die Verbrechen der drei Perioden vollplastisch dar.

Fast gleichzeitig zu diesen Arbeiten erhielt ich im März 1977 eine Einladung zu einem Wettbewerb in Nürnberg. Die Stadt hatte ein Netz von Untergrundbahnen gebaut und so den größten Teil der Dürerschen Altstadt in eine Fußgängerzone verwandelt. Dadurch war auch der Platz zwischen der Elisabethkathedrale und der Jakobuskirche außerhalb des Weißen Turms von Straßenbahn- und Busverkehr frei geworden. Hier sollte ein neuer Brunnen errichtet werden. Aber die Sache hatte einen Pferdefuß, der in der Ausschreibung schon zum Vorschein kam: »Wir haben hier im Stadtpark die Bronzekopie des barocken Neptun-Brunnens, dessen Original im Petershof in Leningrad steht. Da der Brunnen ursprünglich für die Altstadt konzipiert wurde, ist es der Stadt Nürnberg ein großes Anliegen, den Brunnen wieder in einer ihm angemessenen städtischen Umgebung aufzustellen.« Es war ziemlich klar, letztlich wollte die Stadt ihren Neptun-Brunnen wieder zwischen Jakob und Elisabeth installieren. Nach einem Besuch in Nürnberg fand auch ich dies die beste Lösung.

Im 17. Jahrhundert hatte sich die Stadt einen bronzenen Brunnen in der Manier der Zeit bauen lassen: Neptun mit Dreizack, Poseidonpferde mit reitenden Damen, Delphinen und was dazu gehört. Aber bei irgendwelchen Geldschwierigkeiten verkaufte man diesen Brunnen nach St. Petersburg für den dortigen »Petershof«. Dies etwas anrüchige Geschäft hat den Nürnbergern später doch leid getan. Deswegen ließ im 19. Jahrhundert ein Nürnberger Kaufmann jüdischen Glaubens – er hieß Gerngroß – diesen Brunnen von einem Bildhauer nachbauen. Der ursprünglich barocke Brunnen wurde so zu einer eklektizistischen Skulptur der zweiten Hälfte des 19. Jahrhunderts. Er war also keineswegs eine »Bronzekopie des barocken Neptun-Brunnens«, sondern eine Nachbildung des 19. Jahrhunderts. Die Gesamtkomposition und die Architekturteile folgten dem barocken Vorbild, das plastische Detail aber entspricht der zweiten Hälfte des 19. Jahrhunderts. Dieser Brunnen wurde am Ende des vorigen Jahrhunderts mitten auf dem Hauptmarkt, also ziemlich dicht neben dem gotischen »Schönen Brunnen«, aufgestellt.

Dort blieb er, bis Hitler aus Nürnberg die »Stadt der Reichsparteitage« und der »Rassengesetzgebung« machte. Im Zentrum des Hauptmarktes stand er nun den braunen Aufmärschen im Wege, deswegen wurde der Brunnen auf den Marienplatz zwischen St. Jakob und St. Elisabeth umgesetzt. Makabrerweise war der fast quadratische große Hauptmarkt, den sich die SA als Aufmarschplatz ausgesucht hatte, das ehemalige Nürnberger Judengetto, das Kaiser Karl IV. als Rache für die angeblich von den Juden verursachte große Pest von 1348 hatte zerstören lassen.

Nach dem Zweiten Weltkrieg, als man auf dem Marienplatz einen zentralen Omnibusbahnhof eingerichtet hatte, stand der Brunnen wieder im Wege, weshalb man ihn verkleinert in den Stadtpark versetzte. Dort wirkte er ziemlich deplaziert, da es sich tatsächlich um einen städtischen Brunnen handelt, der für einen gepflasterten Platz geschaffen worden ist. Darum war die Idee des Stadtbaumeisters sicher richtig, den Brunnen nach der Einrichtung einer Fußgängerzone und der Beseitigung des Busbahnhofes auf dem Marienplatz nun endgültig zwischen Jakob und Elisabeth zu plazieren. Ich sagte meine Beteiligung an dem Wettbewerb ab. Er hat auch keine befriedigende Lösung erbracht. Otto Peter Görl favorisierte weiterhin den Neptun-Brunnen für diesen Platz. Leider ist es ihm während seiner Amtszeit nicht gelungen, diese einleuchtende Idee durchzusetzen.

Aber der Stadtbaumeister ließ mich trotzdem nach kurzer Zeit – Ende Juli oder Anfang August 1977 – wegen eines anderen Projekts telefonisch nach Nürnberg bitten. Es handle sich um eine Skulptur, die in Zusammenhang mit der Nürnberger Untergrundbahn stünde. Ein kreisrunder Entlüftungsschacht von sechs Metern Durchmesser sei künstlerisch zu kaschieren. Die Ideen reichten von einer Abdeckung des Schachtes durch schmiedeeiserne Gitter bis zu brunnenähnlichen Lösungen. Bei einem bundesoffenen Wettbewerb für die Gestaltung der Fußgängerzone sei nichts Verwertbares für den U-Bahn-Schacht herausgekommen. Der erste Preisträger hatte einen Brunnen aus Stahlröhren um den Schacht vorgeschlagen, so wie sie zu Dutzenden in allen Ländern der Welt herumstehen. Auch in Bamberg war Anfang der siebziger

Jahre ein solches Röhrengebilde aufgestellt worden, das nach heftigen Protesten der Bürger aber wieder abgerissen werden mußte.

Ich fuhr also nach Nürnberg und besichtigte zuerst einmal den Ludwigsplatz und den Schacht in zehn Metern Entfernung vom sogenannten Weißen Turm, dem einzigen Relikt der mittelalterlichen Stadtumwallung. Die vier anderen Haupttürme der zweiten Stadtmauerbefestigung waren nach den Entwürfen Dürers umgebaut worden. Dieser schlanke Turm mit seinem rechteckigen Grundriß, der gegenüber den kreisrunden, breiten, behäbigen Renaissance-Türmen Dürers seinen gotischen Charakter behalten hat, trennt zusammen mit zwei barocken Nebengebäuden den Ludwigsplatz von dem Platz zwischen der gotischen Jakobskirche und der klassizistischen Elisabethkathedrale, auf dem nach den Plänen von Otto Peter Görl der Neptun-Brunnen aufgestellt werden sollte.

Da der U-Bahn-Schacht ziemlich genau im Schnittpunkt der v-förmig auf den Ludwigsplatz zulaufenden Straßen Breite Gasse und Karolinenstraße liegt, ist ein bildhauerischer Schwerpunkt hier auch städtebaulich richtig, obwohl die Entfernung zum Weißen Turm etwas größer hätte sein dürfen. Spontan sah ich eine reich bewegte Brunnenanlage vor mir, die sich mit einer Folge von Becken um den Schacht gruppieren könnte. Zusammen mit dem Neptun-Brunnen auf der anderen Seite des Weißen Turms hätte das ein neuer städtebaulicher Schwerpunkt mit verschiedenen Brunnen werden können, eine Zwei-Plätze-Abwandlung der Piazza Navona.

Anschließend empfing mich im Stadtbauamt ein distinguiert gekleideter Otto Peter Görl, der mir mit rollendem Nürnberger »R« seine Pläne zu erläutern begann. Meine Reliefs am Kennedy-Center in Washington hätten ihn und die Nürnberger Stadtväter sehr beeindruckt, erzählte er mir. Deswegen sah er in mir zuerst einen Reliefkünstler, der den U-Bahn-Schacht mit einer zwei bis drei Meter hohen Wand umgeben sollte, auf der sich eine Fläche von fünfzig bis sechzig Quadratmeter für Reliefdarstellungen geboten hätte. Sie könnten vielleicht auch mit einem umlaufenden Brunnen verbunden werden. Als Thema hatte Görl sich die berühmten Nürnberger ausgedacht, also Dürer und Veit Stoß, den Erfinder des Globus Behaim und den Konstrukteur der Taschenuhr Henlein, den ersten Dichter in hochdeutscher Sprache Hans Sachs und viele andere. Ich war sehr skeptisch: Schließlich sähen die berühmten Nürnberger im Grunde so aus wie die anderen. Ich fände das Thema langweilig, hier ein Mann mit Taschenuhr, dort einer mit Globus, dann Dürer in seiner bekannten Aufmachung usw. Dem Thema fehlt es an Dramatik und auch an allgemein menschlichen Bezügen. Görl war nicht schwierig und räumte mir für meine Entwürfe völlige Freiheit ein, allerdings müsse das Thema einen Bezug zu Nürnberg haben. Deswegen sollte mir das Bauamt der Stadt laufend Nürnberger Literatur zusenden. Zu dieser Zeit wurde gerade eine Hans-Sachs-Ausstellung gezeigt, auf die ein von Prechtl entworfenes Plakat verwies. Darum bat ich noch ausdrücklich um Literatur von Hans Sachs.

In Braunschweig erhielt ich die versprochene Literatur. Eines Tages kam ein Karton mit Hans-Sachs-Schriften an, kleine Theaterstücke, Gedichte usw. Bald stieß ich auf das Gedicht über »Das bittersüße ehlich Leben«, in dem Hans Sachs Freud und Leid seiner Ehe schilderte:

»Sie ist ein Himmel meiner Seel,
Sie ist auch oft mein Pein und Hell,
Sie ist mein Engel auserkoren
Ist oft mein Fegeteufel woren ...«

ein langes Gedicht, in dessen letzten vier Zeilen sich der Rhythmus dadurch beschleunigt, daß Hans Sachs die Gegensätze in jeweils einer Zeile zusammenfaßte:

»Sie ist mein Tugend und mein Laster,
Sie ist mein Wund und auch mein Pflaster,
Sie ist mein Herzens Aufenthalt,
Und machet mich doch grau und alt.«

Mich packte dieses Gedicht, weil meine Ehe schon seit längerer Zeit zu meinem größten Problem geworden war. Mit meiner Frau Gertrud – seit Anfang der siebziger Jahre an manischer Depression erkrankt – wurde mir das Zusammenleben immer schwieriger. Ich glaubte, Probleme unserer Ehe wiederzuerkennen, und fand, daß sich diese Einrichtung in den letzten fünfhundert Jahren nicht grundsätzlich, nur graduell geändert hatte. Das also war mein Thema. Hans Sachs war ein Nürnberger, und die Ehe geht jedermann an.

Weil das Gedicht nicht den Ablauf der Ehe von der Hochzeit bis zum Grabe schildert, sondern vielmehr deren positive und negative Seiten einander gegenüberstellt, es also weder Anfang noch Ende hätte, wenn die Verse nicht mit einem Introitus anfingen und mit einem Rhythmuswechsel endeten, ging ich auch von einer Form ohne Anfang und Ende aus: von einem Karussell, das in sechs Wagen die Positiv- und Negativaussagen über die Ehe zusammenfaßt.

Hans Sachs hat in diesem Gedicht mit immer wieder neuen Worten fast Gleiches beschrieben. Die positiven, fast immer erotischen Bilder – »Sie ist mein Mai und Rosenhag«, »Sie ist mein Wunn und Augenweid«, »Mein Frau ist meine Zier und Lust«, »Ist oft mein königlicher Sal« – faßte ich in zwei Wagen zusammen, einmal in dem sich küssenden Paar im Schwanenwagen – der Schwan steht für die Liebe und ist außerdem ein häufiger Karussellwagen – und zum anderen in der Muschel mit der Venus, die dem Meer entsteigt. Aber im Unterschied zu den alten Venusdarstellungen drängt sich hier ihr Ehemann, ein Jazz-Trompeter, mit in die Muschel. Er besingt die nackte Schönheit mit seinem Instrument, die Muschel wird zur Jahrmarktbude.

Nur mit einem einzigen Vers geht Hans Sachs auf die Frau als Mutter ein: »Mein Frau, die hilft mir treulich nähren«, um dann gleich fortzufahren: »thut mir auch oft das Mein verzehren«. Das waren nach meinen Erfahrungen wichtige Themen, besonders der Streit um das Geld. Ich machte also aus dem ersten Satz den Pelikanwagen und aus der Antithese den Vielfraß. In dem Pelikanwagen füttert die Mutter ihre Kinder, während der Vater ihre Tätigkeit mit wichtigen Reden begleitet. Der Pelikan war eine altchristliche Allegorie für die Mutterschaft. Aus irgendeinem Grunde glaubte man damals, daß dieser Vogel in der Not seine Jungen sogar mit seinem eigenen Herzen füttern würde. Aus dem Negativsatz »thut mir auch oft das Mein verzehren« wurde der Vielfraßwagen, in dem die dicke Frau ihrem Mann den Kuchen wegißt. Beide sitzen in dem Tier an einem Tisch mit Tellern und Kaffeetassen, ein grotesk-surreales Bild.

Auch die Negativverse des Gedichtes wiederholen sich inhaltlich, wenn auch Hans Sachs immer wieder neue Wortbilder gefunden hat: »Sie ist auch oft mein Pein und Hell«, »Ist oft mein Fegeteufel woren«, »Ist oft mein Blitz und Donnerschlag«, »Ist oft mein Gfengnis und Notstall«, »Ist oft mein Krankheit und Spital«, »Und oft mein täglich Hebenstreit«, »Oft woren auch mein größter Feind«. Daraus wurden zwei weitere Negativwagen, zwei Höllenbilder.

Ich weiß, mit dem »Höllendrachen« habe ich Hans Sachs mit Sicherheit überinterpretiert, aber mit dem Fegefeuer nicht! In diesem Wagen – einer großen Flamme in Gondelform – halten sich Ehemann und Ehefrau gegenseitig an der Kette. Ich hatte also die Höllenbilder »Pein«, »Hell« und »Fegeteufel«, »Blitz und Donnerschlag«, »mein größter Feind« mit einem Bild interpretiert, das von den frühgotischen Darstellungen des Jüngsten Gerichts abstammt: Der Teufel hält die Verdammten mit einer langen Kette im Fegefeuer gefangen. Das Jüngste Gericht am Bamberger Dom ist das nächstgelegene Beispiel. Daraus wurde ein schiffsähnliches Feuer, in dem der Mann tanzend und schön ist, die Frau dick und böse, aber beide Teufel sind: »Jeder des anderen Teufel, jeder des anderen Verdammter.« Im Unterschied zu dem Gedicht von Hans Sachs ist in meinem Brunnen nicht nur die Frau ein Teufel, sondern auch der Mann.

Der »Höllendrachen« ist der Wagen, in dem sich beide Eheleute noch als Skelette an der Gurgel liegen. Das alles schilderte ich schon in dem Buch »Das Ehekarussell«*, darum will ich nur noch auf den »Ehefelsen« eingehen:

Hinter dem Maiskolbenphallus und dem tanzenden Hans Sachs liegt ein Marmorfelsen, wie man sie überall an den Küsten des Mittelmeeres findet. Auf ihm liegen ein verfaulter, schon halb skelettierter Bock und ein menschlicher Schädel: der Ehemann als toter Bock und der Schädel der Frau. In den frühen sechziger Jahren, als Gertrud und ich unsere Ferien auf etlichen Adria-Inseln vor der jugoslawischen Küste verbracht haben und mit einem kleinen Boot zwischen diesen Inseln herumschifften, fand ich auf einer von ihnen, eigentlich nur einem unbewohnten Felsen im Wasser, den verfaulenden halbskelettierten Kadaver eines Ziegenbocks. Das Bild hat sich mir eingeprägt, ich habe nur noch einen Menschenschädel dazugelegt. In den Felsen sind die Worte gemeißelt: »Bis der Tod euch scheidet.« Damit ist er zum eigentlichen »Ehefelsen« geworden.

Es ist richtig, ein Karussell war das nun eigentlich nicht mehr. Es bestand zwar aus sechs Karussellwagen, aber zwischen ihnen lagen drei Marmorblöcke, der »Früchtekranz«, der »Rosenständer« und der »Ehefelsen«, die der Vorstellung des Sichdrehens widersprachen. Darauf sind dann auch wirklich eini-

* Weber, Jürgen: »Das Ehekarussell« Der Hans-Sachs-Brunnen in Nürnberg, Verlag M. Edelmann, Nürnberg, 2. Aufl. 1988

ge neunmalgescheite Journalisten gekommen. Überhaupt ist dieser Brunnen von den Kunstkritikern immer nur bierernst genommen worden. Daß Ernst, wirklicher Lebensernst, dahintersteht, ist aus den Erzählungen klargeworden. Aber trotzdem ist er auch witzig. Bierernst jedenfalls ist er nicht. Witz ohne Wahrheit ist schal.

Also, morgens um vier Uhr war der Entwurf fertig, ich ging nach Hause. Einige Stunden später – nicht sehr ausgeschlafen – fing ich zu rechnen an. Ich maß und multiplizierte. Meine erste Überraschung waren die Kosten. Ich konnte rechnen, wie ich wollte, vierhunderttausend Mark, die mir von Görl als Höchstbetrag bei dem Gespräch in Nürnberg angegeben worden waren, kamen auf keinen Fall heraus. Nein, für diese Skulpturen in Bronze und Marmor brauchte ich ungefähr eine Million Mark. Ich fing also an, den Brunnen auf vierhunderttausend Mark zusammenzustreichen. Aber das ging nicht, schon wegen der Größe des U-Bahn-Schachtes. Da die Skulpturen ihrerseits noch einmal einen Meter tief sind, kam ein Umfang von vierundzwanzig Metern zusammen. Trotz meines bewegungsreichen Entwurfes, des Wechsels zwischen Wagen, Säulen und Früchtekränzen, sollte man nach Möglichkeit nichts von dem zehn Meter tiefen Schacht erkennen. Die Komposition war nur so zu verwenden oder gar nicht. Also packte ich alles ein und fuhr nach Nürnberg. Das war Ende Oktober 1977.

Görl war begeistert. Er hatte einen unmittelbaren Zugang zur Nürnberger Ehethematik, weil auch er von seiner Frau getrennt lebte. Unser Hauptproblem waren die Kosten, aber ich nahm den Eindruck nach Braunschweig mit, daß er sich für dieses Objekt einsetzen würde. Und so war es auch. Er gab dem Modellbauer des Stadtplanungsamtes den Auftrag, den Ludwigsplatz mit Weißem Turm und der übrigen Randbebauung im Maßstab eins zu fünfzig zur Vorlage in den verschiedenen städtischen Ausschüssen zu bauen. Ich fertigte dafür den Brunnen noch einmal in dem kleineren Maßstab als Einsatzmodell an.

Während nun in Nürnberg das Entscheidungsverfahren lief, arbeitete ich in Braunschweig mit Hochdruck an dem Entwurf für das Göttinger Rathausportal weiter. Zwischen die drei Katastrophengräben habe ich in verschieden breiten Streifen die deutsche Geschichte am Beispiel Göttingens von der Zeit der Germanen an in Flachreliefs erzählt. Von der germanischen Zeit an deshalb, weil nach der mir vorliegenden Literatur sich der Name Göttingen aus dem germanischen Gutinga (Gaugericht) abgeleitet haben soll.

Überall auf der Tür hatte ich Leerstellen für erklärende Texte eingeplant, welche die historischen Geschehnisse und meine Meinungen dazu verdeutlichen sollten. Diese Texte haben später zu großen Aufregungen geführt: zu der Drohung, die Tür wieder auszuhängen, und zu »wissenschaftlichen« Gutachten von allzu »untertänigen« Professoren.

Die Entscheidung über meinen Entwurf sollte in den Ausschüssen für »Bau« und »Kunst« in Göttingen im April 1978 fallen. Wollte ich eigentlich den Auftrag wirklich haben? Entwurf und Thema faszinierten mich. So etwas war noch niemals künstlerisch dargestellt worden, schon gar nicht als Relief auf einer

Rathaustür. Auch bot die kontrastreiche Relieftiefe verlockende formale Möglichkeiten. Es gab kein vergleichbares Bronzeportal, nicht einmal das von St. Jacobi in Hamburg. Andererseits aber schien mir das von dem Architekten geplante Rathaus ausgesprochen häßlich zu werden. Der wichtigste Grund aber für meine Unentschlossenheit war der Nürnberger Brunnen. Görl schien trotz unserer schlechten Presse in Nürnbergs Zeitungen den Auftrag in den Ausschüssen und im Rat der Stadt durchsetzen zu können. Sicher war es allerdings noch nicht. Konnte man ein so figurenreiches kompliziertes Bronzeportal und einen so gewaltigen Brunnen gleichzeitig nebeneinander ausführen?

Vor den gemeinsam tagenden Bau- und Kunstausschüssen Göttingens erklärte ich also die Thematik und begründete die Kleinfigurigkeit und die Unzahl von Szenen mit der Notwendigkeit, die kleine Tür optisch zu vergrößern.

Kaum hatte ich geendet, machte sich der Ärger der ersten Ausschußmitglieder Luft: Warum eine so negative Thematik, fast ohne Ausnahme eine Abfolge von Verbrechen. Sieht denn deutsche Geschichte wirklich so aus? Warum nicht die vielen Nobelpreisträger der Göttinger Universität, warum nicht ein positives Bild unserer Stadt für unsere Jugend? Ein Abgeordneter nach dem anderen schloß sich dieser Meinung an. Als Rathaustür einer »altehrwürdigen« Stadt eine solche Sammlung von Greueltaten? Man schlug die Umwandlung in ein Wandrelief vor, das irgendwo in der Stadt angebracht werden sollte. Eine Neinstimme nach der anderen. Gewiß, die künstlerische Qualität wurde nicht angezweifelt, aber diese Thematik, solche Aussagen!

Die Ratsherren begannen sich über meine Uneinsichtigkeit zu ärgern. Ich wolle keine Ahnengalerie von Nobelpreisträgern, zumal sie überhaupt nichts mit Göttingen zu tun hätten. Sie seien Wissenschaftler der Universität gewesen, keiner städtischen, sondern einer staatlichen Einrichtung. Aus allen Provinzen und Ländern des Deutschen Reiches und der Bundesrepublik seien sie dorthin berufen worden. Gäbe es überhaupt einen einzigen Göttinger unter ihnen? Und außerdem sähen diese berühmten Wissenschaftler – auch mit ihren Laborgegenständen – langweilig aus: Es fehle ihnen jede Dramatik. Optisch seien ihre Leistungen gar nicht darzustellen. Ich beharrte also auf meinem Thema: »Deutsche Geschichte am Beispiel Göttingens« und deutsche Geschichte als eine Abfolge von Machtmißbrauch, eben gerade auf einer Ratssaaltür, zur Belehrung und Abmahnung für die Abgeordneten. Auf keinen Fall wollte ich diesen Türentwurf in ein Wandrelief umwandeln, für das er völlig ungeeignet sei. Eine Tür nähme man in die Hand, sie hätte in ihrer durchziselierten Kleinfigurigkeit etwas von einem Goldschmiedewerk. Ein Wandrelief wäre etwas ganz anderes.

Die Sache schien den Bach hinunterzugehen. Fast alle hatten sich geäußert, die Bilanz war vernichtend – bis Ulrike von Heynitz an die Reihe kam. Sie war als FDP-Abgeordnete Vorsitzende des Kulturausschusses und Mitglied des Bauausschusses. Ulrike war eine geborene Kügelgen, also eine Nachfahrin des bekannten baltischen Malers der Goethezeit. Von ihm stammt eines der bekanntesten Goethe-Porträts, das heute noch in der Universität in Reval hängt. Auch sie meinte, daß man aus einem Entwurf für eine Bronzetür kein Wandrelief machen könne, für das man außerdem einen geeigneten Platz noch finden müßte. Gerade die deutsche Geschichte böte eigentlich wenig Anlaß zur Aufzählung vieler Ruhmestaten. Dieser Entwurf sei eine »einmalige Gelegenheit«, sagte sie wörtlich, die Abgeordneten sollten ihre kleinlichen Bedenken zurückstellen und mir den Auftrag erteilen.

Direkt danach forderte Wiltenstein zur Abstimmung auf. Fast alle Mitglieder der beiden Ausschüsse erhoben für den Entwurf ihre Hände, obwohl sie eben noch daraus ein Wandrelief machen wollten und eine positive Thematik zu sehen wünschten. Eine entschlossene Frau hatte die Meinung fast aller Abgeordneten umgekehrt. Natürlich war Ulrike von Heynitz eine Autorität durch ihr Wissen, ihren Verstand und vielleicht auch als Repräsentantin ihrer berühmten Familie. Aber letztlich ist dies nur durch die völlige Meinungslosigkeit von Politikern in Fragen der Kunst zu erklären. Vielleicht mehr oder weniger zufällig waren am Anfang negative Meinungen geäußert worden, denen dann alle gefolgt sind. Als aber die Vorsitzende des Kulturausschusses dagegen auftrat, drehte sich die ganze Herde um und marschierte in entgegengesetzter Richtung!

Ich erhielt also am 21. April 1978 den Auftrag »über die Herstellung eines Bronzeportals am Ratssaal zum Preis von 114.000 DM«. Mit der Arbeit aber konnte ich noch nicht beginnen, denn am 12. April hatte der Rat der Stadt Nürnberg auch den Brunnenauftrag an mich befürwortet.

Dem waren erregte Diskussionen in allen dafür zuständigen Gremien der Stadt und ganz besonders in den Nürnberger Zeitungen vorausgegangen. In den städtischen Ausschüssen und auch in der allgemeinen Ratssitzung beschwerte man sich in erster Linie über die Verfahrensweise des Stadtbaumeisters Görl:

Noch am 13. September 1977 nämlich hätte der Beirat für Bildende Kunst beschlossen, daß der U-Bahn-Schacht entweder nur künstlerisch abgedeckt oder »bescheiden künstlerisch umrahmt werden solle, weil der Neptun-Brunnen zwischen St. Elisabeth und St. Jakob zu stehen kommt«. Trotzdem habe Herr Görl mir drei Tage später den Auftrag zu einem Vorentwurf gegeben und sich damit angeblich über den Beschluß des Beirats hinweggesetzt. Das aber war nur teilweise richtig, denn Görl hatte mir ausdrücklich die Grenze von vierhunderttausend Mark genannt, die ich dann mit meinem »Millionending« – so die Nürnberger Zeitungen –, zu dem die Kosten für die Brunnentechnik noch hinzukommen sollten, gründlich überschritten hatte. Außerdem wäre eine »Dringlichkeitsanordnung« nur erlaubt gewesen, wenn der Stadtbaureferent oder der Oberbürgermeister nicht bis zur nächsten Kunstausschußsitzung mit der Auftragserteilung hätten warten können. Ein solcher Notstand habe aber nach so langer Planungszeit keineswegs vorgelegen. So warfen sich CSU und SPD die Formalien gegenseitig an den Kopf. Über meinen Brunnenentwurf wurde eigentlich nicht diskutiert, weil er in Wirklichkeit der Mehrheit beider Parteien gefiel, besonders im Vergleich zu den Modellen, die bei dem Wettbewerb für die Fußgängerzone eingegangen waren, und auch im Vergleich zu den drei Brunnenentwürfen eines Düsseldorfer Bildhauers und den beiden

»künstlerisch gestalteten« Schachtabdeckungen zweier bekannter Kunstschmiede. Sie hatten nämlich in einer zweiten Runde zusammen mit mir auch Entwurfsaufträge erhalten. So waren die Kämpfe in den Ausschüssen und im Stadtrat eigentlich nur Spiegelfechtereien. Man wollte Görl eins auswischen, aber eigentlich nicht meinem Entwurf. Ganz anders war es bei den Zeitungen. Die Feuilleton-Journalisten schnaubten wirklich vor Wut und Verachtung, zumal sie von etlichen Künstlern Nürnbergs aufgehetzt worden waren.

In der »Abendzeitung« hatte sich etwa die Künstlergruppe »Der Kreis« mit Empörung über »einen Brunnen im Bereich Weißer Turm« geäußert, der »etwa eine Million Mark« kosten solle. Man wies auf die Diskrepanz zu den Beträgen hin, die für Kunst in Nürnberg sonst ausgegeben würden, und kam schließlich zu der Meinung, daß »mit einem gestalteten Sicherheitsgitter die gestellte Aufgabe zu lösen« sei. Man war empört über die »Form und die Art des ursprünglichen Wettbewerbs« (gemeint waren die Gutachteraufträge an vier Künstler nach dem bundesoffenen Wettbewerb) und mißbilligte »aufs äußerste«, daß »nicht ein einziger Nürnberger Künstler zur Teilnahme aufgefordert worden« sei.

Der Kunstbetrieb von Nürnberg war sowieso schlecht auf mich zu sprechen. Schließlich war Dr. Bott gerade der höchste Museumsdirektor in Nürnberg geworden. Die Museumsdirektoren haben heute Positionen wie die Künstlerstars am Ende des 19. Jahrhunderts. Auch die vom Kunstbetrieb und den Feuilletons am meisten favorisierten Künstler kommen zu ihnen in gebückter Haltung. Die eigentlichen Potentaten im heutigen Kunstbetrieb sind sie, sie verteilen ihre Huld. Um sie entgegenzunehmen, dienern gerade die gefeiertsten Künstler am tiefsten, denn schließlich hängt ihre Stellung in der Regel davon ab, was Museumsdirektoren über sie flüstern, Kunstjournalisten über sie schreiben oder im Fernsehen verbreiten und was die Deutsche und die Dresdner Bank im Hintergrund für sie tun. Eine Stellung aufgrund ihres Werkes und eine entsprechende Resonanz in der kunstinteressierten Schicht des Volkes haben sie längst nicht mehr.

Dr. Bott, der kurz vorher zum neuen Generaldirektor des Germanischen Museums berufen worden war, hatte ich in Darmstadt im Landesmuseum über Walter de Maria interviewt, auch darüber habe ich in der »Entmündigung der Künstler« berichtet. Er war dann in Köln Generaldirektor geworden und hatte sich schließlich – wohl vor dem Sammler Ludwig kapitulierend – nach Nürnberg zurückgezogen. Er war gewiß nicht mein Freund. Schon bei meinem Römerberg-Prozeß hatte er sich auf der Seite von Frau Brackert und Herrn von Haselberg eingemischt. Um ihn gruppierte sich auch in Nürnberg der Kunstbetrieb. Zu seinen runden Geburtstagen erscheinen Kunstjournalisten und Künstler. Er braucht nicht groß zu agitieren, es reichen einige Worte, die er wie ein Fürst fallenläßt und die begierig aufgegriffen und in den Zeitungen durchdekliniert werden.

So schrieben die »Nürnberger Nachrichten« am 19. Februar 1978: »Die Nürnberger brauchen eine Million, um ein Loch zu kaschieren, denn darauf läuft es doch am Ende hinaus … Um dies Loch wird nun ein Brunnen garniert, üppig, ausladend, im schönsten Neubarock, nein, nicht Gelsenkirchener, sondern Braunschweiger Neubarock … Leidenschaftlicher Apologet … ist Nürnbergs Baureferent Otto Peter Görl, eben jener Mann, der 1971 beim Symposium Urbanum ebenso leidenschaftlicher Apologet einer abstrakten, keineswegs immer erstklassigen Avantgarde war und der sich jetzt mit gleicher Emphase für diesen Bronze-Barock einsetzt … Aber muß man deswegen gleich ein so fragwürdiges, millionenschweres Projekt bejubeln, nur weil es von Väterchen Sachs handelt? Blauäugig deutsch war er halt, der gute Sachs, von knorziger Biederkeit.« Zum Schluß erregt sich Walter Fenn noch einmal darüber, daß die Stadtväter eine Million für diesen Brunnen lockermachen wollten. »So locker nämlich, daß sie sie gern für solch pastosen Neubarock ausgeben, obwohl sie gleich jenseits des Turmes den straffen Barock des Neptun-Brunnens haben. Zuckerbäckerei höhnten unsere Väter über das, was ihnen die Künstler der Gründerzeit überlassen haben. Wir sollten uns hüten, daß unsere Söhne einst Grund zum Höhnen haben.« Der Neptun-Brunnen stand allerdings noch gar nicht »gleich jenseits des Turmes«. Das ist bis heute eine Wunschvorstellung geblieben. Aber selbst wenn er dort stünde, wäre es kein »straffer Barock«, sondern »Eklektizismus« der Gründerzeit. Trotzdem wäre der Neptun-Brunnen als räumlicher Schwerpunkt dort gut zu verwenden, auch wenn es Dutzende ähnlicher Brunnen gibt. Und ist Hans Sachs – wie Walter Fenn schreibt – »blauäugig deutsch« und »von knorziger Biederkeit«? Er war immerhin der erste Schriftsteller, der in der Sprache Luthers gedichtet hat, und seine kleinen Theaterstücke – besonders die über die Ehe – sind von erstaunlicher Aktualität. Ob der Kritiker ihm etwas Vergleichbares an die Seite stellen könnte? Übrigens »höhnen« die »Söhne« und »Väter« gar nicht mehr über die »Künstler der Gründerzeit«, im Gegenteil, sie sind froh, wenn sie wenigstens ein Denkmal aus dieser Zeit haben, anstelle des Kunstschrotts unserer Industriegesellschaft, mit dem heute unsere Straßen und Plätze garniert werden.

Zum Schlag unter die Gürtellinie holte dann die der CSU nahestehende »Nürnberger Zeitung« am 11. Februar aus: »Damit nicht genug, zwischen beiden Kirchen soll der barocke Neptun-Brunnen installiert werden, der zur Zeit im Stadtpark steht … Daß dem barocken Brunnen des Nürnberger Meisters aus dem 17. Jahrhundert der barockisierende des Braunschweiger Professors von heute beigesellt werden soll, klingt fabulös (fast so, als sollte einer Eichentruhe ein mit Dekorfolie à la deutsche Eiche beklebter Karton zur Seite gestellt werden).« Wieder das gleiche Schema: Aus einer eklektizistischen Nachbildung des 19. Jahrhunderts wird eine echter »barocker Brunnen« des 17. Jahrhunderts und aus meinem Brunnen eine »barockisierende« Nachbildung. Als dann noch der Neptun-Brunnen mit einer Eichentruhe verglichen wurde und mein Brunnen mit einer Eichentapete, hatte die Journalistin jedes Augenmaß für Glaubhaftigkeit verloren. Bei der Bevölkerung und bei den Stadträten haben diese Hetzartikel deswegen erstaunlich wenig Eindruck hinterlassen. Natürlich kann man sich darüber streiten, ob mein Brunnen gut ist oder nicht, aber nicht über seine Originalität: Es gibt an keiner Stelle der Welt und aus keiner Zeit einen ähnlichen.

Selbstverständlich wird in diesem Artikel auch darüber gezetert, daß mein

Brunnen nicht Ausdruck unserer Zeit sei: »Kunst, ob frei oder angewandt, ist immer auch legitimer und verantwortlicher Ausdruck ihrer Zeit, Mitteilung über deren Bewußtsein ... Einem Bauwerk oder Kunstwerk, das heute historische Muster zu imitieren sucht, fehlt Notwendigkeit wie Glaubwürdigkeit, da geschieht nicht Reflexion, sondern Vorspiegelung.« Tatsächlich hat das »historische Muster« für diesen Brunnen noch keiner der geifernden Kunstjournalisten gefunden. Natürlich fehlt am Schluß nicht der unvermeidliche Vergleich: »Wer möchte sich da noch über den vielgeschmähten Gartenzwerg mokieren?«

Schließlich, am 4. April, wenige Tage vor der entscheidenden Abstimmung im Rat, schickte ich den »Nürnberger Nachrichten« meine Antwort. Zu dem Vorwurf, der Brunnen sei unoriginell, eklektizistisch, schrieb ich: »Der Brunnen soll eine barocke Imitation sein? Dann möge man mir doch wenigstens einen ähnlichen Brunnen irgendwo nachweisen ...« Und dann: »Natürlich wird ... auch die Frage diskutiert, ob solche ›barocken‹ Formen Gegenwartskunst seien. Ich kann nur darauf antworten, daß viele meiner Werke, so der Ringerbrunnen in Braunschweig, das Hamburger Portal oder ... die beiden Reliefs am Kennedy-Center in Washington, sich einer außerordentlichen Beliebtheit bei der Stadtbevölkerung und bei den Touristen erfreuen, daß sie auf Postkarten verkauft werden und in die Stadtführungen einbezogen sind. Sie sprechen also wohl die Menschen der Gegenwart an. Kritiker mit einer abweichenden Meinung über die Kunst der Gegenwart sollten zumindest die Meinung der anderen gelten lassen.« Ich schloß den Brief mit einer Prophezeiung: »Dieser Brunnen wird ... ein städtebauliches Ensemble so abschließen, daß die Situation um den Weißen Turm herum zu einem der beliebtesten Zentren Nürnbergs werden kann. Die Tatsache, daß es keinen ähnlichen Brunnen gibt, wird dem Ludwigsplatz zusätzlich Unverwechselbarkeit garantieren.« Von allen Vorhersagen in den damaligen Zeitungen war dies die einzige, die eingetroffen ist. Der Ludwigsplatz mit dem Ehebrunnen ist von einem ursprünglich leeren und vom Publikum gemiedenen Ort zu einem der besuchtesten Plätze Nürnbergs geworden.

Aber damit habe ich weit vorgegriffen. Jetzt kam es erst einmal zur Abstimmung im Stadtrat am 12. April. Über den Brunnen mußte nämlich im gesamten Stadtrat in öffentlicher Sitzung beschlossen werden, weil Bau- und Kunstprojekte über zwei Millionen Mark nicht in den Ausschüssen entschieden werden dürfen.

Da die Sitzung öffentlich war, fuhr ich nach Nürnberg, um auf der Publikumsempore Diskussion und Abstimmung folgen zu können. Auf dem Weg dorthin überquerte ich den Neumarkt und blieb am Schönen Brunnen stehen. Eine Reisegesellschaft drängte sich um das Gitter, ich stellte mich dazwischen. Plötzlich spürte ich, wie mich jemand am Rücken berührte. Ein altes, schwarz angezogenes Weiblein zog mich an der Hand um den Brunnen herum zu einem goldenen Ring in dem Brunnengitter, den sollte ich drehen, das brächte mir Glück. Das habe ich natürlich gemacht. Als ich mich wieder umdrehte, war die Frau in dem Gedränge verschwunden. Sie konnte nicht wissen, wie dringend ich gerade in diesem Moment Glück brauchte. Eine Bettlerin hätte gewartet.

Der Ring war angeblich das Werk eines Schlossergesellen, der ihn im 16.

Jahrhundert über Nacht in das schmiedeeiserne Brunnengitter – aus einem einzigen Stück ohne Schweißnaht gegossen und vergoldet – so eingefügt haben soll, daß er drehbar geblieben war. Am nächsten Tag hatte deswegen in Nürnberg große Aufregung geherrscht, man argwöhnte Zauberei und verbrannte den Schlossergesellen flugs als »Zauberlehrling«. Dieser Ring also, der seinem Urheber so wenig Glück gebracht haben soll, war nun in Nürnberg zum Glücksring geworden. Wer ihn dreht, dreht das Glücksrad für sich.

Gut gelaunt ging ich nach dieser »Drehung« in den Ratssitzungssaal, um zu hören, ob sich mein Ehekarussell in Nürnberg auch drehen sollte. Oben auf der ziemlich leeren Publikumsempore hörte ich wieder die gleiche Diskussion: Görl hätte mir nicht mit einer dringlichen Anordnung den Entwurfsauftrag geben dürfen, er hätte den Beirat für Bildende Kunst nicht übergehen sollen, und schon gar nicht hätte er das Architekturmodell bauen lassen dürfen, bevor es der Kulturausschuß genehmigt hätte. Aber auch hier kam hinter vorgehaltener Hand, sogar aus der CSU, Zustimmung zu dem Brunnen. Spiegelfechterei wie gehabt. Das hatte Görl wohl schon geahnt, als er das Projekt so rasch, noch vor den Kommunalwahlen, in den Stadtrat gebracht hat.

Einer meiner Hauptgegner war ein Rechtsanwalt der CSU, der auch für die »Nürnberger Zeitung« tätige Herr Bühl. Er stellte in dieser Sitzung den förmlichen Antrag, daß die Stadt einen neuen Wettbewerb – das wäre der dritte gewesen – um die Gestaltung der beiden Plätze bundesweit ausschreiben solle, bei dem ich dann mit meinem Entwurf »ausnahmsweise« als Teilnehmer zugelassen werden sollte. Das war schon ein haariger Vorschlag: Nach allen Wettbewerbsordnungen sind bereits veröffentlichte Arbeiten – weil bekannt – nicht zugelassen. Wäre es Herrn Bühl gelungen, die Ratsmitglieder mit diesem Vorschlag zu übertölpeln, hätte man mich anschließend aufgrund der Rechtslage »mit Bedauern« trotzdem von der Teilnahme ausschließen müssen.

Die Mehrheit von FDP und SPD lehnte Bühls Antrag ab und stimmte geschlossen für den Brunnen, die CSU, die Grünen und die DKP dagegen. Damit war das Projekt durchgekommen, obgleich die Zeitungen – alle, ohne Ausnahme – wochenlang aus allen Rohren darauf geschossen hatten.

Die Zeitungen berichteten diesmal sogar, ohne mich zu beleidigen; der letzte Absatz in dem Bericht der »Nürnberger Nachrichten« lautete: »Das Ehekarussell hat sich in der vorletzten Plenarsitzung des Stadtrates kurz, aber heftig gedreht. Nun gehen die Bildhauer, der Bronzegießer und die Steinmetze ans Werk.«

Eine Wanderausstellung und eine Podiumsdiskussion

Bevor ich davon berichte, muß ich von einer Wanderausstellung erzählen, die zu meinem fünfzigsten Geburtstag ebenfalls im Jahre 1978 veranstaltet worden ist und aufgrund deren die Dresdner Bank mich bis 1990 mit einem für mich lebensgefährlichen Prozeß verfolgt hat:

Schon seit vielen Jahren trug sich Dr. Hermann Raum, damals Direktor in der ehemals bischöflichen Moritzburg in Halle, mit dem Gedanken, zu meinem fünfzigsten Geburtstag in seinem Museum für moderne Kunst eine Ausstellung von meinen freien, nicht auftragsgebundenen Arbeiten zu veranstalten.

Nun sind Bildhauerausstellungen so eine Sache, da sie zum einen mit dem Transport sehr schwerer, leicht zu beschädigender Skulpturen verbunden sind und zum anderen häufig die wichtigsten Werke trotzdem nicht gezeigt werden können, weil sie sich an Bauten oder auf öffentlichen Plätzen befinden. Sie können nur durch Fotos, allenfalls durch Modelle repräsentiert werden. Ich habe mich deswegen selten an Sammelausstellungen beteiligt und bei Einzelausstellungen nur kleine Formate gezeigt. Jetzt aber sollte alles ausgestellt werden, kleine und große Formate – auch Steinskulpturen –, Zeichnungen, Grafiken, Fotos und Modelle. Das war ein enormer Aufwand, und deswegen wollte ich ihn nicht allein für Halle machen.

Zuerst fragte ich Dr. Spies vom Städtischen Museum in Braunschweig, ob er im Januar, Februar an einer Ausstellung meiner Werke in seinem eben umgebauten Museum interessiert sei. Er war es, obwohl das Museum gerade durch den Umbau für Kunstausstellungen noch weniger geeignet war als vorher: Ein durchaus reizvoller Wechsel von Emporen in verschiedenen Höhen um einen zentralen Hörsaal, von großen hohen Räumen und kleinen Kabinetten prädestinierte das Haus für das Zeigen von Möbeln, Kleinkunst und Kunstgewerbe, aber nicht für Bilder und Plastiken. Wir versuchten das Problem dadurch zu lösen, daß wir große und mittelgroße Skulpturen auch in dem zentralen Hörsaal aufbauten, um so einen räumlichen Gesamtzusammenhang zu schaffen. Spies bereitete dann zusammen mit meiner damaligen Frau Gertrud und mir einen umfangreichen Katalog vor, in dem auch meine architekturgebundenen Hauptwerke abgebildet wurden. Der Katalog sollte das allzu einseitige Bild der Ausstellung zurechtrücken. Das ist auch gelungen.

Es kamen vier Ausstellungsorte zusammen: Braunschweig, Halle, Leipzig und Bayreuth. In Leipzig sollte die Sammlung in der Kunstakademie gezeigt werden, deren Rektor damals Heisig war. In Bayreuth standen dem neu gegründeten Kunstverein große Räume im Schloß zur Verfügung, wo die erste Ausstellung mit Grafiken von Hrdlicka und Plastiken und Zeichnungen von mir eröffnet werden sollte. Die Tournee dauerte von Januar 1978 bis März 1979.

Eröffnet wurde sie wenige Tage nach meinem fünfzigsten Geburtstag im Städtischen Museum in Braunschweig von meinem ehemaligen Mentor Dr. Horst Keller, dem Direktor des Wallraf-Richartz-Museums in Köln. Dr. Keller war gerade im Dezember 1977 in Pension gegangen. Niemand, der Kellers engagierte Eröffnungsrede gehört hat, wäre auf die Idee gekommen, daß er im Wallraf-Richartz-Museum auch für alles andere eintrat, was die gegenwärtige Kunstszene so zu bieten hatte. Aber immerhin, er konnte sich in meine Werke einfühlen und wagte dies auch – in der Provinz wenigstens – auszusprechen. Dr. Keller ist im Unterschied zu den meisten heutigen Museumsdirektoren künstlerisch begabt, er malt Landschaftsaquarelle und zeichnet. Heimlich lästerte er bei uns auch über den Kölner Kunstklüngel: Beuys brauche den Hut, weil man sich sein Gesicht sonst nicht einprägen könne, wagte er zum Beispiel in meinem Haus zu sagen. Er hatte eine Meinung – wenn auch nur heimlich.

Bei der Eröffnung war das Forum des Museums bis in die oberste Empore mit Menschen gefüllt. Die Ausstellung hatte insgesamt fast zwanzigtausend Besucher, eine große Zahl für zeitgenössische Kunst. In Halle kamen sogar noch mehr, die Zahl in Leipzig ist nicht ermittelt worden, weil die Kunstakademie nicht gezählt hat, in Bayreuth kamen gut dreitausend, insgesamt also etwa fünfzigtausend Besucher. Eine stolze Zahl, aber wie wenig im Vergleich zu meinen öffentlich aufgestellten Werken. Das Kennedy-Center in Washington soll am Tag etwa zweitausend Besucher zählen, von denen ein Teil unter Führung die Reliefs besichtigt. Der Nürnberger Ehebrunnen wird eher von mehr Menschen gesehen. Auch diese Zahlen sagen etwas über den Sinn von Bildhauerausstellungen. Ein einziges Werk von mir, in der Öffentlichkeit gut plaziert, macht meine Arbeit viel bekannter als Dutzende von Ausstellungen. Auch wenn die Feuilletonbesprechungen in Braunschweig, in der DDR und in Bayreuth positiv waren, so wurden sie doch nur von wenigen gelesen. Strittige Zeitungsdiskussionen über Monate und Jahre hin um meine Plastiken auf Straßen und an Gebäuden sind natürlich wirksamer.

In Leipzig feierten wir die Eröffnungsnacht in einem Atelier eines Leipziger Malers mit etwa dreißig Kollegen. Alles, was Rang und Namen hatte, war da, außer Tübke. Es wurde viel getrunken – wie meistens »drüben« –, besonders Heisig leistete Erstaunliches. Mitten in der Nacht wandte sich der schon angetrunkene Heisig mit Stentorstimme an mich: »Jürgen, bist du Kommunist?« Schlagartig hörten alle Gespräche auf. Ich antwortete in die gespannte Stille: »Nein.« Darauf Heisig: »Dann gibt es hier nur zwei Kommunisten, meine Sekretärin und mich.« Ich war verblüfft, daß von den anwesenden Künstlern nur Heisig in der SED war – viele gehörten allerdings den Blockparteien an – und daß es laut gesagt wurde. Schließlich ist das SED-Regime erst elf Jahre später zusammengebrochen. In Wahrheit gab es also in dem Atelier überhaupt keinen Kommunisten, denn Heisig habe ich das im Unterschied zu Willi Sitte nie geglaubt. Schon 1989, wenige Wochen nach Öffnung der Grenzen, hat er dann auch in einer Pressekonferenz seinen »Staatspreis der DDR« zurückgegeben.

Als in Leipzig meine Arbeiten für die Ausstellung in Bayreuth verladen werden sollten, riß das etwa fünfhundert Kilogramm schwere Relief »Tanzende Liebespaare« aus und fiel donnernd vom Kran auf die Straße. Gott sei Dank ist außer einigen Rissen nichts passiert. Immer wieder werden gerade Großplastiken bei Ausstellungen beschädigt. In Bayreuth ging die Ausstellung Anfang März 1979 bei Schneematsch und Tauwetter zu Ende.

Aber noch ein Ereignis fiel in dieses Jahr. Während die Ausstellung in Braunschweig gezeigt wurde, war ich vom Goethe-Institut in Rom und dessen damaligem Leiter Dr. Günther Bähr für den 27. und 28. Februar zu einem kleinen Kongreß geladen worden, der sich mit meiner Theorie vom anschaulichen Denken auseinandersetzen sollte. Meine römische Freundin, die polyglotte, kluge und charmante Licia Nencini, hatte Bähr mit meinem Buch »Gestalt, Bewegung, Farbe – Kunst und anschauliches Denken« bekannt gemacht. Es war gerade in einer zweiten Auflage herausgekommen. Nach einem Vortrag von mir sollte in dem ungefähr hundert Personen fassenden Vortragssaal am nächsten Tag mit geladenen Gästen auf dem Podium diskutiert werden: mit zwei italienischen Philosophen, dem Erkenntnistheoretiker Professor G. Vattimo aus Turin und dem ästhetisch orientierten Philosophen Gillo Dorfles aus Mailand, außerdem dem Professor für Gestaltpsychologie Rudolf Arnheim, damals an der Harvard-Universität in Boston, und Bazon Brock, Mitorganisator von drei Documenta-Ausstellungen und Professor für Ästhetik in Hamburg. Alle waren Verfasser von mehr oder weniger bekannten Büchern.

Da das Ganze in einem vorzüglich eingerichteten Institut mit einer perfekt funktionierenden Simultanübersetzungsanlage stattfand, ein wirklich gebildetes und interessiertes italienisches Publikum den Saal bis zum letzten Platz angefüllt hatte, waren die Bedingungen für ein Gespräch optimal. Leider wurde trotzdem aus der Diskussion nichts als das übliche Bla-bla:

Das lag an Bazon Brock, dem im damaligen deutschen Kunstbetrieb angehimmelten Kunsttheoretiker, dem über mindestens zehn Jahre führenden Propagandisten bundesdeutscher Salonkunst. In deutschen Kunstzeitschriften wurde er mit hymnischen, geradezu religiösen Wendungen gefeiert: »Bazon Brock, der Beweger«. Keine Documenta ohne seine Predigten per Video, noch bei der IX. laberte er wie ein mittelalterlicher Quacksalber. Deswegen war er es längst nicht mehr gewöhnt zu diskutieren: Bazon Brock verkündete.

So spielte er von Anfang an in Rom die Rolle des »häßlichen Deutschen«, den man sich im Ausland mit erhobenem Zeigefinger vorstellt. Das theoretische Problem hat er nicht verstanden, es interessierte ihn auch nicht. Er gab gleich zu, daß meine Theorie über das anschauliche Denken vielleicht richtig sei, aber was hätte das eigentlich mit Fragen der Kunst zu tun. Da ginge es doch immer nur um Altes und Neues, um Gewohntes und Ungewohntes. Man müsse den Menschen nur mit der nötigen Eindringlichkeit klarmachen, daß das Neue immer das Gute sei, dann würden sie es auch schließlich begreifen. Heute müßten sie eben lernen, daß zehn untereinander geschriebene Zahlen Kunst sein könnten, so wie die Menschen noch vor kurzer Zeit hätten erkennen müssen, daß Farbtupfer von Degas Kunstwerke seien.

Arnheim wandte dagegen ein, daß das anschauliche Denken die Voraussetzung für Kunst sei. Er brachte aus einer Zeitung als Beispiel der Concept-art den Text über einen Gast mit einem Weihnachtsbaum in einem Restaurant: Der Gast bringt den Baum mit, stellt ihn auf einen Stuhl neben sich und ißt. Dann bezahlt der Gast, verabschiedet sich von dem Baum, trägt Grüße für Frau und Kinder auf und verläßt das Restaurant. Arnheim machte klar, daß man daraus eine Karikatur hätte machen können, welche ein Kunstwerk sein könnte oder eben ein Sprachgebilde mit literarischem Rang. So aber, ohne alle anschaulichen Qualitäten, sei es kein Kunstwerk, sondern nur Unsinn. Die Übersetzung in das Anschauliche sei die unabdingbare Voraussetzung für die Existenz eines Kunstwerkes. Mitten in seinen Ausführungen wurde er von Bazon Brock unterbrochen: »Jetzt fehlt nur noch, daß Sie von entarteter Kunst sprechen.« Wieder das alte Schema, wer den heutigen Kunstbetrieb in Frage stellt, den künstlerischen Wert seiner Nichtigkeiten anzweifelt, ist »Nazi«.

In diesem Fall war es nun besonders grotesk: Arnheim war 1933 nach Rom geflohen; er war Feuilletonredakteur der »Weltbühne« in Berlin gewesen, eines international anerkannten linken Intellektuellenblattes, und außerdem war er Jude. Bis kurz vor Beginn des Krieges hatte er dann in Rom von einem Forschungsauftrag über Filme gelebt. Einige der älteren Damen und Herren im Publikum kannten ihn noch aus dieser Zeit. Die Italiener im Saal reagierten empört. Dieser Deutsche mit seinem in Italien noch allzu bekannten penetranten Benehmen des Besserwissers wagte hier einen Emigranten zum Nazi zu machen. Mehrere italienische Damen und Herren meldeten sich zu Wort und drückten ihren Abscheu aus. Sie wußten nicht, daß diese Art der Diskussion in Deutschland normal war. Wer die sogenannte moderne Kunst angreift, ist eben Nazi. Zwei Jahre später sollte das Bundesverfassungsgericht solche Beschimpfungen zum Inbegriff der Meinungsfreiheit hochstilisieren. Arnheim sagte nach der Veranstaltung zu mir: »... wie froh bin ich, daß ich nicht mehr in Deutschland lebe.«

Dadurch aber war die Diskussion von der theoretischen Frage, welche intellektuellen Mechanismen uns zu anschaulichen Urteilen befähigen, zu dem üblichen Geschwätz degeneriert, ob Fettecken, Telefonanrufe und Gipshaufen Kunst seien oder nicht. Das hatte Bazon Brock beabsichtigt. Nichts fürchten die Manager unseres Kunstbetriebes mehr als geistige Kriterien. Mit ihnen könnte ja schließlich das kunstinteressierte Volk zur eigenen Urteilskraft erwachen, die Priester wären ohne Gläubige, Bonn hätte keine Staatskirche mehr. Geistig-künstlerischer Analphabetismus ist die Voraussetzung für die Macht der Museumsdirektoren, Kunstjournalisten und Kunsthändler. Nichts hassen sie mehr als Aufklärung in Sachen Kunst. Mystisches Halbdunkel, »Erfahrungen« sind die Grundlagen ihrer Priesterstellung.

Die Arbeiten am Göttinger Portal und am Nürnberger Brunnen

Aus Rom nach Braunschweig zurückgekehrt, begann ich das Brunnenmodell im Maßstab eins zu zehn weiterzuentwickeln. Jetzt hatte es schon einen Durchmesser von anderthalb Metern. Im Juni 1978 bestellte ich den Gipsformer.

Während er das Eins-zu-zehn-Modell in meinem Atelier abformte, begann ich das untere Drittel für das Göttinger Portal in Ton zu modellieren. Ich führte die Tür in drei Teilen aus, weil mir der Ton sonst während der langen Arbeitszeit vertrocknet wäre. Schließlich bestanden die Reliefdarstellungen aus insgesamt vier- bis fünfhundert Figuren, daneben Pflanzen, Tiere, Architekturteile und vieles andere.

Bei der Ausführung der Detailkompositionen wußte ich zwar, was sich insgesamt abspielen sollte, aber in meinem Entwurf waren keineswegs die einzelnen Figuren schon festgelegt. Im untersten Katastrophengraben links sollte die Pest von 1347 dargestellt werden, rechts der Judenpogrom des gleichen Jahres. Ich nahm also Tonwülste in verschiedenen Größen und setzte sie nach meinen Vorstellungen von dicht und locker, groß und klein, horizontal, vertikal und diagonal und nach den Prinzipien der sich drehenden Flächen zusammen. Das war ein aufregendes Spiel: Ich ging einerseits von formalen Vorstellungen aus, die schon Räumlichkeit, Dynamik und – bis zu einem gewissen Grade – Expressivität ergeben, andererseits aber auch von der Thematik, und so erlebte ich, wie die Kompositionen entstanden. Plötzlich wurde aus einer Diagonalen und der Notwendigkeit von Kleinformen ein Leichenwagen, aus den ins Feuer gehetzten Juden in verschiedener Dichtigkeit und verschiedener Größe Erwachsene, Mütter und Kinder. Dies sind immer wieder die aufregendsten Momente der Erfindung. Die Bilder entspringen nur selten fertig meiner Phantasie wie die Athena dem Haupte des Zeus. Eigentlich schaffe ich nur die Voraussetzungen, daß sie sich zum Teil »selbst erfinden« und ich gleichzeitig Schöpfer und Zuschauer bin bei einem erregenden und auch begeisternden Prozeß. Es sind die Momente, die einen für die unerhört aufwendige, körperlich und psychisch auch anstrengende Arbeit der Ausführung belohnen und diesen Beruf schöner machen als die meisten.

Ende Juni 1978 unterbrach ich meine Arbeit am Göttinger Portal, packte die Tonwand in feuchte Tücher, hüllte sie luftdicht in Plastikfolien ein und zog mit dem in Gips gegossenen Modell des Nürnberger Brunnens in mein neues Atelier um.

In einem Wald bei Lehre, zwischen Braunschweig und Wolfsburg, hatte ich mir eine große ehemalige Lagerhalle gemietet. Dort gab es mitten im Wald ein Areal mit vielen steinernen Baracken, die im Zweiten Weltkrieg zur Lagerung von Munition gebaut worden waren. »Muna« sagten die Leute. Ausschlaggebend für meine Wahl war einmal die Größe der Hallen und zum anderen die einsame Lage im Wald.

Im Juli 1978 begann ich mit der Arbeit. Da ich die Anlage mit einem Durchmesser von vierzehn Metern in der Halle nicht unterbringen konnte – zumal ich auch noch rundherum einen großen Abstand gebraucht hätte –, baute ich den Brunnen in zwei Hälften auf. Ich schlug einen Halbkreis mit einem Durchmesser von sechs Metern plus drei Prozent (dem Schwindmaß des Bronzegusses), baute in Backsteinen den dazugehörigen Brunnenrand und die Becken auf und begann mit dem »Schwanenwagen« und der »Venus in der Muschel«. Damals hatte ich eine ungewöhnlich schöne Südamerikanerin als Modell – halb Indianerin, halb Spanierin –, die im Herbst 1978 Braunschweig verlassen mußte. Ich wollte also versuchen, nach ihr bis zum Herbst diese beiden Wagen in Ton aufzubauen.

Zuerst schweißte ich mir zwei komplizierte Stahlgerüste für die großen Massen schwarzen Ziegeleitons. Nachdem ich den Schwanenwagen grob angelegt hatte, begann ich abwechselnd mit meinen beiden Modellen, der Südamerikanerin Dali und dem Braunschweiger Helmut Gronau, zu arbeiten: einen Sommer lang, ganz alleine, nur mit dieser Arbeit, es war eine herrliche Zeit.

Gerade wegen dieses Brunnens entspann sich damals zwischen dem mittlerweile neunzigjährigen Gerhard Marcks und mir eine briefliche Diskussion über

Großplastiken. Sie spiegelte einen tiefgehenden Meinungsgegensatz zwischen der Generation der Väter und der Söhne exemplarisch wider. Normalerweise wäre eine solche Auseinandersetzung mit Verachtung und Spott geführt worden, Marcks hätte mir das Künstlerische überhaupt abstreiten können, so wie es der Bildhauer Hildebrand mit Rodin gemacht hat, und ich hätte eigentlich in der bekannten arroganten Manier junger Künstler Marcks trotz des Altersunterschieds spöttisch begegnen müssen. Aber so war es nicht, wir schätzten einander und erkannten uns gegenseitig an, obwohl wir inzwischen total gegenteilige Meinungen über Großplastiken hatten.

Das lag wahrscheinlich nicht an unserem friedfertigen Charakter. Schließlich war Marcks als Berliner durchaus fähig zu treffenden und beißenden Bemerkungen, und ich war alles andere als untertänig. Aber in einer Umwelt, in der Atelierabfall und Speisereste zu Kunst erklärt und von einer urteilslos gläubigen oder allzu geschäftstüchtigen Umwelt in Museen und Galerien wie Reliquien gehandelt wurden, befanden wir uns trotz aller Gegensätzlichkeiten im gleichen Boot. Unsere unterschiedlichen Positionen entsprachen unserem Altersunterschied. Sie waren in der sich ständig bewegenden Kunst des alten Europa eigentlich etwas Normales. Um sie war bisher immer wieder und mit größter Heftigkeit gerungen worden.

Aber unsere Situation war eben gänzlich verschieden von der aller vorausgegangenen Künstlergeschlechter: Marcks, im gleichen Jahrzehnt wie Picasso geboren und wie er einen Neuanfang im archaisch Urtümlichen, geometrisch Vereinfachten suchend, sah sich plötzlich zwei Entwicklungen gegenüber: der einen, die sich über die Vereinfachung der Abbildlosigkeit der abstrakten Kunst zu monochromen Bildern und kubischen Grundkörpern zurückentwickelt hatte und schließlich im Industriemüll, in Speiseresten oder tiefgründig-dummen Sprüchen den Endpunkt des absoluten Nichts erreicht hatte, und der anderen, einer Weiterentwicklung der archaischen Neuanfänge durch die nachfolgenden Bildhauer, also Hans Wimmer, Gustav Seitz, Waldemar Grzimek und mich.

Grzimek und ich waren beide von Marcks ausgegangen, waren aber zu wesentlich bewegteren und komplizierteren Figuren gekommen, wobei ich als der jüngere – sowohl im Thematischen wie im Formalen – mich weiter vom »Anfang der Moderne« entfernt hatte. Da aber der weitaus größte Teil der Künstler und fast alle sogenannten Kunstvermittler den Weg in die Destruktion und die Demontage der Kunst eingeschlagen hatten – ich sehe hier von der immer flacheren und dilettantischeren Wiederholung spätimpressionistischer Muster in den Bilderetagen ab –, waren es nur noch wenige Künstler, die sich von den Neuanfängen der Moderne vom Anfang unseres Jahrhunderts wieder Schritt für Schritt zu bewegterer gegenständlicher Figuration vorgearbeitet hatten.

Gerhard Marcks – übrigens ähnlich wie Picasso –, vor die Wahl gestellt, sich zwischen der völligen Destruktion und einer organisch-bewegten, ja sogar erzählenden gegenständlichen Form entscheiden zu müssen, hatte sich grundsätzlich auf unsere Seite geschlagen. Damit hat sich unsere Diskussion über gegensätzliche Auffassungen wie ein Gespräch in der Familie und nicht wie ein

Streit unter Gegnern abgespielt. Marcks sagte einmal bei anderer Gelegenheit zu mir, es gäbe doch nur noch wenige künstlerisch-schöpferische Menschen. Man müsse sie vorsichtig und pfleglich behandeln. Das tat er also bei dieser Diskussion, bei der es eigentlich um erhebliche Gegensätze ging, mit Ausnahme der Tatsache, daß wir figürlich arbeiteten.

Es fing schon beim Thema an: Marcks schrieb mir am vorletzten Tag des Jahres 1978 in seiner kräftigen, besonders für sein Alter unglaublich deutlichen und plastischen Handschrift: »Kein Gefühl der Negation ist wert, in Form umgesetzt zu werden. Der Mensch ist kein Abfallprodukt.« Und weiter: »Das Volk der Statuen wird am Tage des Gerichts Zeugnis ablegen von der Welt ihres Jahrhunderts (Malraux).« Diese beiden Sätze aus dem besagten Brief verurteilten mein thematisches Brunnenkonzept total. »Mann und Frau im Höllenfeuer«, »Jeder des anderen Teufel oder jedes des anderen Verdammter«, das tote Ehepaar noch immer im Kampf verstrickt, »Ehestreit in Ewigkeit« und der Vielfraß waren für Marcks indiskutabel. Für ihn hatte Gott den »Menschen sich zum Bilde geschaffen«, und der Künstler sollte wiederum im Menschenbild Gott schildern. Ich sollte also die Ehe so darstellen, wie sie sich Gott angeblich gedacht hat und wie sie den Menschen ein Vorbild sein könnte, während ich von einer höchst normalen Ehe ausgegangen bin, sogar von einer gescheiterten – Gertrud war mir gerade weggelaufen. Ich war überhaupt nicht auf die Idee gekommen, meinen Brunnen als moralische Schule zu verstehen. Ich hatte auch nicht an das Gegenteil gedacht. Ich wollte darstellen, was die meisten erleben und was besonders ich erlebt hatte, also einen recht chaotischen Ablauf, während dessen sich die Eheleute gegenseitig ebenso Engel wie Teufel sind. So ähnlich antwortete ich in meinem Brief einige Tage später und schloß diesen Brief mit der Frage: »Ist das nun falsch?, zumindest ist es schon zu spät, ich bin schon ganz dabei, und zwar mit großer Begeisterung.«

Im Thematischen waren also die Fronten abgesteckt: Marcks war Idealist und ich Realist. Marcks versuchte den Gegenstand und ganz besonders den Menschen so darzustellen, wie er sein sollte, und ich, wie er war. Marcks wollte also das »Volk der Statuen« vermehren, das am »Jüngsten Tag Zeugnis« für die Ideale seiner Zeit ablegt, während ich das langweilig fand. Es ist natürlich auch eine Frage, welche Auffassung nun wirklich zu einer »moralischen Schule« werden kann und welche nicht. Die große Aufregung, die mein Brunnen in Nürnberg hervorgerufen hat, zeigt mir jedenfalls, daß er die Besucher zu einer heftigen, gefühlsgeladenen Diskussion über die moralische Institution der Ehe gebracht hat: »Ist die Ehe wirklich so?« »Es gibt doch auch gute Ehen. Ist es überhaupt erlaubt, so etwas darzustellen? Hat ein solcher Brunnen nicht eine schlechte Wirkung auf die Kinder, schreckt er nicht von der Ehe ab?« Das wurde immer wieder gefragt. Der unverblümte Realismus, das übergangslose Nebeneinander von schöner Erotik und brutalem Konkurrenzkampf in der Ehe entspricht nicht den Reden auf dem Standesamt und bei der kirchlichen Trauung und führt so bei den Betrachtern zur Auseinandersctzung und damit zu einer »moralischen« Reaktion. Ob sich die Betrachter bei der Darstellung eines unerreichbaren Ideales auch so herausgefordert gefühlt hätten?

Auch im Formalen war Marcks Idealist und ich Realist. So schrieb er mir am 20.1.1979 wegen der Größe der Brunnenfiguren: »Was Größe betrifft, das wußte Ägypten – Hellas nur in der archaischen Zeit. Größe ist eine Tugend mit eigenen Gesetzen, ein Obelisk ist Symbol der Größe, Größe ist Ruhe!« Es waren die formalen Ideale von Barlach, die Marcks in literarischer Sprache wiederholte. In meiner Theorie vom anschaulichen Denken nenne ich Gestaltschemata, was Marcks als »Symbole der Ruhe« bezeichnet. Die Bildhauer in Ägypten oder im Griechenland der archaischen Zeit verwandten für ihre Figuren symmetrische oder fast symmetrische Gestaltschemata des Menschen mit unbewegten, fast starren Haltungen. Um das zu überbieten, führte Marcks dann den symmetrischen Obelisken an – das hatte bei anderer Gelegenheit auch schon Barlach getan –, also eine Gestalt, die noch einfacher ist als ein menschliches Schema. Hat er eigentlich nicht bemerkt, daß die meisten der nachfolgenden Künstlergeneration gerade diesen Weg gegangen sind bis zum monochromen Bild und bis zum geometrischen Klotz? Die Künstler, welche diese Entwicklung bierernst genommen haben, hat er aber doch abgelehnt. Das Schema oder der Obelisk ist nur die Idee von einer Figur, sie veranschaulicht nur das Allgemeine, aber nicht die stets besondere Wirklichkeit, die ich meine. Darum sind meine Figuren bewegt, überschneiden sich gegenseitig, sind kompliziert wie die Realität. Aber Marcks lehnte auch das Detail ab, weil es die wahre Größe verhindere: »Einzelheiten machen die Form wohl reicher, aber kleiner, je mehr sie hervortreten. Expression hat mit Monumentalität nichts gemein.« Nun, Expression ist wieder der individuelle Ausdruck, das Einmalige, das der Idealist letztlich ablehnte. Aber er behauptete hier auch, Einzelheiten würden die Form verkleinern. Ich widersprach: »Ich mache individuelle Formen mit vielen Details und bin der Meinung, daß diese Details die Formen nicht verkleinern, sondern im Gegenteil vergrößern, wenn sie aus der Idee der Gesamtbewegung entwickelt sind ... Die detaillosen Formen – wir haben sie in den letzten fünfundzwanzig Jahren bis zum Erbrechen konsumieren müssen – sind oft auch sehr klein.« Hinzufügen möchte ich noch, daß die Größe einer Form gerade an ihrem Gegensatz zum Detail erkannt wird und daß die detaillosen Formen häufig wie vergrößerte Kleinplastiken oder wie Kunstgewerbe erscheinen.

Aber Marcks hatte auch bald erkannt, daß das Ganze eine Frage verschiedener Grundanschauungen war, und so schloß er im Juli 1979 die Diskussion mit der Feststellung ab, es gäbe in der Kunst eben »die Strenge – und Langeweile ... und den Überschwang und die Fülle – nebst Formlosigkeit. Ich bin mehr von der ersten Sorte, Sie von der zweiten, beide leiden wir darunter.« Diese – abgesehen von dem Leiden – treffende Sentenz näherte sich dem uralten Kontrast von »apollinisch« und »dionysisch« in den Künsten.

Inzwischen hatte ich an dem »Schwanenwagen« und der »Venusmuschel« insgesamt etwa zweieinhalb Monate gearbeitet – sie waren in Ton fast fertig –, als es plötzlich an ein Fenster meines Ateliers im Wald klopfte: Der Gipsformer aus Berlin hatte wegen Familienzwistigkeiten seinen Urlaub vierzehn Tage vor dem verabredeten Termin abgebrochen. Mir war es recht, weil es schwierig ist, so große Objekte über lange Zeit in Ton feucht zu halten. Ich konnte auch in Gips weiterarbeiten. Die Former begannen zu dritt ihre Arbeit.

Nachdem ich meine damalige Frau Gertrud und die Kinder Saskia und Constantin mit dem Auto aus Ibiza abgeholt hatte – es war ein Kurzurlaub von vier Tagen, von denen allerdings drei Tage reine Fahrzeit waren –, wandte ich mich in meinem Atelier im Institut wieder dem Göttinger Portal zu, dessen unteres Drittel ich bis zum Jahresende in Ton vollenden konnte. Die Gipser formten bis Weihnachten meine ersten beiden Karussellwagen ab. Sie brauchten für den Guß genauso lange wie ich für das Modellieren. Deswegen beschloß ich, die weiteren Wagen gleich in Gips aufzubauen, was nicht viel länger dauerte, als sie in Ton zu modellieren. Weihnachten 1978 waren also die beiden ersten Wagen in Gips gegossen und das unterste Drittel meines Göttinger Rathausportals in Ton modelliert.

Gertruds Auszug und ihr Einbruch in mein Institut

Das Weihnachtsfest 1978 war mit Gertrud und den Kindern friedlich verlaufen. Ich hatte ihr einen seltenen Schmuck geschenkt, ein großes Jugendstilmedaillon mit einem nachtblauen Flügel eines brasilianischen Riesenschmetterlings.

Als ich am dritten Weihnachtstag abends nach einer Stadtfahrt zurückkam, war das Haus leer. Gertrud war mit den beiden jüngeren Kindern ausgezogen, ich fand einen Abschiedsbrief. Sie muß diesen Auszug zu Weihnachten schon seit Monaten geplant haben.

Einige Häuser weiter in unserer Straße wohnte seit Ende der sechziger Jahre einer der beiden damaligen Leiter der Dresdner Bank in Hannover. Es hatte sich zuerst eine Freundschaft zwischen unseren Kindern entwickelt. Daraus war dann wohl auch eine engere Bekanntschaft zwischen Gertrud und dem Bankdirektor entstanden. Eines Tages richtete mir Gertrud aus, der Nachbar bäte mich, zwei seiner Bilder zu beurteilen. Ich ging also hinüber und fand in dem großen, zum Garten geöffneten Wohnzimmer ein Bild, das offensichtlich Rembrandt nahestand, und ein weiteres, altdeutsches, meiner Erinnerung nach auf Holz gemaltes Frauenbildnis des 16. Jahrhunderts. Nach kurzer Betrachtung kam ich zu dem Schluß, daß das Bild eines alten Mannes nicht von Rembrandt, sondern aus dessen Umkreis stammen müsse und das altdeutsche Bild in Süddeutschland vielleicht im Umkreis von Lucas Cranach dem Jüngeren entstanden sein könnte. Aber schließlich war ich kein Spezialist, äußerte meine Meinung nur mit großer Vorsicht und fragte, warum er denn nicht mit diesen Bildern in das Herzog-Anton-Museum ginge. Dort säßen jedenfalls Spezialisten für holländische Malerei, außerdem gäbe es auch einen Restaurator. Man könne die Bilder untersuchen und dann zu sichereren Ergebnissen kommen. Dr. Meyer-Blücher winkte entsetzt ab, weil die Eigentumsfrage noch nicht geklärt sei. Die Bilder seien bei Kriegsende von Flüchtlingen auf dem Gut seiner Eltern in Schlesien vergessen worden. Nachdem ein Flüchtlingstreck in ihrer Scheune übernachtet hatte, wäre am nächsten Morgen ein Paket mit diesen beiden Bildern in der Scheune zurückgeblieben.

Meinen Vorschlag, Abbildungen beider Gemälde in Kunstzeitschriften veröffentlichen zu lassen, um so vielleicht doch noch die Eigentümer wiederzufinden, wehrte der Banker ab, er müsse erst die Verjährungsfrist abwarten.

Nachdem der Bankdirektor Dr. Meyer-Blücher 1977 in den Vorstand der Bank für Handel und Industrie – einer schon damals hundertprozentigen Tochtergesellschaft der Dresdner Bank – nach Berlin berufen worden war, reiste Gertrud immer häufiger dorthin. Sie beriet ihn bei der Einrichtung seiner ihm von der Bank gestellten Villa. Auch dies erregte bei mir keinerlei Verdacht. Im Gegenteil, ich besuchte die Familie sogar in ihrem neuen Haus, als ich wieder einmal in der Berliner Gießerei zu tun hatte. Gertrud hatte mit dem Banker sicher kein »Verhältnis«, aber aus irgendeinem Grunde brauchten sie einander. Jedenfalls ahnte ich nicht, daß die Beziehung inzwischen so eng geworden war, daß Gertrud sich offensichtlich immer ernsthafter mit dem Gedanken trug, ihm nach West-Berlin zu folgen. 1978 feierte die Familie des Direktors auf Sylt Weihnachten in einem alten reetgedeckten Haus, das er erst kürzlich von der Witwe eines meiner Kollegen erworben hatte. Das Berliner Haus stand in dieser Zeit leer, deswegen also konnte sich Gertrud am dritten Weihnachtstag 1978 – von mir unbemerkt – mit den beiden Kindern nach Berlin in die Villa des Bankers absetzen, der selbst am gleichen Tag aus Sylt dort wieder eingetroffen war. Seine Frau und seine Kinder sind noch fast drei Wochen auf Sylt geblieben. Gertrud wohnte mit unseren Kindern solange bei Dr. Meyer-Blücher.

Damals hatte ich natürlich keine Ahnung, wohin Gertrud mit den Kindern gereist war. Da ich deswegen auch nichts unternehmen konnte, ging ich in mein Atelier und arbeitete an dem Brunnen über das »bittersüße ehlich Leben«. Dieses Werk gab mir die Kraft, das Ganze einigermaßen heil zu überstehen, obwohl der Auszug von Gertrud für mich ziemlich überraschend gekommen war. Gerade im letzten halben Jahr war – nicht zuletzt wegen meiner wieder größeren Einnahmen – eine ziemliche Beruhigung in unserer Ehe eingetreten. Ich selbst hatte niemals ernsthaft an eine Scheidung gedacht, schon wegen unserer Kinder.

Silvester war ich also allein, in jener Nacht, in der ich mich vor sechsundzwanzig Jahren mit Gertrud verlobt hatte. Darum ging ich auch am 31. wie üblich in mein Atelier, nahm mir ein Abendbrot mit und feierte Silvester mit meinem Ehebrunnen zusammen. Punkt vierundzwanzig Uhr – mutterseelenallein im Wald – schenkte ich mir ein Glas roten Krimsekt ein – die Flasche hatte mir eine Freundin unseres Hauses zu Weihnachten geschenkt – und prostete der Venus in der Muschel zu, die in Gips vor mir stand und deren Beine ich an diesem Tag verlängert hatte.

Das Jahr 1978, in dem ich fünfzig geworden war, in dem ich eine Wanderausstellung veranstaltet hatte, aufgrund deren mich die Dresdner Bank bis 1990 verfolgen sollte, in dem ich zwei der wichtigsten Aufträge meines Lebens erhalten hatte und in dem mir nun zu guter Letzt meine Frau mit meinen Kindern weggelaufen war, ging zu Ende.

Der Ton zwischen unseren Rechtsanwälten wurde immer unangenehmer, weil Gertrud auf Rat ihres Bankdirektors sich den Vertrauensanwalt der Dresdner Bank Berlin zum Scheidungsanwalt genommen hatte. Er war gleichzeitig erster Vorsitzender des »Neuen Berliner Kunstvereins«. Gertrud hatte ihm zur Einstimmung mein gerade erschienenes Buch »Entmündigung der Künstler« zum Lesen gegeben, in dem ich die Vorgänge um den Berliner Kunstverein ausführlich beschrieben hatte. Als dessen Vorsitzender wurde nun der Ton seiner Schriftsätze immer beleidigender. Das Braunschweiger Familiengericht hat das niemals gerügt, auch nicht, als er mich später sogar schriftlich für den Tod Gertruds verantwortlich machte. Er stellte ständig neue, oft völlig unsinnige Forderungen, Klage folgte auf Klage, bis er 1983 wohl auf Rat des Bankdirektors zu einem meine Existenz gefährdenden Schlag ausholte: Er erhob eine Zugewinnklage auf unverkaufte Kunstwerke, also auf Gewinne, die ich nie gemacht hatte:

Nachdem ich Gertrud nach der Scheidung den Zugewinn für das Haus am Syltweg und die Möbel ausgezahlt hatte, verlangte er noch einmal zweihunderttausend Mark für Plastiken und Zeichnungen, die ich während meiner Ehezeit geschaffen und nicht verkauft hatte. Sie sollten wie ein Bankkonto über sechshunderttausend Mark behandelt werden, von dem ein Drittel für einen fiktiven Kunsthändler abgezogen und von dem verbleibenden Rest die Hälfte an Gertrud abgebucht werden sollte, obwohl ich niemals eine Mark für diese Kunstwerke erhalten hatte. Eine absurde Klage, für die Gertrud nur die Unterlagen fehlten. Der Katalog der 78er Wanderausstellung enthielt – wie schon gesagt – keine Werklisten. Irgendwie wollte meine Frau zu genauen Unterlagen kommen:

Mitte März 1980, nachts um ein Uhr, schrillte bei mir das Telefon. Es meldete sich die Polizei und fragte mich, warum ich meinen Wagen unabgeschlossen mit Mantel, Papieren und Schuhen meiner Frau vor meinem Institut im Uhlenbusch stehengelassen habe. Was das zu bedeuten habe. Noch schlaftrunken verstand ich kein Wort. Schließlich hatte ich mein Auto in meiner Garage abgestellt. Langsam wach werdend schaute ich nach meinem Fahrzeug, es stand an seinem Platz. Bei dem offenen Wagen im Uhlenbusch konnte es sich also nicht um meinen handeln. Die Polizei blieb hartnäckig, in dem Auto lägen die Papiere meiner Frau, ich möge bitte kommen.

In dem leicht verschneiten Wald stieß ich dann auf lange Ketten von Polizisten mit Scheinwerfern, die den Uhlenbusch systematisch durchsuchten. Auf meine Frage, was sich da abspiele, erfuhr ich, daß die Polizei meine Frau suche, welche sich vielleicht hier im Wald das Leben genommen haben könnte. Das Ganze machte einen so martialischen Eindruck, daß sich diese Befürchtung sofort auf mich übertrug und ich in höchster Angst – ich dachte auch an meine Kinder – den Polizisten vorschlug, in Berlin meine Kinder anzurufen, um vielleicht von ihnen zu erfahren, was mit meiner Frau los sei. Von jetzt ab ließ mich die Polizei aber nicht mehr aus den Augen. Zwei Polizisten folgten mir in meine Wohnung – nur da hatte ich die Telefonnummer –, drängten sich in mein Schlafzimmer und hörten dem Gespräch zu. Die Polizisten verdächtigten mich offensichtlich, meine Frau ermordet zu haben. Saskia meldete sich am Telefon, konnte mir aber Genaues über die Mutter nicht sagen. Zumindest war ich beruhigt, daß den Kindern nichts geschehen war.

Wir kehrten in den Wald zurück, schlossen das Institut auf und durchsuchten dessen Räume. So gründlich aber die Polizei den Wald durchkämmt hatte, so oberflächlich, um nicht zu sagen nachlässig, schauten sie sich in meinem Institut um. Die einzelnen Ateliers und das seitliche Treppenhaus betrat die Polizei überhaupt nicht. Ich war immer noch so aufgeregt, daß ich keinen vernünftigen Gedanken fassen konnte, glaubte wirklich an Selbstmord, obwohl der weder zu Gertruds Persönlichkeit noch zu ihrer Krankheit paßte. Als die Polizei mich dann wieder laufenließ, rief ich nachts meine neue Freundin Renate an. Auf sie hatte sich die Atmosphäre dieser Nacht nicht übertragen, ganz ruhig äußerte sie die Vermutung, daß Gertrud in dem Institut gewesen sei und wir das nur nicht ordentlich durchsucht hätten. Und so muß es gewesen sein:

Gertrud hatte in dem letzten halben Jahr, bevor sie nach Berlin umgezogen war, von mir einen Institutsschlüssel erhalten. Angeblich hatte sie in unserer Bibliothek zu arbeiten. Ich habe das nie kontrolliert, weil ich damals die Modelle für den Nürnberger Brunnen in meinem Atelier in Lehre aufbaute. Bei ihrem Auszug im August hatte sie den Schlüssel nicht zurückgegeben. So muß sie in dieser Nacht in das Institut eingedrungen sein und in meinem dortigen Atelier in der verschlossenen Schublade einer Werkbank nach den Karteikarten meiner Kleinplastiken gesucht haben. Diese Schublade war mit einem Ruck leicht zu öffnen. Eine leichte Delle in dem dünnen Blech ließ vermuten, daß sie Erfolg gehabt hatte. Auf diesen Karten waren alle meine frei geschaffenen Plastiken eingetragen, für Zeichnungen gab es solche Listen nicht. Während der Polizeiaktion muß sich Gertrud im Institut versteckt haben und die Durchsuchung mitangesehen und auch meine Aufregung mitangehört haben.

Die Polizei hat anschließend das Auto sichergestellt, das sie sich von einem Braunschweiger Autoverleih ausgeliehen hatte, ebenso ihren Mantel und die Stöckelschuhe, die sie abends auf einer Party getragen hatte. Am nächsten Morgen erschien Gertrud ohne Mantel auf der Polizeistation, um das Auto und ihre Utensilien abzuholen. Dazu erzählte sie eine wirre, unglaubhafte Geschichte von einem nächtlichen Spaziergang durch den verschneiten Wald – ohne Mantel, ohne die Polizeikette zu sehen und ohne gesehen zu werden, eine Art »Fliegende Holländerin«.

Tatsächlich hatte sich Gertrud im Treppenhaus des Instituts versteckt, das konnte später geklärt werden, und hatte in einer Nacht-und-Nebel-Aktion meine Karteikarten mit dem Institutskopierer abgelichtet, während sie von einer Polizeikette im Wald als Leiche gesucht wurde. Damit hatte sie die Unterlagen für einen mehrjährigen Prozeß der Dresdner Bank gegen mich an sich gebracht.

Im Juni des gleichen Jahres wurden wir dann endgültig geschieden. Ich habe mich lange dieser Scheidung widersetzt und statt dessen bei dem Gericht beantragen lassen, von dem behandelnden Arzt ein Gutachten zu erbitten, weil ich Gertrud aufgrund ihrer Krankheit für nicht »geschäftsfähig« hielt, ich verlangte einen Vormund für sie. Mein Rechtsanwalt sagte dem Gericht voraus, daß sie aufgrund ihrer Krankheit in kürzester Zeit riesige Schulden machen und die Familie ins Unglück stürzen würde. Der »Familien«-Richter aber fegte alle meine Einwände vom Tisch.

16. »Wie unser Herrgott beinahe mit zwei linken Füßen wieder auferstanden wäre« oder »Das verkommene Kunsthandwerk«

Trotz allem aber mußte ich weiter schöpferisch arbeiten. Schon zu Beginn des Jahres 1979 konnte ich die Berliner Former in mein Atelier bestellen, um das inzwischen in Ton fertiggestellte unterste Drittel des Göttinger Portals in Gips abgießen zu lassen. Ich selbst arbeitete in meinem anderen Atelier noch an den beiden ersten Wagen des Nürnberger Brunnens, der »Venus in der Muschel« und dem »Liebespaar im Schwanenbett«. Deswegen überließ ich die Gipser ihrer Arbeit und kam nur gelegentlich vorbei. Als erstes haben sie alle freistehenden Teile mit einer feinen Drahtschlinge abgeschnitten, um sie einzeln abzuformen. Die abgetrennten Tonteile ließen sie aber zu meinem Mißfallen ziemlich lange unabgedeckt auf den Brettern liegen.

Als ich nach gut einer Woche abends in das Institut kam, waren die Gießer schon weg. Die Reliefplatten und etwa fünfzig Einzelteile waren in Gips gegossen. Die gegossenen Details wollte ich selbst wieder an die Figuren und Grundplatten montieren. Aber sie paßten nicht mehr. Die Tonteile waren durch das lange Liegen angetrocknet und hatten sich verzogen. Außerdem war das ganze Relief mit Hunderten von Hieben übersät. Die Gipser hatten beim Abschlagen des Negativs ein paar hundertmal in das kleinfigurige, zarte Relief gehauen. Der »Abguß« war ein Zerstörungswerk. So wunderte ich mich auch nicht, daß sie mir nur einen schriftlichen Gruß hinterlassen und sich aus dem »Gipse« gemacht hatten. Ganz sicher würde ich für die Restaurierung dieses sogenannten »Gipsgusses« mehr Zeit benötigen, als ich für das ursprüngliche Modellieren gebraucht hatte. Für diese achttägige Zerstörungsarbeit haben sie noch zweitausendfünfhundert Mark erhalten – damals noch eine ganze Menge Geld –, das Material hatte ich gestellt. Als ich sie telefonisch bat, mir bei der Wiederherstellung des Gipsmodells zu helfen, lehnten sie das mit pampigen Berliner Ausdrücken ab.

Natürlich hatten sie viel zu schnell gearbeitet, weil sie unbedingt auf fünfzig Mark pro Stunde kommen wollten. Aber es fehlte ihnen auch an Können und außerdem an Respekt vor meiner Arbeit. So etwas oder auch nur etwas Ähnliches hatten sie noch niemals in den Händen gehabt. Was sie so täglich abformten, waren abstrakte oder halbabstrakte Plastiken, die auch im Räumlich-Technischen sehr einfach waren. Wo sollten sie eigentlich die Erfahrung hernehmen, ein derart kompliziertes und diffiziles Kunstwerk abzuformen? In der zweiten Hälfte des 19. Jahrhunderts in Paris wäre das kein Problem gewesen. Rodin oder Dalou konnten ihr Atelier verlassen, als die Gipsformer das »Höllenportal« oder den »Triumph der Republik« abformten, und durften sicher sein, daß der Guß perfekt ausfallen würde. Solche handwerklichen Fähigkeiten sind verlorengegangen, weil es keine Künstler mehr gibt, die sie fordern. Heute gibt es in Norddeutschland überhaupt keinen guten Gipsformer mehr und in Süddeutschland meines Wissens noch zwei. Sie werden auch gar nicht gebraucht von »Bildhauern«, die Asphaltbrocken, Schutthaufen, irgendwelche vergammelten Textilien, alles und jedes zur Kunst erklären oder die einfache Kuben, Zylinder oder Kugeln zeichnen, nach denen Schlosser diese Grundkörper in Edelstahl herstellen, ja die – noch einfacher – in Steinbrüche fahren und sich dort aus den herumliegenden Steinklötzen einige aussuchen und zur Skulptur erklären. Für derartige »Entwürfe« braucht man keine Gipsmodelle.

Trotzdem ist es erstaunlich, daß es heute nur noch so wenige wirklich professionelle Gipsformer gibt, da sie zwar nicht von Künstlern, so doch von Landesdenkmalsämtern gebraucht werden könnten, um zum Beispiel gefährdete Plastiken abzugießen. Die wenigen Könner in diesem Beruf sind deswegen auch überbeschäftigt und haben geradezu abenteuerliche Preisvorstellungen. Ein Erlebnis aus jüngster Zeit: Ich habe 1985 bis 1992 für die gotische Marktkirche, die Hauptkirche von Hannover, zwei überlebensgroße Heiligengruppen, einen Hl. Georg mit Drachen und einen Hl. Jakobus mit dem Tod, als Ersatz für die zerstörten gotischen Portalfiguren entworfen und aus Stein gehauen. Da heute durch die Luftverschmutzung Steinskulpturen – wenn sie nicht aus Granit sind – in relativ kurzer Zeit zerstört werden, andererseits aber Bronzeplastiken nicht überall hinpassen, ganz sicher nicht in ein gotisches Steingewände, muß ein Ausweg gefunden werden. Darum wollte ich die Steinfiguren vor ihrem Einbau in die Kirche in Gips abgießen lassen, damit sie in siebzig oder achtzig Jahren, wenn auch die neuen Figuren wieder zerstört sein würden, von einem Steinbildhauer mit einer Punktiermaschine originalgetreu nachgehauen werden könnten, ich wollte also eine Art Genbank für meine Steinskulpturen anlegen.

Die Idee scheiterte aber an den Gipsformern. Die eine Firma hatte überhaupt keine Zeit, und die andere, eine Münchner Gipsformerei, eine Meisterin mit drei Gesellen, wollte für die Gipsgüsse der beiden Figuren insgesamt fünfunddreißigtausend Mark. Da sie für diese Arbeit höchstens dreihundert Stunden gebraucht hätte – ich vermag das zu beurteilen, weil ich solche Arbeiten selbst ausführen kann –, hatte sie nach Abzug der Materialkosten für sich und ihre Gesellen pro Stunde mehr als hundert Mark gerechnet. Ich selbst aber hatte für die Entwicklung dieser Figuren im Maßstab eins zu hundert, eins zu fünf und eins zu eins und für das Heraushauen zusammen mit dem bei mir eingestellten Steinbildhauer dreitausendzweihundert Stunden aufgewandt und dafür einhundertfünfundneunzigtausend Mark erhalten, also etwa sechzig Mark die Stunde. Die Gipsformerin wollte pro Stunde kalt lächelnd fast doppelt soviel – auch für ihre Gesellen. Da sie an ihre drei Mitarbeiter pro Stunde nur fünfzig Mark (einschließlich der Nebenkosten) gezahlt hätte, verlangt sie also realiter pro Stunde zweihundertfünfzig Mark für sich selbst.

Solche Handwerkerpreise kann ein Künstler nicht bezahlen. Anders die Landesdenkmalsämter, die, überreichlich mit Geld ausgestattet, von Beamten geleitet werden, die handwerkliche Prozesse nicht beurteilen können und deswegen jeden Preis bezahlen. Zur Erinnerung: Um 1870 bekam ein professioneller Steinbildhauer oder Gipsformer pro Stunde allerhöchstens vier bis fünf Mark in heutiger Kaufkraft, die Künstler aber, waren sie einigermaßen bekannt, das Zwanzigfache und mehr.

Zu Rodins Zeiten konnten natürlich auch die Steinbildhauer komplizierte Figuren in Gips abgießen, ihre Berufskollegen von heute können das aber nicht. Zwar lernen die jungen Steinbildhauer in ihren weiterführenden Berufsbildungskursen den Gipsguß noch, aber wie? Die sogenannten Fachlehrer vermitteln dort ein plumpes Gebastel, mit dem man allenfalls einfachste Körper abformen kann. Von der hohen Schule der Gipsformerei ist nichts geblieben.

Auch mit dem Steinbildhauerhandwerk selbst sieht es nicht viel besser aus: Natürlich müßte ein Handwerker, der Plastiken anderer Bildhauer in Stein umsetzen soll, auch etwas von Skulptur verstehen. Er müßte Naturstudien betreiben, Pflanzen, Tiere, menschliche Figuren zeichnen und modellieren. Eine Ausbildung in Anatomie und Faltenwurf könnte ihm nicht schaden. Er sollte etwas über abendländische Ornamentik wissen, und er müßte wenigstens Schriften zeichnen können. All dies wird in der heutigen Ausbildung entweder gänzlich vernachlässigt oder in so primitiver und reduzierter Weise angeboten, daß der Steinbildhauer seinem eigentlichen Beruf nicht mehr gewachsen ist. Aber wie sollten die Handwerkerschulen das auch lehren? Woher sollten die Lehrer kommen? Selbst auf den staatlichen Kunstakademien sind diese Fächer unbekannt: Anatomie, Faltenwurf, Naturstudium. Der sogenannte bildhauerische Grundunterricht verdient seinen Namen nicht. Und trotzdem werden von der Denkmalspflege heute alte Steinskulpturen in die Museen gebracht und Kopien an ihrer Statt aufgestellt. Aber wie sehen diese Nachbildungen aus, und was kosten sie?

Als ich zum Beispiel mit meinen Arbeiten für die erste Hälfte des Nürnberger Brunnens so weit war, daß auch einige originalgroße Gipsmodelle für die Steinskulpturen angelegt waren, habe ich drei Steinbildhauerfirmen aus Hannover, Königslutter und Wolfsburg für die Ausführung in Marmor um Kostenvoranschläge gebeten. Es hätte mir ja etwas passieren können – ich war damals schon sehr krank, ohne es zu ahnen –, oder ich hätte einfach unter Zeitdruck kommen können. Auf jeden Fall ist es wesentlich leichter, eine Steinskulptur nach einem originalgroßen Modell zu hauen als nach einem maßstäblich kleineren. Trotzdem lehnten von drei aufgeforderten Firmen zwei die Arbeiten als zu schwierig ab. Nur eine Firma aus Hannover fühlte sich der Aufgabe gewachsen, verlangte aber über eine Million Mark! Ich aber hatte mit der Stadt Nürnberg für meine gesamten Arbeiten an diesem Brunnen, also Entwurf, Ausführung der Ton- und Gipsmodelle, Mitarbeit in der Bronzegießerei und Heraushauen der Steinskulpturen insgesamt nur etwa sechshunderttausend Mark vereinbart. Die Steinbildhauerfirma wollte für diesen letzten Akt fast das Doppelte meines Gesamthonorars haben. Gott sei Dank konnte ich die Steine noch selbst ausführen, unmittelbar danach mußte ich mich einer schweren Herz- und Aortenoperation unterziehen. Mich hat die Arbeit nicht einmal hunderttausend Mark gekostet. Wie ist ein solcher Unterschied zu erklären?

Da die heutigen Steinbildhauer formal nicht ausgebildet sind, können sie etwas kompliziertere Skulpturen nicht überschauen. Anstatt Formzusammenhänge nachzubilden, übertragen sie mit der Punktiermaschine unzählige Punkte, nach deren Zusammenziehen die Formen in Stein fast mechanisch entstehen. Dieses zeitaufwendige Verfahren führt natürlich zu unpräzisen, laschen, unverstandenen Formen. Da aber für Steinbildhauer – ebenso wie für Steinmetzen – von den Firmen bis zu siebzig Mark pro Stunde verlangt werden, ergeben sich bei dieser unintelligenten und zeitraubenden Arbeitsweise für kompliziertere Plastiken unvorstellbare Lohnsummen. Daran scheitern die meisten Aufträge. Für private Bildhauer jedenfalls wird das zu teuer. Das wiederum führt dazu, daß die Steinbildhauer nicht genügend handwerkliche Erfahrungen sammeln und somit schlecht, langsam und teuer bleiben.

Dies trifft erst recht für die Steinmetzen zu. Was konnten Steinmetzen früher alles? Man betrachte einmal die Steinmetzleistung an gotischen oder barocken Gebäuden. Auch das 19. Jahrhundert mit seiner eklektizistischen Architektur hat da noch Bewundernswertes aufzuweisen. Noch im 17. Jahrhundert mußte ein Steinmetz für die Meisterprüfung nicht nur zwei komplizierte Stücke in Stein hauen, sondern nach »gegebenen Massen« Grundriß und Aufriß einer Kirche zeichnen, außerdem deren Fassade »nach dorischer Ordnung mit freistehenden Säulen und Kapitellen, nebst einer zierlichen Kuppel« entwerfen können. Als weitere Aufgabe mußte er ein dreigeschossiges Haus mit Keller und reichem Giebel planen. Selbstverständlich wurde ein detaillierter Kostenvoranschlag verlangt. Das alles geht aus der auf das Jahr 1615 zurückgehenden Ordnung für Steinmetze in Dresden hervor.* Der Steinmetz war also noch im 17. und 18. Jahrhundert in einer Person ein sehr viel kunstfertigerer Steinhauer als heute, außerdem Handwerker, Architekt und Bauunternehmer. So wurde in Dresden auch der Zimmermannmeister Baehr einer der bedeutendsten Architekten des 18. Jahrhunderts. Seitdem diese Einheit von Handwerk und Erfindung mehr und mehr auseinanderdividiert worden ist, also seit der Mitte des 19. Jahrhunderts, setzte der Niedergang ein. Der Versuch des Bauhauses, die Kunst mit dem Handwerk neu zu vermählen, ist gescheitert, weil es schon damals dafür viel zu spät war.

Heutige Steinmetzen können im Grunde nur noch maschinell Platten polieren – zum Beispiel für Banken – und äußerst dürftige Schriften in Grabsteine hauen. Für etwas komplizierte Formen benötigen sie genaueste Schablonen. Wegen des hohen Stundenlohns werden ihnen wirklich handwerkliche Arbeiten kaum noch übertragen – sie könnten von niemandem bezahlt werden –, und so lernen sie auch nichts dazu. Sie machen ähnlich wie die Industriearbeiter ihr ganzes Leben immer dieselben einfachen Handgriffe und überlassen möglichst viel der maschinellen Ausführung, damit nicht zu hohe »Stundenlöhne auf das einzelne Werkstück kommen«. Selbst ihre Grabsteine lassen sie immer häufiger von Computern entwerfen, welche die Schriften auch noch mit Sandstrahlgebläse in die Steine blasen: miese »Entwürfe«, geistig aus den fünfziger Jahren, maschinell und verwaschen in den Stein geblasen!

* In: »Steinmetz«,. 1/1990, Seite 28

Sie sind im Grunde halbindustrielle Zuarbeiter für Maschinen geworden. So werden sie auch schon ausgebildet. Ihr hoher Stundenlohn verhindert ein Können, das nur durch Übung gewonnen werden kann. Je höher der Lohn, um so geringer das Können! Die Steinmetzen um 1870 verdienten nach heutiger Kaufkraft umgerechnet etwa drei Mark. Jeder Künstler und jeder Auftraggeber konnte sie bezahlen. Deswegen hatten sie Routine und konnten viel!

Der langen Rede kurzer Sinn: Ein formal einigermaßen anspruchsvoller Bildhauer muß heute praktisch ohne Hilfe von Handwerkern arbeiten. Ein guter Bildhauer muß heute in einer Person Entwerfer, Zeichner, Schweißer, Modelleur, Gipsformer, Betongießer, Bronzegießer, Steinmetz, Steinbildhauer oder Holzbildhauer sein. Das wurde weder von Permoser noch von Rodin verlangt. Weil die wenigsten Bildhauer überhaupt bereit sind, sich diese Handwerke – noch dazu notgedrungen meistens autodidaktisch – anzueignen, und schon in den fünfziger Jahren die Studenten an unseren Kunsthochschulen keine handwerkliche Grundausbildung mehr erhielten, bleibt ihnen gar kein anderer Ausweg, als Schutthaufen, Fettbrocken oder sonstiges Zeug zu Kunst zu erklären oder allereinfachste Objekte herzustellen, zu deren Ausführung handwerkliches Können nicht nötig ist. Auch dies dürfte einer der wesentlichen Gründe für die Primitivität moderner Plastiken sein, auch wenn diese Notdurft dann in unseren Feuilletons zum Ausdruck des Zeitgeistes mythisch überhöht wird. (Auch Beuys konnte nur ein wenig Holzschnitzen, sonst beherrschte er kein Bildhauerhandwerk – nicht einmal das Arbeiten mit Ton oder Gips.)

Wenn das Steinbildhauer- und Steinmetzhandwerk so verkommen ist, kann auch die Restaurierung alter Bauten nicht besser sein, ganz besonders dann, wenn an den Kirchen und Schlössern unzählige Figuren, von der ätzenden Luft unserer Industriegesellschaft zerstört, durch neue ergänzt werden müssen. Häufig sind gute Detailfotos gar nicht vorhanden, weil es sich um gotische oder barocke Figuren durchschnittlicher Qualität handelte, oder den Bildhauern fehlen alle Kenntnisse, um das, was sie auf den Fotos sehen, in die dreidimensionale Wirklichkeit umsetzen zu können. Das fängt schon bei den sogenannten akademischen Bildhauern an, die die Gipsmodelle für verlorengegangene Skulpturen im Auftrag der Denkmalsämter herstellen.

So konnte ich im Winter 1992/93 in der Dombauhütte von Regensburg die Entstehung einer solchen Ersatzfigur verfolgen. Ein Bildhauer, angeblich aus der Gegend von Nürnberg, hatte für den zu erneuernden gotischen Heiligen ein Gipsmodell geschaffen, das mit seinen seifigen und groben Formen mehr eine Kreuzung aus den Nierenformen der fünfziger Jahre mit mißverstandenen Barlach-Figuren zu sein schien. Die Steinbildhauer hatten nun mit aufwendigem Punktierverfahren dieses niveaulose Gipsmodell in Stein übertragen und waren noch stolz auf ihre Leistung, weil auch sie außerstande waren, die miserable Qualität dieses Modells zu erkennen.

Die Denkmalspfleger – meistens studierte Kunsthistoriker – können in der Regel die Qualität einer solchen Replik auch nicht mehr beurteilen. Das Formwissen unter Kunsthistorikern ist ebenso wie bei Architekten und Bildhauern inzwischen so auf Null heruntergegangen, daß solche Machwerke auch von ihnen für gotische Repliken gehalten werden. Ich schaute mir nachher den Dom noch einmal kritisch an und kam zu der Überzeugung, daß die leeren Figurennischen auf jeden Fall besser seien als solche Dokumente unserer Kulturlosigkeit. Natürlich muß für diese Repliken, auch in Kaufkraft umgerechnet, viel mehr ausgegeben werden, als die gotischen Bildhauer für ihre viel besseren Originale erhalten hatten. Man sollte die Originalfiguren rechtzeitig schützen, anstatt miserable Repliken anfertigen zu lassen für ein Vielfaches des Geldes, das für den Schutz der Originale aufgebracht werden müßte.

Die Bronzegießer sind heute im großen und ganzen bessere Kunsthandwerker: Weil den Bildhauern in der Regel alle handwerklichen Kenntnisse fehlen, sie nicht in der Lage sind, Skulpturen in Stein oder Holz auszuführen, wird fast alles in Bronze gegossen. Während seit der Antike über die Renaissance bis zur Barockzeit die Bronzeskulptur die Ausnahme, die Steinplastik die Regel war, ist es heute umgekehrt! Die Bronzegießer verfügen also im Unterschied zu den Steinbildhauern über Routine. Dann haben technische Erfindungen wie die Silikonform, die Ölfeuerung und das Argonschweißen die Arbeit des Gießers erleichtert und verkürzt, ohne ihr dadurch etwas von ihrer handwerklichen Sensibilität zu nehmen. Dies gilt nicht für den Ziseleur, der mit elektrisch oder preßluftgetriebenen Maschinen wesentlich schneller arbeiten kann als früher, aber auch viel schlechter. Die Ziseleure im 19. Jahrhundert, erst recht früher, waren sorgfältiger und besser, weil die Künstler mehr verlangten.

Da es Gipsformer kaum noch gibt, die sogenannten Bildhauer in der Regel nicht gipsen können, sind die Gipsmodelle, welche die Künstler in die Bronzegießereien bringen, handwerklich oft so miserabel, häufig nicht einmal aus Gips, sondern aus Styropor, daß sich die Gießer einen rücksichtslosen, um nicht zu sagen brutalen Umgang mit diesen Modellen angewöhnt haben. Sie können die Zufallsqualität der meisten Modelle schon daran erkennen, daß die Bildhauer Veränderungen nicht bemerken. Wie oft gehen die von den Bildhauern schlecht gemachten Gips-Styropor-Modelle in der Gießerei zu Bruch, werden irgendwie wieder zusammengeflickt, abgeformt und gegossen, ohne daß den Bildhauern die dabei unvermeidlichen Änderungen auffallen. Das gilt für die meisten sogenannten abstrakten Arbeiten wie für die gegenständlichen. Wer heute in eine Gießerei kommt und diese Horrorsammlungen von handwerklich und künstlerisch minderwertigen Modellen sieht – noch dazu immer das gleiche Zeug –, kann die Verachtung der Gießer für die Modelle und deren Hersteller fast verstehen. Dazu eine wahre Geschichte, die mir ein Ziseleur erzählte:

Ein bayerischer Bildhauer hatte einen Kruzifixus in verflachtem Barlach-Stil gebracht, der, in Einzelteile zerlegt, in der Gießerei abgeformt und in Bronze gegossen worden war. Der Korpus war mit überkreuzten Füßen an den Stamm genagelt. Erst der Ziseleur bemerkte, als er Korpus und Kreuz aus den Einzelteilen wieder zusammenschweißte, daß der Bildhauer seinem Christus versehentlich zwei linke Füße modelliert hatte. Was tat man, um zu verhindern, daß Jesus mit zwei linken Füßen wieder auferstehen muß? Man sägte von dem einen Fuß den großen und den kleinen Zeh ab, tauschte sie aus, der Kruzifixus war gerettet! So primitiv war die Form, daß eine solche Korrektur möglich war, und so schlampig der Bildhauer, daß er bei seiner Arbeit diesen Irrtum nicht einmal bemerkt hatte! Wie soll man da den Gießern Respekt vor des Künstlers Arbeit beibringen?

Eine wichtige Voraussetzung für gute Güsse ist eben auch die Achtung des Handwerkers vor dem Künstler und seinem Werk. Sie muß allerdings nicht so groteske Formen annehmen, wie sie in Berlin in der Gießerei Noack gegenüber Breker zelebriert wurde:

Da der alte Hermann Noack das Wohlgefallen der Nazis gefunden hatte, begann die Firma bei der Umgestaltung Großberlins zu florieren. Die Bildhauergrößen Adolf Hitlers von Breker und Thorak bis zu Professor Esser ließen dort ihre Bronzen gießen. Wenn aber Breker – der größte unter ihnen – in die Gießerei kam, um seine Figuren zu überarbeiten oder letzte Hand anzulegen, war es in den Hallen still wie am Sonntag: Der alte Noack gab allen seinen Arbeitern bis auf einen, der Breker zur Hand gehen durfte, bezahlten Urlaub. Der Lärm einer geschäftigen Gießerei sollte das Reichsgenie nicht stören. Das erzählten mir in den sechziger Jahren, als ich noch bei Noack gießen ließ, ältere Handwerker, die das noch miterlebt hatten.

Um auf mein Göttinger Portal zurückzukommen: Ich brauchte gut zwei Monate, um das Gipsmodell vom unteren Drittel des Portats wieder herzustellen. Als es fertig war, hüllte ich es in eine dünne, durchsichtige Folie und baute darauf das nächste Drittel in Ton auf.

Vorher ging ich allerdings wieder in mein Atelier in Lehre, um an dem Nürnberger Brunnen weiterzuarbeiten. Zwei oder drei Monate Beschäftigung mit diesen winzigen Figuren, deren Köpfe kaum größer als ein Fingernagel waren, ließen mich so nervös werden, daß ich zum Ausgleich wieder an großen Figuren arbeiten mußte. Der Wechsel zwischen diesen beiden total gegensätzlichen Arbeiten ersetzte mir Urlaub und Erholung. War ich an den großfigurigen Arbeiten für den Nürnberger Brunnen ermüdet, wandte ich mich wieder der goldschmiedehaften Modellierung für das Göttinger Portal zu. Dort nervös geworden, kehrte ich an den Nürnberger Brunnen zurück.

Den Abguß des zweiten Drittels vom Göttinger Portal machte ich nun selbst. Seit meiner jüngsten Erfahrung habe ich keinen Gipsformer mehr in mein Atelier gelassen. Bevor ich mich daranmachte, den ebenso komplizierten zweiten Katastrophengraben abzugießen, modellierte ich ein kleines Relief ähnlichen Schwierigkeitsgrades in Ton – nackte Frauen am Strand und im Wasser –, um an ihm eine neue Abgußtechnik ausprobieren zu können. Ich kombinierte einen dünnen Silikonüberzug mit einem Gipsnegativ und goß dann das zweite Drittel des Göttinger Portals auf diese Weise ab. Alles gelang wunderbar, kein abgeschnittenes einzeln abgeformtes Detail hatte sich verzogen, nicht an einer einzigen Stelle habe ich das Gipspositiv beschädigt. Wir konnten einen perfekten Gipsguß des zweiten Drittels dem reparierten ersten Drittel hinzufügen. Die reiche Pracht dieses fein modellierten Werks wurde immer deutlicher.

17. Das staatsfeindliche Rathausportal

Obwohl auf dem Göttinger Portal im Sommer 1982 die Texte noch fehlten, habe ich den Stadtbaumeister Wiltenstein zur Abnahme in mein Atelier gebeten. Er hatte im Jahr vorher zusammen mit Herrn Schlüter vom städtischen Hochbauamt die ersten beiden Teile des Portals besichtigt. Ich habe selten solch einen Enthusiasmus bei einem Auftraggeber erlebt, hingerissen brach er immer wieder in neue Rufe der Bewunderung aus.

Er ging auch sofort auf meine Bemerkung ein, daß der für dieses Portal ausgehandelte Preis lächerlich sei. Mir war von Anfang an eine Grenze von hundertzwanzigtausend Mark einschließlich Bronzeguß gesetzt worden. Trotzdem hatte ich – von meiner Idee besessen – dieses komplizierte und figurenreiche Portal entworfen. Die Rechnung war abstrus: Die Unkosten für den Bronzeguß, die Gipsgüsse und die sonstigen Ausgaben im Atelier beliefen sich auf fast sechzigtausend Mark. Gut sechzigtausend Mark blieben mir folglich als Honorar für die sechsjährige Arbeit!

Da auf dem Bronzeportal neben vielen Tieren, Landschaften und Architekturteilen etwa fünfhundert Menschen dargestellt sind, kam ich pro in Bronze gegossener Figur samt Hintergrund und Staffage (Höhe fünfzehn bis dreißig Zentimenter) auf etwa einhundertzwanzig Mark. Das war sicher ein in der Welt im Augenblick unerreichter Discountpreis. Der Stadtbaumeister Wiltenstein zuckte aber nicht »in Anbetracht des Vertrags« bedauernd mit den Schultern, sondern schlug mir vor, einen Antrag auf Bewilligung der Mehrkosten in Höhe von zweiundachtzigtausend Mark zu stellen, der auch genehmigt wurde. Damit hat mir dieses Portal nicht nur viel Spaß, sondern wider Erwarten auch einen Verdienst gebracht, den ich wegen meiner Scheidungsprobleme dringend brauchen konnte.

Als nun der neue Stadtbaurat zusammen mit dem inzwischen pensionierten Herrn Wiltenstein, Herrn Schlüter und dem Kulturreferenten zur Abnahme kam, erklärte ich ihnen das Ganze und machte sie auch ausdrücklich auf die Leerstellen aufmerksam, auf denen noch Texte eingeritzt werden sollten. Alle waren von dem Portal begeistert, wollten noch weitere Plastiken von mir für Göttingen erwerben, niemand aber fragte nach den Texten. Darüber ist dann später in den Zeitungen nach dem großen Skandal viel gespottet worden. Man fand es unverständlich, daß sich die Kommission den Wortlaut der Beschriftungen nicht hatte vorlegen lassen. Mich aber hat das nicht gewundert:

Die Herren fanden in meinem Atelier ein Werk, das alle ihre Erwartungen übertroffen hat, und sollten nun wie Oberlehrer für Deutsch meine Texte kontrollieren. Das war ihnen peinlich. Die Abnahmekommission hatte vor dem Künstler Respekt. Das ist in unserer heutigen, unverschämten Rechthabergesellschaft etwas Seltenes und berechtigt nicht zum Spott. Ich habe sie nicht überlistet, und sie waren keine Tölpel. Sie haben nur die Autonomie eines Künstlers auch im thematischen Bereich respektiert. Außerdem, woher hätten sie eigentlich die Geschichtskenntnisse nehmen sollen, um meine Texte im einzelnen beurteilen zu können? Sie hätten mich doch nur irgendwelchen Göttinger Geschichtsprofessoren ausliefern können! Wie das ausgegangen wäre, kann man dem weiteren Verlauf dieser Geschichte entnehmen.

Aber noch waren die Texte nicht konzipiert und schon gar nicht in das Gipsmodell geritzt. Ich setzte mich also zwei Tage mit Renate zusammen und formulierte die Texte. Das war gar nicht so einfach, weil der Platz auf der Tür beschränkt war und die Schrift auch nicht zu klein ausfallen durfte. Renate wollte die Texte in die Tür ritzen. Sie macht solch handwerklich-ästhetischen Arbeiten mit Präzision und großer Geduld genau so, wie ich es mir vorstellte: In schöner, altertümlicher, gut lesbarer, lateinischer Kursivschrift, ohne alle Extravaganzen, etwa so, wie Texte im 19. Jahrhundert in Gebrauchsanweisungen geschrieben wurden.

Während ich also unten im Zelt die Marmorblöcke für den Nürnberger Brunnen bearbeitete, fing Renate in meinem Atelier links unten auf der Fußleiste des Portals bei der Steinzeit damit an, die Schriften einzugravieren. So arbeitete sie sich über die nächsten drei Monate langsam nach oben in die Gegenwart vor. Immer wieder mußten wir kürzen, weil irgendein Text doch nicht auf das dafür vorgesehene Feld paßte. Ende August war sie fertig. Wir packten die beiden obersten Tafeln mit dem Katastrophengraben der Nazizeit in unser Auto, brachten die beiden Stücke in die Gießerei nach München und flogen von dort aus für drei Wochen nach Ibiza, um uns von einem arbeitsreichen Jahr zu erholen.

Während dieser Zeit ist es einem CDU-Abgeordneten aus Göttingen gelungen, sich allein in meinem Institutsatelier die beiden unteren Drittel des dort noch verbliebenen Portals anzuschauen. Außerdem lagen auf dem Abfallhaufen die von Renate geschriebenen Zettel mit den Texten herum, auch von den beiden obersten Platten, die schon in München waren. Gerade diese Texte muß er gelesen haben. Jedenfalls rief mich Herr Wiltenstein sofort nach meinen Ferien wegen angeblich »skandalöser Texte« über das Grundgesetz auf meiner Tür an. Mit einiger Mühe gelang es mir, ihn zu beruhigen, zumal dem Ratsherrn sein Spionieren wohl peinlich war und er wieder abmilderte. Aber – der spätere Skandal hatte sich schon angekündigt.

Die Wachsgüsse nach den beiden ersten Gipsmodellen waren inzwischen fertig. Alle Figuren des obersten Katastrophengrabens, in dem die Machtergreifung, die Bücherverbrennung, die Ausrottung des Warschauer Gettos und Auschwitz dargestellt waren, hatte ich aus dem Gipsmodell heraussägen müssen. Sie waren von Herbich einzeln in Wachs abgeformt worden. Meine Aufgabe war es nun, diese Figuren in den Wachsguß des Katastrophengrabens wieder einzusetzen und die Nahtstellen zu verarbeiten. In diesem Falle bestimmte ich aber auch die Lage der Gußkanäle, so wie ich sie an meinem kleinen Relief »Frauen am Strand« ausprobiert hatte. Mehrere Exemplare dieses Reliefs hatte ich in verschiedenen Richtungen in unserer Instituts-Bronzegießerei gegossen, um das beste Verfahren auch für den Guß des Göttinger Portals herauszufinden.

Der Erfolg gab mir recht. Die beiden Platten wurden fehlerfrei in Bronze gegossen, obwohl es sich um gußtechnisch äußerst komplizierte Arbeiten handelte. Bei einem Fehlguß hätte nicht nur der Gießer seine Arbeit wiederholen müssen, sondern auch ich meine Wachsnacharbeiten.

Nachdem die einzelnen Platten durchziseliert worden waren, wurden jeweils drei zu einem Türflügel zusammengeschweißt. In ihrem dunklen, stellenweise goldenen Ton sahen die Bronzetüren wirklich kostbar aus. Die schwierigsten Stellen habe ich selbst ziseliert und später das Ganze auch patiniert, also überall da letzte Hand angelegt, wo es mir nötig schien. Ende April 1983 war alles fertig.

Am 4. Mai, einem Mittwoch, brachten wir die beiden Türflügel nach Göttingen. Zwei Tage später – zum fünfzigsten Jahrestag der Bücherverbrennung in Göttingen – wollten wir die Tür der Öffentlichkeit und dem Rat der Stadt übergeben. Diesen Termin hatte ich vorgeschlagen, weil ich fürchtete, daß die Tür mit ihren Bildern und ganz besonders mit ihren Texten auf Widerspruch stoßen würde. Ich hoffte, daß manche Bilderstürmer und kalten Krieger sich an diesem Tag zurückhalten würden. In Wirklichkeit aber sah sich bei der Übergabe das Werk niemand genau an. Das kalte Buffet ging vor.

Zur Eröffnung am 6. Mai hatten der Oberbürgermeister, Professor Dr. Rinck, und Oberstadtdirektor Rolf Vieten höchstens hundert Gäste geladen. Die Chance, daß unter so wenigen Leuten einer sich das Werk wirklich genau ansehen würde, war gering. Schließlich hat das Fernsehen bei unseren Zeitgenossen die Drei-Sekunden-Einstellung der Augen gründlich eingeübt. Man trat ein paar Meter zurück, riskierte einen flüchtigen Blick und fand das Ganze wohlgelungen und einem Ratssaal angemessen. Genauer hinzusehen wäre anstrengend geworden, schließlich war es Freitag nachmittag zwischen vier und fünf Uhr.

Ich hatte in meiner Rede zur Eröffnung des Portals ausdrücklich auf die politische Brisanz des Dargestellten hingewiesen:

»Zuerst einmal stellt sich die Geschichte als Folge von Kriegen dar, jeder immer schlimmer und verheerender als der vorige. Verbrechen erzeugen Verbrechen. Waffen, die zum Schutz geschmiedet werden, wenden sich schließlich gegen die, die sie beschützen sollen.«

Dann weiter: »Im Dreißigjährigen Krieg vergaßen die evangelischen Heere ebenso schnell wie die katholischen, daß sie eigentlich ihre jeweiligen Glaubensbrüder gegen den ideologischen Feind schützen sollten. Statt dessen plünderten sie Freund und Feind, zogen mordbrennend durch die Lande und zerstörten ein blühendes Land ... Die geradezu geistesgestörten Grausamkeiten dieses Krieges schildert der mittlere Katastrophengraben in Höhe der Griffe ... Fast immer ... ließ sich das Volk dazu aufhetzen, sich selber zu verstümmeln.«

Niemand wird mir vorwerfen können, daß ich mich nicht deutlich ausgedrückt hätte: »Brutale Vorurteile, Verteufelung des Gegners, kleinbürgerliche Intoleranz und neurotische Aggressivität führten dann in der Nazizeit zur Verwüstung großer Teile Europas und zum Tod von vierzig Millionen Menschen, zur industriellen Ausrottung aller derer, die anders dachten oder anders geboren waren ... Die Zerstörungen des Krieges, die Ausrottung der Juden im

Warschauer Getto … und schließlich der industrielle Mord in den Todesfabriken der nationalsozialistischen Konzentrationslager werden in dem obersten Katastrophengraben im rechten Flügel geschildert … Alle im Laufe unserer Geschichte geschmiedeten Waffen wurden auch angewandt. So droht uns heute … die Ausrottung des gesamten Lebens. Sorgen wir, daß diese Waffen verschwinden.«

Und dann sagte ich schließlich: »Es ist ganz sicher, daß manches Bild und mancher Satz auf dieser Tür bei dem einen oder anderen Ärgernis erregen wird. Die Thematik dieses Portals berührt Grundfragen unserer Existenz und drückt auch deutlich Meinungen dazu aus. Kunst ist ohne Bekenntnis zur eigenen Meinung unverbindlich und daher nicht zu denken. Kunst kann nicht angepaßt sein und muß gerade bei denen, die die jeweils offizielle Meinung vertreten, auch Widerspruch erregen. Eine freie Gesellschaft unterscheidet sich von einer Diktatur eben dadurch, daß sie diesen Widerspruch erträgt … und nicht die Kunst verbrennt, wie es die Nazis taten.« Deutlicher konnte ich nicht mehr sein. Aber unter den etwa hundert Gästen scheint auch niemand gewesen zu sein, der zugehört hätte. Sie sahen die Tür nicht, und sie hörten nicht hin. Im Gegenteil, der Oberbürgermeister – ein offensichtlich schon vor langer Zeit emeritierter alter Herr – kam freundlich auf mich zu und fragte, ob ich damit einverstanden sei, wenn die Stadt die Texte der Tür drucken lassen würde. Natürlich war ich einverstanden, obwohl mir klar war, daß Herr Professor Rinck die Texte auf der Tür nicht gelesen und meine Rede nicht verstanden hatte. Dann trennte man sich, freudig erregt über das schöne Portal und in allerbestem Einvernehmen!

Schon wenige Wochen später verkündete der gleiche Oberbürgermeister vor Rundfunk und Fernsehen, daß er meine Tür für eine ausgemachte Unverschämtheit halte, und im Juli behauptete er in den Zelten des Göttinger Schützenfestes vor vielen hundert Menschen, daß der Bildhauer Weber zu seiner Zeit »nie das Abitur geschafft hätte«. Weshalb war bei Herrn Professor Rinck eine solche Wende eingetreten, und warum war er zu mir, seinem Universitätskollegen, plötzlich so unhöflich?

Mit letzter Sicherheit läßt es sich nicht mehr klären, wer sich nun mein Portal zum erstenmal angeschaut hat. Einige Ratsherren der CDU oder die Grünen von Göttingen? Auf alle Fälle wurde der Skandal am 27. Mai durch die Grünen, die sich in Göttingen AGIL nannten, und durch das »Göttinger Tageblatt« publik. Dort wurde nämlich berichtet, die Grünen wollten in der nächsten Ratssitzung beantragen, daß die Texte meiner Tür zusammen mit einer Abbildung in einem Prospekt gedruckt und an Besucher und in den Schulen verteilt werden sollten. Dazu sagte Herr Müller-Jung, damaliger Vorsitzender der Göttinger Grünen, im Juni 1983: »Was uns dieses Werk besonders sympathisch macht, ist … die Einheit von Gehalt und Form. Hier bekennt einer Farbe, er erhebt Anklage, indem er die Dinge zeigt … er hält unserer Konsumgesellschaft einen Spiegel vor, fragt nach der Würde des Menschen … Das Portal ist ein Zeugnis für die Kritik eines Künstlers an seiner Zeit und steht damit in guter Tradition, angefangen von Riemenschneider, Dürer und Cranach bis zu

Goya, Courbet, Käthe Kollwitz, Otto Dix und Picasso.« Was die Grünen gut fanden, konnte ja wohl kaum in Ordnung sein. Der letzte Hinterbänkler der CDU war nun wach geworden. In dem Artikel vom 27. Mai 1983 hatte Frau Sayah bereits den Satz zitiert, der bei der CDU die größte Empörung hervorgerufen hatte. Er wurde dann in über hundert bundesdeutschen Zeitungen immer wiederholt:

»Das 1949 erlassene Grundgesetz für die BRD sollte die geistige Freiheit des einzelnen gegenüber Staat und Öffentlichkeit sichern. Ein Teil dieser Rechte wurde von Politikern und Verfassungsrichtern nach und nach wieder abgebaut. So wurde die BRD fast widerspruchslos atomare Basis der USA für einen möglichen Krieg der Supermächte. Die meisten Bundesdeutschen verschließen die Augen vor dieser Entwicklung.« Dieser Satz steht im Unterschied zu anderen, die man mir auch ankreidete, wirklich auf dem Portal in Göttingen, in Bronze gegossen.

Deswegen wollte die CDU auf ihrer Mitgliederversammlung am 1. Juni beschließen, was mit diesem skandalösen Portal geschehen solle. Ursula Ermisch, Vorstandsmitglied der Göttinger CDU, bis zur Wende stets auf der Hut vor der Bedrohung aus dem Osten und in Sorge um die Brüder und Schwestern in der Zone – man nannte sie die »Zonen-Ursel« –, hatte diese Sitzung gründlich vorbereitet.

Frau Sayah berichtete im »Göttinger Tageblatt« Anfang Juni: »Auf allen vieren kroch Ursula Ermisch im Dienste ihrer Partei und der höheren Wahrheit vor dem Eingang zum großen Sitzungssaal im Neuen Rathaus herum. Sorgfältig trug die CDU-Ratsherrin in ihr Notizbuch ein, was auf dem neuen Ratsportal geschrieben steht – Wort für Wort. Ihre Partei sollte bei der Mitgliederversammlung ... am Mittwoch abend wissen, worüber sie redete und daß die Empörung über die ›einseitige, politische Argumentation‹ des Portalschöpfers, Professor Jürgen Weber, beileibe kein leeres Gerede war ... Im Auge hatte die auch in gebückter Haltung immer aufrechte Staatsbürgerin dabei besonders das, was der Künstler über die Verhältnisse in der Bundesrepublik anno 1983 in Bronze formuliert hat (das ›Tageblatt‹ zitierte).«

Ursula Ermisch sollte nicht umsonst in die Knie gegangen sein: Ihre Parteifreunde und -freundinnen zeigten sich erwartungsgemäß entrüstet. Diskussionsbeiträge einiger Mitglieder im Originalton: »Machwerk primitiver Propaganda«, »Vehikel grün-alternativer Primitiv-Ideologie«, »Verkürzung und Verfälschung historischer Ereignisse in handliche ideologische Keulen«, »Und so etwas hat den Titel eines deutschen Professors«, »Wie konnte sich der CDU-Oberbürgermeister dafür hergeben, die Tür einzuweihen?« Ursulas Gatte, Dr. Gerald Ermisch, »schämte« sich gar, »Bürger dieser Stadt zu sein«.

Einige CDU-Mitglieder verlangten, daß gegen mich eine Strafanzeige beim Staatsanwalt eingereicht werde. Dr. Achim Block, Fraktionsvorsitzender der Göttinger CDU, wurde das zunehmend peinlich. Er bat um mehr Sachlichkeit: »Wir haben die Pflicht nicht nur zur Wahrhaftigkeit, sondern auch zur Duldsamkeit gegenüber Andersdenkenden.« Mit einer Anzeige beim Staatsanwalt hätte sich die Partei wohl genauso blamiert wie jene Denunzianten, die mich zwanzig Jahre früher wegen meines Göttinger Stadthallenreliefs dort angezeigt hatten. Herr Block schlug seinen Parteifreunden vor, erst einmal ein Gutachten anzufordern, bevor man sich zu konkreten Schritten entschlösse. Man wollte also Historiker und Staatsrechtler damit beauftragen, »zu prüfen, ob die eingravierten Texte des Künstlers zur Geschichte dem Anspruch auf historische Richtigkeit und vertretbare politische Aussagen gerecht werden«. Von dem Ergebnis dieser Prüfung »soll es abhängen, welche Maßnahmen die CDU-Fraktion ergreifen will, um falschen und entstellenden Geschichtsdarstellungen gerade auch im Hinblick auf künftige Generationen von Göttinger Bürgern entgegenzuwirken.« So konnte man es in den Zeitungen lesen.

Zu diesem Antrag äußerte sich der Fraktionsvorsitzende der SPD in Göttingen, Kallmann, laut »Göttinger Tageblatt«: »Der Betrachter, so meint Kallmann, sei an ›historischen Beckmessereien‹ nicht interessiert, er wolle ›ein Kunstwerk erleben und keine stadt- und weltgeschichtliche Abhandlung lesen‹. Der Gutachterauftrag gehe ›ins Leere‹. Als in der Tendenz ›geradezu gefährlich‹ bezeichnet Kallmann den zweiten Teil des Gutachterauftrages, nämlich zu prüfen, ob die Texte ›vertretbare politische Aussagen‹ enthalten. Der Oppositionsvorsitzende im Rat fragte: ›Wer will eigentlich beurteilen, welche politische Aussage vertretbar ist oder nicht? Was soll mit politischen Aussagen geschehen, die nach Ansicht des im Besitz der Macht befindlichen Beurteilers unvertretbar sind? Sollen sie unterdrückt werden?‹ Die CDU-Fraktion gerate mit ihrem Gutachterauftrag in bedenkliche Nähe zu einer verfassungswidrigen Zensur und laufe Gefahr, sich in die Reihe derjenigen Politiker zu stellen, die nach Ansicht des Autors des umstrittenen Kunstwerkes, Prof. Weber, die ›geistigen Freiheiten in der Bundesrepublik Schritt für Schritt eingeschränkt haben‹.«

Trotzdem übernahmen drei hochkarätige Wissenschaftler diese Prüfung, wie die »Frankfurter Rundschau« im Juli 1983 berichtete: »Die CDU-Fraktion des Göttinger Stadtparlaments hat jetzt den Hannoveraner Historiker Karl-Heinz Manegold, den Vorsitzenden des Göttinger Geschichtsvereins und Leiter des örtlichen Max-Planck-Institutes für Geschichte, Dr. Rudolf Vierhaus, und den Göttinger Staatsrechtsprofessor Dr. Christian Starck damit beauftragt, zu prüfen, ›ob die eingravierten Texte‹ usw. Sicher sollte der Staatsrechtler prüfen, ob ich ein Verfassungsfeind sei! Über hundert bundesrepublikanische Zeitungen berichteten jetzt, unter ihnen die »Zeit«, die »Stuttgarter Zeitung«, mehrfach die Braunschweiger und Hannoveraner Zeitungen, »Bild«, die »Frankfurter Rundschau« dreimal, sogar der »Vorwärts« war aufgewacht. Folge dieser Aufregungen war ein ständig wachsender Besucherstrom zum Portal. Dichtes Gedränge herrschte im Rathaus.

Einen der wenigen gehässigen Berichte brachte die staatstragende »FAZ«: »Inmitten von szenischen Bildern aus der Geschichte der Stadt und des Erdenkreises hat der ausführende Künstler, quasi für ›Blinde‹, die schriftlichen Interpretationen, einäugig genug, gleich mitgeliefert, damit es nur ja nicht zu Mißverständnissen komme, was beispielsweise dunkle, von Auschwitz aufsteigende Wolken über dem Bundestag zu bedeuten haben. Daß dem Meister selbst bei seiner Geschichtsschreibung manches Mißverständnis unterlief, muß man ihm wohl nachsehen … – nur kaufen und aufhängen muß niemand diese individuellen Werke, dem sie nicht behagen.« Die »FAZ« gehörte zu den ganz wenigen Zeitungen der Bundesrepublik, welche die Ratsherren der Göttinger CDU unterstützten, das Portal wieder auszuhängen. Aber was sollte man anderes von dieser Fest-Schrift auch erwarten? Hatte sich der besonders für das Feuilleton verantwortliche Redakteur und Mitherausgeber der »FAZ« an seiner Hitler-Biographie infiziert?

Die Mehrheit der bundesdeutschen Zeitungen hat über diese politische Auseinandersetzung sachlich und neutral berichtet, das »Göttinger Tageblatt« engagiert auf meiner Seite und auch witzig, so in einer Glosse von »Olaf Hanebüchen« am 4./5. Juni zusammen mit einer Karikatur, auf der man viele tausend Menschen vor dem Göttinger Rathaus Schlange stehen sieht und auf der für und gegen das Portal Unterschriften gesammelt und Lupen zum Lesen der eingravierten Texte verliehen werden: »Die laufende Diskussion um Jürgen Webers neuesten Schlag gegen den guten Ruf Göttingens als weltoffene Universitätsstadt und Hort des Deutschen Liberalismus (Göttinger Sieben) veranlaßte unseren Kolumnisten, sich bereits vor der Silvesterausgabe Gedanken über die Chronik zukünftiger Ereignisse zu machen: Juni: Joseph Beuys, erschreckt durch einen Kunstskandal ohne seine Mitwirkung, bietet diese unverzüglich an. Er denke an eine fettige, filzige Beschichtung des Portals. Motto: Unterbuttern … Erste Berichte aus der Arbeit der von der CDU beantragten Wissenschaftskommission lassen darauf schließen, daß die Schrift auf dem Portal gefälscht ist. Konrad Kujau, im Gewahrsam der Hamburger Staatsanwaltschaft, gesteht seine Mithilfe. ›Stern‹-Mitarbeiter sprechen von einer aus dem Osten gesteuerten Kampagne. Der Inhalt der Texte sei da ganz eindeutig … Dezember: Kunst soll durch Überkunst geadelt werden. Verpackungskünstler Christo nimmt den Auftrag an, das Portal sach- und kunstgerecht zu verpacken … Eine Ratsherrin wird vermißt.«

Die Meinung war inzwischen weit verbreitet: Jürgen Weber ist Kommunist. So schrieben die »Hochschulpolitischen Informationen (HPI)« zusammen mit einer Abbildung aus dem Katastrophengraben des Dreißigjährigen Krieges: »Das nebenstehende Foto und die darunter stehenden ›Weisheiten‹ sind Ausschnitte aus einem ›Bronze-Portal von barocker Pracht‹ – so die ortsansässige Zeitung. Sie zieren den Eingang zum großen Sitzungssaal des Neuen Rathauses in – nicht etwa in einer Stadt der DDR, wo die klassenkämpferischen Parolen durchaus hingepaßt hätten – nein: das Portal ziert den Rathauseingang einer bundesdeutschen Stadt mit einer mehrhundertjährigen Universitätstradition …« Dazu war unter dem Bild – natürlich auf rotem Grund – ein abenteuerlicher Verschnitt meiner auf der Tür eingravierten Texte zusammengestellt worden.

Auch Ursula Ermisch, die ja bereits für ihre Kollegen von der CDU die Texte meiner Tür abgeschrieben hatte, erblickte in der Tür einen Fall von kommunistischer Bedrohung. »Den letzten Beweis lieferte ihr ein zufälliges Zusammentreffen mit dem Künstler vor seinem Werk.« So kann man in dem kurze Zeit später erschienenen Buch »Von Türen und Toren«, Steidl-Verlag, lesen.

Die Autoren des Büchleins berichteten weiter: »Professor Weber hatte an diesem Tag den Präsidenten des DDR-Verbandes Bildender Künstler mit nach Göttingen gebracht. In einem Interview mit dem NDR-Fernsehmagazin ›extra drei‹ zog Frau Ermisch daraus ihre Schlüsse: Ermisch: ›Er war ja auch hier mit Willi Sitte, einem hohen kommunistischen Funktionär der DDR. Er hat ihn ja, als ich ihn damals hier traf, als seinen Freund mir vorgestellt, und er selber bezeichnet sich ja wohl auch als Kommunist, soweit mir das bekannt ist.‹ Sprecher: ›Künstler Weber aber tut das, was Staatsfeinde in Bedrängnis immer tun, er leugnet hartnäckig.‹ Reporter: ›Herr Prof. Weber, sind Sie Kommunist?‹ Weber: ›Nein, wie kommen Sie denn darauf?‹ Reporter: ›Ja, der Vorwurf wird Ihnen gemacht.‹ Weber: ›Ist das wahr? Der Vorwurf ist so unsinnig, daß ich eigentlich gar nichts darauf antworten kann. Ich bin parteilich überhaupt nicht gebunden, und ich meine auch, daß eine Einteilung von links und rechts in sehr vielen Fällen – zumindest bei Intellektuellen – verfehlt ist. Also, ich bin kein Kommunist. Ich war früher mal bei der Bekennenden Kirche, christlich engagiert, bin ich heute auch nicht mehr so sehr, also ich kann Sie beruhigen.‹«

Es ist klar, wer sich gegen Atomraketen in der Bundesrepublik äußert und dann noch der Liaison von Staat und Kirche kritisch gegenübersteht, muß Kommunist sein. Es gab nämlich noch andere Texte auf der Tür, die Empörung erregt hatten. Zum Beispiel steht auf der Flachreliefzeile mit der Belagerung von Göttingen durch eine Allianz aus sieben Bischöfen und Erzbischöfen und dem Welfen Otto dem Bösen der Satz: »Die unheilige Allianz zwischen Kirche und Staat führt immer zu Krieg und Verbrechen.« Diese Verallgemeinerung verübelten mir wieder Abgeordnete der CDU. Auch dieser Satz ist in vielen Dutzend Zeitungen abgedruckt worden.

Die Christdemokraten merkten aber bald, daß sie bei ihren Protesten mit der grundgesetzlich garantierten Meinungsfreiheit immer mehr in Konflikt gerieten. So suchten sie nach »Fehlern«, die meine Unseriosität beweisen sollten und wurden auch fündig: Auf dem schmalen Flachreliefstreifen unter dem obersten Katastrophengraben las man im Zusammenhang mit den Göttinger Sieben: »Nach der Teilung des Königreichs England-Hannover widerrief der König das 1733 erlassene Grundgesetz. Dagegen protestierten 7 Göttinger Professoren. Der König verwies sie des Landes.« Tatsächlich ist dieses Grundgesetz 1833 erlassen worden – ein offensichtlicher Schreibfehler, der ärgerlich war. Ich erzählte bereits, daß die Schriften bei dem Wachsguß nicht gut gekommen waren und von uns nachgearbeitet werden mußten. Sie waren durch kleine Bläschen zum Teil so verunstaltet, daß man sie kaum noch lesen konnte. Es ist möglich, daß sich bei dieser Nachbearbeitung der Schreibfehler eingeschlichen hat. Denkbar ist auch, daß ihn der jugoslawische Ziseleur hineingebracht hat, denn auch im Bronzeguß hatten sich wieder in der Schrift viele kleine Bläschen festgesetzt, so daß Teile ein zweites Mal nachgearbeitet werden mußten. Wie es auch geschehen sein mag, 1733, 1833, bei einigem guten Willen hätte man den Schreibfehler erkennen können und sich nicht über meine »mangelnden historischen Kenntnisse« das Maul zerreißen müssen.

Das war sowieso Heuchelei. Auch wenn die »FAZ« schrieb, ich hätte die

Texte hinzugefügt, damit auch »Blinde« meine Bilder verstehen könnten, so hätte sicher auch der Schreiber außer den beiden obersten Streifen über Nationalsozialismus und Bundesrepublik fast kein Bild ohne diese Schrift verstehen können. Außerdem: Seit wann können Blinde lesen? Als ich die Tür noch nicht beschriftet hatte, das Gipsmodell aber fertig in meinem Atelier stand, habe ich Studenten des damaligen Jahrgangs in mein Atelier gebeten, um ihnen das Portal zu zeigen: Sie konnten keines der Bilder identifizieren. Selbst bei der Paulskirche von Frankfurt wurde ich gefragt, ob das die Hauptkirche von Göttingen sei. Die Texte waren auf jeden Fall notwendig. Wer weiß denn, wann die Kaiserpfalz in Göttingen gebaut worden ist? Wer weiß überhaupt, was Kaiserpfalzen sind und wann die Mönchsorden in die Städte eingezogen sind? Wer hat je etwas über die Belagerung von Göttingen durch Otto IV. gehört? Wer kennt die Ständekriege? Vom Dreißigjährigen Krieg haben zwar einige gehört, wer aber hat den Simplicissimus gelesen? Wer weiß, daß der damalige König von England die Göttinger Universität hat gründen lassen? Usw. usw. Das historische Bilderbuch mußte beschriftet werden, damit es verständlich wurde.

Natürlich habe ich meine Meinung in die Beschriftung gebracht. Deswegen hatte ich ja schließlich auch die im Bild dargestellten Vorgänge ausgesucht. Mich interessierte die Geschichte in erster Linie als Lehre für die Gegenwart und die Zukunft. So geht es schon unten auf der Fußleiste mit der Darstellung der Steinzeit los: Steinzeitmenschen treiben Wisente in eine Grube. Der Text dazu heißt: »Seit der Jungsteinzeit wurden im Leinetal Wisente gejagt. 5000 Jahre später starben sie endgültig aus. Heute werden pro Tag 3 Arten ausgerottet.« Auch darüber waren einige Herren der CDU empört.

Seit Anfang Mai verging nun in Göttingen keine Woche, in der nicht über dieses Portal in der Zeitung diskutiert wurde. Ständig ging es um Geschichte oder um Politik. Natürlich meldeten sich nun auch einzelne Bürger zu Wort. So erklärte der CDU-Kreistagsabgeordnete Kopp aus Duderstadt vor der Presse, daß er nicht mehr an Sitzungen im Göttinger Rathaus teilnehmen könne, solange das »Schandmal« nicht entfernt sei. Diesen Schwur hat er allerdings nicht lange gehalten.

Leserbriefe pro und contra kamen in Massen. Ein Wilhelm Pribbernow entrüstete sich: »Wir brauchen Arbeitsplätze und keinen Weberschen Polit-Comic-strip in Bronze. Unser Geld wurde dafür vergeudet ... Es besteht der Verdacht, daß die Ausführung nicht dem Auftrag gerecht wird. Ich möchte um Veröffentlichung des Auftrags bitten ...« Das hörte man auch sonst oft, das Geld solle nicht für Kunst, sondern für die Schaffung von Arbeitsplätzen ausgegeben werden. Kunst entsteht offensichtlich nach Meinung solcher Leute ohne Arbeit. Wenn ich von der Person des Künstlers einmal absehe, gibt es in Bronzegießereien keine Arbeitsplätze? Gerade meine, nach Meinung der Kunstjournalisten so konservativen Skulpturen sind außerordentlich arbeitsintensiv. In der Autobranche könnte man jedenfalls mit zweihunderttausend Mark nicht so lange so viele Arbeitsplätze erhalten wie mit diesem Portal. Angefangen vom Modellstehen über Gipsguß und Bronzeguß bis zum Schlosser sind viele Arbeitsplätze über Monate damit bezahlt worden. Selbst wenn Kunst

Luxus sein sollte – ich bin anderer Meinung –, ist es ihre Herstellung ganz und gar nicht. August der Starke zum Beispiel hat zwar ungeheure Geldbeträge für den Bau des Zwingers in Dresden und für seine Kunstleidenschaft »verschwendet«, aber gerade dadurch ist auch in Sachsen Wohlstand entstanden. Die Handwerker hatten viel zu tun und wurden bezahlt. Zum Teil bezahlte die Kunst sich auch selbst: Um seine Bauten finanzieren zu können, gründete der König die Porzellanmanufaktur in Meißen, die in alle Welt exportierte und so das Geld wieder hereinbrachte, mit dem dann für die Dresdner Prachtbauten neue Arbeitsplätze geschaffen wurden. Diesen simplen volkswirtschaftlichen Zusammenhang, mit dem sogar die Produktion von Panzern und Raketen begründet wird, übersehen alle bei der Entstehung von Kunst. Außerdem regen Skulpturen im Gegensatz zu Autos und Panzern zum Denken an und zerstören nicht die Umwelt.

Der Streit ging so weiter, Monat für Monat. Ein Jahr nachdem die Tür zum erstenmal geöffnet worden war, schrieben die Autoren Leggewie, Lenz und Stengel in ihrem Buch »Von Türen und Toren«: »Monatelang wurde darüber gestritten, im Rat, in den Leserbriefspalten der Lokalpresse, am Stammtisch, und noch immer ist kein Ende in Sicht. Bildhauer Weber hat damit erreicht, wovon manche seiner Kollegen nur träumen können: Diskussionen zu provozieren und Denkanstöße zu geben – wenn auch zum Teil gegen den Willen der Beteiligten.« Tatsächlich hat kaum ein anderes Kunstwerk seit 1949 eine vergleichbare politische Diskussion ausgelöst.

Während der Sommermonate prüfte also die Gutachterkommission. Dr. Hans Patze, Professor für Landesgeschichte an der Akademie der Wissenschaften in Göttingen, ebenfalls ein führendes Mitglied der Göttinger CDU, fertigte inzwischen sein eigenes Gutachten an, das er schon Ende September veröffentlichte. Vielfach fotokopiert und einfach gebunden, wurde es in der Stadt verbreitet. Keiner der kritischen Herren hat sich an mich gewandt, um meine Begründungen für die Texte zu hören und Informationen über den Zusammenhang zwischen den Bildern und den Beschriftungen zu erhalten, auch Professor Patze nicht.

Ich schrieb also im Oktober an den Oberbürgermeister Rinck und an die Fraktionen im Rat der Stadt: »Es ist nun fast ein halbes Jahr her, seitdem die Rathaus-Tür eingehängt worden ist. Seit fast 5 Monaten wird diese Tür von der CDU angegriffen. Obgleich Beleidigungen und üble Nachrede mündlich und schriftlich – auch bei den unmöglichsten Anlässen – gegen mich öffentlich vorgebracht worden sind, habe ich bisher nicht geantwortet … Unverständlicherweise ist in der ganzen Zeit niemand – außer Herrn Müller-Jung und einem Vertreter der DKP – zu mir gekommen, um mit mir direkt zu sprechen. Auch die eingesetzten und die ›freiwilligen‹ Gutachter haben niemals mit mir gesprochen. Inzwischen kursiert schon ein ›Kommentar‹ in Göttingen, der mir von seinem Autor, Herrn Professor Patze, auch nicht zugesandt worden ist … Obgleich mir niemand die Möglichkeit einer Rechtfertigung eingeräumt hat, möchte ich doch vorschlagen, eine Ratssitzung einzuberaumen, in der ich dem Rat als Auftraggeber die anstehenden Fragen beantworten kann und vielleicht zusätzliche

Erläuterungen geben sollte ... Es wäre natürlich leicht, mich ebenfalls an die Göttinger Tageszeitung zu wenden und dort das von anderen angefangene Gefecht fortzusetzen. Ich habe aber Zweifel, ob ein solches gegenseitiges Eskalieren die Sache klärt und ob es im Interesse der CDU und derer liegt, die sich so laut zu Wort gemeldet haben. Ich schlage also eine presseöffentliche Sitzung im Ratssaal vor ... In der Hoffnung, daß die Auseinandersetzung um die Tür nun doch noch akademische Formen annimmt, verbleibe ich ...«

Die von mir geforderte Ratssitzung wurde vom Oberbürgermeister Professor Dr. Rinck strikt abgelehnt. Angeblich könnten in Sitzungen des Rates nur Ratsherren und Wahlbeamte der Stadt das Wort erhalten. Tatsächlich hätte Herr Rinck mich sehr wohl als Gutachter einladen und mir auch das Wort erteilen können.

Inzwischen hatte die CDU eine Parteizeitung für Göttingen herausgegeben, in deren erster Nummer vom November Teile des nun ebenfalls fertiggestellten Gutachtens der Professoren Manegold, Starck und Vierhaus abgedruckt waren; sie wurde den meisten Bürgern Göttingens kostenlos in die Briefkästen geworfen. In dem Gutachten fanden sich unglaubliche Verdrehungen meiner Portaltexte. Ich wurde jetzt also auf Parteikosten vor allen Bürgern Göttingens verleumdet. Trotzdem erhielt ich keine Gelegenheit zur Rechtfertigung. Natürlich hatte die CDU diese Zeitung mir auch nicht zugesandt. Sie ist mir von Göttingern, die sie in ihrem Briefkasten gefunden haben, geschickt worden. Einzig eine Rechtfertigung vor dem Kulturausschuß bot man mir an, einem kleinen Gremium ohne Presseöffentlichkeit. Das war sicher keine angemessene Antwort auf die Verleumdungen, die über verschiedene, sogar offensichtlich eigens dafür gegründete Medien einem unübersehbar großen Personenkreis vermittelt worden waren.

Außerdem hatte Frau Ermisch bereits die gesamten Unterlagen des Kulturausschusses und der Bauverwaltung daraufhin durchsucht, ob man mir irgendeinen Formfehler nachweisen könnte. Sie hat nichts gefunden. Der Oberbürgermeister vertröstete mich auf eine eventuelle Anhörung vor der CDU-Fraktion: »Eine solche Einladung an Sie wird möglicherweise aber erst Anfang des kommenden Jahres ergehen können ...« Das war mir nun doch zu lange.

Nun hatte ich aber von den Vorsitzenden der SPD-Fraktion, Dr. Kallmann, und der Grünen-Fraktion, Jürgen Trittin (später Minister in Niedersachsen), positive Antworten erhalten. Als Ergebnis erhielt ich von dem Leiter der »Bildungsvereinigung Arbeit und Leben« eine Einladung zu einem öffentlichen Vortrags- und Diskussionsabend am 30. November 1983, die auch allen Mitgliedern der CDU zugesandt wurde. Während eines fast zweistündigen Vortrags in dem von Mitgliedern aller Parteien und Bürgern der Stadt Göttingen bis zum letzten Stehplatz gefüllten Saal des Gewerkschaftshauses zeigte ich etwa vierzig bis fünfzig Dias, erklärte die künstlerische Form, die Thematik und die handwerkliche Herstellung des Portals. Ich beschloß diesen Teil des Vortrags mit dem Satz: »Das ist die Thematik. Ich bin der Meinung, daß sie nirgends besser hinpaßt als an einen Plenarsaal, in dem Abgeordnete über das Gemeinwohl beraten, also in unserem Falle an den Ratssaal ... Die Tür soll ihnen die Wahrheit zeigen und sie ermahnen, nicht den Weg der Eitelkeit, der Lüge und des Machtmißbrauchs einzuschlagen.«

Dann leitete ich zum zweiten Teil meiner Antwort auf die Gutachten über: »Natürlich gefiel dieses Thema einem Teil der CDU und ganz besonders den von der CDU benannten und ihr wohl nahestehenden Gutachtern nicht. Am Anfang haben sie versucht, gegen die für ihre Ideologie schlimmsten Passagen Sturm zu laufen, also gegen den Satz von den abgebauten Grundrechten, der Raketenbasis der USA oder gegen die Verbindung von Staat und Kirche. Bald bemerkten sie aber, daß es sehr viele Menschen gibt, die meine Überzeugung teilen oder doch zumindest die Meinungsfreiheit wahren wollen und deshalb diese Sätze zu tolerieren bereit sind. Die CDU wechselte ihre Taktik. Man ging nicht mehr in erster Linie gegen die Tendenzen an ..., sondern man versuchte, den Autor dieser Tür als geistig zurückgeblieben darzustellen. Man durchstöberte die auf der Tür eingravierten Texte und stellte fest, allen voran Herr Patze, daß der Autor des Deutschen nicht mächtig sei, die Orthographie nicht beherrsche und statt Geschichtskenntnissen nur mehr oder weniger einseitiges und albernes Kauderwelsch in seinem Gehirn beherberge, kurz, daß der Autor intellektuell leicht unzurechnungsfähig sei ... So schrieb Herr Patze: ›Gesteigert wird diese Verworrenheit durch sprachliches Ungeschick! Außerdem finden sich unvollständige und grammatisch mangelhafte Sätze ...‹«

Ich fuhr dann fort: »Herr Patze brachte natürlich auch Beispiele, so den Satz auf der linken Türhälfte: ›Bis 1405 der Erzbischof von Mainz mordbrennend durch die Lande im Krieg gegen Hessen und Göttingen.‹ Ich fragte die Hörer, ob sie den Satz verstanden hätten. Das hätte ich auch nicht, wenn ich nicht wüßte, daß auf der Tür folgendes steht: ›Bis 1405 zog der Erzbischof von Mainz mordbrennend durch die Lande im Krieg gegen Hessen und Göttingen.‹ Gegen diesen Satz, so stehe er wirklich auf der Tür, sei grammatikalisch kaum etwas einzuwenden. »Der unvollständige Satz, über den Herr Patze sein wissenschaftliches Gutachten schrieb, steht nicht auf der Tür, sondern stand im ›Göttinger Tageblatt‹. Sie werden sich erinnern, daß die Ratsherrin der CDU, Frau Ermisch, sich verdient gemacht hat und für alle anderen die Texte auf der Tür gelesen und abgeschrieben hat und sie dann im ›Göttinger Tageblatt‹ veröffentlichen ließ. Die Fehler, die ihr bei diesem Abschreiben unterlaufen sind, wurden von vier Wissenschaftlern der Universität Göttingen, der Technischen Universität Hannover und des Max-Planck-Instituts für Geschichte begutachtet. Man höre und staune! Niemand von diesen vier Herren kam auf die Idee, die Texte im Original zu lesen ...«

Das überwiegend nicht der CDU angehörende Publikum tobte vor Lachen. Die CDU-Herren erkannte man jetzt an ihren verklemmt-versteinerten Gesichtern. Ich fuhr fort: »›Noch Jahrzehnte nach dem Dreißigjährigen Krieg hat die Stadt Not.‹ Herr Patze hat recht, das ist kein gutes Deutsch. Sicherlich ist die Oberstudienrätin Ermisch auch nicht Lehrerin für Deutsch. Auf der Tür aber steht: ›Noch Jahrzehnte nach dem Dreißigjährigen Krieg litt die Stadt Not ...‹ An anderer Stelle wirft mir Patze vor, daß die Judenverfolgung nicht Progrom, sondern Pogrom heißt. Er hat recht, es heißt Pogrom, und es ist richtig, daß sehr viele Leute Progrom sagen, auch Frau Ermisch. Aber auf der Tür steht richtig Pogrom.« Die Leute lachten Tränen.

Mir machte es Spaß, ich liebe solche Situationen, das gebe ich zu. Ich fuhr also fort: »Ganz schlimm wird es, wenn sich meine bekannte sprachliche Unfähigkeit mit Geschichtsunsinn paart. So in dem Satz auf der linken Türhälfte: ›Durch 5. Jh. auf der Höhe seiner Macht trat Göttingen der Hanse bei und schloß Verträge wie eine freie Reichtsstadt.‹ … Aber bevor ich Ihnen sage, was wirklich auf der Tür steht, hören Sie sich an, was Herr Patze dazu zu sagen hat: ›Durch 5. Jh. auf der Höhe seiner Macht … Dieser Satz ist nicht nur stilistisch unmöglich, sondern durch seine Formulierung auch inhaltlich falsch. Wenn man die verfassungsmäßige Konstituierung Göttingens als Stadt an den Anfang des 13. Jahrhunderts setzt, wäre Göttingen im 18. Jahrhundert der Hanse beigetreten. Man kann bestenfalls sagen, daß Göttingen im 15. Jahrhundert der Hanse beigetreten ist.‹ Ein wirklich gelehrtes Gutachten. Nur hätte es sich Herr Patze total ersparen können, wenn er den Weg zur Tür gefunden hätte, die er begutachten wollte. Dort steht nämlich: ›Im 15. Jahrhundert, auf der Höhe seiner Macht, trat Göttingen der Hanse bei und schloß Verträge wie eine freie Reichsstadt.‹ Sachlich richtig und sprachlich zumindest nicht zu beanstanden.

Aber vielleicht sollten wir das Herrn Patze wirklich nachsehen, denn er hatte gar keinen Gutachterauftrag von der CDU«, fuhr ich fort. »Er ist auch nicht bezahlt worden, er hat das vollständig freiwillig gemacht, sozusagen nur aus idealistischer Abneigung gegen die Tür und ihre Aussagen. Aber die drei gelehrten Herren, Prof. Dr. K. H. Manegold, Historiker in Hannover, Prof. Dr. Ch. Starck, Staatsrechtler in Göttingen, und Prof. Dr. R. Vierhaus, Leiter des Max-Planck-Instituts für Geschichte und Vorsitzender des Geschichtsvereins Göttingen, diese drei gelehrten Herren erhielten einen Gutachterauftrag von der CDU und wurden vermutlich auch dafür bezahlt. Auch sie nahmen einfach das ›Göttinger Tageblatt‹. Hören Sie, was diese Herren zu dem zuletzt angeführten Satz zu sagen haben, auf Seite sieben ihres Gutachtens: ›Göttingen befand sich nicht durch 5 Jahrhunderte auf der Höhe seiner Macht. Daß die Stadt während eines solchen Zeitraumes wie eine freie Reichsstadt Verträge schließen konnte, ist eine unhaltbare Behauptung.‹ Man höre und staune! Auch diese drei Herren hatten das gleiche Vertrauen in die Geschichtskenntnisse und die sprachlichen Fähigkeiten von Frau Ermisch und noch dazu in die Setzerfähigkeiten des ›Göttinger Tageblatts‹. Es hätten sich ja schließlich, selbst wenn Frau Ermisch richtig abgeschrieben hätte, noch in den Satz Fehler eingeschlichen haben können. Es ist kaum zu fassen, vier Professoren, Historiker, Staatsrechtler, Max-Planck-Direktoren, sozusagen die Elite der deutschen Wissenschaft, geben ein Gutachten über die Bildunterschriften einer Tür ab, und sehen sich diese Tür nicht einmal an. Sie untersuchen den in einem Tageblatt ohne jeden wissenschaftlichen Anspruch veröffentlichten Text und behaupten dann, so Herr Patze in den über die ganze Bundesrepublik verbreiteten ›Hochschulpolitischen Informationen‹: ›Was hier produziert worden ist (er meinte die Tür), ist für diese Universitätsstadt, in der die moderne kritische Geschichtswissenschaft begründet worden ist, blamabel, ja skandalös …‹«

Ich fuhr dann fort: »Es ist wirklich für die Universitätsstadt und für die moderne kritische Geschichtswissenschaft blamabel, wenn zwei Geschichtsprofessoren … die Texte einer Bronzetür begutachten sollen und sich auf die Abschreibearbeit einer dieser Aufgabe nicht gewachsenen Ratsherrin stützen …« Die Leute im Saal rangen nach Luft. Sie hielten sich an ihren Stühlen fest, sie brüllten vor Lachen. Es war herrlich. Frau Ermisch – mit ihrem Mann ebenfalls im Publikum – erhöhte die allgemeine Heiterkeit mit ihrem Zwischenruf: »Das stand da so falsch (sie meinte auf der Tür). Das haben Sie inzwischen wieder heimlich geändert.«

Als es wieder ruhig geworden war, fuhr ich fort: »Die drei gelehrten Herren … sind geradezu stolz darauf, sich die Tür nicht angeschaut zu haben. So sagen sie gleich zu Anfang: Ihre ›Stellungnahme erstreckt sich ausschließlich auf den Inhalt der Texte, nicht aber auf die künstlerische Gestaltung der Tür, auch nicht auf den Ort der Texte innerhalb der Gesamtkomposition. Sie enthält ferner kein Urteil darüber, ob und inwieweit die Texte die bildlichen Darstellungen erläutern bzw. ergänzen.‹ Die Herren glaubten also« – so überlegte ich laut – »Bildunterschriften beurteilen zu können, ohne sich die Bilder anzusehen und ohne zu berücksichtigen, wie die Unterschriften die Bilder ergänzen und umgekehrt.

So erregen sich auch diese drei Herren – nicht nur Herr Patze – über den Satz auf dem Bronzeportal: ›Die unheilige Allianz zwischen Kirche und Staat führt immer zu Krieg und Verbrechen.‹ Nach einleitenden Überlegungen wehren sie sich gegen die Gleichsetzung von Krieg und Verbrechen und unterscheiden streng – wie die Kommunisten und die katholischen Christen übrigens auch – zwischen gerechten und ungerechten Kriegen. Hätten sie einmal auf das Bild geschaut«, sagte ich zu dem lauschenden Publikum, »in dem dieser Satz steht, würde es ihnen klargeworden sein, daß es sich zuallererst einmal um eine wirkliche militärische Allianz, und zwar eine höchst unheilige, zwischen Otto dem Bösen und fast einem Dutzend Bischöfen und Erzbischöfen handelt, die das reiche Göttingen belagerten, um es auszuplündern. Ganz zweifellos war dies kein gerechter Verteidigungskrieg – um den moralischen Vorstellungen der drei christlichen Herren zu folgen –, sondern ein Raubkrieg. Des weiteren gehen sie in dem langen Text zu diesem sie offensichtlich sehr beunruhigenden Satz auf all die guten Taten ein, die aus der Allianz zwischen Kirche und Staat im Armenwesen und in der Bildung resultierten. Mag sein«, sagte ich, »daß es so etwas gibt. Aber hätten sie einmal auf das Bild geschaut, dann wäre ihnen aufgefallen, daß dieser Satz zwischen den züngelnden Flammen steht, die aus den Verbrennungsfeuern der Judenpogrome von 1348 schlagen und die Bischöfe umhüllen, welche Göttingen belagern. Hier handelt es sich um einen Bildzusammenhang … der doch wohl sagen soll, daß die Judenpogrome, dieser tausend- und millionenfache Mord, aus der unheiligen Allianz zwischen Kirche und Staat hervorgegangen sind, daraus, daß die Kirche den Mord und die Ausplünderung eines Volkes für ein heiliges, Gott wohlgefälliges Werk vielfach erklärt hat … Die Hexenverbrennungen, welche ebenfalls auf dieser Tür an anderer Stelle angebracht sind, wären ein weiteres Beispiel für die Berechtigung dieses Satzes.«

So ging das weiter. Schließlich kam ich zu dem Zwischenergebnis: »Meine Damen und Herren, Sie sehen aus dem bisher Angeführten, daß man die Texte erstens in der Originalfassung haben muß, um sie zu begutachten, und daß man sie zweitens nicht ohne die Bilder beurteilen kann. Und drittens sehen Sie, daß die hochgelehrten Historiker nichts anderes tun als das, was sie mir vorwerfen, nämlich ihre private moralische und politische Ideologie mit den historischen Tatsachen so zu vermischen, daß die Wahrheit nicht mehr zu finden ist …

Das macht auch ihre Empörung über den Satz von der Reichsgründung durch Bismarck auf der Tür deutlich. Um gegen diesen Satz vorgehen zu können, halbieren sie ihn erst einmal, so daß er einen völlig anderen Sinn bekommt, eine Methode der Zitatenfälschung. Nach einigen Phrasen … kommen sie zur Sache und behaupten, die Reichsgründung sei nicht nur erzwungen worden, sondern sie hätte im Zuge der Zeit gelegen. Das bestreite ich gar nicht, im Gegenteil, genau das sage ich. Der angegriffene Satz auf der Tür heißt nämlich vollständig: ›Nachdem 1848–49 der friedliche und demokratische Versuch einer nationalen Einigung an den Fürsten gescheitert war, wurde die Reichsgründung von Bismarck durch Krieg und Tausende von Toten erzwungen.‹ Ich behaupte also nicht, daß die Reichsgründung erzwungen worden sei, denn die hätte schon zweiundzwanzig Jahre vorher auf friedlichem Wege geschehen können. Natürlich lag sie im Zuge der Zeit, worum es auf der Tür geht, ist der Weg. Der friedliche Weg, der wohl möglich die Fürsten um ihre Macht gebracht hätte, war mit Waffengewalt verhindert worden. Bismarck gründete statt dessen das Reich auf kriegerische Art unter Erhaltung der Fürstenstellungen. Natürlich ist es ein Sakrileg, die Reichsgründung durch Bismarck zu kritisieren, am Bilde des Eisernen Kanzlers durfte und darf nicht gerüttelt werden. Herr Patze in seinem obskuren Gutachten kommt sogar zu der Behauptung, daß der ›kriegerische blutige Weg‹ zur nationalen Einigung der einzig natürliche sei. Vielleicht ist es wahr, daß der Nationalismus immer ein blutiges Gesicht hat, aber in der Nationalversammlung in der Paulskirche war ein friedlicher Weg versucht worden. Schulbücher geben wirklich darüber keine Aufklärung … Der blutige Weg zur Einigung hatte den Untergang bereits in sich getragen, 1870/71, 1914/18, 1939/45 – man muß schon wenig von Geschichte verstehen, wenn man diese Zusammenhänge nicht sieht …

Sie merken schon, meine Damen und Herren, bei dieser Auseinandersetzung geht es gar nicht um Geschichte, sondern um die Gegenwart. Bei der Betrachtung und der Beurteilung von Geschichte geht es immer um die Gegenwart. Das war ja schon … mein Auswahlkriterium für die Thematik der Tür.

Die Vorstellungen der CDU darüber sind mit meinen schwer zu vereinen. Das zeigt sich dann noch deutlicher an dem von etwa hundert Zeitungen abgedruckten Satz auf der Bronzetür über den Zweiten Weltkrieg und die Bundesrepublik. Ich brauche ihn hier nicht zu wiederholen, er ist allgemein bekannt. Die Frage ist, ob die durch das Grundgesetz 1949 garantierten Grundrechte inzwischen wieder eingeschränkt worden sind und ob die Aufstellung von Atomraketen in der Bundesrepublik ein unheilvoller und mit dem Grundgesetz nicht zu vereinender Vorgang sei.

Zuerst ein Geständnis: Diesen Satz habe ich vor eineinhalb Jahren geschrieben und würde ihn heute nicht mehr so formulieren. Die Behauptung, daß die meisten Bundesdeutschen, ausschließlich an der Konsumfreiheit interessiert, ihre Augen vor dieser atomaren Entwicklung verschlössen, ist nicht mehr richtig.

Inzwischen hat sich die Erkenntnis bei dem größten Teil des bundesdeutschen Volkes durchgesetzt, daß die Fortsetzung des Rüstungswahnsinns mit naturgesetzlicher Sicherheit zur Selbstentzündung dieser sogenannten Waffensysteme führen wird und damit zur Selbstauslöschung des Lebens. Siebzig bis fünfundsiebzig Prozent der Bundesdeutschen sind gegen die Raketenaufstellung und damit sogar ein gutes Drittel, fast die Hälfte der CDU/CSU-Wähler ... Noch niemals, solange dieser Kontinent besteht, sind so große Volksversammlungen zusammengeströmt und dazu völlig freiwillig unter persönlichen Opfern. Sie verzichteten auf ihre Wochenenden und fuhren weite Strecken zu den Demonstrationen oder bildeten quer über die Schwäbische Alb in schwer zugänglichen Gegenden eine über hundert Kilometer lange Menschenkette ...«

Ich bezog mich also auf die neuesten Demonstrationen in der zweiten Hälfte des Jahres 1983 gegen den von Schmidt und Kohl in der Bundesrepublik durchgesetzten sogenannten Nato-Doppelbeschluß und die riesigen Demonstrationen in Hamburg, Bonn, Berlin und auf der Schwäbischen Alb. Ich selbst hatte mit meiner Frau Renate und einigen Studenten an der Demonstration in Hamburg teilgenommen, bei der mehr als eine halbe Million Menschen die ganze Stadt angefüllt hatten. Es war ein ungeheures, beeindruckendes Erlebnis, so viele Menschen friedfertig an einem Sonntag sich versammelnd zu sehen, um gegen die Atomrüstung zu demonstrieren.

Ich habe auch im November 1983 – kurz vor diesem Vortrag – in Bonn auf der Konrad-Adenauer-Allee mit drei Studenten an der Demonstration gegen den endgültigen Bundestagsbeschluß für die »Stationierung« teilgenommen. Dort war es nur noch ein kläglicher Haufen –vielleicht viertausend Menschen, denen fast tausend Polizisten mit Plastikschildern und Schlagstöcken gegenüberstanden, etwa hundert von ihnen beritten. Außerdem war ein halbes Dutzend Wasserwerferwagen aufgefahren. Die Polizei war mit ihren Formationen und den beschriebenen Waffen wie zu einer Schlacht angerückt, um die Demonstranten zu vertreiben.

Kurz vor neun Uhr morgens begannen die Wasserwerfer aus zwei Kanonen jeweils auf einen Demonstranten zu schießen. Der Strahl kam mit unglaublicher Kraft. Als er mich beim ersten Überfall auf den Rücken traf, geriet ich ins Stolpern. Ich mußte mich auf die Wucht erst einstellen. Ich zweifle nicht, daß ein solcher Strahl, trifft er ins Gesicht, Verletzungen hervorruft. Aus sämtlichen Rohren schossen sie auf die Menschen, die, darauf unvorbereitet, in Sekunden bis auf die Haut durchnäßt waren, und das an einem kalten Novembermorgen. Auch meine Freunde und ich waren schon nach dem ersten Wasserangriff so naß, daß wir unsere Schuhe ausziehen mußten, um das Wasser auszugießen.

Als die Polizisten mit ihrem ersten, eine halbe Stunde dauernden Überfall trotzdem wenig Erfolg hatten – die Demonstranten harrten unglaublich diszipliniert aus –, schossen sie das zweite Mal mit Wasser, das deutlich mit einer Chemikalie angereichert war. Daraufhin gerieten die Reihen ins Wanken, viele sprangen vor und liefen in Panik weg, als sie das Zeug rochen, ich auch.

Bis halb elf Uhr hatten sich die Demonstranten unter dem Druck der Wasserwerfer und der sie abdrängenden Polizisten um vielleicht hundert Meter zurückgezogen. In diesen anderthalb Stunden fanden bestimmt fünf schwere Wasserüberfälle der Polizei statt. Außerdem schlugen die Polizisten mit Schildern auf die Rücken der Demonstranten. So wurde auch ich mehrfach geschlagen. Die Polizei hatte offensichtlich die Absicht, uns so zu reizen, daß wir gewalttätig würden. Dieses aber ist nicht gelungen. Das einzig Erfreuliche an diesem Vormittag war die schier unglaubliche Friedfertigkeit der fast nur jungen Leute. Die Empörung drückte sich in Sprechchören aus, die auch notwendig waren, um diesen im wahrsten Sinne des Wortes eiskalten Terror psychisch aushalten zu können.

Im einzelnen konnte ich beobachten, wie ganz kleine Demonstrantengruppen gleichzeitig von zwei Wasserwerferwagen aus vier Rohren aus nächster Nähe von vorne und hinten so beschossen wurden, daß sich die Menschen mehrfach auf der Straße überschlugen und sogar ihre Kleider verloren. Eine Gruppe von Japanern in alten historischen Gewändern aus Hiroshima wurde so lange mit Wasserwerfern beschossen, bis sie zu Boden gingen und ihre Fahne verloren. Sofort richteten sich alle Wasserkanonen der deutschen Polizei auf die kleinen und leichten Japaner, und man spülte sie wie Schmutz über die Straße! Einzelne Sanitäter, die den Verletzten Beistand leisten wollten, wurden trotz Roten Kreuzes auf Rücken und Brust von den Wasserwerfern unter Beschuß genommen, so daß sie nicht zu den Verletzten vordringen konnten. Es bestand für mich gar kein Zweifel: Die Schützen der Wasserwerfer hätten mit Maschinengewehren genauso in die Menge geschossen, wenn es nur einer befohlen hätte. So weit schien mir der »Platz des himmlischen Friedens« von der »Adenauerallee« auch nicht entfernt zu sein!

Während dieser ganzen Aktion hörte man über die aufgestellten Lautsprecher die Debatten im Bundestag über die Stationierung, und ich hörte die heisere sächselnde Stimme Genschers: Die Gewalttäter stünden draußen. Er meinte uns. Wir demonstrierten friedlich, die von den Politikern geschickten Polizisten waren die Gewalttäter. Sie schlugen auf uns ein, beschossen uns mit Wasser und Chemikalien, attackierten uns mit Pferden, und keiner von uns griff zu den Millionen Schottersteinen, die unter den Straßenbahnschienen der Adenauerallee lagen.

Die Polizisten versuchten immer wieder einzelne, die von den übrigen Demonstranten nicht geschützt werden konnten, zu mißhandeln. So sah ich, wie zwei uniformierte Schläger einen Demonstranten mit Gummiknüppeln jagten, bis es ihm gelang, einen Haken zu schlagen und sich in eine größere Demonstrantengruppe zu retten. Herr Genscher log im Plenarsaal, und die Medien logen einen Tag später bei ihren Berichten, so auch die »Braunschweiger Zeitung«: Dieser Polizeieinsatz sei notwendig gewesen, um die Demonstranten aus der friedlichen Bannmeile des Bundestags wieder hinauszudrängen. In Wirklichkeit hatte die Polizei die gesamte Bannmeile schon vor sieben Uhr morgens abgeriegelt und die Demonstranten auf der Konrad-Adenauer-Allee, wo sie sich völlig legal aufhielten, in der beschriebenen Weise sonderbehandelt. Die Menschen haben trotz des faschistoiden Vorgehens einer aus allen Teilen der Bundesrepublik zusammengezogenen Polizei nicht einmal einen Stein gegen sie aufgehoben. Trotzdem wurden wir ständig von Dutzenden von Polizeifotografen und -filmern umkreist und aufgenommen. Hier habe ich zum erstenmal verstanden, warum Demonstranten ein berechtigtes Interesse daran haben können, ihr Gesicht zu verhüllen. Diese Fotos werden uns folgen, wo immer wir es mit der Polizei, zum Beispiel bei einem Verkehrsdelikt, oder mit den Gerichten zu tun haben werden. Wer diesen Staat noch nicht haßte, konnte das an diesem Vormittag lernen. Ob die unglaublichen Gerichtsurteile gegen mich, von denen ich noch berichten werde, etwas damit zu tun haben?

Am Nachmittag, nach dem Ende der Demonstration, gingen wir bis auf die Haut durchnäßt zu Raymond, um uns umzuziehen und aufzuwärmen. Raymond war ein deutscher Sozialdemokrat, der im Zweiten Weltkrieg auf der Seite der französischen Résistance gekämpft und von ihr diesen Decknamen erhalten hatte. In Wirklichkeit hieß er Bortfeldt, war Autor eines amüsanten Buches über die Französische Revolution: »Die unvergleichliche Revolution«, ein liebenswerter, gebildeter und kluger Mensch. Deswegen wohl hatte er in der sozialdemokratischen Partei nie wirklich reüssieren können, obgleich er eine Weile zum engsten Kreis um Brandt gehört und auch einen Teil von dessen Reden geschrieben haben soll. Bei ihm waren schon aufgeregte Anrufe von Renate eingegangen, die über das Fernsehen und den Rundfunk gehört hatte, daß ein Demonstrant schwer verletzt worden sei. Raymond aber konnte ihr berichten, daß wir alle gesund bei ihm angelangt waren. Das war gar nicht selbstverständlich, denn zu diesem Zeitpunkt war ich – ohne es zu wissen – schon todkrank. Ich hätte bei einem der Wasserwerferangriffe mit einem Blutsturz aus meiner platzenden Aorta tot umfallen können.

Aufgrund dieser Erfahrungen also nahm ich bei meinem Vortrag im DGB-Haus »Arbeit und Leben« in Göttingen die Behauptung, »daß die meisten Bundesdeutschen ausschließlich an der Konsumfreiheit interessiert« seien »und ihre Augen vor der atomaren Entwicklung verschlossen«, zurück.

Dann aber ging ich auf die abgeschafften Grundrechte ein: »Wenn die Gutachter meiner Türtexte dem Leser weismachen wollen, daß nicht nur ein allgemeines Bewerbungsrecht, sondern ein allgemeines Zugangsrecht zum öffentlichen Dienst nach Eignung und Befähigung bestünde, weiß ich nicht, für wie dumm sie uns eigentlich halten. Berufsverbote existieren und treffen inzwischen nicht nur Mitglieder der DKP, sondern auch Grüne und andere Personen, die mißliebige Meinungen vertreten … Jeder, der unser Grundgesetz nur ein wenig kennt, weiß, daß seine Väter ausdrücklich festgestellt haben, daß niemandem aus seiner politischen Tätigkeit ein Nachteil erwachsen darf, schon gar nicht Mitgliedern von verfassungsrechtlich zugelassenen Parteien. Die

Gutachter wollen uns glauben machen, daß gegen die politischen Extremisten in anderen europäischen Ländern härter vorgegangen würde? Natürlich, in der Türkei! In undemokratischen Ländern, aber doch nicht in Holland, Frankreich oder Dänemark. Womit vergleichen wir uns denn inzwischen wieder? Sind wir deswegen frei, weil der Machtmißbrauch noch nicht so weit gediehen ist wie in der Nazizeit?« fragte ich. »Die Massenvernichtung, die allerdings jetzt durch die Atomraketen möglich wird, könnte alles Vergangene in den Schatten stellen, auch die Untaten der Nazis.«

Ich fuhr dann fort: »Auch das grundgesetzlich gesicherte Demonstrationsrecht wird inzwischen von der Kohl-Regierung abgeschafft, wie wir es bei der Demonstration auf der Adenauer-Allee vor dem Bundestag erleben konnten.« Ich beschloß diesen Teil meines Vortrags: »Wann werden wir gegen den permanenten Abbau der Demokratie den Widerstand leisten, der im Grundgesetz vorgeschrieben ist? ... Sie glauben, meine Herren von der CDU, daß das Rechts- und Grundrechtsbewußtsein unserer Politiker nicht anzuzweifeln sei? Daß die Bevölkerung in ihrer überwältigenden Mehrheit Vertrauen hätte? Wie erklären Sie sich dann die Vorgänge um die Volksbefragung am Anfang dieses Jahres (1983), als eine deutliche Mehrheit der bundesdeutschen Bevölkerung die Ansicht vertrat, daß die Volksbefragungsergebnisse verfassungswidrig von der Regierung mißbraucht würden? Dieses weitverbreitete Mißtrauen muß doch Gründe haben. Sie sehen, meine Damen und Herren, dieser Satz von der atomaren Basis der USA in der Bundesrepublik und den eingeschränkten Grundrechten gibt die Meinung der Mehrheit unseres Volkes heute wieder. Selbst wenn Sie die Richtigkeit des Satzes bezweifeln, ist er ein historisches Dokument, weil er die Meinung des bundesdeutschen Volkes im Gegensatz zur Politikerkaste in diesem Moment festgehalten hat ... Darum war er es wert, in Bronze gegossen zu werden.«

So ging das weiter. Ich äußerte mich zu dem, was die Gutachter über meine Sätze vom Ersten Weltkrieg geschrieben hatten, über die »Kriegsschuldlüge«, die in diesen Gutachten wieder auftauchte, und manch Einwände mehr, die eigentlich nur auf Korinthenzählerei hinausliefen. Aber dann kam ich zu dem Eingeständnis eines wirklich schweren Fehlers, der mir bei den Türtexten unterlaufen war: »Trotzdem, zur Paulskirche muß ich noch etwas sagen. Denn hier ist mir wirklich ein Fehler unterlaufen, der mir peinlich ist. Ich habe die Begriffe ›Nationalversammlung‹ und ›Bundestag‹ verwechselt. Ich kann selber nicht begreifen, wie mir das passiert ist. Die Paulskirche brachte ich auf die Tür, weil sie das Freiheitssymbol in der moderneren deutschen Geschichte ist und weil sie für die Gründung der Bundesrepublik nach 1945 ein historischer Bezugspunkt war. Ich vermute, daß die Beziehung Nationalversammlung – Paulskirche – Bundestag – Bonn mich zu dieser Begriffsverwechslung gebracht hat.

Die anderen Einwände der Gutachter gegen meinen Text zur Paulskirche muß ich zurückweisen. Für den gesamten Vorgang hatte ich vier Schreibmaschinenzeilen Platz, und trotzdem konnte ich die beiden Phasen dieser revolutionären Entwicklung in Deutschland schildern, nämlich die Reformphase, die auch bis Hannover und Göttingen positive Auswirkungen hatte, und die zweite, welche zum gewaltsamen Ende dieser Bestrebung führte. Daß ein solcher Vorgang, auf vier Zeilen komprimiert, zu erheblichen Vereinfachungen führen mußte, ist klar. Die Gutachter brauchen eine dreiviertel Schreibmaschinenseite und berichten nicht einmal über die erste Reformphase. Der Einwand, daß so kurze Texte komplizierten Vorgängen nicht gerecht werden könnten, ist richtig, aber trotzdem ist dieser kurze Text besser als gar keiner. Fragen Sie mal in der Bevölkerung, was über die Vorgänge in der Paulskirche bekannt ist ... Die Texte waren einfach notwendig zum Verständnis der Tür. Aber trotzdem, meine Damen und Herren, bin ich froh, daß ich diese Texte nicht den Gutachtern und Herrn Patze vorher zur Korrektur vorlegen mußte. Diese Begriffsverwechslung (Bundestag – Nationalversammlung) ist eine Kleinigkeit im Vergleich zu der falschen nationalistischen Ideologie, die durch diese Herren auf die Türflügel gekommen wäre.«

Dann folgte eine weitere Nachlese von Gutachterfeststellungen zu angeblichen Fehlern auf meiner Tür, mit der ich den Leser nicht langweilen will. Ich beschloß meinen Vortrag, und die Diskussion begann.

Von den Gutachtern waren unter den Hörern Herr Patze und Herr Vierhaus. Herr Patze hatte seine Nerven völlig verloren. Er zitterte am ganzen Leibe und konnte kaum noch etwas Vernünftiges hervorbringen. Er tat mir schon beinahe leid, obwohl er in seinem Gutachten in manchen Einzelfragen der nationalsozialistischen Geschichtsauffassung näher gewesen war, als er vielleicht wußte. Herr Vierhaus rettete sich in einen großen Bückling vor meinem Kunstwerk und blieb dabei, daß die Tür ohne die Texte besser gewesen wäre. Es war ein vollständiger Triumph für mich. Der Bericht über diesen Abend erschien dann in allen Zeitungen. Der Kampf war im wesentlichen beendet. Man merkte es auch an den zustimmenden Leserbriefen im »Göttinger Tageblatt«.

Trotzdem wurde weiter getagt. Im Januar 1984 war bei der Sitzung des Geschichtsvereins das Portal wieder Hauptthema. Professor Rudolf Vierhaus hielt Ende Februar – fast ein Jahr nach dem Einhängen des Portals – einen Vortrag über mein Portal mit dem Thema »Umgang mit der Geschichte«, in dem er sich im wesentlichen rechtfertigte, warum er sich an diesem unmöglichen Gutachten beteiligt hätte. Die Göttinger CDU lud mich dann am 20. Februar 1984 in die große Weender Festhalle zu einer weiteren Diskussion ein. »Nahezu die gesamte CDU-Prominenz war aufgeboten, als am Montagabend der Braunschweiger Bildhauer Jürgen Weber nach nunmehr schon 9 Monaten öffentlicher Diskussion endlich auch Gelegenheit hatte, sein umstrittenes Werk, das Bronzeportal zum großen Sitzungssaal am Neuen Rathaus der Stadt Göttingen, vor seinen nicht minder engagierten Kritikern zu erläutern.« So schrieb die »Hessische-Niedersächsische Allgemeine« am 27. Februar 1984.

Natürlich war diese Diskussion in der nicht mehr ganz so gefüllten Weender Halle weniger sensationell, weil inzwischen alle Leute wußten, daß falsche Texte begutachtet worden waren, die Luft war raus. Ich hatte die Einladung überhaupt nur angenommen, um die CDU nicht völlig zu verprellen, um ihr die Möglichkeit zu geben, ein wenig ihr Gesicht zu wahren. Schließlich ist das Ratssaalportal für die ganze Stadt da, und deswegen wollte ich eine Versöhnung auch mit der CDU möglich machen. Ich trumpfte hier also weniger auf, war nicht so zynisch, versuchte zu vermitteln. Natürlich gab es weiterhin harte Angriffe, besonders von ehemaligen DDR-Bürgern: »Wenn Weber den Abbau von Grundrechten zur wesentlichen Erfahrung seiner eigenen Zeit erkläre, so mißachte er damit die Motive unzähliger Bürger, die in die Bundesrepublik kamen, um in Freiheit zu leben. Weber betreibe ›eine massive kollektive Verleumdung‹. Der Rat habe die Tür gedankenlos ›in die Angeln gehängt und sie den Bürgern dieser Stadt ins Gesicht geschlagen‹.« Der diese Bemerkungen machte, bezeugte ausdrücklich von sich, daß er vor kurzem aus der DDR gekommen war. Die DDR-Flüchtlinge waren schon damals die ständige Wählerreserve für die CDU. Dann aber fuhr das »Göttinger Tageblatt« im Februar 1984 in seinem Bericht über diese Versammlung fort: »So hart formulierten nur wenige Kritiker ihre Einwände. Doch daß hier zwei grundsätzliche Anschauungen aufeinandertrafen, die sich nicht miteinander versöhnen lassen, wurde im Laufe des Abends deutlich. Weber jedenfalls tat den Anwesenden nicht den Gefallen, sich endlich als ›reuiger Künstler‹ zu geben.« So nahm am Ende Block, der Fraktionsvorsitzende der CDU, Minderheitenschutz für sich und die CDU in Anspruch und kündigte eine schriftliche Dokumentation zum Thema »Portal« an. »Sinn des Schriftstücks: Die Bürger der Stadt vor der undifferenzierten Kunst zu schützen.«

Die Diskussion hatte nun schon fast ein Jahr angedauert, fast wöchentlich das »Göttinger Tageblatt« bereichert und viele andere Zeitungen der Bundesrepublik. Außerdem hatte sie mehrere Fernsehsendungen verursacht. Neues war nicht mehr zu erwarten.

Der Streit war ein kunstpolitisches Lehrstück. Wenn ich es nicht längst gewußt hätte, hätte ich spätestens jetzt begriffen, warum die Bonner Staatskunst abstrakt ist: Sie besagt nichts und tut niemandem weh. Wenn solche Diskussionen um ähnliche Kunstwerke in allen größeren Städten der Bundesrepublik stattfinden könnten, würde die bildende Kunst zur politischen Aufklärung der Bevölkerung mehr beitragen als Fernsehen und Zeitungen. Ein in Bronze gegossenes Portal bleibt bestehen, während Aufsätze und Vorträge in unseren Medien schnell vergehen. Ich hatte mit diesem Kunstwerk einen Erfolg errungen, von dem die bundesdeutschen Kunstzeitschriften in den späten sechziger und in den siebziger Jahren immer geträumt hatten: mit Kunstwerken das politische Bewußtsein zu formen. Aber außer den inzwischen eingegangenen »tendenzen« hat keine bundesdeutsche Kunstzeitschrift über diesen unvergleichlichen Vorgang berichtet. Einzig die von Henri Nannen finanzierte Kunstzeitschrift »art« brachte in ihrer Nummer 8/1983 eine Nachricht aus wenigen Zeilen und ohne Bild. Man beschränkte sich auf die Zitierung meines bekannten Satzes über das Grundgesetz, banal und halb falsch wie in der »Bild«-Zeitung.

Als alles vorbei war, kaufte ich einen großen Strauß roter Nelken und schickte ihn Frau Ermisch. Sie hatte ja schließlich große Verdienste um den einjährigen Wirbel und die politische Diskussion über dieses Portal. Das war im März 1984, kurz bevor wir den Nürnberger Brunnen aufstellen wollten.

18. »Das bittersüße ehlich Leben« oder »Das Ehekarussell«

Seit dem Frühsommer 1982 arbeitete ich in einem etwa zweihundert Quadratmeter großen Zelt im Freigelände unseres Instituts an den Marmorskulpturen für den Nürnberger Brunnen. Aus acht großen Marmorblöcken schlug ich Früchte und Pflanzen, außerdem den Ehefelsen mit dem verwesenden Bock. Ich hatte mir die Skulpturen von einem Steinmetz grob vorarbeiten lassen.

Zuerst einmal mußte allerdings der Marmor beschafft werden. Dazu brauchte ich fast zwei Jahre. Ich suchte einen hellen farbigen Stein, weil mich die Vorstellung eines riesigen schwarzen Figurengebirges schreckte, in das sich ein reiner Bronzebrunnen in wenigen Jahren verwandeln könnte. Alles zusammen handelte es sich um mehr als sechzig Kubikmeter Bronze- und Marmorskulpturen. Während in früheren Zeiten die Bronzen in der freien Natur immer schönere Farben annahmen, weil unter Regen und Witterung eine lebendige Patina wuchs, werden sie heute meistens in kurzer Zeit schwarz. Der hohe Schwefelgehalt unserer verschmutzten Luft läßt eine unschöne, oft teerartige, fast violett glänzende Oberfläche entstehen, die zusätzlich durch den sich ablagernden Staub und Dreck häßlich wird. Um das zu vermeiden, sollten erst einmal die Skulpturen aus hellem Marmor zu den dunkleren Bronzen einen dauerhaften Kontrast bilden. Außerdem wollte ich die Bronzen zum Teil vergolden, vielleicht sogar bemalen. Zumindest die Farbigkeit des Marmors und die Feuervergoldung sollten einem Vergrauen lange Zeit Widerstand leisten.

Nach langen Verhandlungen – selbst Marmor aus dem Kaukasus war in der engeren Wahl – hatte ich schließlich eine Adresse gefunden, die mich hoffen ließ: Estremoz an der Grenze zwischen Portugal und Spanien. Dort findet man in vielen Steinbrüchen einen grobkristallinen widerstandsfähigen Marmor, der in vier Farben vorkommt, Weiß, Beige, einem leuchtenden Rosa und Mischformen aus Rosa und Lindgrün. Ich hatte also eine Marmorfarbpalette gefunden, wie sie schöner die Rokokobildhauer mit ihren Stuckkreationen nicht haben hervorzaubern können. Die Estremoz-Brüche waren schon zur Römerzeit ausgebeutet worden. Dann aber hatten sie unter arabischer Herrschaft fast tausend Jahre stillgelegen. Erst seit kurzer Zeit wurde dort wieder gebrochen.

Renate und ich flogen nach Lissabon, wo wir uns mit einem deutschen Eigentümer mehrerer Brüche trafen. Er fuhr uns mit seinem Auto in die Hochebene von Estremoz. Während bei Carrara in Italien die Spitzen der Apuanischen Alpen aus diesem herrlichen weißen Material bestehen und langsam Stück für Stück abgetragen werden, der Marmor von dort zu Tal gebracht werden muß, wird er hier aus der Erde geholt. In riesigen im Tagebau ausgehobenen Gruben, die bis zu zehn oder zwanzig Meter tief in großen Stufen terrassenförmig abgebaut werden, laufen lange Drahtseile Tag und Nacht, um kubische Blöcke herauszusägen, die dann mit gewaltigen Krananlagen nach oben befördert werden.

Wir stiegen in die Gruben hinab, und ich suchte mir den für mein Projekt geeigneten Marmor heraus, zum Beispiel nicht das einheitliche rosa Material, welches die arabischen Scheichs in großen Massen für ihre Harems bestellten, sondern einen rosa und lindgrün durchwachsenen Stein, weil ich aus ihm den »Rosenständer« hauen wollte. Ich sah mich schon aus den rosa Teilen die Blüten und aus den grünen die Blätter meißeln. Für den Gedichtstein in Herzform fand ich in demselben Bruch einen Stein, der zu zwei Dritteln rein rosa war und am anderen Ende rein grün. So konnte ich daraus das rosa Herz hauen, aus dem ein grüner Feigenbaum wächst. Es war schon unglaublich, welche Möglichkeiten die Natur hier bot. Für den maiskolbenartigen Hans-Sachs-Ständer und den Früchtekranz verwandten wir ein beiges Material, aus dem auch die Brunnenbecken und die Randsteine gehauen werden sollten. Für den Ehefelsen mit dem verfaulenden Ziegenbock suchte ich mir einen schwarzweiß gemusterten Marmor aus, gefleckt wie ein Ziegenfell. Übrig blieb noch der kleine Stein für den Hecht. Anfänglich hoffte ich, ein schwarz-grünes Stück zu finden, das sich aber als sehr schwierig zu behauen herausstellte. So entschloß ich mich für einen rein weißen Block.

Nach einer kleinen Rundfahrt durch die Hochebene von Estremoz, bei der wir auch guterhaltene römische Säulen mit Kapitellen aus diesem Material besichtigten, kehrten wir nach Lissabon zurück, der Stadt an der Mündung des Tejo. Bei einem kleinen Umweg an die Küste südlich von Lissabon kamen wir durch eine Gegend, in der Störche auf Bäumen nisteten. In manchen Bäumen waren drei, vier, fünf riesige Nester mit diesen großen Vögeln, ein phantastischer exotischer Anblick, im Gegensatz zu den hausbackenen Gewohnheiten unserer immer seltener werdenden Störche auf Häuserdächern mit Wagenrädern.

Auf einem zum Ozean hin halbrund geöffneten Hang erbaut, gleicht Lissabon einem gewaltigen griechischen Theater, eine Stadt aus einem Guß. In der zweiten Hälfte des 18. Jahrhunderts durch eine Flutwelle fast völlig zerstört, ist sie nach den Plänen eines Architekten der damaligen Zeit wieder aufgebaut worden. So hatte sie den in der Welt einmaligen Reiz, wie eine barocke Theaterkulisse völlig einheitlich konzipiert zu sein. Aber es fehlt ihr deswegen an interessanten Einzelstücken aus den Jahrhunderten vorher. Nur die Burg, die besonders hoch liegt, war von der Flutwelle verschont worden, und ein kleiner, außerordentlich reizvoller gotischer Festungsbau an der Küste hatte ihr widerstanden. Wir besuchten die Burg aus dem 16. Jahrhundert. Sie hallte wider von dem Geschrei weißer Pfauen, die zu Dutzenden auf den Wiesen stolzierten und in den Bäumen thronten. Portugiesen scheinen große Vögel zu lieben.

Die Steine wurden im Frühjahr 1982 auf großen Lastwagen direkt von Estremoz aus in den Uhlenbusch transportiert, wo wir das beschriebene Zelt über ihnen aufbauten.

Nach Ende des Sommersemesters begannen wir damit, uns an die Grobformen heranzuarbeiten, und zwar mit Kreissägen, die mit Diamantsplittern besetzt sind und denen über ihre Achsen Wasser zugeführt wird. So läßt sich in den Stein schneiden wie in Holz. In Kanalarbeiteranzügen, um nicht bis auf die

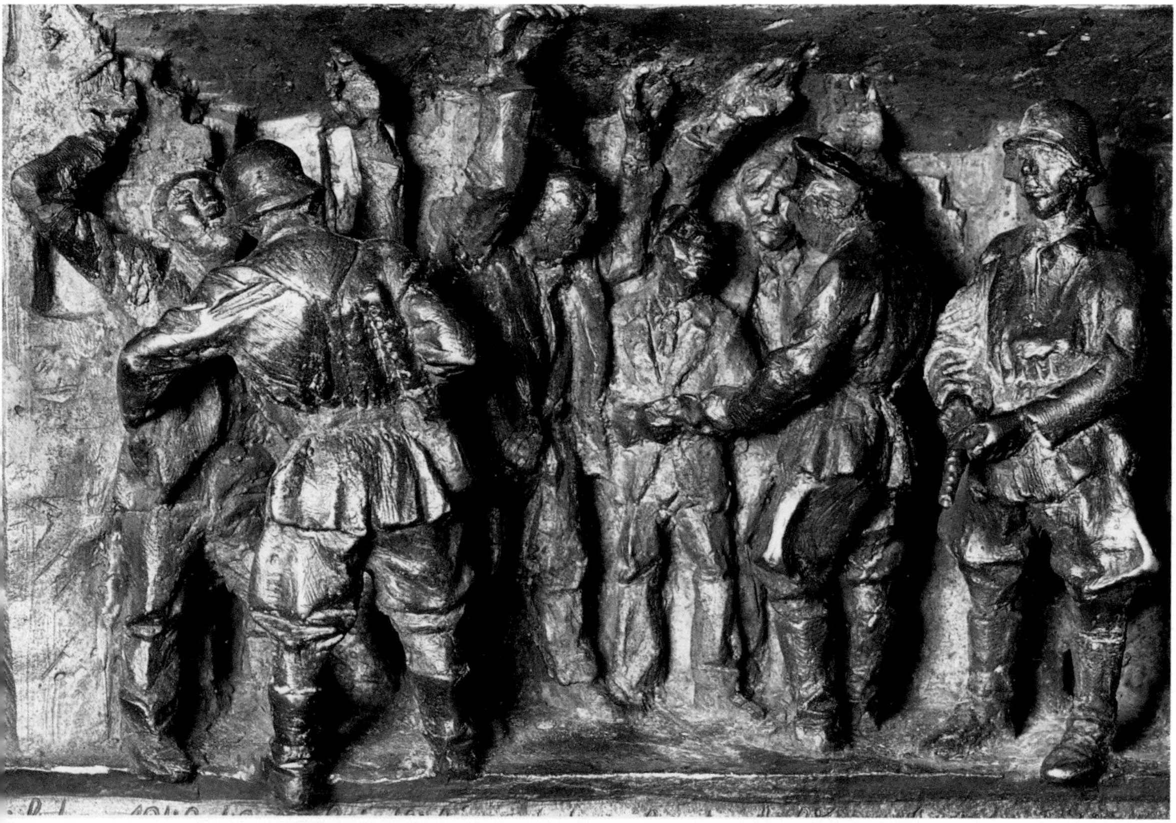

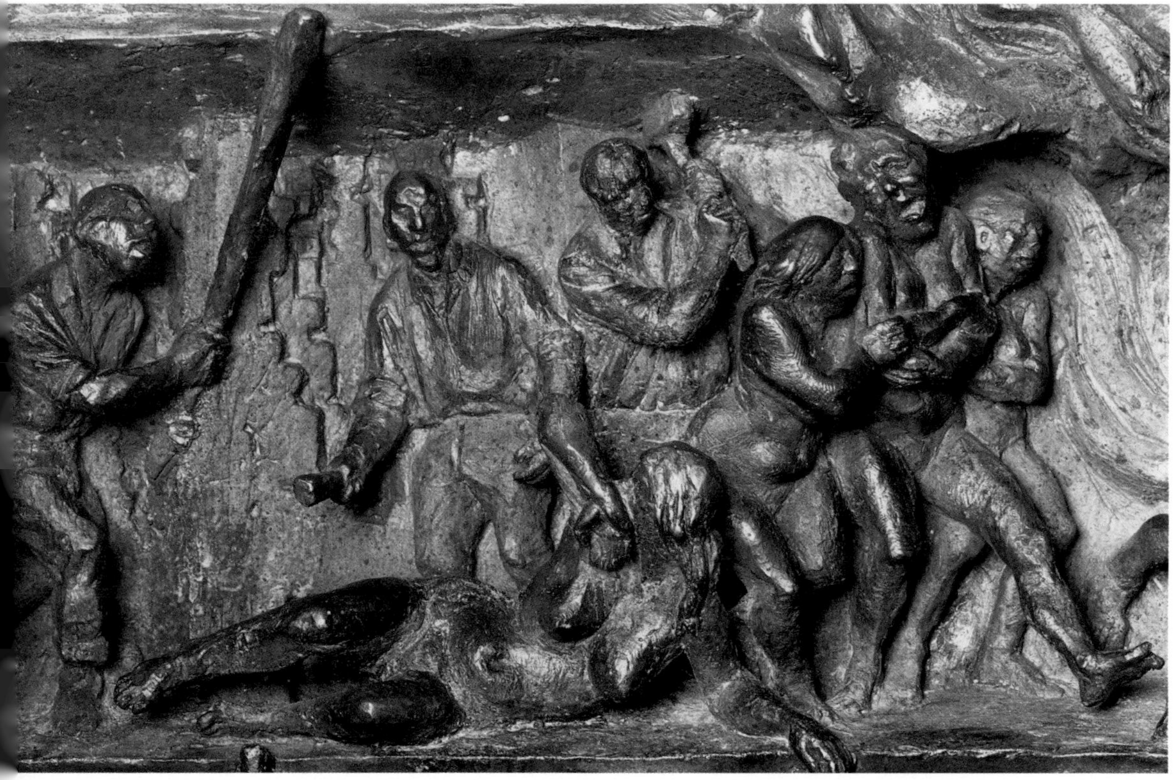

Detail: Ausweiskontrolle im Warschauer Getto (46) „Hilfswillige“ schlagen Juden tot und treiben sie ins Feuer (47)

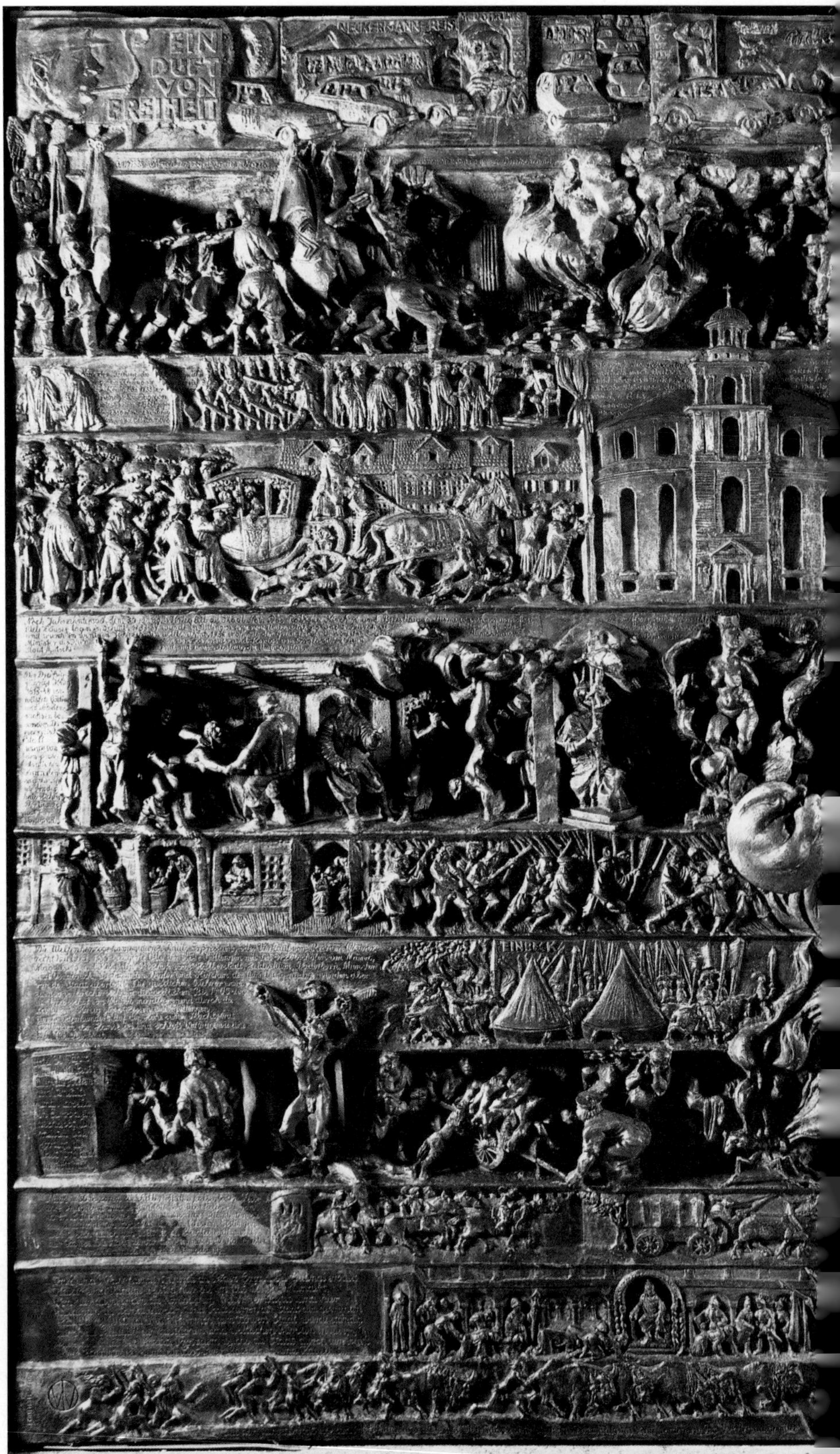

Portal für den Ratssaal im neuen Rathaus in Göttingen,

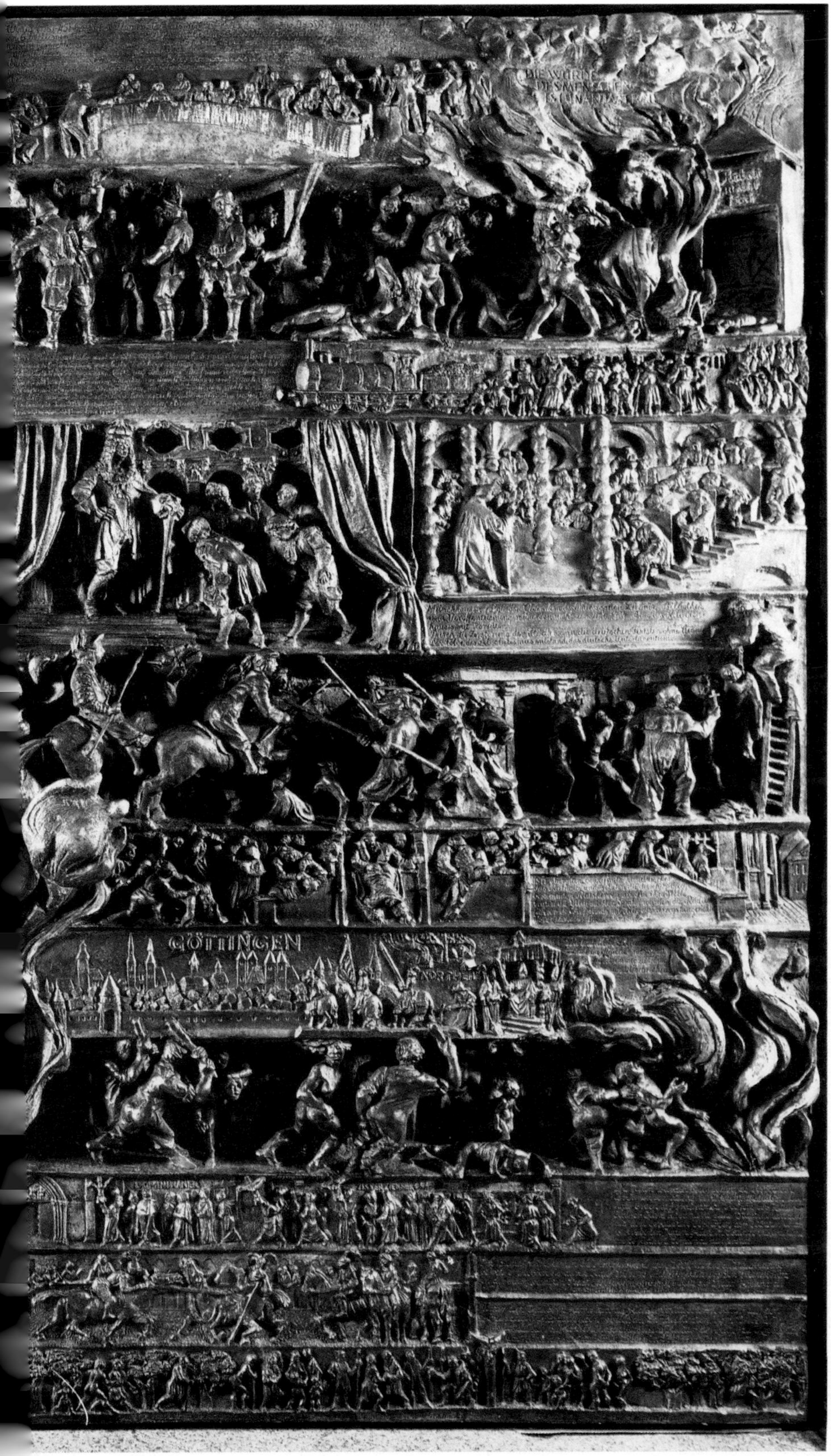

978 – 83, Bronze, 250 x 245 cm, Guß: K. Herbig (48)

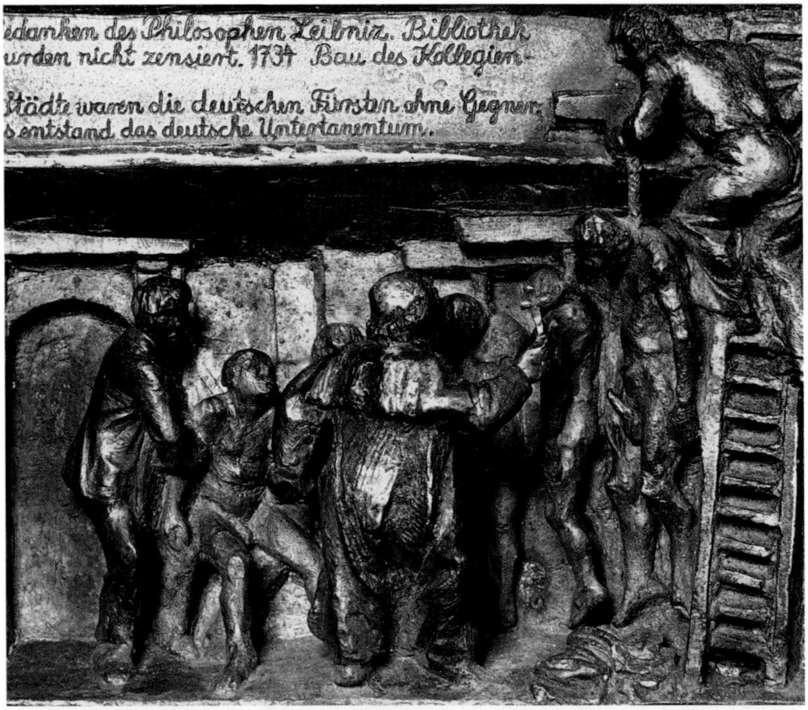
Bau des Kollegien-
Städte waren die deutschen Fürsten ohne Gegner
entstand das deutsche Untertanentum.

links o.: Die männlichen Bewohner eines Dorfes werden mit geistlichem Beistand erhängt. (49)

unten: Der kleine Simpel sieht, wie die Soldateska die Magd zu Tode vergewaltigt, (50)

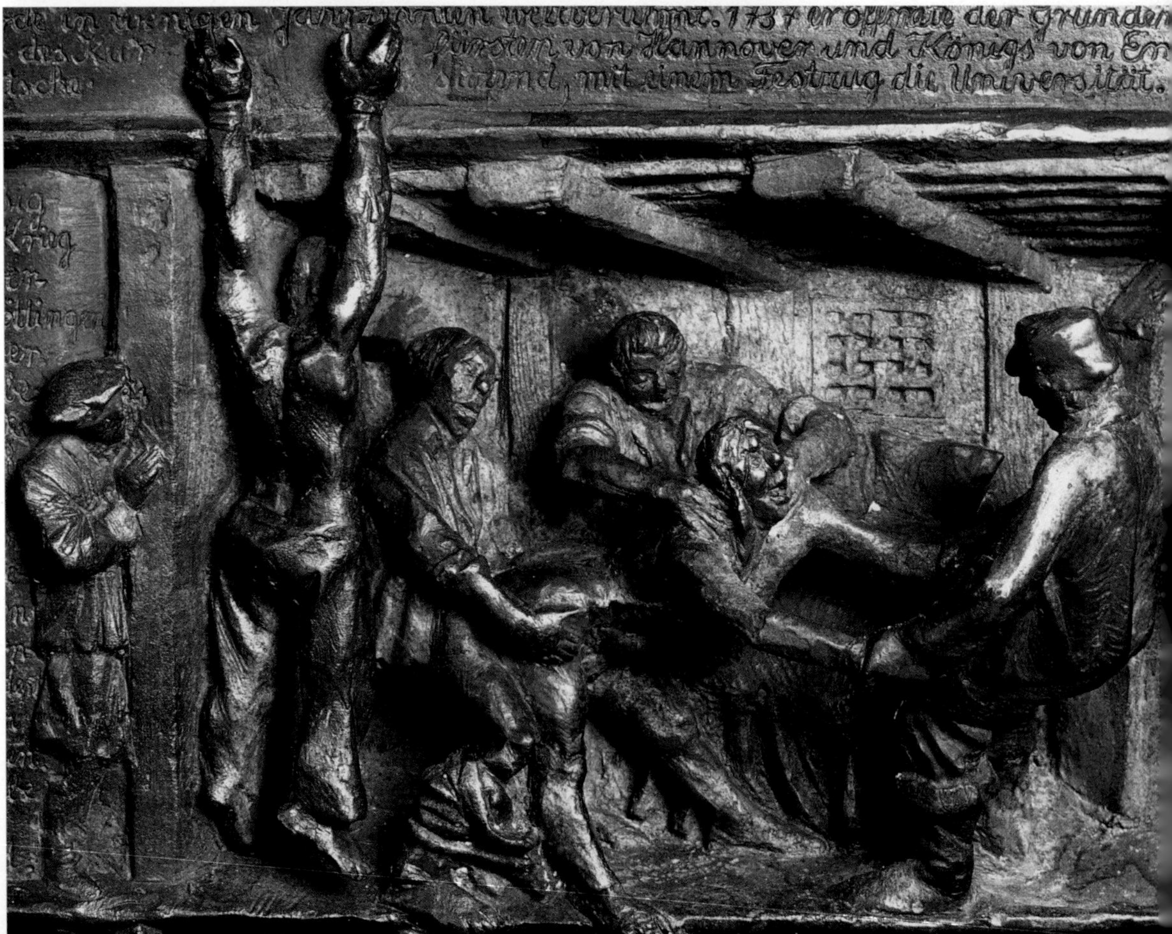
fürsten von Hannover und Königs von
mit einem Festzug die Universität.

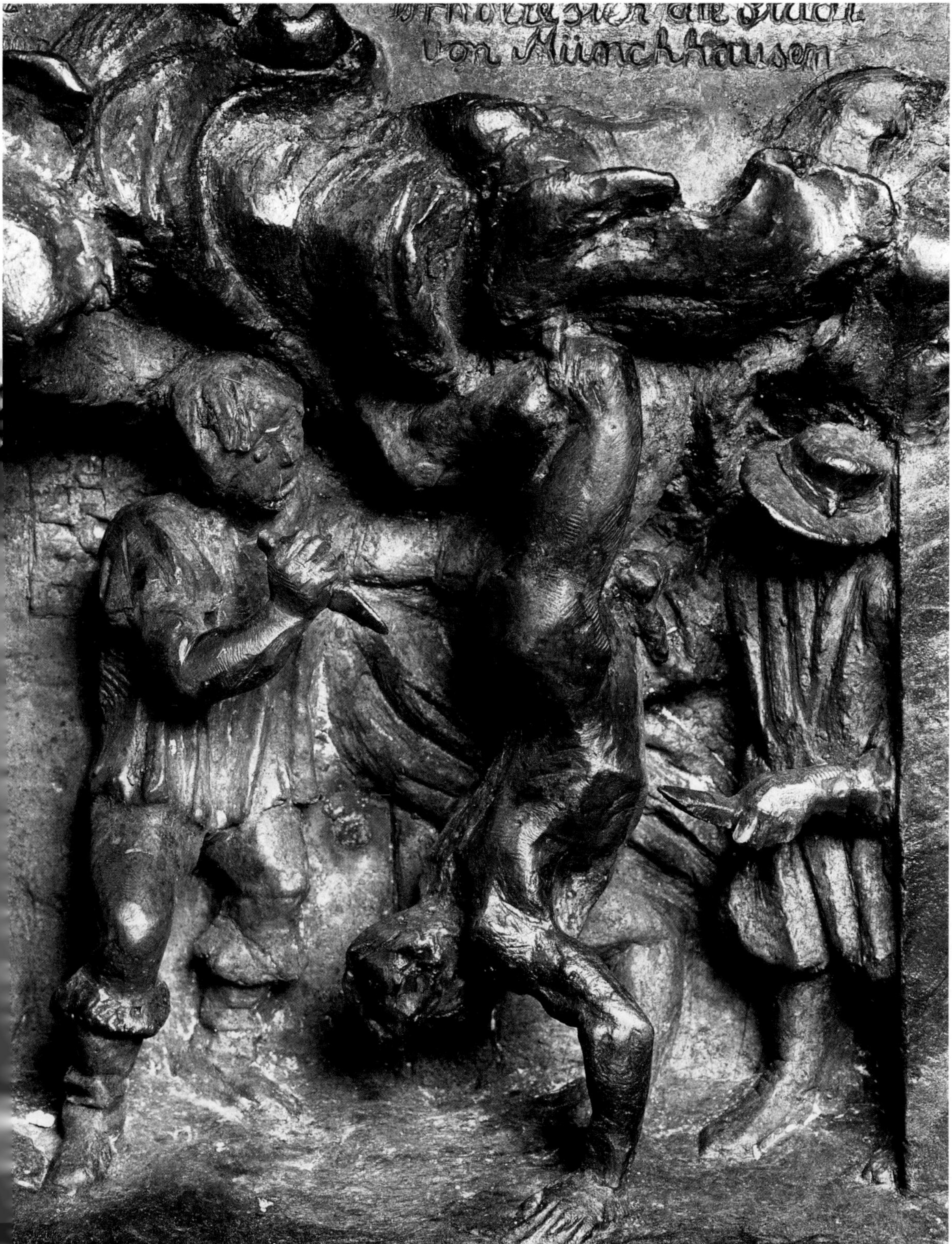

nd die anderen Hausgenossen ermordet und schließlich das Haus anzündet. (51)

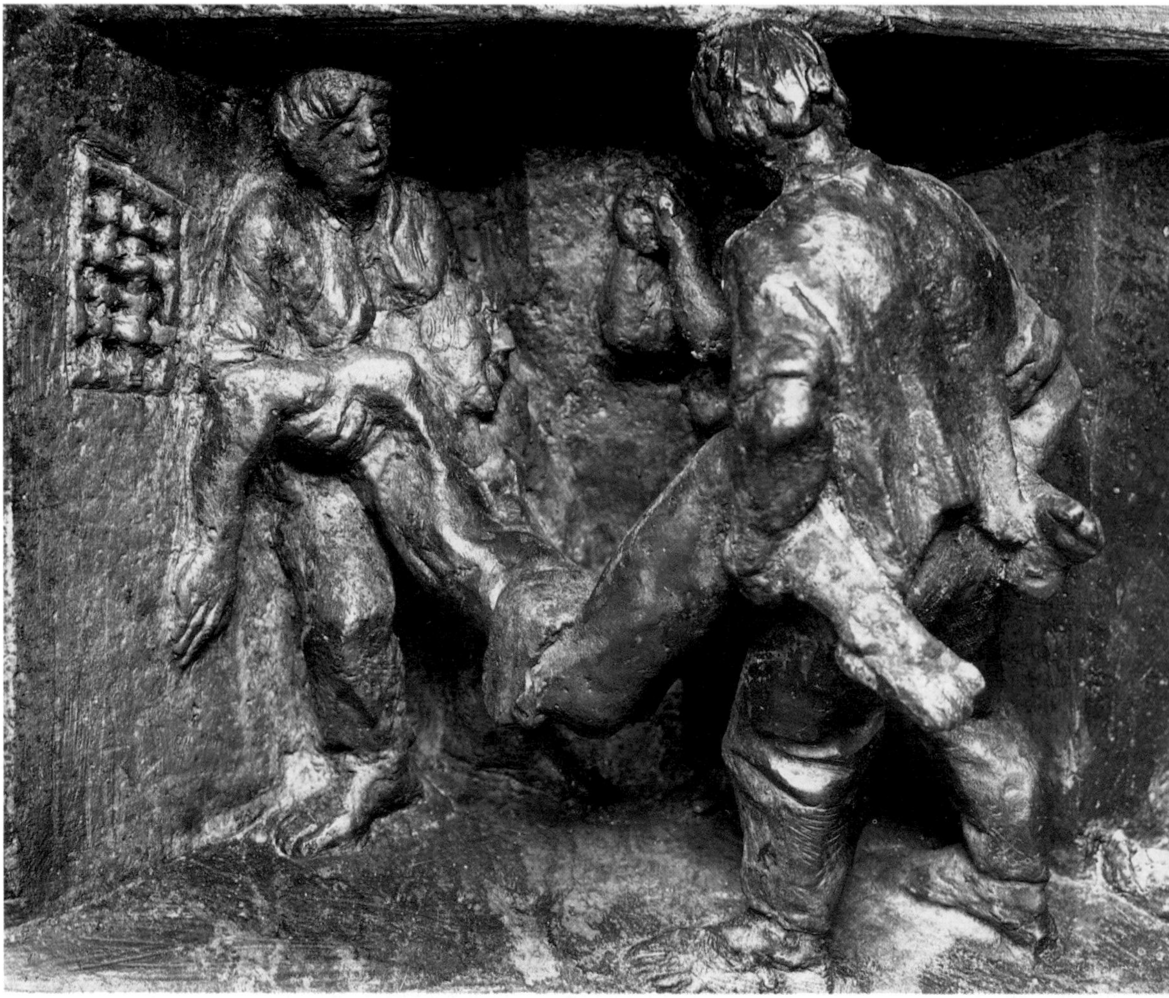

1347, Pestleichen werden aus den Häusern getragen (52)
und mit Leichenkarren weggebracht. (53)

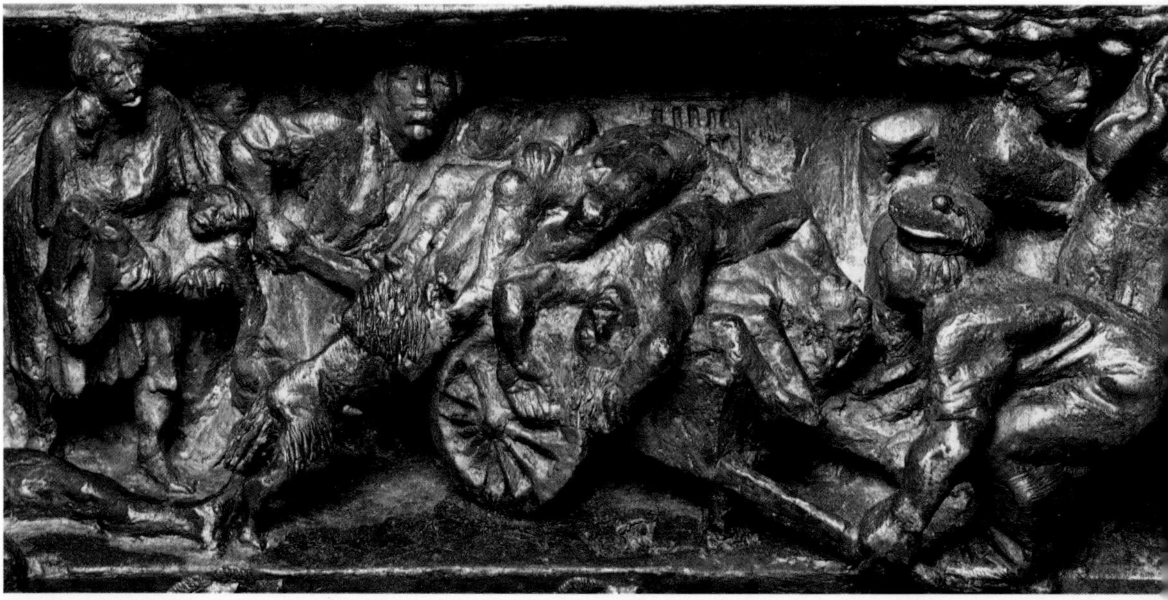

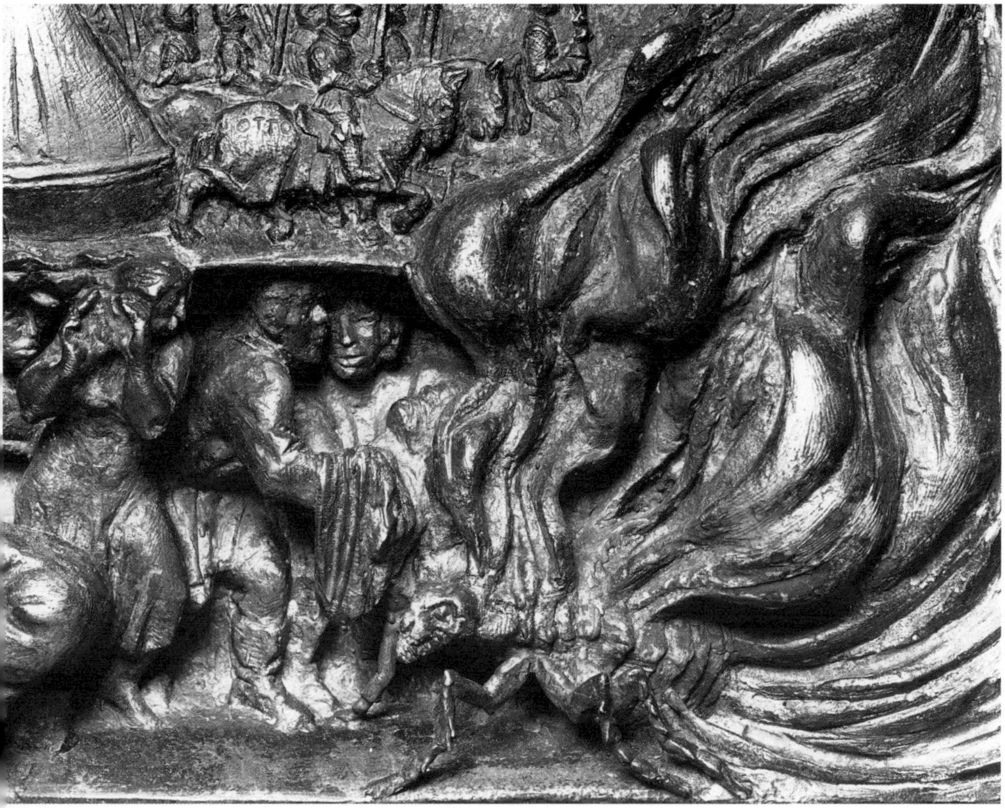
OTTO

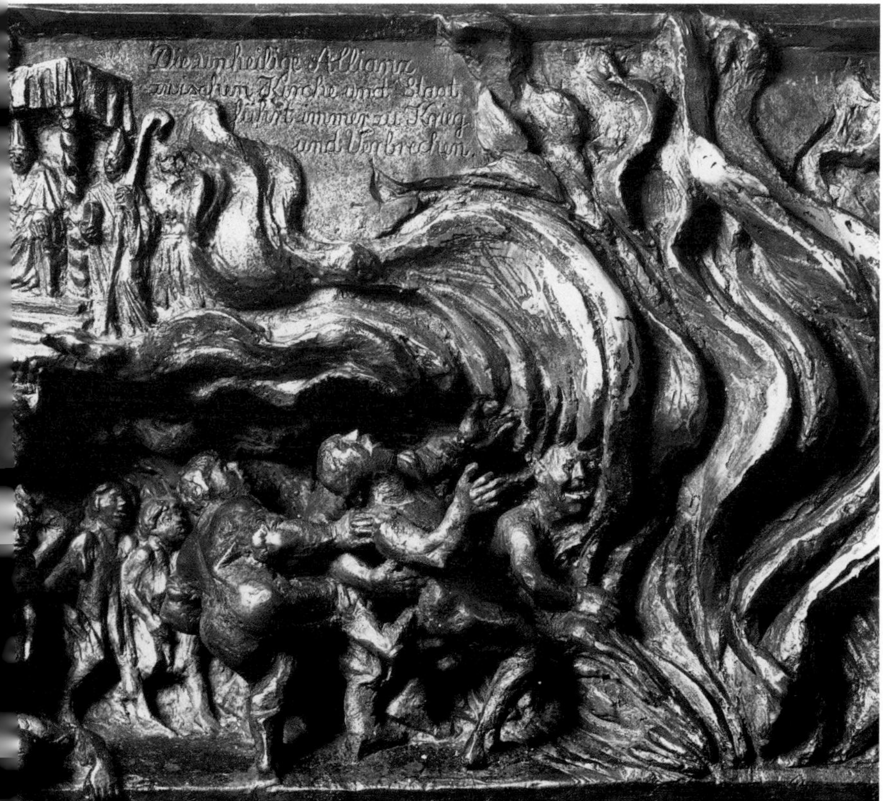
Die unheilige Allianz
zwischen Kirche und Staat
führt immer zu Krieg
und Verbrechen.

oben: Pestkleider
werden verbrannt (54)

unten: Juden werden
in das Feuer gestoßen.
(55)

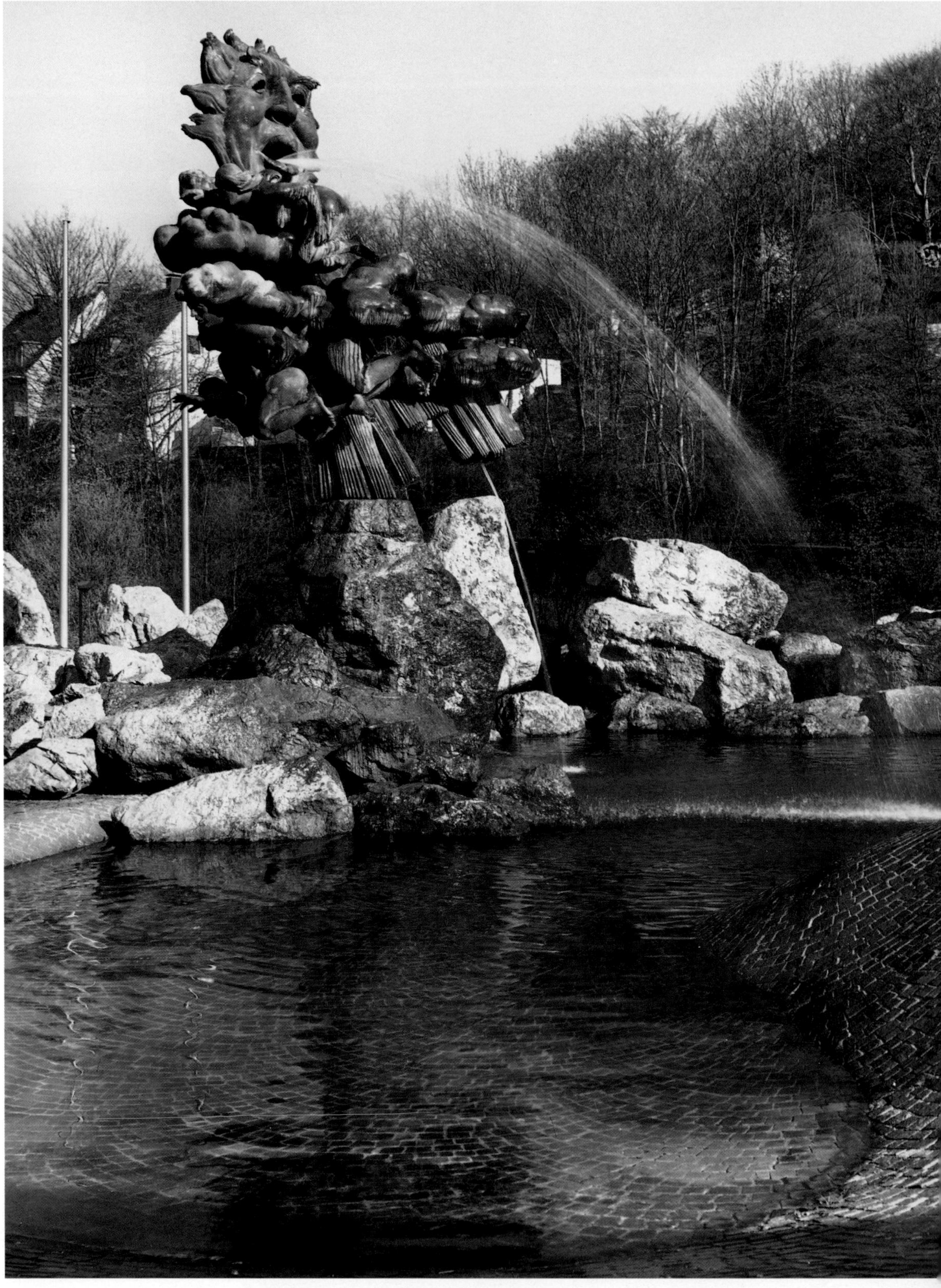

Wetterhexen-Brunnen, 1978-83, Bronze auf Stein, Guß: K. Herbich (56)

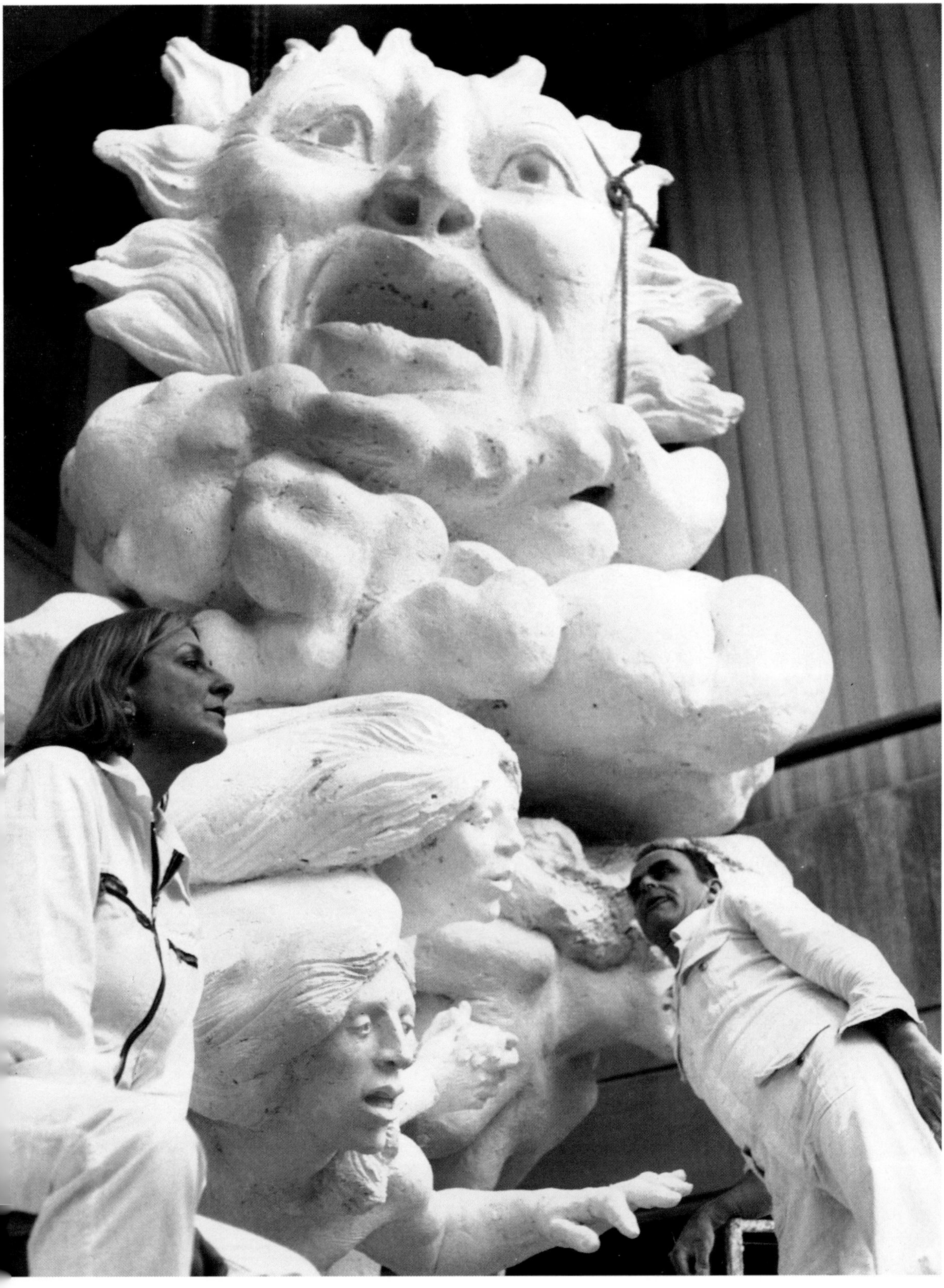

Wetterhexen im Atelier, Gips (57)

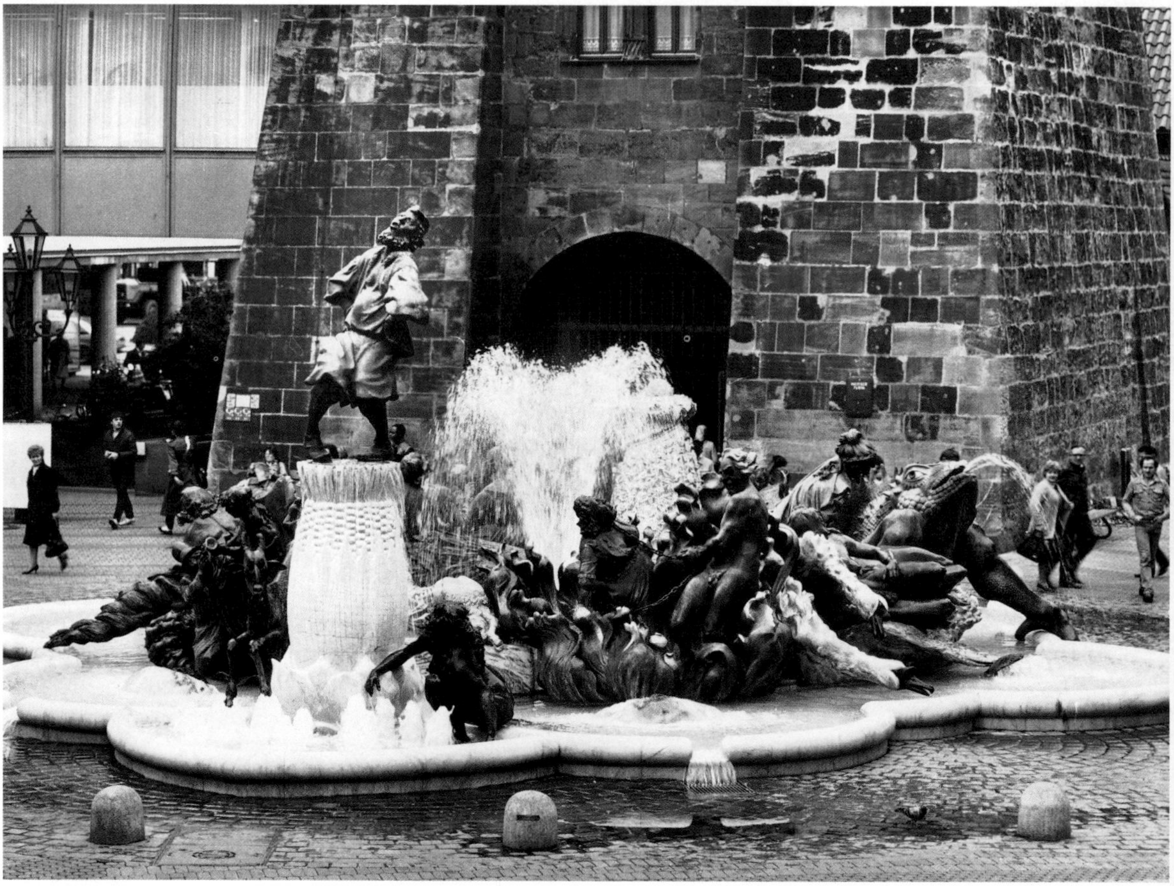

Ehebrunnen, 1977-84, Bronze und Marmor (58)

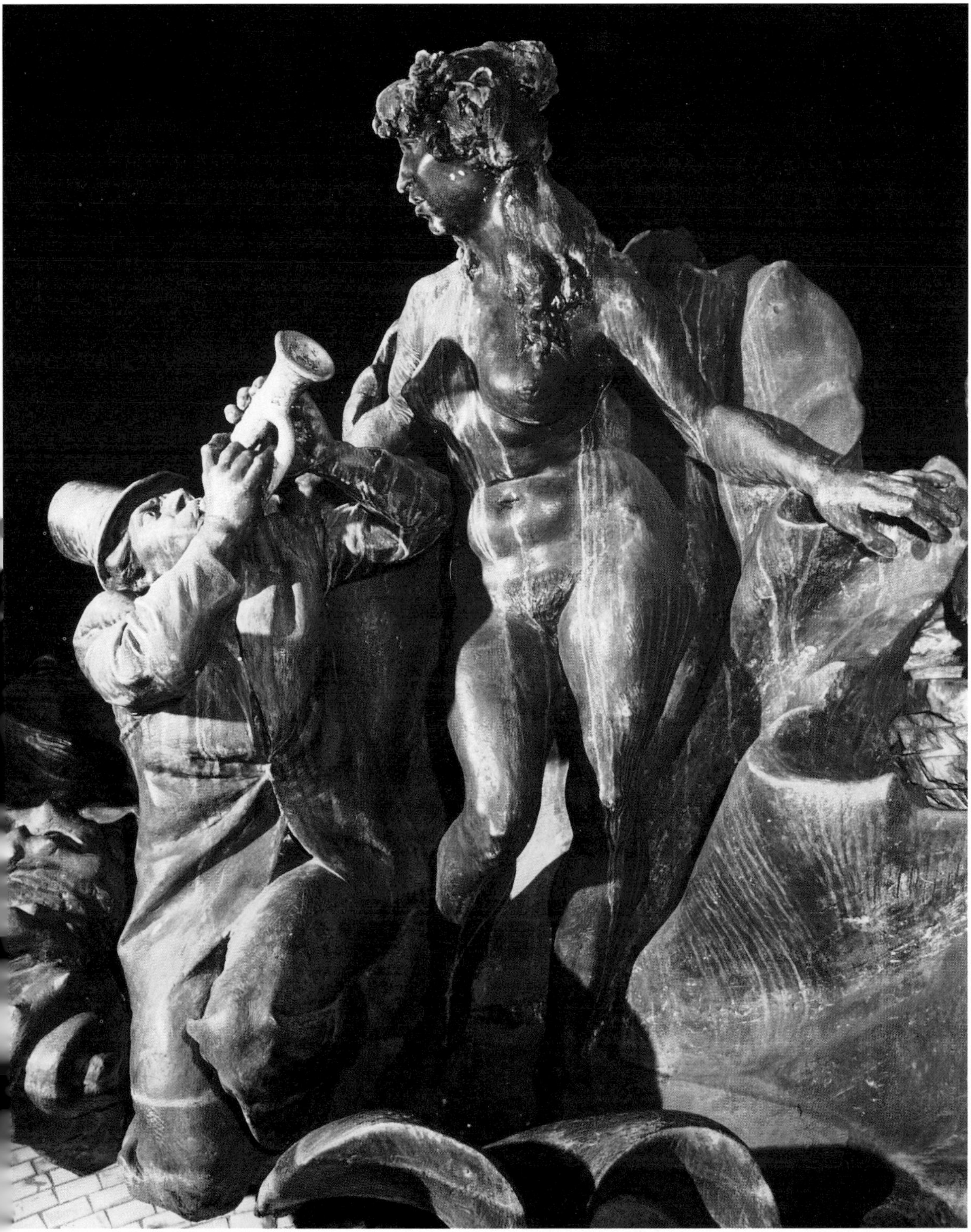

Sie ist mein Wunn und Augenweid." Bronze, teilvergoldet (59)

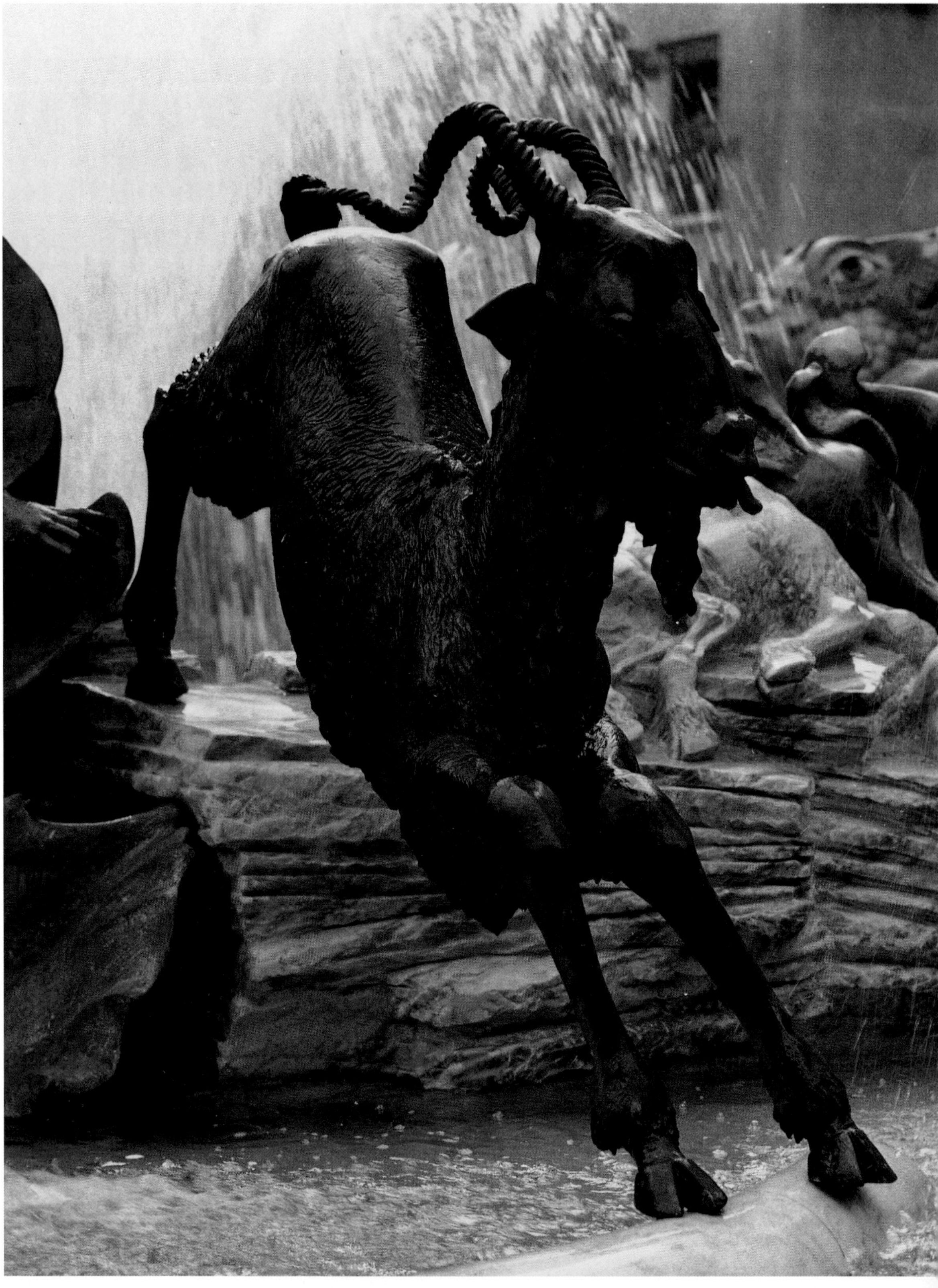

Der Ehefelsen mit herabspringendem Bock (60)

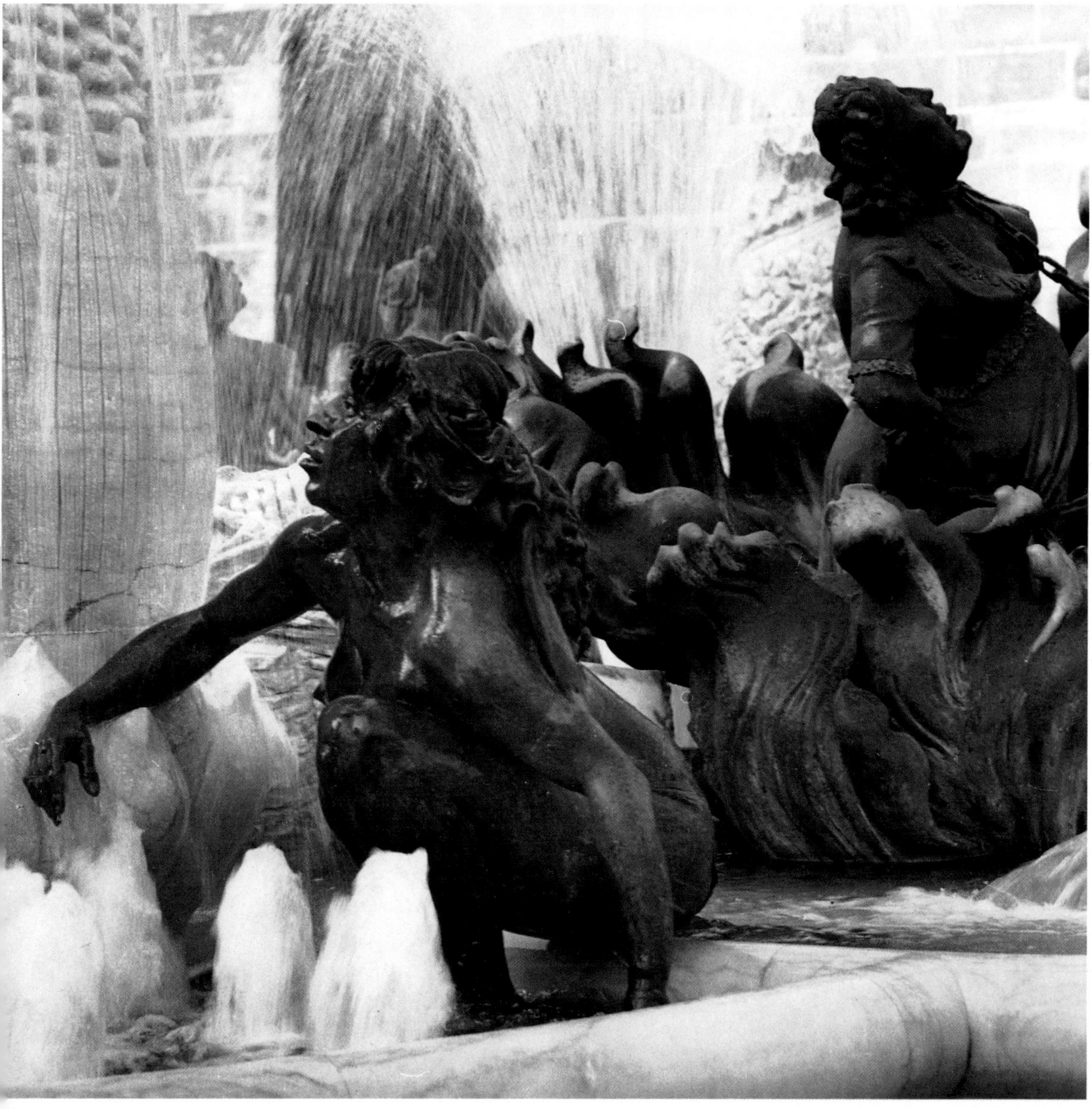

Die Brunnennymphe und Teil des Höllenfeuers (61)

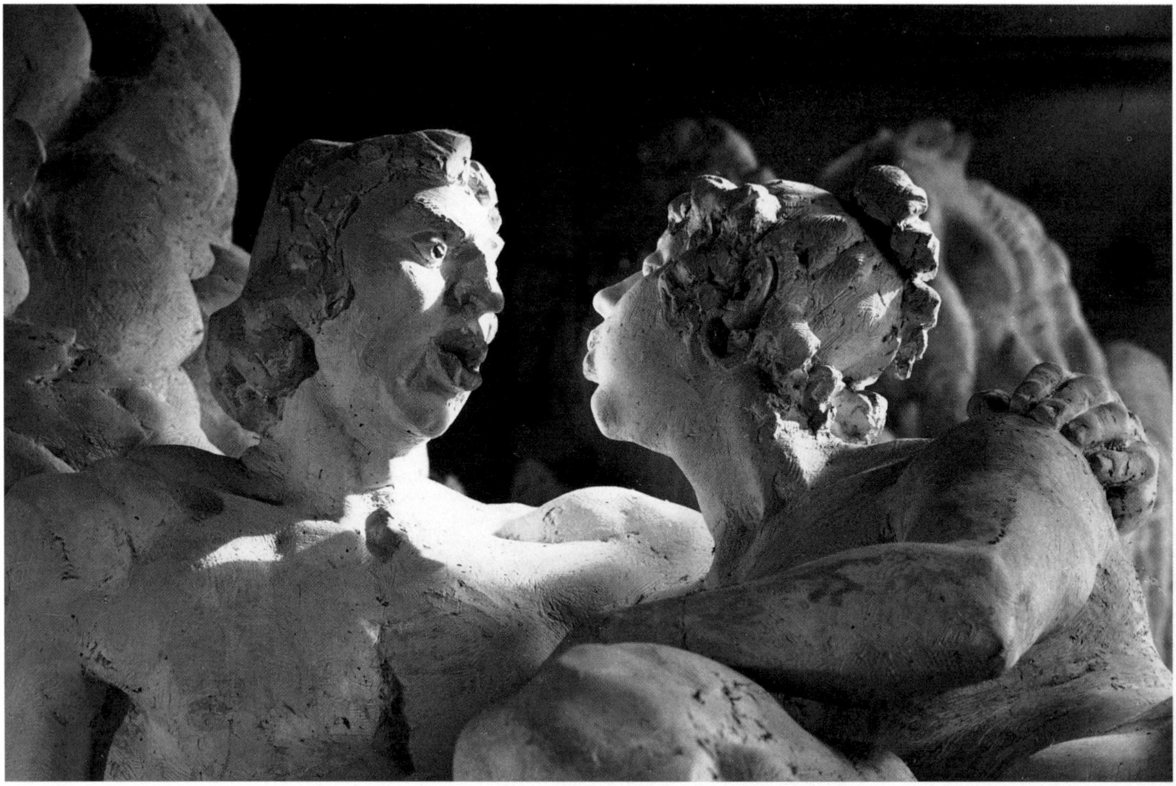

oben: Liebespaar-Detail, Atelieraufnahme, Gips (62) unten: Liebespaar im Schwanenbett, Bronze (63)

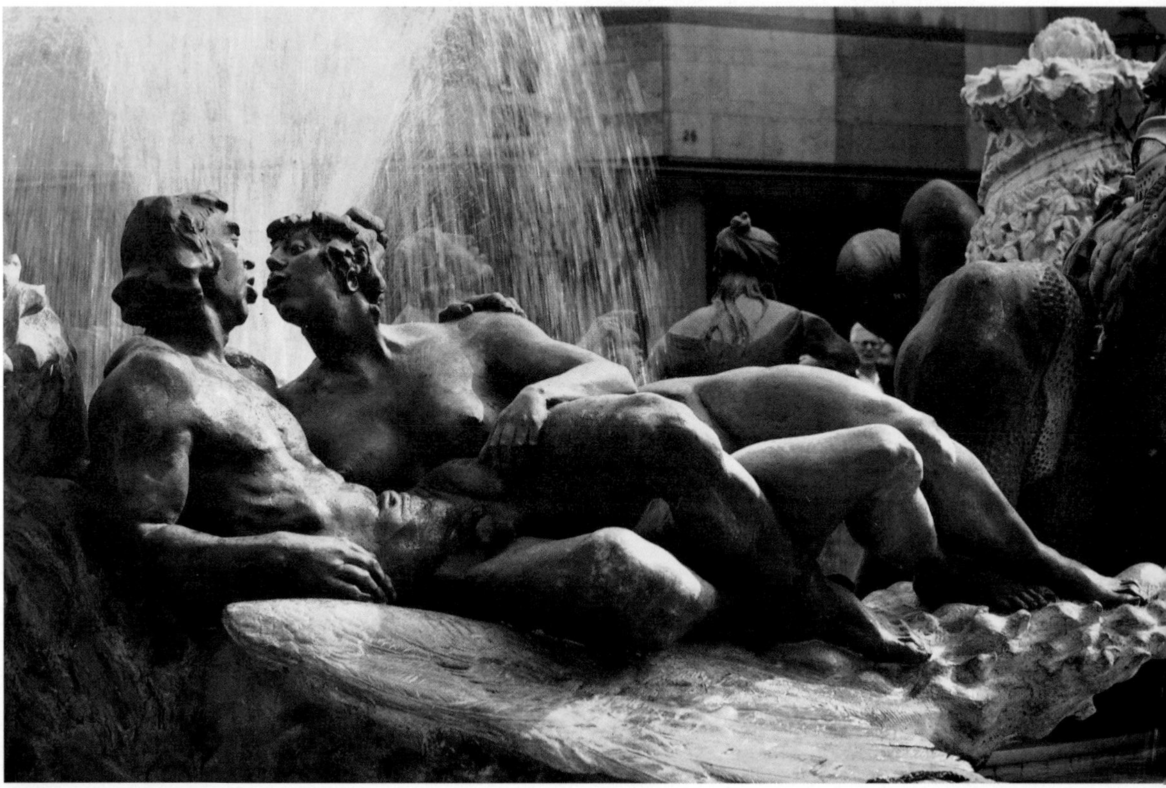

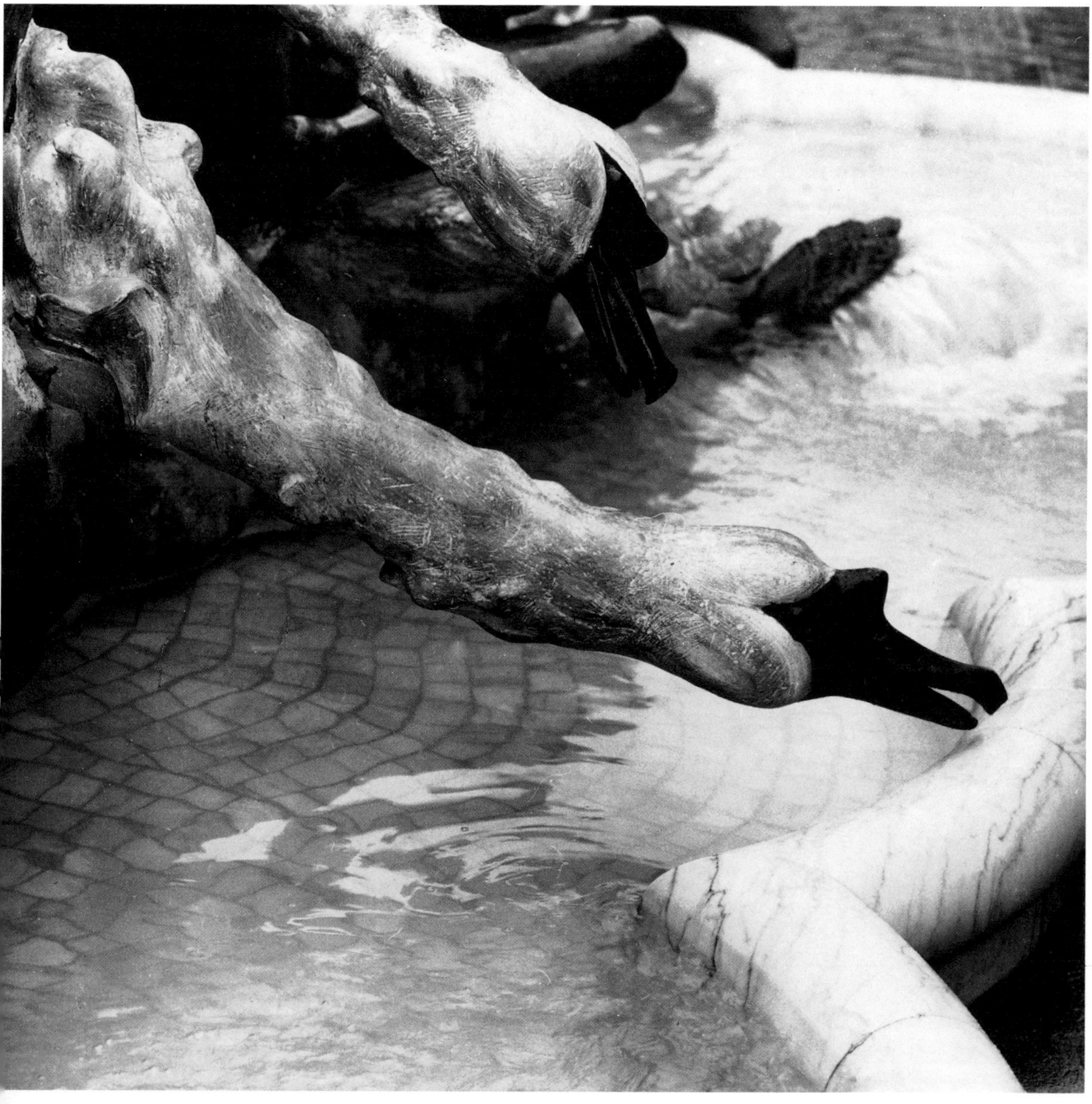

Die schnäbelnden Schwanenköpfe, Bronze, bemalt (64)

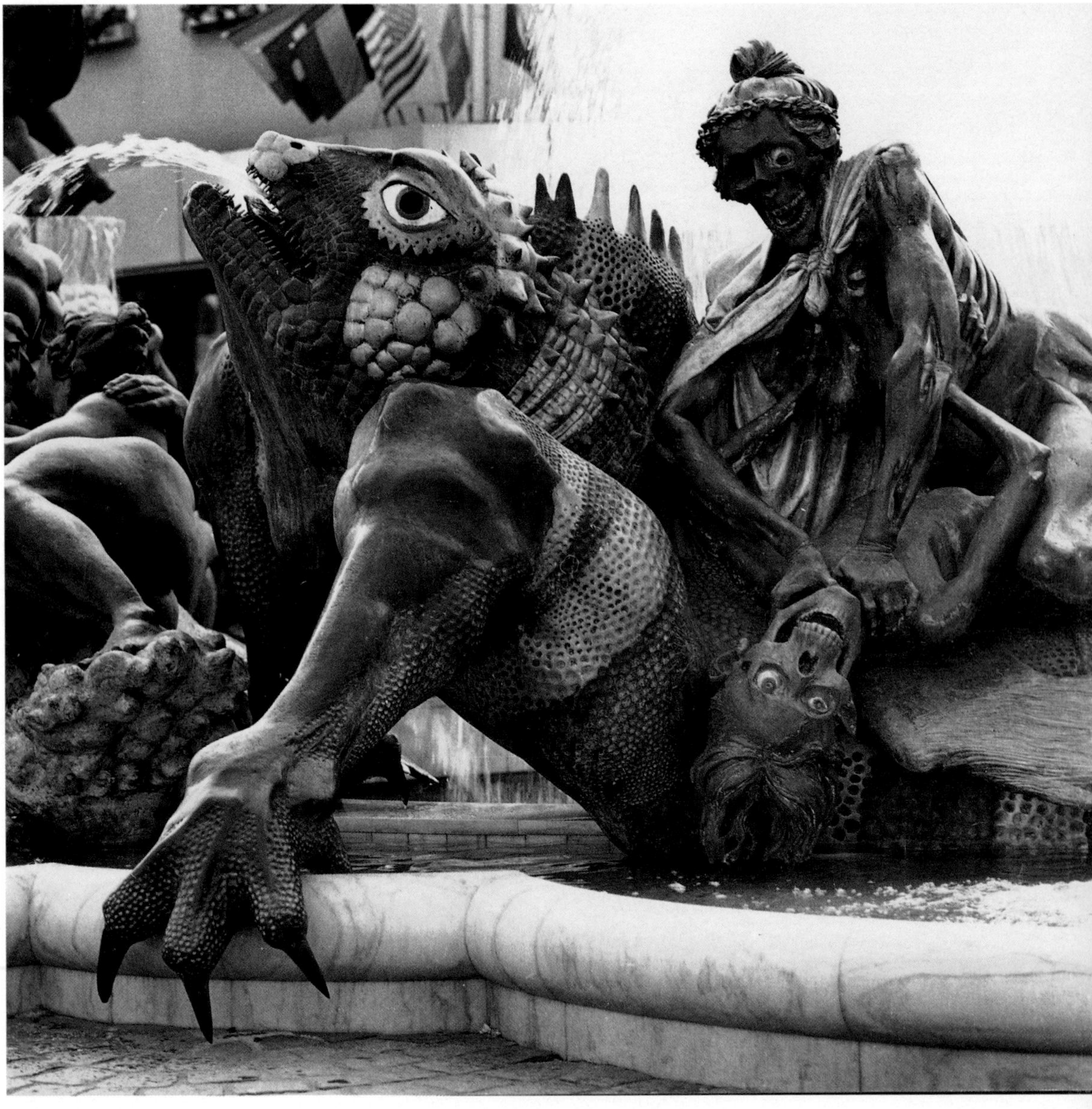

Höllen-Drachen, „Ehestreit in Ewigkeit“, Bronze, teilvergoldet (65)

Haut naß zu werden, und mit den starken und schweren Maschinen in der Hand, war das Sägen trotzdem eine anstrengende und auch wegen der Nässe unangenehme Arbeit. Aber man kam unglaublich schnell voran. Dies ist eine moderne Form des alten »Vorbossierens« mit Spitzeisen und Hammer, bei der mir ein Steinmetz half. Anschließend arbeitete ich allein weiter. Ich nahm die Preßlufthämmer und begann mit den gröbsten Spitzeisen, um schließlich mit den feinsten Schrifteisen und ganz kleinen Hämmern die Form zu vollenden. Am Schluß schliff ich mit kreisenden Karbonsteinen und mit Schmirgelpapier.

Im Sommer 1983, kurz bevor ich mit dem Rosenständer und seinen vielen Blüten und Blättern beginnen wollte, bin ich von einer Weide in meinem Garten gefallen. Mein rechtes Handgelenk sah anschließend aus wie eine schlechtgestopfte Wurst, in etwa vierzig Stücke zerbrochen. Noch unter dem Baum drückte ich es mit der linken Hand so weit zurecht, daß es einem Gelenk wieder ähnlich sah, lief in das Haus und bat Renate, bei unserem Unfallchirurgen anzurufen. Sie traf Dr. Weinreich zu Hause an, der mein Handgelenk dann in der Klinik – ohne Narkose – unter einem Röntgen-Videogerät wieder einrichtete. Es dauerte gut eine Viertelstunde und war sehr schmerzhaft. Schon nach etwa zehn Wochen konnte ich meine Hand wieder uneingeschränkt benutzen.

So lange aber konnte ich nicht warten, denn der Brunnen sollte schon im Juni 1984 zu sprudeln beginnen. Ich fing also – zu Anfang mit großen Schwierigkeiten – mit meinen kleinen Hämmern und Schleifgeräten an, die Rosen und Blätter mit der linken Hand herauszuhauen und die Finger der rechten eingegipsten Hand nur zur Stütze der Meißel zu verwenden. Nach kurzer Zeit ging das immer besser, und so habe ich dann tatsächlich alle Blüten und Blätter »mit links gemacht«, bis zur letzten Vollendung. Ich begriff diese Arbeit sogar als eine Chance, meine linke Hand zu üben. Mußte sich das nicht auch auf die allgemeinen Kräfte des Gehirns positiv auswirken? Heute arbeite ich bildhauerisch fast ebenso gut mit der linken wie mit der rechten Hand. So kommt man an viele Stellen auch besser heran. Man kann handwerklich hochkultivierte Zeiten in der Vergangenheit unter anderem auch daran erkennen, daß die Bildhauer ihre Werkzeuge abwechselnd mit der linken und mit der rechten Hand geführt haben.

Weil ich in dem Bildhauerzelt auch während der Wintermonate arbeiten mußte, hatte ich mir – wie damals bei den Amerika-Reliefs – in die Mitte des Zeltes einen mit Öl befeuerten Baustellenofen gestellt, an dem man sich ein wenig wärmen konnte und dessen aufsteigende Warmluft den Schnee auf der Zelthaut tagsüber abtaute. Dieses Zelt wurde dann allerdings in der Nacht vom 14. zum 15. Januar 1984 durch einen Sturm mit Windstärken bis zu zwölf zu großen Teilen zerstört. Wir flickten es notdürftig, so daß ich darunter bis zum Mai die Steinarbeiten beenden konnte. Später – Ende der achtziger Jahre – haben zwei Architekturstudenten, die an meinem Institut angestellt waren, ein echtes doppelgekrümmtes Zelt nach Frei Otto konstruiert und gebaut, das allen Windstärken bisher widerstanden hat.

Oft wird unter Bildhauern darüber diskutiert, ob die Arbeit mit Maschinen nicht eine Vergewaltigung des Steins sei. Da aber auch für die Preßlufthämmer die gleichen Werkzeuge verwandt werden wie vor fünfhundert oder zweitausend Jahren, nämlich Spitzeisen, Schlageisen aller Größen, Zahneisen und die feinen Schrifteisen, entbehrt dieser Streit einer rationalen Grundlage. Ein Männlichkeitswahn ist wohl eher seine Ursache. Der Schlag des Preßlufthammers ist sehr viel schneller, dafür aber ein wenig flacher als der Schlag von Hand. Aber er schafft auf längere Zeit viel mehr. Das dürfte der Grund sein, warum ich bisher alle puritanischen Verfechter des »Nur-mit-der-Hand-Arbeitens« nach einiger Zeit mit Maschinen ertappt habe. Vor der Fernsehkamera schlug Hrdlicka mit der Hand, an seinen Hamburger Skulpturen dagegen erkennt man deutlich Sägespuren von Maschinen.

Als Permoser seine unzähligen Skulpturen nackter Damen und Herren, Früchtegehänge und Pflanzen für den Dresdner Zwinger aus sächsischem Sandstein heraushauen sollte, konnte ihm August der Starke eine Kompanie guter Steinbildhauer stellen, die unter seiner Leitung dieses Werk vollbrachten. Heute gibt es solche qualifizierten Steinbildhauer fast nicht mehr. Wenn ich eine große Arbeit in Stein ausführen möchte, brauche ich Maschinen, weil es anders nicht geht. Außerdem wird der größte Teil der Skulpturenoberfläche am Schluß fein geschliffen oder wenigstens angeschliffen. In diesen Partien ist der einzelne Hieb sowieso nicht mehr ablesbar. Aber auch bei den nicht überschliffenen Partien bedarf es erheblicher Kennerschaft, um den Hieb von Hand von dem eines gutgeführten Preßlufthammers unterscheiden zu können. Dieser winzige Unterschied ist sicherlich kein Argument, wenn es um die Frage geht, ob größere Werke überhaupt noch ausgeführt werden können oder nicht.

Nur die Diamant- oder Kunststoffscheiben sind ein grundsätzlich neues Werkzeug, das den Stein nicht abträgt, sondern ihn absägt. Diese Sägespuren widersprechen dem bildhauerischen Vorgang des Heraushauens und stehen darum zwischen allen anderen Werkzeugspuren fremd und unplastisch. Da man aber mit der Diamantsäge nur den allergröbsten Bossen entfernt und anschließend mit dem Spitzeisen und den feineren Eisen über die so vorgesägten Flächen hinwegarbeitet, bleiben Sägespuren nur stehen, wenn der Bildhauer unsachgemäß vorgegangen ist. Weil aber Diamantsägen viel mehr schaffen als Spitzeisen, kann man auf sie kaum noch verzichten.

Am 7. Mai waren die Zimmermannsleute mit dem Verpacken der Steinskulpturen fertig geworden. Von Lastwagen wurden sie am nächsten Tag abgeladen und die Balkenverschläge wieder entfernt. Sämtliche Nürnberger und viele Münchener Zeitungen haben in diesen Tagen über die Vorgänge bis zum Aufstellen des Brunnens berichtet und Bilder vom Abladen und von den Steinskulpturen in Balkenverschlägen gebracht.

Als ich aber am 9. Mai morgens auf dem Ludwigsplatz aus meinem Auto stieg, war die Baustelle leer. Statt dessen fragten mich zwei Reporter, ob ich schon gehört hätte, daß gestern abend eine Mehrheit der Stadträte, nämlich sämtliche Abgeordneten der CSU, der FDP, der Grünen und der DKP, gegen die Stimmen der SPD und des Oberbürgermeisters Urschlechter den Beschluß gefaßt hätte, den Brunnen nicht aufzustellen, sondern die Skulpturen einzulagern, bis sich ein Käufer gefunden hätte – wie damals bei dem Poseidonbrunnen. Ich schaute den Journalisten verständnislos an und fragte, ob diese Nachricht ein Witz sein sollte. Es war offensichtlich wahr, ein völlig idiotischer Vorgang, der mit dem Haß einiger Politiker – besonders der Grünen – gegen mich und den Stadtbaumeister zusammenhing.

Den Vorwand hatte das komplizierte Aufstellen der Skulpturen geboten. Da ich schon die Gipsmodelle für die Bronzen in zwei Hälften modelliert hatte und sie in München gegossen wurden, während ich in Braunschweig die Steinskulpturen herausgehauen habe, waren diese drei Teile noch niemals zusammen aufgestellt worden. Außerdem wurde das Ganze dadurch noch komplizierter, daß Bronzen beim Guß gegenüber den Gipsmodellen um etwa drei Prozent schwinden. Andererseits aber müssen so große Figuren aus vielen hundert einzeln gegossenen Stücken zusammengeschweißt werden, wobei wieder schwer zu berechnende Größenverluste und -gewinne entstehen. Es war also ausgeschlossen, daß alles zusammenpassen würde. Darum rechneten wir mit etwa vier Wochen Aufstellungszeit.

Deswegen hatte Otto Peter Görl noch einmal hundertfünfzehntausend Mark zusätzlich für die Montage des Brunnens beantragen müssen, die das Plenum aber ablehnte, obgleich er die »Deckung« nachweisen konnte. Er hatte nämlich bei dem Bau des Einwohnermeldeamtes mehr eingespart, als er hier zusätzlich ausgeben wollte. Die grüne Stadträtin Sophie Rieger hatte die Schlacht eröffnet. Sie sprach von einer »einseitigen Bevorzugung der Altstadt gegenüber anderen Stadtvierteln«, beklagte, daß das Geld nicht aufgeteilt worden sei auf viele kleine Brunnen in allen Vororten, und lehnte Görls Antrag ab. Ihr »Parteifreund« Peter Murawski forderte, daß das »Monstrum versteigert« würde. Für die CSU kämpfte wieder Rechtsanwalt Bühl gegen den Brunnen, während sich der kommunistische Abgeordnete Stiefvater den Grünen anschloß. Obwohl Dr. Peter Schönlein, Chef der SPD-Fraktion, die Abgeordneten ebenso beschwor wie Görl, beschloß eine merkwürdige Allianz aus Kommunisten, Grünen und Christen, den Brunnen, den noch niemand gesehen hatte, gar nicht erst aufzustellen. Die Stadt hatte zu diesem Zeitpunkt für die künstlerischen und technischen Einrichtungen bereits unwiederbringlich etwa zwei Millionen Mark ausgegeben.

Dieser Beschluß wäre ohne die etwa sechsjährige Propagandaschlacht der »Nürnberger Nachrichten« (mit Ausnahme des Lokalteils), der »Nürnberger Zeitung« und des »Abendblattes« gegen den Brunnen nicht zu erklären gewesen. Die Abgeordneten hofften wohl, jetzt den Beifall von Presse und Bevölkerung zu ernten. Aber weit gefehlt! Die Überschriften in den Zeitungen zeigten es schon. »Brunnen-Chaos entzweit Nürnberg« oder »Die Nürnberger Kommunalpolitiker sind drauf und dran, bundesweit in die Schlagzeilen zu geraten, und das durchaus nicht zu ihrem höheren Ruhm«. Die »Nürnberger Nachrichten« schrieben: »Eine Blamage, Schilda in Nürnberg ist Wirklichkeit.« »Die Nürnberger Stadträte haben einen Baddscher …«, so die Abendzeitung. Zwei Tage lang meldeten sich in allen Zeitungen pausenlos Bürger telefonisch, um ihr Unverständnis über die Entscheidung des Stadtrats kundzutun. »Manche forderten die Zeitung auf, die Bevölkerung zu einer Spendenaktion aufzurufen. Ein angesehener Bürger spielte mit dem Gedanken, die 115.000 DM zu stiften und damit die Affäre aus der Welt zu schaffen. Ein Rentner wollte 1.000 DM stiften.« So berichtete der Lokalteil der »Nürnberger Nachrichten«.

Die Steinskulpturen, zum Teil aus den Balkenverschlägen ausgepackt, aber auch gut sichtbar in den Verschlägen, hatten bereits große Sympathien bei der Bevölkerung erweckt. Ihre handwerkliche Kostbarkeit wurde bewundert. Die SPD hatte sich mit einem Flugblatt »Skandal« an die Öffentlichkeit gewandt, um die Bürger um Unterschriften in einer Protestliste zu bitten. In der Anklage gegen die »Brunnenverhinderer« hieß es: »So will man aus Borniertheit ein Projekt zerschlagen, das der Künstler nach siebenjähriger harter Arbeit vollendet hat, das sicher der krönende Abschluß der Fußgängerzone wäre. Wer so handelt, handelt verantwortungslos gegenüber der Stadt und ihren Bürgern. Wer so handelt, gibt unsere Stadt der Lächerlichkeit preis.« Fraktionsmitglieder verteilten diese Flugblätter an der Brunnenbaustelle vor dem Weißen Turm. Die Unterschriftenlisten füllten sich. Nach wenigen Stunden hatte man tausend Unterschriften.

Daraufhin verfügte der Oberbürgermeister mit einer »dringlichen Anordnung«, den Brunnen weiter zu bauen. Sofort schossen die Nürnberger Zeitungen – närrisch, wie sie nun einmal sind – wieder aus allen Rohren gegen den Brunnen. So erschien am 14. Mai in der »Abendzeitung«, die drei Tage vorher den Stadtvätern einen »Baddscher« bescheinigt hatte, ein Artikel, der die Aufstellung des Brunnens bedauerte unter der Überschrift: »Das Denkloch, oder Koalition künstlerischen Geschmacks.« Offensichtlich war nach Meinung eines Dieter Stolz die Koalition aus Christen, Kommunisten und Grünen eine Koalition des guten Geschmacks. Er schloß seinen Artikel: »Webers Figuren werden – wetten, daß! – demnächst sprudeln. SPD und OB finden den Weg durch die Geschäftsordnung, und dann dürften wir uns alle endlich ungestört wieder der eigentlichen Diskussion zuwenden. Thema: Wie überflüssig der Brunnen an dieser Stelle doch ist. Dabei sah es kurzfristig so aus, als ob der in der Kunst bereits etablierte Begriff ›Denkloch‹ ausgerechnet in Nürnberg seine Renaissance erleben dürfte. Denkste!«

Natürlich habe ich nicht ernsthaft an den Verkauf der Brunnenplastiken geglaubt, war aber trotzdem aufgeregt, weil ich von der starken Stellung eines süddeutschen Oberbürgermeisters nichts wußte. Dort war nach 1945 die amerikanische Städteordnung eingeführt worden, in der ein Oberbürgermeister gleichzeitig Chef des politischen Stadtrats und der Verwaltung ist, während in Norddeutschland diese beiden Ämter nach englischem Recht auf Oberbürgermeister und Oberstadtdirektor verteilt sind. Außerdem werden in der ehemals amerikanischen Zone die Oberbürgermeister direkt vom Volk gewählt – wie die amerikanischen Präsidenten.

Zum Schluß noch einmal Zitate aus den unzähligen Leserbriefen dieser Tage: Exstadtrat Horst Volk in den »Nürnberger Nachrichten«: »Sie haben weder Respekt vor der Kunst noch vor dem Künstler. Banausenhaft reagieren die

Stadtväter und -mütter ... Welch lächerliche Argumente ins Feld geführt wurden, jetzt sollten die Bürger reagieren. Unserer Stadt muß dieser schöne Brunnen sichtbar erhalten bleiben.« Und Rudolf Henke meinte in der gleichen Zeitung: »Daß die Grünen ... das Ehekarussell stoppen wollen, finde ich seltsam, gerade bei deren Vorliebe für Rotation. Solch engstirniges Verhalten hätte man eher den Großen zugetraut ...«

Jetzt, nach der »dringlichen Anordnung«, war alles wieder in Ordnung, die Handwerker der Gießerei und des Steinmetzbetriebs, mein Mitarbeiter, der Kranführer und ich erschienen bei strömendem Regen wieder auf der Baustelle am Weißen Turm. Drei Wochen arbeiteten wir fast ohne Sonne. Regenschauer folgte auf Regenschauer. Trotzdem standen permanent Hunderte von Zuschauern unter Schirmen und schauten zu, wie die Gießer dem Vielfraß den Unterkiefer anschweißten, nachdem sie ihm den marmornen Hecht in das Maul montiert hatten, wie ich mit Preßlufthammer an den Marmorplastiken meißelte und die Steinmetze die Überläufe in den Brunnenrand hauten und wie der Kranführer vorsichtig die inzwischen angekommenen Bronze-Karussellwagen an den Rand des U-Bahn-Schachtes bugsierte. Alles arbeitete, jeder verstand sein Geschäft, von Stunde zu Stunde sah man Fortschritte.

Viele Leute standen lange am Gitter, kamen mehrfach am Tage vorbei, denn man sah auch wirkliche Bildhauerei. So hatte ich den Früchtekranz nach unten nicht ausgehauen, sondern für den Transport noch eine Marmorwand stehenlassen. Diese schlug ich erst weg, nachdem der Früchtekranz im Brunnen fest eingemauert worden war, und meißelte aus ihr an Ort und Stelle Weintrauben und -blätter, Äpfel, Birnen und Maiskolben heraus. Ich mußte dazu die ganze Zeit auf dem Rücken unter dem Früchtekranz liegen, permanent fielen mir Steinstaub und Steinstückchen ins Gesicht und in den Halsausschnitt.

Schließlich wurde der Regen so unerträglich, daß der von der Stadt eingesetzte Bauführer kleinere Zelte jeweils dort aufstellen ließ, wo wir am längsten arbeiteten. Täglich waren bebilderte Berichte in den Zeitungen: Der Künstler bei der Arbeit, die Aufstellung der einzelnen Karussellwagen und immer wieder der Höllendrachen, der von Anfang an bei den Nürnbergern die »Geisterbahn« hieß. Die Passanten wurden interviewt, die Zeitungen berichteten von der angeblichen Empörung der Nürnberger über den Kampf der skelettierten verfaulenden Ehepartner auf dem Rücken des Höllendrachens und von der Empörung der älteren Nürnberger Frauen, die sich bösartig und verzerrt am Brunnen dargestellt fänden.

Natürlich wurden ständig Karikaturen gebracht. Außerdem veröffentlichten die Zeitungen immer wieder negative Leserbriefe. Diese Briefe müssen nicht gefälscht worden sein wie damals in Braunschweig, aber sicher waren sie einseitig ausgewählt, denn die Menschen standen nicht so lange im Regen am Zaun aus Abscheu, sondern aus Interesse und Begeisterung. Je gehässiger die Zeitungen referierten, um so spontaner und enthusiastischer äußerte sich die Nürnberger Bevölkerung. Immer wieder riefen mich die Leute an den Zaun und bedankten sich. Es fielen mir Männer und Frauen tatsächlich um den Hals und drückten mir die Hände. Die Leute kamen sogar zu mir, um sich für die neuesten Bösartigkeiten der Nürnberger Zeitungen zu entschuldigen. Ich solle das um Gottes willen nicht ernst nehmen!

Unzählige Menschen waren beglückt, endlich wieder einmal etwas auf ihren Straßen entstehen zu sehen, das sie selbst für Kunst halten konnten und von dem sie wußten, daß mir das niemand nachmachen könnte. Hier wurden einmal nicht Objekte für viel Geld aufgebaut, die jedermann erfinden und herstellen könnte. Außerdem war der Brunnen thematisch interessant. Obwohl die Leute noch keine Erklärungen in der Hand hatten, konnten sie die Ehesituationen im Groben wiedererkennen. Sie liefen um den Brunnen, entdeckten immer Neues. Die meisten amüsierten sich, nur wenige waren wütend. Es ist wahr, ich wurde auch beschimpft, tatsächlich besonders von Frauen, die sich verunglimpft fühlten. Nicht nur die kolossale Kuchenfresserin im Vielfraß, auch die schönen jungen Weiber in der Venusmuschel und im Schwan mißfielen manchen Nürnbergerinnen, weil auch sie angeblich zu dick seien.

Sicher aber ist, daß in den letzten zwanzig Jahren kein öffentliches Ereignis in Nürnberg – wenn man vom Christkindles-Markt absieht – sich zu einem solchen die Massen bewegenden Spektakel entwickelt hatte wie dieser Brunnen. Das gaben sogar die Zeitungen zu. Schon die Bilder zeigten immer Menschenmassen an dem Drahtzaun der Baustelle. So berichtete die Nürnberger »Abendzeitung« am 30./31. Mai 1984: »Nürnberg – Täglich verfolgen Hunderte von Schaulustigen, wie 15 Mann am ›Ehekarussell‹ am Weißen Turm schweißen, fräsen, hämmern, meißeln. Auffallendste Gestalt mit weißem Overall, die randlose Halbbrille auf die Stirn hochgeschoben, ist der Schöpfer des Brunnens, der Bildhauer Jürgen Weber, 56. Seit einer Stunde formt er mit dem Elektromeißel die Rundung eines Wasserüberlaufes. Achtzehnmal rief ihn in dieser Zeit einer der Handwerker zu Hilfe: Wie lang muß der Schlauchanschluß sein? Steht die Figur richtig? Wann kriegen wir wieder Strom? Wieviel müssen wir vom Drachenfuß wegnehmen? ... Gleich viermal hintereinander sagte er zu dem Chef der Bronze-Kunstgießerei Karl Herbich: ›Schieben Sie das Ding weiter rüber.‹ Gemeint ist der Schwan, auf dem zwei Nackte turteln und der nun endlich richtig auf dem Brunnenrand liegt ...«

Selbst Walter Fenn, der selbsternannte Kunstpapst von Nürnberg, mußte in seinem gehässigen und verleumderischen Artikel in den »Nürnberger Nachrichten« zugeben: »Zwar überwiegt dabei (bei den Leuten) das negative Urteil, aber man kann – wenn man sich ein oder zwei Stunden in nächster Umgebung des Brunnens aufhält – auch positive Meinungen hören, zumal einige Passanten die handwerklichen Fähigkeiten des Bildhauers zu rühmen wissen, während auch andere die Skulpturen für eine durchaus angemessene bildhauerische Nachschöpfung ... halten. Jedenfalls eines ist dabei anzumerken: Was dem Symposium Urbanum vor 13 Jahren nur in den wenigsten Fällen gelungen ist, nämlich daß die Bildhauer ihre Plastiken vor den Augen der Nürnberger Bevölkerung wenn schon nicht ganz arbeiten, so doch zumindest vollenden sollten, das ist bei diesem Brunnen nun wirklich gelungen.« Dazu folgende Geschichte:

Als alles montiert war, die Steinskulpturen am richtigen Platz standen und fertig gehauen waren, die teilvergoldeten Bronzen ein Karussell bildeten, begann ich, die Bronzen mit Ölfarben anzumalen. Das hatte ich mir vorgenommen. Ich wußte zwar, daß die Bemalung nicht lange halten würde, wollte aber mit ihr den volkstümlichen Charakter des Karussells unterstreichen.

Ich hatte so etwas noch nie gemacht, ganz besonders nicht bei so großen Flächen. Als ich mit dem Pinseln begann, merkte ich bald, daß die Farben mit Tüchern besser aufzureiben und zu lasieren waren. Es war ein Herumprobieren. Erschwert wurde das Ganze durch das schlechte Wetter, durch die ewigen Regengüsse. Auch unter den Zelten waren die Bronzen feucht, so konnte die Ölfarbe nicht in die Poren eindringen. Ich mußte das Metall erst mit Propangasbrennern trockenbrennen, um die Ölfarben auftragen zu können. Während ich mir bildhauerisch jedes Handgriffs sicher war, war das hier nicht so, und deshalb störten mich die vielen hundert Zuschauer mit ihren ständigen Kommentaren. Nervös verlangte ich von dem Bauführer, daß er Zeltplanen über die Drahtzäune hängen lassen solle, damit ich eine Weile ohne Beobachtung für mich arbeiten könne. Dafür brauchte man ziemlich viele Tücher, weil die um den Brunnen aufgestellten Drahtgitter gut zweihundert Meter lang waren. Der Bauführer willigte ein, und ich konnte unbeobachtet mit meinen Malexperimenten beginnen.

Auf einmal aber tauchte Görl auf, wutschnaubend, und fauchte mich an, daß diese Planen sofort weggenommen werden müßten. Er käme nicht mehr zum Arbeiten, ständig riefen Nürnberger an und beschwerten sich, daß man nicht mehr zuschauen könne. Schließlich sei das Hauptziel der »Nürnberger Symposien« eine solche Beteiligung der Bevölkerung gewesen. Aber niemals habe das geklappt, die Leute hätten sich einfach für die Symposionskunst nicht interessiert. Hier kämen die Menschen nun in Massen, schauten stundenlang zu, und ich hängte ihnen Zeltplanen vor die Nase. Darauf erklärte ich Görl die Situation, war selbst ziemlich aufgeregt, wir schrien uns beide an und kamen dann zu dem Kompromiß, daß ich noch einen Tag hinter Zeltplanen malen dürfte und dann wieder sichtbar hinter Gittern, wie ein Affe im Zoo.

An diesem Tag ist es mir dann auch gelungen, wenigstens das Prinzip meines Vorgehens zu klären, und so konnte ich meine Figuren vor den Augen der Öffentlichkeit »farbig fassen«. Immer wieder fragte man mich, wie lange die Farben halten würden. Ich prophezeite, höchstens zehn Jahre, wußte damals aber noch nicht, wie kalkhaltig das Wasser in Nürnberg und wie verschmutzt die Luft dort ist. So vergrauten die Marmorplastiken und die Bronzen im Laufe eines Jahres so stark durch Kalk- und Schmutzablagerungen, daß sie mit Hochdruckwassergeräten sehr hart gewaschen werden mußten. Dem haben die Farben nur zwei bis drei Jahre widerstanden. Mich wundert, daß die Feuervergoldung das scharfe Abspritzen bisher ausgehalten hat, aber sicher wird sie nicht tausend Jahre – wie früher –, sondern nur wenige Jahrzehnte bei dieser Behandlung überstehen.

Die Feuervergoldung ist ein aufwendiges und teures Verfahren, das ich von einem fast achtzigjährigen Goldschmied gelernt habe. Er arbeitete bei der Firma Herbich als Ziseleur. Zuallererst mußten ein zehntel Millimeter starke

Goldbleche mit Scheren in haarfeine Streifen geschnitten werden. Dies besorgte Renate. Dann wurde das feingeschnittene Gold in einem Tiegel über Feuer in Quecksilber aufgelöst und auf die gereinigte Bronze aufgetragen. Dabei benutzt man noch einige Säuren, ein sogenanntes »Quickwasser« der Alchimisten, um die Bronze aufnahmefähig für das Amalgam zu machen. Anschließend wird das Quecksilber mit Feuer – wir benutzten einen Propangasbrenner – verdampft, und das Gold erscheint gelbglänzend auf der Bronzeoberfläche. Wir mußten aber auf die großen Flächen drei- oder viermal mit winzigen Spachteln das Amalgam auftragen, bis das erste Gold sichtbar wurde, weil die im Wachsausschmelzverfahren gegossene Bronze so porös ist, daß große Mengen des Goldes in den Poren verschwanden. Deswegen ist dieses Verfahren so teuer und das Gold auch so gut im Untergrund verankert und haltbar. Wir verwandten etwa anderthalb Kilo Gold, wofür ich von meinem sowieso nicht üppigen Honorar fast vierzigtausend Mark abzweigen mußte: Hätte ich den Rat der Stadt um weiteres Geld für eine Vergoldung gebeten, wäre ich dort wohl endgültig als verrückt abgeordnet worden. Trotzdem sind bei diesen riesigen Bronzen, die bei der heutigen Luftverschmutzung unweigerlich immer dunkler werden, die Goldflächen künstlerisch von größter Wichtigkeit.

Weil ich aber die Vergoldung im wesentlichen selbst ausgeführt und auch das Material dafür bezahlt habe, ist der Stadt bis heute nicht richtig klargeworden, welchen enormen Wert sie darstellt. Mit einer Blattvergoldung, die sehr viel billiger gewesen wäre, hätte man nicht das gleiche erreichen können. Einmal ist eine Blattvergoldung nicht malerisch wie die Feuervergoldung, mit der ich von der Bronze über leichte Vergoldung bis zum gleißenden Gold alle malerischen Übergänge so bringen kann, wie ich sie haben möchte, sondern es gibt nur goldene und unvergoldete Flächen, die hart aufeinanderstoßen. Zum anderen würde eine Blattvergoldung bei der raschen Verkalkung durch das Brunnenwasser höchstens zwei bis drei Jahre halten. Man benötigt dafür nicht einmal ein Zehntel des Goldes wie für eine Feuervergoldung. Merkwürdigerweise haben die Kunstjournalisten, die meistens gehässig über diesen Brunnen schreiben, niemals seine farbige Fassung und seine Teilvergoldung erwähnt. Offensichtlich war dies Phänomen für sie so neu, daß sie dazu keine passenden Sprechblasen kannten. Wenigstens als weiterer Beweis meines schlechten Geschmacks hätten sie doch erwähnt werden können.

Am Sonntag vor der Eröffnung sprach mich der damalige Jesuiten-Prior des Pirckheimer-Hauses, Pater Dantscher, an, ob ich nicht im größten Saal seines Hauses ein oder zwei Tage nach dem »Wasser marsch« durch den Oberbürgermeister einen Vortrag über die Entstehung des Brunnens halten wolle. Ich sagte gerne zu. Daraus ist eine Freundschaft zwischen diesen Jesuiten und mir bis zum heutigen Tag geworden.

Herr Fenn, der Kunstkritiker der »Nürnberger Nachrichten« und eines der ungekrönten Häupter des allerdings ziemlich miesen städtischen Kunstbetriebs, muß durch die Massen von Schaulustigen an unserer Baustelle doch zutiefst beunruhigt worden sein. Hier entglitt ihm ein künstlerisches Geschehen, niemand hörte auf seine Mahnungen des guten Geschmacks. Um vielleicht doch noch etwas retten zu können, brachte er bereits mehr als drei Wochen vor Vollendung des Brunnens und seiner Eröffnung am 30. Juni die entscheidende »vernichtende Kritik«. Die Zeitungen wurden daraufhin aber so sehr mit empörten Leserbriefen eingedeckt, daß sie sogar einige davon bringen mußten.

Ich selbst schrieb: »Daß Kunstjournalisten nicht hinschauen, wenn sie urteilen, ist allgemein bekannt. Aber warum mußte Herr Fenn das nun so deutlich machen? Er beurteilt einen Brunnen, umstellt von einem Bauzaun, überdeckt und teilweise verhüllt von mehreren Zelten, überschnitten von Bau- und Lieferwagen, also ohne ihn im ganzen überhaupt gesehen haben zu können. Ja, er wartet nicht einmal, bis der Brunnen fertig ist, die farbige Fassung ist zum Teil noch gar nicht aufgetragen. So deutlich hätte Herr Fenn es nicht machen müssen, daß es ihm nur um Vorverurteilung geht. Oder war es ihm eilig? Die Zahl derer, die dem Brunnen zustimmen, wird ständig größer, schon heute eine deutliche Mehrheit. Sollte dem gegengesteuert werden? Auch auf die Gefahr, total unglaubwürdig zu werden? Beurteilen Kunstjournalisten inzwischen die Bilder schon unausgepackt?« Aber damit nicht genug, Fenn log auch.

Unter dem Druck der Nürnberger Öffentlichkeit gab er sogar zu, daß »die offenkundigen handwerklichen Fähigkeiten des Bildhauers ... außer Zweifel« stünden. »Wie er Gruppen ausponderiert, wie er im Stein oder im Bronzeguß die Figuren im einzelnen handgreifliche Gestalt annehmen läßt, das verrät den versierten Bildhauer ... Ein solches Ausmaß der Disproportion von materieller und handwerklicher Investition auf der einen und geistigem Gewicht des Bildgegenstands ... auf der anderen Seite dürfte es in der Kunst dieses Jahrzehnts nicht noch einmal geben ...«

Schon mit dieser Unterscheidung – zwischen meinen handwerklichen Kenntnissen und dem geistigen Gewicht – erwies sich Fenn als Ignorant. Handwerkliche Fähigkeiten beschränken sich auf das Führen des Meißels, auf Abguß und Vergoldetechniken usw., aber das Ausponderieren von Figurengruppen? Das gerade sind nun künstlerische Fähigkeiten. Wie Figuren »im einzelnen handgreifliche Gestalt annehmen«, das sind geistige Vorgänge der Imagination. Gerade damit hatte man ja nach dem Zweiten Weltkrieg die Kunst endgültig zerstört, indem man alles das, was sie im Kern ausmacht, alles Professionelle, zum Handwerk degradierte und statt dessen das »Finden neuer Zeichen« durch Schmierenkomödianten wie Beuys oder Timm Ulrichs zur »Kunst neuer Art« hochmystifizierte. Es gibt in der bildenden Kunst die einfache Unterscheidung zwischen Handwerk und Geist nicht. Leider hatten die Renaissancekünstler von Ghiberti bis Leonardo da Vinci aus damals ständischen Gründen diesen unseligen Gedanken ins Spiel gebracht. Wenn Leonardo da Vinci seine Mona Lisa malte, so war jeder Pinselstrich Ausdruck handwerklicher Fähigkeiten und geistiger Vorstellungen. Es ist ein weitverbreiteter Irrtum, anzunehmen, man könne zwischen der Idee zu einem Bild und dessen Ausführung unterscheiden: Eine Serie rotierend gesetzter Pinselstriche ist Handwerk und drückt zugleich die Idee einer Bewegung aus. Dicht oder weniger dicht gesetzte Farben sind geistige Umsetzung von Raum- oder Materialvorstellungen. War van Gogh nur Handwerker, weil er mit Farbe und Pinsel seine sich selbst verzehrende Leidenschaft ausdrücken konnte? Jeder Farbtupfer, jeder Pinselstrich, ja schon die Grundierung der Leinwand ist auch Ausdruck geistiger Vorstellungen.

Es würde sich gar nicht lohnen, auf unsere journalistischen Wichtigtuer einzugehen, wenn nicht Politiker, Industrielle und Banker diesen ganzen Quatsch glauben würden und sich – um »up to date« zu erscheinen – bemüßigt fühlten, im Sinne des gängigen Kunstgeschwätzes mit der ungeheuren Macht der ihnen von uns anvertrauten Gelder die Kunstlandschaft weiter zu demontieren.

Während aber die Industrie die von ihr verursachte Naturzerstörung zu verharmlosen und zu verheimlichen sucht, ist sie auf die Zerstörung der Kunst noch stolz: »Ausdruck unserer Zeit« sei sie. Ja, freilich, was ist das eigentlich nicht?

Aber kommen wir auf den Fenn-Artikel zurück. Sein Clou, sein eigentlicher Höhepunkt, war die Behauptung, ich hätte meine Gruppen nicht erfunden, sondern gestohlen: »Die sechs Figurengruppen dieses ›Ehekarussells‹ … stellen sich … als ›expressiver Realismus‹ dar, wie er für eine ganze Reihe von Künstlern der mittleren bis späten zwanziger Jahre geprägt wurde … Mit der neuen Wertschätzung jenes Realismus in unseren Tagen hat dieser Stil dann auch eine Neubelebung erfahren, vor allem in der Malerei … Das kritische, aggressive Moment verschließt sich zumeist der Skulptur, zumal der überlebensgroßen Bronze- und Steinskulptur, die entweder zur porträtgenauen Darstellung oder zur Idealisierung des Menschen, nie aber zu einer Verhöhnung des Menschen verwendet wurde.« So weit, so gut, das hätte auch von Gerhard Marcks sein können.

Dann aber geht es weiter: »Einzige Ausnahme: Höllenszenen, die in der Skulptur der Gegenreformation (1550–1650) um des plakativen Effektes willen auch in der Großplastik dargestellt wurden. Aber in diesen barocken Höllenszenen stand dem Betrachter eine total andere Welt als die irdische gegenüber, nämlich das Schreckbild einer jenseitigen, die den Ungläubigen, den Ketzer mehr noch als den katholischen Sünder, erwartete. Ein Pathos, das seine Kraft aus dem Religiösen, aus der Leidenschaftlichkeit einer Bußpredigt nahm. Jürgen Weber bedient sich nun weitgehend einer Bildsprache, die sich formal und in den Dimensionen an solche barocke Großskulptur anlehnt, dies aber zur Illustrierung einer literarischen Vorlage von zwar allgemeingültigem Thema, kaum aber vom literarischen Rang einer ›Apokalypse‹, bei der dergleichen angemessen wäre … Jürgen Weber aber transportiert ein biederes Gedicht eines biederen deutschen Poeten der Reformationszeit ins Medium der Großplastik.«

Ich war natürlich verblüfft, als ich von diesen »expressiven« großplastischen »barocken Höllenszenen« las, und erkundigte mich bei Kunsthistorikern aller Couleur – ich selbst hatte dieses Fach ja auch mehrere Jahre studiert –, niemand konnte mir eine Antwort geben. Bald war es klar: Die barocken Höllenszenen, deren ich mich »weitgehend bedient hatte«, gab es nicht. Herr Fenn hatte sie frei erfunden, um seine Behauptung, ich hätte nur handwerkliche Fähigkeiten, untermauern zu können. Sonst hätte er ja zugeben müssen, daß hier – wie auch immer man den Brunnen einschätzt – wirkliche Erfindungen vorlägen. So wurde ich zum Plagiator gemacht, in aller Öffentlichkeit. Aufgrund meiner Erfahrungen mit unserer Pressefreiheit und den Braunschweiger, Frankfurter und Karlsruher Richtern (siehe nächstes Kapitel), verzichtete ich diesmal auf eine Gegendarstellung. Ich wußte, daß vor deutschen Richtern realistische Künstler in aller Öffentlichkeit verleumdet und beleidigt werden dürfen. Ich verlegte das Duell auf die Eröffnung des Brunnens:

Der 30. Juni, ein Samstag, begann mit strahlendem Sonnenschein. Schon kurz nach neun Uhr war ich mit meiner Frau Renate und der ältesten Tochter Doina in den noch ziemlich menschenleeren Straßen. Ab zehn Uhr füllte sich der Ludwigsplatz immer mehr. »Auf die Sekunde genau«, so schrieb die »Nürnberger Zeitung« am Montag darauf, »zur offiziellen Einweihung des ›Ehekarussells‹ am Weißen Turm hatte am Samstag der himmlische Spritzbrunnen-Aufdreher seines Amtes gewaltet: Es begann in Strömen zu regnen.« Doch OB Urschlechter gewann auch dieser Tatsache noch eine positive Seite ab: »Wenn's auf der Hochzeit einer Braut regnet, dann muß ja alles gut werden« – damit hat er recht behalten. Der Brunnen ist eins der bekanntesten öffentlich in der Bundesrepublik aufgestellten Kunstwerke seit Ende des Zweiten Weltkriegs geworden. In diesem Sinne wurde er vielleicht ein »Jahrhundertbrunnen«, wie Otto Peter Görl immer vorausgesagt hatte. Auch jetzt bei der Eröffnung fand Görl sehr freundliche Worte für den Brunnen und ging auf die immer noch umstrittene städtebauliche Situation ein.

Ich bedankte mich als dritter Redner zuallererst bei den Nürnbergern für ihre spontanen Reaktionen beim Aufbau des Brunnens. Zu den vielkritisierten Kosten erklärte ich, wieviel Arbeitsplätze davon bezahlt worden seien. Ich machte klar, daß die eine Million, welche für die Kunst an diesem Brunnen insgesamt ausgegeben worden sei, zum größeren Teil für Handwerker in portugiesischen Steinbrüchen und in Nürnberger Betrieben, für die Gießer in München und für Handwerker in Braunschweig und für meine Aktmodelle ausgegeben worden sei, aber auch für Maschinen und Werkzeuge, die ich gekauft hätte und die auch wieder Arbeitsplätze in irgendwelchen Betrieben bedeuteten. Aber auch das Geld, welches wirklich nur ich erhalten habe, sei durch etwa zwanzigtausend Arbeitsstunden auch verdient worden. Das leuchtete inzwischen längst allen ein, nur den Journalisten nicht. Der arbeitende Bürger konnte diesen Werken einfach ansehen, daß sie nicht umsonst herzustellen gewesen waren und daß sie nicht nur aus irgendeiner mehr oder weniger abstrusen Idee bestanden, sondern daß ganze Kategorien von Ideen mit ungeheurem Arbeitsaufwand auch in Material umgesetzt worden waren. Immer wieder wurden die »vielen Ideen« des Brunnens gelobt.

Dann aber holte ich zu meinem Schlag gegen Fenn aus: Ich erinnerte die Nürnberger noch einmal an seine Behauptung, ich hätte meine Brunnenfiguren von den lebensgroßen »barocken Höllenplastiken« entliehen, und fragte dann Herrn Fenn, der wahrscheinlich unter den fünf- bis sechstausend unter Regenschirmen zuhörenden Menschen stand, wo er diese barocken Großskulpturen denn nun eigentlich gefunden habe. Ich sagte vor so vielen Hörern, es gäbe sie nicht, Herr Fenn habe sich diese Plastiken ausgedacht, er möge doch Fotos von diesen barocken Großplastiken in einer der nächsten Ausgaben der »Nürnberger Nachrichten« bringen, damit jeder beurteilen könne, ob mein Brunnen ein Plagiat sei. Herr Fenn hat nicht geantwortet und auch kein Bild gebracht. Es war gelogen. Er hat an diesem Morgen vor so vielen Leuten sein Gesicht verloren. Aber wer hat schon das Glück, eine solche öffentliche Verleumdung auch vor einer vieltausendköpfigen Öffentlichkeit widerlegen zu können? Im Normalfall ist das nicht möglich. Der Verleumdete hat bei den heutigen Pressebräuchen und unserer skandalösen Rechtsprechung keine Chancen. Darum sind abweichende Meinungen immer seltener zu hören.

Es ist klar: Die Behauptung, ein Kunstwerk sei eine Nachahmung, eklektizistisch, nicht »innovativ«, ist in der Regel keine sachliche Feststellung, sondern ein Totschlag-Argument, zumal die Leser diese Frage sowieso nicht beurteilen können. Die entgegengesetzte Behauptung, ein Werk sei »innovativ«, besagt in den meisten Fällen auch nur, daß ein Künstler und sein Werk durchgesetzt werden sollen. Jüngstes Beispiel: Die Reichstagsverpackung von Christo. Sicher glaubten die Mehrheit unserer Abgeordneten und die Bundes-Rita – gewöhnt daran, über Dinge zu entscheiden, von denen sie nichts verstehen –, daß sie einem ungewöhnlich avantgardistischen Künstler den Weg für eine großartige und innovative Aktion bereitet hätten – so wie es ihnen Journalisten und Galeristen (Hauswedell, Cullen) eingeschärft hatten. Tatsächlich verpackte Man Ray, der zusammen mit Marcel Duchamp die New Yorker Dadaisten-Gruppe gegründet hatte, Anfang der zwanziger Jahre schon genauso Gegenstände in eine Decke und mit Stricken verschnürt. Er nannte dieses »Kunstwerk« das »Rätsel der Isidore Ducasse«. »Der gleiche Gedanke wurde von Marice Henry 1936 in der ›Hommage à Paganini‹ noch einmal aufgegriffen, indem sie eine Geige fest in Stoffbinden einwickelte.«* Da Christo nicht so romantische Titel gelangen, war sein einziger eigener Beitrag nach anfänglich ebenfalls kleinen Verpackungsversuchen die Vergrößerung ins Riesenhafte. Dies ist gerade so innovativ wie das Anrichten einer Speise für vierhundert Menschen, die im Kochbuch nur für vier Personen bemessen worden ist. Aber zurück zum Ludwigsplatz in Nürnberg.

Fünf- bis sechstausend Leute zur Eröffnung eines Kunstwerks! Und das bei strömendem Regen. Zuerst habe ich das Publikum gefragt, ob sie nicht lieber nach Hause gehen wollten, anstatt hier im Regen mir zuzuhören. Wo kamen diese Menschen eigentlich her? In den beiden Wochen vor der Eröffnung des Brunnens hatten in Nürnberg alle Zeitungsdrucker gestreikt, nur Notausgaben waren erschienen. In ein oder zwei von ihnen waren ganz kleine Hinweise auf die Eröffnung des Brunnens zu lesen. Deswegen hatten wir an der Baustelle ein großes Plakat angebracht. Diese Tausende hatten uns also wahrscheinlich in den Tagen vorher bei unserer Arbeit zugeschaut.

»Exakt um 11.37 Uhr war es dann soweit«, so fuhr die Nürnberger Zeitung am Montag fort, »als Urschlechter das Stichwort gab: Wasser marsch! ... fing

* Weber, Jürgen: »Pop art, Happening und Neue Realisten«, München 1970

es zu sprudeln an, und die Hunderte von Zuschauern waren begeistert. Wie hatte Görl gesagt: Man kann am Brunnen nicht vorbeigehen, ohne beeindruckt zu sein. So – oder so. Noch bis in den Nachmittag hinein herrschte dichtes Gedränge am Ehekarussell, und mancher, der sich zu weit vorwagte, holte sich am Brunnen nasse Füße.«

Anschließend gab der Inhaber Wöhrl vom »Kaufhaus Weißer Turm« in der obersten Etage ein Festessen für alle, die kommen wollten, es waren sicher hundertfünfzig Gäste. Herr Wöhrl konnte den Erfolg des Brunnens sogar mit Zahlen belegen: Sein Umsatz sei deutlich gestiegen. Der Ludwigsplatz war von einem wenig beachteten zu einem der meistbesuchten Plätze in dieser Stadt geworden. Bei dem Festessen verkündete Wöhrl, daß er das Kaufhaus im alten Jugendstilgewand wieder restaurieren wolle, damit es dem »Brunnen würdig« werde. Neue Gaststätten wurden in dieser Gegend eröffnet. Der Stadtteil ist zu einem touristischen Zentrum in Nürnberg geworden. Das hatte Görl beabsichtigt. Es war gelungen.

Am Montag abend fand die Veranstaltung im Pirckheimer-Haus statt. Schon eine halbe Stunde vorher war der etwa dreihundert Menschen fassende Saal im Keller des Hauses brechend voll, obwohl Eintrittsgelder verlangt worden waren. Die Türen mußten verschlossen und die Menschen zurückgewiesen werden, die noch zu Hunderten Einlaß suchten. Mein neuer Freund, Pater Übelmesser, konnte den Vortrag nicht hören, weil er ständig am Telefon Stadt- und CSU-Größen erklären mußte, warum man ihnen keine Plätze freigehalten hatte. Die Jesuiten hatten die Leute so hereingelassen, wie sie gekommen waren. Mancher Privilegierte mußte umkehren.

Ich berichtete in einem Diavortrag über Entwurf und Entstehung, erklärte die Thematik, in der ja nicht nur Gedanken von Hans Sachs, sondern auch mythologische und christliche Motive verarbeitet worden waren, verwies auf die Zusammenhänge mit dem kritischen Realismus von Otto Dix und dem Surrealismus und eröffnete dann die Diskussion. Auch hier waren die Zustimmung und der Dank, daß es so etwas überhaupt geben könne, so überwältigend, wie ich es niemals bei dem Publikum einer deutschen Stadt erlebt habe. Darum liebe ich Nürnberg. Seine miesen Zeitungen hat es nicht verdient.

Leserbriefe für und wider erschienen weiterhin, die Zustimmung wuchs. Der Brunnen wurde in Fernsehsendungen gezeigt im Zusammenhang mit allen möglichen Themen. Begeisterte Briefe erreichen das städtische Hochbauamt und mich aus allen Teilen der Bundesrepublik und der Welt bis heute. In großen Zeitungen Nord- und Südamerikas erschienen bebilderte Berichte. Er wurde und wird ständig als Kulisse für Werbung aller Art gebraucht, keines meiner Werke hat mich so bekannt gemacht wie dieser Brunnen.

Viele begeisterte Worte kamen auch auf Postkarten mit Abbildungen des Brunnens an, die schon vierzehn Tage nach der Eröffnung zu kaufen waren. Einige von ihnen waren wirklich scheußlich, besonders eine, auf der – wohl um preiswert zu sein – gleich vier Motive des Brunnens zu sehen waren. Die Karte war kreuzförmig aufgeteilt, die einzelnen Motive waren durch häßliche Rahmen voneinander getrennt. In wenigen Wochen erschienen von drei bundesrepublikanischen Firmen etwa zehn bis fünfzehn verschiedene Postkarten mit allen möglichen Motiven dieses Brunnens und Gesamtansichten aus unterschiedlichen Richtungen. Die Postkarten müssen sich sehr gut verkaufen. Ich bin sicher, daß in jedem Jahr von den drei Firmen insgesamt einige zehntausend dieser Karten verkauft werden, ohne daß ich irgendwelche Rechte daran hätte.

Während für jede verkaufte Schallplatte oder jede Wiedergabe eines Musikstücks Komponisten und Musiker etwas gezahlt wird und bei dem Abdruck eines jeden Schriftstücks – ob Buch oder Aufsatz – Tantiemen an den Autor fließen, gehen bildende Künstler in all diesen Fällen leer aus: Jeder darf ein öffentlich aufgestelltes Kunstwerk fotografieren und beliebig wirtschaftlich ausbeuten, ohne daß der Bildhauer oder Maler auch nur einen Pfennig davon erhält. Nicht er ist nach deutschem Recht Urheber, sondern der Fotograf! Auch für die scheußlichsten Postkarten erhält der Fotograf sein Honorar, der Künstler nicht. Der Bildhauer kann sich ebenso wenig gegen »üble Nachrede« wie gegen »üble Nachbilde« wehren, er hat gegen schlecht gemachte Postkarten kein Einspruchsrecht. Nur sein Name als Urheber des Kunstwerks muß auf der Rückseite der Postkarte genannt werden. Auch die vor etwa zehn Jahren gegründete »Verwertungsgesellschaft Bild« hat nie versucht, an diesem unglaublichen Zustand etwas zu ändern.

Aber auch die Namensnennung habe ich in allen Fällen – sogar mit Rechtsanwälten – selbst durchsetzen müssen. Sämtliche Postkarten des Nürnberger Brunnens von drei Firmen sind ohne meinen Namen gedruckt worden. Ich brauchte ungefähr zwei Jahre, bis die Firmen sich bequemten, wenigstens den Namen dessen zu nennen, der sie ins Brot gesetzt hatte. Selbst heute erscheinen immer wieder neue Postkarten von dem Brunnen ohne meinen Namen. So war es auch bei dem Ringerbrunnen und bei den Kennedy-Reliefs in Washington, um nur die Objekte zu nennen, von denen die meisten Postkarten pro Jahr verkauft wurden oder werden. Wenn von meinen Objekten im Jahr hunderttausend Postkarten in den Handel kommen, würde ich bei zehn Pfennig pro Postkarte schon zehntausend Mark bekommen. Auch die Hälfte wäre immer noch ein nennenswerter Betrag. Fast alle, die solche Postkarten kaufen, denken, daß ich meinen Anteil davon erhielte. Natürlich wäre eine Regelung möglich wie bei Schallplatten oder Büchern. Der Buchautor erhält seinen Anteil beim Verkauf und sogar einen nochmaligen Anteil bei Ankauf durch Bibliotheken und öffentliche Ämter. Nur bei bildenden Künstlern ist es anders, auch wenn Bücher von ihren Werken gedruckt werden. So ist ein kleines Büchlein über den Nürnberger Brunnen mit etwa fünfunddreißig Abbildungen in einem Münchner Verlag erschienen. Das Urheberhonorar erhalten der Fotograf der Bilder und die Autorin des Textes. Allerdings muß ich zu Ehren dieses Verlags sagen, daß er mir wenigstens den Text vorher zugesandt hatte. Dazu wäre er auch nicht verpflichtet gewesen.

Deswegen habe ich das erste Buch über den Nürnberger Brunnen, das im Edelmann-Verlag in Nürnberg erschienen ist, selbst geschrieben. Die Fotos habe ich dem mit mir befreundeten Fotografen Heinrich Heidersberger zu einem

Pauschalpreis samt Verwertungsrechten abgekauft. So bin ich wenigstens bei diesem Buch über meinen Brunnen zu einem »Urheber« aufgestiegen, aber nur, weil ich Autor des Textes war.

Niemals haben sich die Berufsverbände der bildenden Künstler, auch nicht die Urheberverbände, mit diesem Problem befaßt, obwohl ich sie oft darauf hingewiesen habe. Es gibt einfach zuwenig lebende Künstler, von deren Werken Postkarten in einem wirtschaftlich interessanten Umfang verkauft werden. Dagegen gibt es Zehntausende von Fotografen, die ständig alte und neue Objekte der Kunst und der Wirtschaft fotografieren für Postkarten, Kalender, Bücher und Prospekte. Die Berufsverbände der Fotografen haben deren Urheberrechte exzessiv ausgeweitet. Aber der einzelne hat in unserem Lobbyisten-Staat keine Chance. Selbst bei der Verwendung von Brunnenmotiven für Werbegeschenke und Anzeigen habe ich weder Einspruchsmöglichkeiten noch Rechte.

Obwohl also die Wirtschaft von dem Brunnen bereits profitierte, ging der Krieg in den Nürnberger Zeitungen gegen mich munter weiter. Man erregte sich snobistisch-elitär über den »schlechten Geschmack« der Bürger und über den künstlerisch minderwertigen Brunnen. Aber die Zeitungen mußten sich auch eine ständige Flut zustimmender, ja begeisterter Leserbriefe gefallen lassen, von denen sie nolens volens immer wieder einige veröffentlichten. So verging im Jahre 1984 wahrscheinlich kein Tag, an dem nicht irgendeine Nürnberger Zeitung etwas über diesen Brunnen brachte.

Während aber die »Braunschweiger Zeitung« zu Silvester 1975 die Kurve geschafft und den Ringerbrunnen zum »Kunstwerk des Jahres« erklärt hatte, hetzten die Nürnberger Zeitungen weiter, sogar mit dem entgegengesetzten Slogan: »Das Ärgernis des Jahres 1984« betitelte die »Abendzeitung« wenige Tage vor Weihnachten einen Artikel: »Schwer zu entscheiden, was da nun skurriler ist: die Vorgeschichte zum Nürnberger Brunnen-Auftrag, das unübersehbare Werk selbst oder das freizügig ausgestellte Selbstbewußtsein seines Schöpfers ... In der grimassenverarbeitenden Buttercreme-Architektur ... ist nun die höchstpersönliche Frauenfeindlichkeit des Schöpfers verewigt. Das ins Gruselkabinett gemeißelte Datum des reformierten Scheidungsrechts empfiehlt den mäßig sprudelnden Marmor-Aufbau als Wallfahrtsstätte für Stammtisch-Bruderschaften. Der Professor und sein Rathaus-Pate (Görl) halten ihre Arbeit mehr denn je für eine Pioniertat. Fürwahr eine Leistung, diesen Geschmack durchgesetzt zu haben.« Abgesehen davon, daß in keinem anderen Brunnen Nürnbergs so viel Wasser sprudelt wie in diesem, mokierten sich die Journalisten immer wieder über mein Selbstbewußtsein. Wie hätte ich eigentlich sonst dem skrupellos und brutal in der Bundesrepublik durchgesetzten Geschmack der Null-Kunst, der Blöcke, Röhren und der verbogenen Bleche, der Abfallhaufen, all der Tiefsinn heuchelnden Primitivität widerstehen sollen? Natürlich muß ich meiner Sache sicher sein, um meine Wertungen allein dagegenzusetzen. Ähnliches schrieb ich dann auch dieser Zeitung als Antwort: »Sie werfen mir allzu großes Selbstbewußtsein vor und setzen sich doch selber über das Urteil von Zehntausenden hinweg, der Mehrheit der Bürger Nürnbergs.

Sie und Ihresgleichen wissen es eben besser als die vielen tausend anderen, die tagtäglich den Brunnen umlagern. Alle diese Menschen beschimpfen Sie als Stammtischbrüder. Das ist nicht Selbstbewußtsein ..., sondern ... Menschenverachtung ... Was Sie und Ihresgleichen da ständig vorbringen, ist nicht Kritik, schon gar nicht Wiedergabe der öffentlichen Meinung, sondern schlicht ... Hetze ...« Der Brief wurde nie gedruckt: Pressefreiheit!

Die ziemlich kläglichen Leithammel des Kunstbetriebs in Nürnberg, der schon genannte Fenn oder Herr Neidel, der Leiter des »Instituts für moderne Kunst« in Nürnberg, beschimpften Brunnen und Bürger auch in auswärtigen Zeitungen. So ereiferte sich besagter Heinz Neidel in der in Zürich erscheinenden Kunstzeitschrift »DU« über die »Provinzialität« von Nürnberg ganz allgemein und über den Brunnen, den er »das teuerste Kunst-Stück seit Kriegsende« nannte und den er schließlich samt seinen Bewunderern nach bekanntem Muster in die Nazi-Ecke schob: »Das gesunde Volksempfinden kann sich endlich wieder einmal so richtig austoben. Insider proben Gleichgültigkeit, und ich werde für geraume Zeit diesen vom Schlag getroffenen Teil der Fußgängerzone meiden, man bekommt Angst – vielleicht auch vor der Ehe.« Fenn empört sich darüber, daß die Menschen »verhöhnt« würden, aber sie ordneten es dem Nationalsozialismus zu, obwohl Hitler und der Schamhaar-Maler Ziegler dies gerade den Entarteten vorgeworfen hatten. Sie hätten die Menschen als Untermenschen, häßlich wie Kretins dargestellt und verhöhnt. Fenn veröffentlichte eine halbseitige Verunglimpfung meines Brunnens und der Stadt Nürnberg in der »Basler Zeitung«, natürlich auch in der »Bayerischen Staatszeitung«. Jetzt wollte ich mir Herrn Neidel vornehmen.

Als wir den Brunnen aufbauten, hatte mich auch der Leiter der Abteilung für Kunst- und Kulturgeschichte bei der Nürnberger Volkshochschule gebeten, im September 1984 mit einem Podiumsgespräch über »Das Zweimillionending« in der Aula des Johann-Scharrer-Gymnasiums das Wintersemester zu eröffnen. Diese Aula faßt, das wußte ich damals nicht, etwa sechshundert Zuhörer. Da ich schon im Pirckheimer-Haus über die Entstehung des Brunnens und die Bedeutung seiner Szenen berichtet hatte, wollte ich in diesem Vortrag auf die Reaktionen des Kunstbetriebs eingehen. Ich glaubte, daß zu einer Veranstaltung des Fachbereichs »Kunst- und Kulturgeschichte« in erster Linie Museumsleute, Kunsthistoriker, Journalisten und Künstler, also Insider des Kunstbetriebs, erscheinen würden.

Am 21. September, nach meinen Ferien, war auch dieser Saal brechend voll. Man hatte schöne farbige Großfotos von dem Brunnen gut sichtbar arrangiert. Um es gleich vorweg zu sagen: Mein Vortrag war ein halber Reinfall, weil ich das Publikum falsch eingeschätzt hatte. Ich kannte den Saal nicht und wußte nicht, daß in ihm viel mehr Plätze waren, als Menschen aus der Kunstszene füllen konnten, daß also die Mehrheit meiner Hörer normale Bürger waren. Sie wollten das gleiche hören wie im Pirckheimer-Haus und nicht eine Auseinandersetzung über Kulturpolitik, die sie nicht interessierte. Aber die Künstler, Journalisten, Museumsdirektoren, Herrn Neidel als Podiumsdiskutanten, kurz alle Insider habe ich nicht gelangweilt.

Ich begann mit der Zeitschrift »Nürnberg kulturell«, die das städtische Kulturamt unter Leitung des Kulturdezernenten Glaser jedes Jahr etwa achtmal herausgab und in deren Juli-Nummer 1984 – also einen Monat nach der Eröffnung des Brunnens – Herr Fenn über das letzte Nürnberger Bildhauer-Symposion berichtet hatte. Im Gegensatz zu seinem schon zitierten Artikel in den »Nürnberger Nachrichten« behauptete er hier, daß es bei diesem Treffen gelungen sei, die Bevölkerung in die Auseinandersetzung um zeitgenössische Kunst einzubeziehen usw. Im vorletzten Absatz dieses Artikels schrieb er dann: »Seither sind einige neue Plastiken ohne besonderes Aufsehen in das Nürnberger Stadtbild gekommen, so ein spätes Werk des inzwischen verstorbenen großen norddeutschen Bildhauers Gerhard Marcks, ›Hiob‹ in der Königstraße, ein ›Tanzendes Bauernpaar‹ (Museumsbrücke) nach Dürers Stich von Waldemar Grzimek und der von einem Hans-Sachs-Poem angeregte Brunnen Jürgen Webers.« »Nürnberg kulturell«, so fuhr ich fort, »behauptet also, die Arbeiten des Symposions hätten während der Entstehung und nach ihrer Aufstellung großes Interesse bei der Bevölkerung gefunden, während die erwähnten Arbeiten von Marcks, Grzimek und mir kaum beachtet worden seien.

Sie und ich müssen das alles geträumt haben: den überfüllten Saal heute, einige hundert Menschen, welche vor über zehn Wochen in dem überfüllten Pirckheimer-Haus abgewiesen wurden, auch die Eröffnung mit etwa fünftausend Menschen bei strömendem Regen usw. … Wenn im Lokalteil der ›Nürnberger Nachrichten‹ von dem Ehebrunnen als dem beachtetsten Kunstwerk Nürnbergs gesprochen wurde, muß das wohl freie Fantasie der Lokalredakteure gewesen sein, denn schließlich ist es schwer vorstellbar, daß die offizielle Kulturzeitung der Stadt aus dem Amt des Kulturreferenten Glaser schlicht die Unwahrheit schreibt.«

Dann fuhr ich fort: »Dem Amt des Kulturreferenten scheint der Brunnen nicht zu passen. Aber nicht nur ihm nicht, der gesamte Kunstbetrieb der Stadt, soweit er sich avantgardistisch versteht, beschimpft den Brunnen und seinen Autor in der pöbelhaftesten Weise. Hören Sie bitte: Heinz Neidel, Leiter des Instituts für moderne Kunst in Nürnberg, heute hier Mitdiskutant auf dem Podium, beschreibt in der international beachteten Züricher Kunstzeitschrift ›DU‹ die Begeisterung der Nürnberger als ›das gesunde Volksempfinden‹, das sich ›einmal so richtig austoben‹ könne. Herr Neidel beschimpft die Nürnberger, den Brunnen und mich … Natürlich fehlt auch der Hinweis auf die zwei Millionen nicht, obgleich das Institut, dem er vorsteht, inzwischen drei Millionen verbraten hat, wovon fast die Hälfte aus dem Säckel der Stadt Nürnberg stammt.

Das Institut archiviert die nach seiner Meinung ›wichtigen Künstler der Gegenwart‹, mit besonderem Interesse für die deutschsprachigen Länder und Osteuropa … In seiner Werbeschrift … ist zu lesen, daß das Institut die einzige Stelle in Deutschland sei, an der ›systematisch und auf Vollständigkeit hin Material über zeitgenössische bildende Künstler gesammelt wird …, daß es gar nicht passieren kann, daß maßgebende Künstler unserer Zeit dem Institut unentdeckt entgingen‹.

Zweihundertzweiundfünfzig ›maßgebende Künstler‹ in der Bundesrepublik und im Ausland haben sie bisher entdeckt, darunter dreiundneunzig deutschsprachige zusammen mit der DDR. Um auf das Geld zurückzukommen«, fuhr ich fort, »auf das Herr Neidel bei dem Brunnen anspielte, wird man also sagen dürfen, daß für die Archivierung eines jeden ›maßgebenden Künstlers‹ zwölftausend Mark ausgegeben worden sind. Um welche Künstler handelt es sich? Natürlich ... in Nürnberg gibt es keinen maßgebenden Künstler – auch Sie, Herr Prechtl, gehören nicht dazu«, wandte ich mich an den Maler neben mir, der ebenfalls als Podiumsdiskutant geladen war.

»Der berühmte, von den Nazis verfolgte und unter die Entarteten gezählte Bildhauer Gerhard Marcks, welcher erst vor eineinhalb Jahren gestorben ist, war nie auf dieser Liste. Nach Meinung dieses von der Öffentlichkeit bezahlten Instituts gehörte eine der großen Gestalten der deutschen Kultur dieses Jahrhunderts nicht zu den Künstlern. Gleichzeitig behauptet dieses Institut, die geistige Wiedergutmachung zu betreiben ... Ich muß die politischen Parteien fragen, wie das mit ihrem Öffentlichkeitsauftrag zu vereinen ist, denn sie genehmigen die Gelder für dieses Institut, das Künstler ernennt und desavouiert. Natürlich ist auch der bekannteste süddeutsche Bildhauer, Hans Wimmer, Nürnberg/München, nicht auf dieser Liste. Der vor zwei Monaten verstorbene Waldemar Grzimek wird hier nicht aufgeführt. Weder Schmettau aus Berlin noch Altenstein und Otto aus Bremen, natürlich auch meine Wenigkeit nicht, Eberhard Linke und Richard Heß nicht: Gegenständliche Bildhauer gibt es in Deutschland nicht. Unter den Malern sieht es selbstverständlich nicht anders aus. Die einzige erlaubte Ausnahme sind ein paar gegenständliche Maler aus der DDR, in der Bundesrepublik gibt es anscheinend solche nicht ... aber Dutzende ... die Kuben, Röhren oder Bleche produzieren oder die schlicht irgendwelche Gegenstände zu Kunstwerken erklären oder sich auf Sprüche und auf Telefonanrufe beschränken, gehören zu den zweihundertzweiundfünfzig.

Der avantgardistische Nürnberger Kunstbetrieb«, so fuhr ich fort, »bietet den Nürnbergern mit unglaublicher Engstirnigkeit und Intoleranz eine fast auf Null reduzierte Kunst: Nicht die Stadt Nürnberg ist provinziell, wie Herr Neidel den Zürichern weismachen will, sondern dieser avantgardistische Kunstbetrieb.« Ich brachte noch viele weitere Beispiele aus Nürnberg und schloß dann: »Die Kunstpolitik der von mir bezeichneten Kreise (ich meinte die Museen, die Kunstvereine, den Kunstjournalismus usw.) haben dem Volk die Kunst abgewöhnt und den Künstler in die totale Isolierung und Aufgabenlosigkeit getrieben. Mit den Milliarden, die von den beschriebenen Institutionen pro Jahr inzwischen ausgegeben werden, wird nicht die Kunst gefördert, sondern ihr auf das schwerste geschadet. Ein wenig von dem verlorenen Terrain der Kunst wiederzugewinnen, habe ich mir mit diesem Brunnen vorgenommen. Große Teile der Bevölkerung haben es mir gedankt.«

Mit dem Vortrag hatte ich, wie schon gesagt, einigen unter den Zuhörern schwerstens auf die Zehen getreten, einigen geschädigten Künstlern Genugtuung verschafft und die meisten gelangweilt, obwohl das Thema von größter Wichtigkeit ist: was mit dem Geld gemacht wird, das von der Bundesregierung und den Ländern angeblich zur »Förderung der Kunst« zur Verfügung gestellt wird, in Wirklichkeit aber zu ihrer Unterdrückung. Während es am Ende der Nazizeit auch in Deutschland immer noch eine Menge guter Künstler gab, die als Entartete auf das Ende dieser nur zwölfjährigen Schreckensherrschaft haben warten können, gibt es heute durch die konsequente Verfolgung oder Nichtbeachtung über einen viel längeren Zeitraum hin nur noch ganz wenige. An ihre Stelle sind Künstlersimulanten und Kunstmanager getreten.

Trotzdem, der Ehebrunnen blieb in Nürnberg weiterhin ein Zentrum ständigen Interesses. Hunderttausende, Millionen von Besuchern haben ihn bis heute besichtigt. In jedem Jahr wurde er unzählige Male in den Zeitungen abgebildet. Immer wieder gab und gibt es Anlaß zu Artikeln. Täglich wird er viele hundert Male fotografiert. Berufs- und Hobbyfotografen aus aller Herren Länder kommen mit Stativ und großer Ausrüstung und machen Fotos oder »knipsen« im Vorbeigehen. Es gibt noch heute sicherlich in Nürnberg kein Objekt, das mehr fotografiert wird als dieser Brunnen.

So hat dann auch das Bekleidungshaus Wöhrl, vor dessen Toren sich das alles täglich abspielt, 1990 einen Fotowettbewerb um die besten Bilder von dem Ehebrunnen ausgeschrieben, an dem sich über fünfhundert Hobby- und Berufsfotografen aus der Bundesrepublik, der damaligen DDR, aus Österreich und der Schweiz beteiligten. Eine große Zahl fotografisch und optisch interessanter Bilder kam zustande, von der Totalen bis zum kleinsten Detail, die zeigten, daß dieser Brunnen im Bereich der figürlichen wie der abstrakten Bildhauerei gleich viele Motive bietet. Bei gegenständlichen Kunstwerken sehen die Betrachter in der Regel den Wald vor lauter Bäumen nicht. Sie erkennen die abstrakten Strukturen nicht. Werden diese durch Detailfotos isoliert, entdeckt sie plötzlich auch der Laie. Eine moderne Plastik, zehn Jahre nach der Eröffnung in einer alten Kunststadt immer noch Mittelpunkt! Aber der Kunstbetrieb – unterstützt von Banken, Großindustrie, Medien, Regenbogenpresse und Gerichten – reagiert nach wie vor mit übler Nachrede und Verleumdung.

Immer wieder haben die Nürnberger Zeitungen mit dem »Zweimillionending« versucht, die Bürger wegen des vielen Geldes aufzuhetzen, obwohl für das anerkannt schlechte Nürnberger Theater und die Oper im Jahr sechsunddreißig Millionen Mark von der Stadt bezahlt werden. Nach Auskunft des Nürnberger Stadtkämmerers muß die Stadt für jede Eintrittskarte einhundert Mark zuschießen – wie dürftig ist dennoch das künstlerische Ergebnis nicht nur in den Theatern Nürnbergs. Der Brunnen aber hat mindestens eine halbe Million Besucher im Jahr. Wenn wir also seine Kosten nur auf ein Jahr umrechnen, hat die Stadt für jeden Besucher nur vier Mark bezahlt. Da er nun schon zehn Jahre in Betrieb ist, hat die Stadt – selbst wenn man Reinigungs- und Brunnenkosten hinzurechnet – pro Besucher höchstens fünfzig Pfennig ausgegeben. Aber wieviel Besucher sind nur seinetwegen nach Nürnberg gekommen und haben dort viel mehr Geld gelassen. Wenn es auch unsinnig ist, Kunst in Geld umzurechnen, so müßte gerade dieses Argument für und nicht gegen den Brunnen sprechen.

Ein unerwartetes Nachspiel hatten dann 1985 im Frühjahr der Ehebrunnen und das Göttinger Portal in der damaligen DDR im Ostseebad Ahrenshoop, wo die Kunstakademie Ost-Berlins ein Ferienhaus besaß. Sämtliche Kunstprofessoren waren dort versammelt. Man hatte mich eingeladen, einen Diavortrag über beide Arbeiten zu halten. Ich zeigte viele Dias, erklärte Form und Inhalt und stieß in der Diskussion auf völlige Ablehnung. Sie hätten sich nun in mehreren Jahrzehnten mühsam geeinigt, was Realismus, speziell sozialistischer Realismus sei, und dann käme ich daher und mache so etwas! Ich könne doch nicht einfach tun, was ich wolle. Dem Sinne nach lief die Diskussion darauf hinaus, daß ich entweder einen Realismus zu machen hätte, der im großen und ganzen auf den zwanziger Jahren fußte – wie sie selbst – oder eben moderne Kunst im westlichen Sinne. Aber was ich da machte, ginge nun wirklich nicht. Ich konnte nicht einmal einen Unterschied zwischen ihren Reaktionen auf das Göttinger Portal und den Ehebrunnen in Nürnberg feststellen, obgleich beide Werke sehr verschieden sind. Es erhob sich keine Stimme zu meiner Verteidigung. Der Kunstbetrieb der DDR lehnte meine Arbeiten also ebenfalls ab: Mehr konnte ich eigentlich nicht verlangen.

Aber 1993, neun Jahre später, hat sich von den Nürnberger Blättern wenigstens die »Nürnberger Zeitung« aufgerafft, die Realität anzuerkennen. In einem größeren Artikel über diesen Brunnen (Eheszenen aus Bronze und Marmor) schrieb Barbara Lohss unter anderem: »Doch der Brunnen auf dem Ludwigsplatz … ist … immer noch eine der größten Touristenattraktionen zwischen Burg und Weißem Turm.« Dann, nach einer langen eingehenden Beschreibung der Szenen und der Wagen, spricht die Autorin von der Einweihung: »Als dann der Brunnen am 20. Juni 1984 bei strömendem Regen eingeweiht wurde, fanden sich trotz eines Druckerstreiks, der die Bekanntgabe des Datums in der Zeitung verhindert hatte, Tausende von Besuchern auf dem Ludwigsplatz ein … Der Künstler hat mit seinem Brunnen das erreicht, was Kunst im öffentlichen Raum im besten Fall kann: Er hat zur Diskussion angeregt. Wie sagte doch eine Nürnberger Bürgerin bei einer der zahlreichen Diskussionen um den Brunnen so schön: Der Brunna ist gout, weil mei Alter etz a Beschäftigung hod und mit die Leit streiten ko.«

19. Pressefreiheit

Zum Jahresbeginn 1980, als ich mit den Modellen für die erste Hälfte des Nürnberger Brunnens fertig geworden war, lud ich einen Kreis engerer Bekannter in mein Atelier ein, etwa hundertfünfzig bis zweihundert Menschen, um ihnen diese Arbeiten in Gips vorzustellen. Unter den Gästen waren auch Vertreter der nächstgelegenen Zeitungen und der Deutschen Presseagentur, die von den Brunnenmodellen Aufnahmen machten.

Danach kamen die Bronzegießer, um den »Schwanenwagen«, die »Venusmuschel« und das »Höllenfeuer« in gut hundert Teile zu zersägen, so, wie sie die Stücke für den Bronzeguß brauchten. Ich konnte jetzt die einzelnen Stücke in Ruhe noch einmal an all den Stellen überarbeiten, an die ich bisher nicht hatte herankommen können. Dann schickten wir die Teile mit zwei Möbelwagen nach München.

Die Deutsche Presseagentur hatte inzwischen ein Foto von den Gipsmodellen für den Brunnen an alle Zeitungen verschickt, so auch nach Nürnberg. Dieses Pressefoto sah erstaunlich gut aus und wurde von vielen Zeitungen veröffentlicht. Trotzdem riefen die Redakteure der »Nürnberger Zeitung« einige Tage später bei mir an, ob sie in meinem Atelier selbst Fotos machen dürften. Inzwischen aber waren die Modelle zersägt. Als Ersatz baten sie mich zu einem Interview in ihre Redaktionsräume, worauf ich naiverweise eingegangen bin. Wir einigten uns auf einen Termin im Sommer 1980.

Nichts Gutes ahnend hatte ich Renate mitgenommen. Wir kamen in die Redaktionsräume und wurden an einem langen Tisch von vier Journalisten und dem Chefredakteur erwartet. Am Schluß des Interviews, das auf einem Band mitgeschnitten worden war, bat ich Herrn Roeder, mir das Manuskript vor einer Veröffentlichung zuzusenden. Der Chefredakteur darauf: »So wird es geschehen. Wir sind noch so konservativ, daß wir diese Regeln beachten.« Renate war von der Freundlichkeit des Herrn Roeder sehr angetan. Ich sagte nur: »Warte mal ab, was da kommt.«

Einige Tage später kam tatsächlich das Manuskript an. Mir blieb die Spucke weg. Der Chefredakteur hatte eine Mischform aus Interview und Bericht gewählt. Das ermöglichte ihm, Fragen der Zeitung und Antworten von mir nicht nur aus dem Zusammenhang gerissen wiederzugeben, sondern auch zu völlig neuen Inhalten zu kollagieren. Außerdem hatte er Fragen und Antworten ungeniert hinzuerfunden. Das Ganze wurde mit falschen oder halbrichtigen Informationen so unterfüttert, daß ich als größenwahnsinniger, baren Unsinn redender Hampelmann erscheinen mußte. Jeder sollte erkennen, daß der größte Kunstauftrag seit dem Zweiten Weltkrieg in dieser Stadt an einen unzurechnungsfähigen Hohlkopf vergeben worden sei.

Inzwischen sei zu hören – so las ich im Manuskript –, daß »die Kosten für den Brunnen die 2-Millionen-Grenze erreichen würden und das künstlerische Ergebnis noch dürftiger sein werde, als ursprünglich befürchtet«. Damit schürte der Chefredakteur die bei öffentlichen Kunstaufträgen immer auftretende Befürchtung, daß für ständig steigende Geldforderungen beinahe nichts geliefert werde. Tatsächlich hatte ich bereits 1977 eine Gesamtkalkulation über etwa eine Million für meine Bronze- und Steinplastiken abgegeben (einschließlich der Ausführung im Material), die ich bei Fertigstellung des Brunnens 1984 nicht einmal um zehn Prozent überschritten habe. Natürlich wußten die Zeitungen, daß die steigenden Kosten nur mit der Brunnentechnik und der Platzgestaltung zusammenhingen, die vom Nürnberger Hochbauamt ursprünglich viel zu niedrig kalkuliert worden waren. Dann berichtete Roeder weiter, meine »Arbeit stelle gegenwärtig ein riesiges Gänseklein dar, und die Teile, noch nicht zu einem Ganzen gefügt, gestatteten kein Urteil«. In Wahrheit war das Ganze gerade zersägt worden, der Zeitung lagen dpa-Fotos von der unzersägten ersten Hälfte der Brunnenmodelle vor. Es lief wieder auf dasselbe hinaus: Für das viele Geld sei eigentlich noch gar nichts geschehen.

Dann wurde von meinem Buch »Entmündigung der Künstler« berichtet und von meinen beiden Reliefs »Für das John-F.-Kennedy-Center in Washington ... von denen uns die Spenderin, die Bundesrepublik, trotz wochenlangen Hin- und Hertelefonierens kein Foto zur Verfügung stellen konnte.« Auch hier wieder das gleiche: Offensichtlich hatte ich in Washington irgendeine Peinlichkeit abgeliefert, von der die Fotos verheimlicht würden. Tatsächlich hatte ich der »Nürnberger Zeitung« meinen 78er Katalog geschickt, in dem zehn zum Teil ganzseitige Fotos von den Amerika-Reliefs abgebildet waren, und außerdem wurden pro Jahr viele tausend Postkarten von diesen Reliefs in Washington verkauft und in alle Welt verschickt. Auch ein Text des Goebbelsschen Propagandaministeriums hätte nicht verlogener sein können. Das ging so weiter: »Damit ist ein zentrales Thema der Kritik angesprochen. Ist dieser Brunnen überhaupt ein Brunnen oder nur eine verschämte Abdeckung eines U-Bahn-Schachtes von 6 m Durchmesser? Eine Abdeckung, die zur Zeit von einem einfachen Gitter geleistet wird, das still und für ganz wenig Geld seine Dienste tut.« Wieder: Für viel Geld beinahe nichts. Da der Zeitung aber eine Aufnahme der Brunnenplastiken vorlag, war die »verschämte Abdeckung« eine bewußte Lüge. Darauf hätte ich dann angeblich etwas über die Fontänen geantwortet, mich aber über meine Skulpturen ausgeschwiegen. Diese Frage und die Antwort waren frei erfunden, wie auch die nächsten. Die Zeitung fragte angeblich: »Aber wie steht es mit der Dimension? Weber: Die Dimension ist ja wohl Käse.« Der Dialog wurde immer schwachsinniger. Welcher Leser hätte sich vorstellen können, daß es sich um bösartige Erfindungen handelte, daß nie ähnliches gesprochen worden ist und auch auf keinem Band mitgeschnitten wurde?

Ich gehe hier so genau auf solche Berichte ein, weil sie unsere angebliche Pressefreiheit im kulturellen Bereich beleuchten. Unsere Presse nimmt sich die Freiheit, jedenfalls über bildende Kunst so zu lügen, wie sie will. Der Verleumdete hat kaum Möglichkeiten, sich zu wehren, da es die Rechtsprechung hat dazu kommen lassen, daß viele deutsche Richter längst zu eilfertigen Erfüllungsgehilfen einer mißverstandenen Pressefreiheit geworden sind.

Herr Roeder aber hatte nicht nur Zitate frei erfunden, sondern auch die wirklichen Reden arglistig neu kollagiert: Auf die Frage zum Beispiel, warum ich die »Entmündigung der Künstler« überhaupt geschrieben hätte, hatte ich ihm geantwortet, daß ich als betroffener Künstler und als ausgebildeter Kunsthistoriker zu den wenigen Leuten gehöre, die den dazu nötigen Durchblick hätten und so etwas machen könnten. In dem »Interview« las man: »Und da erfuhren wir, warum er das Ehekarussell vor dem Weißen Turm hinstellen wird: ›Weil ich zu den ganz wenigen Menschen gehöre, die das machen können‹ und daß heute kein Mensch mehr so arbeitet wie er.« So ging das weiter. Der ganze Artikel, der in der »Nürnberger Zeitung« schließlich eine Seite einnehmen sollte, war eine einzige Kollage von Dingen, die nicht zusammengehörten, von frei erfundenen Interviewpassagen und von falschen und halbfalschen Informationen, die den erfundenen Leserbriefen der ebenfalls konservativen »Braunschweiger Zeitung« und den Rundfunkkommentaren der frommen Frau Brackert und des Herrn von Haselberg mit ihren Beleidigungen und Zitatenerfindungen nicht im mindesten nachstand. Offensichtlich genügte es den Zeitungen nicht, in konzertierten und abgesprochenen Pressekampagnen meine Kunstwerke schlechtzumachen – das gehört ja laut Benda zur Meinungsfreiheit –, nein, die »Nürnberger Zeitung« wollte darüber hinaus mit einem Interview und einem »Tatsachenbericht« bei den Lesern den Eindruck erwecken, daß ich unzurechnungsfähig sei. Sie wollte mich als falschen Zeugen gegen mich selbst verwenden.

Mein Rechtsanwalt Klaus Leiste erhob erst einmal Einspruch gegen die Form des Interviews und zum anderen gegen all die Verdrehungen. Er verlangte als Vorbedingung für meine Zustimmung die Vorlage des Tonbands. Zu unserer Verblüffung schickte es die Zeitung tatsächlich, obwohl aus ihm ein völlig anderer Verlauf des Interviews hervorging. Aufgrund des Tonbands änderten wir also den Text und verlangten die Übernahme dieser Änderungen. Der Chefredakteur und sein Rechtsanwalt Bühl – letzterer kämpfte ja auch als CSU-Abgeordneter auf allen Ebenen gegen meinen Brunnen – lehnten dies mit der Begründung ab, sie hätten sich zwar verpflichtet, mir vor Drucklegung das Manuskript zuzusenden, nicht aber meine Richtigstellungen zu übernehmen. Die Zeitung, die angeblich »so konservativ« war, daß sie »diese Regel beachten« wollte, verlegte sich auf reine Wortklauberei, allen voran der damals in Nürnberg renommierte Rechtsanwalt Bühl. Wir konnten nur erreichen, daß die von Herrn Roeder frei erfundenen und noch dazu in Anführungsstriche gesetzten Interviewpasssagen wieder herausgenommen wurden, weil sie auf dem Band nicht zu finden waren. Die Montagen von nicht zusammengehörenden Fragen und Antworten behielt man aber bei. Der Artikel erschien am 18. Oktober 1980, illustriert mit Fotos von Skulpturen aus dem 78er Katalog – in dem auch die Amerika-Reliefs umfangreich abgebildet waren –: »Sprechen und Hören«, 1973, und der kleine »Golden Boy« von 1977. Die Fotos von den beiden Arbeiten straften den idiotischen Text Lügen. Ich verlangte über meinen Rechtsanwalt eine Gegendarstellung, die schließlich nach einem Vierteljahr in sehr reduzierter Form abgedruckt worden ist. Sonst hätten wir anhand der Falschzitate aufgrund des Karlsruher Urteils ein Gerichtsverfahren gegen die

Zeitung anstrengen müssen, was in einer fremden Stadt mit einem häufig faulen Korrespondenzanwalt ziemlich aussichtslos ist. Solche Fälle werde ich noch schildern.

Auch Nürnbergs Feministinnen hatten sich mit schrillem Kriegsgeschrei auf den geplanten Brunnen gestürzt. Im Monatsmagazin »Der Plärrer« vom Dezember 1981 versuchte zum Beispiel eine Journalistin Nürnbergs Frauen weiszumachen, der Brunnen sei von einem »Chauvi« einzig zu dem Zweck entworfen worden, die Frauen lächerlich zu machen. Dazu hatte sich Journalistin Tetka die hirnrissigsten Dinge ausgedacht. So hätte ich zum Beispiel in meinem Brunnen eine Frau als »Fegeteufel« in einem »Drachenwagen« gezeigt, »dem Zeichen der uralten Schmähung der Frau im Patriarchat«. Ich wolle damit zeigen, daß »Putzen … die den Frauen überlassene Arbeit« sei, so würde »die Frau zum Putzteufel und zum Hausdrachen«. Tetka hatte offensichtlich den »Fegeteufel« des Hans Sachsschen Gedichtes nicht auf das Fegefeuer bezogen, sondern für eine Frau mit Besen gehalten! Der »schlesische Schwan« ließ Tetka grüßen.* Des weiteren zeige der Brunnen, daß »eine rechte Frau sowieso nur die Meinung ihres Mannes« zu übernehmen und »stumm zu bleiben« habe. Mit welchem Wagen dies gezeigt werden sollte, sagte sie nicht.

Es folgte über mehrere Seiten weiterer Unsinn. Selbstverständlich fehlte bei der schönen Frau in der Muschel nicht der Vorwurf, hier sei sie reines »Sexualobjekt«. So kam Tetka schließlich zu der Feststellung: »Es handelt sich also bei den sechs Gruppen um die Darstellung von Gewalt, Freiheitsberaubung und Beleidigung, Aushungerung, alles verübt durch die Ehefrau, und um die Kennzeichnung der vorbildlichen Frau als Objekt der Reklame, als Märtyrerin und Sexualobjekt … Der Mann tut nichts Böses, das Prügeln, Schimpfen und Fressen überläßt er der Frau, er rühmt sie, läßt sich füttern, liebt sie und leidet ansonsten angekettet, hungernd vor dem Besen flüchtend, echten Mitgefühls wert.« Der wildgewordene Artikel in all seiner Komik war wirklich ernst gemeint, war voller haßverzerrter Passagen: »Die dem Entwurf für das Ehekarussell zugrundeliegende Vorstellung ist ein verstaubter, spießiger, von männlichem Egoismus geprägter und nicht mehr praktikabler Begriff der Ehe und der Frau.« Dann werden die Stadtväter aufgefordert, »noch aus ein paar Verträgen auszusteigen« und die gesparten Gelder auf das Konto des »Vereins Hilfe für Frauen in Not« einzuzahlen, ein flammender Aufruf von unfreiwilliger Komik.

Aber so geht es einem, wenn man gegen Kunstwerke schreibt, die es noch gar nicht gibt. Die Braunschweiger Lokalredakteurin wußte auch ein Lied davon zu singen. Nur damals wurde der Ringerbrunnen schon ein halbes Jahr nach ihren Artikeln aufgestellt. Die Leute erinnerten sich noch daran, daß sie behauptet hatte, die Ringer seien vier Meter groß und es werde ein Brunnen fast ohne Wasser sein. Tetka hatte den Vorteil, daß 1984 – bei Aufstellung des Brunnens – sich niemand mehr an ihren 1981 geschriebenen Unsinn erinnerte.

* Friederike Kempner, 1836–1904, – der »schlesische Schwan« schrieb ernstgemeinte, aber unfreiwillig komische Gedichte.

Alle paar Wochen bekam ich aus Nürnberg solche Artikel zugesandt. Abgrundtiefer Haß gegen einen andersdenkenden Künstler, der noch dazu unliebsame Bücher schrieb, schweißte Konservative und Emanzen, Kommunisten, Grüne und Museumsdirektoren, neidische Künstler und Journalisten aller Couleur im Bildersturm gegen meinen Brunnen zusammen.

Ich hatte mich an diese Behandlung durch Kunstjournalisten, an ihren hysterischen Haß längst gewöhnt. Außerdem wohne ich in Braunschweig, also fast fünfhundert Kilometer entfernt. Für Görl, den Stadtbaumeister, war das schlimmer. Er mußte nicht nur lesen, was sich selbstverständlich auch immer wieder gegen ihn in der bösartigsten Weise wandte, sondern er wurde auf diese Presseangriffe dann täglich angesprochen von Freunden, Gegnern und Interessierten, freundlich, hämisch, bösartig, je nachdem. Natürlich erhielt er auch viel Zuspruch für seine Planungen, aber das alles war für ihn viel unangenehmer als für mich, zumal ich inzwischen eine große seelische Übung im Einstecken solcher Hetzartikel hatte. Es gibt nicht viele Baureferenten, die derartige Pressekampagnen um eines Kunstwerks willen auf sich nehmen. Ich war Görl für seine Standhaftigkeit dankbar, denn diese ständigen Angriffe belasteten ihn sehr. Auch er wollte, wie alle Menschen, natürlich lieber gelobt als getadelt werden. Trotzdem gab er diesen Ärger nie an mich weiter, sondern unterstützte mich bei meiner Arbeit, wie er nur konnte.

Auch der Burda Verlag zeigte, daß er unter Pressefreiheit in erster Linie die Freiheit verstand, andere zu verleumden, jedenfalls wenn es um Kunst geht: Ende der siebziger Jahre hatte die Regenbogenpresse in der Bundesrepublik eine Art Monopolstellung bei den Kunstzeitschriften. Während im 19. und am Anfang unseres Jahrhunderts die Kunstzeitschriften, von einer großen Leserzahl regelmäßig abonniert, sich selbst erhalten konnten – zum Beispiel »Kunstwart«, »Kunst für Alle« oder das »Kunstblatt« –, war nach dem Zweiten Weltkrieg die Geschichte dieser Druckerzeugnisse immer ein Drahtseilakt zwischen Neuerscheinen und Bankrott. Sie fanden immer weniger Leser, weil die in ihnen dargebotene sogenannte Kunst kaum interessierte.

Am Ende des Jahres 1979 gab der Verlag Gruner + Jahr die Kunstzeitschrift »art« heraus, die mit teuersten Farbdrucken auf Hochglanzpapier aufwarten konnte und deren Bilanzen eben von der Illustrierten »Stern« ausgeglichen wurden. Ziemlich bald folgte der Burda Verlag (»Bunte«) mit »PAN«. Während »art« fast ausschließlich Salonkunst und Gegenwart präsentierte, verband die ebenso teuer ausgestattete »PAN« Artikel über alte Kunst bis zum Beginn der Moderne mit jeweils zwei oder drei Berichten über zeitgenössische Kunst. »PAN« verfolgt also das bewährte Museumsprinzip, sogenannte zeitgenössische Kunst durch alte Kunst zu adeln. Überwiegend wurden Kunstwerke der Vergangenheit aus allen Kontinenten abgebildet. Sie gaben der Zeitschrift ein schönes und gediegenes Aussehen, zu dem dann die wenigen zeitgenössischen Bilder einen Kontrast bilden sollten. Das monotone Einerlei der modernen Kunst wurde so vermieden. Gelegentlich wurde sogar »Kritisches« über Zeitgenössisches geäußert. Da die wirtschaftliche Situation von Kunstmagazinen in ganz Westeuropa aufgrund allzu wenig Interessierter allgemein schlecht ist, gewannen diese beiden von finanziellen Problemen unabhängigen Kunsthefte dann auch in den übrigen westeuropäischen Ländern einen immer größeren Marktanteil für sich und konnten so auch dort die Kunstpolitik beeinflussen. Die Verleger der beiden Illustrierten sammelten natürlich auch selbst Kunst der Gegenwart, besonders Burda. Die von »PAN« propagierte gegenwärtige Kunst wurde wiederum durch regelmäßige Bildberichte in der ebenfalls von Burda herausgegebenen Illustrierten »Bunte« über gesellschaftliche Ereignisse um die großen Künstler unserer Zeit unterstützt. So wurden in einer kunstpolitisch geschickten Weise einer breiten Leserschaft deren Namen eingehämmert, nicht ihre Werke. Da gibt es auch wenig abzubilden. Gezeigt wird ihr Auftreten bei Bällen, im Urlaub zusammen mit Politikern, Fürsten, Wirtschaftsführern und schönen Frauen – eben Regenbogenpresse.

Zur Kunstpolitik des Hauses Burda gehörten auch etliche Kunstpreise für Film, Literatur und Kunst. Bezeichnenderweise wurde der neueste Kunstpreis dieses Verlags nicht an Künstler, sondern an Organisatoren für Ausstellungen zeitgenössischer Kunst vergeben: »Passepartout«, ein Preis also für Kunstpolitik im Sinne dieser Zeitschrift. Natürlich gehörten auch regelmäßige Berichte über das Kunstsponsoring der Großindustrie zur Rezeptur von »PAN«. Motto: Was für BMW oder für Mercedes richtig ist, sollte es nicht auch für dich schick sein?

Gegen diese geballte Macht von Geld, Medien und Staat können sich die Stimmen oppositioneller Künstler in der Öffentlichkeit schon lange nicht mehr Gehör verschaffen. Deswegen mußte der »Ehebrunnen«, auch noch nach Jahren ständig von Besuchermassen umlagert, ein wirkliches Ärgernis für Burda sein: Hier spielte sich ein Kunstereignis ganz offensichtlich im Gegensatz zur Kunstpolitik des Hauses ab und sprach noch dazu jährlich mehr Menschen an, als es beide hochsubventionierten Kunstzeitschriften zusammen vermochten. Dagegen wollte Burda vorgehen. Der sogenannte »Zugewinnprozeß« der Dresdner Bank nach dem Tod von Gertrud (Teil IV des Buches) sollte der »Aufhänger« für einen Artikel sein.

Der Bericht war aber so wirr, Falsches und Richtiges waren so chaotisch gemischt, daß ein Leser von dem eigentlichen juristischen Problem kaum etwas verstanden haben dürfte. Was er begreifen sollte, war etwas ganz anderes: Der Künstler hätte diesen Brunnen benutzt, um seine ihm angetraute Frau in aller Öffentlichkeit als »Vettel« zu diffamieren. Als die Frau das entdeckt hätte, wäre sie empört aus dem Haus ausgezogen und hätte die Scheidung eingeleitet. In der Busen-, Po- und Prominentenillustrierten hörte sich das folgendermaßen an:

»In seinem Atelier entwarf der Ehemann und Künstler Figuren für den Brunnen: Mann und Frau, schicksalhaft aneinandergekettet. Eine Furie, die ihren Mann würgt. Eine Vettel, die gierig futtert. Eine gewisse Ähnlichkeit zwischen der Brunnen-Frau und Gertrud, seiner Ehefrau, war unverkennbar.

Sie war empört: ›Sag mal, das bin doch nicht ich?!‹ ›Wo denkst du hin!‹ Er versuchte, seine Frau zu besänftigen. Er legte ihr ein Gedicht von Hans Sachs vor, dem unsterblichen Nürnberger, der vor 450 Jahren über das ›bittersüße ehlich Leben‹ geschrieben hatte: ›Mein Frau ist mein getreuer Freund, oft worden auch mein größter Feind ... mein Blitz und Donnerschlag.‹ Der Professor versicherte seiner Frau: ›Ich arbeite nur nach diesem Gedicht, wirklich.‹

Es half nichts. Gertrud Weber zog aus, reichte die Scheidung ein. Sie verlangte die Hälfte des Vermögens. Aber was sind die Werke eines Künstlers wert? Ein langer Rechtsstreit begann.« Diesen Eheprozeß aber – so mußte der Leser schließen – hatte ich durch die Verhöhnung meiner Frau mit diesem Brunnen selbst verursacht und mir in seiner Härte und Schwere auch selbst eingebrockt.

Die skandalöse Geschichte war frei erfunden. Gertrud war bereits 1978/79 aus meinem Haus ausgezogen, also zu einem Zeitpunkt, zu dem es erst ein Eins-zu-zwanzig- und ein Eins-zu-zehn-Modell des Brunnens gab mit Figurengrößen, die auf keinen Fall Rückschlüsse auf irgendwelche Ähnlichkeiten zuließen. Außerdem ruft der Artikel den Eindruck hervor, als ob es in diesem Brunnen nur eine Frau, nämlich »die Brunnenfrau« gäbe, die eine »gewisse Ähnlichkeit« mit Gertrud hätte. Um das zu beweisen, hatte die »Bunte« die Frau im »Vielfraß« am Kuchentisch abgebildet und daneben ein Paßfoto von Gertrud aus ihren letzten Jahren gesetzt. Das einzig wirklich Ähnliche waren die beiden Bubikopffrisuren und die Beleibtheit der Frauen. Ich komme noch darauf zurück. Aber selbst wenn eine solche Ähnlichkeit zwischen Gertrud und der Frau im »Vielfraß« vorläge, handelte es sich nicht um »die Brunnenfrau«. In Wirklichkeit gibt es an diesem Brunnen sieben verschiedene Frauen, junge und alte, dicke und dünne, schöne und häßliche, lebendige und tote. Wenn man den Schädel auf dem »Ehefelsen« dazurechnet, sogar acht. Das ganze war dann noch mit einem angeblichen Zwiegespräch zwischen Gertrud und mir in Anführungsstrichen bereichert worden, so als ob ein Redakteur der »Bunten« dabeigewesen wäre oder doch zumindest irgend jemand ihm von diesem Dialog berichtet hätte.

Es war klar, ein Brunnen, der aus einer menschlich so ekelhaften Geschichte entstanden ist, konnte kein Kunstwerk sein. Und so schloß dann auch der Artikel: »Der Brunnen dagegen steht längst vor historischer Kulisse, am Weißen Turm in Nürnberg. Tag für Tag schütteln Passanten angesichts der seltsamen Figuren den Kopf: ›Und das soll Kunst sein?‹«

Einen Tag später erschien dann in der Nürnberger »Abendzeitung« ein ganzseitiger Artikel mit den gleichen Fotos und der gleichen Geschichte – allerdings ohne den wörtlichen Dialog in Anführungsstrichen, dafür aber mit der Behauptung garniert, ich sei nun finanziell durch den Eheprozeß »ruiniert«. Etwa acht Tage später rief die »Bild«-Zeitung bei mir an, weil auch in Hamburg ein Bericht über diesen Unsinn geplant war. Nachdem ich dem Journalisten aber die Termine der Brunnenentstehung und den Auszug meiner Frau vorgehalten hatte, verzichtete er auf den von der Chefredaktion geforderten Bericht. Insoweit war »Bild« immer noch seriöser als die »Bunte« und die »Abendzeitung«, die es nicht für nötig befunden hatten, bei mir auch nur einmal nachzufragen. Im Juni 1990 wurde ich noch von einer Journalistin der amerikanischen Armeezeitung »Stars and Stripes« aus Fürth interviewt, weil auch sie von dem in Bronze gegossenen Eheskandal berichten wollte. Sie brachte dann nur einen Bildbericht über den Brunnen. Noch ein halbes Jahr später, bei meiner Ausstellung in Hamburg, bezog sich eine der Besprechungen erkennbar auf diesen »Bunte«-Artikel. Die Diffamierung durch die »Bunte« hatte also einen gewissen Erfolg.

Ich hatte mich inzwischen an meinen Rechtsanwalt gewandt, der daraufhin der »Bunten« die zeitliche Abfolge meiner Brunnenentwürfe und des Auszugs meiner ersten Frau aus meinem Haus vorhielt, ihr außerdem ein Foto von dem dicken Modell mit Bubikopf schickte, nach dem ich die Kuchenesserin im »Vielfraß« modelliert hatte und dem die Plastik auch ähnlich sah. Eine »redaktionelle Richtigstellung« aber wies das Skandalblatt sofort zurück. Die Rechtsabteilung der »Bunten« berief sich auf mein im Edelmann-Verlag erschienenes Buch über den Ehebrunnen und behauptete dreist, die in dem Artikel vorgetragenen Tatsachen stammten aus diesem Buch. Wir waren einigermaßen sprachlos. Gleichzeitig schickte ich eine Gegendarstellung an die »Abendzeitung«, die dort zusammen mit einem Foto von Frau Brese (dem Modell) gebracht wurde.

Nach der Weigerung der »Bunten« forderten wir vor einem Braunschweiger Gericht Schmerzensgeld. Eine Gegendarstellung oder eine redaktionelle Berichtigung Monate, möglicherweise Jahre nach einem lang andauernden Prozeß wäre völlig sinnlos gewesen, im Gegenteil, sie hätte mir zusätzlich geschadet. Juristisch war die Sache klar. Wenn auch der Gesetzgeber und ganz besonders unsere Richter Falschdarstellungen der Presse angeblich zugunsten der »Pressefreiheit« großzügigst beurteilen, so sind erfundene Zitate, die den Presseopfern in den Mund gelegt werden, eindeutig verboten. An dieser Klippe wären auch der Presse hörige Richter nicht vorbeigekommen. Es war eine Persönlichkeitsverletzung ersten Grades – noch dazu in einem Millionenblatt veröffentlicht –, die es nun zu beurteilen galt. Trotzdem ist den Richtern vieles zugunsten der »Bunten« eingefallen:

Sie bestritten in ihrem im Juni 1990 verkündeten Urteil in der ersten Instanz nicht, daß der frei erfundene Dialog zwischen Gertrud und mir eine schwere Persönlichkeitsverletzung sei, die noch dadurch verschärft worden sei, daß er angeblich Ursache unserer Ehescheidung gewesen sein sollte. Das Datum der Scheidung und die Entstehungszeit des entsprechenden Gipsmodells – meinte das Gericht – hätte die »Bunte« leicht herausbekommen können. So weit – so gut. Dann aber kamen die Abmilderungsgründe:

Der uns unverständliche Hinweis auf mein Buch über den Nürnberger Brunnen hatte den Richtern anscheinend eingeleuchtet. Sie hielten es für nötig, fast eine ganze Seite meines Buchs in ihrem Urteil abtippen zu lassen, um zu beweisen, daß ich mich auf das Gedicht des Nürnberger Poeten Hans Sachs über das »bittersüße ehlich Leben« bezogen hatte. In diesem Zusammenhang stand mein nun inkriminierter Satz: »Auch ich hatte in meiner Ehe Probleme.« Das führte dann bei den drei Richtern Dr. Clodius, Schomerus und Dr. Achilles zu dem fabelhaften Schluß: »Die vorstehend angesprochenen Eheprobleme des Klägers führten zur Scheidung seiner Ehe im Jahre 1980.« Als ich das las, blätterte ich zurück und suchte die »vorstehend angesprochenen« Probleme meiner Ehe, fand aber nur diesen Satz. Welche Ehe hat eigentlich keine Probleme? Wie können die Richter daraus irgendwelche Rechte der Öffentlichkeit ableiten, über meine Ehe Spekulationen anzustellen? Schließlich hatte ich mich auf Hans Sachs, der vierzig Jahre mit seiner Frau zusammengelebt hatte, und die Probleme seiner Ehe bezogen, die nie geschieden worden ist. Aber auf jenen Satz bauten die Richter noch weitere, geradezu skandalöse Rechte der Öffentlichkeit auf: »Denn den Anlaß hierfür hat der Kläger – wie aufgezeigt – selbst gegeben, also dieses Stück Privatsphäre selbst in die Öffentlichkeit hineingetragen, so daß er es sich gefallen lassen muß, daß die Öffentlichkeit sich mit dem zur Schau gestellten Eheleben auseinandersetzt und es auch mit entsprechenden Rückschlüssen auf Persönlichkeit und Leben des Werkschöpfers kritisch würdigt.« Hier wurde es also klar: Mit dem Brunnen hatte ich nach Meinung der Richter mein eigenes Eheleben »zur Schau« gestellt, deswegen habe ich als Künstler keine Privatsphäre mehr. Solche abenteuerlichen Konstruktionen konnten doch mit dem harmlosen Satz »Auch ich hatte in meiner Ehe Probleme« nicht begründet werden. Es war offensichtlich der Brunnen selbst gemeint, mit dem ich mein Eheleben »zur Schau« gestellt haben soll, weshalb ich »mit entsprechenden Rückschlüssen auf Persönlichkeit und Leben des Werkschöpfers« rechnen müßte. Da jedes Kunstwerk – wir haben so auch argumentiert – selbstverständlich Zusammenhänge mit dem Leben des Autors hat, ist die Persönlichkeit des Künstlers also – folgt man diesen Richtern – weniger schutzwürdig als die irgendeines anderen Menschen, zum Beispiel eines Richters, eines Postboten, eines Journalisten oder eines »Abstrakten«.

Außerdem war nach Meinung der Richter die Ähnlichkeit zwischen der Kuchenesserin und Gertrud unstrittig. Frau Brese, die wir als Zeugin benannt hatten, wurde gar nicht erst gebeten. Auch den Brunnen schauten sich die Richter nicht an. Sie verließen sich gänzlich auf das im Zeitungsklischee wiedergegebene Paßfoto von Gertrud und die Abbildung des entsprechenden Karussellwagens meines Brunnens. Daß in Hunderten von Artikeln über den Ehebrunnen vorher keiner auf eine solche Ähnlichkeit gekommen war, focht sie auch nicht an.

Da nach Meinung der Richter als Verfehlung der Illustrierten nur Zitatenfälschung und frei erfundene Gründe für meine Ehescheidung übrigblieben, »erkannten« sie auf zehntausend Mark Schmerzensgeld, einen lächerlichen Betrag für ein Blatt in Millionenauflage in der alten Bundesrepublik, das noch dazu in der ehemaligen DDR mit pornoähnlichen Heften weitere Millionenauflagen erzielte. Ganz sicher wird eine solche Entscheidung Burda nicht hindern, sich bei nächster Gelegenheit wieder so zu verhalten.

Diese zehntausend Mark wollten sie mir noch dazu durch einen Trick nicht zukommen lassen: Mein Rechtsanwalt Klaus Leiste hatte die Höhe des geforderten Schmerzensgeldes – wie es in derartigen Prozessen auch üblich ist – nicht beziffert, sondern den Betrag in das Ermessen des Gerichts gestellt und lediglich für Streitwertzwecke, um die Einzahlung eines Gerichtskostenvorschusses zu ermöglichen, den Gegenstandswert auf vierzigtausend Mark geschätzt. Da sie mir aber nur zehntausend Mark Schmerzensgeld zugesprochen hatten, entschieden die Richter, ich hätte den Prozeß zu fünfundsiebzig Prozent zu zahlen und die »Bunte« nur zu fünfundzwanzig, ich hatte also den Prozeß nach ihrer Meinung zu drei Vierteln verloren. Von dem Schmerzensgeld mußte ich mehr als die Hälfte für die Prozeßkosten beider Parteien wieder zurückgeben. Der Kläger – also das Opfer der Medien – sollte wohl nach Meinung der Richter mit der Festsetzung des »Streitwertes« die in Wahrheit unvorhersehbare Entscheidung des Gerichts über die Höhe des Schmerzensgeldes vorwegahnen. Wir hatten aber nach unseren Erfahrungen in Medienprozessen mit diesem Streitwert uns außerdem den Weg zum Bundesgerichtshof offenhalten wollen, wofür er mindestens vierzigtausend Mark betragen mußte.

In Wahrheit haben die Richter während der Verhandlung ganz unverblümt zu erkennen gegeben, daß sie das Schmerzensgeld keinesfalls in meinen Händen sehen wollten: Sie haben nämlich zuerst vorgeschlagen, daß ich, falls sie mir Schmerzensgeld zusprechen würden, dies zur »Förderung junger Künstler« zu verwenden hätte, so wie es gelegentlich bei Strafurteilen festgelegt wird. Wir haben das abgelehnt, weil ich als Vorsitzender des hiesigen Berufsverbands und als Gründer der Künstlergalerie für junge Künstler viel mehr getan habe als die meisten Zeitgenossen und auch nicht erkennen konnte, woher ausgerechnet die Richter das Recht zu einer solchen Anordnung nehmen wollten. Daraufhin haben dann die Richter die Kostenverteilung (drei Viertel zu einem Viertel) festgelegt, so daß mir von den zehntausend Mark kaum mehr als dreitausend übrigblieben.

Auf einen Umstand möchte ich noch hinweisen, der schlaglichtartig unsere Rechtsunsicherheit beleuchtet, der deutlich macht, in wie hohem Maße in unserer Republik den Bürgern und ganz besonders den Journalisten klar ist, daß die Frage von Recht und Unrecht zuallererst von der Macht der Beteiligten abhängt. Während also die Skandalblätter abenteuerliche Geschichten über mich druckten, mir frei erfundene Dialoge in den Mund legten oder meinen finanziellen Ruin offenbarten, wagten sie in denselben Artikeln über den Kunstwerke-Prozeß nicht einmal die Dresdner Bank mit Namen zu nennen, »eine Berliner Bank«. Obwohl es doch gerichtsnotorisch war, daß – zwar nicht formal als Prozeßpartei, aber doch als Weisungsgeber auf eigene Kosten und im eigenen Interesse – die Dresdner Bank gegen mich klagte. Aber wer weiß, was Großbanken vor Gericht alles durchsetzen können! Auch alle anderen Zeitungen, die über meinen »Eheprozeß« berichteten, trauten sich nicht einmal, den Namen der klagenden Bank zu nennen, denn »du sollst den Namen des Herrn, deines Gottes, nicht unnützlich führen, denn die Bank wird den nicht ungestraft lassen, der ihren Namen mißbraucht«. Wie recht diese Blätter mit ihrer Einschätzung hatten, bewies der gleichzeitig laufende »Zugewinnprozeß« der Dresdner Bank gegen mich. Doch darüber später.

Auf jeden Fall wollte ich Klarheit haben, ob dieses Urteil dem Rechtsstatus in Braunschweig entspricht, deswegen stellte ich das Urteil durch Berufung vor dem Oberlandesgericht wegen der Höhe des Schmerzensgeldes und ganz besonders wegen der »Kostenverteilung« in diesem Prozeß in Frage. War ich nun

Verlierer, die »Bunte« aber Sieger, obgleich sie in einem Millionenblatt meine Persönlichkeitsrechte mutwillig verletzt hatte?

Aber es blieb alles beim alten. Das Oberlandesgericht bestätigte das Urteil in der Sache. Es kam daran nicht vorbei! Denn frei erfundene Zitate, die einen anderen herabsetzen, sind juristisch immer eine rechtswidrige und schuldhafte Persönlichkeitsverletzung. Jede andere Entscheidung wäre Rechtsbeugung gewesen.

Jedoch enthielt das Berufungsurteil zusätzlich eine Kostenentscheidung, die sachlich unverständlich, nicht nachvollziehbar und daher in meinen Augen willkürlich war und die das zugesprochene Schmerzensgeld vollständig »verzehrte«. Die Richter des Berufungssenats setzten den Streitwert von vierzigtausend Mark auf dreißigtausend Mark herab. Das war eine Zahl, die weder in den Schriftsätzen noch in der mündlichen Verhandlung von irgendeiner Seite jemals genannt worden, also aus der Luft gegriffen war. Die willkürliche Festsetzung des Streitwertes führte dazu, daß ich nun mit drei Vierteln der Kosten im ersten Rechtszug und mit zwei Dritteln der Kosten des Berufungsrechtszuges belastet wurde. Das Schmerzensgeld war jetzt nicht nur restlos verteilt, sondern mit den Kosten noch um zweitausend Mark überschritten. Darüber hinaus war mir so die Möglichkeit genommen, das Urteil mit der Revision beim Bundesgerichtshof anzugreifen. Aus Empörung über dieses Urteil verzichtete mein Anwalt Leiste auf einen Teil seines Honorars. Das Ganze erinnerte mich an ein Bild, das 1933 durch die Weltpresse gegangen war: Der jüdische Rechtsanwalt Dr. Spiegel wurde in München von der SA mit einem großen Schild um den Hals durch die Straßen geführt: »Ich werde mich niemals mehr bei der Polizei beschweren.« Nein, auch ich werde mich niemals mehr vor einem bundesdeutschen Gericht gegen Verleumdungen durch die deutsche Presse wehren. Das Urteil des Oberlandesgerichts war von dem Vizepräsidenten des Oberlandesgerichts Dr. Lange, dem Richter am Oberlandesgericht Schmidt und dem Richter am Landgericht Köhler formuliert worden.

Daß es heute fast unmöglich geworden ist, Gegendarstellungen zu falschen Berichten in unseren Medien gerichtlich durchzusetzen, zeigt auch folgende Geschichte:

Da ich für meine Ehescheidung und die damit zusammenhängenden Prozesse immer größere Geldsummen brauchte, nahm ich in jenen Jahren neben den Arbeiten für Nürnberg und Göttingen – das ging eigentlich über die Kräfte eines Menschen – einen weiteren, dritten großen Auftrag an.

Schon im Dezember 1977 hatte mich der Architekt Eckhard Gerber aus Dortmund für eine Brunnenanlage vor der von ihm entworfenen Stadthalle in Hagen in Westfalen zu gewinnen versucht. Künstlerisch war auch dieses Projekt verlockend: Die Stadthalle sollte in einem riesigen stillgelegten Steinbruch entstehen, um den herum inzwischen die Stadt gewachsen war. Es war also – besonders für einen städtischen Bau – eine ungewöhnliche landschaftliche Situation: Etwa dreißig bis vierzig Meter hohe Felswände umschließen U-förmig den Raum, zu dem man von der Straße wiederum etwa zwanzig Meter hinaufsteigen muß. Dort sollte die Stadthalle zusammen mit einem Forumsplatz zwischen den Felswänden gebaut werden, eine zweispurige frei schwingende Treppenanlage sollte hinaufführen. Felsbrocken aller Größen lagen noch in dem alten Bruch und warteten darauf, von mir zu einer Felslandschaft mit Seen und Wasserfällen zusammengefügt zu werden. Das jedenfalls schwebte mir vor und lockte mich auch im Gegensatz zu der geometrischen Rosettenform des Nürnberger Brunnens. Die Verhandlungen zogen sich über das Jahr 1978 hin. Im April 1979 wurde ich dann mit Vorentwürfen für die Brunnenlandschaft und die geplante Skulptur beauftragt.

Im Zentrum des Stadthallen-Forums plante ich einen fünfzehn mal fünfzehn Meter großen See, dessen Ufer in unregelmäßigen kurvigen Formen zwischen hügligem, mit Granitsteinen gepflastertem Gelände, das bis in die Foyerräume der Stadthallte vordringt, verlaufen sollte. Um den See herum hatte ich Gruppen von Felsbrocken angeordnet. Über dem zur Straße hin abfallenden Hang sollte der See von einem großen, durch gewaltige Felsen aufgetürmten Wall aufgestaut werden. Diesen Felsenwall bekrönte ich mit einer vier Meter sechzig hohen Bronzeskulptur als Wasserspeier. Mit ihr wollte ich das Landschaftsthema zusammenfassen: Wolken, Sonne und Regen, die Wolken zum Teil in Form von Frauenkörpern: Wetterhexen. Das Wasser sollte zum einen aus Regenbündeln der Bronzeskulptur und zum anderen in einem dicken Strahl aus dem geöffneten Mund der Sonne aus fast vier Metern Höhe in einer galiläischen Kurve in den See fallen, um durch die Höhlen und Fugen des Felsenwalls in ein kleineres, zwei bis drei Meter tiefer im Hang liegendes Becken über Steine und Felsen herabzuplätschern. Den restlichen Abhang zwischen den beiden Treppen entwarf ich als bewachsene Felsenlandschaft. Ich hatte ein Eins-zuhundert-Modell gebaut, das die Komposition der Felsbrocken, sogar die einzelnen Felsformen angab. Danach habe ich später aus dem Stadthallen-Steinbruch und aus Brüchen der Umgebung die Felsen zusammengesucht. Der Bau- und Kunstausschuß von Hagen stimmte der Ausführung des Entwurfs im August 1979 einstimmig zu.

Das wurde zum Signal für die Feuilletonpresse, von der Feder zu ziehen. Ein Herr Tuschhoff verglich im August 1979 in der »Westfälischen Rundschau« diesen Entwurf mit dem Spiel von kleinen Kindern: »Wer hat als Kind nicht gerne einen Damm gebaut? Der Bach, war er auch noch so winzig, lud doch gerade dazu ein, an seiner schmalsten Stelle Steinchen anzuhäufen ... Etwas ähnliches soll nun an der Stadthalle entstehen. Aber nicht Kinderhand ist hier im Spiel, sondern Künstlergeist ... Wäre nicht der Preis, der Professor könnte sich der Unterstützung des Großteils der Bevölkerung sicher sein, denn er schafft nicht ein umstrittenes Kunstwerk, er will eine anheimelnde Schrebergarten-Idylle vor die Stadthalle setzen.« Eben hatte ich in Nürnberg »Gartenzwerge« entworfen, jetzt in Hagen eine »Schrebergarten-Idylle«. Immer das gleiche. Vor dem Ersten Weltkrieg bekämpfte man Künstler, die sich nicht nach der jeweiligen Salonkunst richten wollten, als »Wilde«. Heute, nachdem diese Ausdrücke zu Auszeichnungen geworden sind, werden Abweichler als »Gartenzwergfabrikanten«, als »Heimelige-Welt-Schöpfer« und natürlich immer wieder als Nazis verschrien. Der Vergleich mit dem von Kindern gestauten Bächlein sollte das Mißtrauen der Bevölkerung schüren, der beauftragte Künstler würde für irrsinnige Gelder nichts oder fast nichts anderes liefern und entwerfen, als was nicht auch Kinder machen können. Ähnlich hatte auch Herr Roeder von der »Nürnberger Zeitung« argumentiert.

Im März 1981 wurde der Vertrag geschlossen. Für die vier Meter sechzig hohe Bronzeplastik einschließlich Guß, der Gestaltung der Brunnen- und Felsenlandschaft samt Bauführung sollte ich zweihundertfünfzigtausend Mark erhalten.

Jetzt schlug die »FAZ« zu. Sie berichtete unter dem Titel »In die Kartoffelkiste«, die Stadt Hagen sei nicht bereit, für ein (fast monochromes, ungefähr zweieinhalb Quadratmeter großes) Ölbild von Emil Schumacher aus Hagen fünfundneunzigtausend Mark auszugeben, dagegen würde »das Projekt eines Wetterhexen-Brunnens aus der Werkstatt des Braunschweiger Bildhauers Jürgen Weber ... problemlos die Millionenhürde ...« überschreiten. Wenn ich von den üblichen Beleidigungen wie der »Meister der verquollenen Sauna-Helden« und ähnlichem absehe, blieb doch zumindest die eindeutig falsche Nachricht, daß dieser Brunnen mehr als eine Million kosten würde. Da der Entwurf und die Ausführung der Bronzeplastik von mir für eine Viertelmillion zu leisten waren, die Felsen für den Brunnen nahezu kostenlos in dem Bruch lagen, das Wasserspiel und die Pumpenanlagen im Vergleich zu Nürnberg sich eher bescheiden ausnahmen, war die Schätzung der Bauleitung und der Stadt von vierhunderttausend Mark Gesamtkosten für den Brunnen realistisch. Diesen Preis hatte man auch der »FAZ« genannt, erläuternd aber hinzugefügt, daß die gesamten Außenanlagen – also mehrere zehntausend Quadratmeter Landschaftsgestaltung außerhalb meiner Brunnenanlage und Einstellplätze für fünfhundert Autos – zweieinhalb Millionen kosten würden. Daraus hatte dann die »FAZ« einen die »Millionengrenze« übersteigenden Preis für meinen Brunnen gemacht. Ärgerlich war der Verweis auf das Bild eines Tachisten, den uns die Feuilletonpresse seit dreißig Jahren als einen der bedeutendsten Künstler unseres Jahrhunderts aufzuschwatzen versucht. Für zweieinhalb Quadratmeter fast einfarbig dunkelblau angestrichener Leinwand wurden fünfundneunzigtausend Mark als lächerlicher Preis hingestellt. In den vierhunderttausend Mark, die für diesen Brunnen veranschlagt waren, steckten mindestens dreihunderttausend Mark reine Material- und Leistungskosten, meine eigene, auch körperlich gewaltige Arbeit für diese große Skulptur nicht gerechnet.

Ich schickte also an Herrn Beaucamp, den ich für den verantwortlichen Redakteur des »FAZ«-Feuilletons hielt, eine Gegendarstellung, nicht länger als eine halbe Schreibmaschinenseite. Die »FAZ« lehnte die Veröffentlichung aus angeblich rein formellen Gründen ab, auch nachdem der Brief im Büro meines Rechtsanwalts umformuliert worden war.

Inzwischen hatte der Vorsitzende des Stadthallen-Ausschusses aus Hagen, Herr Gerber, einen Leserbrief an die »FAZ« geschickt, in dem er nicht nur dieses, sondern auch anderes richtigzustellen versuchte. Auch diesen Leserbrief veröffentlichte die »FAZ« nicht. Es war klar, einer der wichtigsten Redakteure für bildende Kunst in der »FAZ« damals war Georg Jappe. Seine »Kunstkritiken« hatte ich schon in meinen Vorträgen auf dem Römerberg ausführlich analysiert, noch genauer in der »Entmündigung der Künstler«. Der »Bericht« über mein Hagener Projekt war kaum zufällig in das Feuilleton der »FAZ« geraten, und sicherlich waren »Richtigstellung« und »Leserbrief« mit Bedacht abgelehnt worden.

Das um so leichter, als das Recht zur Gegendarstellung in den letzten fünfzehn Jahren durch die Massenmedien und durch Gerichtsurteile planmäßig abgebaut worden ist, obwohl gerade dieses Recht eine der wichtigsten Säulen einer richtig verstandenen Pressefreiheit ist. Ich zitiere aus dem Handbuch des Presserechts 1978, 23. Kapitel: »Mit dem zunehmenden Einfluß der Presse auf die öffentliche Meinungsbildung wurden aber zugleich die Gefahren und damit die Notwendigkeit erkannt, ein ausgleichendes Gegengewicht zum Schutze des von einer Veröffentlichung Betroffenen, einen Schutz vor der Presse, zu schaffen. Daher hat sich das Recht der Gegendarstellung zu einem elementaren Bestandteil der Presseordnung entwickelt.«* Ein ähnliches Problem habe ich ja schon im Zusammenhang mit den Römerberg-Gesprächen und dem Karlsruher Urteil erörtert. Wenn es damals auch in erster Linie um Beleidigungen und Schmähungen ging – nur in zweiter Linie um Falschzitate –, so war doch das Grundproblem das gleiche: Die von der Presse Verfolgten genießen in unserem Rechtsstaat immer weniger Schutz – jedenfalls wenn sie Meinungen von Minderheiten vertreten. Hier ging es nun eindeutig um falsche Tatsachenbehauptungen. Der Hagener Brunnen kostete nur vierhunderttausend Mark und nicht über eine Million.

Mein Rechtsanwalt sagte mir damals, daß es sehr schwierig sein dürfte, vor einem Frankfurter Gericht ein siegreiches Urteil gegen die angesehene und mächtige »FAZ« zu erstreiten. Er hatte offenbar stille Zweifel, ob die Richter in Frankfurt überhaupt gegen die »FAZ« entscheiden würden. Andererseits aber war Herr Leiste – auf Medienrecht spezialisiert – selbst daran interessiert, zu erfahren, ob eine Gegendarstellung zu einer so simplen Falschdarstellung wie einem dreifach überhöhten Preis noch durchzusetzen sei. Also klagten wir. Außer dem falsch angegebenen Preis hatten wir noch zwei andere Punkte »richtiggestellt«. Die Frankfurter Richter des Landgerichts – die Herren Schulze, Aumüller und Esser – entschieden, daß die beiden anderen Punkte nicht »Tatsachenbehauptungen«, sondern »Wertungen« seien und daß die falsche Preisangabe deswegen nicht richtiggestellt zu werden brauche, weil sie mir nicht schaden würde: »Es würde dem ... Kläger nicht zum Nachteil gereichen, wenn der Preis eines Kunstwerks teurer angegeben wird, als er wirklich ist.« Nun ist gerade in Nürnberg und auch in Hagen wesentlicher Angriffspunkt das Geld gewesen. In Nürnberg wurde im Jahre 1984 der ganze Auftrag sogar deswegen kurzfristig annulliert. Es besteht also kein Zweifel, daß dem Künstler im Einzelfall falsche und zu hohe Angaben über seine Honorare schaden können. Das gerade war ja auch von der »FAZ« beabsichtigt. Außerdem war diese Urteilsbegründung schon haarig: Der Gesetzgeber hat dem Richter nicht aufgegeben, Falschdarstellungen zu »bewerten«, sondern nur, zu entscheiden, ob es

* 1994 präzisierte Lafontaine das Gegendarstellungs-Recht durch ein neues Pressegesetz für das Saarland.

sich um eine solche handle; dann muß eine Gegendarstellung gedruckt werden. Aber schließlich war dies eine Klage gegen die staatstragende »FAZ«, und was man von mir zu halten hatte, war dem Artikel zu entnehmen.

Wie hätten die Richter wohl entschieden, wenn es um die heiligsten Güter der Nation gegangen wäre, zum Beispiel um einen Mercedes- oder einen VW-Wagen? Hätte der Wirtschaftsteil der »FAZ« bei einem neuen Mercedestyp den dreifachen Verkaufspreis angegeben, wäre nicht nur vor jedem deutschen Gericht eine Richtigstellung durchzusetzen gewesen, es wäre auch ein Schadenersatzanspruch akzeptiert worden. Aber hier ging es nur um Kunst, die noch dazu der »FAZ« nicht gefiel.

Wir legten Berufung ein und wurden von den Oberlandesrichtern Kugge, Dr. Weiß und Beck genauso »abgeschmiert« wie am Landgericht. Ich hatte vor beiden Gerichten kein Recht darauf, daß wenigstens die Preisangaben für meine Werke in den Zeitungen richtig sein müssen, außerdem ist ja der teuerste Künstler bekanntlich der größte.

Anfang 1984 war die Skulptur in Bronze gegossen; sie konnte auf dem Felsenwall montiert und das Wasserspiel konnte angestellt werden. Das sollte auf Wunsch der Stadt ausgerechnet am 31. Januar, mitten im tiefsten Winter, geschehen. Auf meine Einwände verwiesen die Herren vom Stadtbauamt auf die Möglichkeit, Frostschutzmittel zu verwenden. Die Stadtregierung hatte Angst vor den Kommunalwahlen im Frühsommer 1984. Man fürchtete sich vor einer Wahlkampfdiskussion »Kunst gegen Arbeitsplätze«. Hagen hatte damals über zehn Prozent Arbeitslose, weil der dort hergestellte Stahl immer weniger gebraucht wurde. Deswegen wollte die Regierungspartei den Brunnen in einem möglichst großen zeitlichen Abstand zur Wahl eröffnen.

Zum Glück war der Wettergott uns gnädig, es waren zwei oder drei Grad über Null. In Mänteln gehüllt standen viele Menschen um den Brunnen, das Wasserspiel wurde aufgedreht, und der Oberbürgermeister hielt eine begeisterte Rede. Das fiel ihm um so leichter, als der halbe Preis für den Brunnen bereits von Hagener Bürgern gestiftet war. Damit war das heikle Thema »Geld für Kunst und nicht für Arbeitsplätze« schon weitgehend entschärft. Ich wies außerdem in meiner Rede wieder darauf hin, wie viele Arbeitsplätze durch diesen Brunnen finanziert worden seien. So weit war alles gut verlaufen, bis ich mich am Ende meiner Rede über die Frankfurter Justiz auszulassen begann. Ich berichtete von dem verlogenen Artikel in der »FAZ« und den Urteilen der Frankfurter Richter. Ich machte aus meinem Herzen keine Mördergrube, sagte, was ich dachte, und so war der Eklat auch schon da. Ein der CDU angehörender Richter stürzte sich auf mich, schrie mich an, daß er sich beleidigt fühle, und stieß mich in seiner Wut zurück. Da ich unmittelbar mit dem Rücken vor dem Brunnenbecken stand, wäre ich um ein Haar bei dieser Rangelei in das Wasser gefallen. Hinterher habe ich bedauert, daß ich mich nicht etwas leichter habe umwerfen lassen. Es wäre doch wunderbar gewesen: Ein deutscher Richter wird gewalttätig und wirft einen Bildhauer in ein Brunnenbecken. Das ist mir aber leider erst später eingefallen. Meine Instinkte der Selbstverteidigung haben das kalte Bad verhindert. Die gesamte CDU war auf

»das äußerste empört«, verließ schimpfend den Festplatz, so daß die kalten Platten in der Stadthalle fast zur Hälfte übrigblieben.

Die Zeitungen berichteten wohlwollend, ja sogar begeistert über den Brunnen, drückten allerdings ihr Unverständnis dafür aus, daß ich die Einweihung des Brunnens dafür verwandt hätte, meinen Ärger über Frankfurter Richter und die Justiz im allgemeinen loszuwerden. Völlig unrecht hatten sie nicht. Aber ein Wahlkampfthema wäre der Brunnen auch nicht geworden. Er ist von der Bevölkerung und ganz besonders von den im Hügelgelände des Brunnens radfahrenden Kindern angenommen worden und konnte zum großen Teil aus privaten Stiftungen finanziert werden. Der SPD-Oberbürgermeister war über meine Ausfälle gegen die Justiz besonders unglücklich, weil er auf weitere Spenden aus CDU-Kreisen gehofft hatte.

20. Meine erste Begegnung mit dem Tod

Daß ein Mensch mit meiner Kunstauffassung trotz aller Medienanfeindung beruflich überleben konnte, lag an einer Kombination von künstlerischen Fähigkeiten und der Bereitschaft, mich immer wieder polemisch auseinanderzusetzen und das Gefecht neu anzufangen. Aber nun machte mein Körper nicht mehr mit.

Schon auf Ibiza in den Ferien 1984 hatte ich ein Brennen unter dem Brustbein bemerkt und zunehmend Atemnot. Leicht ansteigende Wege, Treppen fielen mir immer schwerer. Auf der Rückfahrt mit dem Schiff von Ibiza nach Barcelona schaffte ich die Treppen in dem Dampfer kaum noch. Vielleicht hatte ich mir eine Steinlunge geholt, vielleicht war doch der viele Marmorstaub schlecht für mich gewesen. Andererseits wußte ich, daß der Kalksteinstaub vom Körper abgebaut wird, nur Sandstein und Granit sind gefährlich.

In Braunschweig wieder angekommen, bei normalen Temperaturen, fühlte ich aber bald von meinen Beschwerden nichts mehr und begann mit einer neuen Arbeit, der Steinkanzel für die Bugenhagenkirche in Braunschweig. Außerdem hielt ich den Vortrag im Nürnberger Johannes-Scharrer-Gymnasium und fühlte mich wieder gesund. Gott sei Dank traute Renate dem Frieden nicht und rief Ende September ihren Hausarzt an und fragte ihn um Rat. Dr. Nissen aus Wolfsburg ließ sich am Telefon von mir meine Beschwerden beschreiben und schickte mich zu einem Herzarzt. Das Ergebnis der Untersuchung kam einem Todesurteil sehr nahe: Die aus dem Herzen aufsteigende Aorta hatte sich zu einem Ballon ausgedehnt mit einem verdreifachten Durchmesser, und das Ventil, die Aortenklappe, existierte praktisch nicht mehr. So pumpte das Herz ständig das Blut in die Ballon-Aorta und zog es gleich wieder zurück, der Blutkreislauf war völlig durcheinander und der Herzmuskel total überfordert. Die linke Herzkammer hatte sich deshalb in ihrer Größe verdoppelt, so daß die Lunge stark zurückgedrängt worden war. Deswegen und weil das frische Blut nicht mehr ordnungsgemäß durch den Körper getrieben wurde, hatte ich Atembeschwerden. Dr. Walpurger sagte zu mir: »Sie müssen zu Dr. Cooley, dem Chirurgen mit den goldenen Fingern.« Ich verstand überhaupt nichts, ich wußte auch nicht, wer Cooley war, an einen Herzdefekt hatte ich zuletzt gedacht. Welche Aussichten hätte ich denn nach einer Operation, fragte ich, ob ich noch Bildhauer sein könne und meine schweren Arbeiten ausführen dürfe? Nein, das sei ausgeschlossen, aber als Professor könnte ich noch lehren. Dann würde ich mich auch nicht operieren lassen, wenn sowieso nur ein halbes Rentnerdasein herauskäme. Walpurger zeigte mir jetzt die Röntgenaufnahme. Sie sah wirklich schlimm aus, das Desaster war leicht zu erkennen.

Zu Hause gab ich erst einmal allgemeine, ausweichende Antworten, weil ich mir noch nicht klar war, ob ich mich überhaupt operieren lassen wollte. Eine Operation als Auftakt zu einem Rentnerdasein jedenfalls wollte ich nicht. Da ich wußte, daß Renate ohne Einschränkung zur Operation drängen würde, verschwieg ich ihr erst einmal alles. Mein Brunnenbuch sollte kurioserweise die Klärung bringen:

Direkt nach der Eröffnung des Brunnens hatte ich zusammen mit Herrn Kistner, dem Verleger des kleinen Nürnberger Edelmann-Verlags, mit den Arbeiten für ein Buch über den Ehebrunnen begonnen. In Ibiza hatte ich nicht nur den Vortrag für das Johannes-Scharrer-Gymnasium vorbereitet, sondern auch den Text für dieses Buch diktiert und zusammen mit den Fotos an Kistner geschickt. Jetzt rief ich ihn an, wie eilig alles sei, wenn er das Buch noch mit mir zusammen beenden wolle, möglicherweise sei ich todkrank. Er ließ sich alles erklären und rief: »Dann müssen Sie zu Dr. Cooley nach Houston in die Vereinigten Staaten.« Woher er den Namen kenne? fragte ich ihn, ich hätte ihn von meinem Arzt gerade zum erstenmal gehört. Kistner wußte sogar, wie man zu Cooley kommen könne. Einer seiner Freunde nämlich wäre bei Cooley operiert worden.

Kistner brach also das Gespräch ab und kündigte mir einen Anruf seines Freundes an, der – über Herzoperationen gut informiert – mir von einer Anästhesistin erzählte, Frau Dr. Ott in München, die eine Herz-Luft-Brücke München – Houston eingerichtet habe. Mit ihr käme ich am einfachsten zu Cooley. Er würde Frau Dr. Ott von mir berichten. Ich wartete also auf den Anruf der Ärztin. Nachdem ich ihr dann alles genau beschrieben hatte, schickte sie ein Telex an Dr. Cooley und bekam in kürzester Zeit die Antwort, daß ich nach seiner Meinung weiter als Bildhauer arbeiten könne, wenn ich von ihm operiert würde. Frau Dr. Ott gab mir gleich die Termine für die Herzkatheter-Untersuchung in München und die Operation in Houston durch. Ich ließ alles mit mir geschehen und stimmte beklommen zu, aber auch erleichtert darüber, daß sie mir alle Entscheidungen abnahm. Das hat nur drei Tage gedauert. Jetzt war alles klar, ich erzählte Renate die Details meiner Krankheit.

Anfang Oktober fuhren wir nach München-Großhadern, wo ich mit einem Herzkatheter untersucht wurde. Es bestätigte sich, daß der aus dem Herzen aufsteigende Teil meiner Aorta und die Aortenklappe ersetzt werden mußten. Eine solche Operation war in Europa damals äußerst gefährlich, darum befürwortete der Amtsarzt Dr. Hesse in Braunschweig meine Reise zu Cooley nach Houston.

Am Samstag, dem 13. Oktober, flog ich zusammen mit einer Gruppe von fünf anderen in Europa inoperablen Todeskandidaten, begleitet von meiner Frau Renate und unter der Leitung der ebenso charmanten wie Lebensfreude und Zuversicht ausstrahlenden Frau Dr. Ott, nach Houston. Nach einigen Stunden in zwölftausend Metern Höhe stellte sich – wohl als Folge des gesunkenen Luftdrucks – eine schwere Atemnot bei mir ein. Die Ärztin gab mir blutdrucksenkende und beruhigende Mittel und eine Sauerstoffmaske. Sie befürchtete einen Bruch meiner Aorta. Schon am übernächsten Tag sollte ich operiert werden. Dies war sensationell, denn damals warteten in der Bundesrepublik die Herzkranken mehrere Monate auf einen Operationstermin. Das wäre für mich schon aus Zeitgründen ein Todesurteil gewesen, weil meine Herzschlagader wahrscheinlich nur noch wenige Tage gehalten hätte. In Großhadern aber war man durch Frau Dr. Ott darauf vorbereitet, mehr oder weniger inoperable Patienten in Begleitung der Ärztin sofort nach Houston zu schicken. Weit über hundert Menschen hat sie inzwischen so das Leben gerettet, alle Formalitäten für sie erledigt – ohne sich das bezahlen zu lassen. Weder Walpurger noch irgendein Arzt in Braunschweig wußten von dieser Luftbrücke München – Houston. Nur durch mein Brunnenbuch und den Zufall, daß einer der besten Freunde des Verlegers bereits von Dr. Cooley operiert und von Frau Dr. Ott dort hingebracht worden war, habe ich davon erfahren.

Eigentlich bin ich durch das mangelhafte deutsche Urheberrecht und die hohen Preise meines Fotografen gerettet worden: Irgendwie wollte ich nämlich die fünf- bis sechstausend Mark wieder hereinbekommen, die ich für die Fotografien des Brunnens bezahlen mußte. Darum hatte ich mir das Brunnenbuch ausgedacht. Wenn ich als Bildhauer des Brunnens schon kaum Rechte hatte, warum sollte ich es nicht als Autor versuchen? So bot ich Heiko Kistner die Fotos von Heidersberger und meinen Text für ein Buch an. Die Fotokosten sind wieder hereingekommen, mein Leben wurde gerettet.

Wir kamen in der Nacht vom 13. zum 14. Oktober 1984 in Houston an, ich wurde bereits am Sonntag, dem 14., in diesem gut funktionierenden Krankenhaus vollständig untersucht und für die Operation vorbereitet. Sonntag abend kam Cooley und bestimmte, nachdem er nur sekundenlang das Hörrohr auf mein Herz gesetzt hatte, daß ich als erster am nächsten Morgen operiert werden solle. Ich war auf einen Tag später eingestellt. Annemarie, meine Schwester aus Philadelphia, die dabeistand, sagte: »Jürgen, du bist ganz blaß geworden.«

Am nächsten Morgen, zwischen acht und neun Uhr, wurde ich in einen fast achtzehnstündigen Schlaf versetzt, mein Thorax wurde aufgesägt, wozu man mich an die Herz-Lungen-Maschine anschloß. Dr. Cooley ersetzte meine zerstörte Aorta durch einen Plastikschlauch und baute mir eine neue biologische Aortenklappe ein. Als er die Herzschlagader freigelegt hatte, sahen alle, daß sie schon nach hinten zum Rückgrat durchblutete. Wahrscheinlich hat das im Flugzeug begonnen und ist durch die blutdrucksenkenden Mittel, die mir Frau Dr. Ott gegeben hatte, gestoppt worden. Nach Meinung Cooleys hätte meine Aorta keine zwei Tage mehr gehalten.

Als dieser geniale Chirurg Aorta und Herzklappe ersetzt, das Team den Thorax wieder geschlossen hatte, bemerkte Frau Dr. Ott, daß mein Blutdruck ständig sank. Offensichtlich war die Verbindung zwischen der künstlichen und der natürlichen Aorta nicht dicht, und so begann ich innerlich zu verbluten. Die Gefäßwand meiner natürlichen Aorta war so zerfasert und brüchig, daß sie sich an den Schnittstellen nicht gut genug hatte vernähen lassen. Daraufhin nähte Cooley in einer zweiten dramatischen Operation ohne Herz-Lungen-Maschine über die Verbindungsstellen eine Art von Plastikschellen. Das war selbst für ihn schwierig. Während dieser Arbeit versickerten zwanzig Liter Blut, die mir durch vierzig Konserven ständig wieder zugeführt werden mußten. Schließlich hat Cooley es geschafft, der Kreislauf blieb sieben Jahre lang dicht.

Am Sonntag, am Tag vor der Operation, hatte man mir einen bebilderten Prospekt gegeben, aus dem ich entnehmen konnte, was mit mir während der

Operation geschehen und wie ich mich nach der Narkose in der Intensivstation vorfinden würde: Mit einem Beatmungsschlauch in der Gurgel und vielen anderen Schläuchen, die aus meinem Herz-Lungen-Raum kämen, würde ich von zwei Schwestern an meinem Bett ständig beobachtet. Nach meinem Aufwachen gäbe mir jede ihre Hand, die ich möglichst stark drücken solle. Daraufhin würden sich die Schwestern entscheiden, ob sie die künstliche Beatmung beenden könnten.

Als ich nach achtzehn Stunden nachts auf der Intensivstation aufwachte, schaute ich auf eine große runde Uhr an der Wand, die zwanzig Minuten vor drei zeigte. »Also, du lebst noch«, dachte ich. Schon fühlte ich den Händedruck der beiden Schwestern, drückte so stark ich konnte zurück, und die Schwestern zogen mir den Schlauch aus der Gurgel.

Fast zwei Tage dämmerte ich vor mich hin, vom Husten gequält, wachte ich auf und schlief wieder ein. Frau Dr. Ott hatte mir am Morgen nach der Operation eingeschärft, daß ich husten müßte, sonst bekäme ich eine Lungenentzündung. Die nicht abgesaugten Blutreste müßten heraus. Da aber die Kanten des von oben bis unten durchgesägten Brustbeins bei jeder Erschütterung gegeneinanderscheuerten, war das Husten nicht nur schmerzhaft, sondern hätte auch den Heilungsprozeß des Knochen hinausgezögert. Deswegen mußte ich einen kleinen, prall mit Sand gefüllten Sack beim Husten gegen das Brustbein drücken, um es ein wenig zu stabilisieren. Ob ich nun wegen eines Hustenanfalls aufwachte oder mich nach dem Aufwachen zwang zu husten, immer tat es gleich weh. Aber der Schmerz ebbte schnell ab, und ich schlief wieder ein.

Gelegentlich tauchten Renate, Frau Dr. Ott oder meine Schwester Annemarie an meinem Bett auf. Ich beklagte mich über irgend etwas und versank wieder in tiefen Schlaf. Manchmal merkte ich, wie ich von strenger bewachten Teilen der Intensivstation zu weniger streng bewachten verlegt wurde. Schon nach anderthalb Tagen wurde ich in die normale Klinikstation im zwölften Stock gebracht, wo ich in einem Zwei-Bett-Zimmer zusammen mit Renate liegen durfte. Für deutsche Verhältnisse fast unvorstellbar!

Die Gepflogenheiten in dieser privaten amerikanischen Klinik waren auch sonst anders: Die Schwestern kümmerten sich vierundzwanzig Stunden um ihre Patienten – immer mit der gleichen Geduld. Wann auch immer ich klingelte, sie kamen prompt und waren stets freundlich. Ich hatte das Gefühl einer wirklichen persönlichen Zuwendung. Vielleicht wurde ich deswegen auch schneller gesund. Niemals habe ich die Frage gehört: »Was wollen Sie denn nun schon wieder?« Ob ich meinen Schlafanzug oder mein Bett durchgeschwitzt hatte, Schmerzen hatte oder anders gelegt werden wollte, sie waren immer hilfsbereit. Diese Schwestern werden auch besser bezahlt, besser ausgebildet, aber können auch entlassen werden. In der ersten Nacht auf der Station im zwölften Stock schwitzte ich so sehr, daß ich zwei- oder dreimal das Bettzeug und meinen Schlafanzug wechseln mußte. Die ersten Male hatte es Renate erledigt, aber dann mußten wir die Nachtschwester rufen, weil wir keine Wäsche mehr hatten. Renate erzählte ihr von den zwanzig Litern Blut bei der Operation. Das wollte die Schwester nicht glauben. Cooley war schließlich dafür berühmt, fast ohne Blutkonserven auszukommen. Er mußte oft Zeugen Jehovas operieren, die aus Glaubensgründen lieber starben, als das Blut anderer Menschen anzunehmen. Renate zeigte also der Nachtschwester die Rechnung über die zwanzig Liter Blut. Darauf schlug sie mir leicht auf den Oberschenkel und sagte: »Dann bist du jetzt ein Amerikaner.«

Von da ab ging alles wahnsinnig schnell. Nach zwei oder drei Tagen konnte ich mit Hilfe einer Schwester schon unter die Dusche, machte dann meine ersten Schritte auf dem Stationsflur, wobei mir allerdings oft schwarz vor Augen wurde, so daß ich mich hinsetzen oder auf den Teppich legen mußte. Neun Tage nach dieser blutigen Operation verließ ich bereits das Krankenhaus und zog in das gegenüberliegende Hotel ein, weil dort die Tageskosten geringer waren. Nur noch zu den Untersuchungen ging ich in die Klinik.

Zwölf Tage nach der Operation konnten wir Houston verlassen und flogen nach Washington zu unseren Freunden aus der Zeit meiner Reliefs für das Kennedy-Center. Frau Asher und ihr zweiter Mann Ken empfingen uns mit der für die intellektuelle Mittelschicht Amerikas typischen Wärme und Herzlichkeit. Morgens brachten sie mir Ham, Eggs und Kaffee an das Bett. Tagsüber fuhren sie uns von Museum zu Museum. Dort gab es überall Rollstühle, in denen mich Renate durch die Säle schob, gelegentlich ging ich auch selbst. Am zweiten Tag fuhr uns Ken zum Kennedy-Center bis zur Plaza, so daß ich nur noch wenige Meter zu laufen hatte. Wir kamen in eine große Gruppe amerikanischer Touristen, die die Reliefs besichtigten. Ken verriet meine Identität, es gab ein großes Hallo, ich erzählte schon davon.

Am dritten Tag flogen wir nach München zurück, von wo es weiter ging nach Nürnberg zu dem Buchhändler und Verleger Kistner, um das Layout unseres Brunnenbuches zu besprechen. Dafür reichten meine Kräfte schon wieder, und am 31. Oktober, unserem zweiten Hochzeitstag – genau sechzehn Tage nach der Operation –, kam ich mit Renate wieder in Braunschweig an.

21. Die Klage aus dem Grabe

Hier erwarteten uns meine Kinder, mein schönes Haus, ein gut eingerichtetes und völlig einmaliges Institut mit liebenswerten Mitarbeitern, eine Universität mit angenehmem Klima und menschlicher Verwaltung unter ihrem Kanzler Wagner und meine künstlerische Arbeit, kurz, mein weiteres mir von Cooley wiedergeschenktes Leben.

Aber es erwartete mich auch die menschenverachtende Klage einer deutschen Großbank, die mich wegen meiner Kunst verfolgte. Die Dresdner Bank und der Berliner Kunstverein hatten sich gegen mich zusammengetan. Rechtsanwalt Heidemann, Vorsitzender des »Neuen Berliner Kunstvereins«, erhob trotz meiner schweren Krankheit ein Jahr später eine »Familienklage« zugunsten einer Großbank im Namen einer Frau, die längst begraben war. In der Bankenrepublik Deutschland (BRD) war das möglich.

Zuerst einmal wollte ich in der Rehabilitationsklinik in Bevensen am nördlichen Rand der Lüneburger Heide unter ärztlicher Kontrolle meine Kräfte zurückgewinnen. Anfangs machte ich nur kleine, später immer längere Spaziergänge. Jeden Tag zeichnete ich ein Bild von der düster-melancholischen Vorwinterlandschaft dieser nördlichen Gegend. Das machte mir viel Spaß. Ich freute mich schon immer auf die Zeichnung am nächsten Tag, und außerdem konnte ich so der trüben Altmänner-Heim-Atmosphäre dieser Herzklinik entfliehen.

Nach ungefähr acht Tagen stellte das Labor eine Gelbsucht fest. Das war zu befürchten gewesen. Da das Blut, welches ich während der Operation erhalten hatte, von vierzig Spendern stammte, war die Wahrscheinlichkeit sehr groß, daß ich eine sogenannte Gelbsucht »Non-A Non-B« dabei erwischt hatte, deren Erreger man damals noch nicht nachweisen konnte. Die Ärzte verboten mir also den größten Teil der Krankenhausgymnastik und jede größere Anstrengung. Ich durfte aber weiter spazierengehen, um zu zeichnen. Sicher ahnten sie nicht, wie kalt es mir oft während dieser manchmal mehrstündigen Zeichnungen bei dem leichten Frostwetter wurde.

Von meinem Krankenzimmer in Bevensen aus rief ich täglich bei den Kindern in Berlin an. Gertrud war wegen eines Lungenemphysems – wahrscheinlich eine Folge der postoperativen Bestrahlung – in das Urban-Krankenhaus eingeliefert worden. Es wurde immer deutlicher, daß sie sterben mußte. Dr. Meyer-Blücher, der Chef der »Bank für Handel und Industrie« in Berlin (Dresdner Bank), versuchte noch in der letzten Woche vor dem Tode Gertruds, in das Sterbezimmer einzudringen, um die Abtretung ihres Eheprozesses gegen mich an die Dresdner Bank mit ihr zu regeln. Er drückte das natürlich »fürsorglich« aus, als ob es ihm zuallererst um das Wohl von Gertrud und ihren Kindern ginge – er wolle mit ihr wegen der »Vorauszahlungen« sprechen, die er ihr auf den »Zugewinnprozeß« gewährt hätte! Er meinte wohl die achtzigtausend Mark, um die Gertrud ihre Konten, wie von mir vorausgesagt, insgesamt bei der Dresdner Bank überzogen hatte. Die Kinder verweigerten ihm den Zutritt.

Doina hatte inzwischen angefangen, die Geschäftsunterlagen der Mutter zu sichten. Gertrud hatte mehrfach von »großen Schulden« gesprochen. Auch der Versuch des Bankvorstandes, zu ihr vorzudringen, hatte die Kinder alarmiert. Im Schreibtisch der Mutter fanden sie eine bis zum Rand mit ungeöffneten Bankbriefen angefüllte große Schublade. Sie stießen auf einen Negativsaldo von fast hundertsechzigtausend Mark, obwohl ich ihr in den letzten fünf Jahren fast eine halbe Million ausgezahlt hatte – abgesehen von den Geldern für die Kinder. Seit zwei Jahren hatte Gertrud keinen dieser grünen Umschläge mehr aufgemacht. Wenn man noch irgendeinen Beweis für ihre Geschäftsunfähigkeit gebraucht hätte, hier lag er. Das Familiengericht aber hatte – der Leser wird sich vielleicht erinnern – meine Einwände gegen die Geschäftsfähigkeit von Gertrud und meinen Wunsch nach einem medizinischen Gutachten zweimal im Lauf der letzten fünf Jahre vom Tisch gewischt.

Doina fand auch eine von des Bankers Anwalt Heidemann formvollendet aufgesetzte Erklärung, in der die sterbende Frau den sogenannten »Zugewinnprozeß« um »unverkaufte Kunstwerke« der »Bank für Handel und Industrie«, also der Dresdner Bank, abgetreten hatte. Nun fragte sich Doina erst recht, was eigentlich Meyer-Blücher in dem Sterbezimmer gewollt hatte. Die Abtretung, von Gertrud unterschrieben, war ja längst in seinen Händen!

Aber das war nicht das einzig Merkwürdige: 1983, anderthalb Jahre vor dieser Abtretung, hatte Gertrud nämlich den Prozeß im Falle ihres Todes schon an ihre Kinder abgetreten und das nicht nur ihren Kindern, sondern auch in einem Brief ihrem Rechtsanwalt Heidemann mitgeteilt. Den Durchschlag davon hatte Doina ebenfalls gefunden, er wurde von dem Braunschweiger Familiengericht später nicht berücksichtigt.

Gertrud, Ende November 1984 gestorben, wurde wenige Tage später von den Kindern in dem Grab ihrer Eltern in Gundelsheim beigesetzt, einem kleinen Ort in der Nähe von Heilbronn. Ich lag noch als Rekonvaleszent in Bevensen. Meyer-Blücher – so erzählten meine Kinder – tauchte mit Chauffeur in einem Mercedes 600 auf und wandte sich, nachdem die Mutter begraben, die Reden gehalten waren und man sich an den Kaffeetisch gesetzt hatte, sofort an Doina. Er begann über den »Prozeß« zu sprechen und verlangte von Doina und den anderen Kindern, daß sie den sogenannten »Zugewinnprozeß« um »unverkaufte Kunstwerke« gegen ihren gerade dem Tod entronnenen Vater »weiterführen« sollten. Er ließ nicht einmal ein paar Stunden der Besinnung verstreichen! Doina war schockiert, erklärte dem Banker, daß sie mit ihren Geschwistern das Erbe der Mutter wegen Überschuldung ausgeschlagen hätte und daß sie außerdem auf keinen Fall einen Prozeß gegen ihren Vater führen würde. Der Bankdirektor wurde laut, die Trauergesellschaft konnte mithören, wie er von den Kindern verlangte, sie sollten die Ausschlagung des Erbes rückgängig machen und gegen den Vater klagen. Dann versuchte er es mit Versprechungen. Er bot den Kindern eine neue, ihnen angemessene kleinere Wohnung an, versprach, Saskia einen Praktikumsplatz für das Studium in Berlin zu besorgen, und verließ dann wütend und mit hochrotem Kopf die Trauergemeinde, als auch das nichts gefruchtet hatte. Es war klar, Meyer-Blücher suchte einen Kläger gegen mich zugunsten der Bank, am besten natürlich die Kinder, weil es ja ein »Familienprozeß« bleiben sollte.

Nach Berlin zurückgekehrt, wandte er sich an den Rechtsanwalt meiner Kinder, damit dieser sie zu dem Prozeß gegen ihren Vater bewege. Er ließ nichts unversucht, und er kannte auch keine Scham, obwohl doch gerade er es gewesen war, der Gertrud diese mit den Bankvorschriften unvereinbar hohen Kredite eingeräumt hatte. Es bereitete ihm offensichtlich keine Gewissensbisse, die Kinder zu einem Prozeß gegen ihren noch schwerkranken Vater zu überreden, von dem man damals nicht einmal wissen konnte, ob er jemals wieder erwerbstätig werden würde.

Im Gegenteil, der Banker hatte sich schon überlegt, wie ich die Gelder zahlen könnte, die er Gertrud widerrechtlich eingeräumt hatte: Als Renate sich am Anfang des Jahres 1985 ein Herz gefaßt hatte, ihn telefonisch anzuflehen, doch die Fortsetzung dieser Irrsinnsprozesse gegen ihren kranken Mann zu lassen, erinnerte er sie daran, daß ich ihm einen Brief geschrieben hätte (damals, aus Ibiza, als Gertrud in sein Haus gezogen war), den man nicht so leicht vergäße. Wenn ich kein Geld mehr verdienen könne, um Gertruds Schulden zu bezahlen, dann müsse ich eben das Haus verkaufen, in dem wir wohnten. Gertruds Hälfte von dem Haus hatte ich ihr nach der Scheidung schon ausgezahlt. Jetzt sollte ich dieses Haus also ein drittes (!) Mal bezahlen. Wir haben dies später den Familienrichtern vorgetragen, es hat ihnen keinen Eindruck gemacht. Was ein Banker sagt, ist wohl gesagt.

Auch von dem Rechtsanwalt der Kinder abgewiesen, gab der Banker keineswegs auf. Einige Monate später, am 21. Mai des Jahres 1985, klingelte abends in meinem Atelier das Telefon. Ich war dort – etwas mühsam und müde noch – mit dem Abguß des Eins-zu-fünf-Modells meines »Narrenschiffes« beschäftigt. Meyer-Blücher verlangte ohne Umschweife von mir die Bezahlung sämtlicher Schulden, die Gertrud bei der Bank nach der Scheidung gemacht hatte, einschließlich der Zinsen. Angeblich handelte es sich um rund hunderttausend Mark. Er drohte auch gleich: Sonst müsse er den vom Amtsgericht eingesetzten »Nachlaßpfleger zwingen«, den sogenannten »Zugewinnprozeß« um »unverkaufte Kunstwerke« zugunsten der »Bank für Handel und Industrie« gegen mich wiederaufzunehmen. Er hatte also schon wieder jemanden ausgeguckt, der für ihn prozessieren sollte, diesmal den »Nachlaßpfleger«. Gertrud war im Bereich des Amtsgerichts Charlottenburg gestorben.

Sein Ansinnen war für mich indiskutabel. Warum sollte ich Schulden bezahlen, die meine Exfrau nach der Scheidung gemacht hatte und die eben dieser Bankdirektor ihr widerrechtlich eingeräumt hatte und vor denen ich außerdem das Familiengericht Braunschweig schon 1980 hatte warnen lassen? Und das, obwohl ich ihr in den vier Jahren zwischen Scheidung und Tod gut vierhunderttausend Mark überwiesen hatte.

Immer noch sehr schwach, war es mir außerdem unklar, ob ich jemals wieder größere Aufträge ausführen könnte, um das geforderte Geld zu verdienen. Es war schließlich erst zwei Jahre her, daß Gertrud die letzte große Zugewinnzahlung von zweihundertfünfundsechzigtausend Mark von mir bekommen hatte. Zusätzlich hatte ich ständig an sie Unterhalt gezahlt, außerdem Ausbildung und Leben der drei Kinder finanziert. Hinzu waren Prozeßkosten von etwa fünfzigtausend Mark gekommen. Wo sollte ich jetzt – ein halbes Jahr nach dieser Operation – wieder hunderttausend Mark hernehmen, die unversteuert einen Gewinn von über zweihunderttausend voraussetzten? Ich sah mich über Jahre als Sklave der Dresdner Bank arbeiten für Schulden, die – außer der verstorbenen Kranken – in Wahrheit Meyer-Blücher und der Familienrichter zu verantworten hatten: Der eine hatte diesen Kredit im Gegensatz zum geltenden Recht gewährt, und der andere hatte trotz meiner Warnungen Gertrud von Familiengerichts wegen »gesund« geschrieben.

Außerdem, wie wollte der Banker einen vom Amtsgericht Charlottenburg eingesetzten Nachlaßpfleger zwingen, für die Bank dieses Geld – noch dazu vor einem Familiengericht – von mir zu »erstreiten«, der ich noch kaum eine Treppe hinaufgehen konnte, ohne mehrmals anzuhalten? Dies schien mir so ungeheuerlich, so unvereinbar mit unserer Rechtsstaatlichkeit, an die ich damals noch glaubte, daß ich die Drohung nicht ernst nahm. Das war mein Fehler. Ich habe die mangelnde Souveränität vieler deutscher Richter und deren fehlende Bereitschaft, von ihrer Unabhängigkeit Gebrauch zu machen, nicht richtig eingeschätzt. Das sollte ich bald begreifen.

Während mir noch solche Gedanken durch den Kopf gingen und Meyer-Blücher immer weiter auf mich einredete, von seiner »Sorge« um mich und meine Kinder sprach, sah ich, daß der Eimer Gips, den ich unmittelbar vor dem Anruf angerührt hatte, zu »ziehen« begann. Ich unterbrach Meyer-Blücher also, mein Gips zöge, ich müsse weiterarbeiten, er möge mich in zwei Tagen wieder anrufen. »Machen Sie Ihren Gips«, hörte ich ihn ärgerlich knurren. Natürlich hat Meyer-Blücher nicht wieder angerufen. Es ist ein teurer Eimer Gips geworden.

Statt dessen erzählte ich am nächsten Tag dem Nachlaßpfleger am Telefon von diesem Gespräch und davon, daß der Bankdirektor ihn »zwingen« wolle, den sogenannten Zugewinnprozeß um unverkaufte Kunstwerke gegen mich wiederaufzunehmen. Der Anwalt verwahrte sich dagegen, schließlich hätte Dr. Meyer-Blücher eine Abtretungserklärung, mit der die Bank in eigener Macht klagen könne. Ein Nachlaßpfleger dürfe einen derartig riskanten Prozeß auf keinen Fall führen. Ich sollte mich also beruhigen. Offensichtlich schien es Meyer-Blücher nicht zu wagen, mit seiner Abtretung direkt gegen mich vorzugehen. Aber meine Beruhigung war leider unbegründet. Ich ahnte damals noch nicht, was alles im bundesdeutschen Rechtswesen möglich ist:

Schon wenige Wochen später hörte sich der Nachlaßpfleger nach einem Gespräch mit Rechtsanwalt Heidemann ganz anders an: Ja, es sei klar, daß dieser Prozeß irgendwie weitergeführt werden müsse, er würde die Klage wiederaufnehmen. Ich war fassungslos. Jetzt war der Prozeß also nicht mehr zu riskant für einen Nachlaßpfleger. Plötzlich wollte er sich auf eine Klage einlassen, mit der die unverkauften Kunstwerke eines Künstlers zu Geld »erklärt« werden sollten. Dafür gab es keinen Präzedenzfall, ein größeres Prozeßrisiko war kaum zu denken. Womit hatten Heidemann und der Banker den Nachlaßpfleger, der dieser Sache fachlich gar nicht gewachsen war, bewogen zu klagen? Außerdem mußte er sich klar darüber sein, daß ich aufgrund der mir bekannt gewordenen Besprechung zwischen ihm und dem Vertrauensanwalt der Dresdner Bank, Heidemann, äußerst mißtrauisch sein mußte, ob alles mit rechten Dingen zugegangen sei, zumal Dr. Meyer-Blücher auch meine Kinder mit Versprechungen für den Prozeß hatte ködern wollen.

Obwohl Heidemann als Erster Vorsitzender des Neuen Berliner Kunstvereins durch dessen Satzung gehalten war, Kunst und Künstler zu fördern, hatte er wohl zusammen mit dem Berliner Banker die Idee ausgeheckt, meine unverkauften oder unverkäuflichen Kunstwerke bei der Scheidung wie Geld zu rechnen. Heidemann jedenfalls haßte mich wahrscheinlich wegen meines Buches »Entmündigung der Künstler«, in dem auch die Vorgänge um den Berliner Kunstverein beschrieben worden waren: Das Netz des bundesdeutschen Kunstbetriebs, dem ich so oft Ignoranz, ja rechts- und sittenwidriges Geschäftsgebaren vorgeworfen hatte, begann sich über mir zusammenzuziehen. Der Nachlaßpfleger diente nun als Maske für die beiden »Banker«. Vier Wochen nach dem Telefongespräch mit ihm fuhr ich in die Ferien nach Ibiza, von wo ich acht Tage später mit einer doppelseitigen, lebensgefährlichen Lungenentzündung nach Braunschweig in das Krankenhaus zurückkehren mußte. Dort nahm sich der Chefarzt Professor Dr. Gahl meiner Krankheit mit großem Einsatz an. Mit Penicillinen aller Art vollgepumpt, blieb ich fast zwei Monate im Krankenhaus.

Inzwischen bereiteten Nachlaßpfleger und Heidemann zusammen mit der Rechtsabteilung der Dresdner Bank in West-Berlin die Wiederaufnahme der Klage vor. Rechtsanwalt Clemens, CDU-Abgeordneter für Braunschweig in Bonn, reichte sie dann bei dem Braunschweiger »Familiengericht« im Namen einer deutschen Großbank und sogenannter, in Wirklichkeit aber nicht existierender »unbekannter Erben« gegen einen Braunschweiger Bürger ein. Sie verlangten riesige Geldbeträge für Schulden, die sie selbst mitverursacht hatten. Als ich später dem CDU-Abgeordneten Clemens diese unmoralische Klage vorhielt, meinte er: »Warum sollte ich dieses Mandat ablehnen, dann hätte es ein anderer übernommen.«

22. Die ersten Arbeiten danach

1984, kurz nachdem wir den Brunnen in Nürnberg aufgestellt hatten – also noch vor meiner Operation –, hat mich der Ältestenrat der kleinen Bugenhagen-Gemeinde aus Braunschweig beauftragt, eine Steinkanzel und einen drei Meter sechzig hohen Kruzifixus zu entwerfen. Außerdem sollte ich der Oberpostdirektion in Hannover für den Platz vor der neuen Hauptpost in Hameln eine Großplastik vorschlagen. Das Thema brauche sich nicht auf die Post zu beziehen, weder Brieftauben noch Briefträger seien gefragt, auch den ewigen Rattenfänger habe man in Hameln satt. Ich könne entwerfen, was mich gerade bewege.

Zuerst modellierte ich die Kanzel in Ton nach dem Jesus-Wort: »Das Reich Gottes ist einem Senfkorn gleich, welches ein Mensch nahm und warf's in seinen Garten; und es wurde und ward ein großer Baum, und die Vögel des Himmels wohnten unter seinen Zweigen.«* Tatsächlich ist der Senf aber nur eine Getreideart, allerhöchstens einen Meter achtzig hoch, kein Baum. Meine Studien im botanischen Garten hatten das ergeben. Es kam trotzdem zu einem schönen Entwurf.

Daneben aber fing ich mit den Vorentwürfen für Hameln an, zuerst mit dem kleinen Platz vor der Post, der insgesamt um etwa achtzig Zentimeter ansteigt. Diesen Höhenunterschied machte ich dadurch deutlich, daß ich die umführende Straße gleichmäßig ansteigen ließ, während ich den kleinen Platz horizontal absenkte. So wurde er von der Straße getrennt, erst durch eine, dann zwei und schließlich drei Stufen. Zusätzlich sah ich in wachsenden Abständen Steinpoller auf der obersten Stufe zur Straße hin vor, um zu verhindern, daß Autos den kleinen Platz zum Parken mißbrauchen könnten. Die Poller erinnerten mich an eine Kai-Situation, so kam ich über die Schiffahrt auf »Das Narrenschiff«, eine Schrift von Sebastian Brant aus dem Jahre 1495, in der er die Welt als ein Schiff schilderte, von Narren in den Untergang gesteuert. Dieser Gedanke packte mich. Mit diesem Thema konnte ich unsere Ängste vor der Zerstörung der Natur durch technischen Raubbau oder vor der Ausrottung des Lebens durch Atomkatastrophen sichtbar machen. Außerdem, was verbildlicht unseren Kunstbetrieb und die in ihm selbstgefällig herumstolzierenden Politiker besser als ein Narrenschiff?

Zurückgekommen aus Ibiza, wo ich die ersten Herzbeschwerden verspürt hatte, goß ich erst einmal das Tonmodell meiner Kanzel in Gips ab, bis mir Professor Walpurger diese verheerende Diagnose stellte. Da ich nun bis zur Operation nicht mehr körperlich schwer arbeiten durfte – sonst wäre meine Aorta womöglich vorzeitig geplatzt –, begann ich in den letzten drei Wochen vor Houston das erste Eins-zu-zehn-Modell für das Narrenschiff zu entwerfen.

Nach der Operation, in der Weihnachtszeit 1984/85, zwischen meinen Aufenthalten in Bevensen und einer Klinik in Braunschweig wegen der postope-

---

* Lukas 13, 18–19

rativen Gelbsucht, arbeitete ich an dem Narrenschiff weiter. Meine Tochter Saskia, die in Berlin Psychologie studierte, hatte mir zu Weihnachten – zum erstenmal nach vielen Jahren feierten alle Kinder dieses Fest wieder bei mir – als passende Literatur zum Narrenschiff das Buch »Wahnsinn und Gesellschaft« von Michel Foucault geschenkt, in dem er die historischen Ursprünge der Narrenschiff-Legende schildert. Im Mittelalter hätten die Städte zugelaufene Narren gegen Geld Flußschiffern übergeben, die sie dann irgendwo in einer wilden Gegend aussetzen sollten. So wurden aus den Narren die bekannten »wilden Männer«, wie wir sie auf vielen gotischen Teppichen finden. Aus diesen Ursprüngen war die Mythologie eines Narrenschiffes entstanden, dessen Mastbaum der verdorrte Baum der Erkenntnis gewesen sein soll. Das wurde für mich zum eigentlichen Ansatz:

Weil Adam und Eva von den verbotenen Früchten der Erkenntnis gegessen hatten, wurden sie aus dem Garten Eden in die Welt vertrieben, wo sie fortan »im Schweiße ihres Angesichts ihr Brot« verdienen sollten. Der verdorrte Baum der Erkenntnis als Mast des Narrenschiffes, als Allegorie der verdorrten Vernunft, brachte mich so zu dem Bild einer zweiten Vertreibung von Menschen und allem Lebenden von dieser Erde in das Nichts: Zentralfigur meines neuen Entwurfs wurde der die Narrenklatsche wie eine Sense schwingende Tod, der Adam und Eva mit ihrem kleinen Mördersohn Kain aus dem Schiff vertreibt, das die Welt bedeutet. Ihnen ordnete ich dann als Allegorien der schlimmsten Narrheiten Gewalt, Geiz und Resignation zu. Ich meinte damit die gewalttätige, habsüchtige Ausbeutung der Erde, die die meisten resigniert oder gleichgültig geschehen lassen. So glaubte ich, die folgenschwersten Narrheiten gefunden zu haben, die das Leben und die Menschheit auf dieser Erde bedrohen. Dem Tod hatte ich den Höllenhund zugestellt. Von dem gestorbenen Baum – auch ein Symbol für das Sterben der Pflanzen – startet eine Krähe. Pflanzen, Menschen und Tiere verlassen diese die Welt symbolisierende Arche oder werden aus ihr vertrieben. Das sollte die Botschaft sein.

Trotzdem aber befriedigte mich das in dem Pflaster liegende Schiff nicht. Die Lösung war ein mit einem Wellenrelief strukturierter Zylinder, der das Narrenschiff trug. Am Bug des Schiffes hat sich ein Narrenkopf janusartig mit Oktopusarmen an die Schiffsplanken festgesaugt. So wurde die Galionsfigur zu einer doppelten Allegorie des Unglücks: Das Narrengesicht mit der Schellenkappe bedeutet in diesem Zusammenhang sowieso Unglück, und die Arme des Oktopus erinnern an die Schlangen des antiken Medusenkopfes: eine Verbindung von mittelalterlichen und antiken Allegorien, wie sie gerade für die Literatur der Renaissance und für das Brantsche Versepos typisch ist. Da ich aber am Heck des Schiffes ebenfalls eine mit Schmuck behängte Närrin als Galionsfigur angebracht habe, wurde das Schiff eigentlich richtungslos, vorwärts und rückwärts schließlich dasselbe. Was könnte die Situation des »Fortschritts« treffender charakterisieren?

Jetzt waren auch die Architekten begeistert, das »Narrenschiff« stand wie eine große Vase mitten auf dem Platz, man konnte sich nichts anderes mehr vorstellen. Nun aber hatte plötzlich der zuständige Ressortleiter im Bauamt der

Post, Herr Korn, Bedenken: Warum sollte ausgerechnet die Post ein solches Weltuntergangssymbol mit Skelett und Höllenhund aufstellen? Ich solle mich einmal in seine Lage versetzen. Auch wären seine Vorgesetzten von dem Thema nur schwer zu überzeugen. Wie stünde er da, wenn es einen Skandal gäbe! Das wäre das letzte, was sich die Post wünsche! – Natürlich fiele die Sache weitestgehend in seinen Bereich, doch könne er nicht allein entscheiden. Er wäre eben nicht so frei in seinen Zielsetzungen wie ich! Ich schlug ihm daraufhin vor, nach Nürnberg zum Ehebrunnen zu fahren, um die Reaktion der Leute dort auf den Höllenwagen mit den beiden Skeletten zu beobachten. Er blieb ein ganzes Wochenende in der Stadt und war dann überzeugt! Er gab mir günes Licht. Es war ein mutiger Schritt. Herr Korn blieb bis zum Schluß ein tatkräftiger und angenehmer Auftraggeber.

Erst viel später, Ende 1986, als die Skulptur in Gips bereits vollständig fertig war, erfuhr ich, daß die Gesamtfigur meines Narrenschiffes jetzt den »Nürnberger Schiffspokalen« ähnlich geworden sei, diesen reichen und komplizierten Silbertreibarbeiten aus dem 16. Jahrhundert. An Goldschmiedearbeiten bis dahin wenig interessiert, kannte ich sie nicht. Aber so gab es außer den Holzschnitten Dürers zu der Brantschen Schrift noch einen Grund mehr, bei dem Narrenschiff an Nürnberg zu denken.

Aufgrund des keramischen Eins-zu-zehn-Modells, das ich mit farbigen Tonen bemalt hatte, erhielt ich dann wenig später den Auftrag für eine Ausführung in Thüster-Kalkstein, farbig gefaßt, wie die Skulpturen an den berühmten Bürgerhäusern in der Osterstraße in Hameln. Ich begann also mit der Entwicklung der nächstgrößeren Stufe, des Eins-zu-fünf-Modells in Ton, das ich im Mai – ein halbes Jahr nach meiner Operation – in Gips gießen konnte. (Bei diesem Guß hat mich dann Meyer-Blücher gestört.)

Gleichzeitig hatte ich aber auch mit dem Entwurf für den großen Kruzifix in der Bugenhagen-Kirche begonnen. Aufgrund meiner Vorüberlegungen an einem kleinen Architekturmodell sollte der Korpus an einem dreieinhalb Meter hohen Lebensbaumkreuz hängen.

Zu solchen Kruzifixen wallfahrteten die um Hilfe flehenden Menschen in der Gotik bei Pestkatastrophen. Die Lebensbaumkreuze waren immer zweidimensional. Aus dem Stamm entwickelten sich die drei Äste in einer Fläche. Dadurch blieb der Korpus wie an den normalen Kreuzen reliefähnlich. Ich aber hatte auch schon bei meinen früheren Kruzifix-Darstellungen versucht, von der flächigen Bindung wegzukommen, indem ich den Querbalken vor den senkrechten Balken genagelt hatte, so daß der Korpus wenigstens stellenweise ein wenig frei hängen konnte. Jetzt ging ich von dem Torso eines echten Baumes aus, dessen drei Hauptäste sich in den drei Dimensionen des Raumes ausbreiteten. Der mittlere Ast nach hinten aufragend, die beiden seitlichen schräg nach vorne. An diese beiden nagelte ich nun durch die Handgelenke den frei hängenden Korpus, der nur mit den angenagelten Füßen den Stamm berührt. Eine einfache Idee, aber tatsächlich unter den vielen tausend Kruzifixen der Christenheit noch niemals verwirklicht, falls nicht das gotische Pest-Kruzifix in St. Georg in Köln so gewesen sein sollte:

Im Frühjahr 1984, kurz vor der Aufstellung des Nürnberger Brunnens, bin ich auf Vorschlag des Kunsthauses Lempertz mit Renate nach Köln gefahren. Der in dem Haus angestellte Rechtsanwalt hatte mir seine Beratung für den Prozeß um meine »unverkauften Kunstwerke« angeboten. Ständig mit Verkaufsfragen von Kunst beschäftigt, glaubte er, mir wichtige Ratschläge geben zu können. Damals war noch Gertrud meine Gegnerin, es war noch ein Eheprozeß, wenn es auch um eine unsinnige Forderung ging. Da aber der Rechtsexperte nicht mehr zu bieten hatte als allgemeine Sprüche, brach ich das Gespräch schnell ab und ging lieber mit Renate in Kölns schöne Kirchen.

In der Kirche St. Georg stießen wir auf ein Pest-Kruzifix aus der Mitte des 14. Jahrhunderts, also wahrscheinlich aus der Zeit der großen Pest von 1347, die Europa in einen Friedhof verwandelt hatte. Der Korpus mit seinen schönen differenzierten Details, seiner ausdrucksvollen Bewegung und dem gegensätzlichen Umriß hängt an einem neuen, rekonstruierten »Lebensbaumkreuz«, die drei Äste natürlich in einer Fläche. Der ursprüngliche Lebensbaum war wohl verlorengegangen. Der eine Arm des Christus-Korpus aber steht weit von dem ihm zugedachten Ast des Lebensbaumes ab. Als ich davor stand, sah ich in Gedanken einen dreidimensionalen Lebensbaum vor mir, an den dieser Korpus gepaßt hätte. Vielleicht hat also der Restaurator nach dem üblichen Schema ein Lebensbaumkreuz rekonstruiert, nicht ahnend, daß dieses Pest-Kruzifix in Wirklichkeit an einem dreidimensionalen Baum hing. Wie dem auch sei, daher stammt meine Idee. Ich holte mir aus dem Uhlenbusch einen großen, verzweigten alten Eichenast, schleppte ihn in mein Atelier und begann mit meiner Arbeit; das war im Juni 1985.

Weil das Kreuz gut drei Meter sechzig hoch ist, mußte ich mir eine Holztribüne bauen, um an den Korpus heranzukommen. Ich modellierte gleich in Gips. So kletterte ich den ganzen Tag das Holzgerüst hinauf und herunter, um zu modellieren, zurückzutreten und zu sehen. In diesem heißen Sommer und von der Herzoperation noch geschwächt, geriet ich dabei ständig ins Schwitzen und mußte meine Wäsche häufig wechseln. So entwickelte sich eine chronische Bronchitis, der ich nicht genügend Aufmerksamkeit widmete und aus der dann wohl die Lungenentzündung entstanden ist.

Seit meinem ersten spätexpressionistischen Kruzifix von 1955 war für mich immer wieder der durch die Fixierung am Kreuz stark eingeschränkte Bewegungsablauf des Gekreuzigten ein Problem gewesen, also die Vorgänge zwischen seinem Hängen und dem Sich-Wiederaufrichten, um die geschundenen Handgelenke zu entlasten. Darüber habe ich in meinem Leben so viele Studien gemacht, daß ich jetzt eine natürlich wirkende Zwischenstellung zwischen Hängen und Sich-Wiederaufrichten fand.

Alle »Schwarzweißeffekte, alle lauten, expressionistisch übersteigerten und auch übertriebenen Töne wollte ich vermeiden, weil sie auf den Betrachter nur distanzierend wirken: Das berühmte, von den Nazis vernichtete Kruzifix von Ludwig Gies zum Beispiel ist mit seinen kontrastreichen, starr und spitz aufeinanderstoßenden Gliedern, mit seinen expressionistisch-geometrisch vereinfachten Formen doch gegenüber der menschlichen Figur so verfremdet, nur noch so wenig Mitmensch, daß der Betrachter nicht darauf kommt, sich in dieser Figur wiederzuerkennen. Die expressionistische Übersteigerung wirkt distanzierend. Das wollte ich nicht. Ich wollte keine Figur aus einer anderen Welt, nicht religiös-mythische Überhöhung. Der Betrachter sollte in dem leidenden und am Kreuz sterbenden Menschen seinen Bruder, ja vielleicht sich selbst wiedererkennen und so zum Mitleiden fähig werden. Darum modellierte ich einen naturnahen, sich leidend und angestrengt bewegenden menschlichen Körper.

Ich arbeitete mit zwei Aktmodellen, einem Studenten und meinem Sohn Constantin, der – sportlich trainiert – diese komplizierte Stellung wenigstens minutenlang aushalten konnte. Dafür hatte ich eine Art Reckstange in meinem Atelier zusammengeschweißt, an die sich die Modelle hängen konnten, während sie sich mit den Füßen am Boden leicht abstützten. Auch die Dornenkrone modellierte ich nach einem von mir aus echten »Christusdornen« geflochtenen Kranz. Hart und brutal wurde ich nur bei ihren Stacheln, den durch große Nägel zerstörten Handgelenken und bei den durchbohrten, blutenden Füßen mit freigelegten Sehnen. Später habe ich dann auf den Bronzeguß mit Farbe die Blutspuren gemalt, die von der Dornenkrone und den Nägeln an Händen und Füßen herablaufen – außerdem das Weiß der Augen. Blutspuren, die von den Füßen herabgetropft zu sein scheinen, malte ich auch auf den Stamm des Baumes. Aus einem abgesägten Aststumpf ließ ich ein Eichenblatt als Zeichen des Lebens wachsen.

Obwohl ich durch die Herzoperation und die sich unbemerkt entwickelnde Lungenentzündung stark geschwächt war und zusätzlich durch die wiederaufgenommene Scheidungsklage der anscheinend mit mir verheirateten Dresdner Bank belastet wurde, kam ich doch mit meiner Arbeit schnell voran. Nach fast zwei Monaten war ich im großen und ganzen fertig. Nur die letzte Überarbeitung fehlte noch.

Um die Jahreswende 1985/86 – von der Lungenentzündung genesen – vollendete ich dann das Gipsmodell und stellte es der Gemeinde vor. Der Bronzekruzifixus – ich habe ihn gleich zweimal gießen lassen – sollte zur Karwoche 1986 in der Kirche aufgestellt werden. Der zweite Guß wurde später – am 16. Januar 1989, ein dreiviertel Jahr vor der Öffnung der DDR-Grenzen – hinter dem Hauptaltar des Magdeburger Doms aufgerichtet. Doch darüber später.

Trotz der Lungenentzündung und der Schwächung durch die Herzoperation habe ich in dem Jahr 1985 neben dem Kruzifix und der Kanzel kurz hintereinander Entwürfe für mehr als zehn Jahre Arbeit geschaffen. Das Leben lag wieder vor mir.

In diesem Jahr hatte auch die Stadt Koblenz unter acht figürlichen Bildhauern einen Wettbewerb um einen Brunnen auf dem Görres-Platz ausgeschrieben, dessen Thema die Geschichte der Stadt sein sollte, angefangen mit der Gründung durch Rom, über das Reich Karls des Großen bis zu den Kriegen zwischen Frankreich und Deutschland. In ungefähr einer Woche, Anfang Juni, während einer Steuerprüfung durch das Finanzamt, habe ich das Modell für eine fast zehn Meter hohe Historiensäule in Wachs hohl aufgebaut, außerdem das Brunnenbecken und die Umwandlung des Görres-Platzes zeichnerisch entworfen: ein großes Brunnenbecken in Gestalt eines Vierpasses auf einem um etwa vierzig Zentimeter abgesenkten Platz, der durch Sitzstufen gegenüber der höher liegenden Umgebung begrenzt wird.

Die Historiensäule im Zentrum des Beckens wird von einem rund viereinhalb Meter langen Weinschiff getragen, das, von sechs überlebensgroßen nackten Koblenzer Sklaven gerudert und von einer römischen Weingutchefin gesteuert, Wein die Mosel herunter transportiert: Die Römer hatten an der Mosel um Christi Geburt den Weinbau nördlich der Alpen eingeführt und von hier aus ihre Legionen bis nach England mit diesem angenehmen Getränk versorgt. Wenn auch mein Schiff eine ganz andere Gestalt hat, so geht es doch als Idee auf die bekannten Weinschiff-Reliefs in Trier zurück. Das Schiff selbst wird wiederum von einem bronzenen Wasserzylinder getragen, ähnlich wie beim Narrenschiff. Wenn das Wasserspiel angestellt ist, läuft das Schiff über wie eine Brunnenschale. Die Koblenzer Sklaven sitzen im Wasser.

Über den Weinfässern entwickelt sich die eigentliche Historiensäule mit der Römerstadt »Apud confluentes«, dann die Teilung des Reiches Karls des Großen in der Koblenzer Kirche St. Kastor usw. bis zum Zweiten Weltkrieg und dem Wiederaufbau der zerstörten Stadt. St. Kastor, baldachinartig ausgebildet, wird zum eigentlichen Zentrum der Säule. Hier haben zwei Enkel und ein Urenkel Karls des Großen den Vertrag von Verdun von 843 über die Teilung des Reiches Karls des Großen noch einmal besiegelt und mit der Assistenz von zwei Erzbischöfen und neun Bischöfen sich gegenseitig geschworen, die Dreiteilung des Reiches in Zukunft zu respektieren. Tatsächlich brach der Streit über die Teilung Lotharingens schon fünfzehn Jahre später wieder aus, es folgte Krieg auf Krieg. Der letzte, in dessen Verlauf Elsaß-Lothringen zweimal den Besitzer wechselte, ist 1945 zu Ende gegangen. 1914/18, 1870/71, 1864 der Krieg gegen Dänemark, ein erschreckend großer Teil der Kriege in Westeuropa war auch eine Folge dieses Vertrags. Erst jetzt, tausend Jahre später, sind alle Teile Lotharingens endgültig verteilt oder haben sich selbständig gemacht. Weil der Vertrag von Verdun und seine Besiegelung in Koblenz tausend Jahre westeuropäische Geschichte mit beeinflußt haben und dieses Problem erst heute durch die Auferstehung eines Europas ohne Staatsgrenzen gelöst ist, habe ich ihn zum Zentrum der Säule gemacht.

Auch bei dieser Säule sind die einzelnen Szenen vollplastisch übereinandergesetzt, meistens voneinander durch ein Flußornament getrennt, das Mosel und Rhein bedeutet. Über St. Kastor sind neben einigen städtischen Ereignissen als weltgeschichtliche Vorgänge der Dreißigjährige Krieg, die Französische Revolution (der gesamte Adel Frankreichs war vor den Sansculotten nach Koblenz geflohen), die Übernahme der Stadt Koblenz durch die Preußen nach den Napoleonischen Kriegen, die Zerstörung im Zweiten Weltkrieg und der Wiederaufbau geplant. Die Säule mit dem Schiff und dem Wasserzylinder hat insgesamt eine Gestalt, die an ein aufgerichtetes Schwert erinnern könnte.

Mehrere Jahre haben wir dann gebraucht, bis ein Vertrag zustande kam, aufgrund dessen ich mit der Arbeit beginnen konnte. Die finanziellen Bedingungen, die mir die Stadt anfangs zubilligen wollte, waren unmöglich. Schließlich, nach jahrelangem Tauziehen, sind mir dreihundertfünfzigtausend Mark insgesamt zugestanden worden. Das wäre ohne eine private Spende von hunderttausend Mark nicht möglich gewesen.

Wenn auch der Bronzeguß von der Stadt gesondert bezahlt wurde, so entstehen auch mir für die Ausführung dieses gewaltigen Gipsmodells erhebliche Kosten für Material, Transporte und Modelle, sehr vorsichtig geschätzt mindestens fünfzigtausend Mark. Es bleiben also als Honorar für meine Arbeit knapp dreihunderttausend, die nach Abzug aller Steuerabgaben auf höchstens hundertfünfzigtausend Mark zusammenschrumpfen. Für einen Familienvater mit drei erwachsenen, in der Ausbildung befindlichen Kindern reicht das gerade zwei Jahre. Für die Ausführung einer zehn Meter hohen Gipssäule mit etwa hundert Figuren, Landschaften, Städtebildern und Tieren ein Unding. Ghiberti hat an seiner »Paradiesestür« zwanzig Jahre gearbeitet. Gewiß, er hat auch noch anderes erledigt – wie ich auch –, aber die Hauptsache war diese Tür. Für einen fast so langen Zeitraum muß die Stadt Florenz also Ghiberti mit seiner Familie und seinen Gehilfen ernährt haben. Es hat keinen Zweck, Geldsummen zu vergleichen, aber ganz sicher ist, daß ich auch bei allersparsamster Lebensführung auf keinen Fall mehr als zwei Jahre damit hätte auskommen können. Das muß man sich einmal vor Augen halten, wenn man Ghiberti bewundert und sich fragt, warum heute solche Leistungen nicht mehr möglich sind. Dennoch versuche ich, Werke zu schaffen, die den Vergleich mit der Vergangenheit aushalten. Zehn bis zwölf Stunden arbeite ich jeden Tag, auch Samstag, und trotzdem läßt sich eine solche Dichte wie bei Ghiberti nicht erreichen. Schließlich modellieren wir heute im Grunde noch genauso wie in der Renaissance, in der Gotik oder in der Antike. Die moderne Technik hilft uns wenig. Für den Steinbildhauer und den Bronzegießer gibt es Maschinen, für den Zeichner und Modelleur gibt es nichts Entsprechendes – abgesehen von dem elektrischen Licht, das unsere Arbeitstage besonders im Winter bedeutend verlängert hat.

Während ich also mit dem Koblenzer Brunnen wegen der Streitereien um den Vertrag noch warten mußte – ich sollte anfangs kaum zweihunderttausend Mark Honorar erhalten –, konnte ich gleich nach der Lungenentzündung Anfang 1986 das Narrenschiff in Gips aufbauen. Die wichtigste Änderung gegenüber dem Entwurf war die Verwandlung der Allegorie des Geizes in die der Technik. Mit der Verbindung von Gewalt und Geiz war ich nicht zufrieden gewesen. Schließlich hatte die Welt seit Adam und Eva Gewalt und Geiz ganz gut überstanden. Existenzbedrohend für das Leben auf dieser Erde wurde erst die Verbindung von Gewalt und Technik: die technisch geführten Kriege, die rücksichtslose, die Natur verdrängende und sie zerstörende industrielle Produktion und der Massenkonsum, der in kürzester Zeit Erde, Wasser und Luft unseres Erdballs zerstört, zugemüllt und vergiftet hat. Ich machte also aus dem Geiz die Technik und dichtete im Sinne Sebastian Brants einen Vers, der diesen Gedanken verdeutlichen sollte: »Gewalt plus Technik und Resignation zerstören das Leben, der Tod lacht hohn.« Der Vers war ein Teamwork meiner Tochter

Doina – damals Schauspielerin an der Volksbühne in West-Berlin – und mir. Oft wurde ich später gefragt, warum ich als Professor an einer Technischen Universität gegen die Technik sei. Ich bin gegen das Bündnis aus Technik und Gewalt, nicht gegen die Technik. Darum hatte ich auch ein Plus-Zeichen anstatt des »und« verwandt. Oben auf die Ränder des Bootes kamen noch zwei Verse von Sebastian Brant, die Renate – geübt durch das Göttinger Portal – in Gips geschnitten hat.

Ich arbeitete bei der Detailausführung wieder mit Modellen, auch ein Hund besuchte mich in meinem Atelier. Aus dem naturhistorischen Museum kam eine vom Präparator noch nicht behandelte tote Krähe hinzu, die ich zum Entsetzen der anderen Institutsmitglieder im Eisschrank der Institutsküche deponierte. Die Skulptur wuchs zusehends.

Bei mir aber wuchsen die Bedenken gegen eine Ausführung in Kalkstein. Die Plastik war doch so filigran, daß es keiner großen Mühe bedurft hätte, sie zu zerschlagen. Schließlich greift ein stumpfsinniger Vandalismus immer mehr um sich. Es gibt immer mehr Leute, denen in ihrer Freizeit nichts anderes einfällt, als zu saufen und zu zerstören. Auch in der Vergangenheit sind viele Steinplastiken beschädigt worden, obgleich sie damals durch religiöse Vorstellungen und andere Tabuisierungen geschützt waren. Wieviel gefährdeter sind sie heute ohne solche Schutzvorstellungen, aber bei gleichgebliebener oder mangels Beschäftigung schlimmer gewordener Primitivität und Barbarei?

Es war nicht schwierig, die Architekten und Herrn Korn davon zu überzeugen, daß die Skulptur in Bronze gegossen werden sollte. Das ganze Modell mußte nun noch einmal unter diesem Aspekt überarbeitet werden – ich konnte mir jetzt manche Durchbrüche leisten, die ich vorher vermieden hatte; 1986 ließ ich das Modell von der Gießerei Herbich abholen. 1987 im Juni sollte das Narrenschiff auf dem inzwischen nach meinen Plänen fertiggestellten kleinen Platz vor der Hauptpost hinter der Osterstraße in Hameln aufgestellt werden.

Weil das Gipsmodell des Narrenschiffs äußerst zerbrechlich war, ganz besonders das filigran gearbeitete Totenskelett, ich also damit rechnen mußte, daß bei der Abnahme der Negative Teile davon stark beschädigt werden würden, beauftragte ich die Gießerei, aus diesen Negativen gleich zwei Wachsgüsse herzustellen. Die Negative für solch große Skulpturen, die praktisch nur einmal oder höchstens zweimal in Bronze gegossen werden sollen, fertigt man auch heute noch aus Knochenleim an, der aber höchstens ein bis zwei Tage hält, dann beginnt er zu schrumpfen. Deswegen mußte ich gleich zwei Wachsgüsse auf einmal retuschieren. Natürlich ließ ich dann beide in Bronze gießen, das kostete mich fast hundertneunzigtausend Mark. Da ich insgesamt nur zweihundertfünfzigtausend Mark erhalten sollte und meine Arbeit im Atelier auch Unkosten verursacht hatte, wäre ich fast ohne Honorar geblieben, wenn sich nicht in Nürnberg ein Stifter gefunden hätte – der Papiergroßhändler Klutentreter –, der den Zweitguß seiner Heimatstadt geschenkt hat.

In Nürnberg nämlich war das Narrenschiff von Sebastian Brant kurz nach 1495 ebenfalls verlegt worden, und aus der gleichen Stadt stammte der Künstler, der wahrscheinlich die meisten Illustrationen für dieses über drei

Jahrhunderte erfolgreichste deutsche Versepos in Holz geschnitten hatte: Albrecht Dürer.

Die immer noch gleichzeitig laufenden Verhandlungen mit Koblenz verzögerten meinen Arbeitsanfang um mehrere Jahre. 1988 sollte es aber doch mit der Stadt zu einem Kompromiß kommen: Oberbürgermeister Hörter wollte unbedingt, daß zum 2000-Jahres-Jubiläum 1992 der Brunnen in Betrieb genommen und von der Säule ein so großer Abschnitt geliefert werden würde, daß das Ganze einigermaßen rund aussähe. Das sei im bisherigen Vertrag nicht vorgesehen, konterte ich, diesen Wunsch könne ich nur erfüllen, wenn ich als Honorar hunderttausend Mark mehr erhielte. Der Oberbürgermeister fand einen privaten Spender, und so konnte ich endlich mit der Arbeit anfangen. Im Winter 1991 – im Sommer war ich ein zweites Mal am Herzen operiert worden – war dann die Säule bis einschließlich St. Kastor, das heißt bis zur Teilung des Reiches Karls des Großen, in Gips fertig. Das Brunnenbecken mit dem Platz und den Sitzstufen konnte diesmal so ausgeführt werden, wie ich es gezeichnet hatte, weil das Land Rheinland-Pfalz eine Million Mark zugeschossen hatte. Selbstverständlich war die Pflasterung des Platzes und die Ausführung der von mir gezeichneten Sitzstufen teurer als meine Plastik. Die ersten drei Abschnitte der Säule, das Weinschiff, die römische Stadt »Apud confluentes« und die Teilung des karolingischen Reiches in St. Kastor, wurden also – von der Firma Herbich gegossen und ziseliert und von mir patiniert – termingerecht in der zweiten Maihälfte 1992 in Koblenz aufgestellt.

Wenn auch bei diesen Montagearbeiten nicht so viele Menschen zuschauten wie damals beim Ehebrunnen, war die Zustimmung doch so groß, daß zur Eröffnung an einem Samstag Anfang Juni trotz anfänglichen Regens etwa dreitausend Menschen zusammengekommen sind. Oberbürgermeister Hörter, Ministerpräsident Scharping und der italienische Botschafter hielten Reden. Am charmantesten aber wurde die »Ewige Stadt« von meiner Freundin Licia vertreten, die mit ihrem Mann Giuliano zu diesem Fest aus Rom gekommen war und mir vor der großen Menschenmenge einen Blumenstrauß überreichte und eine spontane Rede auf deutsch hielt. Das machte großen Eindruck.

Anschließend krempelte ich mir zur Freude des Publikums die Hosen hoch, stieg in den bereits sprudelnden Brunnen und dekorierte den Bacchus-Kopf am Bug des Schiffes mit diesen Blumen und steckte einige Rosen in die Haare der das Boot steuernden Weingutchefin, die von den meisten als Renate erkannt wurde. Auf die Idee, die mir von Licia geschenkten Blumen so zu verwenden, hat mich ein deutscher Journalist gebracht, der von Paris aus für alle möglichen Medien berichtete. Er kam bei unseren Montagearbeiten fast täglich vorbei, äußerte sich immer wieder enthusiastisch über meinen Brunnen, verglich mich mit Phidias und hatte eines Abends den Bacchus-Kopf und eben Renates Frisur mit Rosen dekoriert. So fand ich sie am Morgen vor und dachte gleich an ihn. Ich bedankte mich, er gab es auch zu. Das habe ich ihm bei diesem Fest mit großem Erfolg nachgemacht.

Von Gymnasiasten wurde eine lateinische Rede zur Gründung der Stadt vorgetragen, ein Hubschrauber schickte aus dem Himmel Grüße zur 2000-Jahr-

Feier: Das »Wasser marsch« des Ministerpräsidenten Scharping war sicher einer der Höhepunkte dieses Festjahres in Koblenz. Alles hatte Professor Heyen, der gerade pensionierte Direktor des städtischen Museums, organisiert.

Nach dem Essen, als ich noch einmal durch die Stadt streifte, bevor wir nach Braunschweig zurückfuhren, begegnete ich immer wieder Menschengruppen, die mich erkannten und spontan klatschten oder mich ansprachen, um sich bei mir zu bedanken oder mir zu gratulieren. Aber die Brunnensäule war erst vier Meter hoch, fast sechs Meter fehlten noch, weil ich gleichzeitig am Turm der Arbeit für Salzgitter und an den Heiligen für die Marktkirche in Hannover arbeiten mußte.

IV

Die Ideologisierung der Kunst – die Sünde der Intellektuellen

23. Der Gespensterprozeß

Schon seit 1986 hatten sich die Vorgänge um meinen sogenannten Zugewinnprozeß in Sachen Kunst dramatisch zugespitzt. Der Vorsitzende des Neuen Berliner Kunstvereins, Rechtsanwalt Heidemann, und der Leiter der Dresdner Bank Berlin hatten inzwischen ihre Klage gegen mich bei Gericht eingereicht.

Dieser angebliche Familienprozeß einer Großbank gegen meine Familie und mich war wegen seiner juristischen Finessen für niemanden zu durchschauen, kaum für die Richter, nicht einmal für die Anwälte, schon gar nicht für Außenstehende. Die Bank konnte sicher sein, daß keiner helfend eingreifen würde, weil fast niemand kapierte, worum es ging. Recht oder Unrecht, Raub oder sozialer Ausgleich, es war eine Sache für Spezialisten.

Ursprünglich war die Angelegenheit schon schlimm genug, aber gerade noch zu verstehen. Gertrud war infolge ihrer Krankheit nicht geschäftsfähig und brauchte deswegen – wie vorausgesagt – Unmengen von Geld. Das Familiengericht hatte sie bei der Scheidung »gesund« geschrieben und somit diese Entwicklung zu verantworten. Nachdem ich Gertrud bis 1982 dreihundertfünfundzwanzigtausend Mark für Haus und Hausrat in bar ausgezahlt hatte und ihr durch das Familiengericht außerdem ein monatlicher Unterhalt von zweieinhalbtausend Mark zugesprochen worden war, hatte sie bereits um die Jahreswende 1982/83 wieder kein Geld. Niemand wußte, warum. Sicher war nur, daß sie bei der Dresdner Bank schon wieder dreißig- bis vierzigtausend Mark Schulden hatte, obwohl sie selbst noch etliches dazuverdient hatte und ich außerdem für die Kinder monatlich noch einmal zweieinhalbtausend Mark zahlen mußte. Bei ihrem Tode 1984 hatte sie dann bei der Dresdner Bank fast achtzigtausend Mark Schulden hinterlassen.

Es wird wohl Rechtsanwalt Heidemann, damals erster Vorsitzender des Neuen Berliner Kunstvereins, gewesen sein, der Gertrud auf den wunderbaren Gedanken gebracht hat, von mir weiteres Geld als sogenannten »Zugewinn«* für die Kunstwerke zu verlangen, die ich während der fast fünfundzwanzigjährigen Ehe geschaffen, aber nicht verkauft hatte. Es war eine raffinierte Idee, die sich auf das eilig und großenteils dilettantisch unter sozialdemokratischer Regie zusammengezimmerte »Jahrhundertwerk« des neuen Eherechts stützen konnte. Bisher hatte es einen solchen Prozeß noch nicht gegeben.

Nachdem die sicher oft mißbrauchte, aber deswegen nicht sinnlose Schuldfrage aus dem Eherecht ausgeschieden worden ist, geht es nur noch darum, wer mehr Geld hat. Wer mehr verdient, zahlt dem Partner einen entsprechenden monatlichen Ausgleich, den sogenannten Unterhalt, und wer ein größeres Vermögen während der Ehezeit angehäuft hat, gibt von der Differenz dem ehemaligen Partner die Hälfte ab. In der Regel also zahlt der Mann. So weit – so gut. Wie auch immer man dieses neue Eherecht beurteilen will, es könnte

* §§ 1373 bis 1378 BGB. »Zugewinn« ist das während der Ehezeit erworbene Vermögen, das bei der Scheidung zwischen den ehemaligen Eheleuten geteilt werden muß.

mit einigen Änderungen ein praktikabler Weg sein, um Frieden zu stiften und den beiden geschiedenen Teilen ein Leben zu ermöglichen, wenn die verwendeten Begriffe definiert worden wären. Aber dafür hatte man keine Zeit.

Das beginnt schon mit dem Begriff »Vermögen«. Die Autoren des Gesetzes gingen davon aus, daß beide Ehepartner das »eheliche Vermögen« zu gleichen Teilen erworben hätten und deswegen auch jeder die Hälfte davon erhalten müßte. Wenn auch diese Grundannahme in vielen Einzelfällen von der Lebenswirklichkeit grotesk abweicht, so macht das Gesetz eine solche Teilung schon deswegen schwierig, weil das Vermögen im Eherecht nicht definiert worden ist: Vermögen seien alle »geldwerten Sachen«. Solche Tautologie ist der ganze geistige Beitrag der hochbezahlten Herren des Justizministeriums zu dieser für das neue Eherecht grundlegenden Frage. Wer entscheidet, welche Sachen »geldwert« sind und – was die Sache noch schwieriger macht – wieviel Geld sie am Stichtag des Scheidungsantrags, also meistens vor vielen Jahren, wert gewesen sein sollen? Bei Aktien läßt sich das klären, es gibt Listen darüber, die viele Jahre zurückreichen. Aber das Gemälde oder die Plastik eines Künstlers, die er nicht verkauft hat und für die deswegen bis dahin auch kein Preis ermittelt worden ist, wieviel waren sie vor drei, sieben oder zehn Jahren an einem ganz bestimmten Tag wert? Sind sie überhaupt eine »geldwerte Sache«? Eine hirnrissige Frage!

In diesem Dickicht der ungeklärten Begriffe holten der Kunstvereinsvorsitzende und die Dresdner Bank gegen mich zum Schlag aus. Nach Meinung des Geldinstituts waren selbstverständlich alle Kunstwerke, auch wenn sie noch nie verkauft worden waren, immer »Geld wert«, es ging nur darum, wieviel. Das sollten Gutachter entscheiden, ein von der Bank benannter Galerist, die Kustodin eines Kunstvereins oder der Kulturamtsleiter einer Stadt. Außerdem hatte die Bank zusammen mit Gertrud noch zu ihrer Lebenszeit eine Preisliste dieser Kunstwerke zusammengezimmert, von der die Bank nach Gertruds Tod behauptete, sie stamme von mir.

Der Anschlag aus Berlin gegen mich war nicht nur wegen des verschwommenen Ehegesetzes der sozialliberalen Koalition bedrohlich, sondern auch wegen des verbreiteten Irrglaubens, Kunstwerke seien zuallererst einmal Geldwerte. Die damals immer höher kletternden Preise bei Versteigerungen – gut für Schlagzeilen in den Zeitungen – waren in allen Köpfen: Sechsundfünfzig Millionen Mark für ein Gemälde von van Gogh; die Auktionen überboten sich gegenseitig mit Rekordpreisen. Kunst war auf alle Fälle sehr viel Geld wert, und außerdem konnte sie kaum jemand beurteilen. Sie war eine Sache von Spezialisten, von sogenannten Fachleuten.

Ein Prozeß um den Wert von Kunstwerken mußte also ein Gutachterprozeß werden, für den die Bank nur die richtigen Fachleute zu finden hatte. Und der Arm einer Großbank reicht weit, denn welcher Gutachter wollte nicht auch in Zukunft gern für die Dresdner Bank arbeiten? Zur eigentlichen Hauptsache dieses Prozesses, nämlich dem angeblichen Wert der Kunstwerke, würden die Richter gar nichts beisteuern können, sie müßten dem Spezialisten folgen. Die Sache war also für mich äußerst gefährlich. Deswegen wollte ich auf keinen Fall einen Gutachter in mein Atelier lassen. Für die Kunstwerke, die ich nicht hatte verkaufen können oder wollen, sollte ich nun hohe Preise an die Bank bezahlen. Infamer und kunstverachtender ging es nicht mehr. Die Braunschweiger »Familienrichter« machten dieses Spiel gegen mich fünf Jahre lang mit, obwohl ich frisch an Herz und Aorta operiert war und dieser Prozeß einer Großbank gegen meine Familie und mich sicher keine »Familiensache« war. Besonders letzteres hätten »Familienrichter« eigentlich erkennen müssen.

Die Gleichsetzung von Kunst und Geld durch die Gesellschaft ist auch deswegen so verlogen, weil im Grunde jedermann weiß, daß die meisten Künstler fast nichts verdienen. Den vorhin erwähnten sensationellen Preisen für Werke einiger Künstler stehen die Einnahmen von mehr als neunzig Prozent der lebenden Künstler gegenüber, die nicht einmal zehn Prozent der von ihnen geschaffenen Kunstwerke zu ihren Lebzeiten verkaufen können. In der Regel wandert der Rest nach ihrem Tode peu à peu auf die Müllkippe. Wenn also der Versuch Erfolg haben sollte, unverkaufte Kunstwerke im Eherecht Geld gleichzusetzen, wenn also in Zukunft bei der Scheidung eines Künstlers irgendwelche Gutachter die Preise für seine unverkauften Kunstwerke festlegen dürften, gleichgültig, ob sie verkäuflich sind oder nicht, und der Künstler die von ihm geschaffenen Werke an seinen Ehepartner oder an dessen Rechtsnachfolger auszahlen müßte, würden die Künstler in Wirklichkeit gezwungen werden, für neunzig Prozent ihrer Werke, weil absolut unverkäuflich, selbst zu zahlen. Das Marktprinzip von Leistung und Bezahlung wäre auf den Kopf gestellt. Für fast die Hälfte der verheirateten Künstler – die augenblickliche Scheidungsrate – würde es deswegen in Zukunft existenzgefährdend werden, überhaupt Kunst zu machen. Bösartiger und kulturfeindlicher ginge es nicht mehr. Die Dresdner Bank hatte sich zur Speerspitze dieses Angriffs auf die Künstler gemacht, obwohl sie selbst unverkaufte Kunstwerke auch nicht für »geldwert« hält:

Anfang August 1985, ich wußte ja inzwischen, daß die Klage um die unverkauften Kunstwerke aus dem Grab Gertruds wieder auferstehen würde, habe ich zusammen mit meiner neuen Frau Renate bei fünf deutschen Großbanken einen Antrag auf einen Kredit von zweihunderttausend Mark gestellt. Renate, im Wolfsburger Raum eine relativ bekannte Schauspielerin und Regisseurin, wollte angeblich ein Tourneetheater gründen – so hatten wir es uns ausgedacht – mit Hauptsitz in Braunschweig. Für den Start brauchte sie angeblich diesen Kredit. Als Sicherheit wollte ich den Banken Skulpturen und Zeichnungen im Wert von sechshunderttausend Mark aus den Jahren 1955 bis 1980 anbieten. Wir hatten zweihunderttausend Mark, also ein Drittel, als Galeristenprovision abgezogen und wollten somit als Sicherheit für den Kredit den doppelten Wert in Plastiken und Zeichnungen zur Verfügung stellen. Es waren die Kunstwerke, um die der Prozeß ging. Die Wertangaben beruhten auf der Preisliste der Dresdner Bank Berlin.

Natürlich waren wir bei allen Banken fein gekleidet persönlich erschienen, wurden auch auf das zuvorkommendste behandelt; aber keine Bank wollte meine Plastiken beleihen. Sie baten mich, mein Grundstück als Sicherheit zur

Verfügung zu stellen oder einfach eine Bürgschaft zu übernehmen, was ich aber immer mit dem Hinweis auf mein eigenes Bildhauergeschäft und meine Kinder ablehnte.

Die Kreditabteilungen sämtlicher Banken lehnten unsere Anträge mit dem Hinweis ab, daß unverkaufte Kunstwerke keine »werthaltigen Sicherheiten« seien. Die Dresdner Bank Braunschweig, die von der Klageabsicht der Berliner Filiale damals noch nichts wußte, äußerte sich folgendermaßen: »Bezug nehmend auf Ihre Kreditanfrage … (das Deutsch der Banken ist fast immer gleich schlecht) teilen wir Ihnen nunmehr nach bereits mündlich mitgeteilter Entscheidung … mit, daß wir von einer Kreditgewährung in Höhe von 200.000,– bei den uns angebotenen Sicherheiten Abstand nehmen müssen. Wir sind allerdings jederzeit gern bereit, bei Stellung entsprechend werthaltiger Sicherheiten eine neue Überprüfung vorzunehmen und Ihnen ein entsprechendes Angebot zu unterbreiten.« Die Deutsche Bank äußerte sich ähnlich: »Allerdings dürfte es … schwerfallen, einen Rentabilitätsnachweis für das Projekt zu erbringen. Daneben stellt die angebotene Sicherungsübereignung von Kunstwerken Ihres Ehemannes keine bankmäßige Sicherheit dar.« Fast gleichlautend äußerten sich die drei anderen Banken.

Wir legten dem Gericht bei Wiederaufnahme der Klage Anfang 1986 diese Schreiben vor und wiesen auf die Unvereinbarkeit von Klage und Kreditablehnung. Wenn die Dresdner Bank der Empfänger war, sollten meine Plastiken sechshunderttausend Mark wert sein, wenn sie aber als Geldgeber gefragt wurde, waren sie nicht einmal »werthaltige Sicherheiten«. Wie sollte das Ganze also gehen, falls ich verurteilt würde? Ich müßte für die unverkauften Kunstwerke Geld an eine Bank zahlen, würde aber keinen Kredit für diese Kunstwerke bekommen, um dieses Geld aufbringen zu können. Solche Kleinigkeiten kümmerten das Gericht nicht.

Trotz dieser offensichtlichen Heuchelei, trotz dieses leicht durchschaubaren Betrugsversuches sollten mich Bank und Braunschweiger Gerichte bis in das Jahr 1990 gnadenlos verfolgen. Die Gerichte verschanzten sich hinter der Unklarheit des Vermögensbegriffs im neuen Eherecht, das voller lebensfeindlicher Widersprüche steckt und darum mit anderen übergeordneten Rechten unvereinbar ist, zum Beispiel mit dem Urheberrecht:

Einen großen Teil meiner unverkauften Werke wollte ich nie veräußern, weil es Zeichnungen von meinen Reisen, Porträts meiner Kinder, von Gertrud und von meinen Eltern waren. Ich hatte sie in allen Ausstellungen als »unverkäuflich« deklariert. Die Dresdner Bank wollte mich nun zwingen, diese privaten Erinnerungen, die bei anderen Ehescheidungen sowieso von der Teilung ausgenommen werden, nur deswegen zu verkaufen oder an sie auszuzahlen, weil sie als »Kunst« zum »Vermögen« gehörten und somit als Zugewinn geteilt werden müßten. Damit versuchte die Dresdner Bank außerdem, das Urheberrecht durch das Eherecht außer Kraft zu setzen. Allein der Urheber hat nämlich das Recht, über die Verbreitung und Verwertung seiner Werke zu entscheiden, er kann nicht zum Verkauf gezwungen werden. – Ich gehe auf dieses Problem so genau ein, weil inzwischen in jeder größeren deutschen Stadt solche Prozesse laufen und fast alle Künstler sie verlieren, denn auch viele deutsche Familienrichter rudern in unserem Narrenschiff mit.

Ein weiterer Posten auf dieser Liste waren die »Belegexemplare« meiner Bronzeskulpturen. Bronzen sind im Gegensatz zu Steinskulpturen gußtechnisch wiederholbar und werden heutzutage in »Auflagen« gegossen, von der einzelnen Plastik jeweils mehrere Stücke. Dies ist ein Brauch, der sich im 19. Jahrhundert herausgebildet hat. Vorher waren auch Bronzen in der Regel Einzelexemplare. Große Bronzeskulpturen werden meistens in kleinen Zahlen aufgelegt – ich verkaufe lebensgroße Figuren höchstens dreimal –, von kleinen Bronzen werden größere Auflagen gegossen. Die »Auflagenhöhen« werden den Käufern mitgeteilt, sie sind also Teil des Verkaufsvertrags, da die einzelnen Plastiken mit wachsender Zahl der Abgüsse billiger werden. Die Exemplare einer Auflage erhalten Nummern. Von jeder Auflage behält der Künstler zu Ausstellungs- und Repräsentationszwecken ein Belegexemplar für sich, welches nicht numeriert ist. In der Regel handelt es sich dabei um den Erstguß. Wenn die ganze Auflage verkauft ist, hat der Künstler nur noch dieses unnumerierte Belegexemplar, das bei der Auflage nicht mitgezählt wurde und deswegen auch nicht verkauft werden kann. Es wäre eine nachträgliche Erhöhung der Auflage und damit ein Vertragsbruch gegenüber den Käufern. Genau das verlangte die Dresdner Bank von mir. Sie erklärte nämlich, daß diese Belegexemplare auf jeden Fall »Geld wert« seien und ich sie zu verkaufen und den Erlös an die Bank auszuzahlen hätte. Es wurde also zum einen im Namen des Eherechts ein Bruch der Kaufverträge gefordert, und zum anderen sollte das Urheberrecht außer Kraft gesetzt werden. All diese Rechtswidersprüche zum Urheberrecht und zum normalen Kaufvertragsrecht haben nur ganz wenige Leute begriffen, ganz sicher nicht die Bundes- und Landespolitiker, die ich im Laufe dieses Prozesses vergeblich um Hilfe angesprochen hatte. Doch darüber später.

Das neue Eherecht gerät aber wegen des ungeklärten Vermögensbegriffes sogar mit sich selbst in Konflikt. Ich erkläre das an einem einfachen Beispiel:

Der Inhaber eines großen Steinmetzbetriebs (dreißig Angestellte) wird von seiner Frau geschieden. Der ganze Betrieb, Grundstück, Werkshallen, Maschinen und das auf Vorrat gekaufte Steinmaterial wurden während der Ehezeit erworben. Es fällt damit in den Zugewinn des Ehemanns und muß zwischen der Frau und dem Mann geteilt werden. Der Ehemann versucht den Betrieb zu halten und zahlt die Frau deshalb aus. Die Vermögenswerte sind keineswegs so unsicher und schwer kalkulierbar wie bei einem Kunstwerkeprozeß, sondern ziemlich eindeutig. Der Marktwert des Grundstücks und der Betriebshallen ebenso der der Maschinen ist annähernd genau zu ermitteln. Das gilt auch für den Steinvorrat, der – sagen wir – ungefähr zweihundert Kubikmeter Marmor, Granit und Sandstein umfaßt. Der Betrieb handelt mit diesen Steinen. Er zersägt sie in Platten, mit denen er Neubauten verkleidet, er stellt Grabsteine her oder fertigt Gesimse oder Treppenstufen an. Dieser Steinvorrat ist ungefähr siebenhundertfünfzigtausend Mark wert. Die geschiedene Ehegattin erhält allein dafür dreihundertfünfundsiebzigtausend Mark »Zugewinn«, von allen anderen Vermögenswerten abgesehen.

Da die Ehe zwanzig Jahre gedauert hat, hat die Ehefrau keinen Beruf und deswegen Anspruch auf Unterhalt aus den laufenden Gewinnen des von ihr geschiedenen Ehemannes. In den ersten Jahren nach der Scheidung entstehen die Einnahmen des Werks zum großen Teil aus der Verarbeitung des genannten Steinmaterials. Da die geschiedene Frau fast die Hälfte von dem steuerlich ermittelten Gewinn ihres Ehemannes als Unterhalt erhält, wird ihr damit automatisch fast die Hälfte des Steinmaterialwerts jetzt noch einmal als monatlicher Unterhalt ausgezahlt. Der geschiedene Ehemann muß also in der Praxis dieser Ehescheidung das Geld für das Steinmaterial zweimal aufbringen – eineinhalb Millionen Mark! Die zusätzliche Belastung zu allen anderen läßt den Betrieb pleite gehen. Diese erfundene Geschichte wäre ziemlich realitätsnahe, wenn nicht die meisten mittelständischen Unternehmer im Rahmen eines Ehevertrages Gütertrennung vereinbart und sich damit den Folgen dieses chaotischen Eherechts rechtzeitig entzogen hätten.

Das habe ich natürlich nicht getan, zumal ich schon 1955, also zweiundzwanzig Jahre vor Einführung des neuen Eherechts, geheiratet hatte und deswegen nicht ahnen konnte, daß unverkaufte oder unverkäufliche Kunstwerke wie Geld gerechnet werden könnten. Aber sonst lagen die Dinge bei der Klage der Dresdner Bank gegen mich sehr ähnlich wie bei dem eben beschriebenen Beispiel: Ende 1982 hatte das Familiengericht in der ersten Instanz aufgrund einer erneuten Unterhaltsklage von Gertrud entschieden, daß ich in Zukunft und rückwirkend für das ganze Jahr ihr eintausend Mark mehr Unterhalt zu zahlen hätte, unter anderem deswegen, weil ich nach Schätzungen von Gertrud und ihrem Rechtsanwalt Heidemann im Jahr etwa zwanzig- bis dreißigtausend Mark aus dem Verkauf eines »Vorrates von Skulpturen« einnehmen würde. Dieses Urteil wurde dann in der zweiten Instanz der Sache nach bestätigt, wenn auch um vierhundert Mark reduziert. Ich habe damals dem Prinzip der Begründung nicht widersprochen. Damit war also genau der »Vorrat an Kunstwerken«, den ich während der Ehezeit geschaffen hatte, so weit über den Unterhalt verteilt worden, wie er bis zum Tode Gertruds Ende 1984 verkäuflich war, also zirka siebzigtausend Mark. Um genau die gleichen Plastiken ging es nun bei dem geforderten »Zugewinnausgleich«. Der angebliche Verkaufswert derselben Kunstwerke sollte also zweimal verteilt werden, einmal über den Unterhalt und zum anderen über den Zugewinn, weil am »Stichtag« diese Kunstwerke als angebliche »Vermögenswerte« noch vorhanden waren. Der Vermögensbegriff müßte also im Eherecht zuerst einmal so definiert werden, daß eine Doppelbelastung der gleichen Vermögenswerte durch Zugewinn und Unterhalt ausgeschlossen wird.

Da bei dem Familienrichter, der eben diese Unterhaltsklage Ende 1982 in erster Instanz entschieden hatte, auch die Zugewinnklage um die gleichen Objekte ein halbes Jahr später eingereicht worden ist, hätte sie bereits im Sommer 1983 als »unbegründet« zurückgewiesen worden sein müssen. Statt dessen hat das Familiengericht in Braunschweig diese Klage erst anderthalb Jahre im Namen von Gertrud, dann nach ihrem Tod im Interesse der Dresdner Bank trotz meiner Aortaoperation fünf Jahre gegen mich verfolgt und mich damit so schwer geschädigt, daß ich ein knappes Jahr nach Beendigung dieses Prozesses wieder an Herz und Aorta operiert werden mußte. Aber nicht nur der Inhalt der Klage war perfide, sondern auch die Form:

Meyer-Blücher wollte anscheinend auf keinen Fall offen im Namen der Dresdner Bank vor dem Familiengericht gegen mich antreten. Zuerst versuchte er die Kinder als Kläger gegen ihren Vater anzuheuern, uns im Falle eines Prozeßerfolges über die »Abtretung«, die er von Gertrud wenige Monate vor ihrem Tode erzwungen hatte, das von den Kindern »erstrittene« Geld für die Bank zu kassieren. Als die Kinder dies zurückgewiesen hatten, hat er mit Methoden, die ich nur ahnen kann, den vom Amtsgericht Charlottenburg als Vertreter der verstorbenen Gertrud eingesetzten Nachlaßpfleger »gezwungen«, den Prozeß für ihn zu führen. So kam es zur Wiederaufnahme der Klage durch den Nachlaßpfleger Anfang 1986. Er verlangte – wie 1983 Gertrud – vierhunderttausend Mark von mir, von denen ich – so war der Klageantrag inzwischen formuliert worden – die ersten hunderttausend an die Dresdner Bank zu zahlen hätte, denn anscheinend war ich fast fünfundzwanzig Jahre mit diesem Geldinstitut verheiratet gewesen. Die Klage war schließlich eine Familiensache. Natürlich wußten wir, daß die Klägerin in Wirklichkeit die Bank war, aber weder von ihr noch vom Amtsgericht Charlottenburg erhielten wir darüber eine Auskunft, im Gegenteil, bis Anfang 1990 wurde uns vom Amtsgericht Charlottenburg widerrechtlich die Akteneinsicht verweigert. Reichte der Arm der Bank so weit? Ein Geldgeber mußte jedenfalls hinter dieser Klage stehen, denn sonst hätte der Nachlaßpfleger dieses überschuldeten Erbes um Prozeßkostenhilfe beim Familiengericht in Braunschweig einkommen müssen. Die Klage hätte dort vorgeprüft, eine Art Vorentscheidung hätte gefällt werden müssen. Das alles ist nicht geschehen. Dann plagte mich noch eine andere Sorge:

Hatte Meyer-Blücher vielleicht die Absicht, sich hinter dem Nachlaßpfleger oder meinen Kindern zu verstecken, um im Falle seines Unterliegens vor dem Familiengericht die Prozeßkosten nicht zahlen zu müssen? Müßte ich also im Falle meines »Obsiegens« meinen Anwalt zahlen, außerdem die Gerichtskosten, weil dann der Nachlaßpfleger noch höher verschuldet dastünde? Da es um einen sehr hohen Streitwert ging und außerdem mit einem Klage- und Berufungsweg bis zum Bundesverfassungsgericht zu rechnen war, womöglich kostspielige Beweisaufnahmen vom Familiengericht in Braunschweig angeordnet würden, war im schlimmsten Fall mit Gerichts-, Anwalts- und Gutachterkosten auf beiden Seiten bis zu zweihunderttausend Mark zu rechnen. Deswegen wollte ich zuerst einmal der Dresdner Bank die Maske vom Gesicht reißen: Wir vertraten also vor Gericht die Auffassung, daß wegen der Abtretungen, die Gertrud noch zu ihren Lebzeiten vorgenommen hatte, nicht der Nachlaßpfleger einen Zugewinnausgleich fordern dürfe, sondern nur meine Kinder, allenfalls noch die Dresdner Bank.

Der erste Schriftsatz der Gegenseite war in dem mir zum Erbrechen bekannten Stil des Kunstvereinsvorsitzenden von West-Berlin Heidemann abgefaßt, sogar die Schreibmaschine war die gleiche, wieder war die erste Seite mit dem Briefkopf Heidemanns durch das Kanzleipapier der Braunschweiger Rechtsanwälte Hofmeister und seines Sozius, des Volksvertreters J. Clemens, ersetzt worden. Die beiden Vorsitzenden von Kunstverein und Bank waren wie zu Gertruds Lebzeiten weiterhin die Verfasser der Klägerschriften.

Bei der ersten mündlichen Verhandlung im Herbst 1986 vor dem Familiengericht in Braunschweig schien der Familienrichter trotz des penetrant argumentierenden Rechtsanwalts Hofmeister unsere Ansicht zu teilen, daß die Zugewinnforderung nicht in den Nachlaß gefallen und die Klage des Nachlaßpflegers deswegen unzulässig sei. Ich verließ guter Dinge das Familiengericht. Das aber sollte sich als verfrüht erweisen.

Anfang Dezember 1986 hatte die Akademie der Künste der DDR eine große Ausstellung meiner Werke im Marstallgebäude eröffnet. Seit Mitte der siebziger Jahre war ich korrespondierendes Mitglied dieser Akademie, ebenso wie Georg Eisler, Alfred Hrdlicka, Horst Janssen und andere. In den Räumen der Ausstellung, die insgesamt über zwanzigtausend Besucher angezogen hatte, sollte ausgerechnet am Tag der Urteilsverkündung eine Diskussion zwischen Künstlern Ost-Berlins und mir stattfinden, und zwar in dem Raum, der von dem fast vier Meter hohen Kruzifixus beherrscht wurde, der wenig später hinter dem Hauptaltar des Magdeburger Doms aufgestellt werden sollte. Frau Fischer wollte aus Braunschweig anrufen, sobald sie den »Urteilstenor« erfahren hätte.

Der Anruf kam und kam nicht. Ich wurde immer nervöser, auch dem Leiter des Ausstellungsunternehmens gelang es nicht, von Ost-Berlin nach Braunschweig telefonisch durchzukommen, so fuhr er nach West-Berlin, um von dort aus in Braunschweig anzurufen. Nach zwei Stunden kam er mit der Nachricht zurück, die Urteilsverkündung sei verschoben worden. Das schlug bei mir wie eine Bombe ein. Schließlich hatte der Richter bei der mündlichen Verhandlung eigentlich das Urteil schon deutlich gemacht. War etwas dazwischengekommen? Hatte ihn irgend jemand von der »Zulässigkeit« der Klage überzeugt? Meine Ruhe war dahin. Nervös und unkonzentriert lief ich zwischen meinen Plastiken herum, die Ausstellungsmacher sahen für die Diskussion am Abend schwarz und gossen mir Schnaps zur Beruhigung ein. Nach etlichen Gläsern begann er auch zu wirken.

Leicht von der Realität abgehoben, betrat ich den Diskussionsraum. Alle Plätze waren besetzt, das Publikum drängte sich in den Gängen und im Nachbarraum. Die Fragen konzentrierten sich in erster Linie auf meine Freiheit bei den Auftragsarbeiten im formalen und ganz besonders im thematischen Bereich. Da auch die Künstler in Ost-Berlin von meinen Aufträgen wußten, glaubten sie mir anfangs nicht, daß ich Form und Thema immer selbständig entwickeln würde, daß ich niemals einen Auftrag übernommen hätte, bei dem ich außer den finanziellen Begrenzungen irgendwelche Einengungen seitens der Auftraggeber hätte akzeptieren müssen. Aber schließlich konnte ich das meinen Hörern doch plausibel machen. Das Gespräch verlief lebhaft und konzentriert und wurde mit großen Sympathie-Kundgebungen beendet. Der Ausstellungsleiter war begeistert, diese Diskussion heute abend sei die bisher beste gewesen. Bei einer früheren Diskussion mit Alfred Hrdlicka zum Beispiel habe die Konsequenz der Argumente unter dem erheblichen Alkoholgenuß des Künstlers gelitten. Um ein Haar wäre mir wegen des Prozesses mit der Dresdner Bank dasselbe passiert.

Als ich aus Berlin in mein Institut zurückkehrte, stand Frau Fischer freudestrahlend hinter der Glastür und überraschte mich mit der Nachricht, daß die Klage des Nachlaßpflegers als »unzulässig« abgewiesen worden sei. Aber der Braunschweiger Prozeßbevollmächtigte legte auf Weisung der Berliner Initiatoren Berufung ein. Das war nur möglich, weil die Dresdner Bank zahlte. Der Vertreter eines verschuldeten Nachlasses hätte nach dieser ersten Abfuhr auf keinen Fall weitermachen dürfen. Die Berliner hatten Erfolg, der Familiensenat des Oberlandesgerichts hob im Juli 1987 das Urteil auf, erklärte die Klage des Nachlaßpflegers für »zulässig« und gab damit grünes Licht für einen jahrelangen Gespensterprozeß. An den Gerichtssaaltüren war an den Verhandlungstagen trotz meines Protestes in unübertrefflicher Geschmacklosigkeit zu lesen: »Dr. Gertrud Weber ./. Jürgen Weber«: Eine Klage aus dem Grabe! Oder sollte verheimlicht werden, daß vor Braunschweiger Gerichten eine Großbank anstelle einer verstorbenen Ehefrau ehelichen Zugewinn beanspruchen durfte?

Der Vorsitzende des zuständigen Familiensenats, Dr. Müller, gleichzeitig Stellvertreter des Braunschweiger Gerichtspräsidenten Dr. Wassermann, und die Richterinnen Eilers-Happe und Spreckelmeyer mußten zwar zugeben, daß die sogenannte Zugewinnforderung tatsächlich entweder an die Kinder oder an die Dresdner Bank gefallen sei, aber das Recht zur Klageführung sei deswegen auf den Nachlaßpfleger übergegangen, weil ja auch Gertrud – würde sie noch leben – die Klage hätte weiterführen können, auch wenn sie etwaige erstrittene Geldbeträge an die Dresdner Bank hätte weitergeben müssen.

Mit dieser formalistischen Klügelei haben sich die Richter als blind erwiesen für die existentiellen Sorgen eines alleinverdienenden Ehemannes und für die verfassungsrechtlichen Aspekte dieses ungewöhnlichen Prozesses. Außerdem haben sie der Großbank geholfen, sich in einer Familiensache als Kläger zu tarnen. Natürlich hätte Gertrud die Klage weiterführen können, wenn sie noch lebte, schon um einen Klägerwechsel und eine Klageerneuerung zu vermeiden. Außerdem hatte sie die Listen für die Kunstwerke zusammengestellt, sie hatte damals im Uhlenbusch in meinem Institut meine Karteikarten unerlaubt fotokopiert.

Die Dresdner Bank hätte sich in allen Fragen immer wieder an sie wenden müssen. Aber nun war Gertrud gestorben. Sie lebte nur noch an den Türen der Gerichtssäle. Der Berliner Nachlaßpfleger, der weder mich noch meine Kunstwerke kannte, war sicher nicht der geeignete Kläger. Der Kunstvereinsvorsitzende Heidemann und der ehemals mit Gertrud eng befreundete Bankdirektor Meyer-Blücher kannten sich da viel besser aus, und sie fertigten ja auch weiterhin die Schriftsätze an. Das wußten auch die Richter am Oberlandesgericht zumindest durch unsere Hinweise. Sie haben eine Entscheidung zugunsten der Bank gefällt. Obwohl sie sogar zugeben mußten, daß es andere, entgegengesetzte »höchstrichterliche« Urteile in ähnlich gelagerten Fällen gab, stützten sie mit diesem Urteil die hinterhältige Form der Klageführung.

Vielleicht ist es erlaubt, daran zu erinnern, daß die Richter Dr. Müller und Eilers-Happe schon einmal mit einer sehr fragwürdigen Begründung zugunsten eines Kunstvereins gegen mich entschieden haben, damals, als der Bildhauer Georg Ahrens (und ich im Hintergrund) wegen der widerrechtlichen Verheimlichung der Mitgliederliste gegen den Braunschweiger Kunstverein geklagt hatten. Dr. Müller war privat auch »Standesrichter« bei der evangelischen Landeskirche in Braunschweig und als solcher zusätzlich über jedes Mißtrauen erhaben.

Die Richter Dr. Müller und Eilers-Happe gingen sogar noch weiter, indem sie eine Art Vorentscheidung in der »Hauptsache« fällten: Sie wiesen die Klage an den Familienrichter Adam* zurück mit der Auflage, den angeblichen Wert meiner »unverkauften Kunstwerke« durch einen Gutachter schätzen zu lassen. Außerdem sollten meine Kinder als Zeugen vernommen werden, ob die Abtretung der Zugewinnforderung an sie durch ihre Mutter tatsächlich stattgefunden hätte. Wenn sich dies bewahrheiten sollte, wäre die Klage des Nachlaßpflegers zwar »zulässig«, aber »unbegründet«. Seit diesem Berufungsurteil, das maßgeblich der damalige Vizepräsident des Braunschweiger Oberlandesgerichts zu vertreten hat, schien der an Weisungen nicht gebundene Familienrichter, der über die Klageforderung erneut zu entscheiden hatte, zu ahnen, auf welches Ergebnis der Prozeß hinauslaufen sollte: Daß ich nämlich die Schulden Gertruds an die Dresdner Bank zu erstatten hatte. Spätere Bemerkungen dieses Richters wiesen auch darauf hin. Das war nur möglich, wenn die »Abtretung der Klage« durch Gertrud an unsere Kinder nicht anerkannt würde.

So obskur die Begründung in diesem Gespensterurteil war, so mies schien mir auch der Verhandlungsstil: Da ja nun die Richter – was auch immer sie sich ausdenken – »im Namen des Volkes« wie der Papst im Namen Jesu Christi sprechen, müssen sich Kläger und Beklagte, Anwälte und das Publikum erheben, wenn die Richter in den Gerichtssaal einziehen. Im Gegensatz zu diesem feierlichen Introitus stand der Auftritt des Senatspräsidenten Dr. Müller. Er begann sofort, nachdem die Formalitäten festgestellt waren, so leise und undeutlich zu sprechen, so vor sich hin zu nuscheln, daß ich auf der »Beklagtenbank« unmittelbar ihm gegenüber schon nichts mehr verstehen konnte. Er erschien mir wie das personifizierte schlechte Gewissen. Vielleicht wollte er gar nicht verstanden werden? Schließlich rief ich: »Können Sie nicht lauter sprechen? Ich habe doch wohl als Ihr Opfer das Recht, Sie wenigstens akustisch zu verstehen.« Er zuckte zusammen, sprach einen Moment lauter, um dann wieder zu nuscheln. Die superblonde Richterin Eilers-Happe, als »Berichterstatterin« die Urheberin all dieser ausgemachten Schlauheiten, schien sich dagegen über meine sichtliche Betroffenheit zu amüsieren, sie lachte ständig. Plötzlich wurde mir schwarz vor Augen, alles drehte sich, ich lehnte mich so weit wie

* Name wurde geändert

möglich zurück, damit das Blut wieder in mein Gehirn strömen konnte, jetzt verstand ich überhaupt nichts mehr. Es war erst Juli 1987, also gerade zweieinhalb Jahre nach meiner Operation, öfter wurde mir noch schwindlig, besonders wenn ich mich aufregte. Als sich mein Zustand wieder gebessert hatte, stand ich auf und verließ den Gerichtssaal. Worauf das hier hinauslaufen sollte, hatte ich sowieso begriffen.

Kaum in meinem Institut angekommen, erreichte mich schon ein Anruf des Gerichts, ich möge einem Vergleich zustimmen: Hunderttausend Mark für die Dresdner Bank, fünfzigtausend für den Nachlaßpfleger, jede Seite sollte ihre Prozeßkosten tragen – einfach so als Kuhhandel. Ich sollte die Schulden Gertruds bei der Bank bezahlen, und schließlich müßte ja auch der Nachlaß noch etwas bekommen. Braunschweigs Richter! Ich lehnte ab.

Die Verhandlung war natürlich auch nach meinem Auszug weitergeführt worden. Neben der Geldforderung für die »unverkauften Kunstwerke« hatten ursprünglich Gertrud und jetzt der Nachlaßpfleger für die Dresdner Bank ungefähr zweihunderttausend Mark »Zugewinnausgleich« für mein Haus in Ibiza und für angebliches Geldvermögen verlangt. Erst bei dieser Verhandlung begriffen – wie mir meine jetzige Frau Renate erzählte, die bei der Verhandlung geblieben war – die Oberlandesrichter, daß das angebliche Geldvermögen ausschließlich auf falschen Angaben der Kläger, auf Bankpapieren aus nicht zutreffenden Zeiträumen, ja sogar auf Urkundenfälschung beruhte. Die Richter wurden verlegen: »Ja dann stimmt das alles gar nicht«, und änderten schnell und unauffällig den Streitwert um fast hunderttausend Mark nach unten, statt die Klage wegen Betrugsversuchs oder Schlamperei der Dresdner Bank zurückzugeben. Es war schließlich schon stark, daß die Dresdner Bank eine Fotokopie meines fünf Jahre vor der Scheidung aufgelösten Sparbuchs bei der Deutschen Bank, mit abgedeckten Daten, als Vermögensbeweis dem Gericht vorgelegt hatte. Man kann sich vorstellen, daß mein Vertrauen in die deutsche Gerichtsbarkeit gelitten hatte. Ich wandte mich nun an die Öffentlichkeit:

Schon im März 1986 hatte der »Spiegel« einen Bericht über die »Wiederaufnahme der Klage« durch die Dresdner Bank veröffentlicht. Ich hatte dem Journalisten Lamprecht in Karlsruhe am Telefon den Sachverhalt geschildert, worauf er mir spontan antwortete: »Herr Weber, diese Sache mache ich. Ich lehne sonst immer Berichte über Eheprozesse ab, auch über tragische Fälle, aber diese Angelegenheit ist so empörend, daß ich mich dafür einsetzen werde.« Nach Erscheinen des Artikels im »Spiegel«* wurden ihm aber offensichtlich Schwierigkeiten gemacht. Er rief mich nämlich mehrmals an und bat nachträglich um Dokumente, um Passagen seines Artikels gegenüber der »Spiegel«-Redaktion verteidigen zu können. Die Dresdner Bank hatte bei der Redaktion wohl inzwischen interveniert.

Dieses Spiel kannte ich schon. 1986 hatte ich mich zuerst aufgrund eines Artikels im »Stern« an diese Illustrierte gewandt, die mir daraufhin einen Reporter-Eleven, einen Herrn Birnbaum, geschickt hatte, der sich bei mir einen Tag

---

* Heft Nr. 13/1986

aufgehalten, Gerichtsakten gelesen und fotografiert hat. Etwa vier Wochen später aber rief er mich an, aus dem Artikel könne leider nichts werden, weil Dr. Meyer-Blücher sich weigere, ihm ein Interview zu geben: »Und wenn ich Meyer-Blücher nicht sprechen kann, kann ich ja nun wirklich keinen Artikel schreiben.« Eine dümmlichere Auskunft konnte man sich kaum noch denken. Wer einen Bericht über sich verhindern will, müßte dann nur das Interview verweigern. Offensichtlich war die Sache in der Redaktionsspitze des »Stern« abgefangen worden. Dafür sprach ein späterer Vorgang in der gleichen Zeitschrift. »Stern«-Manager hatten im Jahr 1988 aufgrund eines engagierten Berichts über einen Verhandlungstag während meines Prozesses in einer Hannoverschen Zeitung dem Journalisten Gückel den Auftrag gegeben, einen Bildbericht über meinen Fall zu schreiben. Der daraufhin entstandene Bildbericht wurde vom »Stern« zwar auftragsgemäß gekauft, blieb aber in der Redaktionsspitze hängen. Er ist nie erschienen.

Das war eine zweite Sache, mit der ich nicht gerechnet hatte. In unserer freiheitlichen Bankenrepublik Deutschland scheint es äußerst schwierig zu sein, kritische Artikel über Großbanken zu veröffentlichen. Gewiß, es gibt solche, aber wie viele würde es geben, wenn die Banken nicht auch in den Spitzen unserer Medien ihre Verbindungsleute hätten, wie in den Kunstvereinen, den Museen, allen staatlichen und halbstaatlichen Kulturstiftungen und selbstverständlich auch in allen Parlamenten. Welcher Abgeordnete und welches Regierungsmitglied – egal welcher Partei – wünscht nicht am Ende seiner politischen Laufbahn auf einem hochbezahlten Bankenposten vor Anker zu gehen? Auch bei der »Bild«-Zeitung ist ein von dem Redakteur Trittel geschriebener Bericht über meinen Fall in der Redaktionsspitze auf Eis gelegt worden. Wie dem auch sei, der erste Artikel im »Spiegel« hat meinen Fall bundesweit bekannt gemacht und leider auch viele erfolgreiche Nachfolgeklagen anderer Künstlergattinnen und -gatten verursacht.

Als erstes kam eine Reaktion von einem »unbekannten Erben«. Der in West-Berlin lebende Neffe der verstorbenen Gertrud, Marcus Henel – nach unseren Kindern an nächster Stelle erbberechtigt –, war von mir und meiner Tochter Doina gebeten worden, aufgrund des »Spiegel«-Artikels sich beim Nachlaßpfleger als »Erbe« zu melden. Dieser Rechtsanwalt war nämlich nicht nur berechtigt, im Namen unbekannter Erben gegen angebliche Schuldner zu klagen, sondern seine eigentliche Aufgabe war, diese Erben zu ermitteln. Da das Amtsgericht Charlottenburg uns die Akteneinsicht verweigerte, wollten wir auf diesem Weg den Nachlaßpfleger testen. Wenn er einen bezahlten Vertrag mit der Dresdner Bank abgeschlossen haben sollte, dann mußte er versuchen, etwaige »unbekannte Erben« abzuwimmeln. Genau das tat er:

Nachdem er zuerst Gertruds Neffen unnötige formale Schwierigkeiten gemacht hatte – Marcus war zur Sicherheit gleich mit einer Zeugin dort aufgetreten –, machte er ihm klar, wie aussichtslos dieser Prozeß sei, da noch nie entschieden worden sei, ob unverkaufte Kunstwerke im Besitz des Urhebers wirklich wie ein Vermögen behandelt werden könnten. Er malte ihm die Prozeßchancen in allerschwärzesten Farben aus und drohte ihm – sogar zum Teil mit falschen Angaben – mit dem Risiko eines verlorenen kostenträchtigen Verfahrens, wenn er nicht sofort das Erbe schriftlich bei ihm ausschlagen würde. Der junge Mann – dadurch verunsichert – gab sein Spiel auf und verzichtete innerhalb von vierzehn Tagen. Natürlich berichteten wir den Familienrichtern von diesen Vorgängen, aber sie taten weiter so, als ob es eine »Familiensache« wäre, wenn eine Großbank gegen mich und meine Familie klagte und echte Erben mit Argumenten abgewehrt würden, die dem Nachlaßpfleger selbst die Klageerhebung hätten verbieten müssen.

Anfang 1990 ist dann mein Rechtsanwalt Klaus Leiste nach Berlin gefahren und konnte beim Präsidenten des dortigen Amtsgerichts nach langem Hin und Her die Akteneinsicht durchsetzen: Es gab einen Vertrag, aufgrund dessen die Bank den Nachlaßpfleger ebenfalls bezahlen mußte, obgleich sein eigentlicher Auftraggeber das Amtsgericht Charlottenburg war.

Nachdem Vizepräsident Dr. Müller und seine Berichterstatterin Frau Richterin Eilers-Happe nun entschieden hatten, daß die Gespensterklage der Großbank und des Nachlaßpflegers gegen mich ein normaler »Familienprozeß« und deswegen »zulässig« sei, war in meiner Familie eine ziemliche Katastrophenstimmung ausgebrochen. Wir mußten eine weitere Prozedur von vielleicht zehn Jahren bis vor das Bundesverfassungsgericht befürchten. Ob ich das gesundheitlich überhaupt durchstehen würde? Außerdem hatte auch Renate gerade eine schwere Operation hinter sich. Das alles ballte sich alptraumhaft über uns zusammen. So fragte mich eines Tages Constantin, ob er irgend etwas unternehmen könne. Spontan riet ich ihm, mit Wassermann zu reden, dem damals weit über die Grenzen unserer Stadt hinaus bekannten Präsidenten des Oberlandesgerichts Braunschweig. Mein Mißtrauen gegen den »Familiensenat« des Oberlandesgerichts war inzwischen so groß geworden, daß ich wissen wollte, ob der Präsident möglicherweise selbst dahintersteckte.

Wassermann hatte sich in seiner Braunschweiger Anfangszeit für sogenannte avantgardistische Kunst eingesetzt. Schon deswegen und wegen meiner Auseinandersetzung mit dem Kunstverein konnte er gegen mich sein. Er hielt überall Vorträge, gab zu fast jedem Problem Interviews, machte ständig Public Relations für seine Person, ein echtes Kind seiner Zeit. Da ich nun gerade bei Journalisten nicht sonderlich beliebt war, konnte sich das auf den mediensüchtigen Wassermann übertragen haben.

Kaum hatte Constantin die Sekretärin des vielbeschäftigten Gerichtspräsidenten angerufen, erhielt er auch schon einen Termin für den nächsten Tag. Obwohl der Präsident bei dem Gespräch anfangs vorgab, von der Klage und dem ganzen Prozeß nichts zu wissen, enthüllte er seine wahren Motive für die ungewöhnlich rasche Audienz ziemlich bald. Als Constantin begonnen hatte, von dem Prozeßgegenstand und seinen Ängsten zu berichten, unterbrach ihn Herr Wassermann »einigermaßen erstaunt«, so Constantin in seinem unmittelbar nach dem Gespräch angefertigten Gedächtnisprotokoll, »er hätte angenommen, ich (Constantin) käme in einer Prozeßsache von mir selber gegen meinen Vater, um ihn … gegen meinen Vater um Rat zu fragen«.

Nun ist der Präsident eines Gerichts bestimmt der letzte, der einen Kläger in einem Prozeß vor einem diesem Präsidenten unterstehenden Gericht beraten dürfte. Trotzdem hatte Wassermann nach seinen eigenen Worten deswegen Constantin vorgelassen.

Der Versuch des Präsidenten, so zu tun, als kenne er den Prozeßgegenstand gar nicht, war schon durch diesen Einwand widerlegt. Denn Gertrud hatte tatsächlich noch kurz vor ihrem Tod eine Klage um höheren Unterhalt für den damals noch unmündigen Constantin erhoben, die Constantin – nach ihrem Tod mündig geworden – wieder zurückgezogen hatte. Selbst davon scheint Wassermann gewußt zu haben. Natürlich sprach man unter den Richtern Braunschweigs über diese ungewöhnliche Sache, und vielleicht war es sogar den Richtern peinlich, daß hier eine Großbank gegen eine Familie einen angeblichen Familienprozeß führte. Mit einer Klage Constantins hätte der Prozeß wieder den Charakter einer Familiensache angenommen.

Als Constantin dann die Vermutung äußerte, der Prozeß würde zum Schaden der Gesundheit seines Vaters bis zum Bundesverfassungsgericht weitergehen, »äußerte er spontan, ... dieser Teil des Prozesses ... gehe sowieso nach Karlsruhe. Man konnte meinen ... er hätte sich schon vorher über dieses Problem Gedanken gemacht ...« So mein Sohn in seinem Gedächtnisprotokoll.

Constantin brach bei dem Gespräch mit Wassermann über den Zustand seiner Familie mehrfach fast in Tränen aus. Er versuchte, bei Herrn Wassermann Anteilnahme zu finden, und fand nur einen eiskalt geführten, ständig durch Belehrungen unterbrochenen Dialog. »Herr Wassermann zeigte bei der Schilderung dieser Familientragödie keinerlei Regung«, schrieb mein Sohn. Er entblödete sich nicht, Constantin trotz der bei uns bestehenden Schulpflicht zu fragen: »Herr Weber, sind Sie eigentlich zur Schule gegangen?« Darauf Constantin: »... ja, ich bin Abiturient und beendete die Schule vor zwei Jahren.« Wassermann: »Da müßten Sie eigentlich Paragraph 97 Grundgesetz kennen.« Constantin bestätigte dann, daß es sich dabei um die Unabhängigkeit der Richter handle und er das wisse. »Herr Wassermann erklärte mir nun den Grundgesetzparagraphen 97 ... und sagte dann, daß er nicht verstünde, warum ich zu ihm gekommen sei.« Constantin fährt fort: »Nach all meinen Schilderungen über den Stand der Familiengeschichte eigentlich eine schwerverständliche Frage. Ich entgegnete, langsam die Fassung verlierend, daß ich über den augenblicklichen Zustand meines Vaters sehr besorgt sei und mir keinen anderen Rat mehr wüßte, als zu ihm zu kommen. Ich wäre also einfach als Hilfesuchender gekommen.« In seiner Verzweiflung und wohl auch ohne zu wissen, was das bedeutet, bezeichnete Constantin außerdem das Urteil des Familiensenats, mit dem die Zulässigkeit der Klage des Nachlaßpflegers bejaht worden war, als »Rechtsbeugung«. Darauf unterbrach Wassermann ihn mit messerscharfen Tönen, rief die Sekretärin herein und ließ ein Protokoll aufsetzen, das Constantin zwar nicht unterschrieben hat, das aber heute möglicherweise immer noch bei den Gerichtsakten liegt. Anstatt Constantin zu trösten und zu ermutigen, wurde er eingeschüchtert und bedroht. Das stand in einem merkwürdigen Gegensatz zu den angeblichen Verdiensten des Präsidenten Wassermann um eine »humane Verhandlungsführung im Rahmen eines sozialen Zivilprozesses«.*

Constantin hatte seine Sache gut gemacht. Wassermann hatte enthüllt, was ich ohnehin vermutete. Alle Richter an den Braunschweiger Gerichten sprachen über diesen Prozeß, niemand mehr war unvoreingenommen.

Trotzdem wäre der Gesprächsverlauf, besonders die alberne Drohgebärde am Schluß, nicht zu verstehen, wenn man nicht Haß oder verletzte Eitelkeit des Herrn Wassermann annehmen dürfte. Da ich Herrn Wassermann nicht kannte, mich auch noch nie öffentlich oder privat über ihn geäußert hatte, wäre ein solcher Haß gegen mich nicht zu begründen gewesen. Viel näher liegt die verletzte Eitelkeit des Herrn Präsidenten Dr. h. c. Wassermann. Mein Sohn, der in seines Vaters Haus Größen der Politik, der Kirche und der Kultur ein und aus gehen gesehen hatte und deswegen von der Stellung eines Präsidenten natürlich nicht sonderlich beeindruckt war, von uns auch nicht zur Titelverehrung erzogen worden ist – schließlich war auch mein Titel, Professor, in Norddeutschland längst nicht mehr üblich –, hatte während des Gesprächs den Präsidenten Dr. Wassermann ständig nur mit Namen angeredet. Das geht aus seinem Protokoll hervor, und er bestätigte es mir auch, als ich ihn danach fragte. Das könnte Wassermann zu seinem, einem Gerichtspräsidenten nicht angemessenen Verhalten bei diesem Gespräch gebracht haben.

Schon bei seinem Amtsantritt hatte der Präsident alle Richter Braunschweigs aufgefordert, als Beitrag zur »demokratischen Verhandlungsführung« auf ihre Titel zu verzichten. Sie sollten sich in Zukunft – auch um sich persönlich zu identifizieren – nur noch mit ihrem Namen anreden lassen, mit Ausnahme des Präsidenten. Wassermann blieb bei seinem Titel und legte wohl auch auf seinen Dr. h. c., den ihm die Technische Universität Hannover kurz vorher verliehen hatte, größten Wert. Aber die außergewöhnliche Eitelkeit unseres ehemaligen Gerichtspräsidenten zu beschreiben, sollte man ihm am besten selbst überlassen:

Als er im Januar 1990 pensioniert wurde, ließ er sich zu seiner Verabschiedung nicht nur drei Veranstaltungen ausrichten, sondern schrieb sich selbst eine ganzseitige Laudatio in der »Braunschweiger Zeitung«: Daß er sich inzwischen für die Inkarnation der bundesdeutschen Justiz hielt, kleidete er gleich am Anfang seines Artikels in die bescheidenen Worte: »Ein führender ausländischer Jurist sagte, die Justiz in der BRD könne er sich ohne Wassermann nicht so recht vorstellen.« Da war des Sonnenkönigs »L'état, c'est moi« auf jeden Fall sprachlich besser. Aber König Ludwigs europäischer Ruhm war unserem Gerichtspräsidenten noch nicht genug: »Wie groß das Interesse an den hier propagierten und eingeschlagenen Wegen einer Erneuerung der Rechtspflege ist, zeigen die vielen Besuche von ausländischen Juristen, die den Wunsch haben, unsere Arbeit an Ort und Stelle zu studieren, ... allein aus Japan kamen ..., die meinen ›Sozialen Zivilprozeß‹ und andere Schriften ins Japanische übersetzt haben.« Nein, nicht nur in der BRD war er der Größte, auch in Japan!

* Wassermann, Rudolf: Der soziale Zivilprozeß, Luchterhand-Verlag, 1978

Daß Wassermann – anscheinend ganz allein – das bundesdeutsche Strafrecht reformiert hat, drückte er sehr feinsinnig und zurückhaltend aus: »Beträchtliche Fortschritte wurden im Strafrecht erzielt ... Ende der sechziger Jahre gelang – darauf bin ich stolz – der Durchbruch bei dem Jahrhundertwerk der Strafrechtsreform.« Nicht nur die Gegenwart in Deutschland und Japan – nein – ein ganzes Jahrhundert überragte unser Gerichtspräsident!

Geraunt hat man es schon oft, aber jetzt endlich wußten wir es aus berufenem Munde, welch' Glanz mit IHM in unsere kleine Stadt gekommen war. Seine Berufung von Frankfurt nach Braunschweig Anfang der siebziger Jahre umschreibt er in seiner Auto-Laudatio: »In der Folgezeit fiel Braunschweig die Vorreiterrolle zu.« Was war er nicht alles, hören wir ihn selbst: »Die Rolle des Mahners und Warners, die mir im Laufe der Jahre mehr und mehr zugefallen ist, scheint mir daher heute kaum weniger bedeutsam zu sein als die des rechtspolitischen Vordenkers, die ich in den sechziger Jahren erfüllen mußte. Ich werde deshalb auch in der Zukunft der Republik ins Gewissen reden.« Das Gewissen der Republik, der Welt, der Vordenker des Jahrhunderts war in Braunschweig Gerichtspräsident! Ob die fürstengleiche Machtposition des bundesdeutschen Richters solch eitlen Größenwahn erzeugt, des Richters Realitätsbezug so verwirrt?

Aber so neu scheint das auch nicht zu sein. Der Narrenzyklus über die Pariser Justiz des Honoré Daumier enthält eine ähnliche Szene: Selbstgefällig liest ein Richter in den Wandelgängen des Justizpalastes die von ihm geschriebene Eloge über sich selbst. Wenn Bescheidenheit für irgendeinen Beruf Voraussetzung ist, dann für den des Richters. Eine gesellschaftliche Stellung, die solche Anmaßung züchtet, müßte neu überdacht werden. Schließlich ist Wassermann nicht das einzige Beispiel heute für richterliche Selbstüberschätzung.

Jedenfalls war meine Situation durch die Aktion Constantins nicht besser geworden. Wenn Wassermann einen negativen Einfluß auf diesen Prozeß ausübte, dann jetzt erst recht, und ganz besonders bei dem Richter Adam, dem damals unter den Familienrichtern des Amtsgerichts eine besondere Vertrauensstellung zugewiesen worden war und der deswegen gelegentlich sogar den Präsidenten selbst sehen und sprechen durfte.

Familienrichter Adam setzte nun für Mitte September einen Verhandlungstermin fest, bei dem meine drei Kinder als Zeugen dazu vernommen werden sollten, ob ihre Mutter die sogenannte Zugewinnklage an sie abgetreten habe. Vierzehn Tage vorher erhielten sie drei gleichlautende Erpresserbriefe, welche die »Rechtsabteilung« der Dresdner Bank West-Berlin verfaßt hatte. Darin machte die Bank den Kindern zuerst einmal klar, daß ihre verstorbene Mutter als Lügnerin dastehen würde, wenn sie jetzt vor Gericht die Abtretung der Klageforderung an sich bezeugen würden. Die Mutter hätte schließlich in ihrer Abtretung an die Bank schriftlich bestätigt, über ihre Klageforderung noch niemals »anderweitig verfügt« zu haben. Das war zumindest der Versuch einer massiven Zeugenbeeinflussung.

Dann aber kam die Nötigung, die noch dazu auf einer Unwahrheit beruhte: Die Bank wies nämlich darauf hin, daß nach Paragraph 419 I des BGB »derjenige, der das gesamte Vermögen eines anderen durch Vertrag übernimmt, dessen Gläubigern für deren Forderungen ... zu haften« habe. »Sollte Ihnen diese Forderung tatsächlich bereits im April 1983 abgetreten worden sein, so hätten Sie damit das nahezu gesamte Vermögen Ihrer Mutter übernommen und müßten gemäß § 419 I BGB der Bank für die Verbindlichkeiten Ihrer Mutter einstehen. Die Forderungen der Bank betragen derzeit DM 86.358,57.« Das war ein massiver Erpressungsversuch, denn woher sollten die zwei studierenden Kinder und die schlechtbezahlte Schauspielerin einen solchen Betrag nehmen? Ganz nebenbei, die Forderung der Dresdner Bank änderte sich von Schriftsatz zu Schriftsatz, mal sprach sie von fünfundsiebzig-, mal von hunderttausend, jetzt wiederum von gut sechsundachtzigtausend Mark.

Aber selbst wenn der Sachverhalt wahr gewesen wäre, hätte die Bank ein solches Schreiben als »Zeugenbeeinflussung« auf keinen Fall versenden dürfen. Es war aber eine Finte. Das »gesamte Vermögen« wird nämlich eben in diesem Paragraphen mit mehr als achtzig Prozent definiert. Da nun die Mutter in Ibiza bei elftausend Quadratmetern Grund mit mir zu gleichen Teilen und bei zweitausend Quadratmetern sogar alleinige Eigentümerin war, konnte von einem »Gesamtvermögen« bei der Übernahme dieses obskuren Prozesses keine Rede sein – ganz abgesehen davon, daß es schon ziemlich dreist war, diese Klage überhaupt als Vermögen auszugeben.

Die Kinder schickten mir die drei Machwerke der »Rechtsabteilung« in der Meinung zu, daß vor einem deutschen Gericht die Klage nun wegen solcher Erpressungsversuche endgültig abgewiesen werden würde. Weit gefehlt! Trotz der Vorlage dieser Schriftstücke und entsprechender Erläuterungen von uns, reagierte das Familiengericht überhaupt nicht, rügte nicht einmal die Bank, sondern entschied – damit greife ich allerdings vor – im Sinne dieser Erpresserbriefe. Urkundenfälschung und Nötigung wurden von dem Gericht anstandslos beiseite gelegt, wenn es darum ging, die Klage der Dresdner Bank gegen mich weiterverhandeln zu können.

Anzumerken bleibt nur noch, daß die Kinder daraufhin die Dresdner Bank beim Oberstaatsanwalt Röper am Landgericht Berlin wegen Nötigung angezeigt haben. Herr Röper konnte keine Erpressung erkennen und schon gar nicht irgendwelche Vorteile, welche die Dresdner Bank durch diese Briefe bei Gericht erringen wollte. Wenn es schon in Braunschweig kaum möglich war, gegen die Dresdner Bank West-Berlin anzukommen, dann in Berlin erst recht nicht.

Richter Adam entschied für die Dresdner Bank, obwohl alle drei Kinder glaubwürdig bezeugt hatten, daß die Mutter ihre Zugewinnausgleichsforderung im Falle ihres Todes an sie abgetreten hatte, und obgleich der Durchschlag ihres Briefes an ihren Rechtsanwalt Heidemann dem Gericht vorgelegt worden war, in dem sie diesen Anwalt von der Abtretung informiert hatte. Der Rechtsanwalt hatte angeblich diesen Abtretungsbrief von Gertrud nie erhalten. Das glaubte das Gericht, obwohl wir das Gegenteil beweisen konnten.

Im Dezember 1987 ordnete Richter Adam nun die »Beweiserhebung« in Sachen »unverkaufter Kunstwerke« an. Kläger und Beklagter sollten Gutachter vorschlagen, um den Wert zu ermitteln, den meine nichtverkauften Plastiken und Zeichnungen an einem bestimmten Tag vor neun Jahren gehabt haben sollten. Die Dresdner Bank nannte drei Gutachter, ich dagegen nur zwei Zeugen, als wichtigsten den damaligen Leiter des Kunstvereins Bayreuth, Winfried Schmidt, der meine Arbeiten im Bayreuther Schloß vom Dezember 1978 bis März 1979 gezeigt hatte. Die Ausstellung war genau vierzehn Tage vor dem Stichtag geschlossen worden, an dem mir die Scheidungsklage zugestellt wurden. Gertrud hatte sich mit ihren Listen gerade auf diese Ausstellung bezogen. Winfried Schmidt hätte bezeugen können, daß ein großer Teil der in den Prozeßlisten aufgeführten Werke von mir als »unverkäuflich« deklariert war und daß ich die Universität Bayreuth, die damals einige meiner Landschaftszeichnungen kaufen wollte, deswegen abgewiesen hatte. Es gab außerdem verkäufliche Werke, die aber bis zum Ende der Ausstellung nicht veräußert worden und eben deswegen zum »Stichtag« noch vorhanden waren. Damit war nach meiner Meinung nachgewiesen, daß sie an diesem Stichtag keinen Wert gehabt hatten. Was sollten da sogenannte Fachleute noch begutachten?

Herr Leiste versuchte nun noch einmal in einem Schriftsatz dem Gericht klarzumachen, warum unverkaufte Kunstwerke im Eigentum des Künstlers kein »Vermögen« sein können und warum das »Unterhaltsurteil« des Familienrichters Adam vom November 1982, das mit der Veräußerung ebendieser Kunstwerke begründet worden war, mit der Zugewinnklage unvereinbar sei. Er leitete seinen Schriftsatz mit folgenden Sätzen ein: »Was nach dem Tode der ursprünglichen Klägerin, die einen vermeintlichen Zugewinnausgleich gegen ihren geschiedenen Ehemann verfolgte ... geschieht, verstößt gegen das Rechts- und Anstandsgefühl aller billig und gerecht denkenden Rechtsgenossen ... nicht nur für den Beklagten ... wird unverständlich sein und bleiben, daß dieser Rechtsstreit nach dem Tode der geschiedenen Ehefrau und der Erbausschlagung ihrer Kinder als eine ›Familiensache‹ fortgeführt werden kann. Der anhängige Prozeß, der ... nicht einmal mehr die Merkmale einer Familiensache für sich beanspruchen kann, schmort bereits fast fünf Jahre ... Der von einer konsequenten Verfolgungsstrategie getragene Prozeß belastet aber in unerträglicher Weise nicht nur den Beklagten, sondern auch seine drei Kinder und seine zweite Ehefrau.« Am Schluß verwies Herr Leiste noch einmal den Familienrichter darauf, daß er an »Weisungen nicht gebunden« sei und keineswegs ein Gutachten nur deswegen erstellen lassen müsse, weil es die Richter des Familiensenats für erforderlich gehalten hätten.

Dieser Schriftsatz hatte einen ersten Erfolg. Richter Adam änderte den Beweisbeschluß vom Dezember 1987 und ordnete nun an, daß die Bestellung von Fachleuten erst nach einer erneuten Verhandlung am Freitag, dem 1. Juli 1988 entschieden werden sollte.

Auf Veranlassung der Dresdner Bank hatte der Nachlaßpfleger inzwischen die Klage ins Maßlose erweitert. Er verlangte jetzt nicht nur die Auszahlung aller existierenden unverkäuflichen und unverkauften Kunstwerke aus meiner Ehezeit an die Bank, sondern darüber hinaus auch die Auszahlung der gesamten möglichen Auflagen, also auch der noch nicht gegossenen, nur geplanten

Exemplare, selbstverständlich ohne Abzug von Gußkosten oder Steuern. Auf einmal schien der Kunstvereinsvorsitzende auch die Auflagenhöhen meiner Kleinplastiken zu kennen, die er nur aus den Karteikarten hätte erfahren können, die Gertrud bei dem von ihr immer wieder bestrittenen Einbruch im Jahre 1980 an sich gebracht haben muß.

Der Ton der Kläger hatte inzwischen jedes Maß verloren. Im gleichen Schriftsatz hatten die gegnerischen Anwälte meine Kardiologen als »unglaubwürdig« und »von blindem Fanatismus besessen« diffamiert, weil sie dem Gericht ihre Sorgen über meinen postoperativen Gesundheitszustand mitgeteilt hatten. Dr. Gahls geäußerte Sorgen haben sich dann durch meine zweite Operation dreieinhalb Jahre später bestätigt. Die Anwälte haben mich als »zynisch, albern und pflichtvergessen« bezeichnet und mich sogar schriftlich für den Tod von Gertrud verantwortlich gemacht, weil ich ihren »berechtigten Forderungen« nicht rechtzeitig nachgekommen wäre. Das Gericht hat das alles ohne jede Beanstandung entgegengenommen.

Der 1. Juli 1988 kam. Auf der Gegenseite erschien jetzt neben dem Prozeßbevollmächtigten Hofmeister anstelle des Rechtsanwalts Heidemann ein Dr. jur. Grebe, Angestellter in der »Rechtsabteilung« der Dresdner Bank West-Berlin, der noch dazu nicht einmal Rechtsanwalt war. Herr Leiste hatte ihn gleich zu Beginn der Verhandlung danach gefragt. Er hatte auch noch die Stirn zu erklären, daß es ihm überhaupt nicht um die »unbekannten Erben« ginge, in deren Namen ja angeblich dieser »Familienprozeß« geführt wurde, daß ihm »familienrechtliche Fragen« gleichgültig seien, sondern er nur die »wirtschaftlichen Interessen der Bank« vertrete. Das Familiengericht widersprach nicht und verhöhnte sich damit selbst.

Der Kotau vor der Dresdner Bank konnte tiefer nicht mehr sein, nicht einmal der Schein einer Familiengerichtsverhandlung wurde mehr gewahrt. Familienrichter Adam gab noch eins drauf und sagte während dieser Verhandlung wenig später zu mir: Es sei doch wohl klar, »daß die von Ihrer geschiedenen Frau verursachten Schulden bei der Dresdner Bank durch diesen Prozeß irgendwie beglichen werden müssen«. Das war wohl der Grund, warum der Prozeß »zulässig« war, warum Erpresserbriefe und Urkundenfälschungen nicht gewertet wurden, warum Angestellte einer Bank in einem Familienprozeß als Kläger auftreten durften. Auch der entschiedene Protest meines Rechtsanwalts gegen diese Äußerung half nichts.

Richter Adam schien nicht einmal mehr zu merken, daß er sich aus der Position des Richters in die eines Interessenvertreters der Dresdner Bank begeben hatte. Er hatte jede Übersicht über den Prozeß verloren, offensichtlich zwischen der Dresdner Bank und dem Oberlandesgericht, vielleicht sogar dem Gerichtspräsidenten Wassermann, zerrieben: Als Herr Leiste versuchte, ihn wieder auf die Wege des Rechts zurückzubringen, eine rechtlich vertretbare Position einzunehmen, antwortete er: »Herr Leiste, Sie müssen verstehen, daß ich diesen Prozeß nicht wieder vom Oberlandesgericht hier auf den Tisch zurückbekommen möchte.« Es war ein Trauerspiel, ein Zerrbild einer Gerichtsverhandlung, eben das, was bei Gerichten herauskommt, deren Präsidenten von Fernsehstationen zu Zeitungsredaktionen scharwenzeln, anstatt sich um ihre Gerichte zu kümmern. Man hätte einen neuen Kleist gebraucht, um einen »Familienrichter Adam« zu schreiben. Es sollte reiner Tisch gemacht und ich irgendwie zur Kasse gebeten werden.

Selbst dem Juristen der Bank wurde das peinlich, und so machte er einen Vergleichsvorschlag, diesmal siebzigtausend Mark, »von denen dann die Bank auch einen kleinen Betrag für den Nachlaßpfleger abzweigen müßte«. Wenn sich auch der Vergleichsbetrag jetzt auf weniger als die Hälfte reduziert hatte, blieb es der gleiche unverschämte Kuhhandel. Der deutsche Rechtsstaat zeigte sich von seiner erbärmlichsten Seite. Welch Glück für unsere bundesrepublikanischen Richter, daß die Zustände in der DDR noch schlimmer waren. Richter Adam griff sofort nach diesem Strohhalm, brach die Gerichtsverhandlung ab und beauftragte beide Parteien, über diesen Vergleichsvorschlag zu verhandeln. Käme es aber nicht zu einem Vergleich, so müßte er seinen Beweisbeschluß erneuern.

Als wir daraufhin den Gerichtssaal verließen und ich mich von Richter Adam verabschiedete, sagte ich ihm leise, quasi unter vier Augen: »Herr Adam, wenn Sie einen Gutachter beauftragen, um meine Kunstwerke einzuschätzen, werde ich sie ihm nicht zeigen. Es fehlt Ihnen jede Rechtsgrundlage für eine solche Beweisanordnung.« Er guckte mich unsicher an und antwortete nichts.

Im April 1988 hatte mich Klaus Leiste auf eine Glosse von Johannes Gross in »Capital« aufmerksam gemacht: »Die Justiz verkommt«. Gross führte in ihr einige Beispiele für diese These an und schloß dann: »Richter sind unabhängig und unabsetzbar, und die weitaus meisten mißbrauchen diese unvergleichliche Position nicht. Für die wenigen anderen gibt es nur ein Korrektiv: die demokratische Öffentlichkeit.« Das war mir inzwischen auch klargeworden. Darum wandte ich mich jetzt mit etwa hundert Briefen an Prominente des politischen und kirchlichen Lebens und berichtete der Zeitschrift »Capital« von meinem Fall, die daraufhin einen allerdings ziemlich unklaren Artikel brachte. Außerdem lud ich die Künstler Braunschweigs, meine Bekannten und die Journalisten der umliegenden Zeitungen zu dem nächsten von Richter Adam angesetzten Termin ein. Die Öffentlichkeit sollte miterleben, was man beim »Familiengericht« in Braunschweig unter dem »rechtlichen Vordenker« Wassermann unter einem sozialen Zivilprozeß verstand.

Am 2. September, um zehn Uhr dreißig, kurz vor Beginn der Verhandlung, drängte sich das Publikum auf dem Flur vor dem Sitzungssaal. Die Journalisten der »Hannoverschen Allgemeinen Zeitung«, der »Hannoverschen Neuen Presse« und der »Neuen Braunschweiger« waren anwesend. Der SPD-Bundestagsabgeordnete Klaus-Dieter Kühbacher, heute Finanzminister des Landes Brandenburg, hatte seinen Bonner Aufenthalt schon am Donnerstag abend beendet, um am Freitag die Verhandlung miterleben zu können. Viele Künstler, unter ihnen Dr. Peter Lufft und der Vorsitzende des Braunschweiger Künstlerverbands von Zitzewitz, waren anwesend, bekannte und unbekannte Gesichter. Ich begrüßte alle mit Handschlag, dankte ihnen für ihr Kommen, die

Sitzung begann. Familienrichter Adam war sichtlich aufgeregt, seine Hände zitterten, und mit nervösem Lachen sagte er, das sei also die »sogenannte Öffentlichkeit«. »Familienprozesse« sind nämlich »öffentlich«.

Er begann die Verhandlung und fragte, ob ein Vergleich zustande gekommen sei, was Herr Leiste verneinte. Der gegnerische Rechtsanwalt Hofmeister schaltete sich sofort mit der Bemerkung ein, daß es jetzt nur noch um die Bewertung der Kunstgegenstände gehen könne, das Gericht solle endlich das ganze »Tamtam« der von dem Beklagten eingereichten Schriftsätze vergessen. Rechtliche Überlegungen waren für ihn »Tamtam«, er wollte jetzt endlich Geld sehen, nicht weiter darüber diskutieren, ob unverkaufte und unverkäufliche Kunstwerke das gleiche wie Geld seien, ob eine Großbank dieses Geld zu Recht von einem Künstler vor einem »Familiengericht« fordern könnte, sondern er wollte endlich wissen, wieviel es sein würde.

Dagegen verwahrte sich Leiste. Er hielt dem gegnerischen Rechtsanwalt all die Beleidigungen meiner Person und die Unterstellungen gegen mich vor, die in dessen Schriftsätzen anstelle juristischer Überlegungen zu finden gewesen seien, und forderte das Gericht auf, mich vor solchen Beschimpfungen in Schutz zu nehmen. Richter Adam schwieg dazu verängstigt – wie bisher. Statt dessen forderte er die beiden Rechtsanwälte auf, ihre Anträge zu stellen. Dem widersprach Herr Leiste mit der Bitte, endlich mit dem Rechtsgespräch zu beginnen, da es in der vorigen Verhandlung durch die »Vergleichsgespräche« unterbunden worden sei.

Als auch das nichts fruchtete, stellte Leiste den Antrag, mir »rechtliches Gehör« einzuräumen. Er teilte dem Gericht mit, daß ich mich zu einigen Rechtsproblemen des anstehenden Prozesses selbst äußern wolle. Familienrichter Adam lehnte das sofort ab, obgleich ich in den letzten zwei Jahren außer ganz kurzen Bemerkungen niemals im Zusammenhang gehört worden war. Herr Leiste bezog sich auf das Grundgesetz, Artikel 103, Absatz 1, und versuchte dem Richter klarzumachen, daß dem Beklagten in jedem Fall rechtliches Gehör eingeräumt werden müsse. Dagegen meinte der Braunschweiger Anwalt Hofmeister von der Gegenseite dem Sinne nach: Es wäre eine »Pervertierung des Anwaltsprozesses«, wenn der Beklagte selbst reden dürfe. Herr Leiste verwies noch einmal auf das Recht des Beklagten, gehört zu werden, bevor ein Urteil verkündet würde.

Darauf unterbrach ihn Richter Adam: »Ich will gar kein Urteil verkünden, wie kommen Sie darauf?«, und weiter: »Antrag abgelehnt.« Es war also klar, er wollte seinen Beweisbeschluß erneuern, die Schnüffler sollten in mein Haus kommen. Ich sollte die Schulden bezahlen, die meine Exfrau vor ihrem Tod und nach der Scheidung auch durch das Verschulden von Familienrichter Adam und Dr. Meyer-Blücher bei der Dresdner Bank gemacht hatte, aber selbst vor Gericht sprechen durfte ich nicht. Natürlich wäre es Adam peinlich gewesen, wenn ich vor dem Publikum all die Verfehlungen des Gerichts aufgezählt hätte.

Das alles schoß mir durch den Kopf, als ich auch schon aufsprang, auf den Richtertisch zulief, Richter Adam Aug in Aug anbrüllte – man soll es auf den

Gängen des Gerichts gehört haben: »Jetzt reicht es mir, Herr Adam! Seit zwei Jahren bügeln Sie mich immer wieder nieder, Sie sind befangen, ich lehne Sie ab!« Und mit einer nochmaligen Bekräftigung: »Zwischen uns spielt sich nichts mehr ab«, verließ ich den Gerichtssaal. Als Herr Hofmeister hinter mir herrief, man solle mir erst einmal anständiges Benehmen beibringen, kehrte ich in höchster Erregung zurück und donnerte ihn an, ich hätte in Erregung reagiert, während er eiskalt und schriftlich mich viel schlimmer beleidigt hätte.

Ich rannte wieder raus, das Publikum drängte hinter mir her, man schüttelte mir die Hände, Peter Lufft beglückwünschte mich zu der Phon-Stärke meines Gebrülls, und Herr Kühbacher drückte immer wieder sein Unverständnis über die »Sturheit« des Richters aus, mich nicht sprechen zu lassen. Sogar die Journalisten waren schockiert, ihre anschließenden Berichte drückten das auch aus. So schrieb die »Hannoversche Neue Presse« in einer Balkenüberschrift im Dezember 1988: »Professor soll zahlen – aussagen aber darf er nicht« über diese Verhandlung. Die »Neue Braunschweiger« formulierte es ähnlich. Der Name des Richters wurde in den Zeitungen erwähnt, zwei Wochen lang wurden Leserbriefe veröffentlicht, auch von anderen vermeintlichen oder echten »Opfern« dieses Familienrichters.

Herr Leiste lehnte Adam gegenüber dem Oberlandesgericht als befangen ab und bezog sich dabei auch auf dessen Erklärung, daß ich die Schulden bei der Dresdner Bank sowieso zahlen müsse. Wie erwartet, wiesen die Oberlandesrichter das zurück – allerdings nicht einstimmig. Der Gespensterprozeß vor dem Familienrichter Adam um die Forderungen der Dresdner Bank sollte weitergehen.

In diesen Tagen kam mir eine Einladung aus West-Berlin auf den Tisch, wo die F.D.P. einen Kongreß organisiert hatte über »Die Kunst, in Deutschland Kunst zu machen«. Unter sehr vielen Tagungspunkten war auch eine »Diskussion zwischen Politikern und Künstlern« vorgesehen. Das Gespräch sollte als Podiumsdiskussion zwischen dem Bildhauer Otto Herbert Hajek und dem F.D.P.-Politiker und ehemaligen Innenminister Baum beginnen und dann mit den Kongreßteilnehmern fortgesetzt werden. Ich rief die Veranstalter an, auch Hajek und Baum, erzählte ihnen von meinem Problem, das sehr bald ein Problem sehr vieler geschiedener Künstler sein könnte, und ließ mir von beiden zusagen, daß auch darüber bei »der Diskussion zwischen Politikern und Künstlern« gesprochen werden sollte.

Deswegen fuhr ich nach Berlin und ließ eine große Zahl von langweiligen Veranstaltungen über mich ergehen, bis es am Nachmittag zu diesem für mich wichtigen Tagungspunkt kam. Aber aus der Sache wurde beinahe nichts. Zuerst hat Hajek dazu eine so wolkige Erklärung abgegeben, daß keiner der Anwesenden die Brisanz des Problems erkennen konnte, und außerdem war inzwischen die gesamte Podiumsdiskussion umfunktioniert worden: Drei Berliner Künstlerinnen hatten nämlich die Veranstaltungsleitung und ganz besonders den Moderator dieser Diskussion – einen Herrn vom Sender RIAS Berlin – davon überzeugt, daß sie ebenfalls als Podiumsdiskutantinnen an dem Gespräch teilnehmen müßten, um über »Quotenregelung in der Kunst« zu debattieren.

Kaum hatte Hajek seine Erklärung abgegeben, die sowieso niemand verstanden hatte, begannen diese drei ständig kichernden und schlechtfrisierten Damen, ihren Sitz auf dem Podium vor vielen hundert Kongreßteilnehmern sichtlich genießend, die Quotenregelung zu fordern. In Zukunft sollten in Kunstausstellungen genauso viele Werke von Frauen wie von Männern gezeigt werden und ebenso viele Frauen wie Männer als Professoren auf Lehrstühle der Kunstakademien berufen werden. Hajek mußte auf ihre Frage gestehen, daß es an der Kunstakademie in Karlsruhe nur eine Professorin gäbe, und erklären, wie die Berufungspraxis dort aussähe. Natürlich waren Hajek und Baum von der Quotenregelung in der Kunst nicht begeistert, niemand aber wagte, wirklich zu opponieren, schon gar nicht der Moderator vom Sender RIAS Berlin, schließlich waren Frauenfragen »in«.

Ich meldete mich derweil ständig, um Hajeks Blabla über mein Problem konkretisieren zu können. Schließlich hatte ich mir extra deswegen zwei Tage in Berlin um die Ohren gehauen, und außerdem hatten es mir die Veranstaltungsleitung sowie Hajek und Baum zugesagt. Da der Moderator mich nicht zu Wort kommen ließ, erhob ich mich in einem passenden Moment abrupt und fing an, das Problem schnell und entschieden darzustellen. Baum fing den Ball auf und erklärte seinerseits, daß es unmöglich sei, einen Künstler zu zwingen, unverkaufte oder unverkäufliche Werke zu veröffentlichen und zu verkaufen. Aber sofort riß eine der drei wuseligen Damen das Gespräch wieder an sich und erklärte mir fröhlich – sie fand das wohl witzig –, ich solle doch alle in Frage kommenden Kunstwerke zerstören, dann hätte sich dieses Problem erledigt.

Der Moderator, in sichtlicher Angst, anstatt der so beliebten Frauenfragen wirklich brisante, kunstpolitische Probleme erörtern lassen zu müssen, gab mir ein Zeichen, daß ich nicht mehr sprechen dürfe. Ich stand aber trotzdem wieder auf und erklärte, daß ich meine Kunstwerke nicht gemacht hätte, um sie zu zerstören, nur weil das irgendeinem Nachlaßpfleger oder einem Richter so gefiele, und daß sich außerdem rein rechtlich durch ihren genialen Einfall überhaupt nichts ändern würde. Der Nachlaßvertreter verlange nämlich von mir die Bezahlung von Kunstwerken, die zu einem bestimmten Stichtag vor zehn Jahren existiert hätten. Daran würde sich durch eine Zerstörung heute gar nichts ändern. Die emanzipierten Künstlerinnen haben das nicht kapiert und kamen wieder auf ihre Quotenregelung bei Kunstausstellungen zurück, die ihnen anscheinend wichtiger war als die Kunstwerke selbst, die sie gegebenenfalls, wenn opportun, auch zu zerstören bereit waren.

Nach der Diskussion sprachen mich zwei Berliner Künstlerinnen in der gleichen Sache an. Ihre geschiedenen Männer verlangten von ihnen Bargeld für ihre unverkauften Kunstwerke. Durch die Veröffentlichungen über meinen Prozeß seit 1986 waren nun anscheinend auch andere Ehegatten auf diese fabelhafte Idee der wunderbaren Geldvermehrung gekommen. Ich fragte die Malerinnen, warum sie sich nicht gemeldet hätten, unser Problem hätte doch in der Diskussion einen ganz anderen Nachdruck erhalten, wenn mehrere Betroffene gesprochen hätten, ganz besonders, wenn es Frauen gewesen wären! Ja, das hätten sie sich nicht getraut.

Während der nächsten Podiumsdiskussion kam der Bonner Abgeordnete der F.D.P. für Berlin, Herr Rind, noch einmal auf mein Problem zurück und meinte, daß diese irrsinnige Zugewinnforderung, die nie jemand für möglich gehalten hätte, nur durch eine fehlende Formulierung im Gesetz möglich geworden sei. Diese Lücke müsse so bald wie möglich geschlossen werden. Gerade deswegen hatte ich ja seit einiger Zeit an Politiker geschrieben. Da ich ihn an diesem Tage nicht mehr sprechen konnte, beglückwünschte ich ihn in einem Brief zu dieser guten Idee und schlug auch schon die Gesetzesänderung vor: »Unverkaufte urheberrechtlich geschützte Werke im Eigentum des Urhebers sind kein Zugewinnvermögen.« Dies war die Abwandlung einer Formulierung aus dem entsprechenden Vermögensteuergesetz. Rind und Baum waren aber nach dieser Tagung für mich nicht mehr erreichbar. Ihre persönlichen Referenten gaben mir hinhaltende Erklärungen, es kam nichts dabei heraus. Beide hatten in Berlin die Fahne für die Kunst hochgereckt, aber in Bonn schleunigst wieder eingezogen, wohl um sich keine unnötigen Scherereien einzuhandeln.

Die Reaktionen fast aller anderen von mir angeschriebenen Politiker waren menschlich und sachlich noch inkompetenter. Ausnahmen waren nur der SPD-Abgeordnete in Bonn für Braunschweig, Kühbacher, und der Fraktionsvorsitzende der SPD, Jochen Vogel. Eine typische Antwort kam von der damaligen Familienministerin Rita Süssmuth. Sie schrieb mir beileibe nicht selbst – wie fast alle Bonner Damen und Herren das nicht für nötig gehalten haben, wenn sie überhaupt reagierten –, sondern ließ mir durch ihren Referenten mitteilen: »Es bleibt vom Gericht zu klären, inwieweit Ihrer verstorbenen Frau nach der Scheidung noch Ansprüche zustanden, die sie offenbar abgetreten hat.« Kein Wort über die Ungeheuerlichkeit, daß bei Künstlern unbezahlte Leistungen wie eingenommenes Geld behandelt werden sollen, daß eine Großbank als gleichberechtigter Partner vor einem sozialen Familiengericht auftreten kann – die Familienministerin ließ ja immerhin schreiben – und daß das alles einem zu achtzig Prozent schwerstbehinderten Familienvater geschehen soll, kein Wort der Ermunterung, des Zuspruchs. Mit Rita Süssmuth war eben das Mütterlich-Weibliche in die Politik und in das Familienministerium eingezogen. Aber keine besondere Schelte für diese Ministerin, sie ist ja schließlich der Liebling der deutschen Wählerinnen und hat nur in prototypischer Weise eiskalt und sachlich inkompetent geantwortet. Aber doch noch ein Wort: Hätte sie anders reagiert, wenn ich Christo gewesen wäre? Sie hat sich ja immer wieder mit großer Wärme und Küßchen, Küßchen vor den Fernsehkameras für die Verpackung des Reichstags durch diesen großen Künstler eingesetzt: »Schon lange beobachte ich Ihren künstlerischen Weg.« (An den Todesopfern bei diesen überflüssigen Aktionen scheint sie sich weniger gestört zu haben.) Als Bundestagspräsidentin steht sie schließlich auf der Kommandobrücke unseres Narrenschiffs. Vielleicht sollte frau unser Reichsnarrenhaus für immer verpackt sein lassen?

Jochen Vogel – allerdings auch Urheber des neuen chaotischen Eherechts – war eine der wenigen Ausnahmen. Er schrieb mir persönlich in seinem ersten Brief (Februar 1988), daß diese Forderung wohl kaum etwas mit dem neuen

Ehegesetz zu tun haben könne. 1989 wandte er sich dann an die Vorsitzende des SPD-Rechtsausschusses, Herta Däubler-Gmelin, mit der Anregung, die Möglichkeit einer Gesetzesänderung oder -erweiterung zu prüfen. Leider blieb die Angelegenheit bei Frau Däubler-Gmelin wieder hängen, weil sie angeblich befürchtete, daß die Ehefrauen der Künstler um ihre »berechtigten Ansprüche« gebracht werden könnten, daß die Künstler eine solche Regelung zu ihrer eigenen Bereicherung mißbrauchen würden. Was sich Frau Däubler-Gmelin dabei gedacht hat, war nicht herauszubekommen, obwohl ich oft und lange mit ihrer Rechtsexpertin telefoniert habe, denn sie selbst war für mich nie zu sprechen.

An den für diese Angelegenheit entscheidenden Stellen saßen damals in Bonn Politikerinnen, die wohl in erster Linie an ihre weibliche Klientel dachten. Merkwürdigerweise hatte es sich in den Bonner Ministerien noch nicht herumgesprochen, daß inzwischen fast die Hälfte der in der Bundesrepublik lebenden Künstler Frauen sind, die bei Ehescheidungen ebenso betroffen sein können.

Leider hat das Büro des Künstlerverbands in Bonn in dieser Sache gänzlich versagt, fast nichts wurde getan, um die Politiker aufzuklären. Es gab in dem Büro zwar einige wenige gutwillige Damen und Herren, aber zu einer wirklich kraftvollen Aktion, um diesen schweren Angriff auf die Freiheit der Kunst und die Existenz der Künstler abzuwehren, kam es deswegen nicht, weil der einzige hauptberufliche Jurist in diesem Büro – Gerhard Pfennig – dieses Problem wohl niemals verstanden hat. Immer wieder hat er öffentlich und privat deutlich gemacht, daß er Zahlungen der Künstler für ihre unverkauften Kunstwerke an ihre geschiedenen Ehegatten für berechtigt halte. Ja, er erdreistete sich sogar mir gegenüber, die »unverkauften Kunstwerke« mit einem Industriebetrieb zu vergleichen, der bei Scheidung ebenfalls geteilt werden müsse. Doch darüber später mehr.

Einige der angeschriebenen Politiker antworteten mir, daß sie zwar Verständnis für meine Lage hätten, ich aber einsehen müsse, daß an eine Gesetzesänderung nicht vor einer endgültigen Verurteilung von mir zu denken sei. Erst dann sei die Notwendigkeit erwiesen. Außerdem müsse ich verstehen, daß sie in ein laufendes Gerichtsverfahren nicht eingreifen dürften. Das hatte ich auch nicht verlangt. Eine Gesetzesänderung ist kein Eingriff in ein Gerichtsverfahren.

Damals, als Hajek, Hauser und andere schwäbische Künstler, die den Bonner Politikern wohl genehmer waren, in eine vergleichbare Lage gekommen waren, als schwäbische Finanzämter die »unverkauften Kunstwerke im Eigentum der Künstler« mit Vermögensteuer belasten wollten – damals haben die Bonner das Gesetz sofort präzisiert: »Unverkaufte urheberrechtlich geschützte Werke im Eigentum der Urheber sind kein Vermögen.«

Für Hajek, damals Präsident des deutschen Künstlerbundes, Hauser und andere schwäbische Künstler wäre eine solche »Vermögensteuer-Veranlagung« ärgerlich, aber nicht existenzbedrohend gewesen. Bei der Vermögensteuer handelt es sich um ein Prozent, in meinem Fall aber sollten es fünfzig Prozent sein. Diese Künstler mußten nicht langwierige Finanzgerichtsverfahren über sich ergehen lassen, sie mußten nicht erst verurteilt werden. Damals scheuten sich die Bonner nicht, das Gesetz zügig zu ändern – aber ich bin eben kein Staatskünstler.

Jetzt lud Familienrichter Adam wieder zum »Termin«. Die Verhandlung mußte dort weitergeführt werden, wo sie durch meinen Ausbruch und unsere Richterablehnung unterbrochen worden war. Der Andrang war diesmal noch größer. Künstler, Journalisten und Juristen waren anwesend. Das Publikum saß nicht nur auf den Stühlen, sondern auch auf dem Boden, den Fensterbänken und drängte sich im Gang. Der Richter war noch nervöser als beim letzten Mal, er konnte das Mikrofon, in das er die Anfangsformalitäten des Gerichtstages diktierte, kaum in seinen zitternden Händen halten. Der Mann war schon fast zu bedauern. Deshalb habe ich auch seinen Namen in diesem Bericht geändert. Da er uns aber inzwischen signalisiert hatte, auf die Schätzung der Kunstwerke verzichten zu wollen, hatten wir von einer Berufung in der Richterablehnung abgesehen und uns auf eine neue Verhandlung eingelassen.

Es wurde einiges hin und her diskutiert, der Richter ließ die Anträge stellen, die Verhandlung ist unsensationell verlaufen. Am 13. Januar 1989, einen Tag vor meinem einundsechzigsten Geburtstag, verkündete er, daß die »unverkauften Kunstwerke« für den Zugewinn nicht in Frage kämen, da ihr Wert schon an und für sich sehr unsicher sei und außerdem zwischen fertigen und unfertigen Arbeiten so lange nicht eindeutig zu unterscheiden sei, als sie sich im Eigentum des Künstlers befänden. Auch das war eines unserer Argumente in der Verteidigung gewesen. Außerdem verstieße eine Berechnung von unverkauften Kunstwerken in Geld gegen die »Grundsätze von Treu und Glauben« und sei »grob unbillig«.

Aber die Schulden, die Gertrud bei der Dresdner Bank hinterlassen hatte, bekam er in seinem Urteil trotzdem zusammen: Ich sollte ungefähr zweiunddreißigtausend Mark als Ausgleich für ein angeblich vorhanden gewesenes Geldvermögen an den Nachlaßpfleger zahlen und außerdem die Hälfte des von ihm nicht bezifferten Wertes meines Hauses in Ibiza.

Bei der Aufteilung des Geldvermögens ging Richter Adam mit verblüffender Naivität vor: Zum Beispiel zog er die Steuernachzahlungen für die letzten drei Jahre vor dem Stichtag von meinem angeblichen Geldvermögen nicht ab. Daß mein Konto bei der Deutschen Bank am Stichtag um mehr als zehntausend Mark überzogen war, bezeichnete er als Zufall und für die Teilung nicht von Belang. So ging das durch die ganze Urteilsbegründung. Von Wirtschafts- und Steuerkenntnissen völlig unbeleckt, hatte er sich – wie in der vorletzten Verhandlung schon angekündigt – vorgenommen, auf jeden Fall die Schulden bei der Dresdner Bank zusammenzubekommen. Da die Zugewinnklage um die »unverkauften Kunstwerke« in einem von ihm wohl nicht erwarteten Maße das Interesse der Öffentlichkeit gefunden hatte, ist er nach meiner Meinung auf weniger spektakuläre Gebiete ausgewichen. Außerdem ist er so den Prozeß schneller losgeworden. Hätte er wirklich einen Gutachter mit der Einschätzung meiner Kunstwerke beauftragt, wäre bei meiner Weigerung, die Arbeiten zu zeigen, mit einem schwer abzuschätzenden Verlauf, womöglich mit Pressereaktionen zu rechnen gewesen. Jetzt war er alles los. Wir legten Berufung ein, die Dresdner Bank ebenfalls.

Während die Rechtsanwälte ihre Schriftsätze verfaßten und das Oberlandesgericht um immer neue Verlängerungsfristen baten, wandte ich mich an den Frankfurter Vorstand der Dresdner Bank. Ihn wollte ich dazu bewegen, die Klage zurückzuziehen. Auf jeden Fall wollte ich erreichen, daß der Vorstand der Dresdner Bank in Frankfurt nicht später behaupten konnte, von diesem Überfall seiner Bank auf einen Künstler nichts gewußt zu haben.

Deswegen schrieb ich zuerst an die Vorstandsmitglieder Dr. Trabant und Dr. Loeffelholz von Colberg. Beide leiteten die Jürgen-Ponto-Stiftung, die nach der Ermordung des damaligen Vorsitzenden der Dresdner Bank gegründet worden war, um junge Musiker, bildende Künstler und Architekten zu fördern. Ich schrieb ihnen, daß alles, was sie möglicherweise Gutes für die Kunst täten, mit diesem Generalangriff auf die bildenden Künstler ausgelöscht werden würde. Außerdem hätten sie mehr Geld von mir für meine Kunstwerke gefordert, als sie in drei Jahren zur Förderung junger bildender Künstler gestiftet hätten. Ich beschwor sie in zwei langen Briefen, die Klage zurückzuziehen, mit der sie perfiderweise an meiner Stelle Honorare für Kunstwerke verlangten, die ich gemacht hatte.

Als Antwort erhielt ich zwei erbärmliche Briefe, in denen mir die Herren klarzumachen versuchten, daß die Jürgen-Ponto-Stiftung eine selbständige Institution der Dresdner Bank sei und keinerlei Einfluß auf den Vorstand in Frankfurt habe und daß der Vorstand der Dresdner Bank außerdem keinen Einfluß auf die Filiale in Berlin habe. Es war unglaublich, was diese »Very Important Persons« einem Bürger an Argumenten glaubten zumuten zu dürfen. Deswegen wandte ich mich jetzt an den damaligen Ersten Vorsitzenden der Dresdner Bank, Dr. Röller. Er ließ mir daraufhin mitteilen, die Dresdner Bank habe mit diesem Prozeß überhaupt nichts zu tun. Inzwischen hatte Klaus Leiste beim Amtsgericht Charlottenburg den Vertrag zwischen der Dresdner Bank und dem Nachlaßpfleger aufgedeckt. Ich bin mir heute ziemlich sicher, daß fast allen »führenden« deutschen Politikern, Bankern und Industriellen beiderlei Geschlechts jedes Gefühl für Lüge und Wahrheit abhanden gekommen ist. Es ist purer Zufall, wenn sie die Wahrheit sagen.

Am 20. Februar 1990, drei Wochen nach der Pensionierung des Gerichtspräsidenten Dr. Wassermann, fand die Verhandlung vor dem Oberlandesgericht mit dem Vorsitzenden Richter Sieg, den Richtern Markwort und Dr. Dersch statt. Wir hatten diesmal darauf verzichtet, Künstler und Publikum einzuladen, nur ein Journalist von der »Hannoverschen Allgemeinen« und der »Hannoverschen Neuen Presse« war anwesend. Wir wollten das Gericht durch die Öffentlichkeit nicht schon beim ersten Mal unter Druck setzen.

Es war auch nicht nötig; der Senat des Oberlandesgerichts hatte jetzt ebenfalls erkannt, daß unverkaufte Kunstwerke im Eigentum des Künstlers kein Zugewinnvermögen sein könnten, weil eine solche Berechnung einmal gegen den Artikel 5 des Grundgesetzes von der »Freiheit der Kunst« verstieße, außerdem das Urheberrecht in unzulässiger Weise einschränken würde und weil zum dritten unverkaufte Kunstwerke derartig »unsichere Werte« seien, daß sie schon deswegen kein Vermögen sein könnten.

Die Oberlandesrichter entschieden weiter, daß Steuernachzahlungen kein Gewinn seien und daß ein um zehntausend Mark überzogenes Konto kein »Zufall«, sondern ein Minusbetrag sei. Nachdem wir uns auch darüber geeinigt hatten, daß Vorauszahlungen der Stadt Nürnberg, die über den Stichtag hinausreichten, zur Verteilung nicht bereitstünden, zogen sich die Oberlandesrichter einen Moment zurück, um dann zu erklären, daß ich für mein Haus und das Grundstück in Ibiza fünfundachtzigtausend Mark an die Dresdner Bank zu zahlen hätte. Das war wieder der Schuldenbetrag, den Gertrud hinterlassen hatte. Auf den sollte es wohl in jedem Fall herauskommen, nur die Begründungen wechselten. Da die Dresdner Bank hundertfünfundzwanzigtausend Mark für dieses Grundstück verlangt hatte, wir aber nur vierzigtausend zugeben wollten, hätten sie nun die Mitte zwischen diesen beiden Beträgen ermittelt. Wenn wir damit nicht einverstanden wären, müßte eben ein neues Gutachten in Spanien über den Wert dieses Grundstücks angefertigt werden. Die Oberlandesrichterin Frau Dr. Dersch wies ausdrücklich darauf hin, daß ein solches Gutachten sehr teuer werden würde.

Wir waren sprachlos, schließlich hatte Gertrud 1980 im Rahmen dieses Eheprozesses ein Gutachten vorgelegt, in dem ein staatlich geprüfter Schätzer aus Barcelona Haus und Grundstück mit achtzigtausend Mark eingeschätzt hatte, deswegen waren wir bereit, die Hälfte davon zu zahlen. Herr Leiste stand auf und erklärte den Richtern, daß es gegen Recht und Prozeßökonomie verstoße, wenn dieses Gutachten, das die Kläger selbst nur ein Jahr nach dem Stichtag hätten anfertigen lassen, außer acht gelassen würde. Es gäbe keinen Grund, ein neues Gutachten elf Jahre nach dem Stichtag zu verlangen. Dem konnten sich die Richter nicht verschließen, wir einigten uns auf eine Zahlung von fünfundvierzigtausend Mark unter der Voraussetzung, daß der Nachlaßpfleger mir alle von Gertrud geerbten Rechte am Haus und an den Grundstücken überschreiben würde und die Bank zusätzlich die Gerichtskosten dieses Prozesses übernehmen würde, seine Anwälte sollte jeder selbst zahlen.

Ein zehnjähriger Scheidungsprozeß, den ich fünf Jahre gegen eines der größten Geldinstitute Europas führen mußte, war zu Ende. Abgesehen von den Zahlungen an Gertrud und den sowieso ungewöhnlich hohen Scheidungskosten haben mich die Kunstwerk-Prozesse etwa einundfünfzigtausend Mark und viele hundert Stunden Arbeit und Aufregung gekostet. Mein Körper präsentierte mir ein Jahr später die Rechnung: Ich hatte ein neues Aneurysma direkt über dem Herzen und mußte mich einer zweiten, noch gefährlicheren Operation in Houston unterziehen. Bei diesem »Vergleich« habe ich der Bank tatsächlich nur ihre von Gertrud übernommenen Grundstücks- und Haushälfte zum Preis von 1980 abgekauft. Das hatte ich dem Nachlaßpfleger schon Anfang 1986 angeboten. Große Prozeßkosten und gesundheitliche Schädigungen hätten mir erspart bleiben können.

Das Prozeßende aber hatte sich bis zum Bonner Büro des Künstlerverbandes noch nicht durchgesprochen, und so schrieb Gerhard Pfennig, inzwischen juristischer Geschäftsführer der »Verwertungs-Gesellschaft Bildkunst« in der Juli-Nummer 1990 der Zeitschrift »Kunst intern« einen Artikel über diesen Zugewinnprozeß über »unverkaufte Kunstwerke«, in dem er dem Leser mitteilte, daß ich in der ersten Instanz gesiegt hätte, dieses Urteil aber noch nicht rechtskräftig sei. Er berichtete über die richterliche Begründung dieses Urteils und beendete seinen Artikel: »3. Schließlich greift das Amtsgericht zu einer auf dieser Ebene besonders beliebten Argumentationshilfe, nämlich zum Grundsatz von ›Treu und Glauben‹: Es stellt nämlich fest, daß jede andere Lösung (also die Einbeziehung der Werke in den Zugewinnausgleich) grob unbillig erschiene, weil sie den Künstler/die Künstlerin verpflichten würde, seine/ihre Werke zu verkaufen oder zum Verkauf anzubieten. Selbstgeschaffene Kunstwerke müßten zur freien Verfügung des Künstlers verbleiben ... Ganz befriedigend ist die Entscheidung nicht, zumindest nicht in Fällen, in denen zum unverkauften Vermögen Werke zählen, die einen klar definierten Marktwert haben, vielleicht schon einmal angeboten worden waren und sofort verkäuflich wären: Hier könnte tatsächlich, im Sinne von Frau Herta Däubler-Gmelin, eine Mißbrauchsmöglichkeit gegeben sein.«

Das war ungeheuerlich, Herr Pfennig als ständischer Vertreter der Künstler bot in dem Glauben, ich stünde noch vor der Berufung, den Richtern Argumente an, um mich zu verurteilen. Schließlich war gerade im Lauf der letzten zehn Jahre nach dem Stichtag mein Name durch das Rathausportal in Göttingen, durch den Ehebrunnen und das Narrenschiff in Nürnberg und Hameln und durch den Kruzifixus im Magdeburger Dom so bekannt geworden, daß Pfennig vielleicht dem Richter »klar definierte Marktwerte« für meine unverkauften Kunstwerke signalisieren wollte. Tatsächlich war zu diesem Zeitpunkt der »Vergleich« schon rechtskräftig, betroffen sind andere Künstler, die inzwischen von ihren Ehegatten verklagt wurden. Zum Beispiel der Graphiker Reiner Schwarz aus West-Berlin, der danach seinen Prozeß in beiden Instanzen verloren hat und zur Zahlung von fünfundsechzigtausend Mark für seine unverkauften Graphiken an seine geschiedene Gattin verurteilt wurde. Für die Richterin in der ersten Instanz waren sogar unfertige Zeichnungen Vermögenswerte, weil »bei manchen Künstlern schon ein einziger Strich etwas wert« sei: Ein idiotisches Argument in der Nachfolge hochstaplerischer Feuilleton-Artikel. Inzwischen laufen in beinahe jeder deutschen Stadt Prozesse dieser Art. Geschiedene Ehegatten von Künstlern sollten sich bei Herrn Pfennig bedanken.

»Klar definierte Marktwerte«, was soll das wohl bei Kunstwerken sein? Bei van Gogh gibt es vielleicht heute etwas ähnliches, aber gab es nicht zu seinen Lebzeiten, als seine Bilder überhaupt keinen Wert hatten. Ein Mercedes oder eine Aktie haben einen »klar definierten Marktwert«, aber nicht die Werke von lebenden Künstlern. Sollen Richter oder Gutachter von nun ab darüber entscheiden, nach wie vielen Verkäufen ein Künstler einen »klar definierten Marktwert« hat? Herr Pfennig hat damit möglicherweise diese Prozesse auf die schiefe Ebene der willkürlichen und persönlichen Einschätzung durch Richter und Gutachter gebracht.

So jedenfalls war es schon bei dem Urteil des 19. Zivilsenats des Kammergerichts in Berlin, das am 26. März 1991 von dem Vorsitzenden Richter Lönnies und den Richtern Dr. Latté und W. Schmidt verkündet worden ist. Sie schätzten eintausendfünfhundert Graphiken des Künstlers Reiner Schwarz aufgrund von Gutachteraussagen willkürlich als Geldwert ein, nahmen einen Verkaufszeitraum für diese Blätter von Pi mal Daumen = fünfzehn Jahre an, und kamen so zu einem Wert von hundertfünfundachtzigtausend Mark. Von so abenteuerlich geschätzten Preisen – wer weiß heute, ob eine solche Graphik in zehn Jahren überhaupt noch verkauft werden kann – subtrahierten sie ebenso willkürlich festgesetzte Abzüge und kamen dann mit ihren »Dürfte/könnte/wollte wohl«-Rechnungen zu klaren Zahlen! Kein Gedanke an Artikel 5 des Grundgesetzes, das Urheberrecht wurde nicht erwogen. Nicht einmal das BGB zogen sie zu Rate, als sie die Belegexemplare ebenfalls als zu verkaufende Vermögenswerte behandelten. Obwohl die Grenze von vierzigtausend Mark bei weitem überschritten war, untersagten sie ausdrücklich eine Berufung vor dem Bundesgerichtshof, weil angeblich alles nach bestehendem und gesichertem Recht entschieden sei. Sie sind offensichtlich überhaupt nicht auf die Idee gekommen, zwischen unverkauften Kunstwerken im Eigentum des Urhebers und Kühlschränken im Eigentum eines Käufers einen Unterschied zu sehen.

Natürlich stand auch der Rechtsausschuß der SPD nicht zu seinen mit mir getroffenen Abmachungen. Ich hatte damals mit der Rechtsexpertin von Herta Däubler-Gmelin vereinbart, daß die SPD einen Gesetzesvorschlag gegen die Berechnung von »unverkauften Kunstwerken als Zugewinn« einbringen wolle, wenn Schwarz oder ich vor einem Oberlandesgericht verurteilt werden sollten. Jetzt brachten sie alle möglichen Ausreden vor, um von dieser Vereinbarung wieder loszukommen. Reiner Schwarz, von der Arroganz und Inkompetenz deutscher Richter inzwischen überzeugt, hatte nicht mehr den Mut, vor das Bundesverfassungsgericht zu gehen. Mit meinen eigenen Erfahrungen vor diesem Gericht konnte ich ihm kaum eine Garantie geben, daß er dort »obsiegen« würde. So wird nun diese skandalöse höchstrichterliche Fehlentscheidung den Künstlern der Bundesrepublik im Nacken sitzen.

Einige der von mir angeschriebenen Politiker meinten, man könne für Künstler keine Extragesetze erlassen. Nein, in unserer Republik sicher nicht, in der es nur Sondergesetze für Banker, Makler und Politiker gibt. Der Banker, der zwischen dem An- und Verkauf eines Wertpapiers mehr als zwei Jahre verstreichen läßt, zahlt für den Gewinn keine Steuern, obgleich dieser Handel sein Beruf ist, das gleiche gilt für den Grundstücksmakler. Auch die Einkommen von Politikern sind zum großen Teil steuerfrei. Aber Künstler sollen ihre Werke auch noch selbst bezahlen, wenn sie keinen Käufer finden!

Außerdem brauchen wir für Künstler keine Extragesetze, sondern es müßte nur der Vermögensbegriff im Zugewinnrecht wenigstens so klar definiert werden, daß nicht die gleichen Werte über den Unterhalt und den Zugewinn zweimal verteilt werden können.

Endlich konnte ich wieder Verkaufsausstellungen organisieren. Seit 1983 hatte ich mich totstellen und viele Galeristenangebote ablehnen müssen; allenfalls kleine Ausstellungen hatte ich angenommen oder Repräsentationsausstellungen – zum Beispiel in der DDR – ohne Verkaufsmöglichkeiten. Ich durfte ja meinen Klägern keine Argumente für den angeblichen Wert meiner unverkauften Kunstwerke bieten. So konnte ich jetzt einem Angebot der Galerie Rose folgen, in ihren großzügigen Räumen im Zentrum von Hamburg, fünfhundert Meter von meinem Jakobi-Portal entfernt, meine Skulpturen und Zeichnungen zu zeigen. Die Ausstellung wurde von vielen besucht, sogar gute Zeitungskritiken erhielt ich, und sie wurde auch ein Verkaufserfolg. Der Gespensterprozeß war wirklich zu Ende. (Von meiner schon wieder platzenden Aorta wußte ich zu diesem Zeitpunkt noch nichts.)

24. Das Narrenschiff und der Kunst-Ku-Klux-Klan in Nürnberg

Eine solche kleinere Ausstellung hatte ich im Oktober 1987 in Nürnberg in der Galerie Nickel am Neumarkt, bei der auch der Zweitguß des Narrenschiffs gut hundert Meter entfernt in der Königstraße gezeigt wurde. Den Erstguß hatte ich schon im Juni 1987 der Post und der Stadt Hameln übergeben. Wie eine prachtvolle große Vase steht das Schiff im Zentrum des kleinen Platzes in Hameln. Sogar die örtliche Presse hatte freundlich reagiert. Auch heute noch stehen immer wieder Gruppen von Betrachtern um das Schiff und fotografieren.

Den Zweitguß aber hatte ich nicht zufällig nach Nürnberg gebracht. Das Buch von Sebastian Brant ist in Nürnberg fast gleichzeitig wie in Basel erschienen – von Dürer illustriert. Ich hoffte, daß die Stadt das Schiff ankaufen würde. Klar war allerdings, daß dies nicht mit »öffentlichen Mitteln« geschehen konnte. Nürnbergs »Kunstsachverständige« hatten so einhellig und verbissen gegen den Brunnen gekämpft und jetzt auch gegen diese Skulptur ebenso wie ein Jahr später gegen die Rathausfresken von Prechtl, daß es der Stadtbaumeister – selbst wenn er die Mittel gehabt hätte – nicht wagen durfte. Wir legten also in der Galerie eine Stifterliste aus und wandten uns an die Nürnberger Bürger mit der Bitte um Spenden. So hofften wir, den Betrag von zweihundertsiebzigtausend Mark zusammenzubekommen.

Die Kritiken in den Nürnberger Zeitungen zum Narrenschiff waren wie üblich gehässig und dumm. Die Feuilletonschreiber hielten Brants »Narrenschiff« für einen Roman – hundertfünfzig Jahre vor dem ersten deutschen Roman »Simplicissimus«* – und datierten es falsch, wußten schon gar nichts von seiner Wichtigkeit im 16., 17. und 18. Jahrhundert. Während fast alle Zeitungen vom ersten Tag an sich über das Narrenschiff das Maul zerrissen, gerade so genau hinguckten, daß sie eine naturalistisch dargestellte Krähe für einen Adler hielten, einen Greis für einen Knaben, ist als einzige die Nürnberger Illustrierte »Connaisseur« mit einem vierseitigen, gut bebilderten Artikel für das Narrenschiff und den endgültigen Verbleib dieser Skulptur in der Stadt eingetreten.

Nachdem der Autor, Fritz Gruber, über die literarische Vorlage berichtet hatte, schrieb er weiter: »Mit dem ›Ehekarussell‹ hat besagtes ›Narrenschiff‹ nicht nur die poetische Grundlage gemein, sondern – wie sich bereits nach wenigen Tagen herausstellte – auch die phänomenale Publikumswirksamkeit. Ob's einem gefällt oder nicht, die Kunst des Braunschweiger Professors erreicht all das, was man sich im Zeitalter der ›Soziokultur‹ nur wünschen kann: nämlich Aufmerksamkeit nicht nur von seiten einer Kunstschickeria, sondern vor allem auch vom sogenannten einfachen Mann auf der Straße ... Wie schon am ›Ehekarussell‹, so umstanden die Nürnberger auch das Webersche ›Narrenschiff‹ Tag für Tag und zu jeder Stunde in ganzen Menschentrauben und

* »Simplicissimus«, J. J. Christophel von Grimmelshausen (1622–1676)

studierten die Figuren sowie die Schriften, die rings um den Rand des Schiffsrumpfes zu lesen sind.«

Dann berichtete er davon, daß zu einer Spendenaktion aufgerufen worden sei und daß sich schon viele in die Liste eingetragen hätten: »Allen voran mit DM 5.000 der bekannte Nürnberger Kunstfreund und Unternehmer Brochier.« Des weiteren verweist Gruber darauf, daß in Nürnberg auch zwei große Skulpturen von Hajek für je dreihunderttausend Mark zum Ankauf aufgestellt worden seien, weil der Direktor des Germanischen Museums Hajek zum sechzigsten Geburtstag eine sich über die ganze Stadt erstreckende Ausstellung ausgerichtet hätte. Gruber schloß dann seinen Artikel: »Wenn Kunst auf öffentlichen Plätzen für öffentlichen Kunstgenuß bzw. für den Bürger sein soll, dann ist der Weber wie geschaffen dafür. – Und der Hajek? Ich glaube, von seiner Kunst nehmen die Bürger in einem Jahr nicht so viel Notiz wie von Weber an einem Tag.« Das waren deutliche Worte, aber sie sollten unter den Zeitungen die einzigen bleiben. Die anderen schwiegen erst einmal, wohl in der Hoffnung, das Geld würde nicht zusammenkommen.

Als sich dann aber im Mai das Nürnberger Original Klutentreter, Großkaufmann für Papier, bei Herrn Görl meldete und der Stadt die zweihundertsiebzigtausend Mark anbot, war das Schweigen zu Ende. Den Anfang machte Herr Fenn, der schon mit allen Mitteln einschließlich der Verleumdung gegen meinen Ehebrunnen vorgegangen war. Er berichtete, daß die Stadt das Narrenschiff aus öffentlichen Mitteln nicht ankaufen würde: »Die Auskunft stimmte uns froh … Ein Ankauf durch die Stadt erfolgte nicht, darauf durften wir bauen. Denn es gibt genügend Stimmen, die sich so entschieden gegen den Stil Webers wenden, daß ein Ankauf mit öffentlichen Mitteln in diesem Fall ganz und gar nicht opportun erscheinen könnte.« Was war nun wahr? War die Mehrheit der Nürnberger gegen meine Plastiken, oder hatten meine Arbeiten eine »phänomenale Publikumswirksamkeit«? Wenn allerdings öffentliche Mittel für Kunstwerke nicht ausgegeben werden dürften, die das Mißfallen der Mehrheit erregen, hätten gerade die von Fenn favorisierten Kunstwerke der letzten Jahrzehnte (etwa 160 abstrakte Plastiken) nicht angekauft werden dürfen.

Dann fuhr Herr Fenn fort: »Jemand, dessen Namen Otto Peter Görl noch nicht nennen mag, legt die nicht eben bescheidene Summe von 270.000 DM auf den Tisch. Aber der Stifter … möchte die Skulptur dort wissen, wo derzeit noch das tanzende Bauernpaar des Waldemar Grzimek steht. Dies von Dürer inspirierte Werk ist zwar ebenfalls keine Ruhmestat moderner Skulptur, in seinen bescheideneren Dimensionen aber erträglich … Es steht zu hoffen, daß etliche Stadträte dieser Schenkung mit Ablehnung gegenüberstehen, auch wenn es selten vorkommen mag, daß Stiftungen abgelehnt werden. Aber dann lieber keine Plastik als diese. Schafft den Narren fort! ist ein berühmtes Shakespeare-Zitat. Es bleibt eine schwache Hoffnung, daß auch dies Narrenschiff wieder fortgeschafft wird. In Kürze.« Görl hatte schon recht, daß er den Namen des Stifters erst einmal nicht preisgegeben hatte. Klutentreter wäre möglicherweise auch von Mitgliedern des Kunstbetriebs telefonisch beschimpft und genötigt worden wie ein Jahr später Mathias Prechtl.

Die Zeitungen der Stadt wurden aber nun mit wütenden Leserbriefen überschüttet, die für mein Narrenschiff Partei ergriffen. Die Redaktionstelefone klingelten den ganzen Tag. Sogar die »Nürnberger Nachrichten«, für deren Feuilleton Herr Fenn schrieb, druckten einige dieser Briefe ab.

Da schrieb ein Raymund Paulus aus Nürnberg: »... Sicher, Webers Werke sind diskussionswürdig. Aber es ist wenig hilfreich, wenn Kunstkritiker und solche, die sich dazu berufen fühlen, mit geradezu hysterischen Ausbrüchen auf jede Arbeit Webers reagieren. Deshalb geht der Streit auch nicht um den Standort des Narrenschiffes, sondern darum, daß bestimmten Kreisen der Nürnberger Kulturszene diese Art Kunst zutiefst zuwider ist ... Würden die Maßstäbe der Kritiker Webers ... gelten, bliebe zu befürchten, daß Nürnberg durch ein von oben verordnetes Kunstbewußtsein zum Schrottplatz moderner Plastiken verkümmert.« Dieter Hofmann schrieb: »... Genauso frage ich mich, wer denn ›wir‹ und ›uns‹ sind. Die Signatur W. F. betrifft bestimmt doch einen einzelnen, also auch die Meinung eines einzelnen. Anstatt ›Aber dann lieber keine Plastik als diese‹ würde ich sagen: ›Aber dann lieber keine Kritik als diese.‹«

Karlheinz Hahn schrieb: »Jetzt wissen wir also, welche Kriterien ein Kunstwerk erfüllen muß, damit es Ihrem sehr geehrten Herrn W. F. (Walter Fenn?) gefallen kann: 1. Es darf nicht von Otto Peter Görl aufgestellt worden sein; 2. es soll sich um keinen Zweitguß handeln; 3. es muß eine Ruhmestat moderner Skulptur darstellen ... 4. im ›Büchmann‹-Zitatenschatz darf sich zum Thema des jeweiligen Werkes keine gegenläufige Wendung finden lassen, und 5. es darf kein zweites Produkt des gleichen Künstlers schon herumstehen, wie es z. B. auch Phidias im alten Athen besser bei einer einzigen Plastik hätte belassen sollen.«

In der gleichen Zeitung schrieb dann noch ein Herr Pauli: »Aus welchen Motiven sich auch immer der Kritiker des Bildhauers Weber, der sich hinter den Buchstaben W. F. verbirgt, am ›Narrenschiff‹ reibt, eines wird klar: Der Narr ist er! Der Hans-Sachs-Brunnen gefällt ihm nicht, das ›Tanzende Bauernpaar‹ von Grzimek gefällt ihm nicht ... Was will er denn? – ›Lieber keine Plastik als diese.‹ Das sehen die meisten Nürnberger etwas anders: Lieber diese Plastik als all die anderen. Die Stadt ist voll mit dem Schrott und Sperrmüll der sogenannten modernen Skulptur – aus Stein und Stahl, ohne Sinn und Zweck, ohne Hand und Fuß. Um Webers Plastiken stehen täglich Menschen, um die anderen Plastiken nicht. Diese Kunst Webers fordert heraus, erzwingt die Stellungnahme, das Gespräch. Diese Kunst bewegt sichtbar etwas in den Passanten.«

Ganz recht hat Herr Pauli, der Narr war wirklich Fenn, er hatte Shakespeare falsch zitiert. Das schwante mir gleich: »Schafft den Narren fort« bei Shakespeare? Unmöglich, bei ihm ist der Narr im Unterschied zu Sebastian Brant immer die Positivgestalt, er wird nicht fortgeschafft. Ein Anruf bei meiner Schauspieler-Tochter Doina brachte dann auch die Lösung. Das englische Wort »fool« bei Shakespeare ist auf beide Geschlechter anwendbar, das ist der sprachliche Drehpunkt dieses Dialogs. Darum heißt es in der Schlegelschen Übersetzung: »Schafft das Narrengesicht fort.« Olivia (die schöne Grausamkeit) sagt das im ersten Akt, fünfter Auftritt, von »Was ihr wollt« zu dem Narren. Darauf wendet sich der Narr an die Leute und sagt: »Hört ihr Leute, schafft das Fräulein weg«, und etwas später noch einmal: »Das Fräulein wollte das Narrengesicht weggeschafft haben, darum sage ich noch einmal, schafft das Fräulein weg.« Das Wortspiel geht nur mit dem »Narrengesicht«, nicht mit dem im Deutschen männlichen »Narren«. So schloß dann mein eigener Brief, den ich an die Zeitung geschickt hatte: »Wer wird jetzt weggeschafft, Herr Fenn oder das ›Narrenschiff‹?« Die Zeitung druckte das natürlich ohne diesen Satz ab, denn schließlich darf man über einen Hohenpriester der neuen Kunstreligion keine Witze machen.

Zusätzlich hat der Lokalteil der »Nürnberger Nachrichten«, der unter dem Redakteur Schatz von Anfang an über meine Arbeiten fair berichtet hatte, die Menschen in der Umgebung des Narrenschiffs befragt. Da antwortete eine Friedel Klose, Touristin aus Hamburg: »Die Kulturkritiker leben nur von der gegenstandslosen Kunst. Da können sie uns was vormachen. Hier aber kann jeder sich selbst das denken, was er möchte, was zum Beispiel der Tod in der Skulptur bedeutet oder die Angst auf den Gesichtern der Menschen.« Und eine Nürnberger Krankenschwester, Irmgard Kuranski, antwortete: »Mich freut es, an dieser Stelle eine Plastik anzutreffen, die den vorbeiströmenden Massen Anlaß gibt, über die heutige Zeit und ihre Probleme nachzudenken. Man sagt immer, mit der herkömmlichen Kunst lasse sich nichts mehr darstellen. Das Gegenteil ist richtig: So kann man Themen sichtbar machen. Wissen Sie, man gibt Millionen Steuergelder aus, um die moderne Kunst zu unterstützen, die dann doch für den Normalbürger unverständlich ist.«

Die erste Runde war an mich gegangen. Die Nürnberger Bürger und die Touristen dieser Stadt hatten dem Kunstbetrieb Bescheid gesagt.

Aber die Gegner hatten noch nicht aufgegeben, sie hofften auf die Entscheidung des Kulturausschusses. Am 24. Juni 1988 mußte nämlich darüber beschlossen werden, ob man die Stiftung von Klutentreter unter der Bedingung, das Narrenschiff vor der Museumsbrücke aufzustellen, annehmen könne. In diesem Ausschuß gab es zwei Vorruderer des Nürnberger Kunstbetriebs, den Grünen-Stadtrat Jürgen Wolff und den rechten CSU-Anwalt Helmut Bühl. Jürgen Wolff verdächtigte die Stadt, den Stifter und mich eines Hurengeschäftes. Er sprach von »Anschafferei« und von einem »anzüglichen Angebot«; Herr Bühl, der CSU-Anwalt, zitierte (natürlich) die Nazis: Nach dem sogenannten »gesunden Volksempfinden« könne er sich in diesem Fall nicht richten. Immer dasselbe, wer meine Plastiken schätzt, ist ein Nazi, meine Plastiken sind Nazi-Kunst. Fast jeder weiß schließlich, daß Hitler in seiner Rede zur Eröffnung des »Hauses der Deutschen Kunst« am 19. Juli 1937 die »Entarteten« im Namen des »gesunden Volksempfindens« beschimpft hatte. Die Mehrheit der Nürnberger mußte wieder einmal zur Kenntnis nehmen, daß sie – ging es um Kunst – von einem Rechtsaußen der CSU in die Nähe der Nazis gerückt wurde!

Der Grüne Jürgen Wolff gab noch eins drauf, indem er »das Beispiel von der goldenen Mickymaus, die sich jemand in der Fußgängerzone wünscht« lieferte. Den Bericht schlossen die »Nürnberger Nachrichten«: »Solcher Einwände zum

Trotz fand sich breiteste Zustimmung fürs ›Narrenschiff‹. Dagegen waren nur Wolff und Bühl.«

Wenige Tage später traf ich auf einen Stand der Grünen, der um mein Narrenschiff aufgebaut worden war, von dem aus Aufrufe gegen die Zerstörung der Ozonschicht verteilt wurden. Ich erfuhr von den Basisleuten, daß sie das Narrenschiff für den richtigen Hintergrund zu ihrer Tätigkeit verstünden. Das sollten sie doch ihren grünen Stadträten einmal sagen, ermunterte ich sie. Offensichtlich haben sie das getan, denn nie mehr ist meines Wissens ein Grünen-Stand in Nürnberg um das Narrenschiff aufgebaut worden. Der grünen Basis scheint das »gesunde Volksempfinden« von ihren »Oberen« gründlich ausgetrieben worden zu sein.

Im November wurde das Narrenschiff am neuen Standort aufgestellt, nachdem ein Lastwagen die Skulptur von Grzimek umgefahren hatte. Von Anfang an hatte der Obstmarkt zu den möglichen Standorten für uns gezählt. Mit der Zeit konzentrierten wir uns immer mehr auf diesen Platz, der in seiner Größe dem Narrenschiff entspricht, das ihm deswegen einen Mittelpunkt zu geben vermag. Die Skulptur paßt nicht nur historisch zu Nürnberg, sondern hier auch zu dem Fluß. Eben über solche Flüsse wurden im Mittelalter die Narren verschifft. Außerdem wurde sie städtebaulich zu einem Signal auf dem Weg zum neuen Markt und zum Schönen Brunnen. Ich hätte allerdings gern aus der Skulptur einen Brunnen gemacht: Das Schiff hätte wie eine Brunnenschale überlaufen und aus den Galionsfiguren, der Krähe und dem Weinglas hätte Wasser sprudeln sollen. Das wäre zu einer überraschenden Vision beim Überschreiten der Brücke geworden. Leider hätte man dazu noch einmal dreihunderttausend Mark gebraucht.

Das Tanzende Bauernpaar von Grzimek war an dieser Stelle viel zu klein und wurde deswegen auch immer wieder von den Lastwagenfahrern übersehen und umgefahren. Aber es stand dort schon seit 1984, wie sollte man das Narrenschiff an seiner Stelle postieren? Mehrere Zufälle kamen zu Hilfe:

Zuerst einmal verband Herr Klutentreter – ohne von unseren Überlegungen etwas zu wissen – seine Stiftung mit der Bedingung, daß die Skulptur ausgerechnet auf diesen Platz käme, weil dort das Haus seiner Großmutter gestanden habe, also aus rein biographischen Gründen. Der Papiergroßhändler entstammte einem Geschlecht, das seit Dürers Zeiten in Nürnberg nachweisbar ist. Es war in Anbetracht der Größe Nürnbergs und seiner vielen Plätze ein unglaublicher Zufall, daß die Großmutter Klutentreters gerade dort gewohnt hatte, wo wir das Narrenschiff aufstellen wollten.

Aber obwohl der Kulturausschuß der Aufstellung des Narrenschiffs auf dem Obstmarkt zugestimmt hatte, lehnte er alle von Görl vorgeschlagenen neuen Plätze für Grzimeks Bauernpaar ab. Da kam der zweite Zufall: Ein Lastwagenfahrer, der den Obstmarkt am frühen Morgen beliefert hatte, warf das Bauernpaar zum drittenmal in drei Jahren um. Es mußte zur Reparatur abtransportiert werden. Jetzt konnte Görl das Narrenschiff ohne Proteste dort aufstellen. Natürlich fragte man sich in Nürnberg, ob Görl, Klutentreter oder ich den Lastwagenfahrer bestochen hätten. Später ist dann das Tanzende

Bauernpaar an einem dafür viel geeigneteren Platz in der Altstadt aufgestellt worden.

Die Zeitungen hatten all ihre Kraft eingesetzt, um diesen »zweiten Weber« zu verhindern. Und es war doch nicht gelungen. Jetzt fragte das Feuilleton der »Abendzeitung« im Dezember 1988 fünfundvierzig kulturell angeblich »hervorragende« Persönlichkeiten, »welches kulturelle, künstlerische oder kulturpolitische Ereignis des Jahres 1988 am stärksten beeindruckt und am meisten enttäuscht« hätte. Obgleich nur vier Leute, nämlich der grüne Kultursprecher und der Direktor des Instituts für moderne Kunst (beide hatten sich schon vielfach herabsetzend über meine Werke geäußert), außerdem Professor Rainer Beck, Präsident der Akademie der Bildenden Künste, und Heinz Lukas-Kindermann, damaliger Oberspielleiter der Nürnberger Oper, als größte Enttäuschung des Jahres 1988 die Aufstellung des Narrenschiffs bezeichnet hatten, alle übrigen aber andere enttäuschende Ereignisse genannt hatten, faßte die »AZ« im gesonderten Kasten auf rotem Grund mit einer Abbildung der Plastik das Ergebnis mit der Behauptung zusammen, daß »Spitzenreiter« »der Ärgernisse« das »mäzenatisch eingeschleuste Narrenschiff« sei. Hier wurde wohl in der Hoffnung gelogen, daß der Leser das Ganze nur flüchtig überfliegen würde. Außerdem: Ein Schiff Spitzenreiter? Sprache war wohl nicht die Stärke dieses Journalisten.

Zu denken gab es mir allerdings schon, daß keiner von diesen Kulturgewaltigen der Stadt meine Skulptur zu den »erfreulichen Ereignissen« gezählt hatte, obgleich sie bei der Mehrheit der Bevölkerung fast ebenso gut angekommen war wie der Ehebrunnen. Wann auch immer ich die Stadt besuche, werde ich von Passanten auf diese beiden Kunstwerke angesprochen. In der Kunstschickeria von Nürnberg dagegen wagt es offensichtlich keiner mehr, sich dazu zu bekennen. So groß ist der Terror wieder im freiheitlichen Nürnberg, so groß das Risiko für denjenigen, der in seinem Kunstbetrieb ein Amt innehat.

Im Juni 1989 hatte zum Beispiel der Hugendubel-Verlag mit einer groß aufgeführten Buchpremiere ein Heft über den Ehebrunnen in vier Sprachen herausgebracht, mit vielen Schwarzweiß- und Farbabbildungen und der Wiedergabe etlicher Zeitungskritiken und Karikaturen. Der Verlag hielt eine billige, gut informierende viersprachige Veröffentlichung über den Brunnen anhand der großen Nachfrage für notwendig, obgleich es doch vom Edelmann-Verlag ein wesentlich umfangreicheres Büchlein gab – allerdings nur in Deutsch.

Den Text für Hugendubel hatte eine Kunsthistorikerin, die im Kulturreferat der Stadt angestellt war, als private Auftragsarbeit geschrieben. Nach einem Besuch bei mir hat sie schließlich mit meiner auch sprachlichen Hilfe ihren Text formuliert.

Als ich dann an einem Samstag im Juni eine halbe Stunde vor der Buchpremiere am Ehebrunnen eintraf und mir eine Dame des Verlags das Büchlein zeigte, fand ich eine mir unbekannte Carola Straub als Autorin genannt. Ich fragte, weshalb jetzt plötzlich eine andere Autorin gewählt worden sei. Dann würde ich wohl auch den Text nicht kennen, mit mir sei das nicht verabredet worden. Man beruhigte mich, Frau Bach – so hieß die Dame in Wirklichkeit –

habe im letzten Moment ihren Namen für das Buch geändert und um strengstes Inkognito gebeten, wohl aus Angst um ihre Stellung beim Kulturreferenten Glaser. Sie hatte es nicht einmal gewagt, zur Premiere ihres ersten und bisher einzigen Buches zu erscheinen.

Die Buchpremiere stieg dann mit großem Theater. Das Wasser war abgestellt worden, über das Innere des Brunnens hatte man Bretter gelegt, auf denen die international bekannte »Pocket opera« eine aus »La Gioconda« und »Der Vampir« collagierte Oper darbot. Es wurde hervorragend gesungen, das Ganze mit einem Travestie-Darsteller gewürzt, der sich auf dem Maiskolben-Phallus des Hans Sachs entblätterte. Etwa tausend Zuschauer umringten den Brunnen. Sämtliche Zeitungen berichteten mit großen und kleinen, meist bebilderten Artikeln.

Am nächsten Morgen habe ich dann Frau Bach angerufen. Sie wollte nicht begreifen, daß ich nicht verpflichtet sei, mich ihrer »freien Entscheidung« zu unterwerfen, ihren Namen zu verheimlichen. Allenfalls in der Nazi-Zeit hätte ich so etwas respektieren können.

Es herrscht wieder ein harter Ton im Nürnberger Kunstbetrieb. Bezeichnenderweise haben mehrere von der »Abendzeitung« Befragte erklärt, daß sie etwaige Enttäuschungen lieber nicht nennen wollten, weil sich das negativ für sie auswirken könne. Nein, nicht nur hart ist der Ton, wenn es sich um Kunst handelt – sondern in den letzten Jahren auch zunehmend an Hitlers Hetze gegen die Entarteten erinnernd. So schrieb der Präsident der Akademie der Bildenden Künste von Nürnberg, Rainer Beck, über seine größte Enttäuschung: »Geärgert hat mich, daß die Stadt Nürnberg dem Druck einer Spende nicht standgehalten hat und doch tatsächlich das unsägliche Narrenschiff des Braunschweiger Bildhauers Jürgen Weber an sensiblem Platz in der Innenstadt aufgestellt hat. Das fällt unter das Stichwort Optische Umweltverschmutzung via Spende.«

Rainer Beck ist ein Nachfolger Wollermanns, der bis 1945 Direktor der Nürnberger Kunstschule war. Der Ton ist wieder ähnlich. Das Wort Umweltverschmutzung gab es in der Nazizeit zwar noch nicht, aber »Säuberung« und »Verschmutzung« sind ein Begriffspaar. »Säuberung« war Hitlers Parole im Kampf gegen die »Entarteten«, die Juden, die Zigeuner und gegen die Kommunisten. Ich zitiere Hitler aus der Rede vom 19. Juli 1937 anläßlich der Eröffnung des »Hauses der Deutschen Kunst«: »Denn darüber möge sich niemand täuschen: Der Nationalsozialismus hat es sich nun zur Aufgabe gestellt, das Deutsche Reich und damit unser Volk und sein Leben von allgemeinen Einflüssen zu befreien, die für unser Dasein verderblich sind. Und wenn auch diese Säuberung nicht an einem Tag erfolgen kann, so soll sich doch keine Erscheinung, die an dieser Verderbung teilnimmt, darüber täuschen, daß auch für sie … die Stunde der Beseitigung schlägt.« Wann werden Rainer Beck und der Kunstbetrieb von Nürnberg mit der »Säuberung« und »Beseitigung« meiner »Verderbungen« ernst machen?

Auch in Frankfurt, im Schatten der Bankentürme, wäre es bald soweit, wenn es nach den Wünschen des Städelschule-Direktors Kasper König, des Direk-

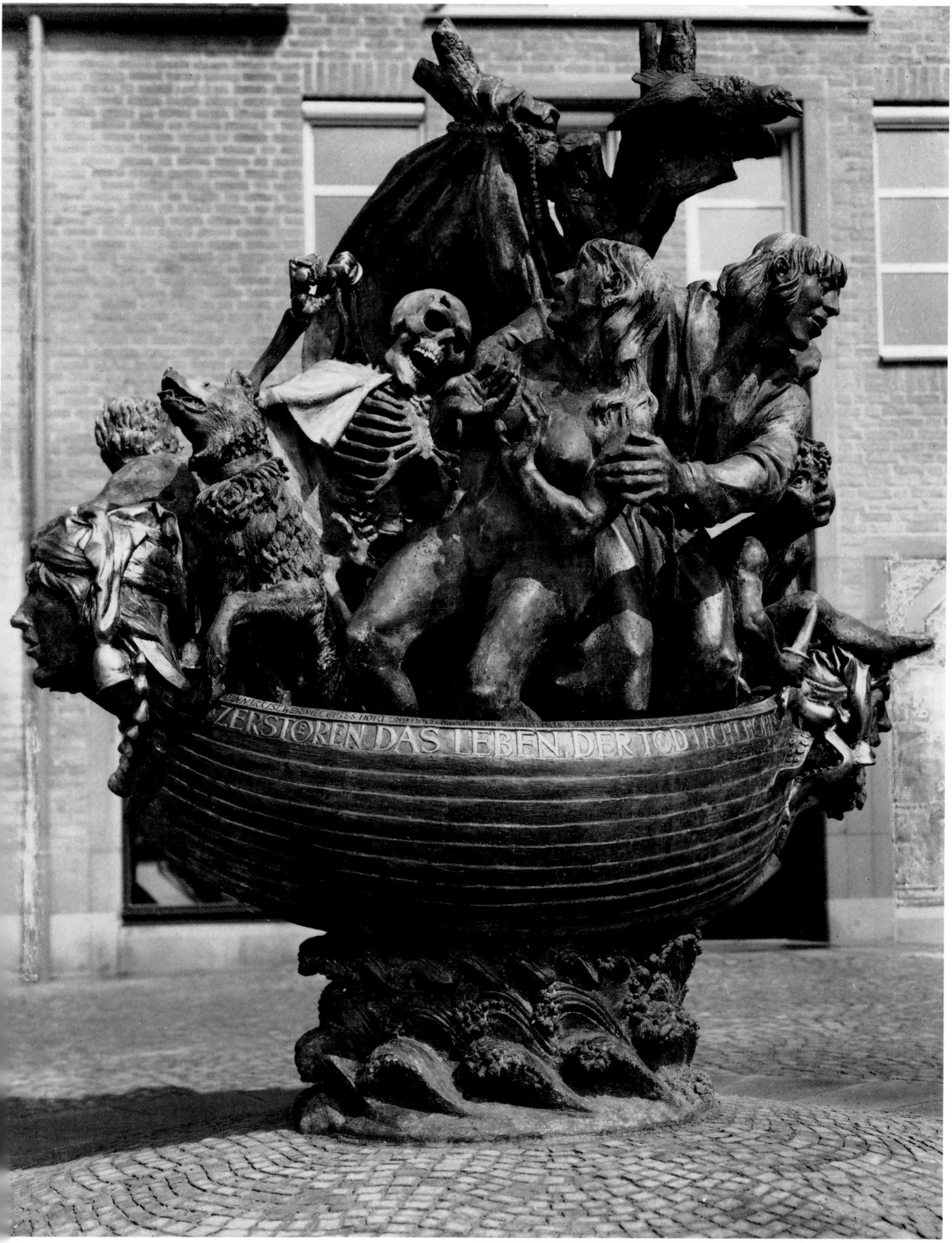

Das Narrenschiff, 1984-1987, Bronze, Höhe 360 cm, Hameln und Nürnberg, Guß: K. Herbich (66)

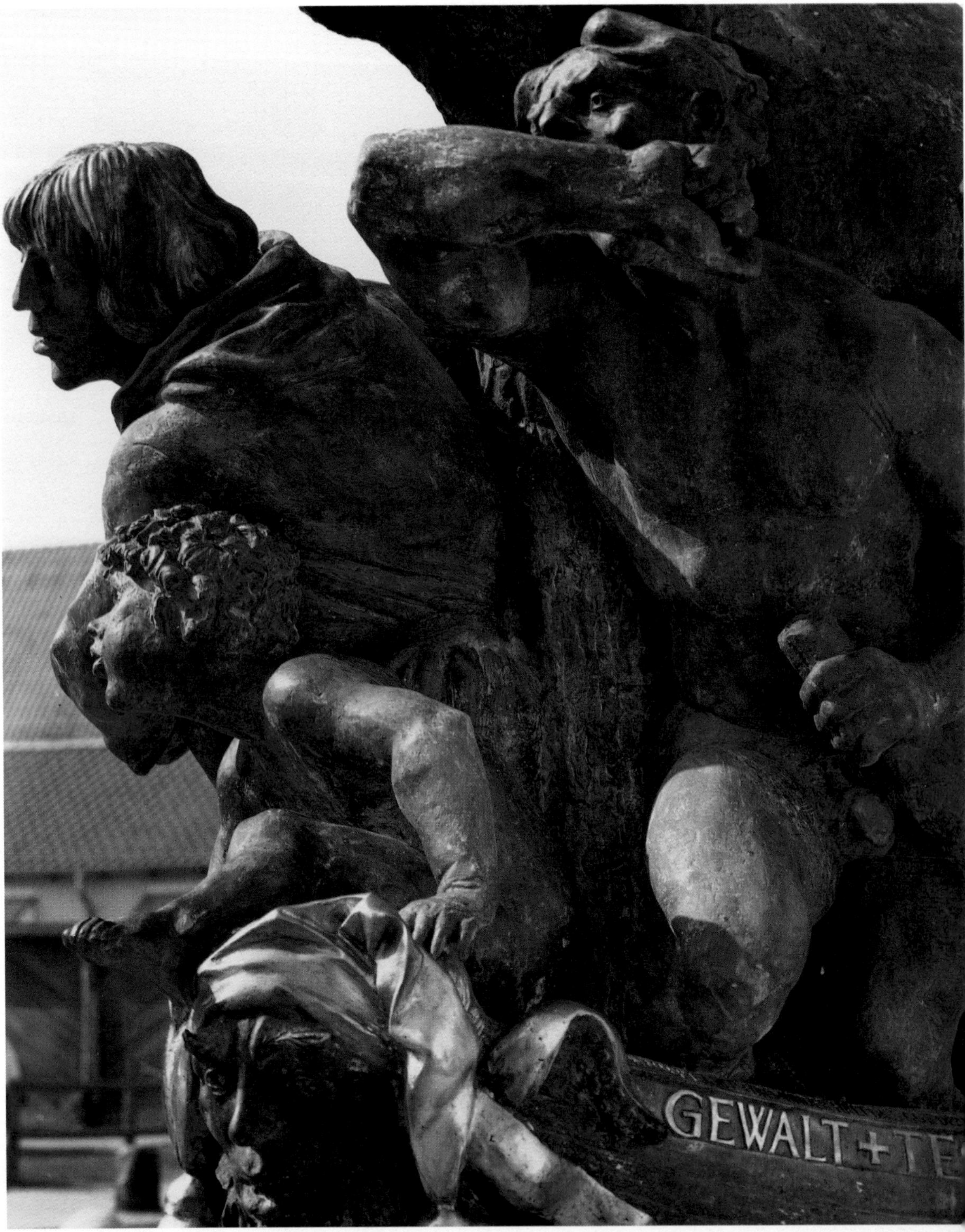

Detail Narrenschiff: Adam und sein kleiner Mördersohn Kain, Allegorie der Gewalt. (67)

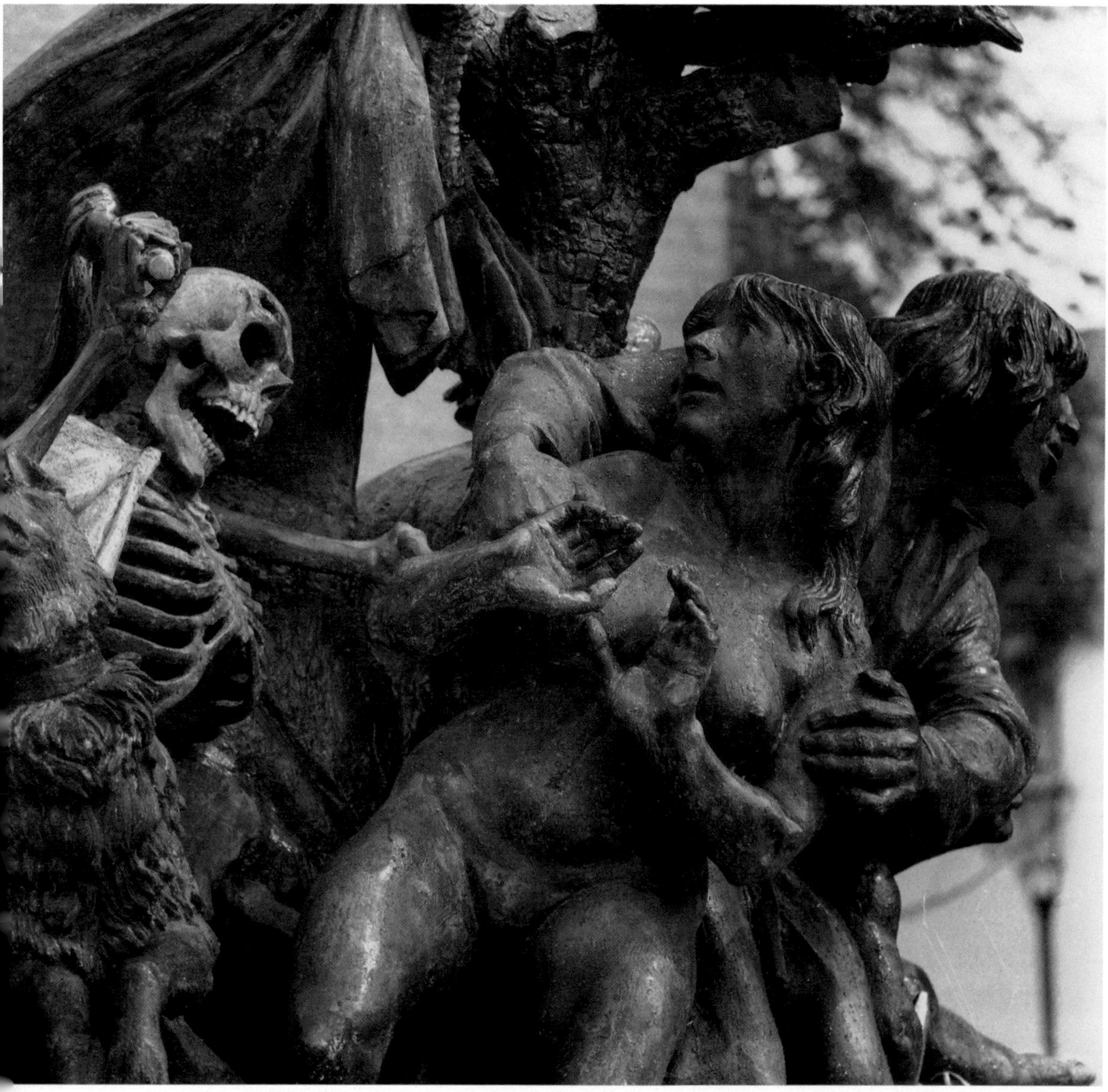

)etail Narrenschiff: Der Tod vertreibt Adam und Eva mit der Narrenklatsche aus dem Schiff der Welt. (68)

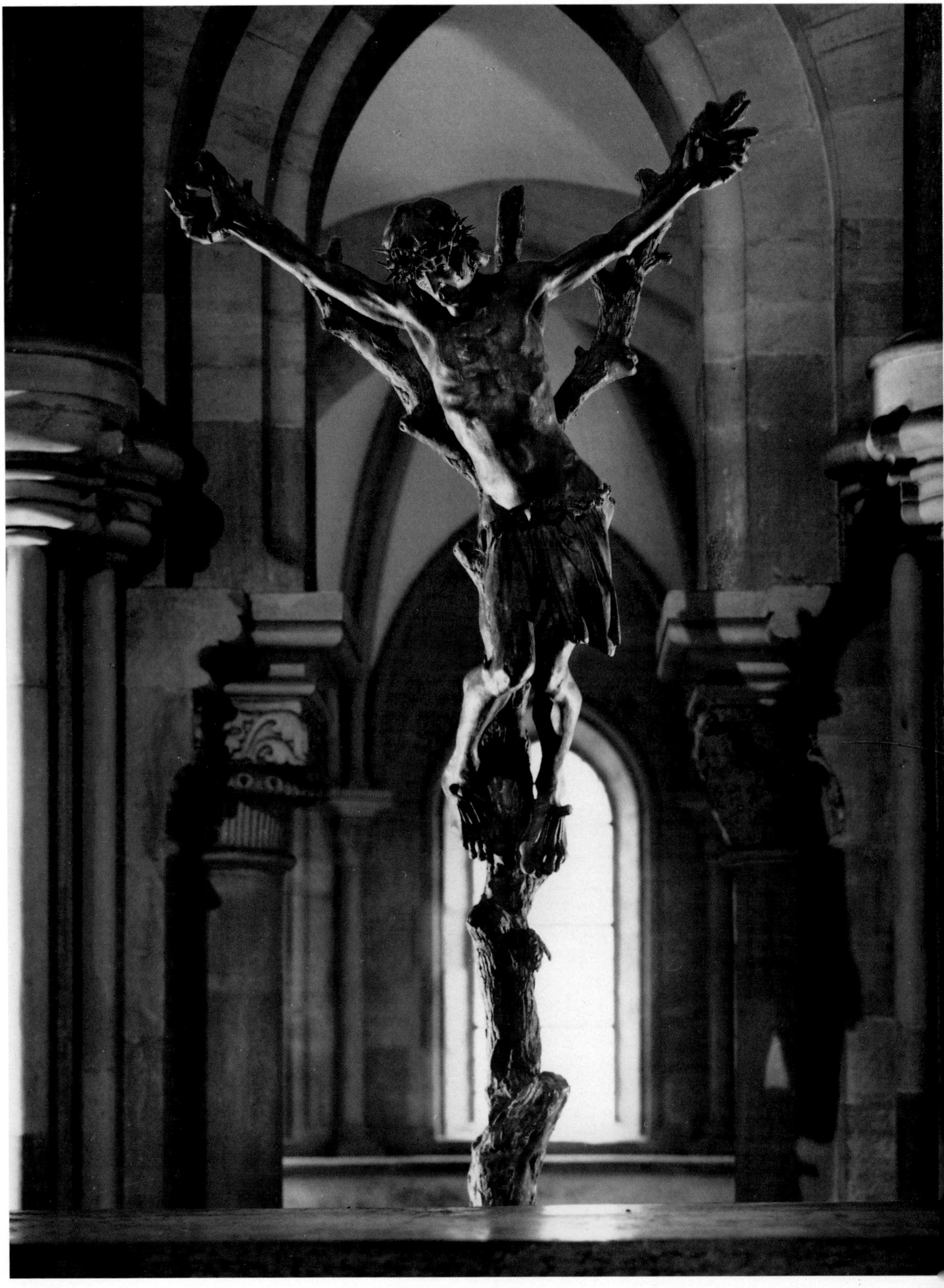

Kruzifix hinter dem Hauptaltar im Magdeburger Dom, 1984 - 1985, Bronze, Höhe 420 cm (69)

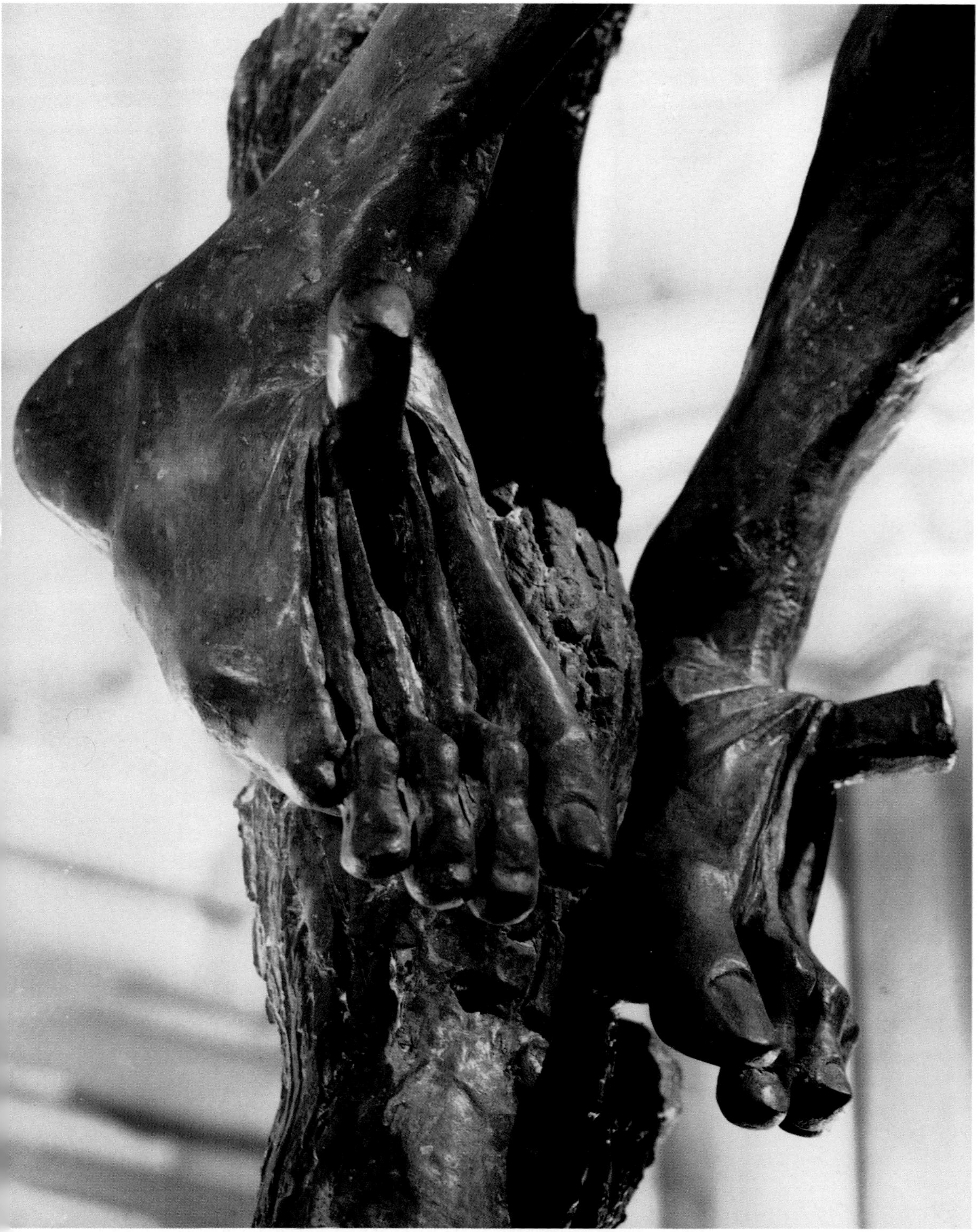

)etail: Die von Nägeln durchbohrten Füße. (70)

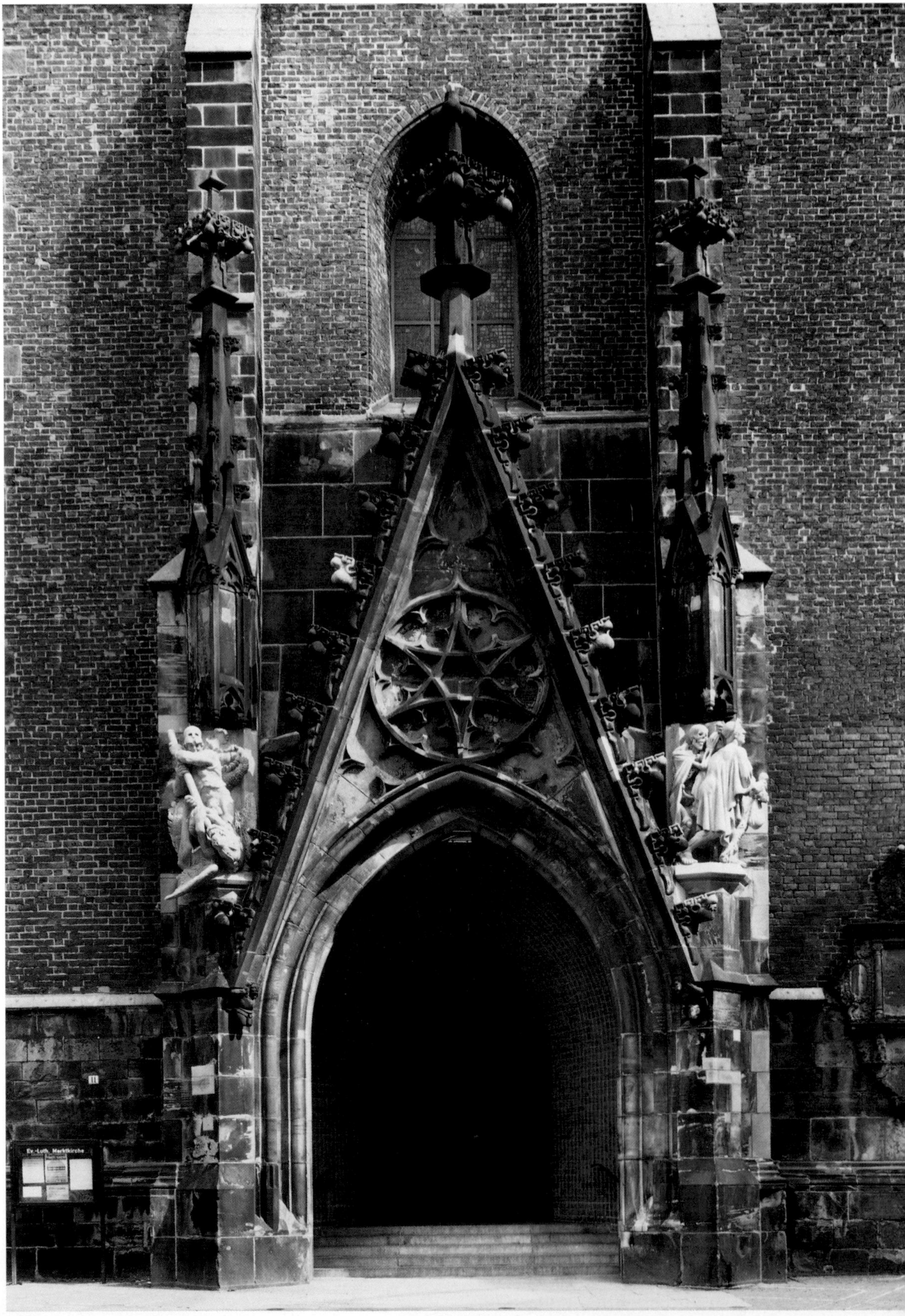
Ev.-Luth. Marktkirche

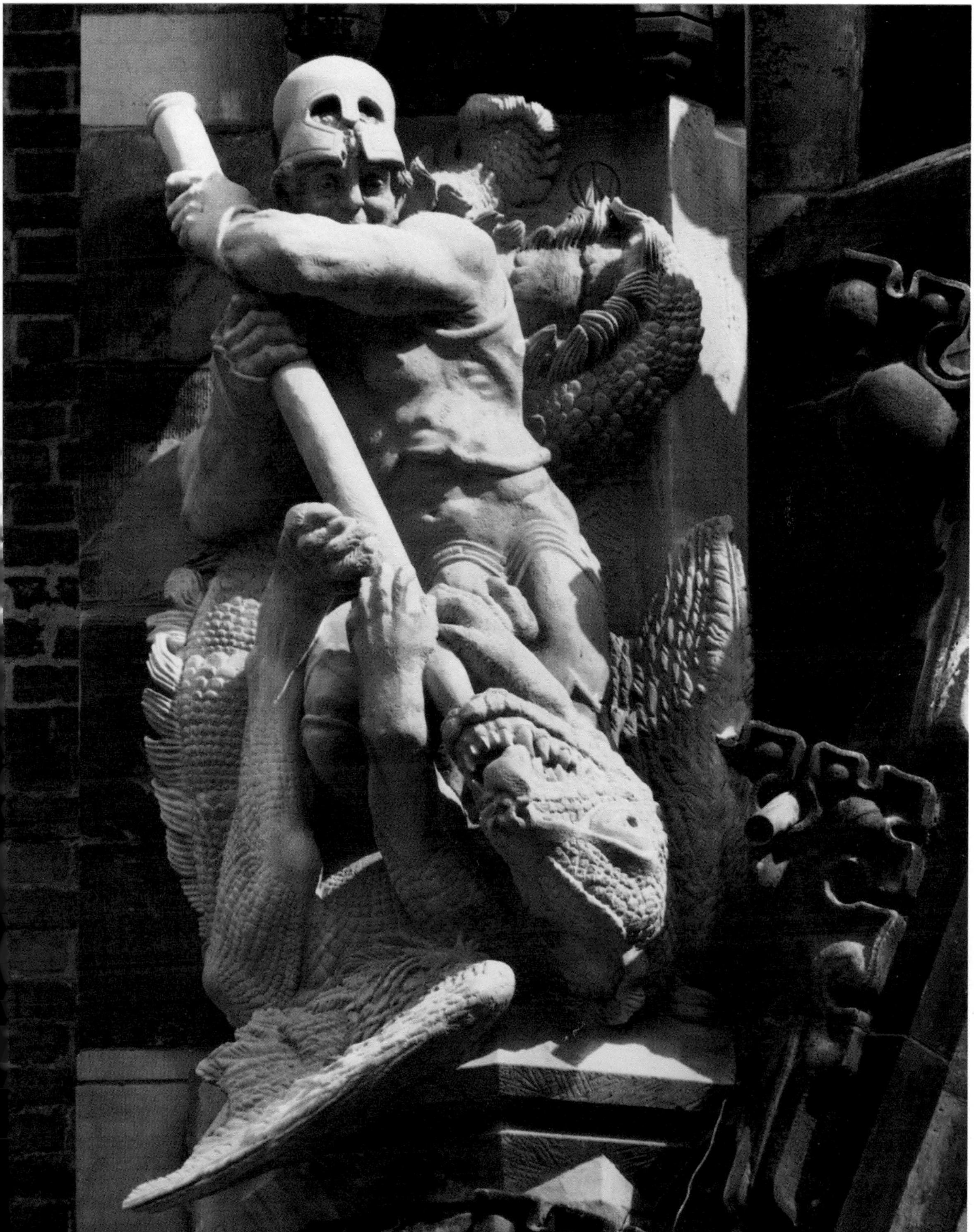

›ben: Heiliger Georg im Kampf mit dem Drachen. Savonnière-Kalkstein, Höhe 240 cm. (72)

·inks: Hauptportal der Marktkirche in Hannover
nit Kalkstein-Skulpturen hl. Georg und hl. Jakobus, 1987-92, Höhe 240 cm (71)

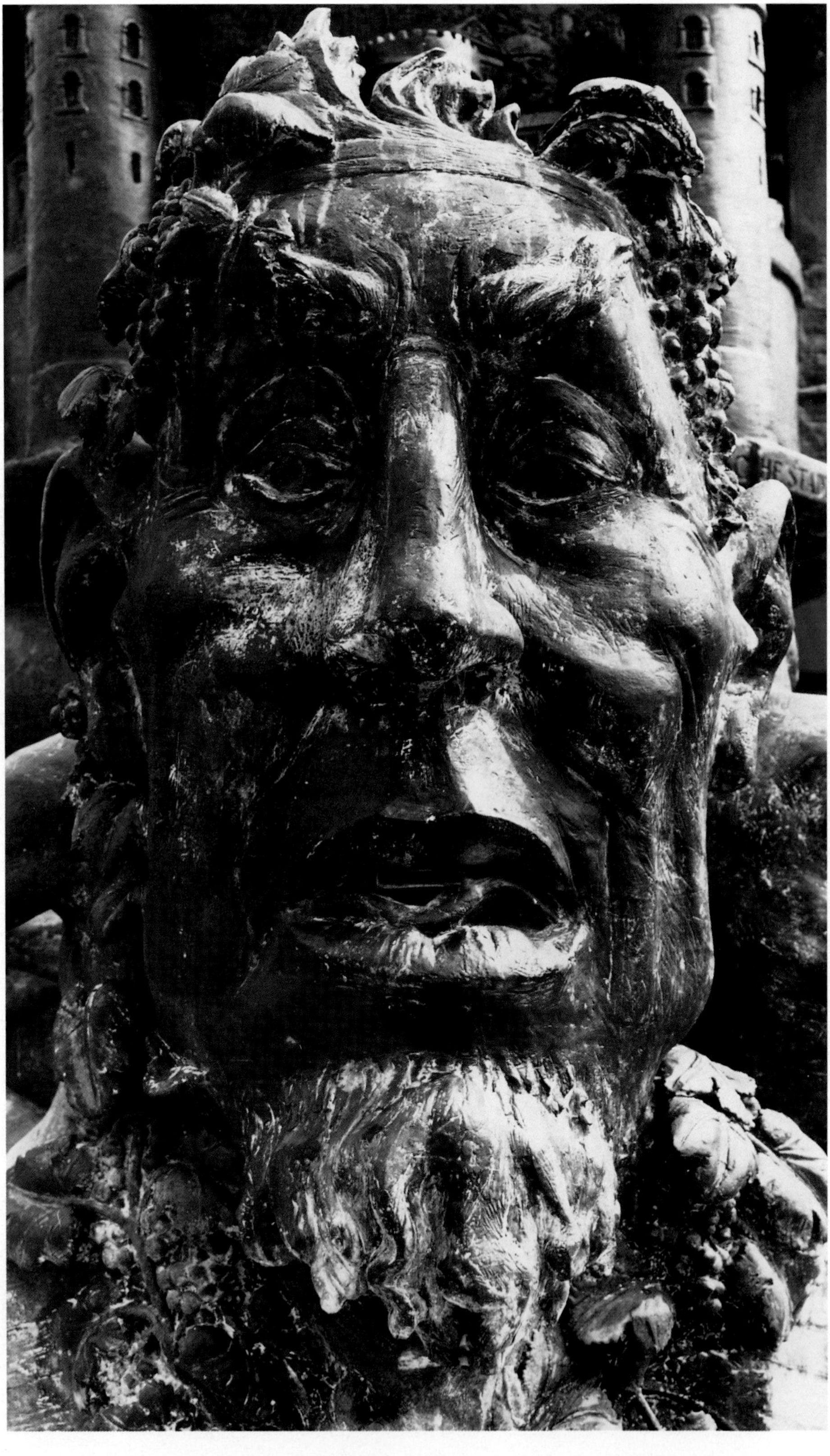

Detail vom Historienbrunnen in Koblenz,
Bronze, Höhe 1000 cm, Galionsfigur Bacchusmaske (Wasserspeier) (73)

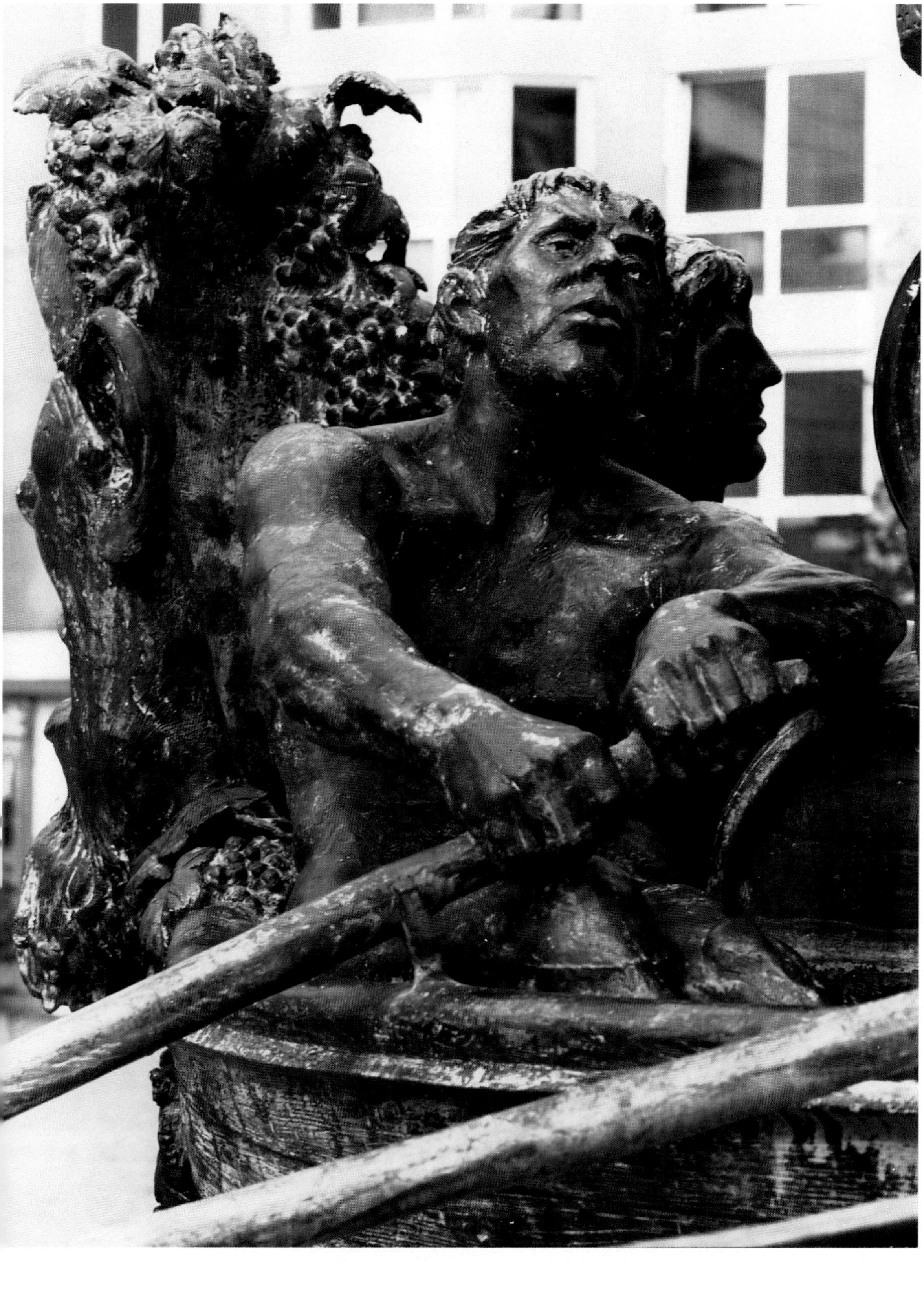

Detail vom Historienbrunnen in Koblenz, Bronze, Ruderer hinter der Bacchusmaske. (74)

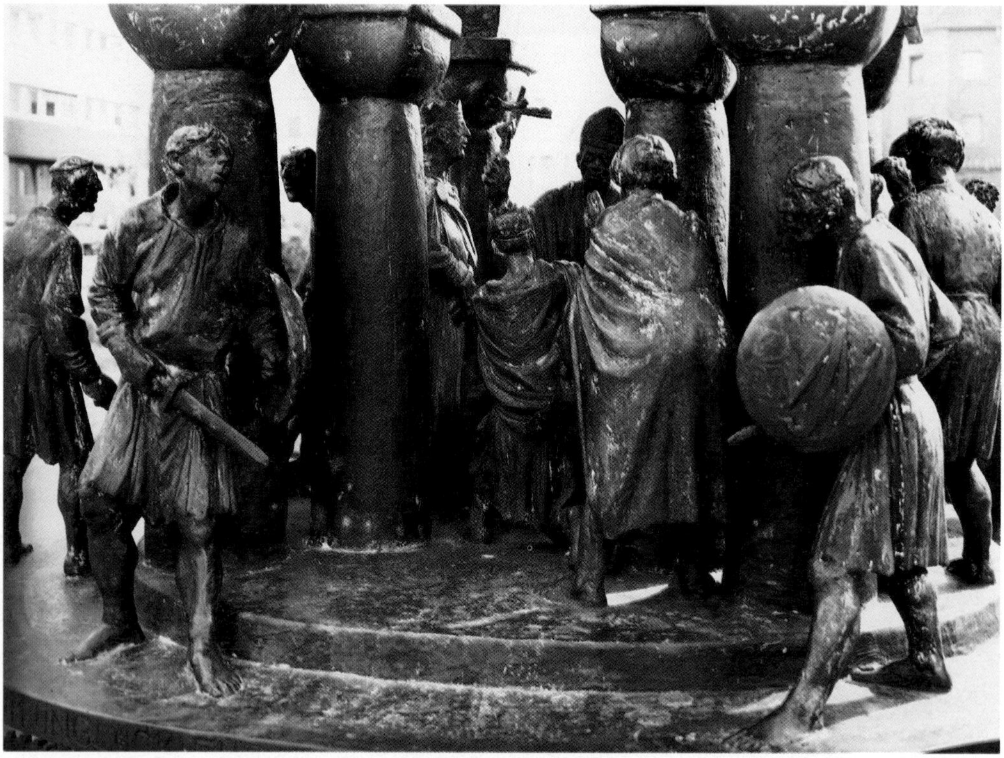

Detail vom Historienbrunnen: Der Eid des König Ludwig auf den Vertrag von Verdun in Koblenz in St. Kastor, Bronze. (75)

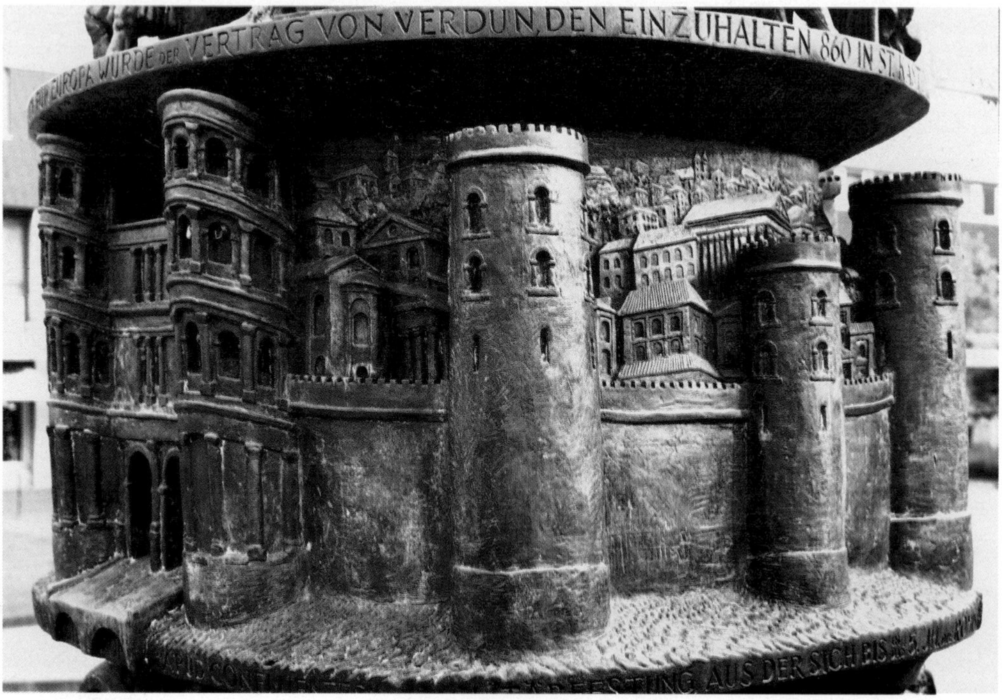

Detail vom Historienbrunnen. Castellum confluentis, Bronze (76)

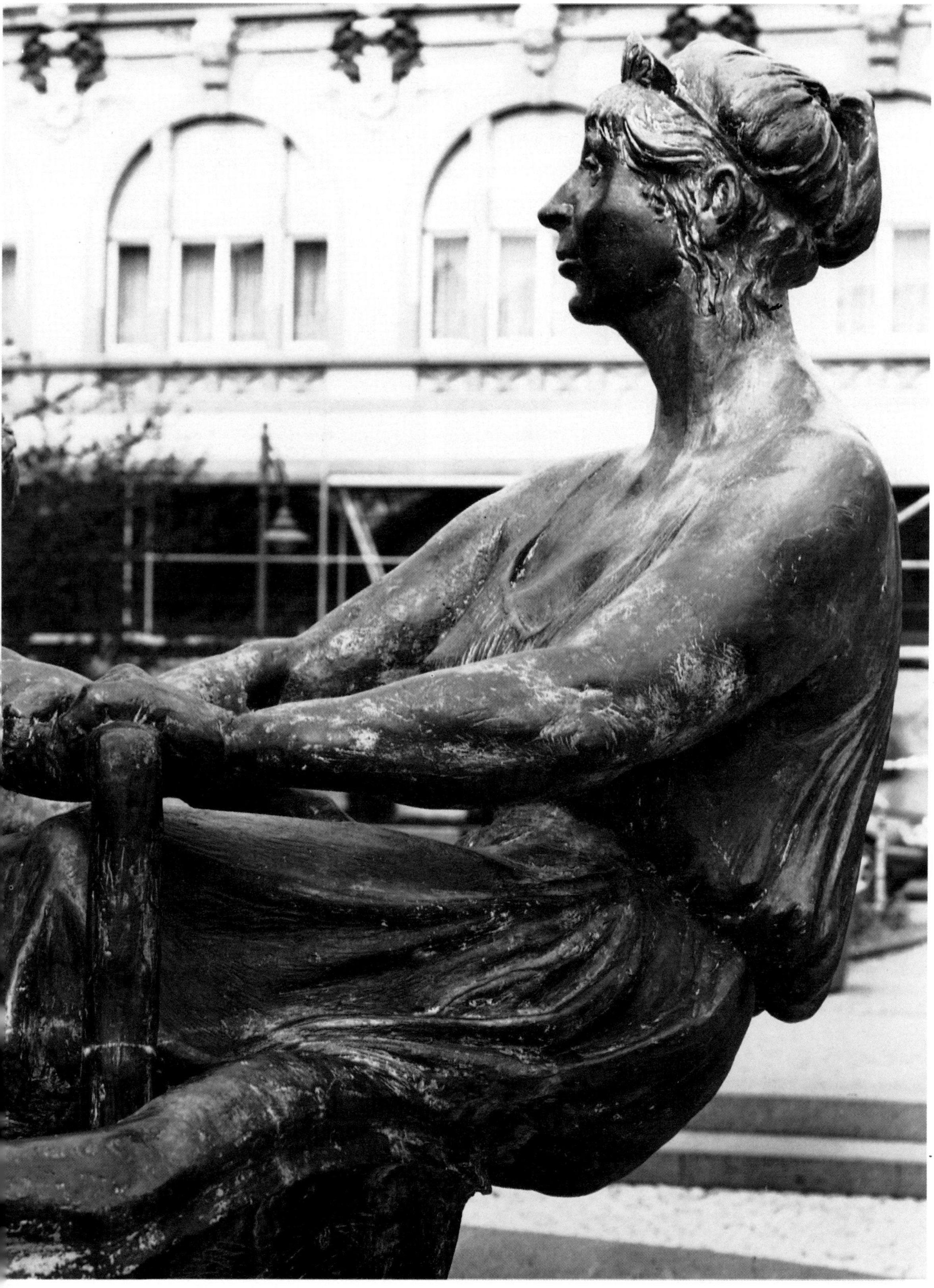

Detail vom Historienbrunnen. Die Weingutchefin am Steuer. Bronze. (77)

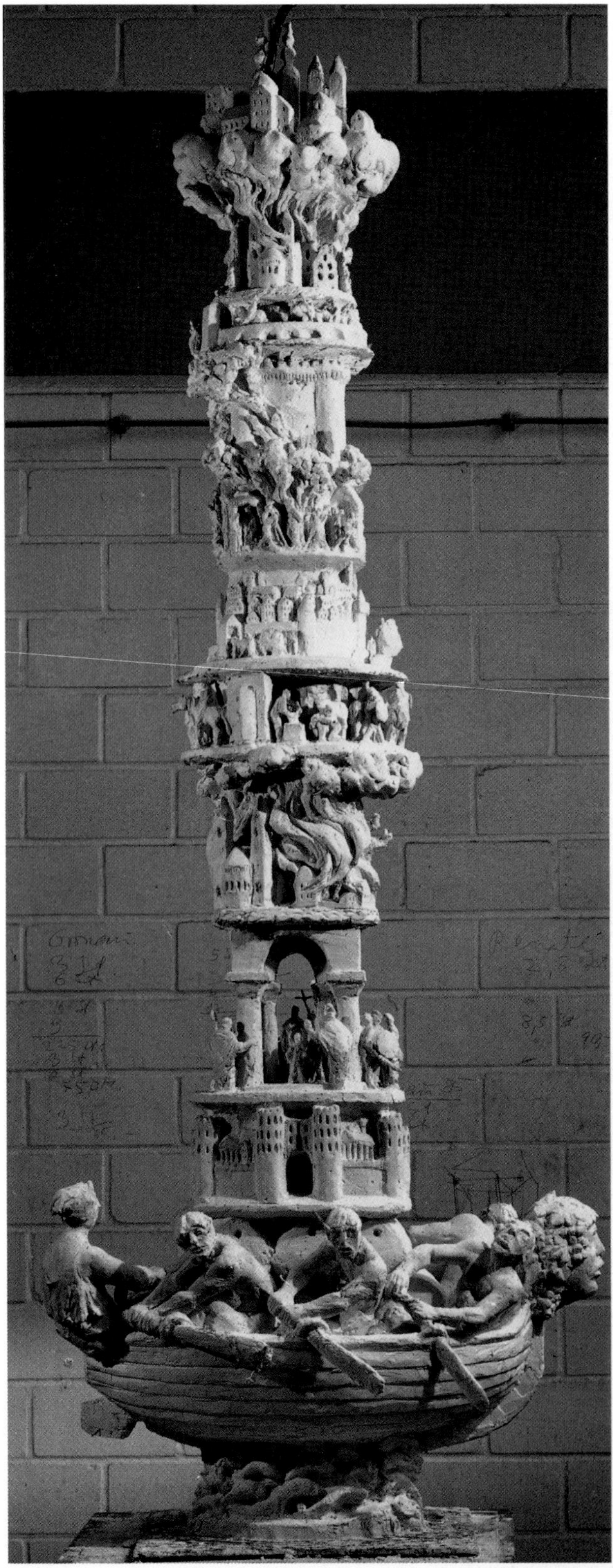

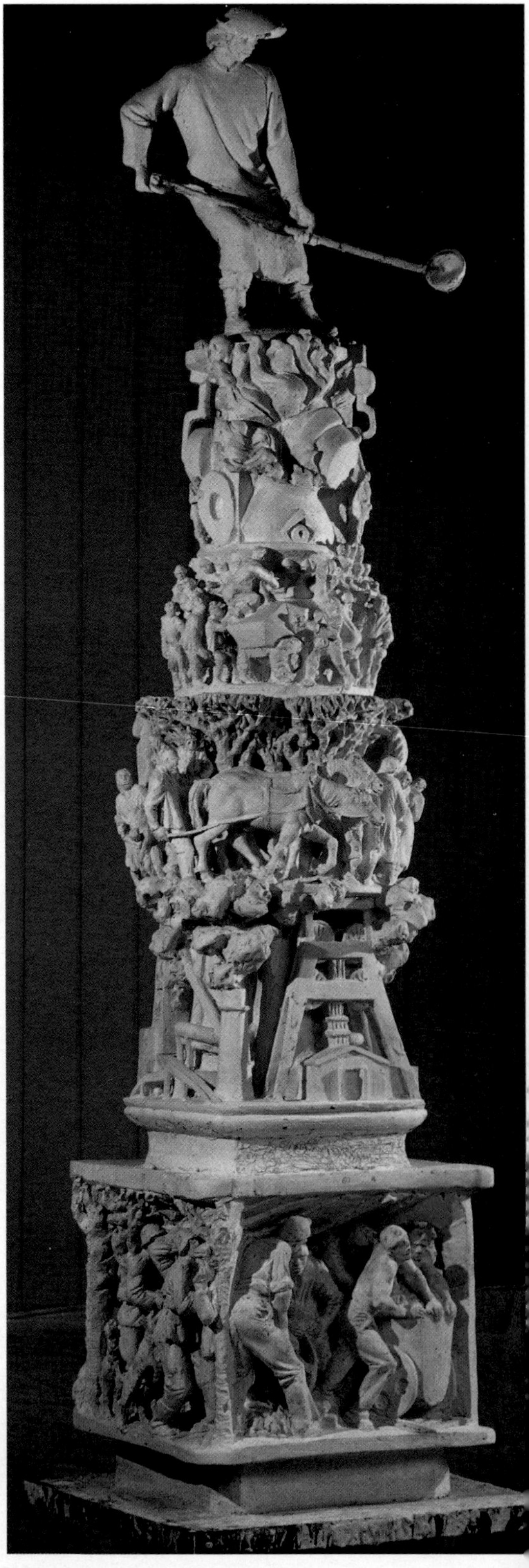

1 : 5-Modell der 10 m hohen Historiensäule für den Koblenzer Brunnen, 1985 (78)

1 : 5-Modell für den 13 m hohen „Turm der Arbeit“ in Salzgitter, 1985 (79)

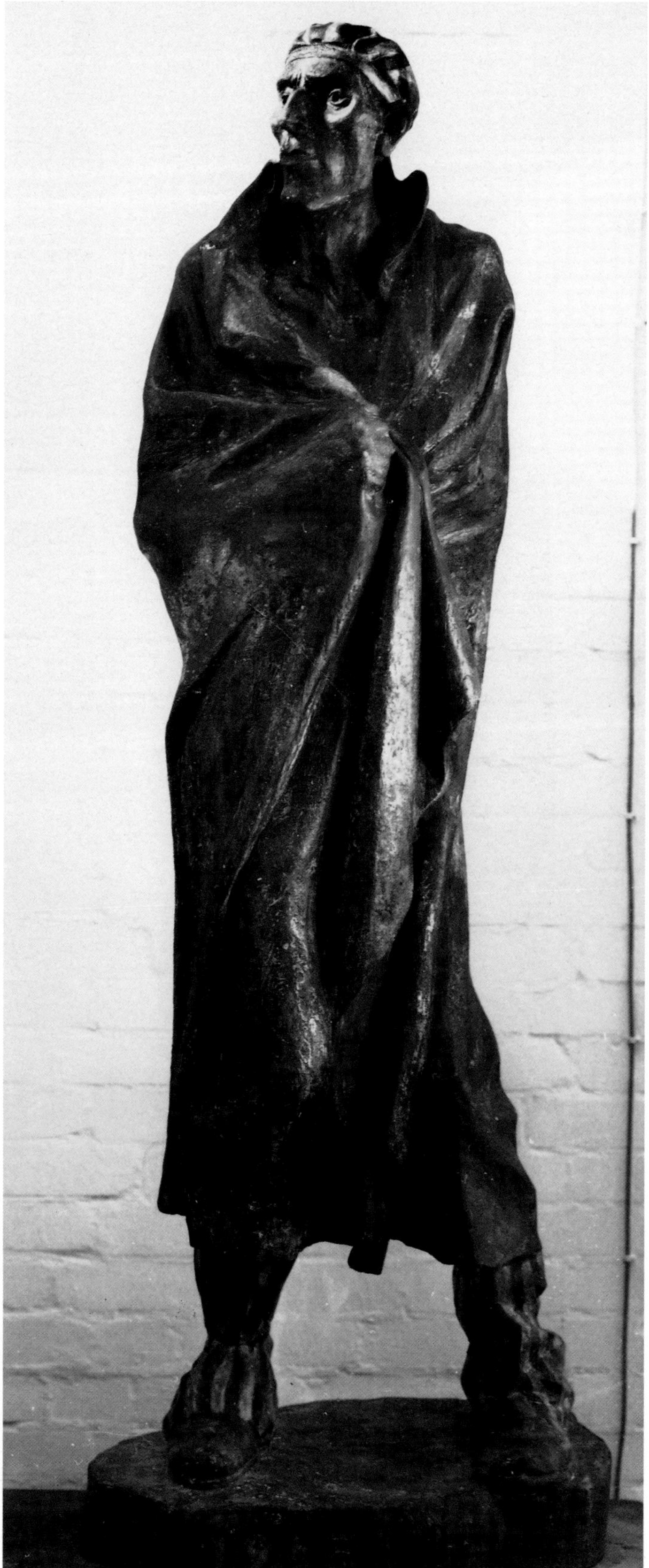

Detail vom „Turm der Arbeit“ in Salzgitter,
KZ,-Häftling, Bronze, Höhe 220 cm, 1990
80)

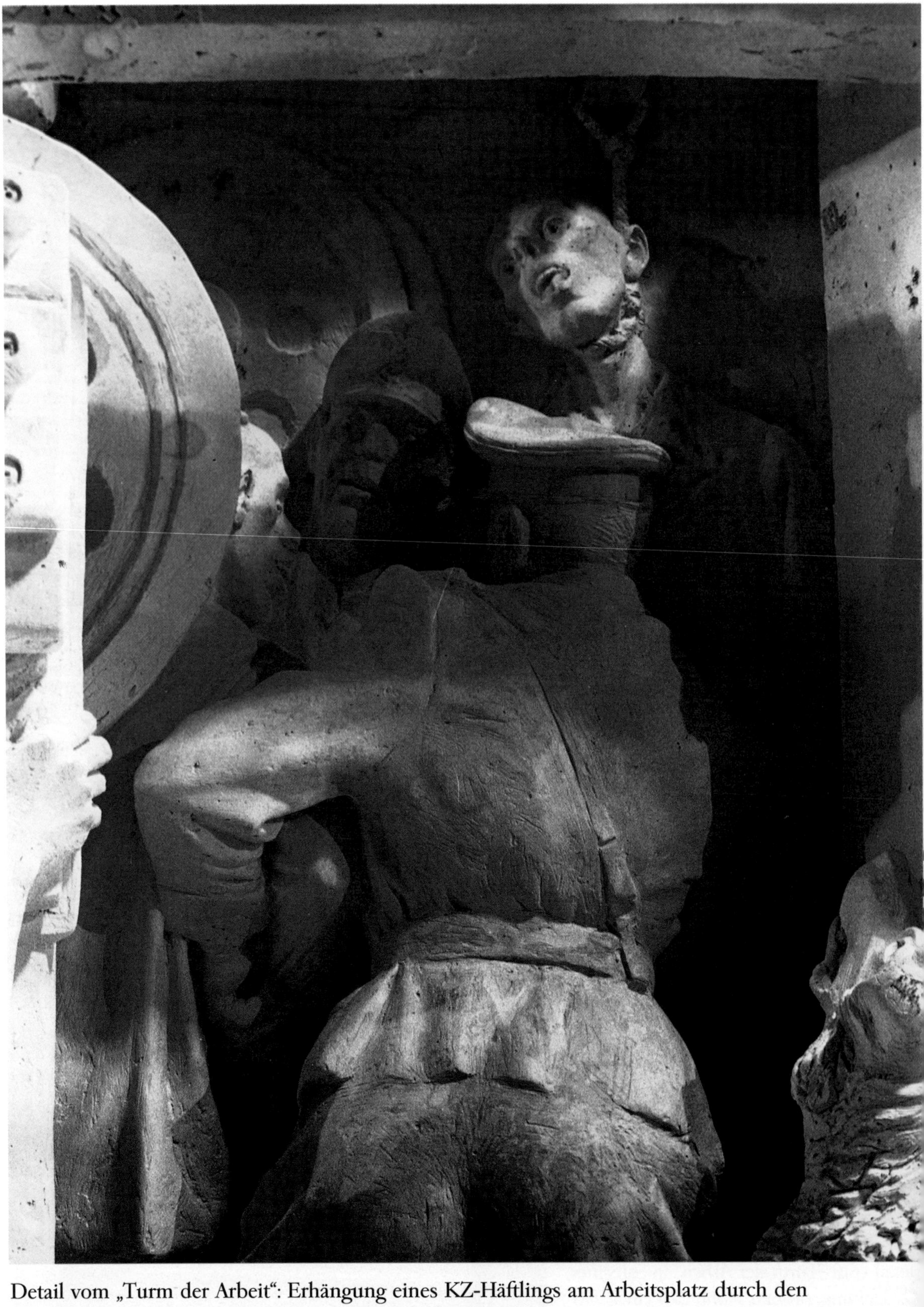

Detail vom „Turm der Arbeit“: Erhängung eines KZ-Häftlings am Arbeitsplatz durch den Sicherheitsdienst des Werkes. Gips, Atelieraufnahme. (81)

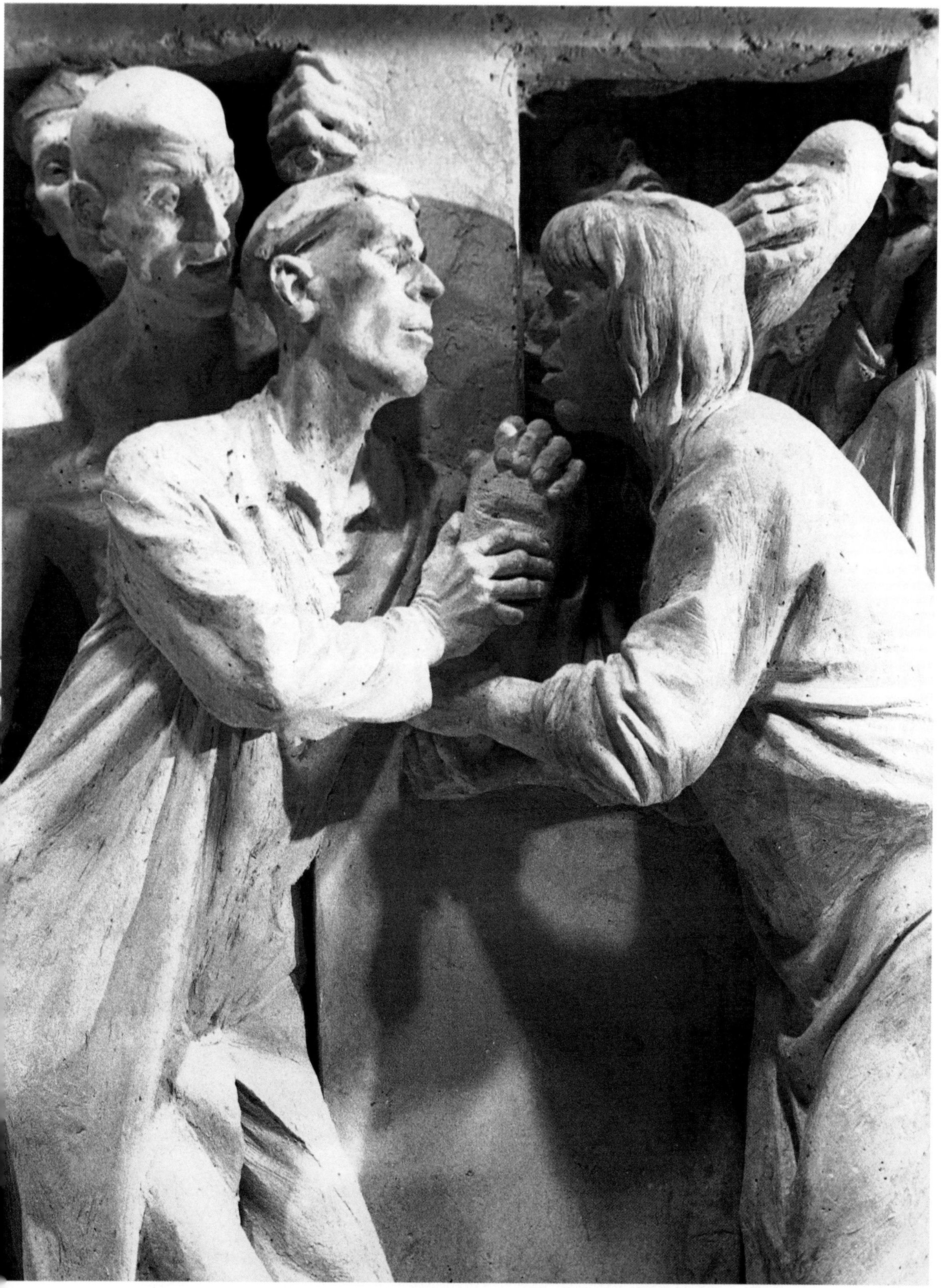

Ↄetail vom „Turm der Arbeit“: Deutsche Arbeiterinnen stecken den Häftlingen heimlich Brot zu.
ᴊips, Atelieraufnahme. (82)

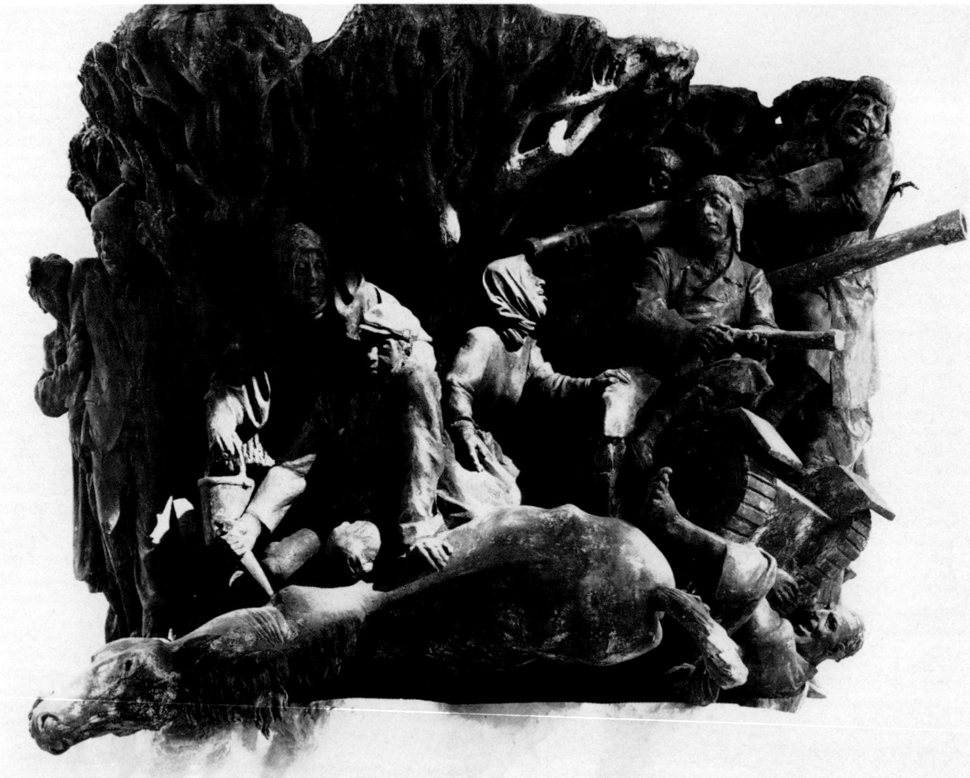

Detail vom „Turm der Arbeit": Sowjetische Panzergrenadiere schießen auf Flüchtlinge, Höhe 180 cm, Atelieraufnahme. Bronze, Guß: K. Herbich (83)

Entwurf für ein Denkmal der Göttinger Sieben vor dem Niedersächsischen Landtag, Bronze, Höhe 24 cm, Guß: J. Weber (84)

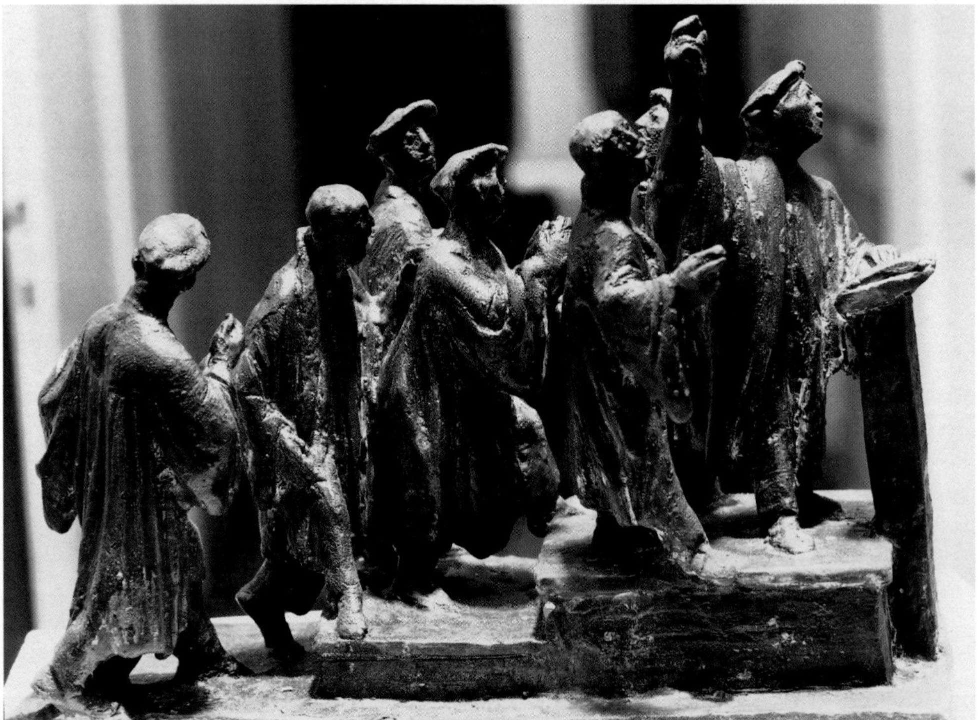

tors des Museums für moderne Kunst Jean Christophe Ammann und des Direktors vom Städel-Museum Gallwitz ginge. Jedenfalls müssen wir das einem Interview mit Kasper König in der Kunstzeitschrift »artis« vom März 1989 entnehmen. Nachdem König im Zusammenhang mit den gegenständlichen Plastiken und Brunnen in der Zeil ebenfalls von einem »Paradebeispiel ästhetischer Umweltverschmutzung« gesprochen hatte, erzählte er dem Interviewer, daß er deswegen seine Studenten ein Konzept für »Kunst am Bau« im »öffentlichen Raum« der Stadt habe entwickeln lassen, das von »Entrümpelung« dieser Plastiken auf der Zeil bis zu »Vorschlägen für neue Parks« reichen würde. So bereitete König offensichtlich die Studenten des Städel für eine tolerante, »multikulturelle« Zukunft vor – ganz ähnlich wie die Nazis.

Eine der letzten Glanztaten Hilmar Hoffmanns als Kulturdezernent von Frankfurt war die Gründung einer Kommission, die in der Stadt Frankfurt die »Kunst im öffentlichen Raum« in die Hand nehmen sollte. Aber hören wir Kasper König: »Vor wenigen Wochen hat sich erstmals eine vom Kulturdezernenten Hilmar Hoffmann eingesetzte Kommission getroffen. Dazu gehören Jean Christophe Amman, Städel-Direktor Klaus Gallwitz, Kunstvereinsleiter Peter Weiermair und ich. Unsere Aufgabe: ›Kunst am Bau‹ und ›Kunst im öffentlichen Raum‹.«

Wenn sich auch schon bisher überall die Museumsdirektoren ohne jede Vorbildung auf diesem Gebiet in das Vergabewesen für öffentliche Aufträge hineingedrängt haben, so wird es in Frankfurt jetzt ganz schamlos ohne Beteiligung der Kommunalbehörden und der Bevölkerung in der Hand von drei Museums- oder Ausstellungsleitern und dem Kunsthochschulrektor weiter zentralisiert. Der erste epochemachende Erfolg war das Frankfurter Finanzamt mit Regenwaldgeräuschen und Dias anstelle von Kunst. Bisher waren in der Bundesrepublik Kunstmarkt und Ausstellungswesen einerseits und Auftragswesen andererseits voneinander getrennt. Dadurch unterschied sich unser Kunstbetrieb grundsätzlich von dem der Nazizeit und auch dem des SED-Staates. Diese Gewaltenteilung ist nun sicherlich nicht ganz zufällig im Schatten der Bankentürme aufgehoben worden. Ein zentralistisches Netz des Kunstdirigismus könnte von Frankfurt ausgehend sich über die Bundesrepublik ausbreiten und die letzten Relikte von Kunst in unserem Lande lähmen. Auch die Ausdrucksweise derer, die an den Fäden dieses Netzes ziehen, erinnert an die damalige Zeit »Verschmutzung – Reinigung – Entrümpelung«.

Alles ist wieder einmal auf den Kopf gestellt. Während der normale gebildete Bürger die von diesen Herren vertretene sogenannte Kunst für Schrott und Gerümpel hält, wollen sie Kunstwerke, wie sie auf der Zeil von Richard Heß stehen oder von mir in Nürnberg, »entrümpeln«. Je frecher man zu Schwarz Weiß und zu Weiß Schwarz sagt, um so williger folgen die deutschen »Very Important Persons«. Sie haben immer alles unterstützt, was gerade »in« oder »an der Macht« war.

Aber welche Kunst wollten die Nationalsozialisten »beseitigen«? Waren die von ihnen gehaßten »Entarteten« die »Abstrakten«? In den Reden Hitlers zur Einweihung des Hauses der Deutschen Kunst und des Präsidenten der Reichskammer der Bildenden Künste Adolf Ziegler zur Eröffnung der Entarteten-Ausstellung vom 18. und 19. Juli 1937* gibt es nicht ein einziges Wort, das auf die Abstrakten angewandt werden könnte. Sie werfen der modernen Kunst vor, »verkommene Kretins« dargestellt, »Wiesen blau und Himmel grün« gemalt zu haben, »den deutschen Frontsoldaten bespuckt und besudelt« zu haben und »die deutsche Mutter als geile Dirne oder als Urweib ... mit dem Ausdruck einer stupiden Blödheit ... verhöhnt« und »... christliche Symbole lächerlich gemacht« zu haben, aber kein Wort, das man auf Kandinsky oder Klee hätte anwenden können. Hitler kämpfte gegen die Gegenständlichen der damaligen Zeit. Zwar haben die beiden keine Namen genannt, aber man denkt an Dix, George Grosz und Corinth, aber auch an Nolde, Kirchner und L. Gies, aber niemals an Malewitsch oder Mondrian. Der »Führer« haßte die gegenständliche Kunst, welche mit seiner Ideologie nicht zu vereinen war. Die vom »Los Angeles County Museum of Art« rekonstruierte und 1992 in Berlin gezeigte Wiederausstellung »Entartete Kunst« (von 1937) hätte es auch dem letzten Kunstinteressierten klargemacht haben müssen, daß die »Abstrakten« damals in dieser Ausstellung nur eine Randerscheinung waren: Mehr als neunzig Prozent der »Entarteten« waren gegenständlich! Leider ist diese verdienstvolle Ausstellung von viel weniger Menschen besucht worden als die von 1937.

Wofür Hitler war? Für »deutsche Kunst«! Das war nach seinen Worten die Kunst der deutschen Romantik, die Kunst der Landschaft, der Familienidylle, aber auch der Ritter und Helden, der Burgen der deutschen Kaiserzeit. Er war für eine Kunst der Realitätsferne. Darin glich er Kaiser Wilhelm, der von seiner majestätischen Kaiserkostümierung an bis hin zur Pickelhaube seiner Soldaten die mittelalterliche Ritterromantik wieder hatte aufleben lassen wollen. Heute glauben viele, Hitler sei für naturalistische Kunst, ja sogar für Realismus gewesen, weil das in den fünfziger und sechziger Jahren von den deutschen abstrakten Künstlern und der ersten Nachkriegsgeneration bundesdeutscher Kritiker so verbreitet worden ist. Hitler war nicht für Realismus, sondern für eine in seinem Sinne idealisierende Kunst. Baldur von Schirach, neben Goebbels und Göring einer der Kunstpaladine Hitlers, sagte bei der Eröffnung der Ausstellung »Wiener Kunst« in Düsseldorf 1942, »die Kunst dient nicht der Wirklichkeit, sondern der Wahrheit« – natürlich so, wie sie die Nazis verstanden. Dann betonte er den Unterschied zwischen »Foto« und »Naturabguß« auf der einen Seite und »Kunst« auf der anderen. Weder praktisch noch theoretisch waren die Nazis für Naturalismus oder gar Realismus. Sie wollten ihre sogenannten Ideale als Tarnung für die von ihnen geschaffene verbrecherische Wirklichkeit.

Hitler brauchte die Kunst als Opium für das Volk. Die deutsche Mutter, ihre Kinder, der pflügende Bauer, die heile Welt, das waren die Bilder, die dem deutschen Volk gezeigt werden sollten, während die Landser in Rußland in Eis und Schnee erfroren und die Juden in Konzentrationslagern verbrannt wurden. Die »Helden der Faust und des Geistes« waren die hohlen Ideale einer Zeit, in der nur Feiglinge und Mitläufer eine Chance hatten – also die meisten.

* Völkischer Beobachter, 19. und 20. Juli 1937

Man begreift es nicht, der »Völkische Beobachter« mit diesen Reden ist in jeder mittleren Bibliothek zu finden. Offensichtlich aber hat sie niemand gelesen, denn alle glauben, daß die »Abstrakten« die »Entarteten« gewesen seien. Gerade sie waren nicht das Ziel des von Hitler und Ziegler formulierten Hasses. Im Zentrum dieser Ausstellung standen Werke wie das seit 1940 verschollene Bild »Der Schützengraben« und »Kriegskrüppel« von Otto Dix.*

Deswegen glauben gerade ehemalige Faschisten unter den deutschen Politikern durch ihr Eintreten für die »abstrakte Kunst« sich von ihrer Vergangenheit reinigen und dadurch beweisen zu können, daß sie »demokratisch« und »liberal« geworden seien. So üben sie Buße in der neuen »ästhetischen« Kirche. Aber Hitler hat das »gesunde Volksempfinden« gegen die Realisten und Expressionisten seiner Zeit mobilisiert. Er hat sich nicht über Dinge aufgeregt, die nichts besagten und darum auch seiner Ideologie nicht widersprachen, sondern zuerst hat er die Kunst verfolgt, welche mit Deutschtümelei, Rassismus und Militarismus nicht zu vereinen war. Die sogenannte »abstrakte Kunst« widersprach dem allen nicht. Irgend jemand sollte mal den deutschen »VIPs« Fotokopien beider Reden schicken.

Merkwürdigerweise ist dieser Unsinn in der ganzen westlichen Welt verbreitet, wahrscheinlich ist er durch die gewaltige Wirtschaftskraft der Bundesrepublik in das westliche Ausland getragen worden. Einige der wichtigsten Kunstmärkte finden in Deutschland statt. Galeristen der ganzen Welt bieten hier ihre Waren an und übernehmen damit nolens volens das verlogene deutsche Nachkriegskunstidiom.

Hitler war gegen eine Kunst, die die Welt so zeigte, wie sie war. Darum schätzte er Helden in mittelalterlichen Rüstungen – ließ sich selbst so porträtieren – und bevorzugte in der Kunst das Glück der Familie, des Heidebauern und der gesunden Welt. Aber alles das ist nun passé. An dessen Stelle sind Quadrate, T-Träger und Konservenbüchsen getreten. Die sogenannten »Künstler« für dieses gegenwärtig-industrielle Glück sind unpolitisch und zuverlässig kapitalistisch. Aber auch der Ton, mit dem diese neue Staatskunst durchgesetzt wird, ist dem der Nazizeit immer ähnlicher geworden.

So war es eben auch kein Versehen, sondern ganz konsequent, daß Hofer, Dix und Gerhard Marcks nach dem Zusammenbruch des Nazi-Reiches weiter verfolgt wurden, sogar von den gleichen Kritikern, die vor 1945 die Kunst Thoraks und Brekers über den grünen Klee gelobt und gegen die »Entarteten« gegeifert hatten. Jetzt griffen die Grohmanns, Schulze-Vellinghausens, Korns und wie sie alle hießen, diese Künstler eben im Namen der »fortschrittlichen« und »freiheitlichen« abstrakten Kunst an. Karl Korn, bis an das Ende der siebziger Jahre Feuilleton-Chef und Mitherausgeber der »FAZ«, hatte die geiferndsten Artikel 1937 gegen die »Entarteten« geschrieben. Karl Hofer starb verbittert und vereinsamt, Otto Dix blieb in der inneren Emigration in Hemmenhofen am Bodensee, und Gerhard Marcks retirierte in einen kleinen Ort in

* Schubert, Dietrich: Otto Dix in Selbstzeugnissen und Bilddokumenten, Rowohlt-Verlag, 3. verbess. Aufl. 1991

der Nähe von Köln. Als sie starben, machten die Medien davon weniger Aufhebens als von irgendeinem hochstaplerischen Auftritt der Beuys, Timm Ulrichs, H. A. Schults, Mühls, Nitschs oder wie diese Künstlersimulanten alle heißen und hießen. Der »Spiegel« rückte Otto Dix mit seiner Kunst noch zu seinem hundertjährigen Geburtstagsjubiläum in einem raffiniert herabsetzenden Artikel in die Nähe der Nazi-Kunst (Nr. 35/1991). Selbst der von Hofer an die Westberliner Kunsthochschule berufene Waldemar Grzimek wurde aus »politischen« Gründen vom Westberliner CDU-Senat wieder entlassen! Die Verfolgung immer derselben Künstler – jetzt schon über mehr als fünfzig Jahre – ist so effektiv, daß es unter den lebenden Künstlern nur noch ganz wenige gibt, die kaltgestellt werden müssen. Aber zurück zum Narrenschiff.

Anfang 1991 bat ich Herrn Klutentreter, zusätzlich die Kosten für die Umwandlung des Narrenschiffs in einen Brunnen zu übernehmen. Zu meiner Verblüffung stimmte er zu, obgleich er der Stadt einen anderen Brunnen stiften wollte.

Zuerst mußte ich nun den neuen Stadtbaumeister von Nürnberg, Professor Anderle, dafür gewinnen, der sich aber bedeckt hielt. Er verschanzte sich hinter technischen Fragen. Als dann die Feuerwehr das Projekt freigegeben hatte und sich auch sonst keine technischen Schwierigkeiten ergaben, teilte er mir Anfang des Jahres 1992 mit, daß er die Umwandlung des »Narrenschiffs« in einen Brunnen dem Kulturausschuß der Stadt in dessen Februarsitzung 1992 zur Entscheidung vorlegen werde. Zeichnungen von dem geplanten Brunnen brauche er dafür nicht, es ginge nur um eine Grundsatzentscheidung. Als einziges Papier zu diesem Punkt hatte Anderle den Kulturausschußmitgliedern ein »Gutachten« des Beirats für Bildende Kunst beigelegt. Es war ein Pamphlet gegen das Narrenschiff, in dem nicht einmal mein Name angemessen wiedergegeben worden ist:

»TOP 5 Narrenschiff. Stifter und Künstler (Weber Braunschweig) wünschen sich eine sogenannte ›Veredelung‹ der Skulptur ›Narrenschiff‹ an der Königstraße – Bischof-Maiser-Straße durch Ausbau als Brunnenanlage mit Wasserbecken. Diesem Vorschlag kann keinesfalls zugestimmt werden: Der Maßstab des ›Narrenschiffs‹ ist ohnehin schon gegenüber der früher dort aufgestellten Skulptur des ›Tanzenden Bauernpaares‹ von Grzimek zu grob.

Die stadträumliche Einfügung würde durch Hinzufügen eines Wasserbeckens und zusätzlicher Gestaltungselemente in den Straßenbelägen das Raumgefüge empfindlich stören und den ohnehin fragwürdigen pseudobarocken Sensualismus des ›Narrenschiffs‹ aufwerten. Eine weitere Überfrachtung des Standorts muß zwingend verhindert werden.«

Ohne Zeichnungen von mir hatte der Beirat Bildende Kunst über einen nicht vorhandenen Entwurf ein Gutachten für die Abgeordneten des Kulturausschusses abgegeben.

Jetzt bat ich den Oberbürgermeister als Vorsitzenden des Kulturausschusses, den Punkt von der Tagesordnung wieder absetzen zu lassen, weil die der Einladung beigefügte Vorinformation einseitig und unsachlich sei. Dr. Peter Schönlein stimmte zu.

Inzwischen war es mir gelungen, die von der Stadt Nürnberg geheimgehaltene Adressenliste des Beirats Bildende Kunst zu bekommen. Das war gar nicht so einfach. Das Baudezernat hatte sich geweigert, mir die Namen zu geben. Der Beirat Bildende Kunst in Nürnberg sei geheim – wohl eine Art Kunst-Ku-Klux-Klan. Auch Klutentreter hatte die Liste nur über einen von Anderle angeblich gefeuerten Baurat erhalten und sie mir unter Wahrung »strengster Vertraulichkeit« zugesandt. Ich rief einen der drei Künstler aus diesem zehnköpfigen Beirat an, der ursprünglich – als Görl das Gremium gegründet hatte – nur aus bildenden Künstlern bestanden hatte. Aber wie überall waren sie auch hier den Nichtkünstlern gewichen. Der Maler Herbert Bessel distanzierte sich sofort von den diffamierenden Äußerungen über das Narrenschiff, sie seien gar nicht gefallen, man habe sich ausschließlich über das Brunnenbecken und den Ort der Aufstellung unterhalten. Daß ich ein Becken gar nicht geplant hätte, höre er zum erstenmal. Außerdem kannte er das Gutachten nicht. Der Erste Vorsitzende Loebermann hatte es formuliert und an die Abgeordneten verschicken lassen, ohne es den Beiratsmitgliedern zur Abzeichnung vorzulegen.

Herr Loebermann aber war für mich nicht zu sprechen. Ich könne meine Anfragen schriftlich stellen, ließ er mir sagen. In einem Brief warf ich ihm daraufhin vor, das Gutachten selbst gemacht und den Beiratsmitgliedern nicht einmal vorgelegt zu haben. Dann ging ich auf das Kauderwelsch seines Textes ein: »Schließlich benutzen nicht alle Menschen Fremdworte ausschließlich nach ihrem modischen Schick, wie Sie anscheinend, sondern nach ihrer Bedeutung. Wirklich, Sie sollten einmal im Fremdwörter-Lexikon nachschauen, was ›Sensualismus‹ eigentlich heißt ...« Es ist eine Philosophie, nach der alle Erkenntnis allein auf unseren Sinneswahrnehmungen beruht. Sie wurde besonders von dem Begründer der Aufklärung, dem englischen Philosophen John Locke*, im 17. Jahrhundert geprägt. Es ist wirklich aufschlußreich, daß die Kunstschickeria heute »Sensualismus« für ein Kunstschimpfwort hält. Das Narrenschiff des Kunstbetriebs wird wohl von Blinden gesteuert.

Zum Schluß kam ich auf den Brunnen: »Groteskerweise haben Sie im Namen des ›Beirats‹ ein Gutachten über einen Entwurf vorgelegt, den es noch gar nicht gibt. Sie beurteilen ein Brunnenbecken, das von niemandem geplant ist. An Ihrem Pamphlet ist nur wahr, daß der ›Beirat Bildende Kunst‹ immer gegen alles war, was ich für Nürnberg gemacht habe ...«

Herr Loebermann war seit 1960 der Hofarchitekt bei Horten, war also der Hauptverantwortliche für die anerkannt schlechteste Kaufhausarchitektur in Deutschland: die »Kettenhemd«-Kästen. Was auch immer man über Eiermanns Horten-Bau in Stuttgart denken mag, so plumpe Imitationen hat er nicht verdient. Anscheinend hatte sich Loebermann aber damit für den Nürnberger Kunstbetrieb ästhetisch legitimiert: Er wurde Präsident der Dürergesellschaft und jahrelang Vorsitzender des Beirats Bildende Kunst.

Zuerst einmal fuhr ich nach Nürnberg und zeichnete aus drei verschiedenen

* Locke, John: »Versuch vom menschlichen Verstand«. Außerdem prägte Locke mit seiner Staatstheorie das Bild des bürgerlich-liberalen Verfassungsstaates entscheidend.

Entfernungen und Perspektiven den von mir gedachten Brunnen am Obstmarkt an der Stelle des Narrenschiffs. Die »Nürnberger Nachrichten« brachten ein Bild von mir mit der Staffelei auf der Museumsbrücke. In den nächsten Tagen wurde ich von vielen Nürnbergern zustimmend darauf angesprochen. Jemand erzählte mir sogar, daß er einen begeisterten Brief an das Baudezernat geschickt hätte. Diesen und wahrscheinlich auch andere Briefe hat aber das Dezernat nie weitergereicht. Die fertigen Ansichtszeichnungen, Grund- und Aufrisse schickte ich ebenfalls an das Baudezernat, das aber die Zeichnungen für sich behielt, anstatt sie rechtzeitig den Kulturausschußmitgliedern zuzusenden – so wie es Anderle mit dem Beiratsgutachten gemacht hatte.

Mitte April wurde der Kulturausschuß von dem SPD-Oberbürgermeister Dr. Peter Schönlein geleitet; ihm zur Seite saß die Kulturdezernentin Karla Fohrbeck. Da meine Angelegenheit als letzter Punkt auf der Tagesordnung stand, nahm ich an der Sitzung erst ab elf Uhr teil. Als ich hereinkam, ging es gerade – wie sollte es auch anders sein – um den Bau eines Museums für zeitgenössische Kunst. Ein Thema, das allen Kulturdezernenten der deutschen Großstädte, die ein solches Museum noch nicht haben, das dringlichste zu sein scheint.

Abgesehen von Karla Fohrbeck sprach zu diesem wie auch zu anderen Themen in erster Linie der Stellvertretende Fraktionsvorsitzende der SPD. Als Mittvierziger gehörte er der Generation der Studentenrevolutionäre an und soll damals ein Bauingenieurstudium an einer Fachhochschule abgebrochen haben, ist also wohl ohne abgeschlossene Berufsausbildung geblieben. Er war jetzt vermutlich hauptamtlicher Ratsherr. Die angeblich ehrenamtlich tätigen kommunalen Abgeordneten erhalten nämlich eine Aufwandsentschädigung, die im Laufe der letzten zehn Jahre in Nürnberg von sechshundert auf etwa zweitausend Mark erhöht worden ist, bei einem Stellvertretenden Fraktionsvorsitzenden sicher deutlich mehr.

Um halb zwölf Uhr war es dann so weit, ich setzte mich auf den Platz für die Gutachter. Sofort meldete sich der Vertreter der Grünen im Kulturausschuß zur Geschäftsordnung und beantragte, den Künstler nicht sprechen zu lassen. So weit käme es noch, daß jeder Künstler hier seine Projekte selbst vertreten könne. Er tat so, als wüßte er nicht, daß ich der Stadt ein Geschenk anbieten wollte. Als vorher der Intendant der Nürnberger Theater oder die Direktorin des Spielzeug-Museums als Gutachter in eigener Sache gesprochen hatten, war er nicht dagegen gewesen. Aber der Grüne Jürgen Wolff hatte schon damals, als alle Abgeordneten des Kulturausschusses – abgesehen von ihm und CSU-Bühl – die Aufstellung des Narrenschiffs am Obstmarkt beschlossen hatten, meine Skulptur mit einer »vergoldeten Mickymaus« verglichen. Er war also ein wirklicher Kunstkenner.

Gelernt hatte er Anstreicher, seinen Malerbetrieb aber hatte er nach kurzer Zeit wieder schließen müssen. Auch mit einer Kunstgalerie soll er gescheitert sein. Schon als Lehrling hatte er bei den Jusos eine politische Karriere begonnen und sich schließlich zum Ratsherren der SPD emporgearbeitet, dafür hat es noch allemal gereicht. Damals soll er mit großer Emphase für meinen Ehebrunnen eingetreten sein, »immerhin zählte J. Wolff, als er noch SPD-Mitglied war, zu den eifrigsten Brunnen-Ja-Sagern«, so G. Stapf in der »Abendzeitung« am 14.5.1984. 1980/81 wechselte er zu den Grünen über und wurde sofort der aggressivste und bösartigste Gegner meiner Kunst. Die Grünen in Nürnberg waren nämlich von Anfang an gegen alles, was ich gemacht habe.

Der OB gab jetzt zu bedenken, daß man mich sprechen lassen und trotzdem gegen den Brunnen sein könne. Der Antrag von Wolff wurde abgelehnt. Die feindselige Atmosphäre war aber deutlich geworden. Ich trug nun mein Projekt vor, erklärte, daß ich kein Brunnenbecken plane, wie der Beirat behauptet hatte, sondern einen überspülten Konus, nur höher als der jetzige, und daß nicht neue Materialien und »Gestaltungselemente« verwendet werden sollten, sondern die gleichen wie bisher. Durch die höhere Aufstellung würde das Narrenschiff aber deutlicher die Schaufensterregion der umliegenden Gebäude durchbrechen und so auch schon von der Königstraße aus als optisches Ziel den Raum Königstraße – Museumsbrücke bestimmen. Von den ungefähr vierzehn Ratsherren schauten sich höchstens vier oder fünf die Zeichnungen an, die erst am Morgen nach meiner Intervention vom Bauamt angepinnt worden waren, aber nur im Vorbeigehen sekundenlang, man war nicht interessiert.

Kaum hatte ich geendet, meldete sich der Realschullehrer Dr. Rossmeissl von der SPD zu Wort, er sei froh, mich gehört zu haben, weil ich das Gutachten des Beirats nur bestätigt habe, und zwar besonders dessen zweiten Absatz, der solle darum zum »Beschluß erhoben« werden. Es war nicht zu fassen. Ich brauchte eine Weile, bis ich begriff, daß auch der Beirat (in Wahrheit Herr Loebermann) im zweiten Absatz zugegeben hatte, daß das Narrenschiff durch die neue Aufstellung veredelt und »aufgewertet« werden würde. Das zu verhindern, sah Genosse Dr. Rossmeissl wohl als die Aufgabe des Kulturausschusses an. In Wahrheit hatte die SPD-Fraktion ihren Beschluß gegen meinen Vorschlag schon vorher gefaßt, ohne meinen Entwurf überhaupt zu kennen. Das hatte mir der Fraktionsvorsitzende Fischer während eines Telefongespräches, bei dem sein Haß fast unverhüllt zu spüren war, versehentlich verraten, es aber gleich wieder halb zurückgenommen, schließlich sind deutsche Abgeordnete ja nur »ihrem Gewissen« verantwortlich, Fraktionszwang darf es daher nicht geben. In den anderen Fraktionen war es natürlich genauso. Darum konnte man auf meinen Entwurf, der so anders aussah, als ihn Herr Loebermann beschrieben hatte, nicht eingehen. Das beste war, ihn gar nicht erst zur Kenntnis zu nehmen, es war dazu schließlich keine Sprachregelung ausgegeben worden.

So ging das weiter, bis der OB um das Handzeichen bat. Die Umwandlung des Narrenschiffs in einen Brunnen wurde einstimmig abgelehnt. Alle Fraktionen hatten das schon vor dieser »Diskussion« beschlossen. Sie war ein reines Demokratietheater für die anwesenden Journalisten und das Publikum.

Der Stil, in dem man mit mir sprach, war reine Pöbelei, kein freundliches Wort, kein Dank für mein Angebot, kostenlos einen Brunnen für die Stadt entwerfen zu wollen, und kein Dank an Kurt Klutentreter, der das ganze finanzieren wollte. Niemand versuchte zu vermitteln, mir klarzumachen, daß man zwar unser Angebot zu würdigen wisse, aber es doch leider aus den und den Gründen nicht annehmen könne. Man machte sich nicht einmal die Mühe, auch nur einen einzigen Grund zu nennen. Die Volksvertreter hatten offensichtlich nicht mehr den geringsten Kontakt zum Nürnberger Volk, das ja meine Arbeiten schätzt, und es schien ihnen auch jedes Gefühl für Anstand zu fehlen.

Auch in der Pause kam niemand zu mir, um mir ein paar freundliche Worte zu sagen. Sie behandelten mich wie Luft, wahrscheinlich hatten sie auch voreinander Angst. Ich kannte keinen von ihnen, hatte auch niemanden beleidigt. Offensichtlich hatten sie jede Fähigkeit zu menschlichen Gesten verloren. Ob Politiker in kurzer Zeit zu seelischen Krüppeln denaturieren, oder ob sich in erster Linie Gefühlskretins berufen fühlen, uns zu regieren? Nicht die Ablehnung meines Brunnens war für mich schockierend, sondern die menschliche Substanzlosigkeit dieser Volksvertreter. Nur der Oberbürgermeister kam zu mir und versuchte mir klarzumachen, daß nicht mein Narrenschiff, sondern irgendeine ominöse Vorgeschichte der Grund für diesen Beschluß gewesen sei. Ihm war das Ganze doch noch ein bißchen peinlich.

Als Anderle dann zu mir sagte: »Sehen Sie, Herr Weber, dies wollte ich Ihnen ersparen«, antwortete ich: »Aber ich mir nicht, für mich war das interessant«: auf der einen Seite die Stadt mit ihrer überwiegend von dem Ehebrunnen und dem Narrenschiff begeisterten Bevölkerung und auf der anderen Seite dieser Kulturausschuß, der einstimmig nicht nur die Umwandlung in einen Brunnen abgelehnt, sondern sich auch der idiotischen und diffamierenden Bewertung meiner Skulpturen durch den Kunst-Ku-Klux-Klan angeschlossen hatte. Nicht eine Stimme hat sich in diesem Kulturausschuß zur Verteidigung meiner Arbeiten erhoben. Wie ist dieser krasse Gegensatz zu erklären?

»Kunstsachverständige« befanden sich in dem Kulturausschuß nicht. Die Mitglieder hatten mehrheitlich normale bürgerliche Berufe: Sekretärin, Kauffrau, Angestellte, Rechtsanwalt, Lehrer usw. Aber bei genauerem Hinsehen entdeckte man doch drei Unterschiede zum normalen Volksdurchschnitt: Von insgesamt vierzehn Abgeordneten waren fünf Juristen, also mehr als ein Drittel, mindestens vier Abgeordnete übten keinen zivilen Beruf aus (vor allem bei SPD und Grünen), und die Mehrheit war zwischen vierzig und fünfzig Jahre alt. Was die Rechtsanwälte angeht, hatten wir eine ähnliche Feststellung schon beim Braunschweiger Kunstverein gemacht. Auch in diesem konformistischen Verein stellten die Juristen die größte akademische Berufsgruppe.

Aber warum sollen ausgerechnet sie gegen realistische Kunst sein? Hat es etwas mit ihrem Image zu tun? Kein Berufsstand hat sich für die Verbrechen der Nationalsozialisten so kompromißlos zur Verfügung gestellt wie dieser. Sie haben wirklich alles abgesegnet und gegen kein Verbrechen protestiert. Das aber wäre schon ihre berufliche Pflicht gewesen. Versuchen sie sich noch heute davon zu reinigen, indem sie für die sogenannte avantgardistische Kunst eintreten? Denn Juristen glauben natürlich auch, daß Hitler gegen die »ungegenständliche Kunst« und für den »Realismus« gewesen sei. Außerdem gelten Juristen als sehr konservativ. Auch deswegen erscheint es ihnen vielleicht imagefördernd, für moderne Kunst zu sein.

Ein weiterer Grund aber dürfte die Abhängigkeit etlicher Rechtsanwälte von mittleren und großen Konzernen sein, die fast ausnahmslos für die sogenannte avantgardistische Kunst der Gegenwart eintreten. Wenn der Daimler-Benz Chef Edzard Reuter sagte, seiner Meinung nach genüge es »schon lange nicht mehr, Autos zu bauen«, sondern man müsse sich »um die jeweils gültigen ästhetischen Kriterien der Gesellschaft bemühen«*, dann drückte er dieses konformistische urteilslose Eintreten für den jeweiligen sogenannten Avantgardismus nur besonders ungeniert aus, grundsätzlich denken fast alle Konzerne so. Da zumindest die großen Konzerne in jeder deutschen Stadt mit irgendeiner Anwaltssozietät zusammenarbeiten, sind nicht wenige Rechtsanwälte von großen und mittleren Konzernen abhängig. Bei Rechtsanwalt Bühl hatte ich es schon erfahren: Er arbeitete für die »Nürnberger Zeitung«, deren Chefredakteur den Kampf gegen meinen Ehebrunnen von Anfang an zur Chefsache gemacht hatte. Damals, bei seinem Versuch, ein Interview mit mir zu fälschen, hat ihn bereits Bühl vertreten. Trotzdem mußten sie das Interview ändern und schließlich sogar eine Gegendarstellung bringen. Für Bühl galt also nicht nur die alte deutsche Weise: Wes' Brot ich esse, des' Lied ich singe, sondern er haßte mich zusätzlich, weil er mir damals auch juristisch unterlegen war.

Wie dem auch sei, die Beschlüsse waren nicht nur lange vor der Kulturausschußsitzung bereits gefallen, sondern auch zwischen den Fraktionen vorher telefonisch »abgestimmt« worden. Die Abstimmung während der Kulturausschußsitzung war eine reine Farce. Aber in diesem Punkt ist inzwischen fast der ganze bundesrepublikanische Parlamentarismus grundgesetzwidrig. Der Fraktionszwang ist allgemein üblich. Wer sich ihm nicht unterwirft, hat keine Chance, politisch je voranzukommen. Insofern führt der deutsche Parlamentarismus, was Gewissensfreiheit und Zivilcourage der Abgeordneten anbelangt, zwangsläufig zu einer Negativauslese. Der sowieso schon in der Bundesrepublik sehr kleine Prozentsatz von Menschen, die gegen die Mehrheit ihre Stimme zu erheben wagen, ist in den deutschen Parlamenten noch kleiner als anderswo.

Die Rechtsanwälte Bühl und Fischer hatten es geschickt eingefädelt. Obgleich sie wohl im wesentlichen verantwortlich für die Beschlüsse waren, haben sie in der Kulturausschußsitzung fast kein Wort gesagt. Auch der Rechtsanwalt Ulrich von der F.D.P. nicht, der sich – wie der Redakteur K. Engelhard in der »Nürnberger Zeitung« feststellte – in Fragen der bildenden Kunst sonst immer für sehr zuständig hielt. Man ließ die anderen sich die Sporen verdienen. Natürlich hatten Fischer und Bühl jetzt auch eine alte Rechnung beglichen. Beide waren sie schon 1988 gegen die Aufstellung des Narrenschiffs gewesen, waren aber gegen Görl nicht aufgekommen.

Nicht nur damals hatte Bühl mein Narrenschiff als Produkt des »gesunden Volksempfindens« diffamiert, auch bei dieser Kulturausschußsitzung haben zumindest drei Abgeordnete mich absichtlich beleidigt. Warum muß ich mir auch von mehrfach gescheiterten Existenzen solche Behandlung gefallen lassen, ob-

* Theobald, Willy: Sponsoren an die Macht?, in: manager-magazin, 10/1993

gleich ich etliche Werke geschaffen habe, die für die Städte, in denen sie stehen, signifikant geworden sind? Der Ehebrunnen hat in der Nürnberger Öffentlichkeit einen für die Stadtidentität inzwischen ähnlichen Stellenwert wie der spätgotische Schöne Brunnen; für den Ringerbrunnen in Braunschweig dürfte ähnliches gelten. Das hat mich sogar veranlaßt, ein Kaufangebot für einen Zweitguß des Ringerbrunnens an einem anderen Ort abzulehnen, weil die Braunschweiger Bevölkerung sich mit dieser Arbeit von mir so sehr identifiziert hat. Auch das Narrenschiff in Hameln scheint für die Stadt eine ähnliche Bedeutung zu erlangen.

All das Gezeter des Kunstklerus, ob meine Plastiken nicht »Pseudobarock« seien oder eher »vergoldeten Mickymäusen« ähnlich wären, ob sie originell oder epigonenhaft seien, ändert daran nichts. Was auch immer die Damen und Herren Kunstkenner an wutschnaubendem Blödsinn über meine Arbeiten verzapfen, so haben doch meine Skulpturen im Bewußtsein und im Bildgedächtnis der Öffentlichkeit ihren Platz vor den meisten hochgelobten zeitgenössischen Werken. Wer weiß eigentlich, daß Nürnberg etwa einhundertfünfzig halb- oder ganz abstrakte Plastiken von »namhaften Künstlern« hat? Wer hat sie überhaupt bemerkt? Es fehlt ihnen eben jede Einmaligkeit. Trotz allen Innovationsgeredes ist eben ein als Kunstwerk vorgestellter Klotz schon beim ersten Mal keine Neuigkeit, sondern nur eine Unverfrorenheit, beim zweiten Mal nicht einmal mehr das.

Die Signifikanz ist der modernen Architektur- und Kunstproduktion verlorengegangen. Früher war es selbstverständlich, daß eine Stadt bildhaft mit einem oder mehreren ihrer Gebäude oder Kunstwerke gleichgesetzt wurde. Der Moderne gelingt das in der Regel nicht mehr. Obgleich wir mehr gebaut haben als alle Zeiten vor uns zusammen und obwohl viel mehr moderne Kunstwerke in unseren Städten aufgestellt worden sind, als wir uns klarmachen, gehen sie fast alle in der Anonymität unter. Man sieht sie nicht, und vor allem, man erinnert sich nicht an sie. Auch Gartenzwerge oder Mickymäuse haben keinen Identifikationswert. Von dieser Regel gibt es nach dem Zweiten Weltkrieg nur wenige Ausnahmen: Die »Zerstörte Stadt« in Rotterdam von O. Zadkine, das Pirelli-Hochhaus in Mailand, die Oper in Sydney oder die Münchner Zelte* und einige wenige andere Werke sind zu neuen Zeichen ihrer Städte geworden.

Was führt eigentlich zur Gleichsetzung einer Architektur oder eines Kunstwerks mit einer Stadt? Nicht alle Werke, die zur Identität eines Landes oder einer Kommune gehören, sind künstlerisch von so hohem Wert wie der Braunschweiger Löwe, der David von Michelangelo in Florenz, das Kolosseum und der Petersdom in Rom oder der Gattamelata in Padua.

Voraussetzung ist in der Regel eine prominente öffentliche Aufstellung. Kunstwerke in Innenräumen prägen selten das Antlitz einer Stadt im Gedächtnis der Menschen. Der Eiffelturm, Notre-Dame an der Seine und der Arc de Triomphe vergegenwärtigen uns Paris mehr als die berühmten Bilder und

* Leider erweist sich das zur Konstruktion verwendete Material als so wenig umweltbeständig, daß die Zelte inzwischen ziemlich schäbig aussehen.

Plastiken im Louvre. Aber die prominente Aufstellung ist es nicht allein, sonst hätten unzählige Gebäude und Kunstwerke eine solche Bedeutung.

Die Werke, die für uns eine Stadt verkörpern, müssen außerdem den Charakter des Einmaligen haben, sonst sind sie zur Identifikation ungeeignet. Entweder sind sie es durch ihre künstlerische Qualität wie der Braunschweiger Löwe, der Marc Aurel in Rom, das Holstentor in Lübeck, oder das Produkt aus Werk, Situation und Bedeutung ist unwiederholbar wie bei der Freiheitsstatue. Diese riesige Plastik hätte niemals solchen Stellenwert errungen, wenn sie nicht vor Manhattan am Eingang zum Hafen gegenüber der atemberaubenden Skyline den einfahrenden Schiffen die Fackel der Freiheit entgegenrecken würde, wenn sie nicht Millionen von Einwanderern die Neue Welt und die Rettung verheißen hätte.

In kleinerem Maßstab trifft das auch auf die Meerjungfrau in Kopenhagen zu. Auch sie ist als Figur konventionell, ähnliche Gestalten gibt es an Dutzenden von Brunnen des 19. Jahrhunderts, aber, an der Langen Linie am Hafen von Kopenhagen für jedermann sichtbar aufgestellt, verkörpert sie Dänemark durch ihre Beziehung zu Andersen und zu dem gleichnamigen Märchen. Aber – das sind Ausnahmen. In der Regel sind Aufstellung, der künstlerische Wert und die Bedeutung von gleich hohem Rang bei den Werken, die als stellvertretend für ihre Städte verstanden werden.

Der Ehebrunnen ist zwar öffentlich aufgestellt, aber nicht an sonderlich wichtiger Stelle. Im Gegenteil, der Platz ist durch den Brunnen prominent geworden und nicht der Brunnen durch den Platz. Durch seine formale Unverwechselbarkeit in der Anlage und in der Fülle seiner Details ebenso wie durch die Beziehung zur Stadt, zu dem Dichter Hans Sachs und durch die Bedeutung des Ehethemas, das nirgendwo sonst in vergleichbarer Weise dargestellt ist, hat er seine Beliebtheit errungen und ist so neben dem Schönen Brunnen und dem Tugendbrunnen zum Nürnberger Brunnen schlechthin geworden. Ähnliches gilt auch für den Ringerbrunnen in Braunschweig. Wenn auch nicht alle meine Werke in ihren Städten einen so hohen Stellenwert haben, so sind doch viele so beliebt und bekannt, daß sie in die Stadtführungen einbezogen worden sind. Angefangen bei den Kennedy-Reliefs in Washington über den Kruzifixus im Magdeburger Dom bis zum Narrenschiff in Hameln, zu dem nun auch die Stadt mit ihrem unkonventionellen Museumsdirektor Dr. Humburg inzwischen einen eigenen Kunstführer herausgebracht hat.

Darum dieser unkontrollierte, fast hysterische Haß des Kunstbetriebs gegen meine Arbeiten und gegen mich. Aber trotzdem, diesmal kam mir der liebe Gott zu Hilfe in Gestalt der Heilsarmee. Ein Kleinbusfahrer, der für die englische Heilsarmee Hilfsgüter nach Rumänien bringen sollte, hatte sich kurz vor Mitternacht in der Stadt verirrt und war dann rückwärts vom Neumarkt kommend in den Obstmarkt gefahren, obgleich das schon Fußgängerzone ist. In der Dunkelheit hat er in seinem Rückspiegel das Narrenschiff nicht gesehen und es umgefahren. Die fast zwei Tonnen schwere Skulptur lag, vom Unterbau abgerissen, mit etlichen Beschädigungen auf der Straße. Wäre der Konus, auf dem die Plastik steht, so hoch gewesen, wie ich es für den Brunnen konzipiert hatte, hätte der Bus die Plastik nicht erwischen können. Jetzt bat mich der Baureferent Professor Anderle um eine entsprechende Zeichnung mit einem höheren konusartigen Unterbau. Kurt Klutentreter erklärte sich trotz aller Kränkungen wiederum bereit, die Änderung zu bezahlen, und so konnte das Schiff Ende 1992 doch noch so hoch aufgestellt werden, wie ich es verlangt hatte, damit es auch von der Königstraße aus gesehen werden kann. Ein Brunnen ist es dadurch allerdings nicht geworden. Trotzdem: der Heilsarmee und Kurt Klutentreter sei Dank.

Noch einmal Kulturausschuß: Schnell wurde es in Nürnberg Brauch, besonders im Winter, wenn die Fontänen abgestellt sind, auf den Skulpturen des Ehebrunnens herumzuklettern, massenweise Kinder, aber auch Erwachsene, Hausfrauen selbst höheren Alters, um sich dort fotografieren zu lassen. Das hinterläßt natürlich Spuren: Der marmorne Früchtekranz ist besonders vorne, wo die Vögel ihr Eheleben führen, schon abgetreten wie ein alter Grabstein. Dem Hecht hat man eine Flosse abgebrochen, und die Feuervergoldung auf dem Drachen ist beschädigt. Während früher solche Vergoldungen ein- bis zweitausend Jahre hielten, scheint in Nürnberg das Ende dieser Pracht wegen des Brunnenalpinismus bereits nach zehn Jahren abzusehen zu sein. Der Schaden ist irreparabel, weil man zur Vergoldung dieser Flächen sechs Kilogramm Quecksilber verdampfen müßte. Das ist inzwischen verboten. Erst nach zehn Jahren hatten meine Mahnungen und das Engagement des Denkmalspflegers Haygis Erfolg, es wurde ein transportabler Zaun zum Schutz der Skulpturen im Winter entworfen. Da man die Kosten woanders eingespart hatte, war eigentlich alles klar. Aber natürlich erklärten sich alle Ratsherren des Kulturausschusses gegen das Gitter, obwohl man überall Skulpturen gegen die Witterung im Winter sogar mit Holzverschlägen schützt. Sie fühlten sich an den Zaun von Wackersdorf erinnert, ja sogar an die Mauer der ehemaligen DDR. Rechtsanwalt Ulrich (F. D. P.) steuerte die Erfindung bei, der Künstler selbst habe ursprünglich »ein leuchtendes Bild von den auf den Skulpturen herumkletternden Kindern gemalt«. Für Frau Bungartz (CSU) bewies das Ganze wieder, daß der Brunnen auf dem falschen Platz stünde, und Utz Ulrich formulierte für den Kulturausschuß: »Der Brunnen teilt das Los mancher Ehe, er zeigt Abnutzungserscheinungen.« Ein zynisches Einverständnis mit seiner Zerstörung, das die »Nürnberger Zeitung« zu der Feststellung veranlaßte: »Ein unbefangener Zuhörer hätte bei der gestrigen Kulturausschußsitzung leicht zur irrigen Ansicht gelangen können, daß er sich in der Endausscheidung zum städtischen Satire-Förderpreis befand. Die Ratsmitglieder aller Parteien überboten sich gegenseitig mit scharfzüngigen Bonmots zum Thema Ehekarussell.« Anscheinend ist nach ihrer Meinung das Beklettern des Brunnens geradezu wünschenswert, weil ich es selbst vorgeschlagen hätte. Infamer ging es kaum. Ist das die demokratische Art, die Stadt von Kunst, die sich nicht dem »verordneten Kunstbewußtsein« (R. Paulus) anpaßt, zu säubern? Um Beuyssche Überreste vor dem Verfaulen zu schützen, werden Hunderttausende ausgegeben.

Trotzdem, Baureferent Anderle will neue Gitter entwerfen lassen, um sie vielleicht trotz Kulturausschuß aufstellen lassen zu können.

25. Sind die Kunsthochschulen zu staatlich finanzierten Fallen für Tausende junger Leute geworden?

Nachdem es also Görl gelungen war, neben zwei Plastiken von Grzimek und einer von Gerhard Marcks zwei so große Skulpturen-Ensembles von mir im Zentrum der Altstadt zu postieren, waren die »kunstengagierten« Bürger der Stadt entschlossen, Görl zu stoppen. Der Maler Mathias Prechtl war das erste Opfer, es ging um seine Entwürfe für die Neuausmalung des wiederaufgebauten Nürnberger Ratssaals.

Gegen sie organisierte der Rektor der Nürnberger Kunstakademie, Dr. Beck, zusammen mit dem neuen Direktor der Norishalle den Widerstand des Kunstbetriebs. Beck gehörte damals, wie Kasper König an der Städelschule in Frankfurt, Ulrich Roloff-Momin in Berlin, Wieland Schmied in München und viele andere, zu der jetzigen Generation von Kunsthochschulrektoren, die nicht mehr Künstler sind, sondern Soziologen, Politologen, Juristen, Psychologen oder Ausstellungsmacher. Selbstentmündigung der Künstler? Sicherlich auch, aber zuerst spekulieren die Kunstprofessoren auf eine bessere Verbindung zum Markt, zu den Medien und zu Politikern, wenn sie Kulturmanager anstatt Künstler in das Rektorenamt wählen. Aber außerdem ist es wohl eine Art von Selbstdarstellung: Da inzwischen die meisten Kunstprofessoren alles andere als Künstler sind, fühlen sie sich durch Nichtkünstler am besten repräsentiert. Wirkliche Künstler sind ihnen unheimlich.

Beck hat Politologie studiert (Kunstgeschichte nur im Nebenfach) und bei dem damaligen Kultusminister Maier von Bayern seine Doktorarbeit über den Artikel 5 des Grundgesetzes geschrieben. Er wurde auf den Lehrstuhl für Kunstgeschichte an der Hochschule in Nürnberg berufen, obgleich andere als Hauptfachkunsthistoriker ausgewiesene Bewerber da waren. Seitdem gilt Beck als Kunsthistoriker. Die Professoren wählten Beck später zum Rektor – sicher auch wegen seiner guten Beziehungen zum Kultusministerium.

Es war kein Zufall, daß der Auftrag an Mathias Prechtl, den alten Ratssaal auszumalen, von Beck vereitelt worden ist: Die Kunsthochschulrektoren der Bundesrepublik – ganz besonders die Nichtkünstler unter ihnen – stehen ständig miteinander in Verbindung. Deswegen beschimpfte wohl auch Herr König die Brunnen und Skulpturen auf der Zeil in Frankfurt als eine »ästhetische Umweltverschmutzung« wie Beck kurz vorher mein Narrenschiff. Diese Priester der neuen Kunstkirche sind gut organisiert, während wir letzten Vertreter einer freiheitlichen Kunst in der Bundesrepublik alle Einzelkämpfer sind. Ich zum Beispiel habe von dem Vorgehen gegen Mathias Prechtl erst erfahren, als alles schon vorbei war. Meine Sorge jedenfalls, daß von Frankfurt ein immer zentralistischer gelenkter Kunstbetrieb sich über die Bundesrepublik ausbreiten wird, ist – das zeigt dieses Beispiel – nicht unbegründet:

Beck hatte es raffiniert – »demokratisch« – eingefädelt: Der Ratssaal, dessen Wände einmal mit Dürer-Fresken bedeckt gewesen waren – wie sie ausgesehen haben, weiß allerdings niemand –, sei ein so wichtiges Objekt, daß ein öffentliches Hearing über die Ausmalung stattfinden müsse. Der SPD-Oberbürgermeister Dr. Peter Schönlein hätte wie Görl gerne die Wände von Prechtl bemalen lassen, wagte sich aber dem Hearing nicht zu widersetzen. Es wurden also in ebendiesen Ratssaal Museumsdirektoren und Konservatoren der ganzen Bundesrepublik eingeladen. Sie lehnten alle – mit einer Ausnahme – die Entwürfe Prechtls ab. Was so demokratisch aussah, war natürlich vorher vom Nürnberger Kunstbetrieb – woher sollte Dr. Peter Schönlein spezielle Kenntnisse auf diesem Gebiet nehmen? – sorgfältig zusammengestellt worden.

Demokratisch war allein das große Interesse, das die Nürnberger Bürger für die Entwürfe Prechtls zeigten. Mehrere tausend haben die im Ratssaal ausgestellten Bilder besichtigt und viele hundert an dem Hearing teilgenommen. Trotz der massiven Gegenpropaganda durch Medien und Hearing-Teilnehmer, trotz hinterhältiger, auch die Person Prechtls diffamierender Berichte in den Nürnberger Zeitungen und eines ganzseitigen, gegen die Entwürfe argumentierenden Artikels in der »Zeit« hat sich über die Hälfte der Bürger in den ausgelegten Unterschriftenlisten für Prechtls Entwürfe entschieden. Die Ausführung hätte also beschlossen werden können.

Prechtl war jedoch dem Psychoterror dieses Kunstklerus nicht gewachsen, »starr und leblos, tiefgefroren und abschreckend ... von possierlicher Puppigkeit« nannte der neue Leiter der Nürnberger Kunsthalle Prechtls Entwürfe. Beck sprach von einer »lokalpolitischen Posse«. Als er jedoch den vielen hundert zuhörenden Nürnberger Bürgern Beispiele für »gute Wandmalerei« zeigte, erntete er Gelächter. Die wenigen Redner aber, die sich für Prechtl einsetzten – wie die Kölner Stadtkonservatorin Dr. Kier oder der Nürnberger Stadtbaudezernent Görl –, erhielten von der Mehrheit der Zuhörer spontanen Beifall, es war schon bei dem »Hearing« klar, auf welcher Seite die Mehrheit stand.

Aber Prechtl erhielt auch wochenlang – möglicherweise organisiert – telefonische Drohanrufe, bei denen ihm von einfachen Beschimpfungen über Prügel bis zu Mord alles angeboten worden sein soll. Auch in diesem Punkt war das Unternehmen nicht gar so demokratisch. Prechtl, an solche öffentliche Demütigungen nicht gewöhnt, warf das Ganze hin, gab in einem Brief den Auftrag dem Oberbürgermeister zurück. Der Ratssaal blieb weiß, der Kunstbetrieb hatte gesiegt. Ein Beispiel figürlicher Malerei der Gegenwart war verhindert worden. Es werden weiter Klötze, Bleche, Asphaltbrocken oder was auch immer als Kunst aufgestellt, denn »die kollektive Form des absurden Verhaltens ist wohl die gefährlichste, weil die Absurdität niemandem mehr auffällt und weil sie als ›Normalität‹ sanktioniert wird«, so Alice Miller in ihrem Buch »Am Anfang war Erziehung«.*

Natürlich kann man über Prechtls Entwürfe verschiedener Meinung sein, aber doch nicht im Vergleich zu den stumpfsinnigen Wiederholungen unserer

* Miller, Alice: Am Anfang war Erziehung, Suhrkamp 1983

offiziellen Kunstproduktionen. Es wäre jedenfalls ein Neuanfang der Freskomalerei gewesen, deswegen mußte er im Keim erstickt werden.

Seit Mitte der achtziger Jahre mischen sich die sogenannten Kunsthochschulen der Bundesrepublik immer ungenierter in den Kunstbetrieb ein. Sie versuchen die Auftragskunst in den Griff zu bekommen, wirken an der Gründung von Museen für zeitgenössische Kunst mit, den neuen Kirchen unserer Gesellschaft, arbeiten mit Galeristen zusammen und versuchen Einfluß auf die sogenannten Sponsoren, also die Banken, zu gewinnen. Sie spinnen mit am Netz eines zentralistisch gelenkten Kunstbetriebs. In dem schon erwähnten Interview fragte Schmid den ehemaligen Ausstellungsmacher und jetzigen Rektor der Städel-Kunsthochschule König: »Sie sind bekannt dafür, daß Sie Galeristen Tips geben, den Sponsoren sagen, wo sie investieren müssen, und in Kunstpreisgremien die Weichen stellen. Sind Sie schon nach wenigen Monaten zum ›heimlichen Kulturdezernenten‹ der Stadt Frankfurt avanciert, wie einer Ihrer Kollegen meint?« Darauf König: »Wollen Sie mich als ›graue Eminenz‹ enttarnen? Natürlich strebe ich Vernetzungen an.«

Je weniger die Kunsthochschulen an Lehre zu bieten haben, je seltener sich die Professoren bei ihren Studenten blicken lassen, um so mehr ringen sie um Machtpositionen im Kunstklerus.

Wer es noch nicht wußte, erfuhr es durch den Artikel im »Stern« (Heft 44/1988) »Von Malern und Anstreichern«: »300 junge Leute sind in Berlin als Kunststudenten eingeschrieben, doch Ausbildung gibt es kaum an der Hochschule der Künste, viele der 29 Professoren spielen nur Gastrollen …« Dann weiter: Der Widerwille der meisten Studenten, etwas zu lernen und Korrekturen anzuhören, ergänze sich wunderbar mit der Faulheit und Unfähigkeit der Professoren, etwas zu lehren. Die Professoren gäben höchstens einmal in der Woche eine kurze Gastrolle, in der sie allgemeine Phrasen abließen, und seien noch stolz darauf, daß sie keine Lehre anzubieten hätten.

»Lehren heißt ja etwas beibringen«, sagte der damalige Präsident der Hochschule Roloff-Momin, »und das halte ich für etwas sehr Bedenkliches in der Kunst. Mehr als ein Fragestellen vom Lehrer an den Schüler wäre für mich sofort in der Grauzone der Beeinflussung drin.« (Derartig gut angepaßt und schlecht in Deutsch, wurde er nach der Wiedervereinigung Kultursenator von Berlin.) Weiter der Text des »Stern«: »Folgerichtig heißt es in einer programmatischen Selbstdarstellung der HdK: Kunst wird nicht gelehrt, Kunst wird gemacht … So wie sie ist, kann moderne Kunst ohne Hochschule, ohne Akademien auskommen.« Dem kann ich mich anschließen, die Schüler könnten auch ohne diese Professoren auskommen. Auch Professor Hödicke, der sich als Vater der Wilden bezeichnet, drückte sich ähnlich aus: »Nur, was sie malen sollen, das wissen sie halt nicht so recht … aber das ist nun natürlich ihr eigenes Problem, von meiner Seite findet da keine schulische Ausbildung statt. Wichtig ist doch nur, daß sie irgendwie malen, und das heißt nichts anderes als zu gucken: Was macht der Pinsel mit der Farbe? Das ist eine Ausbildung, die der Student selbst seiner Malerei angedeihen läßt …«

Rainer Joedecke kommt in seinem »Stern«-Bericht dann zu folgendem

Schluß: »Allein gelassen mit sich und der uferlosen Kunst, ist es da verwunderlich, daß der Kunstmarkt zur einzigen Orientierung der Studenten geworden ist, wie alle Professoren klagen? In diesem schulischen Vakuum ist der Kunstmarkt zum Kunsterzieher avanciert, sind für die Studenten die Gesetze des Marktes zu den Regeln der Kunst geworden, Kunst – so die schlichte Lehre – ist, was als Kunst verkäuflich ist.« Wen wundert es da noch, daß die Rektoren solcher Kunsthochschulen nicht Künstler, sondern Manager sind und daß auch sie sich anstatt um die Schule um Machtpositionen im Kunstbetrieb kümmern. Aber nicht nur die Professoren der Kunsthochschulen, mehr und mehr auch der Architekturfakultäten an den Technischen Universitäten – sind höchstens ein bis zwei Tage in der Woche anwesend, häufig nicht einmal das. An Hochschulen in kleineren Städten ist es geradezu schick, nicht am Ort zu wohnen. Es ist eben ein Zeichen internationaler Bedeutung, wenn auf der Visitenkarte oder im Katalog mehrere möglichst weit auseinander gelegene Wohnorte angegeben sind, denn zuallererst gilt: Adressen machen Leute.

In Italien scheinen sich Professoren für Kunst und Architektur noch seltener in ihren Hochschulen sehen zu lassen als in Deutschland. So findet es ein italienischer Kollege anscheinend normal, an seinem Lehrstuhl einer deutschen Architekturfakultät kaum mehr als ein- bis zweimal im Semester aufzutauchen. Selbstverständlich hat er deshalb auch bis zum heutigen Tag kein Wort Deutsch gelernt. Als ich ihn, das nicht ahnend, bei einem Treffen auf deutsch ansprach, ließ er mir durch einen seiner italienischen Assistenten antworten: »Ich bin stolz darauf, als deutscher Professor kein Wort Deutsch zu sprechen.« Sie brauchen weder anwesend zu sein noch die Sprache ihrer Schüler zu verstehen: Hat auch die Lehre – nicht nur die Kunst – inzwischen magische Qualitäten gewonnen?

Und trotzdem, die Kunstakademien in der Bundesrepublik sind noch nicht einmal die schlechtesten. Wir haben ja immerhin noch einige Lehrstühle für realistische Kunst, allerdings auch mit stark reduzierten Lehrprogrammen, zum Beispiel in Berlin, Bremen, Nürnberg, München, Stuttgart und in Halle. Der »Stern«-Bericht beschrieb den miserablen Zustand in den freien Künsten an den meisten deutschen Kunstakademien, es gibt aber noch Ausnahmen. Ob es sie in den Nachbarländern auch gibt?

In London mit seinen fast dreißig Kunstakademien und -Colleges müßte es – vertraut man den Prospekten der einzelnen Kunsthochschulen – sowohl theoretisch als auch praktisch glänzend aussehen. Sie bieten kunsthistorische und philosophische Vorlesungen, figürliche und abstrakte Bildhauerei, Aktzeichnen und impressionistische Malerei, dazu große funktionierende Werkstätten mit eigenen handwerklichen Schulungskursen an. Aber in der Wirklichkeit wird wenig davon eingelöst. Gewiß, wenn auch die Professoren etwas häufiger als an den meisten deutschen Kunstakademien anwesend zu sein scheinen und die Schulen mit großzügigen Ateliers und Werkstätten ausgestattet sind, außerdem durch private und industrielle Stiftungen unterstützt werden, so sind doch die Schüler, ob Fortgeschrittene oder Anfänger, in der künstlerischen Lehre ganz auf sich gestellt – wie heute fast überall in der freien Kunst. (In den angewandten Künsten – Grafik und Design – ist es besser, gibt es oft noch einen systematischen Unterricht.) In London ist der Kontakt zum Kunstmarkt eher noch enger als in der Bundesrepublik – und so ersetzen auch hier die Gesetze des Marktes die Regeln der Kunst.

Wer zum Beispiel Ende Juni 1990 in den größeren Londoner Akademien die Abschlußausstellungen der letzten zwei Jahre besichtigt hat, fand bei den Bildhauern überall die gleichen Diplomarbeiten: Installationen aus Öltonnen oder übereinandergeschichteten Gipssäcken, nebeneinander gestellte Stühle mit elektrischen Anschlüssen, aufgehängte Säcke, übereinandergeschichtete Ytong-Steine, aufgetürmte Holzpaletten – was die Industrie so an Abfallprodukten den Diplomanden kostenlos zur Verfügung gestellt hatte, war zu eintönigen, dafür aber um so größeren sogenannten Installationen umfunktioniert worden. Dort, wo die Ausstellungen erst aufgebaut wurden, waren die Gänge und Ateliers mit Müll und Abfällen überhäuft, weil die Kunstwerke erst beim Aufbau der Ausstellungen entstehen sollten: Beuys überall. Ob es das Royal College of Art oder die Royal Academy of Art war, die Slate School oder das Chelsea College, das Bild war überall das gleiche. Die angebliche Befreiung von der Enge der akademischen Lehre hat nicht die große Vielfalt, die ungehemmte Schöpferkraft, sondern totale Monotonie, das Nichts an Phantasie und Form, dafür aber riesengroß die Ateliers vom Fußboden bis zur Decke ausfüllend, hervorgebracht. Dieser Verlust der akademischen Lehre verdichtete sich auf den Fluren der Royal Academy of Art zu traurigen und alptraumhaften Bildern:

Überall lagen völlig verstaubte und beschädigte Originalabgüsse von klassischen und barocken Skulpturen herum. Neben der berühmten Laokoon-Gruppe fand man einzigartige lebensgroße anatomische Gipsmodelle, Originalabgüsse von menschlichen Leichen, Muskelpräparate, lebensgroße Muskelmodelle von Pferden und Raubkatzen, zehn bis zwanzig kostbare Naturskelette vom Fötus bis zum Greis, alles beschädigt und übereinandergestapelt und mit Gerümpel überhäuft. Aus der alten, mit Wissen vollgestopften Lehre ist eine Gerümpelinstallation geworden. Niemand braucht diese kostbaren Modelle mehr, bis irgendein »Künstler« die Aussagekraft dieser akademischen Modelle erkennen und eine hochbezahlte Installation aus ihnen machen wird, sofern er die – immer noch – inventarisierten Stücke erstehen kann.

In der Pariser Académie des Beaux Arts ist vielleicht eine Wende in Sicht. Vor kurzer Zeit waren dort Anschläge zu lesen, die Akademie sei keine Müllhalde, die Studenten wurden aufgefordert, selbst zu entrümpeln. Nach einer gewissen Zeit würde sonst alles, was nicht vom Lehrkörper mit einem roten Punkt als Kunstwerk gekennzeichnet sei, dem Sperrmüll übergeben. Sollte sich diese Schule ihrer Aufgabe besonnen haben, zu lehren und Kriterien zu vermitteln?

Wenn an den Akademien Kunst nicht mehr gelehrt wird, man in unserer Gesellschaft nicht mehr weiß, wie sie zu definieren ist, wenn also alles Formwissen verlorengegangen ist, muß sich das auch auf die Ausbildung der Architekten an unseren Technischen Hochschulen auswirken. Das tut es längst. Um ein Gebäude zu entwerfen, benötigt der Architekt konstruktives Ingenieurswissen, Kenntnisse von den Abläufen in dem geplanten Bauwerk und zum dritten ein umfangreiches formales Wissen, aufgrund dessen das Gebäude zu einem anschaulichen Erlebnis wird, durch das auch die geplanten Handlungsabläufe in ihm architektonisch, das heißt künstlerisch erfahren werden können. Das formale Wissen der meisten Professoren für Architektur aber ist inzwischen beinahe auf Null heruntergegangen. So wird diese Komponente des architektonischen Entwurfs, durch die sich gerade der Architekt vom Bauingenieur unterscheidet, von immer weniger Professoren gelehrt. An die Stelle anschaulich-künstlerischer Erfindung tritt immer häufiger der Gag.

Die aus dem umfassenden künstlerischen Aufbruch der Hochrenaissance entstandenen Akademien sind Stätten des Stumpfsinns, der Faulheit und des Geschwätzes geworden. Aus Kunststudenten werden clevere Müllhändler, meistens aber Arbeitslose. Trotzdem drängen die jungen Leute auf der Suche nach freien und kreativen Berufen in immer größeren Scharen auf die Kunsthochschulen und hoffen von den dortigen Professoren in die Gralsgeheimnisse der Kunst und der Kreativität eingeweiht zu werden. Von ihren Lehrern aber allein gelassen, eignen sie sich ein laienhaftes und talentloses Gebastel an, das scheinphilosophisch überhöht wird. Durch die langen Studienzeiten kommen sie schließlich erst am Ende ihres dritten Lebensjahrzehnts zum Diplom, zu spät, um noch den Schwung aufzubringen, einen ehrlichen Beruf zu erlernen: Die Kunsthochschulen sind zu staatlich finanzierten Lebensfallen für Tausende junger Leute geworden. Aber es gibt auch den gegenteiligen Vorgang, der für die Kunst nicht weniger schlimm ist: Immer häufiger wird künstlerisch Hochbegabten von unfähigen Professoren der Weg in die Kunsthochschulen versperrt. Diese jungen Leute, angewidert von der Verlogenheit des Kunstbetriebs, wenden sich dann anderen Berufen zu, überlassen den künstlerisch Unbegabten das Feld.

Nicht einmal die zukünftigen Kunsterzieher werden fachlich angemessen ausgebildet, weder in den praktischen Kernfächern Zeichnen, Malen und Modellieren noch in Kunstgeschichte oder den Entwicklungsphasen der kindlichen und jugendlichen Bildvorstellung. So sind sie später als Lehrer an den Gymnasien gegenüber ihren Schülern häufig ebenso hilflos, wie es ihre Professoren ihnen gegenüber waren. Anstatt die Bildvorstellung der Jugendlichen ihren Altersstufen entsprechend zu fördern, verbreiten sie oft irgendwelche unverstandenen Modernismen, halten es für ihre Aufgabe, den Schülern die neuesten Erzeugnisse des Kunstmarktes nahezubringen.

Aber auch von der Kunst unserer Vergangenheit, der Kultur Europas haben die Kunsterzieher-Studenten kaum etwas erfahren und können deswegen auch an den Gymnasien ihren Schülern nichts darüber vermitteln. Wahrscheinlich steckt sogar Methode dahinter: Gläubige soll man dumm halten. Wem die Kunst der Vergangenheit Terra incognita ist, der kann auch die Machwerke der Gegenwart nicht an ihr messen und so seine Urteilsfähigkeit schulen. Deswegen – so scheint mir – haben noch 1988 die Professoren der Hochschule für Bildende Künste in Braunschweig in ihrer Stellungnahme zum Entwurf der Rahmenrichtlinien im Fach »Kunst« für die gymnasiale Oberstufe gegenüber dem niedersächsischen Kultusministerium erklärt, daß kunstgeschichtliches Orientierungswissen »kunstpädagogisch obsolet« sei. So treten unsere Abiturienten ohne Wissen auf diesem Gebiet in das Leben und müssen jeden Etikettenschwindel, den man ihnen als Kunst verkauft, mangels Vergleichsmöglichkeiten akzeptieren.

Um das auszuloten, habe ich Anfang des Jahres 1991 an die Studenten des zweiten Semesters entsprechende Fragebogen verteilt. Das Ergebnis war so niederschmetternd, daß ich es daraufhin im Mai dem Ministerpräsidenten von Niedersachsen Gerhard Schröder in einem Brief mitgeteilt habe, da die SPD gerade die Fächer »Geschichte«, »Deutsch« und »Kunst« in Niedersachsen einschränken wollte. Ich schrieb ihm unter anderem:

»Vor einigen Wochen habe ich knapp hundert Studenten des zweiten Semesters – also jungen Leuten kurz nach dem Abitur – eine Zusammenstellung von Fragen über geschichtliches, kunstgeschichtliches und literarisches Wissen zur Beantwortung vorgelegt … die so allgemein formuliert waren, daß alles mit einer durchschnittlichen Bildung zu beantworten gewesen wäre. Das Ergebnis bestätigte meine Meinung, daß die Kultur Europas nur noch in den Bibliotheken und den Museen, aber nicht mehr in den Köpfen der Menschen lebendig ist …

Auf die Frage nach zwei Malern des 16. Jahrhunderts aus irgendeinem europäischen Land und jeweils einem Werktitel konnten 47 % überhaupt keine Antwort geben. Knapp 48 % wußten entweder einen oder zwei Künstlernamen, nur 5 % konnten zwei Künstlernamen und ein oder zwei Werke nennen. Fast die Hälfte hatte also weder die Namen Grünewald, Dürer, Lucas Cranach oder Altdorfer gehört noch Raffael, Michelangelo, Tizian, Palma Vecchio, Giorgione oder Tintoretto noch Brueghel oder Memling. Ein Jahrhundert, das Mal-Genies in einer Anzahl hervorgebracht hat wie kaum ein anderes, hat bei der Hälfte aller Studenten überhaupt keine Spuren hinterlassen. Bei den 5 % richtigen oder fast richtigen Antworten gab es bei Dürer als Werktitel immer nur die ›Betenden Hände‹ oder den ›Hasen‹. Sie hatten also Dürer weder aus dem Schulunterricht noch aus irgendeinem Museum kennengelernt, sondern ausschließlich aus der verkitschten Wiedergabe der ›Betenden Hände‹ auf Deutschlands Grabsteinen oder der Postkarte mit dem ›Hasen‹ …

Auf die Frage nach zwei Bildhauern Europas aus dem 15. Jahrhundert mit jeweils einem Werk konnten 83 % überhaupt keine Antwort geben. 17 % kannten einen oder zwei Bildhauer, allerdings kein Werk. Kein einziger konnte zwei Bildhauer mit jeweils einem Werk benennen. 83 % der Befragten kannten weder Riemenschneider noch Veit Stoß, Donatello, Verrocchio, Ghiberti oder die Robbias oder konnten sie nicht in das richtige Jahrhundert einordnen.

Auf die Frage nach zwei Malern und zwei Werktiteln in Europa aus dem 18. Jahrhundert wußten 95 % keine Antwort, 5 % konnten einen Künstler benennen ohne Werk, es gab keine richtige Antwort. Weder Watteau noch Fragonard, weder Tiepolo noch David … auch nicht Mengs oder Goya mit der ersten Hälfte seines Werkes konnten benannt werden …« Ich schloß dann den Brief: »Bei diesem niederschmetternden Ergebnis der kunstgeschichtlichen Kenntnisse sollte man sich vor Augen halten, daß es sich um Studenten der Architektur und nicht zum Beispiel des Maschinenbaus handelt, also um junge

Leute, die für künstlerische Fragen aufgeschlossen sein sollten und von denen viele ›Kunst‹ als Leistungsfach belegt hatten.«

Nach einem dreiviertel Jahr erhielt ich von einem Ministerialrat eine Antwort mit dem Eingeständnis, daß auch im Kultusministerium viele diese Fragen nicht hätten beantworten können. Natürlich stehen diese Ergebnisse in einem auffälligen Gegensatz zu den Behauptungen der Museumsdirektoren über die Unmassen von Besuchern in ihren Häusern. In demselben Jahrgang gab es tatsächlich keinen einzigen Studenten, der das weltberühmte Herzog-Anton-Ulrich-Museum in Braunschweig besucht hatte. Ich habe daraufhin Führungen in diesem Museum angeboten, die auch von den Studenten fast vollständig und gern angenommen worden sind.

Im Oktober 1993 habe ich bei fast zweihundert Studenten des ersten Semesters diese Befragung wiederholt, die Ergebnisse waren noch verheerender: Jetzt konnten 66 % keinen Maler und kein Werk des 16. Jahrhunderts benennen, nur 1,6 % kannten zwei Maler und zwei Werke. In Geschichte das gleiche: 50 % der befragten Studenten konnten zum Beispiel weder zu den Vorgängen von 1848 noch zur Gründung des zweiten deutschen Kaiserreiches irgendwelche Angaben machen.

Wir haben mit der Kultur Europas Tabula rasa gemacht. Sie wurde nicht nur durch Krieg und Wiederaufbau zerstört, sondern ist auch aus den Köpfen verschwunden. So erweisen sich die Worte Arthur Schopenhauers als prophetisch: »Die Werke der Alten sind der Nordstern für jedes künstlerische oder literarische Streben. Geht der euch unter, so seid ihr verloren!« Natürlich kann die Mehrzahl unserer Architekturstudenten auch nicht mehr zeichnen und hat kaum räumliches Vorstellungsvermögen: Aus Versuchen mit Hunderten von Studenten im ersten Semester weiß ich – und kann es auch belegen –, daß fast neunzig Prozent unserer Abiturienten wie Acht- bis Zwölfjährige zeichnen, weil ihre Vorstellungskraft weder in der Schule noch im Elternhaus weiterentwickelt wurde: Dem Defizit an künstlerischen Fähigkeiten entspricht eine auf weiten Gebieten nicht entwickelte Urteilskraft.

Das Abitur ein Zeugnis für Hochschulreife? Nicht einmal bei einer Durchschnittsnote von Zwei! Auch das wirkt studienzeitverlängernd. Um das auszuloten, habe ich im Juni 1994 im Rahmen einer Ausstellung von Studentenzeichnungen aus dem ersten Semester eine Diskussion organisiert, bei der sich Studenten, Gymnasiallehrer und Professoren mit Kulturpolitikern des Landes treffen sollten. Dies war etwas Neues. Unsere Veranstaltung hätte den Politikern vielleicht andere Gesichtspunkte vermitteln können, leider sagten sie ab. In Braunschweig hätten sie von den Erfahrungen der Lehrer und Schüler hören können und wären vielleicht so zu einer kritischen Betrachtung der Rahmenrichtlinien gekommen, durch die der sogenannte Kunstunterricht über seine eigentlichen Fachgrenzen hinaus erweitert worden ist, während in der gleichen Zeit die Unterrichtsstunden eingeschränkt wurden: In der Orientierungsstufe, also im fünften und sechsten Schuljahr, wird fast kein Kunstunterricht gegeben, während er in der siebten Klasse, also im ersten Jahrgang des Gymnasiums, mit einer Stunde pro Woche auskommen muß. Von der achten bis zur zehnten Klasse stehen ihm zwei Stunden zu, während von der elften Klasse an statt dessen Musikunterricht gewählt werden kann. Trotzdem ist in den Rahmenrichtlinien neben dem Zeichnen und Malen, der Vermittlung kunstgeschichtlicher Überblicke auch die Beschäftigung mit den Medien, mit Foto, Film und Fernsehen vorgesehen, ebenso die Erörterung von Umweltproblemen und anderes mehr. Einerseits werden die Lehrer durch diesen »Leben ist Kunst, Kunst ist Leben«-Unterricht in ihrem Wissen überfordert, andererseits aber verstecken sich manche gerade hinter diesem Allround-Geschwafel – etwas anderes kann bei solchen Unterrichtszielen und so wenig Unterrichtsstunden kaum herauskommen – weil neunzig Prozent von ihnen selbst weder zeichnen noch malen können. Schließlich lernen sie es nicht mehr auf den Kunsthochschulen. Dies wurde mir nach der Diskussion auch von anwesenden Kunsterziehern bestätigt.

So werden die Schüler bei der zeichnerischen Entwicklung ihrer Bildbegriffe allein gelassen. Ihr Denken in Bildern, welches für die Urteilskraft und Kreativität ebenso wichtig ist wie das logische Denken, kommt nicht mehr über das Stadium von Zehn- bis Zwölfjährigen hinaus. Der Kunstunterricht in der siebten Klasse läuft schon deswegen ins Leere, weil die Schüler seit ihrem achten Lebensjahr, als das spontane kindliche Zeichnen aufgehört hat, nicht mehr gemalt haben. Obwohl das Zeichnen und Malen nur ein kleiner Teil des vorgesehenen Stoffes ist, leidet es zusätzlich darunter, daß in den Rahmenrichtlinien die Entwicklungsstadien des anschaulichen Denkens zuwenig berücksichtigt wurden. In der siebten Klasse zum Beispiel sind Übungen über die Veränderung der Farben durch die Form, also durch Licht und Schatten, vorgesehen, obwohl es für das dreizehnjährige Kind nur den Farb-Thema-Zusammenhang gibt. Die Wiese ist grün, der Himmel blau, die Rose rot und die Haut fleischfarben. Für das dreizehnjährige Kind ist die Farbe eine unveränderbare Eigenschaft der Dinge. Obwohl also in der siebten Klasse eigentlich erst einmal die Entwicklung seit dem neunten Lebensjahr nachgeholt werden müßte, setzt der Unterricht gleich um ein paar Entwicklungsstadien zu hoch an. Hinzu kommt der häufige Wechsel der Themen, so daß schließlich nichts mehr gelernt wird, weil zu vieles in zu kurzer Zeit und zu falschen Zeitpunkten vermittelt werden soll.

Kurz nach der Ausstellungseröffnung lud mich das Kultusministerium zu einer Diskussion zwischen den Autoren der Rahmenrichtlinien, Vertretern des Ministeriums und Professoren der Hochschulen ein. Zu meiner Verblüffung konnten wir uns in einer sachlichen Diskussion darauf einigen, daß der Themenkatalog der Rahmenrichtlinien eingeschränkt, die Kunsterzieher an den Hochschulen besser ausgebildet und Zeichnen, Malen und Werken wieder in das Zentrum gerückt werden müßten. Aber wie soll das realisiert werden, nachdem an die Kunsthochschulen seit Jahren fast nur Kunstmarkt-Professoren berufen worden sind, die einen solchen Unterricht nicht mehr geben können? So bleiben die Kunsthochschulen – ohne Wissen, Können und Lehre zu teuren Hüllen ohne Inhalt verkommen – bis auf weiteres Fallen für junge Menschen, die eigentlich etwas Vernünftiges lernen wollten.

26. Der Kruzifixus im Magdeburger Dom und die Revolution in der DDR

Aber damit sind wir schon in der Gegenwart des wiedervereinigten Deutschlands. Eine meiner Skulpturen hatte auch mit den Vorgängen um die Vereinigung zu tun:

1987 sollten Plastiken und Zeichnungen von mir, die in der Akademie der Künste in Ost-Berlin ausgestellt worden waren, anschließend in der Nationalen Plastikensammlung im Kloster Unser Lieben Frauen in Magdeburg gezeigt werden. Als aber die Kisten ankamen, verbot die SED-Leitung des Bezirks das Auspacken der »Kunst des Klassenfeindes«. Daß diese Skulpturen sogar in der Hauptstadt der DDR ausgestellt worden waren, beeindruckte die lokale Bezirksleitung ebensowenig wie der Vertrag zwischen der Direktorin der Nationalen Sammlung und mir. Deswegen wandte sich Frau Dr. Hagedorn an Willi Sitte, der als Präsident des Verbands und als ZK-Mitglied seinen Genossen in der Bezirksleitung doch klarmachen konnte, daß diese Klassenfeind-Ausstellung ausnahmsweise gezeigt werden dürfe. Von alledem habe ich erst viel später erfahren, verabredungsgemäß wurde im Frühsommer eröffnet.

Für die Nationale Sammlung war dies bis dahin eine ihrer wichtigsten Ausstellungen, weil sie die erste aus dem westlichen, kapitalistischen Ausland war. Sie sollte auf jeden Fall ein Erfolg werden. Fast fünfundzwanzigtausend Besucher sind gekommen.

Die Eröffnung fand unter derartigem Publikumsandrang statt, daß Frau Dr. Renate Hagedorn aus Angst, die Holzempore würde die Belastung nicht aushalten, von den Eröffnungsreden fast nichts gehört hat: So viele Menschen hatten dort noch nie gestanden. Es ist aber alles gutgegangen.

Nach dem gemeinsamen Essen mit dem Oberbürgermeister Herzig besuchten Willi Sitte mit seiner Frau Ingrid, Renate und ich mit meinem Sohn Constantin den Magdeburger Dom und seinen monumentalen frühgotischen Hochchor, der durch die dort eingebauten gewaltigen antiken Marmorsäulen ganz ungewöhnlich großartige Proportionen erhalten hat. Sie hatten den Brand des ursprünglich ottonischen Domes überstanden, aus dem auch noch das Grab Otto des Großen und ein Osterleuchter aus Marmor stammen, ebenso wie eine figürlich reliefierte Bronze-Grabplatte eines Abtes. An den im 14. Jahrhundert aufgestellten riesigen Altarblock war aber etwas provisorisch ein für den Hochchor und für den Altar viel zu kleiner Holzkruzifixus aus dem späten 17. Jahrhundert montiert. Als wir darüber noch sprachen, sagte plötzlich Constantin: »Das wäre doch ein Platz für deinen neuen Kruzifixus.«

Constantin meinte den Zweitguß meines Lebensbaum-Kruzifixes von 1985/86. Wenn ich diesen Bronze-Kruzifixus auch für die Kirche in Gliesmarode entworfen hatte, so war ich doch von seiner Aufstellung nie ganz befriedigt, weil seine Rundansichtigkeit dort nicht zur Wirkung kommt. Er steht vor einer flachen Altarwand, von hinten nicht zu sehen. Schon von Anfang an suchte ich für den Zweitguß eine gotische Kirche mit Kapellenkranz, wo er im Zentrum des Chors von allen Seiten in seiner räumlichen und expressiven Wirkung zu erleben wäre. Constantin hatte recht, dieser großartige frühgotische Hochchor mit seinem Kapellenumgang war der Raum, den ich suchte. Willi Sitte, der gerade diesen Kruzifixus sehr liebte – er hatte von mir den Abguß des Eins-zu-fünf-Modells gegen Graphiken von sich eingetauscht –, hakte sofort nach: »Ja, schenk' ihnen doch den Kruzifixus.« Ich schwieg damals, denn der Abguß dieser großen Skulptur hatte mich alles in allem fast dreißigtausend Mark gekostet.

Das war im Frühsommer 1987. Wenige Monate später las ich in der Zeitung, daß der SPD-Oberbürgermeister unserer Stadt nach Magdeburg fahren würde, um die Städtepartnerschaft zwischen beiden Städten vorzubereiten. Daraufhin ließ ich mich bei Gerhard Glogowski* anmelden und erfuhr von ihm, daß die Städtepartnerschaft im Herbst 1987 endgültig besiegelt werden sollte. Was er denn der Stadt Magdeburg schenken wolle, wieder irgend so eine schreckliche Sache, ein silbernes Tablett zum Beispiel mit eingravierten Unterschriften? Die Stadt Braunschweig solle doch mit mir zusammen den Zweitguß des großen Kruzifixes aus der Bugenhagenkirche der Stadt Magdeburg für den Dom schenken. Glogowski kannte dieses Kreuz, er hatte an dem Einweihungsgottesdienst in Gliesmarode teilgenommen. Die Stadt solle die Gußkosten übernehmen, ich würde meine künstlerische Arbeit stiften. Zu meiner Verblüffung war Glogowski sofort bereit. Natürlich hatte er Zweifel, ob ein SED-Oberbürgermeister über ein solches Geschenk begeistert sein würde. Aber in den nächsten zwei Tagen würde er nach Magdeburg fahren und könnte das vorbesprechen. Gott sei Dank wußte ich zu diesem Zeitpunkt noch nicht, daß vorher die SED-Bezirksleitung sogar meine Ausstellung in der »Nationalen Skulpturen-Sammlung« als »klassenfeindlich« hatte verbieten wollen. Dann hätte ich wohl kaum den Mut zu diesem Angebot gehabt.

Wenige Tage später rief mich Glogowski an, es ginge »alles klar«, Herzig sei dafür. Da ich zwei Tage später sowieso in der Kunsthochschule von Halle einen Vortrag halten sollte, wollte ich gleich im Magdeburger Dom einmal vorsprechen. Am Mittwoch vor dem vierten Advent kam ich mit meinem Sohn Constantin dort an. In der Sakristei des Doms roch es nach Kaffee und Adventskuchen. Ich fragte im Pfarrbüro eine Frau in mittleren Jahren nach dem Dompastor. Ja, das sei sie, die Dompredigerin Waltraud Zachhuber, neben ihr gäbe es noch den Domprediger Giselher Quast. Ich trug mein Anliegen vor, zeigte Fotos von dem Gipsmodell – von der Bronze hatte ich noch keine – und merkte, daß sie alle Stacheln aufstellte. Eine Stunde später konnte ich schon den Bischof von Magdeburg sprechen zusammen mit den Dompredigern Zachhuber und Quast. Sie waren offensichtlich von der Idee nicht sehr begeistert. Meine Ausstellung in der Nationalen Sammlung im Kloster Unser Lieben Frauen hatten sie nicht gesehen und von mir noch nie etwas gehört.

* Gerhard Glogowski, damals Oberbürgermeister der Stadt Braunschweig, heute Innenminister des Landes Niedersachsen.

In gewissem Sinne kapselten sie sich wohl im Widerstand gegen das SED-Regime von allem Öffentlichen ab. Außerdem ist es für Laien schwierig, Skulpturen nach Fotos zu beurteilen, ganz besonders nach Bildern von Gipsmodellen. Ich verstand ihre Sorgen, daß nun irgendein im letzten Jahr zufällig entstandener Kruzifixus in diesem einzigartigen Hochchor mit seinen weltberühmten Skulpturen per Städtepartnerschaft und Schenkung aufgestellt werden sollte. Außerdem waren sie gekränkt, das war nicht zu übersehen. Vor wenigen Tagen hätten die beiden Oberbürgermeister, als ihnen der Domchor gezeigt wurde, plötzlich miteinander zu tuscheln begonnen, mit gespreizten Fingern die Chorarkaden anvisiert und geflüstert: »Ja, könnte ganz gut passen.« Diese beiden sozialistischen Oberbürgermeister hätten wohl über ihre Köpfe hinweg einen Kruzifixus für ihren Chor bestimmt. Da saß ich nun mit meinem Kirchenlatein. Ich erklärte ihnen, daß ich doch unmöglich zu ihnen hätte kommen können, ohne zu wissen, ob die SED geneigt sei, ein Kruzifix anzunehmen. Der Weg über den Oberbürgermeister Herzig sei unvermeidlich gewesen. Zu meiner Verblüffung habe er aber sofort zugestimmt, und zwar erst vorgestern, heute sei ich nun hier. Wie hätte ich das schneller machen können und wie hätten sie sich den Weg bei einer so komplizierten Schenkung vorgestellt? Sie schwiegen. Aber ihre begreifliche Abneigung gegen ihr eigenes Regime und damit gegen meine Schenkung war deutlich.

Ich erklärte ihnen dann, wie es zu der Idee gekommen war. Die Ursache für diese Schenkung sei der nach meiner und Willi Sittes Meinung großartige Zusammenklang meines Kruzifixes mit dem Hochchor, die »Partnerschaft« sei nur das Mittel, mit dem diese Idee realisiert werden könne.

Das glaubten die Geistlichen mir anscheinend. Es beeindruckte sie wohl auch, daß Willi Sitte für die Aufstellung des Kruzifixes in diesem Dom war. Er schien auch in kirchlichen Kreisen keinen schlechten Namen zu haben. Wir verabschiedeten uns, und ich ging mit Constantin in den Dom, suchte mir in seinem wegen der Restaurierung eingerüsteten Teil ein paar Latten und simulierte das Kreuz hinter dem Hauptaltar, um seine endgültige Höhe festlegen zu können, falls es zu einer Aufstellung kommen sollte. Ich beschloß, den Stamm des Bronzekreuzes um fünfundsechzig Zentimeter zu verlängern.

Jetzt wandte sich die Gemeinde an den Landeskonservator von Halle und Magdeburg, um zu erfahren, was er von einer Aufstellung meines Kruzifixes im Dom hielt, ob die Skulptur seiner Meinung nach dem Dom angemessen sei. Der Landeskonservator vertrat die DDR in der Unesco und war ein in seinem Fach angesehener Mann. Er hatte keine Bedenken, meinte allerdings, daß die Annahme des Geschenks einzig und allein von der Domgemeinde abhinge. Er könne diese Sache zwar befürworten, aber die Entscheidung liege bei der Kirche.

Das war wichtig, denn Eigentümer des Doms war nicht die Landeskirche, sondern der SED-Staat. Darüber berichtete Friedemann Krusche im Kulturmagazin »Living« (Nr. 9): »1810 hatte Napoleon das Magdeburger Domkapitel aufgelöst. Fortan besaß der Staat die Bauverantwortung, die Kirche indes das unbestrittene Nutzungsrecht. ›Eigentümer nicht ermittelt‹ lautete nach 1955 der lapidare Eintrag im Grundbuch. 1980 fand man dann heraus, daß der Dom drei Jahre zuvor klammheimlich in ›Volkseigentum‹ überführt worden war. In der zuständigen Staatsbezirksverwaltung soll damals allen Ernstes ein Zettel ›Wem gehört der Dom?‹ am Schwarzen Brett geklebt haben. Als sich nach der gesetzlich vorgeschriebenen Frist von vierzehn Tagen niemand gemeldet hatte, wurde das Grundbuch im Handstreich geändert. Die Kirche hat seitdem gegen diesen Willkürakt protestiert. Als SED-hörige ›Stadtbilderklärer‹ begannen, im ›volkseigenen‹ Dom bei öffentlichen Führungen Unsinn zu schwätzen, hat die Gemeinde für zwei Jahre die Kirchentüren ganz zugeschlossen. Der Erfolg blieb bescheiden. Lediglich die Führungen lagen nun wieder in der Hand der Kirche. Und die bekam dafür auch erstmals Geld.«

Jetzt war also Eigentümer des Doms der atheistische Staat. Das konnten die Gemeinde und die Kirche schwer schlucken. Andererseits war der Dom in der Nacht vom 16. zum 17. Januar 1945 schwer zerstört worden, und die Wiederaufbauarbeiten dieses großartigen und frühesten gotischen Doms Norddeutschlands waren ungeheuer kostspielig. Die Kirche der DDR oder gar die Magdeburger Gemeinde hätte das nie bezahlen können. Der Staat bezahlte pro Jahr zwei Millionen für die Restaurierung. Also, der Landeskonservator als Vertreter des Staates befürwortete die Aufstellung des neuen Kruzifixes, wollte aber der Gemeinde nicht vorgreifen, die letzte Entscheidung sollte sie haben. Sie beschloß daraufhin, eine Kommission aus etwa zehn Mitgliedern zusammenzustellen, um in Braunschweig am Syltweg in meinem Plastikenhof den Zweitguß zu besichtigen und den Erstguß in der Bugenhagenkirche. Erst danach wollten sie sich entscheiden.

Im Spätsommer 1988 kamen die Magdeburger. Es waren warme sonnige Tage, an denen wir unsere Gäste in meinem Haus und im Garten beköstigen konnten. Wir zeigten ihnen natürlich auch die Stadt mit ihren Sehenswürdigkeiten und das Museum. Jetzt waren sie von dem Kruzifix beeindruckt. Es war ganz offensichtlich, die Fotos hatten sie weniger überzeugt als das Original. Nun wollten sie ihn annehmen.

Aber die Verhandlungen zwischen den beiden Städten und der Domgemeinde wurden immer komplizierter. Oberbürgermeister Glogowski mußte mehrfach nur deswegen nach Magdeburg reisen. Zum Hauptproblem war die Frage geworden, wem das Kruzifix »juristisch« geschenkt werden sollte, dem Rat der Stadt Magdeburg oder der Domgemeinde. Friedemann Krusche berichtet darüber: »Im volkseigenen Dom, argumentierte man im Rathaus, kann es auch nur einen volkseigenen Kruzifixus geben. Ein neuer Skandal. Oder? Zwei Tage vor der geplanten Übergabe, die Weber-Plastik stand bereits an Ort und Stelle, war die ›Eigentumsfrage‹ noch nicht geklärt. Kuriere jagten mehrfach zwischen Braunschweig und Magdeburg hin und her. Über das Ende der Geschichte gibt die Besitzurkunde Aufschluß: Der Rat der Stadt Magdeburg überträgt den Besitz an dem Kruzifix der Domgemeinde auf Dauer.«

Diese die Probleme der beiderseitigen Empfindlichkeiten lösende Formulierung hatte wohl Glogowski erfunden. Ein Skandal war im letzten Moment verhindert worden. Kurz vor dem 16. Januar erreichte mich der Anruf des Dompredigers Quast, alle seien nun übereingekommen, den Kruzifixus hinter dem Hauptaltar an der von mir vorgesehenen Stelle aufzurichten. Auch über den genauen Ort der Aufstellung hatte es nämlich Meinungsverschiedenheiten gegeben.

Erst im letzten Moment hatte man sich über die Tagesordnung für den 16. Januar 1989 einigen können: Die alljährliche Feier zur Erinnerung an die Zerstörung Magdeburgs mußte mit der Übergabe des Kruzifixes koordiniert werden. Er sollte ein Zeichen sein für ein friedliches Zusammenleben beider Städte und beider Hälften Europas und ein Bittzeichen, daß sich eine solch grauenhafte Nacht, in der Tausende von Magdeburger Bürgern verbrannt sind und zweihundertzwanzigtausend Menschen obdachlos wurden, nicht wiederhole.

Zu diesem feierlichen Akt sollte von Braunschweig aus der Chor des Doms St. Blasius mitfahren, um zusammen mit dem Chor des Magdeburger Doms St. Mauritius die Übergabe des Kruzifixes mit Gesängen zu begleiten. In einem zweiten Omnibus fuhren Stifter, Presse und Freunde von mir mit. Mehr als vierzig Stifter, die Glogowski einzeln gebeten hatte, hatten die fünfunddreißigtausend Mark für den Guß des Kruzifixes und für die Feierlichkeiten in Magdeburg zusammengebracht.

In dem dicht gefüllten Festsaal des Magdeburger Rathauses übergab dann Oberbürgermeister Glogowski dem Oberbürgermeister Herzig die Schenkungsurkunde, die beiden Oberbürgermeister hielten Reden, das Ganze wurde von Konzertaufführungen umrahmt, und anschließend bat Herzig Stifter und Gäste zu einem Festessen.

Auf Wunsch der Gemeinde sollten im Dom nur die beiden Domprediger sprechen und ich. Aber die gesamte SED-Prominenz von Magdeburg besuchte zusammen mit der Stadtregierung von Braunschweig den Übergabe-Gottesdienst, außerdem etwa vier- bis fünfhundert Kirchgänger. Die Sache war in der Presse verschwiegen worden, so daß nur die Gemeindemitglieder von der Übergabe des Kruzifixes etwas erfahren hatten. Das dokumentierte wohl die erheblichen Meinungsverschiedenheiten um den Kruzifixus auch innerhalb der SED und der Stadtregierung von Magdeburg. Herzig hat sich von Anfang an für die Annahme des Kreuzes eingesetzt, muß aber in seiner Partei auf erheblichen Widerstand gestoßen sein.

Als wir den Dom betraten, war der Kruzifixus von den Scheinwerfern des westlichen Fernsehens angestrahlt und der sonst, besonders in dieser Jahreszeit, ziemlich dunkle Chor in helles Licht getaucht. Ich war von der großartigen Wirkung des Kruzifixes vor diesen herrlichen Arkaden als Mittelpunkt des Chores sehr beeindruckt. Jetzt erklang erst leise, dann mit einem immer gewaltigeren Crescendo das »Crucifixus« des Komponisten Antonio Lotti, gesungen von dem Magdeburger Domchor. Aus den nachfolgenden Worten des Dompredigers Quast spürte man noch seine Verstrickung in die vorangegangenen kirchenpolitischen Auseinandersetzungen. Seine Rede gipfelte in dem Satz: »Das Himmelreich auf Erden ist nicht schon angebrochen, wenn der Oberbürgermeister einer sozialistischen Großstadt dem Dom ein Kreuz schenkt.« Dieser Satz ist in den Berichten der westdeutschen Zeitungen und Rundfunkanstalten oft wiederholt worden als Beweis für die Belastungen, die durch den Kruzifixus der SED-Regierung zugemutet worden seien. Das war auch sicher richtig. Ein Teil der SED-Oberen war über die Annahme dieses Geschenks empört, nicht aber der Oberbürgermeister Herzig, der sich über große Widerstände in seiner Partei hinweggesetzt haben muß.

Nach den Gesängen des Braunschweiger Domchors trat dann die Dompredigerin Frau Zachhuber in ihrem Talar und dem weißen, vielfach gefalteten Mühlradkragen vor den Altar und trug eine dichte und einfühlsame Meditation zu diesem Kruzifixus vor. Ich bedankte mich bei ihr nachher spontan. Als dritter und letzter trat ich dann hinter das Lesepult – es war sozusagen meine erste Predigt. Ich beendete meine Rede mit den Sätzen:

»Wir haben den Kruzifixus heute, vierundvierzig Jahre nach der Zerstörung Magdeburgs, hier aufgestellt. Dadurch wird er auch zu einem Zeichen gemeinsamer Trauer um die Zerstörung unserer Städte, zu einem Zeichen der Reue über einen verbrecherischen Krieg und zu einem Bild der Hoffnung, daß von dem Boden unserer Staaten niemals mehr ein Krieg ausgehen wird. In der Gotik wurde den Prozessionen gegen die Pest ein Lebensbaum-Kruzifix vorangetragen. So wird auch hier – im Magdeburger Dom – gegen die Pest des Krieges unter dem Lebensbaum-Kruzifix gebetet werden. In diesem Dom gibt es ein Denkmal von Barlach, das an die Gefallenen des Ersten Weltkriegs erinnert, das den Krieg als Geißel der Menschheit darstellt. So sollen die beiden Kunstwerke aus unserem Jahrhundert Zeichen des Friedens sein, auch des Friedens mit der Natur. Wir hoffen, daß wir Menschen nicht nur den Kampf gegeneinander, sondern auch den Krieg gegen die Natur und gegen die Welt, in der wir leben, beenden werden. Auch dafür soll der Lebensbaum, der im Unterschied zu den alten Lebensbaum-Kruzifixen einen wirklichen realistischen Eichenbaum darstellt, ein Bild der Hoffnung und eine Aufforderung zur Umkehr sein.«

In der Nacht vom 16. zum 17. Januar, von dreiundzwanzig bis vierundzwanzig Uhr, wurde dann in allen Kirchen Magdeburgs – auch im Dom unter dem neuen Kruzifix – zur Erinnerung an die Zerstörung der Stadt gebetet, während der Oberbürgermeister Herzig die Delegation aus Braunschweig in sein Rathaus geladen hatte, um dort an die Bombardierung zu denken. Punkt vierundzwanzig Uhr begannen alle Kirchen der Stadt zu läuten. Sie wiederholten damit das grausige Läuten der Glocken in dem Bombeninferno, als das Feuer zu einem gewaltigen, über die brennende Stadt rasenden Hitzesturm angewachsen war und die Glocken in den Türmen, von dem Luftstrom bewegt, erst leise, dann immer lauter zu läuten begonnen hatten. Die Stadt brannte unter dem Dröhnen ihrer Glocken ab.

Ein Jahr später, am 16. Januar 1990, waren wir wieder da und feierten mit der Domgemeinde die Erinnerung an diese Nacht. Die Grenzen waren geöffnet, der neue Kruzifixus war zu einem Zeichen dieser stillen Revolution geworden, er war jetzt schon ein Stück Magdeburger Geschichte:

Als im September 1989, während Honecker das vierzigjährige Bestehen der DDR pompös feiern ließ, ein ständig zunehmender Strom von Menschen über die neu geöffneten Grenzen in Ungarn nach Österreich und in die Bundesrepublik flüchtete, »versammelte sich eines Montag abends die Gemeinde des Magdeburger Doms im Hochchor um den Kruzifixus, um für die ›Erneuerung der gesellschaftlichen Verhältnisse‹ in der DDR zu beten. Am ersten Montag waren es 150 Menschen, am zweiten Montag 400 und am dritten schon 1000 Beter ... Als am vierten Montag sich viele tausend im Dom einfanden, zog die Gemeinde aus dem frühgotischen Chor wieder in das riesige Schiff des Domes um«, so berichtete über diese Vorgänge die im Frühjahr 1990 in der DDR neu herausgegebene und inzwischen wieder eingegangene Zeitschrift »Tacheles«. »Inzwischen hatten der Staatssicherheitsdienst der DDR, Polizei und Nationale Volksarmee ihre Kräfte um den Dom zusammengezogen. Die Situation wurde immer gespannter. Ein Funke hätte genügt, um eine Explosion der Gewalt auszulösen. Die Pastoren der Domgemeinde und einige andere besonnene Menschen brachten die Kommandeure der ›bewaffneten Kräfte‹ dazu, den Ring um den Dom nicht so eng zu schließen, daß es zu Tätlichkeiten zwischen Menschen, die den Dom nach dem Gebet verließen, und den sogenannten ›Sicherheitskräften‹ hätte kommen können. Die Revolution in Magdeburg, welche auch unter dem Lebensbaum-Kruzifix aus Braunschweig begonnen hatte, blieb friedlich bis zum heutigen Tag. Die Montagsgebete fanden weiterhin statt. Am letzten Montagsgebet, am 15. Januar 1990, hatten sich daran 10000 Menschen im Dom beteiligt. Der Kruzifixus aus Braunschweig hat im letzten Jahr in einem Zentrum der Magdeburger Geschichte gestanden. Er ist ... zu einem Zeichen der Hoffnung geworden auf ein neues Leben.«

Keiner von uns, die wir im Januar 1989 den Kruzifixus nach Magdeburg gebracht hatten, wäre damals auf die Idee gekommen, daß die schwer gesicherte Grenze zwischen der DDR und der Bundesrepublik schon im gleichen Jahr geöffnet werden würde, und doch hätte die Annahme dieses Kruzifixes durch den Rat der Stadt Magdeburg solche Gedanken nahelegen können. Das war schon ein Zeichen der beginnenden Auflösung, der Unsicherheit in der Sozialistischen Einheitspartei. Auch dort glaubte man nicht mehr an das sozialistische Paradies hier auf Erden, man war zu Kompromissen bereit, der fanatische Kampfeswille hatte nachgelassen.

Die Gemeinde hatte unter dem Kreuz für die Veränderung der gesellschaftlichen Verhältnisse, für die Öffnung der Grenzen, für die Beendigung einer physischen und geistigen Gefangenschaft gebetet, die dieses Land in eine immer tiefere Krise geführt, die Menschen entmündigt hatte und auch die Natur immer mehr zu bedrohen begann. Die Flüsse waren zu Kloaken geworden, die Äcker vergiftet, die Luft schwefelhaltig wie ein Pesthauch, und alles Leben wurde täglich mehr durch die immer unsicherer werdenden atomaren Kraftwerke bedroht. Es waren wirklich Gebete zur Beendigung einer Pest dieses Jahrhunderts, der Diktatur.

Diese Geschichte zeigt auch, wie töricht das Geschwätz über den Zeitgeist in der modernen Kunst ist. 1989 war keine Plastik in Magdeburg aktueller als dieses Pestkruzifix, das »zu einem Symbol der sanften Revolution wurde«, wie die Zeitschrift »Living« im Herbst 1990 schrieb, als die Länder der ehemaligen DDR der Bundesrepublik beigetreten sind.

27. Network oder die Kunst in unserer ehrenwerten Gesellschaft

Ende der siebziger Jahre haben die sechs größten Schallplattenfirmen Amerikas zwischen New York und Los Angeles einen Verbund namens »network« gegründet, mit dem das Sendenetz der amerikanischen Fernsehstationen bei der Wiedergabe von Schallplatten kontrolliert werden sollte. Diese Musikmafia bestach oder besticht die Musikredakteure und Discjockeys der wichtigsten Rundfunkstationen in den USA mit großen Geldbeträgen, aber auch mit Crack und Kokain. »Payola« wurde zum Fachausdruck für Bestechungsgelder und Rauschgiftsendungen. Die Industrie investierte bis zu dreihunderttausend Dollar pro Platte, um sie in das Sendeprogramm zu bringen. Für Michael Jacksons bekannteste Platten, »Billie Jean« und »Thriller«, wurden jeweils hunderttausend Dollar an die Redakteure der Radioprogramme bezahlt, die Platten verkauften sich daraufhin vierzigmillionenmal. Das Geschäft lohnte sich. »Das Syndikat kontrollierte sämtliche einflußreichen Radiosender des Landes«, so der »Spiegel« in Heft 48/1990, »und war ebenso mächtig wie gefürchtet, denn das ›network‹ lancierte nicht nur Hits, es konnte sie vor allem verhindern. Die Musik-Mafia ließ erfolgversprechende Titel von den bestochenen Rundfunkstationen boykottieren, wenn die Syndikatsmitglieder nicht von der Rock-Industrie für die Betreuung der Platte gebucht wurden.« Der »Spiegel« führt dann weiter aus: »... deshalb verschwanden Popsongs, die von weniger finanzkräftigen Firmen veröffentlicht wurden, schnell aus den amerikanischen Radio-Charts.« »Die Korruption treibt nicht nur die Preise in die Höhe – Payola verhindert vor allem interessante neue Musik«, meint ein Programmdirektor, der aus Furcht anonym bleiben will.

Die amerikanische Staatsanwaltschaft ist auf diese Machenschaften durch Buchveröffentlichungen und Zeugen gestoßen, weil zu viele an diesem riesigen Markt Beteiligte davon wußten. Aus dem Gerichtsverfahren aber wurde nichts, der Richter James Edemann ließ die Anklage gegen die Hauptbeteiligten fallen, weil die Staatsanwaltschaft angeblich eine Zeugenaussage zurückgehalten habe. Der Hauptzeuge der Anklage habe sich daraufhin nach England abgesetzt, da er um sein Leben fürchtete.

Ebenfalls in Los Angeles und zur gleichen Zeit flog ein Skandal mit dem Pop-Duo »Milli Vanilli« auf, das auf seiner erfolgreichsten Schallplatte, die weltweit zwanzigmillionenmal verkauft und der der höchste Preis der amerikanischen Schallplatten-Akademie zuerkannt worden ist, kein einziges Wort selbst gesungen hat. Die beiden fünfundzwanzigjährigen »Sänger« – ein Farbiger aus der Karibik und ein Deutscher – waren von dem deutschen Produzenten Frank Farian wegen ihres exotischen Aussehens und ihrer Fähigkeit angeheuert worden, mit akrobatischen Tanzschritten und simulierenden Lippenbewegungen die technisch hergestellte Musik zu untermalen. Sie waren in dem bekannten Glamourstil zwischen Indianer und Zirkus-Varieté kostümiert, der ihren infantilen Fans so gut gefällt. Als sie sich dann aber, berauscht von ihrem weltweiten Erfolg, wirklich für Gesangskünstler hielten, Betrug und Wirklichkeit nicht mehr unterscheiden konnten und selbst die nächste Platte besingen wollten, blieb dem Produzenten nichts anderes übrig als die Selbstanzeige. Der Preis der Schallplatten-Akademie für herausragende Qualität wurde ihnen wieder aberkannt.

Nicht nur die Kostümierung war infantil – wie übrigens meistens bei diesen »Künstlern« –, sondern auch der Name. Zynisch hatte der Produzent mit den Infantilismen »Milli« für »Milch« und »Vanilli« für »Vanillepudding« auf das intellektuelle Niveau seiner »Sänger« und ihres Publikums gezielt.

Die beiden Stories passen auf unseren Kunstbetrieb wie Schlüsselgeschichten. Wer denkt nicht bei den als Varietékünstler und Südsee-Insulaner kostümierten Popsängern an den international erfolgreichsten Künstlersimulanten unserer Zeit, der, mit seiner Militärweste halb wie ein Flieger und mit seinem Hut halb wie ein Penner kostümiert, immer und überall auftrat, denn revolutionär wie Castro und arm wie einen Penner stellt sich unsere geistig infantile Schickeria einen bedeutenden Künstler vor.

Verkleidet treten unsere Künstlergrößen häufig auf, schwarz von oben bis unten zugeknöpft wie Priester oder halb wie Astronauten und halb wie Dandys kostümiert mit silbernen oder schneeweißen Kostümen. Selbst der verkleckerte Malerkittel, zu jeder Zeit getragen, darf dafür herhalten. Das veranschaulicht ebenso ein dumm-romantisches Bild vom Künstler, wie diese Aufmachungen wohl auch Priestergewänder ersetzen sollen. Religiöse Verehrung erfahren diese »Avantgardisten« von ihrem Publikum wie die Rocksänger von ihren Fans.

Das wesentliche der Beuysschen Vorstellungen zum Beispiel waren verschwommene semireligiöse, sogenannte »Bewußtseinserweiterungen«, die auf Germanen- und Schamanentum, Hinduismus oder »Blut und Boden«-Sprüchen beruhten sowie auf Opferriten von der Steinzeit bis zum Christentum, die in der Gleichsetzung von Kunst, Leben und Religion gipfelten und anhand deren unverbindlichen allreligiösen Kauderwelsches sich jeder Beuys-Anhänger als Künstler und Prophet verstehen durfte. Beuys, der in seiner Düsseldorfer Studentenzeit in anthroposophischen Kreisen verkehrt und dort das allreligiöse Gemisch Steiners kennengelernt hatte, verkündete zu nichts verpflichtende und von niemandem zu verstehende Versatzstücke aus allen Philosophien und Religionen der Welt und befriedigte damit das weitverbreitete Bedürfnis, Verzückung und geistiges Elitebewußtsein zu empfinden ohne die Anstrengungen des Nachdenkens oder echten mitmenschlichen Handelns.

Er trat als armer Revolutionär auf, wie Jesus Christus oder Ché Guevara, war aber reich wie ein arabischer Scheich. Seine mehrheitlich armen Jünger störte es nicht, daß er jährlich Millionenbeträge von Bankern, Industriellen, Museen und Kulturämtern kassierte. Daß er teuerste Autos fuhr, empfand niemand als unvereinbar mit seiner Verkleidung. Obwohl er in den Salons der Milliardäre, bei Ströher wie bei Frau Henkel, das brave und verläßliche Schoßhündchen war – Schmela hatte mir davon voller Verachtung berichtet –, simulierte er erfolgreich den Aufrührer gegen alles Überkommene. Er verteilte als Weihnachtsmann der Nation an die Möchte-gern-Intellektuellen und die Schickeria, an seine Jünger, einfach an alle Kreativität, Prophetie und Revoluzzertum, kurz Zugehörigkeit zu einer elitären religiösen Gemeinschaft – ganz besonders an die über ihn berichtenden Journalisten. Wer an Beuys glaubte, war etwas Besonderes, wer ihn pries, war sein Prophet.

Es ist so viel über ihn geschrieben worden, meistens religiös-verzückt, gelegentlich auch voller Verachtung, aber seine Infantilität und die seiner Verehrer wurde merkwürdigerweise nur selten beschrieben. Schon sein Deutsch war frühpubertär, auch das gedruckte – sogar noch nach der Lektorentätigkeit der Verlage. Zum Beleg kann man jeden seiner Texte verwenden. Ich beziehe mich auf zwei Beispiele, die Heinz Spielmann in seiner Schrift »Das pervertierte Kunsturteil oder ein Fall Beuys« veröffentlicht hat. Also sprach Beuys: »Aus diesem Grunde wird oft gesagt, ich sei ein Mystiker oder so was, weil mich die Frage interessiert, was liegt vor der Geburt eines Menschen und was geschieht, wenn er gestorben ist – das sind alles Dinge, die mit meiner plastischen Theorie zusammenhängen.«

Und was beinhaltete seine plastische Theorie? Das »verkündet« Beuys an anderer Stelle: »Die Hauptintentionen meiner Arbeit drehen sich um eine plastische Theorie und um den Begriff Plastik selbst. Und in dieser Theorie lassen sich Abfallprodukte in irgendeiner Weise gut einbauen. Um über das eine Information abzugeben, was ich meine: zum Beispiel Filz ist für mich nicht unbedingt ein Zeichen für etwas Vergammeltes oder etwas Graues oder Staubiges, sondern hier interessiert mich der homogene Faktor des Materials, um damit eine Parallelerscheinung zu einer Theorie abzubilden, beispielsweise ein chaotisches, was ich im Filz wiederfinde und was ich auch im Fett habe, dieses Element. Demgegenüber steht ein, sagen wir mal, gedankliches Prinzip, und dieses gedankliche Prinzip läßt sich ja in der Tat meistens nur direkt theoretisch, also verbal äußern. Insofern fühle ich mich immer verpflichtet, zu meinen Arbeiten eine Theorie sozusagen zu verkünden. So gesehen bin ich vielleicht auch ein geeigneter Typ, um als Lehrer etwas auszusagen über plastische Probleme.«

Ich möchte jetzt nicht den verwirrten Inhalt solcher Sätze analysieren – die Zeit wäre vertan –, sondern nur auf die primitive Grammatik, das falsche Deutsch und die schwammigen oder anmaßenden Begriffe verweisen, die eben dem Entwicklungsstand eines philosophierenden höchstens Vierzehnjährigen entsprechen. Während das aber bei dem Normalmenschen nur ein Übergangsstadium ist – bald merkt er, daß ihm zur Sprache und zur Philosophie jede Begabung fehlt –, ist es bei Beuys bis zum Ende seines Lebens so geblieben. Gerade diese Infantilität, die ihn mit so vielen Zeitgenossen verband, war einer der Gründe für seinen Erfolg.

Aber selbst auf die Abfallprodukte, die nach seinen Zeremonien in die Reliquienbehälter der Museen gelangten, hatte ihn erst Schmela gebracht. Beuys hatte diesen Müll Anfang der sechziger Jahre bei Armand Fernandez gesehen, der Bierflaschenverschlüsse, den Inhalt von Papierkörben, verbeulte alte Kannen oder zerschlagene Geigen in dafür vorbereitete Glasbehälter gekippt hatte, die dann durch diese rituelle Handlung zu Kunstwerken geworden waren. Das ist so gekommen: Arman wollte Ende der fünfziger Jahre unbedingt von Schmela* ausgestellt werden und hatte ihm dafür eine Serie von Stempelbildern gezeigt, die der Galerist aber ablehnte, weil sie »Schwitters schon viel besser« gemacht habe. Dann kam er mit Collagen à la Schwitters, die Schmela auch nicht wollte, bis ihn der Händler darauf gebracht hat, die Abfallprodukte nicht zu Bildern zu collagieren, sondern pur in Glasbehälter zu kippen. So kam der Abfall in die Kunstgeschichte. Die erste Ausstellung dieses Armandschen Abfalls fand 1960 bei Schmela statt, während Beuys erst 1963/64 damit angefangen hat.

Aber das bedeutungsvolle Spiel mit dem Schmutz entsprach auch seiner Infantilität. Nach Auseinandersetzungen mit Schmela wandte er sich dem Galeristen Friedrich** zu, von dem er zum Avantgardisten par excellence gemacht wurde, weil dieser Händler früher als die meisten anderen die Zusammenarbeit mit den Museen und Millionären aller Länder virtuos beherrschte.

Avantgarde-Simulanten wie Beuys produzieren angeblich sogenannte »neue Zeichen«, die das Bewußtsein ihrer Mitmenschen erweitern, auf philosophische, religiöse oder meditative Vorstellungen verweisen oder dazu anregen sollen. Darin unterscheiden sich die Überreste Beuysscher Aktionen nicht von quadratischen Platten, übereinandergelegten geometrischen Körpern oder T-Trägern, auf den Boden gelegten Stäben oder im Kreis angeordneten Steinen, monochromen Bildern und auch nicht von dem berühmten weißen Quadrat des Malewitsch. Gemeint sind nicht die Dinge, die das Auge sieht, sondern die angeblich dahinterliegenden Philosophien. Es sind also moderne Reliquien:*** Der Nagel vom Kreuze Jesu wird ebenfalls nicht um seiner selbst willen verehrt, sondern als ein Zeichen, welches auf etwas ganz anderes – den Opfertod Christi – verweist. Man kann also im Unterschied zu den herkömmlichen Kunstwerken an diesen Stücken die Philosophien nicht erkennen und sein »Bewußtsein erweitern«, sondern braucht den Interpreten, der nun wieder seinen Lesern die Bedeutung der Beuysschen Reliquien in einer quasireligiösen Geheimsprache erklärt, in einer Art »Katalogwelsch«.****

Weil aber gerade das Unverständliche all den Halbintellektuellen, die von Jugend an daran gewöhnt sind, kompliziertere Inhalte nicht zu verstehen, das Tiefsinnige zu sein scheint, ist dieses Katalogwelsch für die infantilen Gemeinden der Künstlerpriester wichtig, es wurde zum Kirchenlatein im Narrenschiff.

Um die Schreiber zu diesem Geschwafel zu motivieren, bedarf es natürlich bedeutender Ereignisse: Die zu besprechenden Zeichen müssen also in den Kirchen unserer Zeit, in berühmten Museen, ausgestellt oder besser noch von ihnen angekauft werden. Findet dann der Betrachter und der Journalist quadratische Platten oder irgendwelchen Abfall im selben Haus, in dem Bilder von Dü-

* Galerie Alfred Schmela, Düsseldorf

** Galerie Heiner Friedrich, Köln

*** Fußmann, Klaus: Die Schuld der Moderne

**** Dieser Ausdruck stammt von dem ehemaligen Oberbürgermeister von Wolfsburg, Dr. med. Uwe-Jens Nissen, der sich um die Kunst dieser Stadt sehr verdient gemacht hat.

rer, gotische Altäre oder Kunstwerke aus dem 19. oder frühen 20. Jahrhundert gezeigt werden, dann steht ihr Kunstcharakter außer Frage. Damit kommen wir wieder zu »network« zurück, zu deutsch »Vernetzung« von sogenannten Künstlern, Galeristen, Kunstvereinen und Museen, Kunstjournalisten und Sponsoren: So hat es sich dann auch tatsächlich abgespielt. Schmela und andere (u. a. auch Schmücking in Braunschweig) hatten damit angefangen. Schmela war es gelungen, Wember, den Direktor des Kaiser-Wilhelm-Museums in Krefeld, zu überreden, des Galeristens Schützlinge in seinem Museum auszustellen.*

Die erfolgreiche Zusammenarbeit zwischen Händler, Mäzen und Museum begannen dann von der Mitte der sechziger Jahre an andere Galeristen zu imitieren. Damals wurden in der Bundesrepublik die Galeristen »Friedrich und Dahlem« darin (neben Zwirner und Schmela) am erfolgreichsten. Den beiden gelang es, dem Multimillionär Ströher gleichzeitig die Popsammlung »Kraushaar« aus New York und die Beuys-Sammlung aus Mönchengladbach aufzuschwatzen. Nachdem sie 1964/65 das Städtische Museum von Mönchengladbach zu einer Ausstellung »Beuys« überredet hatten, setzten sie in der zweiten Hälfte der sechziger Jahre zusammen mit dem Wella-Millionär Ströher eine Ausstellungstournee von Beuys durch die berühmtesten Museen und Kunsthallen Europas durch, von der Staatsgemäldesammlung in München über Hamburg, West-Berlin, Düsseldorf, Eindhoven, Bern und Basel bis in das Landesmuseum nach Darmstadt. An all diesen Stationen initiierten sie außerdem Artikel der bundesdeutschen, holländischen und schweizerischen Großkritiker. Diese Tournee verschaffte Beuys den großen Durchbruch in Europa.**

Beuys wurde zum erfolgreichsten deutschen Künstlersimulanten, weil er der erste war, der von zwei dazu besonders talentierten Galeristen durch wichtige europäische und amerikanische Museen geschleust worden war. Höhepunkt war die Ausstellung im »Museum of Modern Art« in New York, deren hohe Kosten – schließlich mußten diese leichtvergänglichen Reliquien zum Teil mit Kühlanlagen über den Atlantik gebracht werden – von der Bundesregierung getragen worden waren.

Viele führen den Erfolg von Beuys auf sein Gespür für Medien- und Werbewirksamkeit zurück. Ich habe daran Zweifel. Seine dilettantischen, häufig geradezu schmierenkomödienhaften Auftritte, all dieser Unsinn von der Honigpumpe bis zu dem langen Gespräch in New York mit dem Kojoten sollen großartige werbewirksame Gags gewesen sein? Dazu haben sie erst die Medien gemacht. Ohne ihr Mitspielen hätte man das alles vermutlich so lächerlich gefunden, wie es wirklich war. Auch der posthume Wirbel um die angeblichen Beuys-Fälschungen ist erst durch die Medien zu einem weiteren großen Werbefeldzug für Beuys geworden – nach dem so simplen wie falschen Motto: Nur bedeutende Künstler werden gefälscht. Aber seid getrost, das Abendland ist nicht verloren, wir machen schon Ausstellungen »Joseph Beuys und die Antike« (Gerhard-Marcks-Haus, Bremen).

* Das alles habe ich in der »Entmündigung der Künstler« geschildert.
** Siehe auch »Entmündigung der Künstler«, 3. Auflage, Seite 166

Friedrich hat alle seine Künstlersimulanten, von Walter de Maria über Twombly, Dan Flavin, Carl Andre, Michael Heizer, Palermo bis zu F. E. Walther und Richter, durch Ausstellungen in berühmten Museen und Kunsthallen durchgesetzt, niemanden aber so massiv wie Beuys. Zimperlich in seinen Methoden war er nicht. Der Direktor des Kunstmuseums Basel zum Beispiel, Dr. Franz Meyer, erzählte mir in einem Interview am 8. Oktober 1974 – in dem er auf mich einen erstaunlich einfältigen Eindruck machte –, daß er von Friedrich nach Amerika eingeladen und dort auf Kosten des Galeristen in einem Auto durch die Wüste chauffiert worden sei, um die Land-art von Walter de Maria kennenzulernen: Dr. Meyer machte als Museumsdirektor einen von Friedrich finanzierten Amerika-Urlaub und anschließend eine Walter-de-Maria-Ausstellung im Kunstmuseum von Basel. Sollte für die anderen Museen und ihre Direktoren wirklich nichts abgefallen sein, nicht einmal soviel wie für das Landesmuseum in Darmstadt, für das Ströher später ständig Geld gestiftet hat? Es wurden nicht nur die Ausstellungen gezeigt, sondern viele Museen kauften Beuys und andere Künstler an – und zwar zu sehr rasch steigenden Preisen.

1991 war es geradezu selbstverständlich, daß Museen für ein Bild von Baselitz oder Kiefer von hunderttausend bis zu einer halben Million Mark bezahlten – die »Neue Galerie« von Kassel für eine Reliquie von Beuys sogar fünfzehn Millionen. So hat das Züricher Kunsthaus zwei Renoirs für knapp zwei Millionen versteigert, um für drei Millionen zwanzig fast gleiche zu einer Bilderwand zusammengefügte Leinwände von Baselitz kaufen zu können. Damit hatte der Museumsdirektor dem Kunstmarkt gleich einen zweifachen Gefallen getan: Einmal hat er den Markt mit einem der immer seltener werdenden Impressionisten versorgt und zum anderen Baselitz sozusagen über Renoir gestellt, also diesen deutschen Maler auf eine raffinierte Weise den nach Renoir verrückten Japanern empfohlen und damit seine Preise noch einmal hochgepuscht.

Leicht ließe sich das alles erklären – und seit langer Zeit wird das auch unter Insidern gemunkelt –, wenn man davon ausginge, daß die meisten Direktoren von Museen für zeitgenössische Kunst Prozentsätze ihrer Ankäufe von den Händlern oder Künstlern auf ihre privaten schwarzen Konten erhielten. Das jedenfalls wäre eine Erklärung für die schnell ansteigenden Preise »bedeutender« zeitgenössischer Künstler und für die Zuverlässigkeit, mit der die Direktoren immer wieder bei den gleichen Galeristen kaufen: Man kennt sich und weiß, daß alles diskret abgewickelt wird. Warum sollten Museumsleute weniger bestechlich sein als die Redakteure von Radioprogrammen: network. Darum vielleicht sind in kaum einem Land der Welt die Museen mit zeitgenössischen Machwerken so vollgestopft wie in Deutschland: Fast nirgends schützt das Bankgeheimnis die Inhaber schwarzer Konten so perfekt wie bei uns.

Solche Machenschaften sind natürlich schwer nachzuweisen. Zweimal aber sind derartige Vorgänge doch etwas genauer in unser Blickfeld geraten. In dem einen Fall sind die äußerst merkwürdigen Ankaufspraktiken in den Bayerischen Gemäldesammlungen und des zuständigen Ministeriums durch den Ankauf einer Fälschung publik geworden. Ein vermutlich »getürkter« Daubigny zu dem weit überhöhten Preis von mehr als eineinhalb Millionen Mark gekauft, veranlaßte den Nachfolger des Generaldirektors Dr. Steingräber, Hubertus Falkner von Sonnenburg, die Unterlagen über die Ankaufspraktiken seines Vorgängers im Museum zu durchforsten.

Schnell zeigte sich ein Grundmuster, das ganz offensichtlich eine diskrete Zusammenarbeit zwischen der Leitung der Bayerischen Gemäldesammlung und dem Münchener Kultusministerium zur Voraussetzung hatte. Fast immer waren die Ankaufspreise gegenüber den handelsüblichen um den doppelten bis zehnfachen Betrag überhöht. Gleichgültig, woher die Bilder kamen – das blieb meistens im dunkeln –, die Kaufsummen wurden auf Geheimkonten nicht identifizierbarer Personen in der Schweiz überwiesen. Von da ab verloren sich alle Spuren. Niemand weiß und niemand ist auch bereit, nachzuweisen, an wen diese Gelder schließlich weitergeleitet wurden. Das veranlaßte Peter M. Bode in der »Münchener Abendzeitung« am 7.12.1993 zu der Frage: »Warum also ging alles in das Bermuda-Dreieck der Geheimkonten? Wer hatte davon Vorteile? Ob diesen Verdacht der Korruption der Ausschuß erhärten kann, werden die nächsten Sitzungen erweisen.«

Inzwischen war nämlich auf Betreiben des Landtagsabgeordneten und ehemaligen Richters und Staatsanwaltes Heiko Schultz ein Untersuchungsausschuß eingerichtet worden. Lange hatte sich das Kultusministerium gegen Nachforschungen gewehrt. Dann aber wurde der gleiche Ministerialbeamte, der die Geschäfte damals gedeckt hatte, Wolfgang Eberl, mit der Zusammenstellung der Akten beauftragt, die im Ausschuß zum Teil geschwärzt ankamen, empörte sich die Opposition im Münchener Maximilianeum (»Straubinger Tageblatt«, 16.12.1993).

Zu diesem Grundmuster gehörte auch, daß Ankäufe, denen der Landtag zustimmen mußte (über zwei Millionen Mark), an den Abgeordneten vorbeigemogelt wurden, indem höhere Kaufbeträge auf verschiedene Rechnungen so verteilt wurden, daß man unter der magischen Zwei-Millionen-Grenze blieb. Das sogenannte Kopplungsgeschäft zwischen dem vermutlich gefälschten Daubigny und einem echten Frühwerk Toulouse-Lautrecs, dem Bildnis des »jungen Routy«, zeigt am besten die Vorgehensweise. Der Toulouse-Lautrec, welchen der Schweizer Kunsthändler Peter Nathan vermutlich für 1,2 Millionen eingekauft hatte, sollte für die Staatliche Gemäldegalerie 4,2 Millionen kosten, und der sogenannte Daubigny sechshunderttausend Mark, obgleich bis dahin im Kunsthandel für echte Daubignys nie mehr als einhundertfünfzigtausend Mark bezahlt worden waren. Zuerst einmal schichtete man um, der Toulouse-Lautrec wurde für 3,2 Millionen angeboten und der Daubigny auf 1,6 Millionen aufgestockt. Damit blieb letzterer auch jetzt noch unter der Genehmigungsgrenze. Für das immer noch zu teure Frühwerk des Toulouse-Lautrec spendete nun der Siemens-Kunstfonds eine Million, zweihundertfünftausend Mark kamen von anderen Spendern. So blieben für den Toulouse-Lautrec 1,995 Millionen Mark aus öffentlichen Mitteln übrig. Jetzt brauchte der Kauf vom Landtag nicht genehmigt zu werden. Erst einmal wurden die 3,2 Millionen für den Toulouse-Lautrec in die Schweiz an Deckadressen und auf Nummernkonten überwiesen, ein Jahr später für den Daubigny die restlichen 1,6 Millionen.

Ähnlich war es mit dem Kauf eines Bildes von Ghislandi, dessen Preis sich in den wenige Wochen dauernden Verhandlungen zwischen dem Londoner Händler und Steingräber in wundersamer Weise von circa vierhunderttausend Mark auf eine Million Mark erhöht hat. Gezahlt wurde mit Schecks, die von dem durch die Parteispendenaffäre bekanntgewordenen Flick ohne Angabe von Adressen ausgestellt worden waren. Auch hier verloren sich die Spuren in Zürich. Wieder blieb es unklar, wer das Geld erhalten hatte und warum der Preis so rasch gestiegen war. Drei Beispiele von mindestens zwanzig.

Als aber 1987 Hubertus Falkner von Sonnenburg die Geschäftsunterlagen für die Ankäufe unter Steingräber zu untersuchen begann, stellte Heribald Närger, Vorstandsmitglied der Siemens AG, den Entzug der Unterstützungen für die Staatsgemäldesammlung in Aussicht. Auch der Referent im Kultusministerium, Wolfgang Eberl, begann sich in Sonnenburgs Untersuchungen einzumischen (»Münchner Merkur«, 19./20. Juni 1993), bis der Generaldirektor in die Staatskanzlei bestellt wurde, um ein Schreiben zu unterzeichnen, mit dem seine Aufsichtspflicht hinsichtlich der Ankäufe dem Kultusministerium übertragen werden sollte. Von Sonnenburg unterschrieb nicht, kündigte 1990 und ging nach New York an das Metropolitan-Museum.

Daraufhin wurde als sein Nachfolger Johann Georg von Hohenzollern ernannt und von Katharina Hegewisch in der »FAZ« am 28.11.91 emphatisch gepriesen. Inzwischen stellte sich vor dem Untersuchungsausschuß heraus, daß auch er in viele dieser Machenschaften verwickelt war. So hat er selbst zum Beispiel »Die Grablegung der heiligen Katharina« von Francisco Zurbaran (»Abendzeitung«, 16.12.1993) auf knapp eine Million geschätzt, die Staatsgemäldesammlung aber kaufte das Bild für das Doppelte. »Ich möchte wissen, wozu die zweite Million gezahlt wurde«, fragte sich Heiko Schultz, Vize-Vorsitzender des Untersuchungsausschusses. Noch deutlicher drückt sich der Daubigny-Kenner und Verfasser des Werkverzeichnisses des französischen Malers, Robert Hellebranth, in einem Schreiben am 30. November an den Untersuchungsausschuß aus (»Süddeutsche Zeitung«, 7.12.1993): »Im übrigen bestätige ich noch einmal, daß der angebliche Daubigny keinesfalls wirklich Daubigny zugeschrieben werden kann. Der für dieses Gemälde bezahlte Preis grenzt seitens der Verkäufer und ihrer Komplizen schon an Raub.«

Wollen wir einmal versuchen, zu spekulieren, wie es gewesen sein könnte: Die Staatsgemäldesammlung kauft ein Bild zum Beispiel für zwei Millionen, welches in Wirklichkeit nur fünfhunderttausend Mark wert ist. Eine Million davon stiftet eine große Firma und erhält eine entsprechende Spendenbescheinigung, aufgrund deren sie mindestens fünfhundertsechzigtausend Mark absetzen kann. Dann gehen die zwei Millionen in das »Bermuda-Dreieck« in der Schweiz und werden dort jeder weiteren Nachprüfung entzogen. Da für das Bild nur eine halbe Million Mark bezahlt werden muß, geht eine halbe Million an die Spenderfirma* zurück. Sie hat also zusammen mit der Spendenbescheinigung schon einen klaren Gewinn von sechzigtausend Mark. Dann ist noch eine Million zur Verteilung zwischen politischen Parteien, Museumsdirektoren und etlichen Damen und Herren im Kultusministerium übrig. Die restliche halbe Million geht an den Händler. Im einzelnen müßte es wohl etwas komplizierter verlaufen sein, aber prinzipiell könnte es so abgewickelt worden sein. So fragte sich auch Peter M. Bode: »Zu wessen Gunsten wurde die dutzendfache Preistreiberei inszeniert?«** (Vergleiche den Herzklappen-Skandal.) Wenn dann noch die Spenderfirma sich bei dem von ihr gesponserten Bild einen ihrem angeblichen Geldeinsatz entsprechenden Eigentumsanteil abtreten läßt, wie es Siemens bei dem Toulouse-Lautrec-Bild getan hat, dann fängt sich das Spenden wirklich so richtig zu lohnen an.

Übrigens hat der Kunsthändler Nathan schon 1989 die Rücknahme beider Bilder – auch einzeln – zu den gezahlten Preisen angeboten. Warum ist man darauf nicht eingegangen? Die eben von mir angestellte Spekulation könnte darauf eine Antwort geben: Das verteilte Geld war vielleicht schon verbraucht. Die Käufer konnten dem Verkäufer das unter sich verteilte Geld nicht mehr zurückzahlen, damit er es dann offiziell an den Staat wieder retournieren konnte.

In der Ära Steingräber sollen mindestens zehn Millionen Mark zuviel für Käufe ausgegeben worden sein. Für zwanzig Bilder stieß der Untersuchungsausschuß auf insgesamt fünfundfünfzig Rechnungen, die meisten wurden wahrscheinlich von den Museumsleuten selbst geschrieben.**

Jedenfalls erzählte Hubertus Falkner von Sonnenburg, daß ihm ein Kunsthändler schon mal einen flotten Sportwagen angeboten habe, um seinen Blick für Fälschungen zu trüben, wie in der »Zeit«, Nr. 38, am 17.9.1993 berichtet wird: »Nichts Besonderes«, meint Sonnenburg, »man muß es ganz brutal sagen: In der Museumswelt sind unglücklicherweise viele Leute sehr billig zu kaufen. Ohne festen Charakter kippen einige schon über die kleinsten *favours*.«

Dies könnte die vorher im Zusammenhang mit Museen für zeitgenössische Kunst geäußerten Vermutungen bestätigen. Die Kaufpreise für zeitgenössische Kunst können von den Museen noch leichter hochgetrieben werden, weil deren angebliche Bedeutung leichter zu manipulieren ist als die alter, seit Jahrhunderten getesteter Kunst. Außerdem gibt es weniger Mitwisser.

Auf alle Fälle wird unser Vertrauen in die rechtmäßige Verwendung von Ankaufs- und Stiftungsgeldern nicht gerade erhöht, wenn zum Beispiel viele von mir angeschriebene Museen für zeitgenössische Kunst sich weigern, Kataloge über ihre Neuankäufe herauszugeben oder mir wenigstens persönlich Auskunft zu erteilen. Entweder erhielt ich überhaupt keine Antwort, oder ich erfuhr, daß es solche Listen in dem Museum gar nicht gäbe oder daß wenigstens Preise und Stifter geheimgehalten werden müßten. Angaben über die bezahlten Preise habe ich in keinem Fall erhalten: Solch »sensible« Vorgänge eigneten sich nicht für eine Veröffentlichung, konnte ich hören. Wenn ich aber öf-

* Abendzeitung, 9.11.1993
** Abendzeitung, 27.4.1994

fentliche Aufträge übernehme, stehen die dafür gezahlten Gelder in allen Zeitungen. Diese Vorgänge sind offenbar nicht so sensibel.

Als Peter Iden, damals designierter Direktor des Museums für moderne Kunst in Frankfurt, die Beuys-Sammlung von der Familie Ströher erworben und aus dem Darmstädter Museum nach Frankfurt geholt hatte, erfuhr man kurze Zeit später aus der »FAZ«, daß er seinen Direktorenposten wegen »Arbeitsüberlastung« niedergelegt habe. Gerüchteweise aber hörte man von einer kräftigen Provision Idens beim Kauf der Beuys-Sammlung, die mit seinem Direktorenposten nicht zu vereinbaren gewesen ist. Er soll deswegen von den Stadtvätern zum Rücktritt gezwungen worden sein. Wie dem auch sei, sicher ist, daß auch in diesem Fall kein bundesdeutscher Journalist solchen Fragen nachgegangen ist, obgleich sie sicher leichter zu beantworten gewesen wären, als Industriespionage zu durchleuchten. Die zeitgenössische Kunst ist für die Presse tabu. Die ästhetische Kirche darf nicht in Frage gestellt werden.

Wenn Herr von Sonnenburg in aller Öffentlichkeit viele Museumsleute der Bestechlichkeit zeihen kann, sollten wir dann ihren künstlerischen Wertungen gegen unser Auge und unser eigenes Urteil Glauben schenken? – Wohl kaum.

Jedenfalls hat der Kunsthandel seit 1964 – und ganz besonders seit der Gründung der Kunstmärkte in Köln durch den Obernazi Stünke, dann in Düsseldorf und Basel – eine neue Qualität gewonnen. Künstler oder Künstlergruppen, die »durchgesetzt« werden sollten, wurden von nun an in engster Zusammenarbeit zwischen verschiedenen Galeristen und Museumsdirektoren in Wanderausstellungen durch die berühmten Museen Amerikas und Europas geschleust. So wurde die Pop-art zur gleichen Zeit durch mehrere Wanderausstellungen, die von europäischen und amerikanischen Galeristen, Philip Morris, etlichen Museumsdirektoren und den Organisatoren der Biennale und der Documenta zusammengestellt worden waren, schlagartig »gemacht«.* Eines der jüngsten Beispiele für solch eine Museumskampagne ist die Ausstellung von Objekten des Happening-Künstlers Wolf Vostell in gleichzeitig sechs Museen von Mülheim und Köln bis Mannheim, 1992 organisiert von der Galeristin Inge Baecker, Köln, bezahlt von der Stiftung »Kunst und Kultur des Landes Nordrhein-Westfalen«. Fast zwanzig Museen sind Leihgeber: ein Staatskünstler der Bundesrepublik.

Das alles mag mehr oder weniger zufällig entstanden sein, aber daraus hat sich sehr schnell ein Ring von Galerien und Museumsdirektoren in den führenden westeuropäischen Industrieländern und Amerika entwickelt. Die Kunsthändler waren mit der Impertinenz von Staubsaugervertretern in die Museen eingedrungen und hatten deren Direktoren dazu gebracht, die von der Öffentlichkeit bezahlten Hallen für die Ausstellungen ihrer Galerieschützlinge zu öffnen. Natürlich halfen sie auch bei den Kritikern und Großkritikern nach, nicht nur durch Geldüberweisungen, sondern oft auch mit Werken der zu preisenden Künstler. Stiegen daraufhin die Preise dieser Künstler, war es der Schaden der Schreiber nicht.

* »Entmündigung der Künstler«

Die Direktoren der Museen fanden sich außerdem plötzlich als Vorkämpfer der Moderne in den Medien gefeiert. Die Öffentlichkeit bemerkte gar nicht, daß hinter ihren Ausstellungen zeitgenössischer Künstler in Wirklichkeit Galerien standen, daß die Museen nur noch die vergrößerten Schaufenster der Händler waren. Ja, es sieht sogar so aus, als ob sich die Pressurgruppen der westlichen »Kunst«-Händler schon vor den Schallplattenkonzernen zusammengeschlossen hätten. Natürlich gibt es solche Korruption überall in unserer Gesellschaft, nur, zu den »geistigen«, ja geradezu religiösen Ansprüchen der Kunst paßt sie besonders schlecht. Aber gerade in diesem und nur in diesem Punkt ist die moderne Kunst wirklich modern. Sie ist zu einem Abbild unserer Korruptionsgesellschaft auf Gegenseitigkeit geworden. Wenn Kunst Ausdruck ihrer Zeit ist, ist unser Kunstbetrieb bestimmt Kunst.

Jedenfalls läßt sich die internationale Berühmtheit jedes einzelnen Stars oder Künstlersimulanten seit Ende der fünfziger Jahre von der Häufigkeit seiner Museumsausstellungen ableiten. Beuys und Andy Warhol waren die am meisten in Museen gezeigten Künstler und lange Zeit auch die international teuersten. Die Berühmtheitskurve der Künstler und die ihrer Museumsausstellungen verlaufen parallel. Aber wohlgemerkt: Sie wurden nicht in den Museen ausgestellt, weil sie so berühmt waren, sondern umgekehrt, sie wurden berühmt, weil sie so oft in den Museen ausgestellt und dann von den Medien gefeiert worden waren. Die berühmtesten Museen der westlichen Welt haben diese Künstlerdarsteller schon gezeigt, als sie noch kaum jemand kannte; »Network?«

Damals – in den sechziger Jahren – gehörten diesem Netz nur wenige Galerien auf dem westeuropäischen Festland an, einige in der Bundesrepublik, in West-Berlin, Paris und London, die meisten hatten ihren Sitz in New York. Zu den deutschen Mitgliedern dürften damals die Galeristen Friedrich und Dahlem gehört haben, der Ober-Nazi Stünke, Vizepräsident der Documenta-Foundation und Gründer des Kölner Kunstmarktes, somit doppelt wichtig für diesen Kreis, wahrscheinlich auch Schmela und Zwirner, Onnasch und René Block aus Berlin und schließlich als Wichtigster Werner in Berlin, Düsseldorf und New York, in Paris und New York Ilona Sonnabend und Denise René, viele New Yorker Galeristen, unter ihnen Leo Castelli, Mary Boone und Marian Goodman, in London die d'Offay-Galerie, in Mailand, Turin und Rom zwei oder drei Galeristen. Sonst ahnte kaum jemand etwas von diesem Netz. Fast alle anderen Galeristen arbeiten einzeln auf lokaler Ebene. Stünke versuchte schon damals mit japanischen Galerien zusammenzuwirken, die aber international noch zu wenig Bedeutung hatten.

Mit dem wachsenden Reichtum in der westlichen Welt – zuerst in den siegreichen Vereinigten Staaten, dann in Europa, besonders in der Bundesrepublik – fingen nun auch Banken und Industrieunternehmen an, Kunst zu sammeln, um sich ein »geistiges Profil« zu geben, um auf eine neue, fast religiöse Art für sich zu werben, aber auch, um zu spekulieren. Ohne jede Ahnung wandten sie sich, wie sie es gewohnt waren, an sogenannte Fachleute, also an Museumsmänner und Galeristen. Damit gerieten sie automatisch in das internationale Netz dieser Kunsthändler und der von ihnen beeinflußten Museen, zumal es auch gerade

Händler gewesen waren, die den Bankiers und den Firmenvorständen diese neue Werbungsart eingeredet hatten. Jetzt begann sich der Einfluß des Kunsthändlerrings und der Museen mit der Macht der Banken und der Großindustrie zu verbinden. In Amerika hatte damit die Chase Manhattan Bank schon in den fünfziger Jahren begonnen und Philip Morris in den sechziger Jahren. Mit dem Geld des Zigaretten-Kings waren damals die Pop-Artisten in der westlichen Welt durchgesetzt worden, so wie Beuys durch Ströher (Wella), später von Frau Henkel (Henkel-Trocken) und vielen anderen Multimillionären.

Die Zusammenarbeit der Galeristen mit den Museen war doppelt wichtig geworden. Zum einen wurde das Zeug – selbst Lastwagen voll Marmorschutt – in den heiligen Hallen der Museen zur Kunst geadelt, und zum anderen verwandelten sich immer mehr Museumsdirektoren zu Komplizen. Bestochen oder nicht, mußten sie sich mit den in ihren Räumen ausgestellten Werken identifizieren und berieten dann die Banken und Industrieunternehmen als Fachleute im gleichen Sinn. Dadurch wurden die Sammler wieder in die Fäden des Netzes getrieben, das überall in der Welt die gleichen Künstler vertrat: drei oder vier Dutzend. Aus Deutschland waren von Anfang an der Heilige Joseph dabei, die Gruppe Zero, Yves Klein, Graubner und Baselitz, französische »Künstler« spielten zu diesem Zeitraum immer weniger eine Rolle, einige Italiener, die meisten aber waren Amerikaner: einmal fast alle Pop-Artisten, dann Twombly, Dan Flavin, Rothko, Andre, Stella, Newman, Christo, Walter de Maria und natürlich Pollock und de Kooning. Alle Galerien, die größere Posten von diesen Künstlern führen oder führten, gehören dazu.

Die meisten dieser Künstler müssen sich strengen Bräuchen unterwerfen: Sie dürfen ihre Arbeiten nur an »ihre« Galerien verkaufen, von dort werden sie dann unter Umständen an andere Galerien weitergeleitet, müssen mit den von den Händlern vorgeschriebenen Prozentsätzen zufrieden sein, oft nur demütigenden zehn bis zwanzig Prozent. Der Tagesablauf des jeweiligen Künstlerdarstellers wird von der »ihn führenden« Galerie bestimmt bis hin zu den Verkleidungen, mit denen er in Gesellschaften aufzutreten hat. Er muß mit den Industriellen oder deren Gattinnen speisen, die ihm zugewiesen werden. Die Galerien des Netzes tauschen dann die Werke ihrer »Künstler« untereinander aus und regeln die Zahl der im Handel angebotenen Stücke. Dafür puschen sie die Preise hoch, machen ihre Künstlersimulanten zu internationalen Stars, obgleich sie in Wirklichkeit nur Marionetten in den Händen der Händler sind. Schon die Verteilung der Verkaufserlöse – bis zu neunzig Prozent für den Galeristen – zeigt, wer innerbetrieblich als der Wichtigere angesehen wird. Oft erfahren die Künstler nicht einmal die Verkaufserlöse, müssen mit dem zufrieden sein, was ihnen die Händler geben.

In der ersten Phase wurde den zukünftigen Stars durch sogenannte Kopplungsgeschäfte Eingang in die Museen verschafft, die von den Galerien nur deren schon berühmte Stars erhalten, wenn sie auch die Newcomer ausstellen und vor allem ankaufen. Schließlich werden sie über den internationalen Galeriering in den Museen der ganzen Welt, auf Biennalen und in der Documenta gezeigt, werden von den Großkritikern besprochen und tauchen so in den

Medien als die »führenden Künstler« unserer Zeit auf. Ihre Namen, nicht ihre Werke, werden den Kunstinteressierten eingehämmert.

Die finanzstarken und international deswegen einflußreichen Galerien werden mehr und mehr wie kleine multinationale Konzerne organisiert. Sie unterhalten gleichzeitig Dependancen in den wichtigsten Großstädten Europas und Amerikas, wo sie immer wieder neue Geschäftsverbindungen mit anderen dort ansässigen Firmen eingehen. So trat Werner als »Werner und Katz« in West-Berlin, als »Michael Werner« in Köln und als »Mary Boone und Werner« in New York auf. Über diese Partner ergeben sich wiederum Geschäftsbeziehungen zu anderen wichtigen Kunsthändlern und den Museen, Kunsthallen und Kunstvereinen, die mit den jeweiligen Galerien zusammenarbeiten. Der Weg eines Künstlers, der von Werner übernommen wird, ist somit vorgezeichnet. Das dürfte zum Beispiel Baselitz gewußt haben, als er bereits 1963 mit »Werner und Katz« in Berlin anfing. So folgten automatisch Ausstellungen in der Galerie Werner, Köln, und Werner/Mary Boone in New York. Für den Erfolg eines Künstlers ist zuallererst wichtig, mit welchen Galerien er zusammenarbeitet. Gerade die aus der DDR emigrierten Maler, die ganz auf Erfolg im Westen programmiert waren, erwiesen sich als besonders clever. Auch Richter machte seine erste Einzelausstellung – sicher nicht zufällig – in der Galerie Heiner Friedrich, München, und war damit von Anfang an in den Händen des damals mächtigsten deutschen Kunsthändlers. Selbstverständlich wurde er von René Block, West-Berlin, der sich besonders um Deutsche aus der ehemaligen DDR kümmerte, gezeigt. Außerdem ließ er sich von Schmela und Zwirner vertreten und arbeitete so mit allen deutschen Galerien mit internationalen Verbindungen zusammen. Alle Ostdeutschen – auch der ebenfalls von Werner vertretene Penck – landeten außerdem in kurzer Zeit in der d'Offay Gallery (London), bei einem der mächtigsten britischen Kunsthändler.

Denn für die Galerien kommt es nicht darauf an, was die Künstler produzieren – Kunstanschauungen sind ihnen längst gleichgültig –, sondern darauf, wie sich mit ihnen zusammenarbeiten läßt. Die Künstler aus der ehemaligen DDR waren da besonders leicht zu führen. Aber für westdeutsche Künstler galt das auch. Bereits die zweite Ausstellung von Kiefer fand bei Michael Werner in Köln statt, es folgten weitere bis hin zu Michael Werner/Mary Boone in New York. Natürlich vermittelte Werner ihn auch in die Museen und Kunsthallen, mit denen der Händler zusammenarbeitete, zum Beispiel in die Kunsthalle Düsseldorf, von wo der Weg weiter bis zum Israel-Museum in Jerusalem führte. Auch den mächtigen Arm der d'Offay Gallery in London wußte Kiefer zu schätzen und in New York außer Boone die ebenfalls einflußreiche Galerie Marian Goodman. Mary Boone/M. Werner in New York vertreten auch ganz andere Dinge, zum Beispiel Eric Fischl, der in der Malweise von Bildergalerie-Künstlern fast ausschließlich salonpornographische Themen bringt. So hingen dann in der Biennale-Ausstellung Paris 1985 Bilder von Fischl und Kiefer nebeneinander. Das war keine »herausfordernde Begegnung«, wie Klaus Honnef geschwollen schrieb, sondern eben zwei Maler aus der Kollektion Michael Werner/Mary Boone, die zum Beispiel auch James Lee Byars vertreten, der scheinphilosophische Auftritte in phantastischen Kostümen mit der Produktion von Grundkörpern wie Kugel, Quader oder Kreis verbindet, besonders in den Farben Gold, Rot oder Schwarz, und damit wieder angeblich auf irgendwelche semireligiösen Ideen verweist und ganz sicher stilistisch nichts mit Fischls Masturbations- und Voyeurbildern zu tun hat.

Man vertritt eben alles, es muß nur schlecht genug sein, weil die zuverlässige Verhaltensweise der sogenannten Künstler und ihr immer angepaßter Charakter wichtiger sind als alles andere. Stilfragen sind im Gegensatz zu den fünfziger und sechziger Jahre von untergeordneter Bedeutung. Das gilt für alle internationalen Galerien, zum Beispiel auch für Ilona Sonnabend in New York: Zu ihrer Kollektion gehört von den »tiefsinnigen« Installationen des Griechen Jannis Kounellis über Jeff Koons Mickymäuse, Sparschweine und religiöse Andachtsartikel bis zu den sich selbst ausstellenden Gilbert und George und Fotokünstlern wirklich alles, und alles ist eben nur noch Etikettenschwindel: Schutt und Abfall, die es immer gegeben hat, werden plötzlich nicht mehr in den Mülleimer geworfen, sondern als Kunst mit tieferer Bedeutung ausgestellt. Mickymäuse und religiöse Devotionalien, vor denen wir früher unsere Kinder in richtiger pädagogischer Absicht zu bewahren suchten, finden sich in den großen internationalen Ausstellungen wie »Metropolis« in Berlin, weil Ilona Sonnabend und ihre Kollegen behaupten, sie seien von nun an nicht mehr Abfall und Kitsch, sondern Kunst – es käme eben auf den geistigen Kontext an, in dem man sie sehe: Tiefsinniges Gelaber von Kleinbürgern.

Diese internationalen Galeristen leben immer noch von der Autorität Vollards und Kahnweilers, aber mißbrauchen sie zu simplem Betrug. Natürlich nicht im juristischen Sinne, weil der Käufer ja das ranzige Fett oder die Mickymäuse sieht und auch den Preis vorher erfährt, aber geistig ist es trotzdem kriminell: Dieser Zivilisationsabfall, den es schon seit Jahrhunderten gibt und dem diese sogenannten Künstler und ihre Galeristen nichts als Gerede hinzugefügt haben, wird jetzt mit geradezu religiösem Anspruch als die »neue Kunst« verkauft und wirkliche Kunst so verhindert. Die millionenschweren Käufer, durch einen Jahrzehnte dauernden schamlosen Kunstjournalismus und traurige, ihren Beruf täglich verratende Museumsdirektoren völlig verunsichert, zu Hühnern ohne Knochen verkommen, lassen sich alles einreden. Denn schließlich haben die Kunsthändler des Impressionismus, des Kubismus und des Expressionismus ja auch das richtige Gefühl gehabt: Die Preise sind ungeheuer gestiegen, also wird es auch wieder so sein. Unsicherheit gegenüber dem semireligiösen Dogmatismus und die heimliche Hoffnung auf ansehnlichen Spekulationsgewinn machen die Millionäre zu willigen Käufern.

Aber trotzdem, die Sache hat auch ihr Gutes: Die Millionen der ignoranten Very-Importants-Kunstsammler werden mit Scheinkunst entsorgt, nur deswegen kann unsereins, können Kenner noch wirkliche Kunst kaufen: Eine Graphik des Dilettanten Penck ist teurer als ein Blatt aus der kleinen Holzschnittpassion von Dürer, für einen Baselitz kann man bis zu zehn Niederländer aus dem 17. Jahrhundert erwerben, und ein Daumier-Litho aus der berühmten Juristenfolge ist billiger als fast alles, was von diesen Künstlersimulanten angeboten wird, obwohl ihre Auflagen sogar häufig größer sind.

Man kann sich vorstellen, wie abhängig die Künstlerdarsteller von ihren Händlern sind. Ohne sie wäre es niemals gelungen, Mickymäuse oder Abfälle als Kunst verkaufen zu können, aber Ilona Sonnabend oder Friedrich machten es möglich. Außerdem tun die Händler und Millionäre alles, um die Preise zu halten, ja zu steigern, denn was ist »Kunst« schließlich anderes als sich von selbst wunderbar vermehrendes Geld? Als ich Anfang 1992 in Koblenz den Fortgang der Arbeit an dem Brunnenbecken besichtigte, fragte mich ein Angestellter des dortigen Gartenamtes allen Ernstes, ob ich denn auch garantieren könne, daß der Wert meiner Brunnenplastik zufriedenstellend steigen würde, dies habe auch schon eine Koblenzer Zeitung gefragt.

Ohne ihre Händler wären diese sogenannten Künstler nichts. Im Grunde weiß das die Öffentlichkeit auch längst. Der Redakteur Wolf von Lojewski zum Beispiel fühlt sich immer wieder berufen, im »heute-journal« des ZDF Propaganda für den Kunstmarkt zu machen. So brachte er am 16. März 1993 einen Bericht über abstrakte Leipziger Künstler in New York, die der Galerist Lübke inszeniert hatte. Der Kunsthändler wurde auch interviewt. Die Künstler wurden nicht genannt. So war es auch bei dem anschließenden Bericht über eine »Post-Human-Ausstellung« mit meterlangen Kotwürsten in Hamburg. Man kommt gar nicht mehr auf die Idee, daß die Künstler womöglich wichtiger seien als ihre Händler.

Die »führenden Künstler« unserer Zeit nämlich müssen sich von ihren Galeristen führen lassen, wie es die Stasi-Offiziere von ihren Informanten verlangt haben, müssen ganz und gar berechenbar sein, nicht unkalkulierbar wie auf ihr Können stolze wirkliche Künstler, die spontan und unangepaßt reagieren. Nur die Unbegabten sind manipulierbar wie Marionetten. Natürlich kann Baselitz ein wenig malen, aber doch nicht besser als irgendein durchschnittlicher Bildergalerie-Künstler. Deswegen hängt er seine harmlosen Bilder »avantgardistisch« verkehrt herum auf und beweist damit einmal mehr, daß er ein Dilettant ist: Unsere Wahrnehmung versteht alle Formen im Verhältnis zur Erdschwere. Der gleiche Krümmungsgrad einer Kurve, gegen die Erdschwere aufsteigend, wird anders wahrgenommen als mit der Erdschwere fallend. Der Unterschied zwischen der Vertikalen und der Horizontalen erklärt sich nur aus ihrem Verhältnis zur Gravitation. Alle Formen werden als Kräfte oder Gewichte gegen die Erdschwere oder mit der Erdschwere wahrgenommen. Auch Tragen und Lasten könnten wir nicht wahrnehmen, wäre es anders. Deswegen war es auch abstrakten Malern immer wichtig, daß ihre Bilder richtig herum aufgehängt wurden. Um wie vieles mehr trifft das für die Darstellung von Figuren, Köpfen und Pflanzen zu, die wachsen und blühen, sich stützen, lagern oder fallen. Natürlich drehen manche Künstler während der Arbeit ihre Werke um, um Massenverteilung, Symmetrie oder Asymmetrie zu kontrollieren – das gehörte schon in der Renaissance zu den Atelierregeln –, aber doch nicht endgültig, denn alle Formen verlieren so ihre Richtung. Wenn Baselitz und seine Journalisten behaupten, gerade dadurch beweise der Künstler, daß es ihm nicht um das Thema, sondern nur um die Wirkung von Form und Farbe gehe, dann kennen sie nicht einmal die wahrnehmungspsychologischen Grundlagen ihres Metiers, oder sie wollen ihrer Kundschaft ein X für ein U vormachen: Dummheit oder Betrug, das ist die Frage.

Aber dafür hat Baselitz in den Augen seiner Galeristen einen vorbildlichen Charakter. Er hat verstanden, was man von ihm will, ist brav, wo es nötig ist, und läßt kritische Worte hören, wenn sie von ihm erwartet werden, ist Revolutionär, wenn es gefragt ist, und anschmiegsam wie ein Schoßhündchen, wenn Millionäre kommen, verdirbt keine Situation, ist eben ein Star. Und darüber hinaus produziert er seit einiger Zeit einen Expressionismus, wie ihn sich unsere Very-Importants-Piefkes nur so vorstellen: urig, teutonisch, einfach stark, ein »toller Maler«, wie der ehemalige Museumsdirektor Werner Schmalenbach ganz klar erkannt hat.* Alles in seiner Kunst hat Baselitz – urig-nordisch verkitscht – geklaut, er hat die übernommenen Bildideen sozusagen auf das Niveau seiner Käufer heruntergebracht, formal ebenso wie handwerklich. Deswegen zahlen sie auch für seinen epigonalen Expressionismus oft mehr als für die Originale. Er hat seine expressionistischen Vorbilder so vergröbert, wie es die spanische Tourismusindustrie mit den romanischen Skulpturen aus Santiago de Compostela für die deutschen Ferienhausbesitzer an der Costa Brava gemacht hat. Auch deswegen stellt er seine Bilder auf den Kopf: So erkennt man die Plagiate nicht so schnell.

»Angepaßt wie die Meerschweinchen«** müssen sie sein, unbegabt und natürlich korrupt, eine eindeutig negative Auslese stellen die »führenden zeitgenössischen Künstler« dar. Penck zum Beispiel führte diese Eigenschaften vor aller Welt am 24. August 1991 in der Sendung des NDR 3 über die Kestner-Gesellschaft in höchstens einer Minute überzeugend vor. Seine Ausstellung in Hannover wurde mit der Darbietung eines kleinen Orchesters eröffnet, in dem der große Künstler selbst mitspielte: ein rundherum musischer Mensch. Die Fernsehkamera und auch das akustische Aufnahmegerät bewegten sich aber so dicht auf Penck zu, daß man seine hilflosen Pieptöne aus dem Gesamtorchester plötzlich heraushören konnte. Er kann das Instrument kaum bedienen, er tut nur so.

Es geht ihm mit der Musik ähnlich wie mit der Malerei. In Amerika soll er den anderen Orchestermitgliedern ziemlich viel bezahlt haben, damit sie sich dieses sinnlose Gefiepe gefallen ließen. Er nahm also sein Instrument eilig von den Lippen und sagte in der nächsten Einstellung altklug grinsend: »Künstler arbeiten für jeden« (der sie bezahlen kann – der Autor). Und als er das wohl verlegene Gesicht des Interviewers sah, fügte er, entschuldigend mit den Schultern zuckend, hinzu: »Es sind eben Künstler«, und dann kindisch lachend: »Laß dein Licht leuchten, leuchte Licht, leuchte.« Die Kamera wandte sich ab. Selbst dem Kunstredakteur muß das peinlich gewesen sein in einer Zeit, in der man den Malern und Bildhauern der DDR ihre Arbeit für die SED nachrechnet.

* »Der Spiegel«, Heft 6/1994
** Hrdlicka, Alfred

Gerade Künstler sollten eben nicht für jeden arbeiten, auch nicht, wenn Geld winkt.

Echte und spontane Künstlerpersönlichkeiten sind den Galeristen nur willkommen, wenn sie schon unter der Erde liegen. Die Werke toter Maler sind als geistige Legitimation für ihr Geschäft von so großer Bedeutung wie für die Kirche ihre toten Heiligen, allen voran der ständig mißbrauchte van Gogh, der mit dem Kunsthandel unseres Jahrhunderts sicher so wenig zu tun hatte wie Jesus mit unseren Kirchen.

So stiegen die Preise bis 1989 unaufhörlich: für einen Baselitz oder Kiefer bis zu einer Million Mark, für einen Warhol bis zu vier Millionen Dollar*, um dann von 1990 an umzukippen, häufig bis auf ein Drittel des Höchstpreises. Immer mehr Kunsthändler stiegen aus, in Deutschland allen voran R. Zwirner. Verlassen die Ratten das sinkende Schiff? Kein Zweifel, das Vertrauen in die neuen Werte ist erschüttert, es wurde schließlich so dreist manipuliert, daß immer mehr Käufer davon Wind bekamen, ihre Werke abstießen, so daß der Markt mit Warhols geradezu überschwemmt wurde. Nicht zuletzt zur Stützung seiner Preise setzen sich im Augenblick die Museen von Kopenhagen über Saarbrücken, Hamburg bis New York für Baselitz ein.

Auch die großen Sammler der Industrie und der Banken hatten nämlich schnell begriffen, wie wichtig die Museen für den Wert ihrer Neuanschaffungen sind. Sie begannen deswegen, ihre Sammlungen an Kunstvereine und Museen auszuleihen, zum Teil für mehrere Jahre, allen voran der Schokoladenkönig Ludwig aus Aachen. Er hatte ständig einen Teil seiner immer größer werdenden Bestände als Dauerleihgabe von Paris über die Bundesrepublik, die Schweiz, Österreich und die DDR bis nach Moskau in alle wichtige Museen verteilt. Das hat nicht nur ihren Wert erhöht, des Sammlers Eitelkeit gutgetan, sondern auch das internationale Netz der Kunsthändler gestärkt. Außerdem ließ er sich inzwischen vier »Museen Ludwig« in Aachen, Köln, Budapest und Koblenz von den Städten bauen oder widmen.

In der Bundesrepublik war nämlich in den siebziger Jahren eine Gründerzeit für Museen ausgebrochen wie in den fünfziger Jahren für Kirchen. Die wichtigsten Neubauten neben den Kölner waren die Museen am Mainufer in Frankfurt und der Neubau für die Stuttgarter Staatsgalerie. Überall, bald in jeder Stadt mit mehr als hunderttausend Einwohnern, wurden Museen gebaut oder bestehende erweitert. Besonders grotesk waren die vielen Gründungen von Museen für zeitgenössische Kunst. Es wurden Hüllen ohne Inhalt gebaut, so das Museum für zeitgenössische Kunst in Frankfurt, für das Peter Iden später unter dubiosen Begleitumständen den sogenannten »Beuys-Block« (fast siebzehn Millionen) von den Erben Ströhers gekauft hat. Natürlich wurde das alles von Politikern gefördert, die damit ihr Image verbessern wollten. Als der bayerische Kultusminister Hans Zehetmair vom »Spiegel« wegen der Einführung eines Wehrkunde-Unterrichts in den Schulen angegriffen wurde und wegen seines Einsatzes für das Bayerische Armeemuseum, antwortete er in ei-

* »Der Spiegel«, Heft 41/1993

nem »Spiegel«-Leserbrief (Nr. 10, 1992): »... Meine ›Lieblingskinder‹ sind in Bayern bekannt: die beiden geplanten Museen für die Kunst der Moderne in München und Nürnberg. Mit beiden Projekten sind wir bereits weit vorangekommen ...«

Ständig werden Museen in der westlichen Welt gegründet, Vorreiter sind die Bundesrepublik und die Vereinigten Staaten. Für den Kunsthandel waren natürlich die Museen für zeitgenössische Kunst am wichtigsten, denn sie kauften beinahe ausschließlich beim internationalen Galeriennetz. Darum hängen in allen Museen der Welt Bilder derselben Künstler, wofür die meisten Direktoren bereitwillig die höchsten Summen bezahlen – wir sprachen schon darüber. Überall geht es nach dem Motto: Alle wollen, was alle wollen, und alle wollen, was die Galeristen und Museumsdirektoren wollen. Es ist ein Circulus vitiosus, denn Kunst geschieht nach der Meinung unserer Zeitgenossen nur noch in Museen wie Religion in den Kirchen.

So sagte zum Beispiel Frau Professor Inboden, Leiterin der Abteilung für zeitgenössische Kunst in der Stuttgarter Staatsgalerie, in einem Gespräch mit der Zeitschrift »Zyma« 1989: »... aber die Kunst braucht ... diese Hilfe, weil die Kunst seit langer Zeit für die Museen geschaffen wird. Sie verschwindet ja, kaum daß sie entsteht, im Museum ... Es gibt keine Alternative, es gibt nur das Museum. Ob das gut ist, darüber kann man sich gar nicht unterhalten ...« Also Brunnen auf Plätzen, Skulpturen und Gemälde an Bauten der Öffentlichkeit sind keine Kunst, werden als solche nicht einmal notiert, denn sie entzogen sich wenigstens bis vor kurzem dem Einfluß der Museen und vielleicht auch der Gewinnsucht von deren Direktoren. Nur das, was die international tätigen Händler in die Musentempel gebracht haben, ist eben die »Kunst unserer Zeit« und muß deswegen von jedem weiteren Museum angekauft werden. Sammler, die Kunst haben wollen, können nur kaufen, was sie dort gesehen haben. Sollten sie sich aber wirklich einmal zu etwas anderem entschließen, müssen sie diese neuen Stücke sofort wieder in Museen bringen, damit sie dort zu Kunstwerken geweiht werden. Der Musentempel verwandelt Machwerke zu Kunstwerken – wie Jesus Wasser zu Wein oder wie das Taufwasser Heiden zu Christen. Wenn nun aber viele Sammler der Industrie, der Banken und der Ärzteschaft ihre Sammlungen zwischenzeitlich in Museen parken wollen, müssen ständig neue gebaut werden. Das hat eine ganze Reihe von Lokalpossen zur Folge, an einer war ich beteiligt.

Bekannt ist die Gründung des Museums Weserburg in Bremen geworden: Hier hat sich der Senat der Stadt verpflichtet, für achteinhalb Millionen Mark ein aus der Jahrhundertwende stammendes Fabrikgebäude zu einem Museum für zeitgenössische Kunst umzubauen mit insgesamt zehntausend Quadratmetern Ausstellungsfläche, weit mehr, als das Wallraf-Richartz-Museum und das Museum Ludwig zusammen für die Kunst von 1200 bis heute haben. In dieses von der Stadt Bremen gebaute Museum sollten in der Hauptsache vier Sammlungen von Eigentümern aus Duisburg, München und Berlin einziehen. Einer dieser vier Sammler ist der international einflußreiche Galerist Onnasch aus Berlin. Die Werke bleiben Eigentum der Sammler und können von ihnen jederzeit zurückgenommen werden. Alle Künstler, die diese vier Sammler zur Eröffnung in die Weserburg bringen, werden auch sonst von den internationalen Galerien vertreten, sind in den anderen zeitgenössischen Abteilungen unserer Museen ebenfalls vorhanden. So zieht die Galerie Onnasch mit ihrer Sammlung von Kienholz über Dan Flavin bis zu Matta mit Namen in der Weserburg ein, die schon in den sechziger und frühen siebziger Jahren vom internationalen Galeriering auserkoren worden waren, als »Weltkunst« zu gelten. Das gleiche gilt für die Sammlung aus München, die aus Werken von Yves Klein, Arman und der Gruppe Zero besteht, und die des Bauunternehmers Grothe aus Duisburg mit Werken von Beuys und dessen Schülern, außerdem Gerhard Richter, Rückriem und Hanne Darboven. Die Berliner Sammlung Stober schließlich enthält Werke der Neuen Wilden, von Baselitz über Hödicke bis zu Immendorff, außerdem Graubner. Sie sollen den musealen Grundstock bilden, auf dem dann neue Objekte zu Kunstwerken geadelt werden können. Die Galerie Onnasch zum Beispiel kann hier in der Weserburg Newcomer einführen, also Preispolitik machen. Das alles, einschließlich des Personals, bezahlt die sozialdemokratische Stadt, obwohl ausschließlich die Sammler profitieren werden, die eben besser rechnen können als »kunst«beflissene Sozis.

So hat der Bauunternehmer Grothe, dem Vorbild Ludwigs folgend, Teile seiner Sammlung im Centre Pompidou als Dauerleihgabe untergebracht und neben seiner Beteiligung am Museum Weserburg sich jetzt selbst in Bremerhaven ein eigenes Museum Grothe auf einem der wertvollsten, natürlich kostenlos zur Verfügung gestellten Grundstücke der Stadt gebaut. »Mit einem todsicheren Gespür für Qualität«, so schrieb die »NZ« von Bremerhaven im August 1990 allen Ernstes, verkaufte er in den sechziger Jahren »en bloc« seine Expressionisten und verlegte sich auf das Sammeln der deutschen Nachkriegs-Avantgarde. Viele Bilder aus dieser Expressionistensammlung »hängen heute bei Henri Nannen in Emden«, so dieselbe Zeitung. In seinem Museum sollen wieder – wer denn sonst – Baselitz, Lüpertz, Richter, Rückriem, Penck, Polke und Kiefer gezeigt werden.

Ähnlich will der Hemdenfabrikant Rolf Hoffmann aus Mönchengladbach vorgehen: Mit einer Stiftung, deren Grundkapital er spendieren will (wieviel, das bleibt im dunkeln), möchte er direkt neben dem Zwinger in Dresden eine Kunsthalle für Wechselausstellungen bauen lassen. Das wertvolle Grundstück im Zentrum hat die Stadt bereits zur Verfügung gestellt. Hoffmann als Vorsitzender des Stiftungsrats wird so auch in Zukunft die Politik dieser Kunsthalle bestimmen. Die Architektur ist von dem ehemals geometrische Muster malenden Frank Stella aus Amerika gezeichnet worden. Der aus fünf Gebäuden bestehende Komplex – eine Mixtur von McDonald's-Architektur und Scharoun-Verschnitt – soll angeblich nur fünfundzwanzig Millionen Mark kosten. Der flüchtigste Überschlag ergibt in Wirklichkeit mindestens fünfzig Millionen. Diese Architektur direkt neben dem genialen Zwinger Pöppelmanns werde, so Hoffmann, »weltweit von Los Angeles bis Tokio Aufsehen erregen« und »in Dresden selbst als deutliches Signal für den Aufbruch in eine neue Zukunft verstanden werden, als Ausdruck jener Risikobereitschaft, die Voraussetzung aller Freiheit ist« – natürlich wieder die Freiheitsreligion!

Auch Hoffmann möchte seine eigene Sammlung dieser Kunsthalle für Wechselausstellungen natürlich nur leihen. Es sind wieder dieselben Künstler: Warhol, Twombly, Fontana, Richter, Penck und Stella. Weitere Kollektionen, die eine Museumsweihe nötig haben, sollen folgen. Dafür können die Sammler schon ein wenig in die Tasche greifen. Diese von dem Hemdenfabrikanten geleitete Kunsthalle wird eine Kunstwaschanlage werden, wie sie sich der Kunstbetrieb nur wünschen kann. Aber immerhin, sie soll wenigstens privat bezahlt werden (bei den tatsächlich zu erwartenden Kosten allerdings eher unwahrscheinlich). Die Stadt Bremen aber bezahlt eine solche Anlage zur Stabilisierung des Kunstmarktes sogar selbst, obwohl in dieser Kommune immer mehr wichtige öffentliche Bereiche wegen Geldmangels in Agonie versinken.

Etwas Ähnliches wollte die Stadt Braunschweig auch: Um das Jahr 1980 hatten sich einige Kunstvereinsmitglieder unserer Stadt zu einem Museumsverein zusammengeschlossen. Unter ihnen auch der ehemalige Zweite Vorsitzende des Kunstvereins, der Apotheker Blume. Er hatte 1976 zusammen mit dem Ersten Vorsitzenden Höweler das Schreiben unterzeichnet, mit dem ich aus dem Kunstverein ausgeschlossen worden bin. Es waren also verdiente Männer, die schon immer die Kunst vor Schaden bewahrt haben. Jetzt wollten sie zeitgenössische Kunst sammeln und den Bau eines Museums dafür bei der Stadt durchsetzen: »Und es ist den Aktivitäten des Museumsvereins zuzuschreiben, daß sich diese Idee von zunächst bündischen Lagerfeuern zu einem Flächenbrand ausgeweitet hat, dessen Flammen inzwischen auch auf das Rathaus übergegriffen haben«, so der Erste Vorsitzende des Kunstvereins bei dem Museums-Hearing, das die Stadt Braunschweig im Rittersaal der Burg Dankwarderode am 29. November 1989 ausgerichtet hatte, um den Museumsbau durchzusetzen. Der »Flächenbrand« hatte dann tatsächlich bis zum Jahre 1989, also in fast zehn Jahren, zu dreißig »Objekten« geführt, wobei sogar Graphiken mitgezählt worden waren, die nun – es ist zutiefst traurig – »in einen Dornröschenschlaf in die Gewölbe des Altstadtrathauses versenkt« worden waren (so der KV-Vorsitzende beim Museums-Hearing).

Diese Objekte hatten die verdienstvollen Sammler sich auch noch schenken oder leihen lassen. Einen Teil hatte ihnen das Land Niedersachsen von seinen jährlichen, mehr karitativen Ankäufen in den Weihnachtsausstellungen der Künstlerverbände überlassen. Die anderen Stücke hatten ihnen Professoren der hiesigen Kunsthochschule in der Hoffnung auf die ersehnte Museumsweihe ausgeliehen. Die Kunsthochschule stand natürlich von Anfang an geschlossen hinter dem Projekt. Die »gesammelten« Stücke waren insgesamt nicht einmal dreißigtausend Mark wert, die meisten Kunstfreunde haben mehr. Dafür aber wollte die Stadt unbedingt ein Museum mit Direktor und Personal zur Verfügung stellen.

Trotzdem, der Oberbürgermeister, die Kulturreferentin und viele Ratsherren unserer Stadt nahmen das Ganze ernst: Zuerst einmal luden sie am Anfang des Jahres 1989 Herrn Schröder, den damaligen Bewerber um den Posten des

Ministerpräsidenten von Niedersachsen, in die Räume des Städtischen Museums ein, um dort über den Bau eines Museums für zeitgenössische Kunst in Braunschweig zu diskutieren. Der Bau oder Umbau dazu wurde mit acht bis zehn Millionen Mark veranschlagt, die jährlichen Unterhaltskosten mit gut einer Million. Herr Schröder – er faßte das wohl schon als Wahlveranstaltung auf – versprach alles, was unsere Stadtväter hören wollten, obgleich es im nahegelegenen Hannover ein großes Museum für zeitgenössische Kunst gibt – das Sprengel-Museum – und die Stadt Wolfsburg schon zu dieser Zeit ein ähnlich großes Museum in ihrem Zentrum mit Unterstützung des VW-Werks plante. Ich widersprach, wies auf die miserable Lage der Braunschweiger Künstler hin, auf den Wahnsinn, daß für ein Museum ohne Sammlung pro Jahr über eine Million Mark ausgegeben werden sollte, während die Stadt für ihre Künstler im Jahr nur vier Prozent davon, gerade mal vierzigtausend Mark, übrig habe. Das alles nützte nichts.

Der nächste Schritt der Stadt war ein allgemeines Kultur-Hearing am 13. September 1989, bei dem sich alle für ihre klugen und kulturfördernden Gedanken gegenseitig auf die Schultern geklopft haben. Herausgekommen ist nichts.

Konkret sollte es erst sechs Wochen später im Rittersaal der Burg Dankwarderode werden: Die Einladung dazu hatte ich elf Tage vorher an einem Samstag abend erhalten. Das Programm sah Beiträge von sieben verschiedenen Rednern vor, die sich alle – das war leicht zu erkennen – für das Museum einsetzen würden: der damalige Direktor des im Bau befindlichen und schon beschriebenen Museums für zeitgenössische Kunst in Bremen und der Rektor der Hochschule für Bildende Künste in Braunschweig – selbst natürlich kein Künstler –, der Vorsitzende des Kunstvereins und der Direktor des Herzog-Anton-Ulrich-Museums, außerdem der Oberstadtdirektor und die Stadträtin für Kultur, Dr. Birgit Pollmann. Fast alle hatten sich schon bei vielen Gelegenheiten für den Bau dieses Museums ausgesprochen – der Oberstadtdirektor am vorsichtigsten. Außerdem war die Geschäftsführerin des Kulturkreises im Bundesverband der Deutschen Industrie eingeladen worden – weil man wohl auf Spenden hoffte –, ein Künstler als Redner natürlich nicht. Die Künstler waren mit wenigen Ausnahmen nicht einmal als Publikum geladen. Sie ging das Ganze wohl nichts an.

Das sollte ein Hearing sein? Sollten wieder einmal abweichende Meinungen nicht gehört werden? Obwohl es Samstag abend war, rief ich den Oberstadtdirektor zu Hause an, um ihm zu sagen, daß bei einem Hearing verschiedene – auch entgegengesetzte – Meinungen von Fachleuten gehört werden müßten, erst dann könnten die politischen Gremien entscheiden. Das mir vorliegende Programm gleiche mehr »einem SED-Parteitag als einem Hearing«. Der Oberstadtdirektor überhörte den beleidigenden Vergleich und war einverstanden. Ich solle ihm weitere Namen nennen. Als ersten nannte ich mich selbst und versprach bis Anfang der Woche zwei weitere Redner vorzuschlagen. Das war in der kurzen Zeit nicht einfach, da die Vorträge auch noch vorbereitet werden mußten. Einen Museumsmann bekam ich nicht. Alle, die ich ansprach, zogen sich mit mehr oder weniger fadenscheinigen Entschuldigungen zurück. Das hatte ich auch nicht anders erwartet.

Aber der Maler Dr. Peter Lufft und der Architekt Peter Färber aus Braunschweig sagten zu. Das war gar nicht so schlecht: Färber verstand etwas vom Bau eines Museums, Lufft war in der Kulturgeschichte unserer Stadt bewandert, und ich befaßte mich schon seit mehr als zwanzig Jahren mit Kulturpolitik. Die verschiedenen Aspekte eines Museums kannten wir sowieso. In wenigen Tagen recherchierte ich alle wesentlichen Daten des geplanten Museums und der anderen im Raum Braunschweig – Hannover – Wolfsburg und selbstverständlich die Geschichte der ominösen Sammlung. Außerdem brauchten wir Publikum. Meine Vermutung, daß das Publikum – mit wenigen Ausnahmen – genauso einseitig eingeladen worden sei wie die Redner, war nicht unbegründet. Nachdem ich mir die Adressenliste vom Bund Bildender Künstler besorgt hatte, verschickte ich an über hundert Künstler Einladungen.

Mitte der Woche trafen wir uns am Syltweg, tauschten unser Wissen aus und verteilten die Rollen. Die drei Referate stimmten wir aufeinander ab: Wir bereiteten eine Kesselschlacht gegen die anderen Redner vor.

Der Rittersaal wurde voll. Tatsächlich waren außer dem vom Kulturdezernat eingeladenen Publikum vierzig bis fünfzig Künstler gekommen. In einem einschläfernden Referat beschrieb der damalige Direktor des Herzog-Anton-Ulrich-Museums, Dr. Klessmann, die bestehenden Sammlungen und Museen für zeitgenössische Kunst in Hannover, Wolfsburg, Braunschweig und Umgebung und kam, nur der Himmel weiß warum, gerade deswegen zu dem Schluß, daß wir nun auch in Braunschweig dringend eine solche Einrichtung bräuchten.

Peter Lufft wandte dagegen ein, alle Versuche, in Braunschweig zeitgenössische Kunst zu sammeln, seien nach kurzer Zeit wieder eingeschlafen oder abgebrochen worden, am brutalsten durch die Nazis. Auch nach dem Kriegsende sei es dem in der NS-Zeit verfolgten »Kunstenthusiasten« Ralfs nicht mehr möglich gewesen, ein solches Ziel zu erreichen: »Das fing schon an bei den Widerständen, die ihm die Stadt Braunschweig bei der Beschaffung von Ausstellungsräumen, ja selbst von Wohnräumen machte.« Die Stadt förderte statt dessen den Schlosser Schmücking.

Dann beschrieb Lufft die Städtische Kunstsammlung von Wolfsburg, die er selbst noch als Kulturreferent aufgebaut hatte. Sie würde nur von fünftausend Besuchern im Jahr besichtigt, obgleich sie in dem attraktiven Schloß aus dem 16. Jahrhundert untergebracht sei und obwohl zu ihr sogar Werke vom Anfang des Jahrhunderts gehörten. Das für Braunschweig geplante Museum – ganz ohne die klassische Moderne – würden wohl kaum mehr Menschen besuchen: »In diesem Jahrhundert sind bedeutende publikumsanziehende Namen ausschließlich am Anfang zu finden, Cézanne, Picasso, Henri Moore, Braque, Matisse, Kokoschka, Beckmann, Paula Modersohn. Sie bringen das Publikum, nicht Kricke, Timm Ulrichs, Saura oder Penck. Auch die Namen der Kunsthochschulprofessoren aus Braunschweig sind nicht so bekannt, daß sie einen nennenswerten Besucherstrom verursachen würden.« Das Publikum unterbrach Lufft ständig mit Klatschen und Gelächter. Dann beschrieb er das geplante Museum in Wolfsburg mit zweitausendfünfhundert Quadratmetern Ausstellungsfläche und raffinierten technischen Vorrichtungen, um schnell große Wanderausstellungen aufnehmen zu können. Es war klar, die Mehrheit fand ein weiteres Museum für zeitgenössische Kunst zwischen Hannover und Wolfsburg, also etwa alle dreißig bis sechzig Kilometer in Ostniedersachsen, einfach lächerlich, zumal nach der Grenzöffnung auch noch die sich immer mehr westlich-avantgardistisch mausernde Skulpturen-Sammlung in Magdeburg in erreichbare Nähe gerückt war.

Der nächste Befürworter unseres geplanten Museums, der mausgraue Kunstvereinsvorsitzende, berichtete daraufhin voller Stolz von der Geschichte dieser Sammlung und darüber, daß sie schon aus dreißig Stücken bestünde, daß sie allerdings nur zum Teil Eigentum des Museumsvereins sei: Ein eindrucksvolleres Argument gegen dieses Museum war eigentlich gar nicht mehr vorzubringen. Nicht einmal am Schluß seines Vortrags – so war es übrigens auch dem Museumsdirektor gegangen – erhielt er Applaus, auch nicht von seinen Anhängern.

Ich wurde sofort vom Lachen des Publikums unterbrochen, als ich mitteilte, daß die Hälfte dieser »großen Sammlung« aus den jährlichen, mehr karitativen Weihnachtseinkäufen des Landes Niedersachsen in den BBK-Ausstellungen bestünde und die andere Hälfte im wesentlichen aus Leihgaben von Braunschweiger Professoren. Dann knüpfte ich bei Lufft an: »Die Sammlung wurde im Kulturamt der Stadt Braunschweig mehrere Jahre gezeigt, durchschnittliche Besucherzahl pro Woche: zwischen fünf und zehn Personen. Auch im Herzog-Anton-Ulrich-Museum hat sie nicht wesentlich mehr Besucher gefunden, obgleich dieses Museum … hundertzwanzigtausend Kunstinteressierte pro Jahr anzieht … Aber nun kommt die andere Seite … In der Stadt Braunschweig leben etwa zweihundert bildende Künstler … Die Stadt stellt für sie insgesamt pro Jahr weniger als vierzigtausend Mark* zur Verfügung … Das wäre ungefähr der Betrag, mit dem ein einziger Künstler mehr schlecht als recht sein Leben fristen könnte, da ja schließlich Kunst zu machen auch etwas kostet, Ateliermiete, Werkzeuge und Material. Wenn wir es auf die zweihundert Künstler umrechnen – von denen allerdings die Hälfte beamtet ist –, wären das zweihundert Mark pro Künstler und Jahr. Da aber nur zehntausend Mark für Ankäufe zur Verfügung stehen, der Rest geht für Ausstellungs- und Bürokosten drauf, eigentlich nur fünfzig Mark. Zwischen diesen Extremen spielt sich die Situation der Künstler in Braunschweig ab. Wie immer man das nun im einzelnen auswertet, die Situation ist so katastrophal, daß jedes Wort darüber für eine Kulturstadt in einem Kulturstaat … nur eine Peinlichkeit ist.« Nach einigen weiteren Hinweisen auf die Braunschweiger Kulturszene fuhr ich dann fort: »Betrachten wir einmal die Situation in der Bundesrepublik. In unserem Land gibt es ungefähr fünfzehntausend Menschen, die sich als Künstler bezeichnen. Zwölftausend davon sind im ›Verband Bildender Künstler‹ und in der ›Gedok‹ organisiert. Unorganisiert leben in der Bundesrepublik nach mei-

* Heute zahlt die Stadt an die bildenden Künstler in Braunschweig insgesamt ca. 85.000,– DM, die aber fast gänzlich für Verwaltungspersonal und -kosten aufgebraucht werden.

ner Schätzung dreitausend, zu denen auch ich inzwischen gehöre. Von den fünfzehntausend Künstlern leben ausschließlich von ihrer Kunstproduktion allerhöchstens fünftausend. Die übrigen zehntausend haben andere Berufe wie zum Beispiel Lehrer, Professoren, Galeristen, Technische Zeichner, Hausmeister, Postboten usw. Von den fünftausend Künstlern, die sich ausschließlich mit Kunst beschäftigen, leben etwa dreitausend am Rande zum Existenzminimum, das heißt, sie verdienen im Jahr weniger als zwölftausend Mark. Nur zirka tausend Künstler haben bürgerliche bis sehr gute Einkommen. (Zirka zweihundertfünfzig von ihnen verdienen pro Jahr über zweihundertfünfzigtausend Mark.)

Demgegenüber bieten die kulturellen Einrichtungen der Bundesrepublik, also die Theater, Konzerthallen, Rundfunkorchester, Feuilletons der Medien, die Museen, Kunstvereine und Kunsthallen, etwa sechshundertachtzigtausend Arbeitsplätze, von denen die Beschäftigten gut bis sehr gut leben. Zu diesen kulturellen Einrichtungen gehören tausendzweihundertdreißig Museen und etwa dreihundert Kunstvereine und Kunsthallen. In ihnen sind mindestens zwanzigtausend Menschen mit bürgerlichen bis sehr guten Einkommen angestellt. Gut die Hälfte dieser Museen sind kunst- oder kulturhistorische Institutionen. Da die Kunstmuseen besonders personalintensiv sind – das Sprengel-Museum in Hannover zum Beispiel hat über hundert Mitarbeiter –, sind mehr als die Hälfte, also mehr als zehntausend Personen, in unseren kulturhistorischen Museen angestellt. Das heißt also, hinter jedem gutverdienenden bundesrepublikanischen Künstler stehen mehr als zehn gutverdienende Menschen, die Kunst verwalten; Galeristen, Journalisten etc. gar nicht mitgezählt. Dieses Verhältnis sollte man sich einmal klarmachen. Es entspricht der Bürokratisierung unserer Gesellschaft, aber die Bürokratie der Staats- und Kommunalapparate ist seit 1950 nur etwa halb so stark angewachsen wie die unseres Kunstbetriebs: ein Narrenschiff voller Bürokraten!

Um so mehr Kunstbürokraten bezahlt werden, desto weniger bleibt für die Künstler übrig, trotz des vielbeschworenen Kunstbooms.

Ein Blick in unsere Museen für zeitgenössische Kunst bestätigt das, denn sie sehen alle gleich aus, überall dieselben Künstler. Ein einziges mittelgroßes Museum für zeitgenössische Kunst besitzt mehrere tausend Werke, aber höchstens tausend Künstler in der Bundesrepublik sind ständig produktiv … Dieses Mißverhältnis will nun die Stadt Braunschweig weiter vergrößern … Wir haben ja schon gehört, welch schlechte Karten dieses Museum hat, und trotzdem scheinen wir es zu wollen. Wenn auf einmal wirklich acht bis zehn Millionen Mark … zur Verfügung stehen und ein Etat von einer Million Mark im Jahr, dann könnte man vielleicht mit diesen Geldern etwas anderes machen, als ein weiteres überflüssiges Museum zwischen Wolfsburg und Hannover zu bauen und außerdem wieder eines, in dem letztlich das gleiche hängt wie in allen anderen … Mit zehn Millionen könnte man ein in der Bundesrepublik einmaliges Künstler-Eldorado durch Aufträge schaffen. Die Künstler der ganzen Republik würden sich hier versammeln, wenn dieses Geld endlich einmal nicht für die Bürokratie, sondern für die Kunst ausgegeben würde. So könnte Braunschweig ein Profil gewinnen, mit diesem Minimuseum mit Sicherheit nicht.«

Während meines Vortrags wurde ich ständig von Beifall und Gelächter unterbrochen. Kaum hatte ich mich wieder gesetzt, behauptete die Geschäftsführerin des Kulturkreises der Industrie, Brigitte Conzen, ich wolle wohl Verhältnisse wie in der DDR einführen, wenn ich so viele Aufträge und Ankäufe für die Künstler fordere. Es war nicht zu fassen, wieder dasselbe Schema, wer sich gegen den Kunstbetrieb und für die Künstler einsetzt, ist Nazi oder Kommunist!

Dann beschrieb Dr. Thomas Deecke sein neues Museum Weserburg in Bremen als Vorbild für das Braunschweiger Museum. Am Schluß gab er uns einige Ratschläge mit auf den Weg: Das geplante Museum dürfe nicht den regionalen Künstlern vorbehalten werden, »sondern allein die Qualität der Werke« solle entscheiden. Was er darunter verstand, konnte er mir allerdings in der Diskussion nicht beantworten.

Peter Färber machte klar, daß Museen ohne Sammlungen architektonisch nicht lösbar seien: »Museen sind in Mode gekommen. In den letzten Jahren sind unzählige Museumswettbewerbe ausgeschrieben worden, viele davon ohne den Hintergrund einer vorzeigbaren Sammlung, eher aus dem Wunsch heraus, auch ein Museum haben zu wollen. Entsprechend sind die Anforderungen an die Architektur: Für eine Sammlung, die es nicht gibt, wird folgerichtig eine Architektur gefordert, die ebenso phantomhaft wie unwirklich ist. Großflächig mit hohen Räumen, flexibel mit mobilen Wänden, aber spannungsvollen Raumerlebnissen usw. Es wird also eine Institution anstelle der Kunst gefördert.« Dann schloß sich Färber an mein Referat an: »Die Gesellschaft hat eine Verantwortung den Künstlern gegenüber. Ich erinnere als Architekt an die Förderung der Künstler durch Kunst am Bau. Wie halbherzig eine solche Verpflichtung verstanden wird, erkennt man daran, daß nur noch wenige Künstler tatsächlich einen öffentlichen Auftrag erhalten. Die meisten stellen sich ihre Aufgaben selbst, haben kaum gesellschaftliche Resonanz, kein Atelier und werden von Familie und Freundeskreis unterstützt. Ein gutgemeintes Museum für lebende Künstler, wenn ich dies einmal so ausdrücken darf, löst diese Probleme nicht.«

Als dem Museumsprojekt so immer mehr die Felle wegschwammen, klammerte sich der Rektor der Kunsthochschule an den Oberbürgermeister Glogowski: »Der Oberbürgermeister dieser Stadt hat auf dem Kultur-Hearing vor einigen Wochen gesagt – und der Herr Oberstadtdirektor hat dem nicht widersprochen –, wenn man etwas will, und wir wollen dieses Museum, dann ist es auch zu bezahlen. Alles ist nur eine Frage der Prioritäten.« Dann begann er dieses neue Museum, das für ihn schon beschlossen war, zu beschreiben. Seine Ausführungen gipfelten in der Forderung, sofort »den Leiter/die Leiterin dieses Hauses« zu finden und einzustellen. »Eine Sekretärin oder ein Sekretär werden folgen, mit den weiteren Mitarbeitern, Assistent, Magazinverwalter bzw. technische Angestellte, kann man noch zuwarten.« Schon das Jahresgehalt einer Sekretärin wäre mehr gewesen als der Wert dieser Sammlung! Die Verfechter des Museums hatten sich gründlich blamiert. Der Gedanke war eigentlich schon gestorben. So pochten sie auf das Wort des Oberbürgermeisters, wenn man ein Museum wolle, dann könne man es auch bezahlen.

Die Diskussion war bald zu Ende, unsere Argumente hatten erst einmal gesiegt. Ein Museum für zeitgenössische Kunst in Braunschweig war nicht mehr in Sicht. Sogar aus den Berichten der Zeitungen ging das hervor. Wieviel Unsinn könnte verhindert werden, wenn nicht immer alle wollten, was alle wollen!

Seit Ende der siebziger Jahre werden zuallererst der Museumsbau und eine Kunstbürokratie gefördert, die immer engstirniger dirigierend in das künstlerische Schaffen unserer Zeit eingreift, obgleich ihr Fachkenntnisse und Urteilskraft dafür fehlen. Auf das Gefährliche dieser Entwicklung hatte ich schon in der »Entmündigung der Künstler« verwiesen. Deswegen lud mich die Vorsitzende des Württembergischen Verbands der Bildenden Künstler, Frau Thiele-Zoll, Anfang 1989 zu einer Podiumsdiskussion über dieses Thema nach Stuttgart ein. Da ich inzwischen mit der zunehmenden Vernetzung von Museen, Galerien, Banken und Industriekonzernen viele Erfahrungen gemacht hatte, die ich in der »Entmündigung« noch nicht hatte darstellen können, nahm ich die Einladung an.

Es sollte sich aber als äußerst schwierig erweisen, einen profilierten Museumsmann für diese Diskussion zu finden. Dr. Beye, Direktor der Staatsgalerie, hatte zu keinem Termin Zeit. Er erinnerte sich wohl noch an die Diskussion 1979 mit mir im »Treffpunkt Foyer«. Schließlich fand Frau Thiele-Zoll den Direktor der Kunsthalle Kiel, Dr. Jensen, zum Gespräch bereit. Wenn auch weniger prominent, akzeptierte ich ihn, weil er im Kunstbetrieb der Bundesrepublik gleichzeitig an vielen Stellen mitmischt. Er repräsentierte in Kiel ein großes Museum und den schleswig-holsteinischen Kunstverein, gehörte der Ankaufskommission für gegenwärtige Kunst in Bonn an und war Mitglied in vielen Jurys, angefangen von der Jürgen-Ponto-Stiftung der Dresdner Bank bis hin zu den Kunst-am-Bau-Wettbewerben des Bundes. Als ich aber am 4. Juli 1989 in Stuttgart eintraf, teilte mir die Verbandsvorsitzende mit, daß Herr Jensen am Vortag abgesagt habe, angeblich wegen einer Zahnoperation. Ich vermute eher, daß er inzwischen vor dieser Diskussion gewarnt worden war. Mir war dies bekannt, schon bei den Römerberg-Gesprächen hatten im letzten Moment Schmalenbach und Szeemann abgesagt. Diese Herren stellen sich nicht gerne einer öffentlichen Diskussion. Die skandalösen Tatsachen der Korruption und das völlige Fehlen von Kunstkriterien sind so offensichtlich, daß sie in freier Rede vor einem kritischen Publikum nicht verteidigt werden können. Die Museumsleute beschränken sich auf ihre »Erfahrungen«, auf ihr Eingeweihtsein, auf die Übereinkunft von »wichtigen Leuten des Kunstbetriebs«, aber Argumente haben sie nicht. Frau Thiele-Zoll hat dann eine wissenschaftliche Mitarbeiterin des Ulmer Museums im letzten Moment gewonnen, die aber im Kunst-Monopoly der Bundesrepublik keine Erfahrung und keine Stimme hat. Wenn sie öffentlich widerlegt werden würde, wäre dies nicht peinlich für die »avantgardistische« Kirche. Außerdem hatten die Medien somit einen billigen Vorwand, über die Podiumsdiskussion gar nicht erst zu berichten: Es hätten keine »wichtigen« Leute teilgenommen. Das erfuhren wir später zum Beispiel aus dem Feuilleton der »Stuttgarter Zeitung«. Deswegen konnten die bei dieser Diskussion offengelegten skandalösen Tatsachen von den Medien verschwiegen werden. Es blieb ein Schlag ins Wasser, obgleich alles vollständig in den »Mitteilungen des Württembergischen Künstlerverbandes« abgedruckt worden ist, die aber fast niemand liest.

In ihrem Einleitungsreferat hat Frau Thiele-Zoll die Zusammenhänge zwischen Museen, Kunstvereinen, Galeristen und Kritik ganz gut geschildert. Man erhielt einen Eindruck von der Macht dieses Netzes und verstand, warum so jedermann zum Künstler hochgejubelt oder zum Niemand runtergemacht werden konnte.

Der »Moderator« des Gesprächs aber war ein Kulturfunktionär des Deutschen Gewerkschaftsbunds, ein Dr. Milow, der sogleich versuchte, die Diskussion auf harmlose Gefilde zu leiten, sich also als »Moderator« oder »Beruhiger« zu bewähren: Wir sollten über eine bessere Organisation der Museen und eine bessere Hängung der Bilder sprechen, hatte er sich ausgedacht. Trotzdem gelang es mir, über das Zahlenverhältnis zwischen unseren Kunstmuseen mit den dort Angestellten und den in der Bundesrepublik noch tätigen Künstlern zu berichten. Am Schluß verwies ich auf das von der Bundesregierung herausgegebene Buch »Was tut der Bund für die Kunst«, das unter das Motto gestellt ist: »Der Mensch und der Künstler mit seiner schöpferischen Kraft stehen im Vordergrund«. »Ich habe den Eindruck«, sagte ich, »daß längst die Museen mit ihrer Bürokratie im Vordergrund stehen und die Künstler allenfalls noch einen Vorwand für die Einrichtung weiterer Museen abgeben.«

Trotz weiterer hilfloser Ablenkungsversuche des verängstigten Kulturfunktionärs konnte ich sogar noch über die Verfilzung von Museen, Kunstvereinen und Konzernen berichten, davon, daß die Konzernherren überall in der Bundesrepublik auch in den Chefetagen der Kulturinstitutionen sitzen und daß sie sich wiederum von den Museumsdirektoren und manchen Galeristen beraten lassen. Da wir in Stuttgart waren, begann ich mit der Württembergischen Staatsgalerie, deren Galerieverein vom damaligen Vorstandsvorsitzenden des Daimler-Benz-Konzerns Edzard Reuter geleitet wurde, während der damalige Direktor der Staatsgalerie Dr. Beye seinerseits Edzard Reuter in Sachen Kunst beriet. Zum Beispiel sei die Walter-de-Maria-Ausstellung, die gerade in der Staatsgalerie gezeigt würde, von Mercedes bezahlt worden.

»So kam es«, fuhr ich fort, »zu dieser den Erdkreis umfassenden Plastik, fünf mal fünf mal fünf Meter Marmorschutt aus fünf Kontinenten, insgesamt hundertfünfundzwanzig Kubikmeter, Kostenpunkt zwei Millionen Mark. Dieser teuerste Marmorhaufen aller Zeiten wurde erst in der Staatsgalerie ausgebreitet und so zur Kunst geweiht – dazu mußte die ständige Sammlung dieser Räume in den Keller gebracht werden, wo die nicht zum Dogma passenden Stücke geblieben sind, bis er dann schließlich in das neue Verwaltungsgebäude von Mercedes gelangte. Natürlich wird auch der Nachfolger von Dr. Beye durch den Vorstandsvorsitzenden von Mercedes-Benz, Edzard Reuter, mitbestimmt werden. »Dasselbe gilt auch«, fuhr ich fort, »für das Städel-Museum in Frankfurt, dessen Vorstandsvorsitzender Herr Abs Ehrenvorsitzender der Deutschen Bank ist. Abs ist Vorstandsvorsitzender vieler deutscher Museen, zum Beispiel auch des altehrwürdigen Wallraf-Richartz-Museums in Köln und des Fördervereins Alte und Neue Pinakothek München.« Er spielte im Namen seiner

Bank eine Art von Gottvater in der deutschen Kunstkirche, während sich wiederum die Deutsche Bank bei ihren Kunsteinkäufen von den Direktoren der Württembergischen Staatsgalerie und des Städel-Museums in Frankfurt beraten läßt.

»Aber in Frankfurt sollten wir uns noch genauer umschauen«, – ich wurde ständig vom Beifall des Publikums unterbrochen, »dort nämlich hat das Netz sein Zentrum, von dem aus fast alle Museen und Kunstvereine der BRD direkt oder indirekt dirigiert werden. Der Ehrenvorsitzende der Deutschen Bank, Herr Abs, sitzt natürlich auch im Vorstand der Hessischen Kulturstiftung. Sie hat ein Grundkapital von zweiundzwanzig Millionen Mark und gibt im Jahr nicht nur die Zinsen dieses Kapitals, sondern noch fünf Millionen Mark zusätzlich aus zur ›Förderung von Kultur‹. Dem Stiftungsrat gehören außerdem noch Justus Mische, Vorstandsmitglied der Hoechst-Werke, und ein Mitglied der Thyssen-Stiftung an. Die Gelder aber stammen vom Land Hessen.«

Diese staatlichen Stiftungen sorgen immer wieder durch Ankäufe für die Stützung der Preise von Beuys, Baselitz, Penck, Richter etc. So kaufte die Hessische Kulturstiftung Ende 1992 einige Objekte von Beuys für die Neue Galerie in Kassel für etwa sechzehn Millionen Mark.

»Aber auch in der obersten Kulturorganisation der Bundesrepublik, der Kulturstiftung der Länder«, erklärte ich, »ist Herr Abs Erster Vorsitzender. Sein Stellvertreter Schäfer ist Vorstand einer großen Kugellagerfirma. Berthold Beitz von Krupp und andere Industrielle sind in diesem Kuratorium und natürlich auch Freiherr von Loeffelholz, Direktor der Dresdner Bank. Auch hier werden die Gelder nicht durch die Konzerne, sondern durch die Bundesrepublik aufgebracht. Von Loeffelholz leitet außerdem zusammen mit einem anderen Vorstandsmitglied der Dresdner Bank die von ihr geförderte Jürgen-Ponto-Stiftung, die ebenfalls in Frankfurt sponsert, was sie unter Kultur versteht …

Natürlich mischen die deutschen Banken auch bei den Kunstvereinen mit«, setzte ich dann ein wenig später die Aufzählung fort. »So konnte man vor kurzem in den Hausmitteilungen der Deutschen Bank lesen, daß ihr Vorstandsmitglied Christians im Vorstand des größten deutschen Kunstvereins, dem von Nordrhein-Westfalen, ein ›wichtiges Wort mitzureden‹ hätte.« (»Laut Herbert Zapp, Vorstandsmitglied der Deutschen Bank, engagiert sich fast jedes Direktionsmitglied der jeweiligen Filiale in einem Kunst- oder Förderverein, einer Kunsthalle oder Kunstsammlung.«* »Aber auch der Neue Berliner Kunstverein wird von dem Vertragsanwalt der Dresdner Bank in Berlin, Rechtsanwalt Heidemann, als Erstem Vorsitzenden geführt. Im Frankfurter Kunstverein – ebenfalls einem der größten in der Bundesrepublik – ist es genauso. Dort sind im Vorstand Medien, Banken und Stadt vereint. Der Erste Vorsitzende dieses Bürgervereins ist der Chefredakteur des Hessischen Rundfunks, der Zweite Vorsitzende der Kulturdezernent der Stadt Frankfurt, und der stellvertretende Vorstandsvorsitzende ist der stellvertretende Vorsitzende der Stadtsparkasse Frankfurt. So spinnt sich«, schloß ich diesen Teil meiner Ausführungen, »ein Netz von Museen, Kunstvereinen, Banken und Großkonzernen über die

* Theobald, Willy: Sponsoren an die Macht?, in: manager magazin, Heft 10/1993

Kunstlandschaft der Bundesrepublik.« (Nach einer Befragung des »manager magazins« sind die Vorstände der wichtigsten deutschen Museen, Kunstvereine, Fördervereine und Stiftungen »in der Regel mehrheitlich, teilweise sogar komplett mit Repräsentanten aus Handel, Banken und Industrie besetzt, Anteile unter 30 Prozent stellen die Ausnahme dar«.* »Orwells Visionen sind im Kunstbetrieb der BRD lange Wirklichkeit geworden ...« Wieder wurde ich von Beifall unterbrochen. Die Stuttgarter Künstler erkannte ich jetzt vom Podium aus an ihren versteinerten Gesichtern, sie wagten nicht einmal mehr, zu applaudieren oder zu lachen, ich komme noch darauf zurück.

Aber die anderen Podiumsteilnehmer stimmten darin überein, daß man an den Konzernen nicht vorbeikäme, da die »gestiegenen Ansprüche der Gesellschaft an die kulturellen Einrichtungen« wegen der Sparmaßnahmen von Ländern und Städten sonst nicht zu befriedigen seien.

Dem entgegnete ich, daß gegenüber den achteinhalb Milliarden Mark, die Bund, Länder und Kommunen jährlich für Theater, Konzerte, kulturelle Veranstaltungen, Museen und Künstler ausgäben, diese »großen« Sponsoren insgesamt nur zweihundert Millionen Mark aufbrächten, also kaum mehr als zwei Prozent der Gesamtsumme. (Heute höchstens dreihundertfünfzig Millionen.) Da aber in den achteinhalb Milliarden Mark noch nicht einmal die Leistungen der beiden christlichen Kirchen enthalten seien, die ebenfalls erhebliche Beiträge zur Förderung von Kunst und Musik beisteuerten, sei der Prozentsatz der Konzerne in Wirklichkeit noch kleiner.

Die finanzielle Misere in der Kulturlandschaft der Bundesrepublik sei in erster Linie eine Folge der Bürokratisierung. Unter Bürokraten im Kunstbetrieb verstünde ich die Mitarbeiter in Museen, Kunstvereinen und Kunsthallen, in Kulturdezernaten und Kulturämtern und die Kunsthistoriker an den Universitäten, kurz das, was ich in meiner »Entmündigung der Künstler« als »Sekundärpersonal der Kunst« bezeichnet habe. Mindestens dreißigtausend solcher Menschen stünden im Grunde nur tausend unter erträglichen Bedingungen produzierenden Künstlern gegenüber, also siebenundneunzig Prozent auf drei Prozent Künstler. Herr Milow steuerte jetzt – vom Theater verstand er ein wenig – die Zahlen der Schauspielhäuser bei. Dort kämen auf fünfzehn Prozent unterbezahlte Schauspieler und produktive Künstler fünfundachtzig Prozent Bürokraten. (In erster Linie deswegen brauchen die Theater so riesige Etats und werden darum jetzt eins nach dem anderen geschlossen. Besser wäre es, die überflüssigen Bürokraten anderweitig zu verwenden – als Beamte können die meisten leider nicht entlassen werden –, anstatt die ungeschützten Schauspieler auf die Straße zu setzen.)

Ich verwies noch darauf, daß sich der staatliche und kommunale Aufwand für Museen und Kunstvereine von 1950 bis heute mehr als verdreißigfacht habe, während für die Künstler in diesem Zeitraum in absoluten Zahlen ungefähr das gleiche gezahlt würde, der Aufwand der Öffentlichkeit für sie in Kaufkraft also auf ein Drittel gesunken sei. Man könne die finanziellen Probleme der bundesdeutschen Kulturlandschaft sehr einfach lösen, indem man zehn bis zwanzig

* Theobald, Willy a. a. O.

Prozent der Stellen für dieses nicht nur überflüssige, sondern sogar schädliche Personal auslaufen lassen würde. Eine solche Streichung ergäbe allein im Bereich der Museen und Kunstvereine einen jährlichen Gewinn von hundertfünfzig Millionen Mark für die bildende Kunst, also weit mehr als das, was von den jährlich gesponserten zweihundert Millionen für die bildenden Künste übrigbliebe. Das meiste ginge sowieso an die Theater und die Orchester.

Während aber den Löwenanteil von den achteinhalb Milliarden die Kommunen aufbrächten, wären sie in den über die Kultur entscheidenden Gremien der Bundesrepublik und der Länder nicht oder fast nicht vertreten. Sie seien dort vollständig unterprivilegiert, an ihrer Statt säßen die Banken und die Großindustrie überall in den Vorständen oder präsidierten diesen sogar trotz ihres geringen finanziellen Beitrags. Aber gerade daran könne man ihre Gefährlichkeit erkennen. »Denn wer mit zwei Prozent Einzahlung den Vorsitz in fast allen Gremien innehat, ist im Taktieren allen anderen weit überlegen.« Mit derartig geringem Einsatz konnten die Banken die werbewirksame ästhetische Kirche für sich kaufen und dafür sorgen, daß ihnen die Kunst – unpolitisch, unkritisch, ohne Inhalt, aber harmonisch – keinen Ärger mache.

Zudem fing das alles in Amerika an, und dort orientieren sich unsere Konzernherren sowieso zuallererst. In seinem amüsanten Aufsatz über »Die Anbetung von Kunst« in der Oktoberausgabe 1984 von »Harper's Magazine« behauptete Tom Wolfe, die Kunst habe als die neue Religion der reichen Klassen Gottesdienst- und Kirchenbesuch ersetzt. Noch nach dem Zweiten Weltkrieg sei es für die Superreichen üblich gewesen, zehn Prozent ihres Einkommens den Kirchen zu schenken. Heute stifteten sie Museen, finanzierten Ausstellungen, kauften Bilder für ihre Banken oder Geschäftszentralen und stellten Skulpturen vor ihre Büropaläste. »Je übler beleumdet ein Großbetrieb ist, desto bereitwilliger fördert er die Kunst. Hugh Hefner, einer der Pornographie-Bosse«, habe sein auf drei Millionen Dollar geschätztes »Playboy«-Hauptquartier dem Chicago Art Institute geschenkt.

Kontrolliert werde der Kunstsektor von einer kleinen Gruppe, rund dreitausend Menschen, von denen bis auf fünfzig alle in Manhattan hausten. Dieser neue Klerus bestünde aus Kustoden, Kunsthändlern, Galeristen und Malern. Die Chase Manhattan Bank, Philip Morris, Ciba Geigy hielten sich hochdotierte Kustoden, die Bilder und Skulpturen ankauften, nicht etwa, um Aufsichtsräten und Angestellten ästhetischen Genuß zu bereiten, sondern einzig und allein, um öffentlich »Förderung der Kunst« zu demonstrieren. Was das Publikum sich dabei denke, sei völlig irrelevant. Was Kunst sei, werde von dem neuen Klerus bestimmt, Widerspruch nicht geduldet. Wenn es auch nach meiner Meinung in Europa mehr als fünfzig Kunstgewaltige gibt, so ist doch sicher richtig, daß die meisten auch heute noch in Manhattan leben. Auch in der BRD wollen übelbeleumdete Großbetriebe wie Banken, der Rüstungsgigant Daimler-Benz, die Farbwerke Hoechst oder der Burda-Konzern mit seinen Nackedei- und Klatschheften Absolution durch Kultursponsoring erreichen, zum anderen ist es unglaublich schick, ja geradezu zwingend, das gleiche zu tun wie die Amerikaner, und man braucht nicht einmal Phantasie dazu:

Die Chase Manhattan Bank kaufte als erste seit Mitte der fünfziger Jahre massenweise Bilder auf. Inzwischen besitzt sie über elftausend, die sie in ihren Bankgebäuden in aller Welt aufgehängt hat. Die andere über die Grenzen Amerikas hinaus bekannt gewordene Sponsorfirma ist Philip Morris. Sie unterstützte schon in den sechziger Jahren Pop-Artisten durch Ankäufe und stattete ihre Zentralgebäude in New York in den Fluren aller Stockwerke damit aus. Diese jährlichen Ausstellungen der neu gekauften Arbeiten nannte Philip Morris bedeutungsschwer »Dimensionen«.

Wenn auch das Vorstandsmitglied der Deutschen Bank, Dr. Zapp, bei uns in dem Ruf steht, es sich selbst ausgedacht zu haben, so hat er doch nur das Vorbild von Philip Morris kopiert. Mit der Beratung durch die beiden von der Deutschen Bank auch dafür bezahlten Museumsdirektoren Gallwitz vom Städel und Beye von der Württembergischen Staatsgalerie hat er eine Sammlung von über tausend Bildern auf Papier zusammengebracht. Es sind Graphiken und Aquarelle, Gesamtkosten zwei Millionen Mark (durchschnittlich zweitausend pro Stück), die er in den siebzig Stockwerken der beiden Frankfurter Banktürme aufhängen ließ. Außerdem stellte er vor dem Haupteingang, wie Philipp Morris und Chase Manhattan, Großplastiken auf (Bill, Arp und Rückriem). Die Ausstellung in den Stockwerken der Deutschen Bank nannte Vorstandsmitglied Zapp, dem Vorbild von Philipp Morris folgend, »Neue Dimensionen«. Neu war nur das Wörtchen »neu«.

Von wenigen Ausnahmen abgesehen, ist der durchgehende Charakter dieser Sammlung der eines ungenierten Dilettantismus. So weit, so gut, aber Banker bleiben eben Banker. Einmal angeschafft, mußte auch ein Wertzuwachs entstehen. Und das durchzusetzen hat man ja die Macht. Schon durch die Sitze in den Kultur- und Museumsvorständen haben die Banken und Konzerne die Möglichkeit, auf die Besetzung der Direktorenposten in den Museen und Kunstvereinen einzuwirken: Direktor wird nur, wer sich für die von ihnen geförderte Kunst einsetzt, um einen Preisverfall zu verhindern. Selbst Hilmar Hoffmann, ehemaliger Kulturdezernent von Frankfurt, jahrzehntelang durch zuverlässigen Konformismus ausgewiesen, »beschreibt es als ganz gefährliche Entwicklung, daß heute Museumsdirektoren ausgesucht werden, weil sie gute Beziehungen zu Banken, Handel und Gewerbe haben, und nicht, weil sie fachlich qualifiziert sind«.* Den Einfluß des verstorbenen Herrn Abs zum Beispiel bei der Besetzung von Direktorenposten in Museen belegen die Auseinandersetzungen um Gallwitz und dessen Nachfolger im Städel 1992. Ganz selbstverständlich scheint es inzwischen geworden zu sein, daß die Kunsthistoriker unter den Familienmitgliedern der Banken- und Industrievorstände Direktoren von Museen werden, so wie früher Mitglieder der Feudalfamilien Äbte, Äbtissinnen, Bischöfe und Kardinäle wurden. Diesem Auswahlverfahren entsprechend ist die wissenschaftliche Bedeutung unserer Museumsdirektoren im internationalen Rahmen gering.

---

* Theobald, Willy: Sponsoren an die Macht, in: manager magazin, Heft 10/1993

Außerdem veröffentlicht die Deutsche Bank ständig neue kleinere und größere Kataloge über die von ihr geförderten Künstler, versehen mit Einleitungen von ihren Museumsdirektoren Beye, Gallwitz und Honisch (Nationalgalerie Berlin). Zum anderen versieht sie seit 1980 ihre Geschäftsberichte jährlich in drei Auflagen, insgesamt zweihundertachtzigtausend Stück (!), jeweils mit Reproduktionen eines Künstlers aus ihrem Kunstbesitz. Diese Berichte erhalten nur kapitalkräftige Institutionen und Personen. Im Vergleich zu dieser Auflagenhöhe nehmen sich Kunstzeitschriften und -bücher mit jeweils zwei- bis zehntausend Exemplaren ziemlich bescheiden aus. Die preisstabilisierende Wirkung für die in den Geschäftsberichten abgebildeten Künstler und ihre Galerien ist enorm.

1988 machte die Deutsche Bank in ihrem »Deutsche Bank Magazin Geld« sogar unverhohlen bei ihren Kunden Propaganda für den Kauf von Kleinplastiken von annähernd zwanzig namentlich aufgezählten sogenannten Künstlern, die man bei acht ebenfalls mit Namen angegebenen Händlern kaufen sollte. Die Hälfte der in dem Heft angepriesenen Künstler ist in der Sammlung der Deutschen Bank vertreten. Ich drückte in einem Brief an Dr. Zapp meine Empörung aus: »Was würde wohl eine Baufirma, die bei der Deutschen Bank ein Konto hat, dazu sagen, wenn ihr in Ihren Schalterhallen von der Bank verfaßte Werbeschriften für andere Baufirmen in die Hand gedrückt würden.« In mehreren Briefen, deren Kopien ich auch an Hermann J. Abs schickte, warf ich der Bank vor, nicht nur massiv den Kunstmarkt beeinflussen zu wollen, sondern auch ohne Berechtigung überall in den Vorständen der Kulturinstitutionen zu sitzen. Zapp konnte meine Vorwürfe nicht begreifen, behauptete stur, nur die Kunst ohne eigene Interessen zu fördern. Schließlich rief mich Abs an und gab zu, daß er über den Artikel im Geld-Magazin auch von anderer Seite »Kritisches« gehört habe. Aber sonst ist bei dem Briefverkehr zwischen Abs, Zapp und mir nichts herausgekommen. Eigentlich wollte ich nun meine Konten bei der Deutschen Bank auflösen, konnte aber keine andere Bank finden, die sich nicht ebenfalls in den Kunstbetrieb einmischt, allerdings keine so massiv wie die Deutsche und die Dresdner. Alle halten sich Museums- und Kunstvereinsdirektoren oder Galeristen als Berater – ebenso wie die großen Konzerne. Der Kunstfonds von Siemens zum Beispiel wird von dem ehemaligen Direktor der Kunsthalle Bremen, Dr. G. Busch, beraten.

Nach dem Ende der Podiumsdiskussion in Stuttgart hat der Künstlerverband in den Räumen der Stuttgarter Girokasse ein Buffet angeboten, an dem sich Diskutanten und Publikum treffen sollten. Mehrere Kunststudenten bedankten sich bei mir für meine Beiträge. Auf meine Frage, warum sie das nicht öffentlich in der Diskussion getan hätten, entschuldigten sie sich mit der Behauptung, dann würden sie im Stuttgarter Kunstbetrieb keinen Fuß mehr auf die Erde bekommen. Revolutionär kostümiert, waren sie in Wirklichkeit brave Lämmer. An dem Gespräch zwischen Podium und Publikum hatten sich tatsächlich nur Laien beteiligt. Künstler und Kunststudenten hatten ohne Ausnahme geschwiegen – ein Bild der Meinungsfreiheit, ein praktischer Beitrag zum Grundgesetzartikel 5.

28. Etikettenschwindel als Kunst: die ästhetische Kirche

Die von den Konzernen geförderte Kunst darf nicht beunruhigen, weder zu Kritik noch zum Nachdenken anregen, das schadet dem Umsatz. Wie Sphärenklänge in den Kaufhallen und Automobilausstellungen soll sie Harmoniegefühle verbreiten. So wurde denn auch als erste die Konsum bestätigende Pop-art von großen Konzernen gemanagt. Auch Edzard Reuter hat eine Serie anilinfarbiger Fotos seiner Nobelkarossen bei Andy Warhol in Auftrag gegeben. Aber der feine Autokonzern wollte tiefer schürfen, bei den Philosophen ansetzen und bestellte sich deswegen bei Walter de Maria die Skulptur »5 Kontinente«, fünf mal fünf mal fünf Meter, also fünfundsiebzig Tonnen, weißer Marmorschutt aus fünf Erdteilen als tiefsinnig-religiöses Symbol für den irdischen Raum. Ob nun Walter de Maria für diesen vornehm-glitzernden Marmorhaufen gleich eine Konzernphilosophie mitgeliefert hat oder der Konzern aufgrund seiner von den Japanern angeregten Produktphilosophie – Kugel für Zeit, Würfel für Raum und Pyramide für Dynamik – einen solchen Marmorwürfel bei Walter de Maria bestellt hat, die Scheinphilosophie des Konzerns wurde von der den Marmorschutt ausstellenden Württembergischen Staatsgalerie zur Kunst erhoben: harmonisch inhaltsloser Tiefsinn in kostbarem, zum Konzern passendem Material, meditatives Entrücktsein – Marmorstücke als Zeichen der neuen Freiheitsreligion.

So wandte man sich bei Mercedes unter seinem sozialdemokratischen Chef Edzard Reuter auch der NS-Zeit zu, wollte die »Vergangenheit aufarbeiten« und stiftete eine Skulptur, die vor dem Haupteingang der Konzernverwaltung aufgestellt wurde und daran erinnern sollte, daß riesige Heere von Zwangsarbeitern während des Zweiten Weltkriegs aus allen Teilen Europas in das deutsche Reich verschleppt worden waren. In den Rüstungskonzernen der Hermann-Göring-Werke in Salzgitter/Braunschweig und Daimler-Benz in Stuttgart mußten die meisten von ihnen unter unmenschlichen Bedingungen Sklavenarbeit leisten. Überall in den besetzten Ländern hatten damals die Nazis durch Plakate und Aufrufe die arbeitsfähigen Männer aufgefordert, sich »freiwillig« für die deutsche Rüstungsindustrie zu melden, aber die meisten haben sich in den Städten und Wäldern ihrer Länder versteckt. Waffen-SS und SD haben dann mit Hunden regelrechte Treibjagden auf diese Menschen veranstaltet und sie schließlich mit Güterzügen in das Reich verfrachtet, während in entgegengesetzter Richtung Millionen von Juden und Zigeunern zur Vergasung und Verbrennung transportiert wurden. Zum Schluß mußten die Zwangsarbeiter noch unterschreiben, daß sie »freiwillig« gekommen seien. Außerdem wurden in allen Werken sogenannte »Außenstellen« von deutschen Konzentrationslagern eingerichtet. In den Hermann-Göring-Werken arbeiteten ständig etwa zweitausend KZ-Häftlinge aus Bergen-Belsen bis zu ihrer »Vernichtung durch Arbeit«, bei Daimler-Benz Häftlinge aus Dachau. Hunderttausende starben wegen der unmenschlichen Arbeitsbedingungen und der völlig unzureichenden Ernährung. In der Nähe der Werke wurden sie in Massengräber geworfen. Konnte man der Leichen nicht mehr Herr werden, verbrannte man sie in den Krematorien der umliegenden Städte. Es gibt nur ungefähre Statistiken über die Anzahl der Toten. »Vernichtung durch Arbeit« nannte die SS das höllische Geschehen, an das Edzard Reuter durch die Plastik und die angebrachte Widmung erinnern wollte: »›In Erinnerung an die Zwangsarbeiter im Zweiten Weltkrieg und zur Mahnung, den Frieden zu erhalten und die Würde freier Menschen zu verteidigen‹, mit dieser Widmung versehen wurde am Dienstag, am 10. Januar 1989, auf dem Werksgelände der Daimler-Benz AG in Stuttgart-Untertürkheim eine Skulptur des Berliner Bildhauers Professor Bernhard Heiliger ihrer Bestimmung übergeben.« So beginnt die Presseinformation des Daimler-Benz-Werkes. Aus der dreiseitigen Schrift erfährt man dann weiter: »Die jetzt in Untertürkheim aufgestellte zweiteilige Eisenskulptur … ist im Jahre 1983 entstanden. Der Künstler sieht in dieser Arbeit seine Vorstellung ›von einer Synthese zwischen Technik und Natur am deutlichsten verwirklicht‹.« In unmittelbarer Nähe sei für den Betrachter »das dynamische Mit- und Gegeneinander der Formen sehr gut nachzuvollziehen«, aus größerer Entfernung stelle sich dann wieder »der Eindruck von Harmonie ein, trotz der Kontraste Kraft und Gegenkraft, Licht und Schatten, Tag und Nacht«.

Eine abstrakte Eisenplastik, die »Tag und Nacht«, »Harmonie und Technik« oder die »Synthese von Technik und Natur« verbildlichen soll, wird als Erinnerung an die Verschleppung von Millionen Sklavenarbeitern aus ihrer Heimat und an hunderttausendfache Folter und Morde durch die Technik aufgestellt. Das wird dem Leser in dieser Presseinformation noch in aller Harmlosigkeit auseinandergesetzt. Niemand scheint zu bemerken, daß dies so zynisch ist wie der Spruch »Arbeit macht frei« über dem Eingang von Auschwitz. Auf jeden Fall aber wird mit Falschgeld gehandelt: Der Konzern hat seine obligate Verbeugung vor den Opfern gemacht, anscheinend ein Mahnmal errichtet und in Wirklichkeit nichts getan. Die Skulptur ist so unverbindlich, daß sie ebensosehr für »Harmonie, Technik und Natur« stehen kann wie für »Mord durch Technik«. Niemand, der auf dem Weg in das Verwaltungsgebäude von Daimler an der Plastik vorbeigehen muß, kommt auf die Idee, daß sie überhaupt etwas bedeutet, geschweige denn dieses. Außerdem hat Reuter noch die Kunst gefördert.

In Salzgitter hat man es sich nicht so leicht gemacht, allerdings nicht das Werk, sondern die Stadt. Zuerst einmal hatte man im »Jammertal« einen großen landschaftlichen Friedhof mit Gedenksteinen der europäischen Nationen für ihre Toten angelegt, eindrucksvoll im Gegensatz zu dem völlig verwilderten Friedhof für polnische Fremdarbeiterinnen und deren ermordete Babys in Braunschweig, der auch heute noch trotz vieler Eingaben durch eine Bürgerinitiative und auch durch mich ein Treffpunkt für Penner ist. Alte Kleider, leere Bierdosen, herausgerissene Holzkreuze zeugen von derem Treiben.

Im Juni 1985 hat der Oberstadtdirektor Dr. Gröttrup mich gebeten, für die Stadt eine Skulptur zu entwerfen. Das Thema sollte die Gründung der Hermann-Göring-Werke und der Stadt Salzgitter sein, Rüstungsproduktion und Zwangsarbeit, Kriegsende und Flucht der Schlesier nach Salzgitter, Demontage des Werks durch die Engländer und Stahlproduktion der Gegenwart.

Der Bau der Stadt Salzgitter-Lebenstedt war kurz nach der Werksgründung 1937 begonnen worden. Hermann Göring hatte einen Plan entwerfen lassen mit einer riesigen »Halle des Volkes«, großen Aufmarschplätzen mit Nordsüd- und Ostwest-Achsen.* Wenn auch, Gott sei Dank, diese Reichsarchitektur nicht ausgeführt worden ist, wurde das nach dem Krieg endgültig konzipierte Salzgitter-Lebenstedt auch nicht viel besser. Aus Imponiergehabe und Großmannssucht wurde »Neue Heimat«-Schäbigkeit. Das war nicht sehr verlokkend. Aber das ungewöhnliche und mich von Anfang an faszinierende an diesem Auftrag waren das Thema und der Auftraggeber, der offensichtlich den Mut zur Darstellung aufbringen wollte. Nationalsozialismus, Krieg, Flucht und Wiederaufbau waren auch mein Leben gewesen. Außerdem war dieses Epos der letzten fünfzig Jahre in der bildenden Kunst noch nie dargestellt worden, ganz sicher nicht auf einem öffentlichen Platz. Auch die Volkswagen-Werke hatten sich ähnlich wie Daimler-Benz aus der Affäre gezogen, Vergangenheitsbewältigung war immer nur vorgetäuscht worden. Ich sagte zu.

Nachdem Gröttrup und ich uns für die Aufstellung des Monuments auf einen Ort in der Fußgängerzone – er trägt den romantischen Namen »In den Blumentriften« – geeinigt hatten, begann ich mit meiner Arbeit. Der Platz war trotz seines Namens genauso häßlich wie alle anderen und mit billigsten Betonplatten belegt. Mit einem auf das Monument hin zentrierten Pflastermuster aus Granit und Kunststein und gläsernen Laubengängen versuchten der Architekt Woldt und ich, die städtebauliche Situation optisch zusammenzufassen. Das Monument, ein dreizehn Meter hoher vielfiguriger »Turm der Arbeit«, sollte weit in die auf den Platz zuführenden Straßen hinein sichtbar sein und der Stadt ein Zentrum geben.

Über einem beinahe würfelförmigen Block mit lebensgroßen Darstellungen der Zwangsarbeit in den Hermann-Göring-Werken in Bronze entwickelt sich die Industrielandschaft von Salzgitter in Marmor gehauen, darüber die Flucht aus Schlesien, die Demontage des Werks und der Aufstand der Arbeiter, dann die heutige Stahlproduktion und als Abschluß die drei Meter große Figur eines Schmelzers – alles wieder in Bronze. Dem stimmten die städtischen Vertreter zu, nur nicht dem »Hermann-Göring-Block«. In drei großen Reliefs, zwei Meter zwanzig mal zwei Meter achtzig, hatte ich die Jagd der Waffen-SS mit Hunden auf junge Männer in polnischen Wäldern dargestellt, die Arbeit von KZ-Häftlingen in der Granatenproduktion und das KZ Drütte, Außenstation von Bergen-Belsen in den Hermann-Göring-Werken. Während meine Auftraggeber sogar das Relief über die Granatenherstellung mit der brutalen Erhängung eines KZ-Häftlings am Arbeitsplatz durch den Sicherheitsdienst akzeptierten, lehnten die meisten die »Jagd auf Polen« ab. Anfangs habe ich nicht verstan-

* Schneider, Christian, in: Salzgitter, Geschichte und Gegenwart einer deutschen Stadt 1942–1992, Hrsg. W. Benz, Verlag C. H. Beck, S. 166 ff.

den, warum gerade diese Szene bei fast allen Parteien so starken Widerstand hervorrief. Auch die Zeitungen äußerten sich kritisch. Immer wieder kamen Omnibusse mit Abgeordneten, aber auch Parteibasisgruppen aus dem entsprechenden Stadtteil in mein Atelier im Uhlenbusch, sogar eine Schülergruppe der F.D.P. Fast ein Jahr lang dauerte dies. Ich mußte wie ein Wahlredner das Relief verteidigen, bis es endlich auch in der Basis durchgesetzt war. Das Hauptärgernis waren wohl die Stahlhelme der Waffen-SS-Soldaten. Der Stahlhelm ist immer noch für viele Menschen das Symbol der beiden Weltkriege, das Ehrenzeichen der deutschen Gefallenen. Hier trugen ihn Verbrecher, die Zivilisten mit Hunden jagten. Außerdem meinten viele, daß drei Zwangsarbeiter-Szenen im Zusammenhang mit den Hermann-Göring-Werken zuviel seien. Auf einem der vier Reliefs hätte ich schließlich deutsche Arbeiter unter Tage vor dem Krieg gezeigt. Man bat mich also, die »Jagd auf die Polen« wegzulassen, zumal es sich dabei um Vorgänge in Polen und nicht in Salzgitter gehandelt habe, und statt dessen die Ankunft deutscher Arbeiter in den neugegründeten Stahlwerken 1937 abzubilden. Der Auftrag drohte an diesem Problem zu scheitern.

Darauf schlug ich einen für mich riskanten Kompromiß vor: Ich versprach, die »Ankunft der deutschen Arbeiter in Salzgitter 1937« als Alternativvorschlag zu entwerfen und mich dann einer Abstimmung zu stellen. Wenn die Mehrheit die Ausführung des neuen Entwurfs wünsche, würde ich mich fügen. Dies war ein Wagnis, da die Ankunft der deutschen Arbeiter mit Taschen, Koffern und Gitarren – es gab ein Foto – ein völlig uninteressantes Thema war. Aber als ich beide Entwürfe den verschiedenen Parteiengruppen vorstellte, ist gerade dadurch allen klargeworden, daß ein derart anspruchsvolles Monument nach menschlich und historisch bedeutsamen Ereignissen verlange und nicht für eine bessere »Kraft durch Freude«-Darstellung gut sei. Ich erhielt den Zuschlag, durfte die Waffen-SS mit Stahlhelmen versehen, allerdings mit deutlich sichtbaren SS-Runen, damit nicht der »deutsche Soldat« im allgemeinen in Verruf gerate.

Es war wieder so wie in Göttingen: Ein deutliches Bild von einem wichtigen, alle bewegenden Ereignis erregt immer Protest, aber man kann auch überzeugen. Über die Heiliger-Plastik hat sich natürlich niemand geärgert, keiner hat sich nach ihr umgedreht, das war auch beabsichtigt. Das politische Thema war nur ein Etikettenschwindel wie auch beim folgenden Beispiel:

Im Jahre 1990 schrieb die Stadt Celle einen Bildhauerwettbewerb aus, um ein Denkmal für einen besonders widerlichen Vorgang zu erhalten. Ich zitiere aus der Wettbewerbsausschreibung: »Am 8. April 1945 war Celle das Ziel eines großangelegten Luftangriffs. Dabei wurde auf einem Rangiergleis des Güterbahnhofs ein Zug getroffen, der ungefähr 4000 Männer, Frauen und Jugendliche aus mehreren Außenlagern des KZ Neuengamme nach Bergen-Belsen bringen sollte. Als diejenigen Häftlinge, die den Bomben entgangen waren, sich in Sicherheit zu bringen suchten, machten Angehörige der NSDAP und ihrer Formationen, der Wehrmacht, Polizei sowie des Volkssturmes im Stadtgebiet und im nahegelegenen Neustädter-Holz Jagd auf sie und richteten

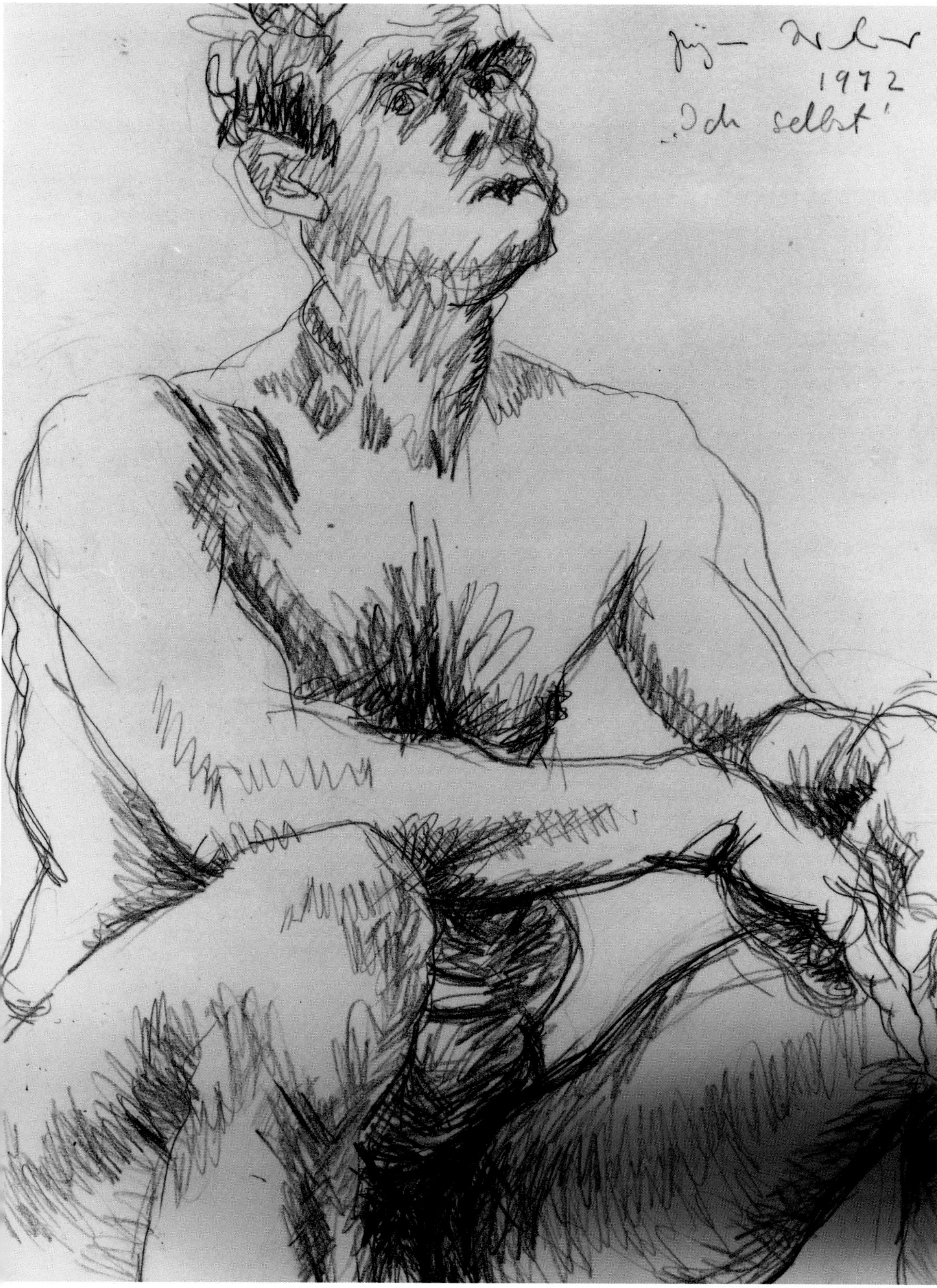

Ich selbst, 1972, Bleistift (85)

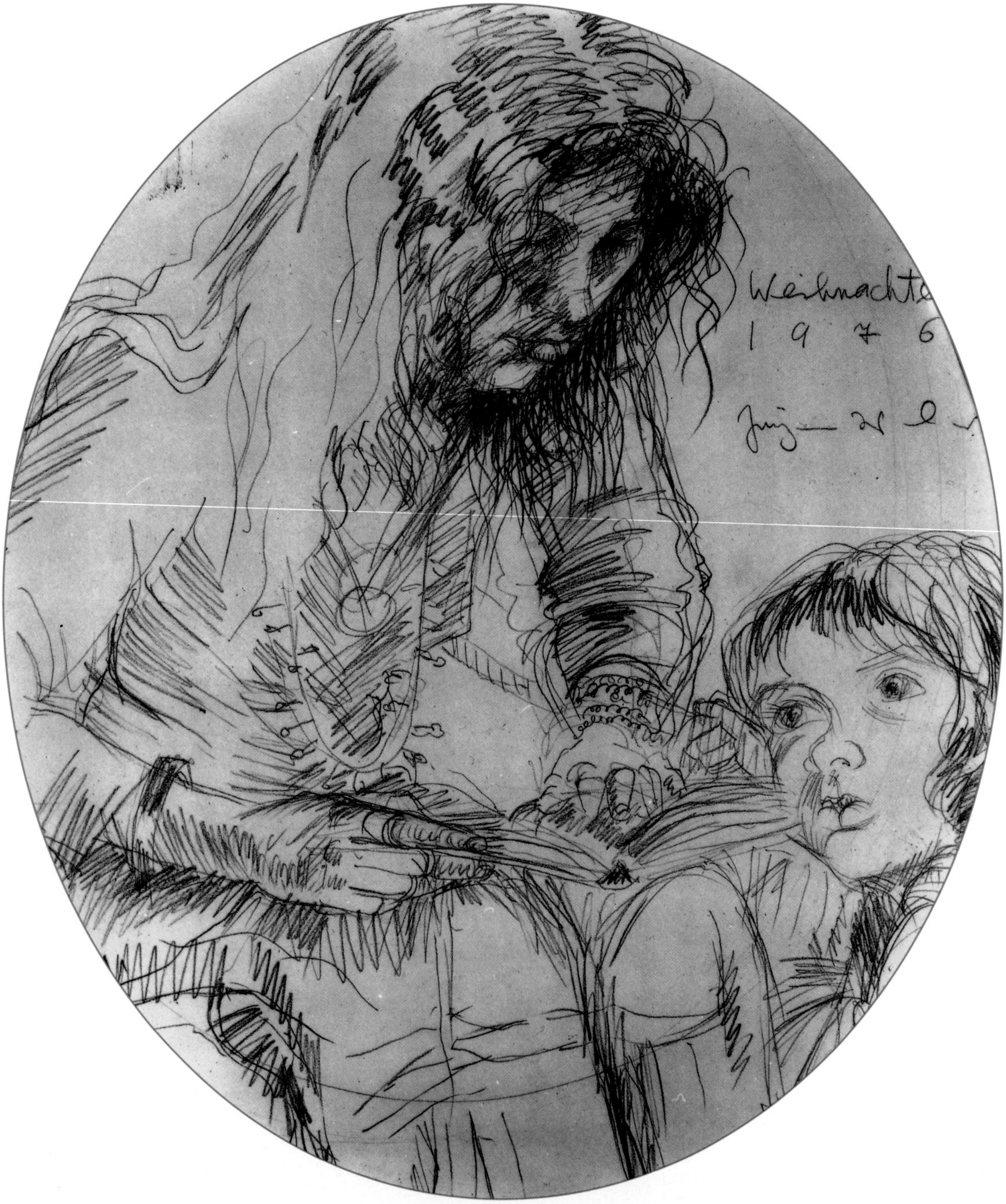

Meine drei Kinder Doina, Constantin (86)

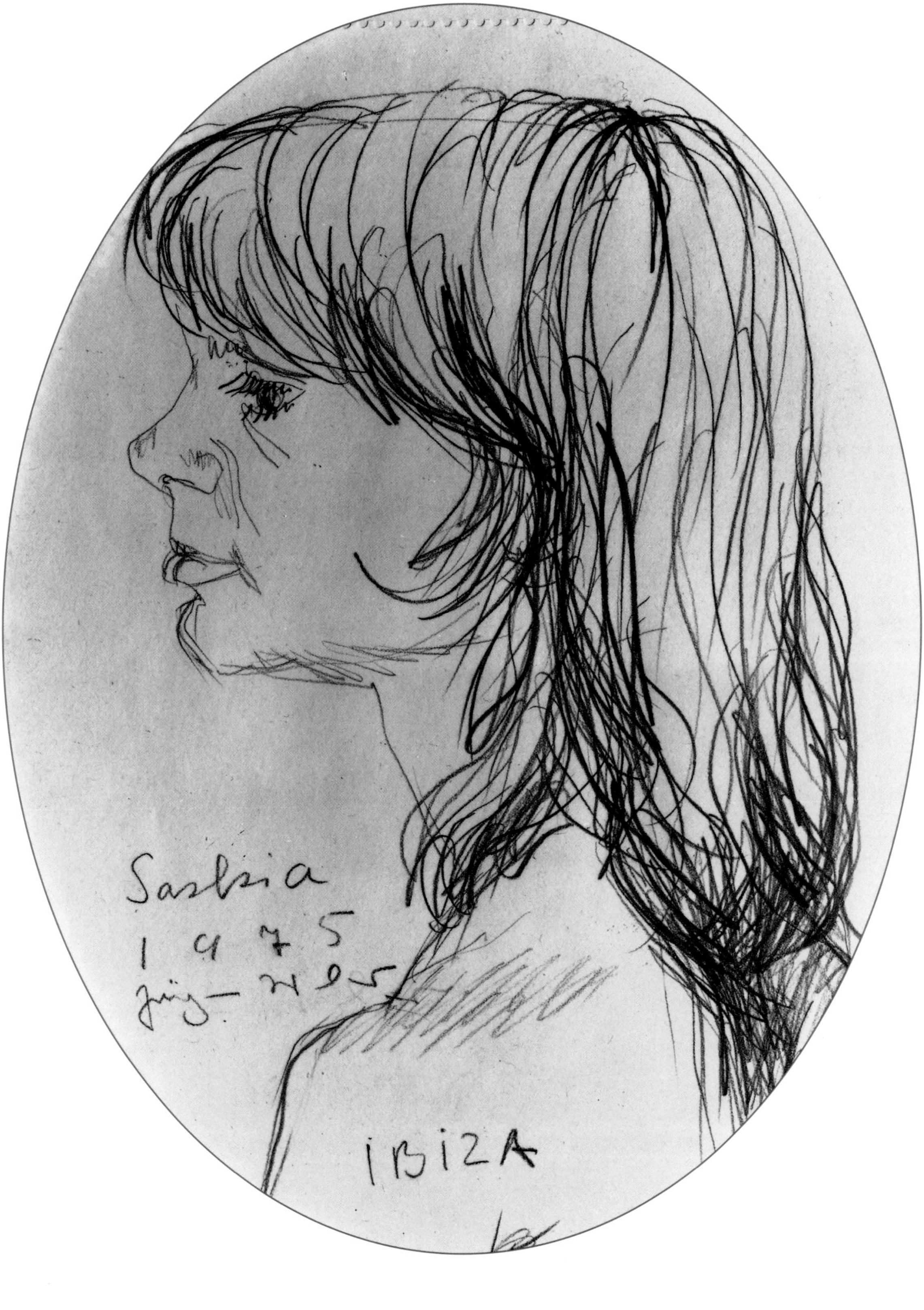

und Saskia, Bleistift (87)

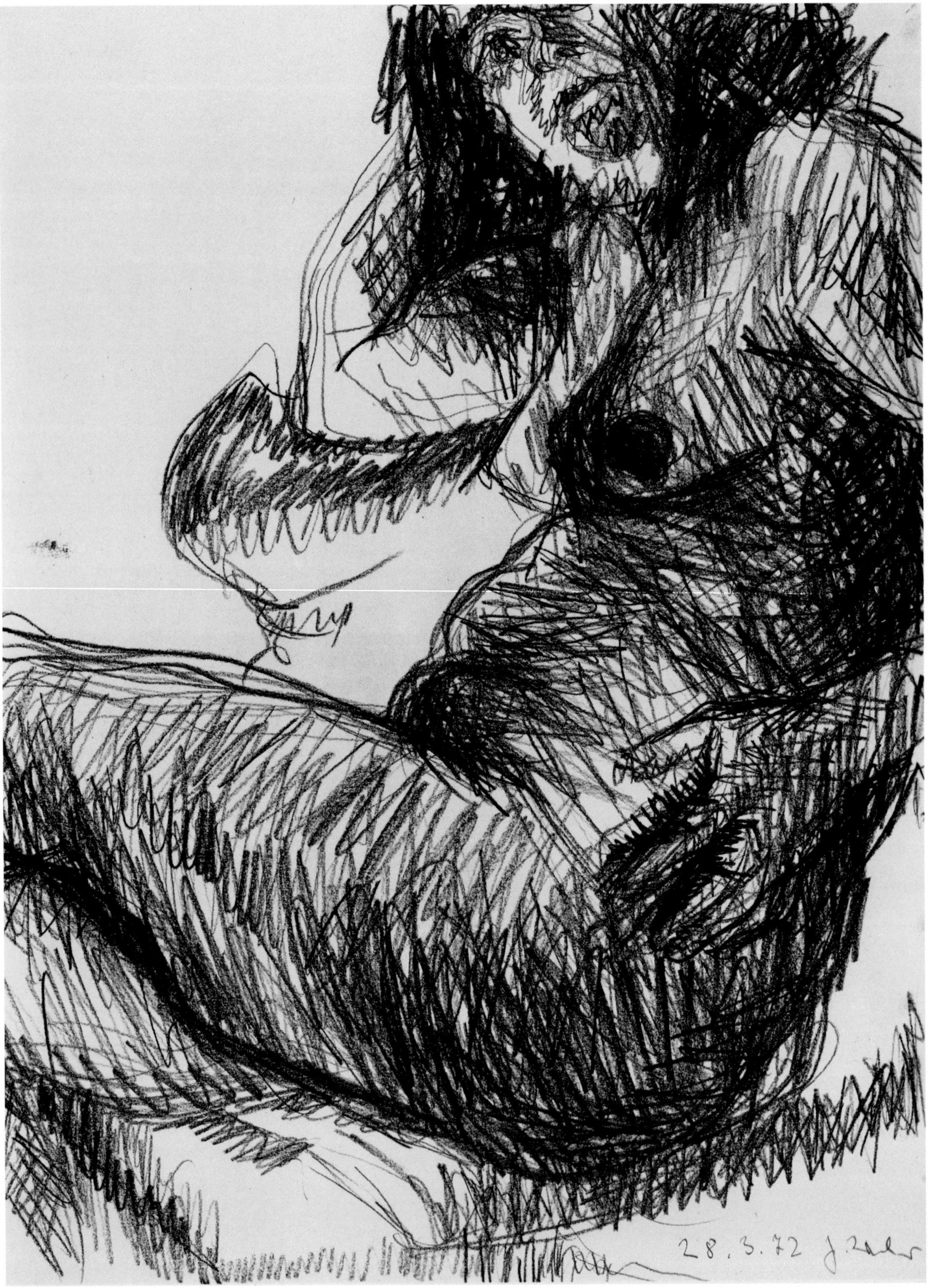

Sitzender Akt, 1972, Bleistift (88)

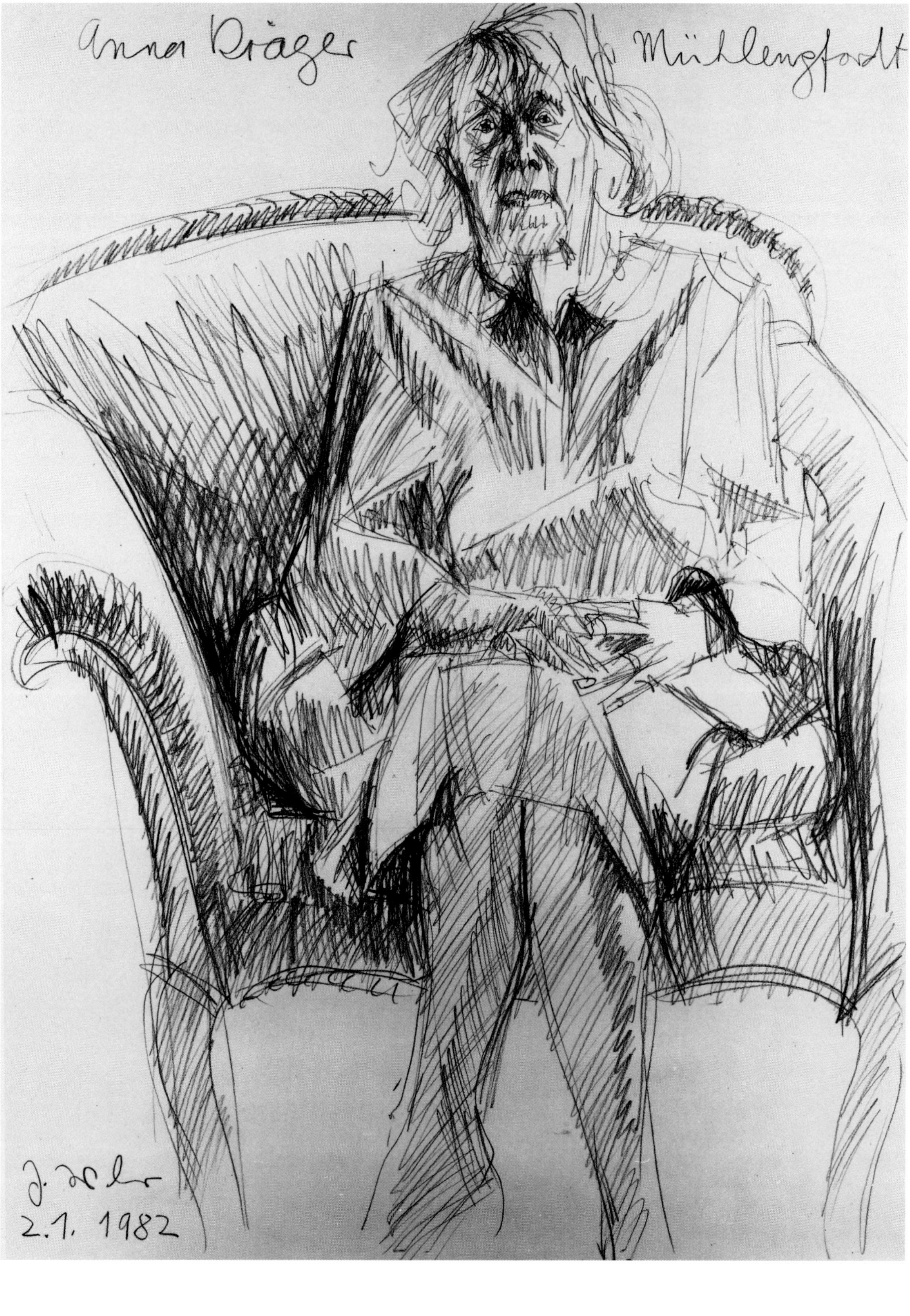

Die Malerin Anna Dräger-Mühlenpfordt, Bleistift (89)

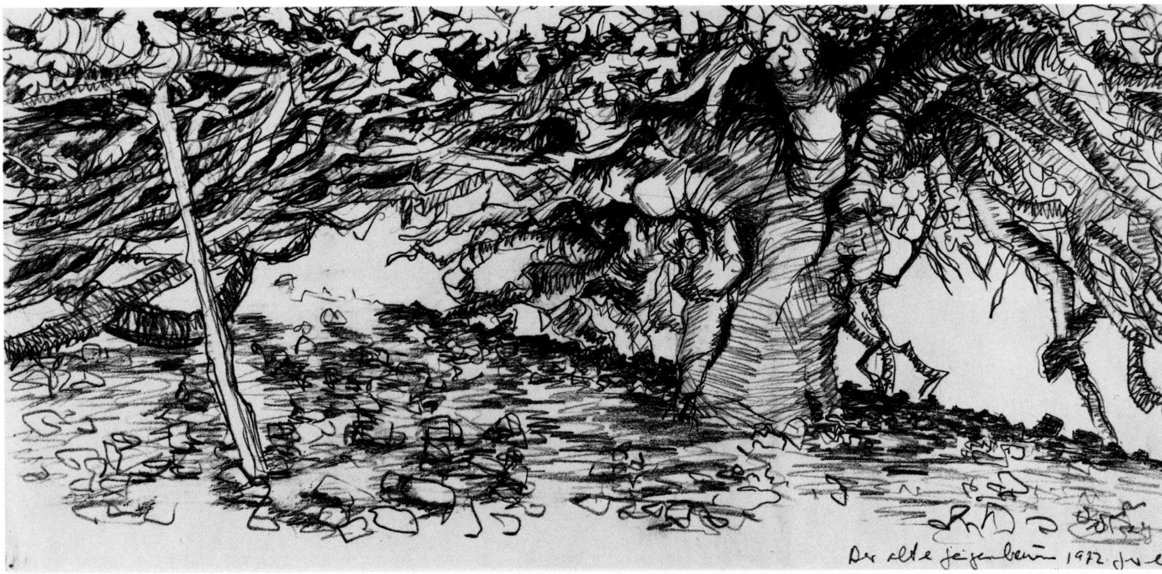

Der alte Feigenbaum, 1972 (90)

Der alte Feigenbaum, 1985 (91)

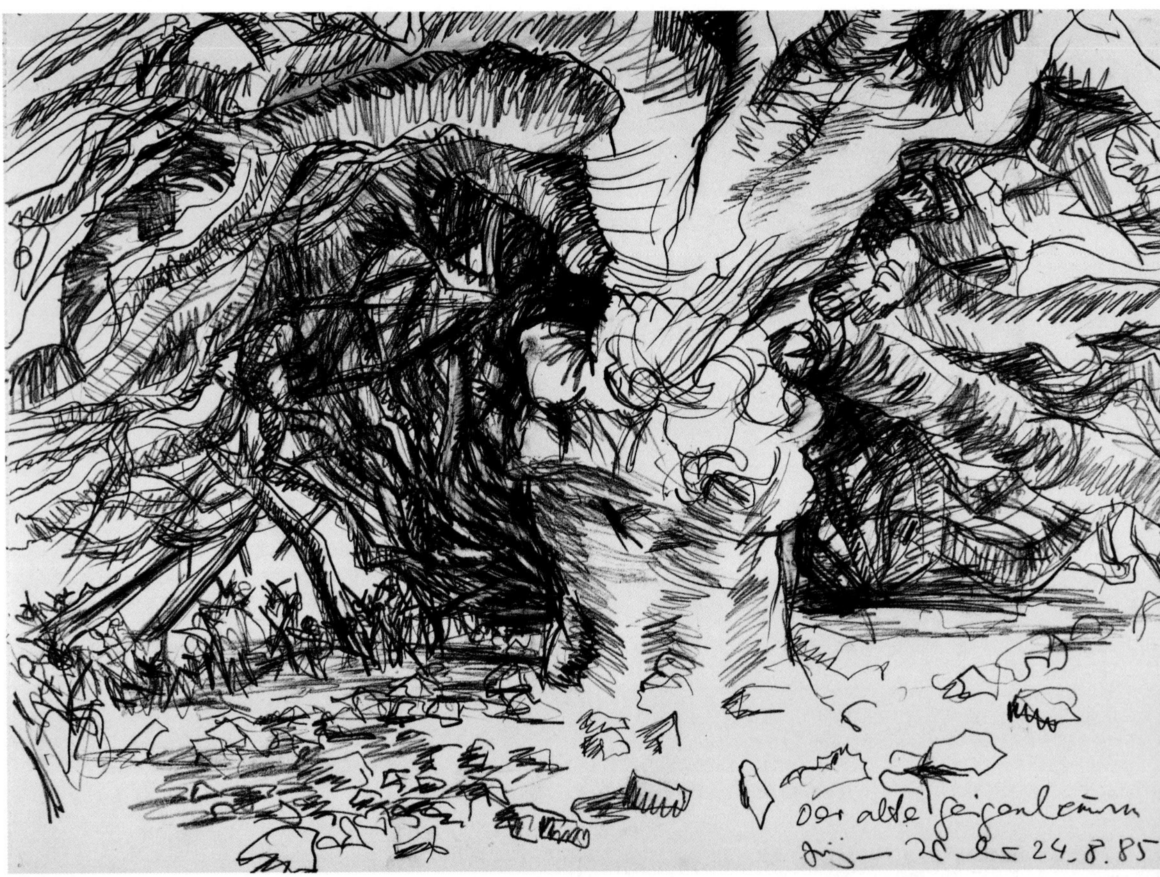

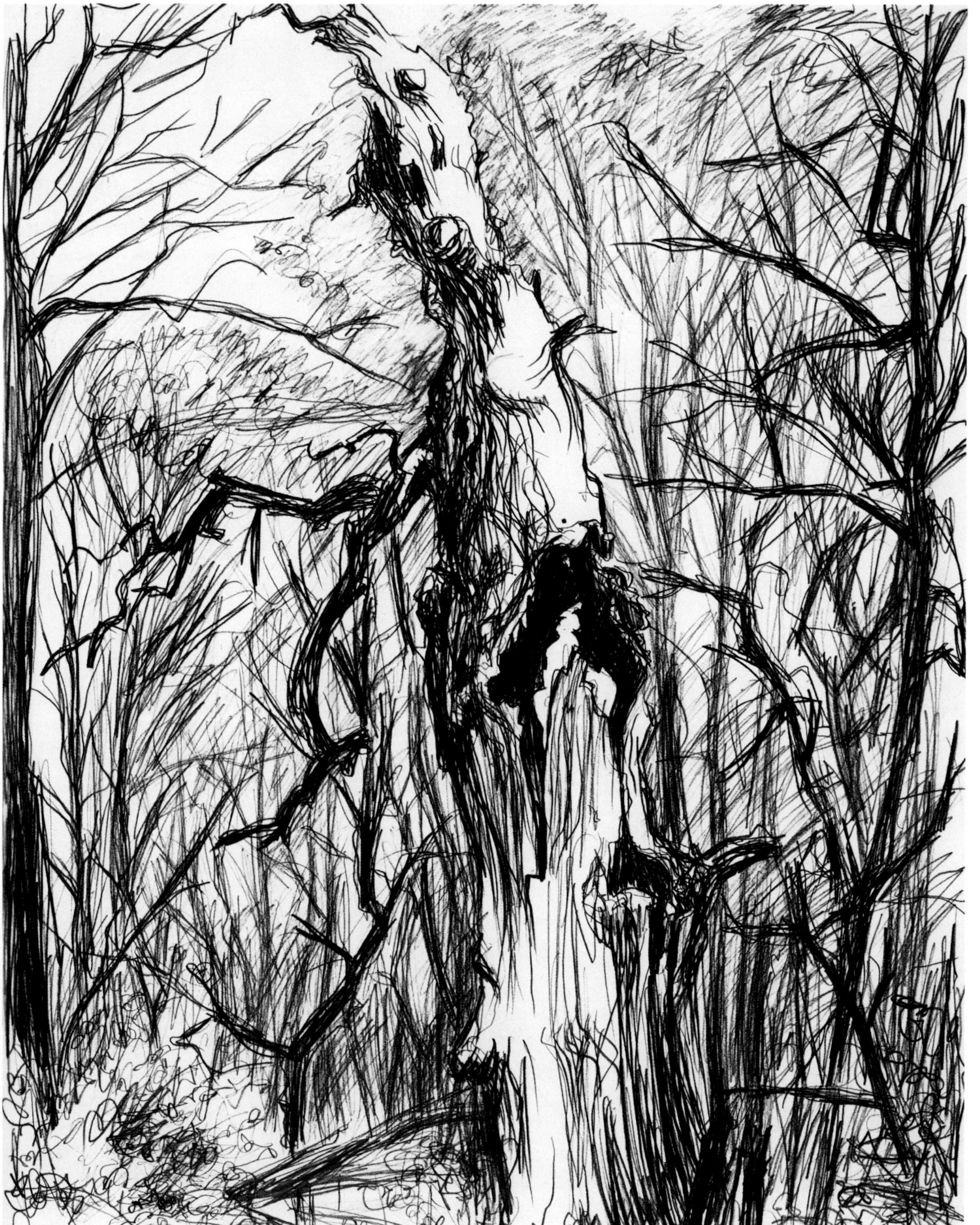

Die geborstene tausendjährige Eiche, 1985, Bleistift (92)

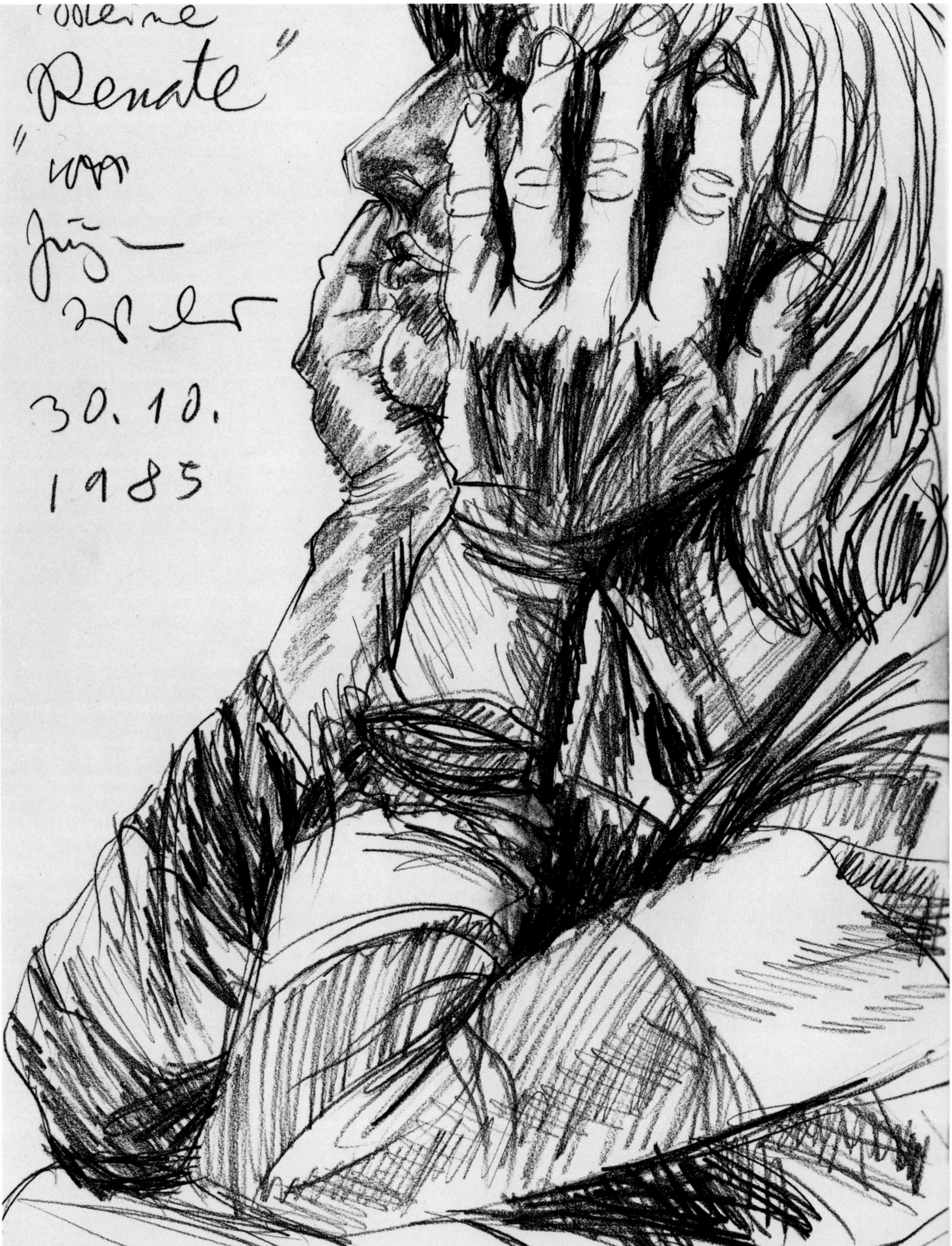

Meine Renate, 1985, Bleistift (93)

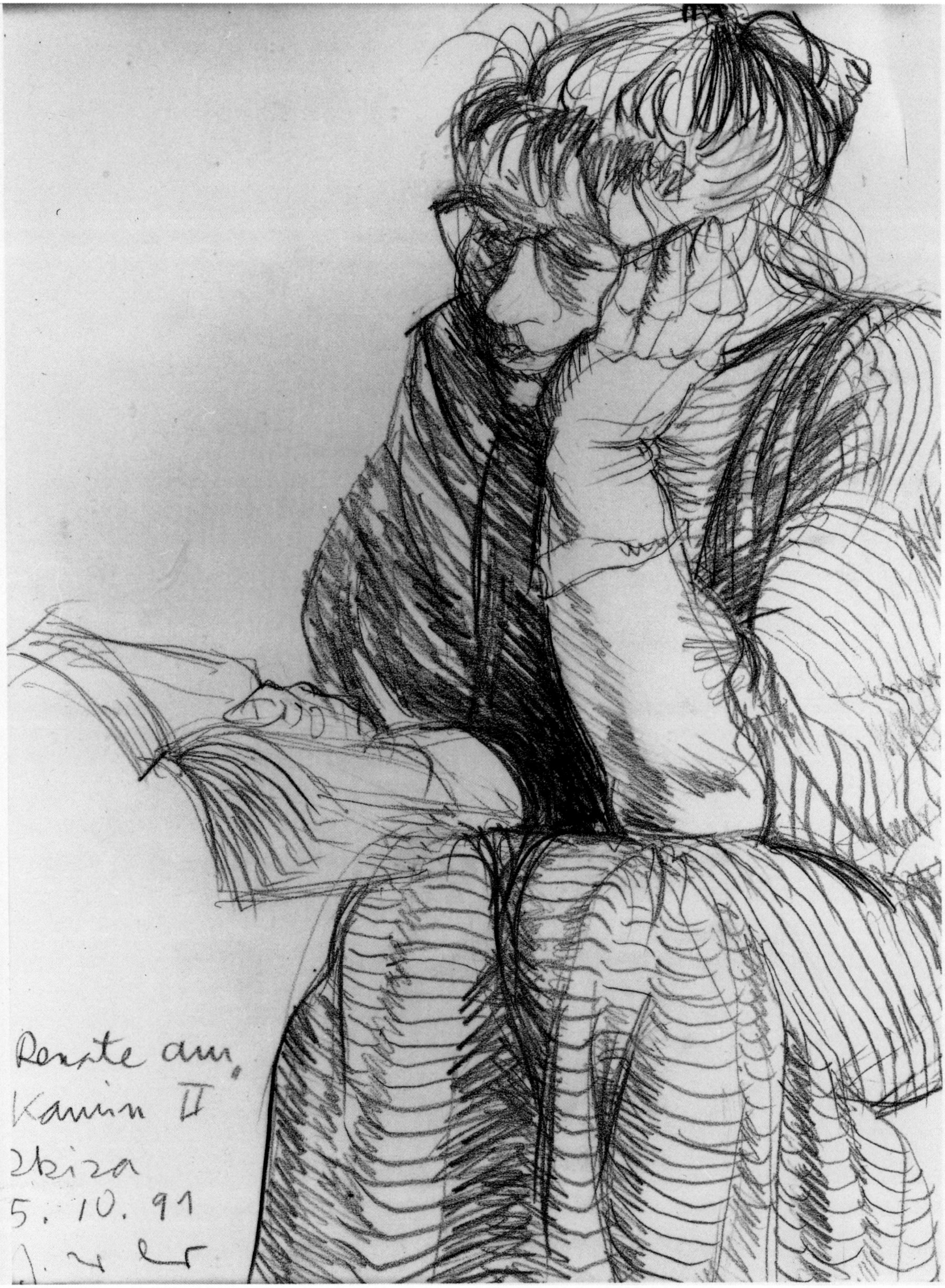

Renate am Kamin, Ibiza 1991, Bleistift (94)

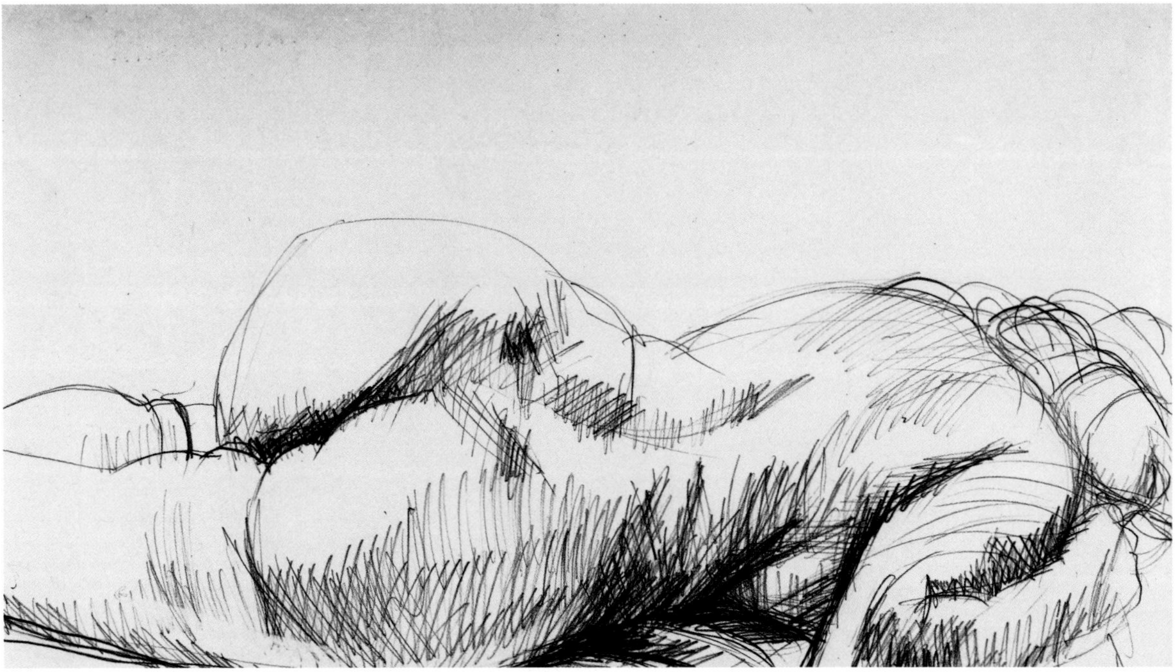

Renate in der Sonne, 1981, Bleistift (95)

Der Überfall, 1983, Bleistift (96)

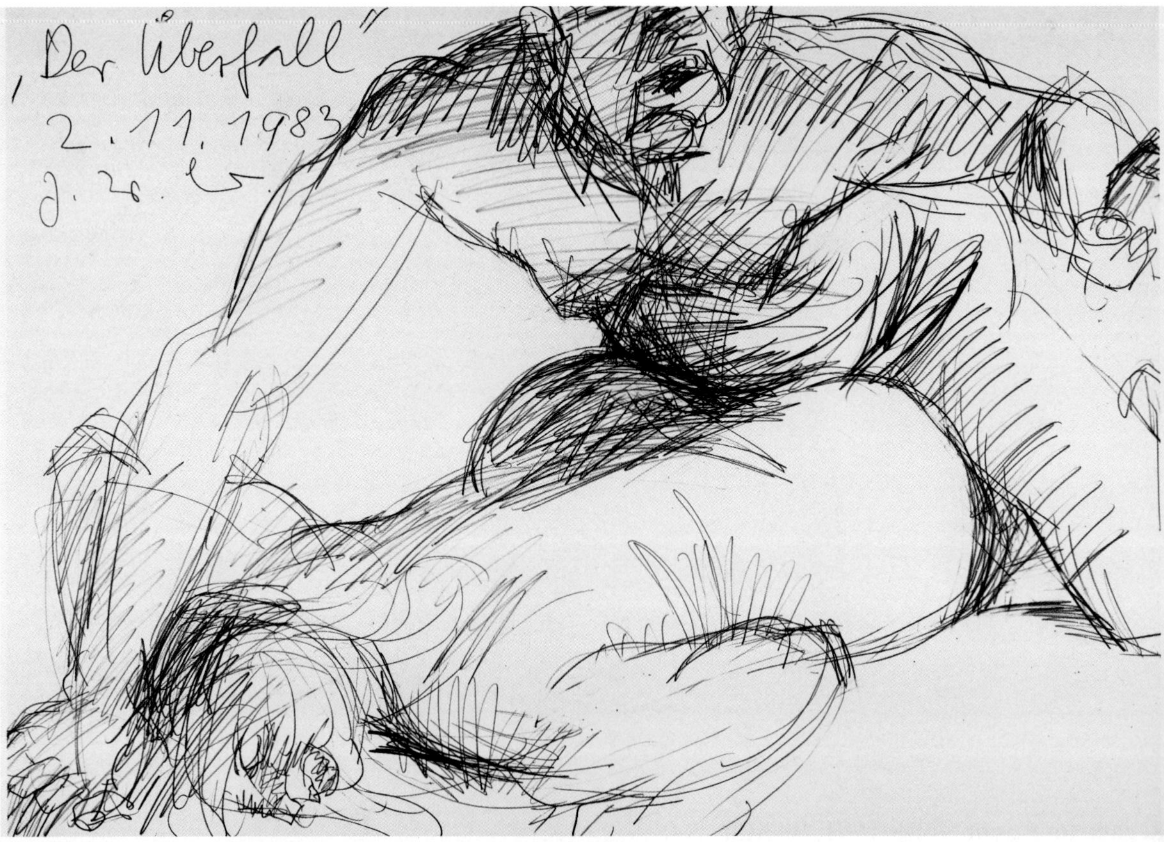

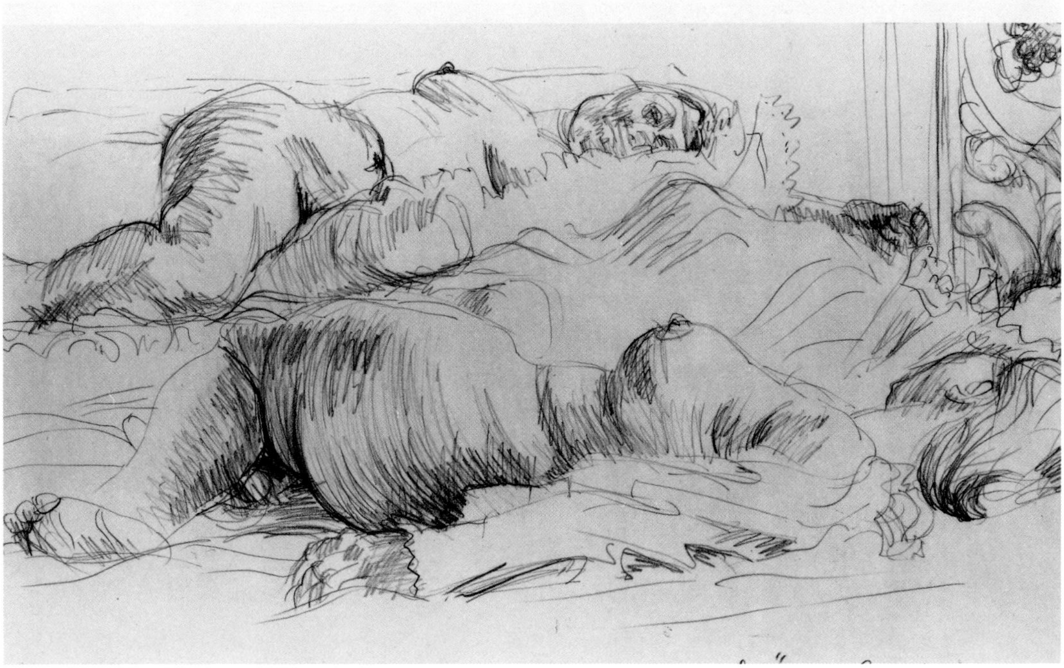

Das Glück, 1981, Bleistift (97)

Der Eichelhäher, 1985, Bleistift (98)

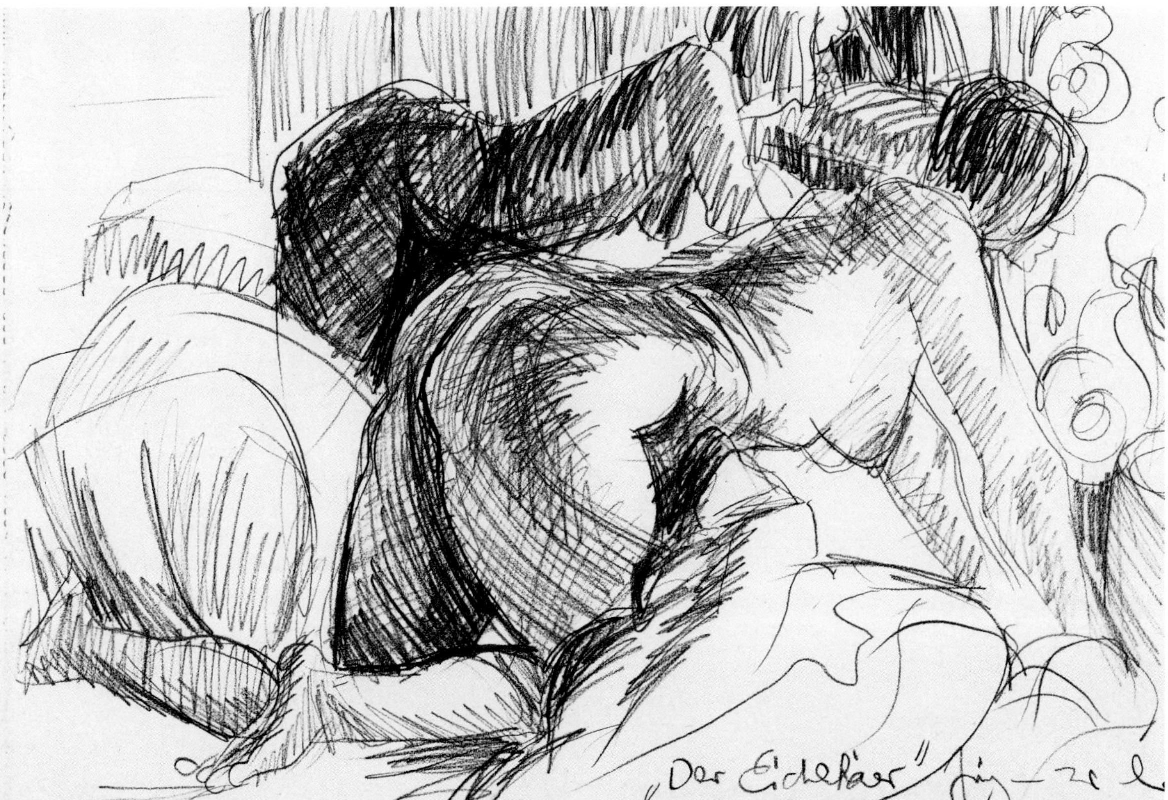

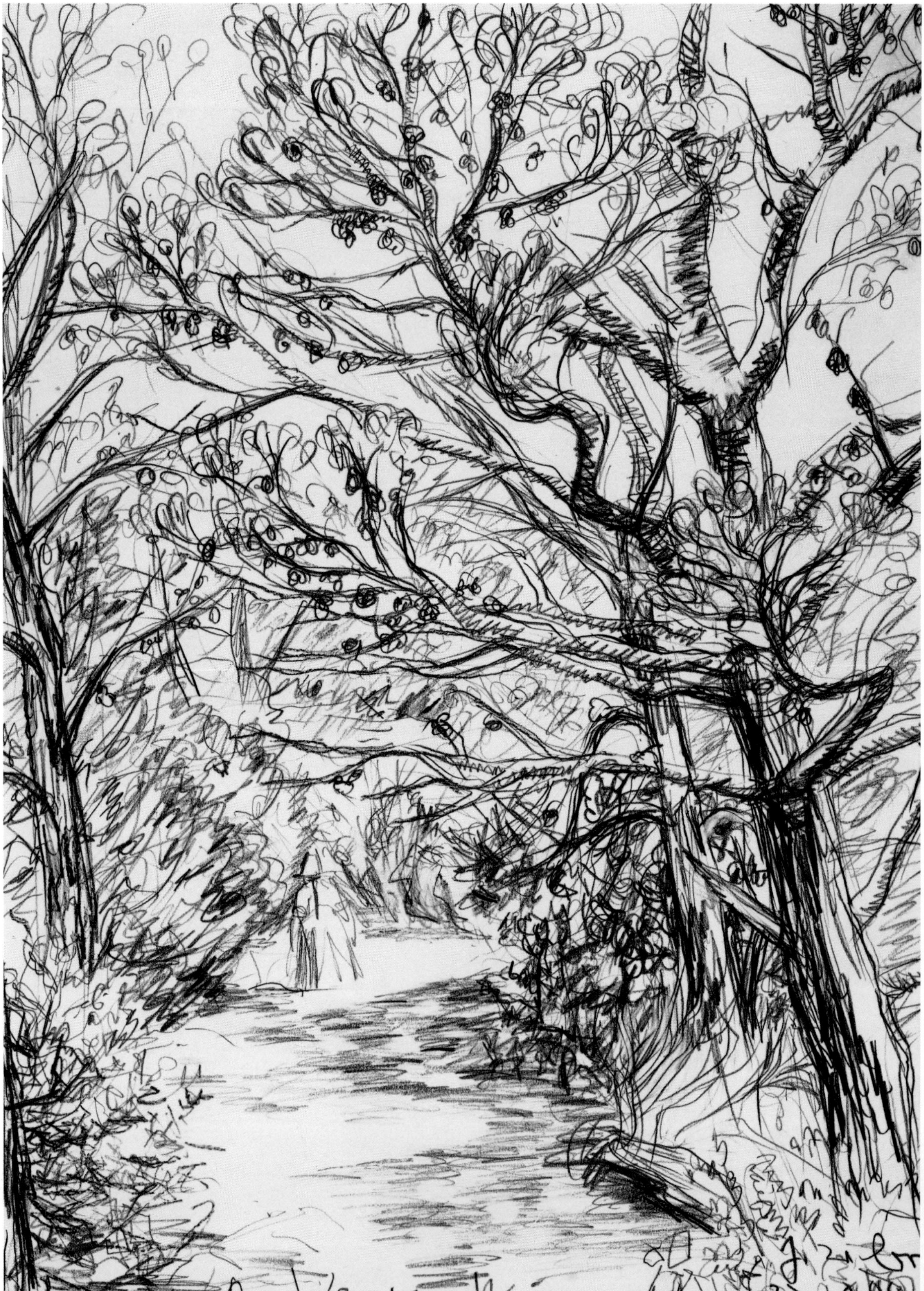
Der Weg vom Haus.

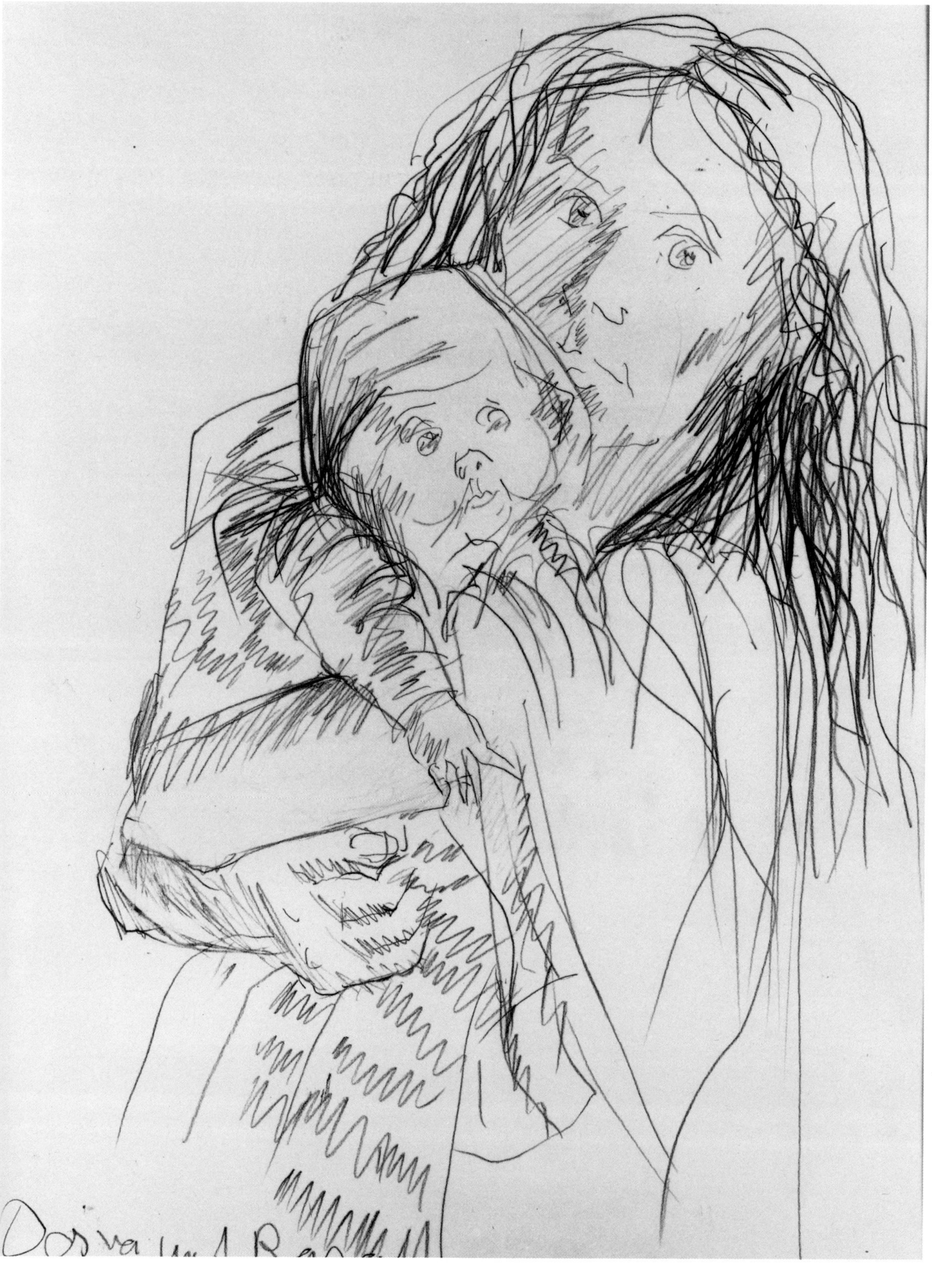

links: Der Weg vom Haus (Ibiza), 1984, Bleistift (99) oben: Doina und ihre Tochter Rasa, 1990, Bleistift (100)

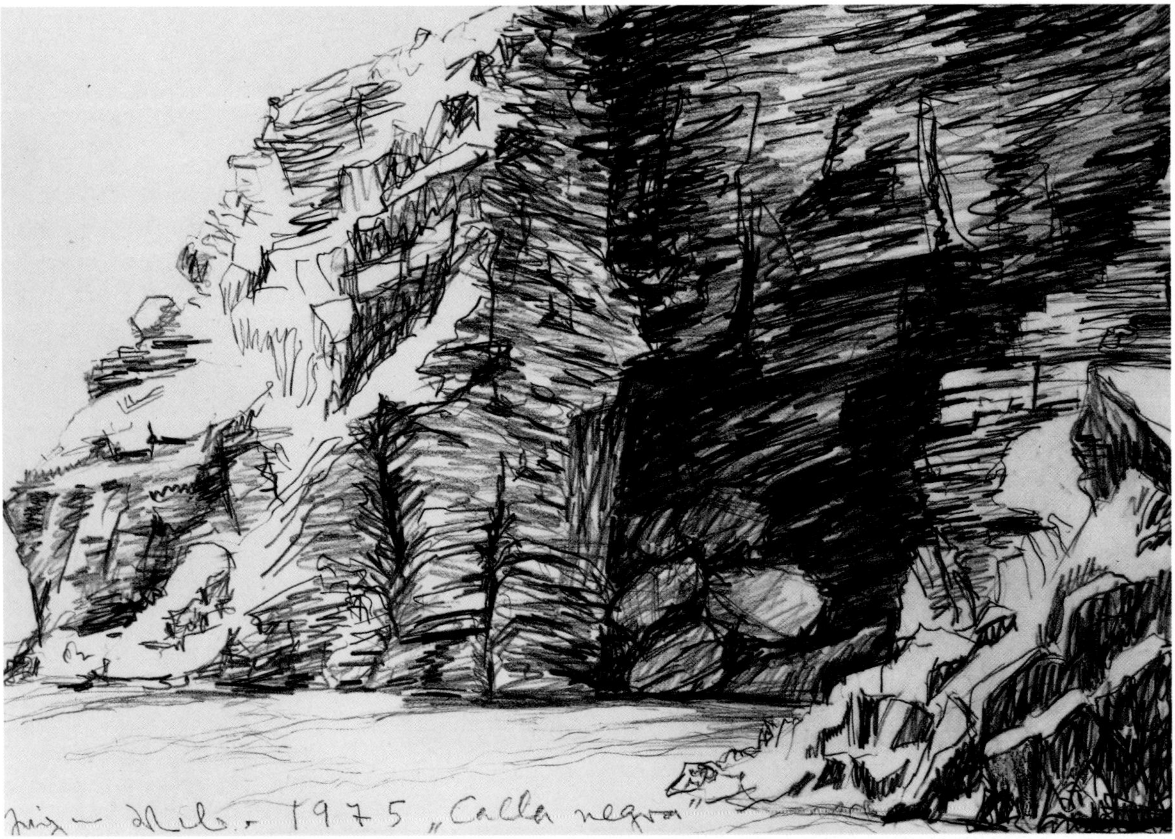
1975 „Calla negra"

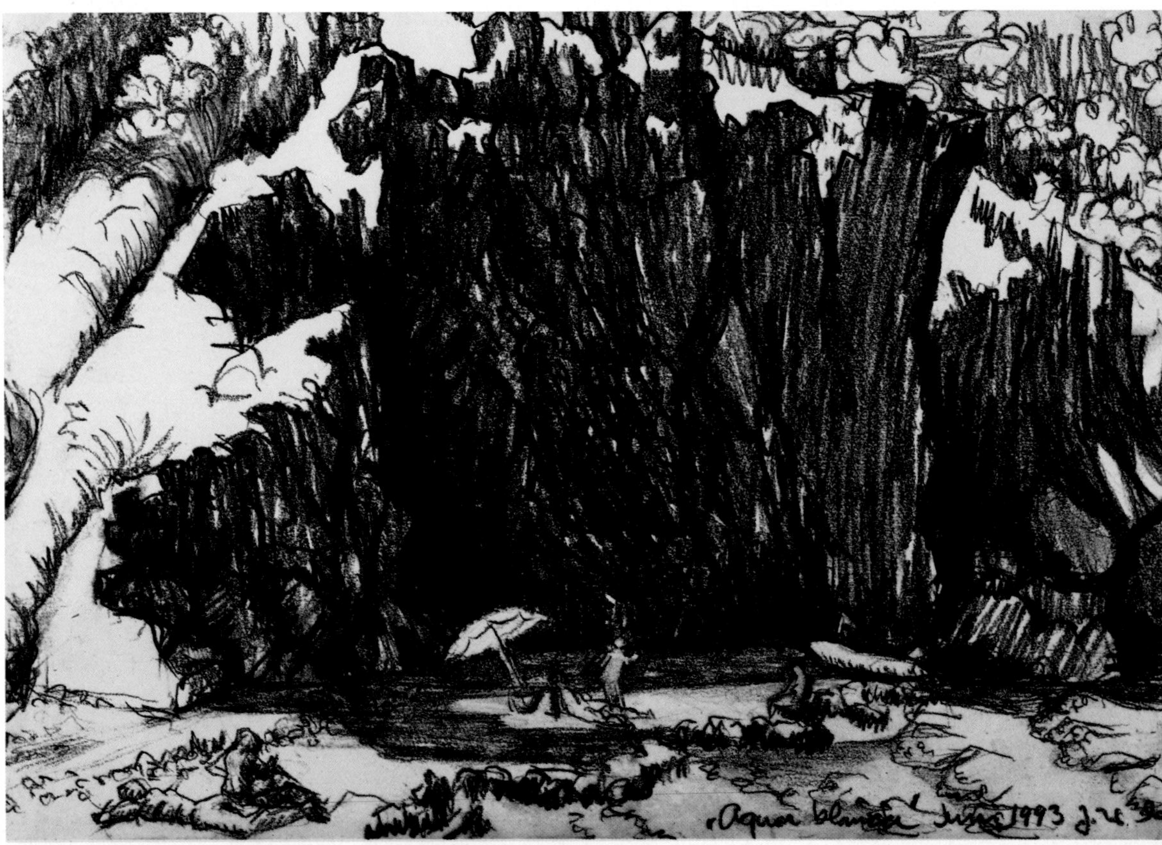
1993

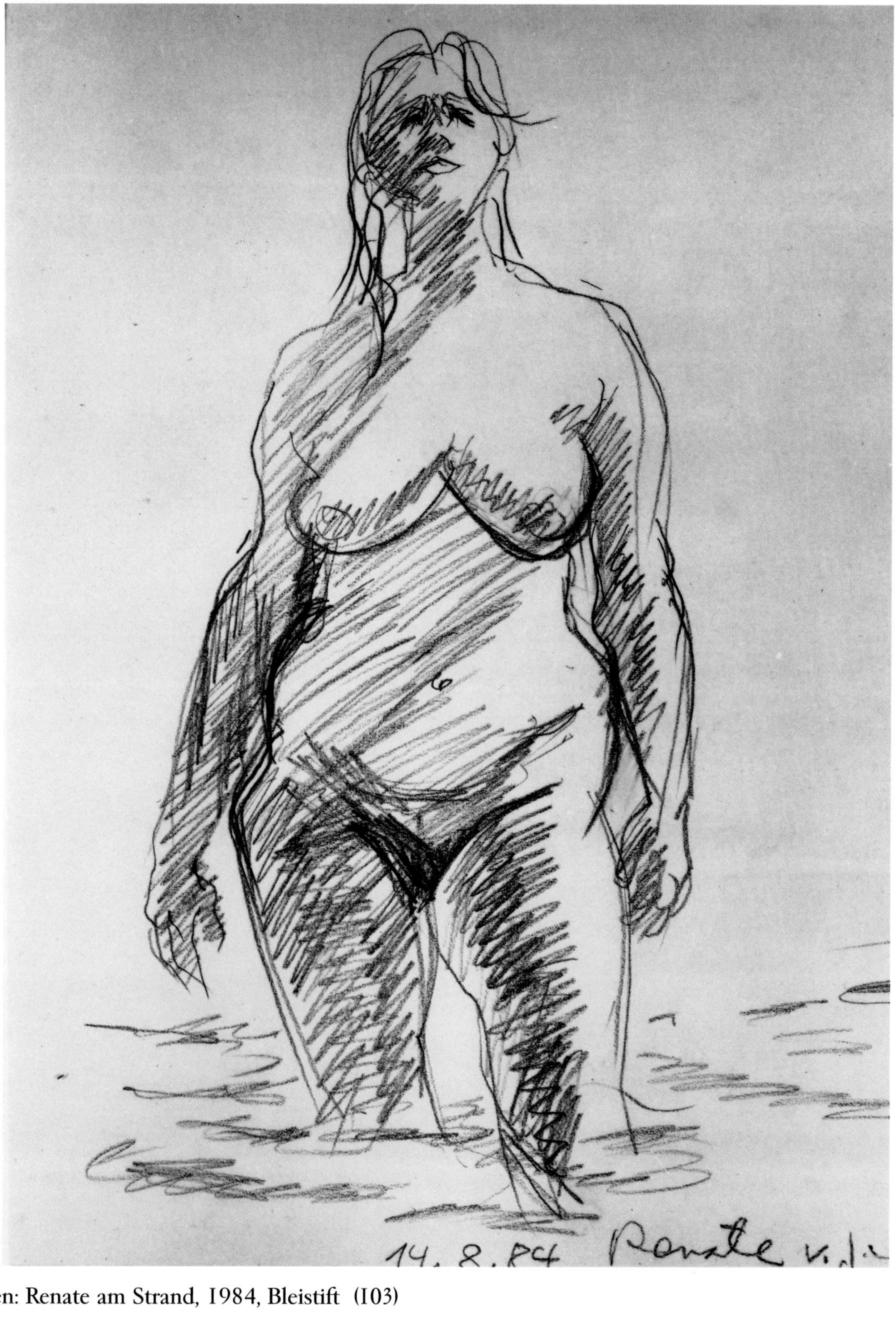

oben: Renate am Strand, 1984, Bleistift (103)

links oben: „Calla negra“ (Unsere Küste), 1975, Bleistift (101) links unten: „Aqua blanca“, 1993, Bleistift (102)

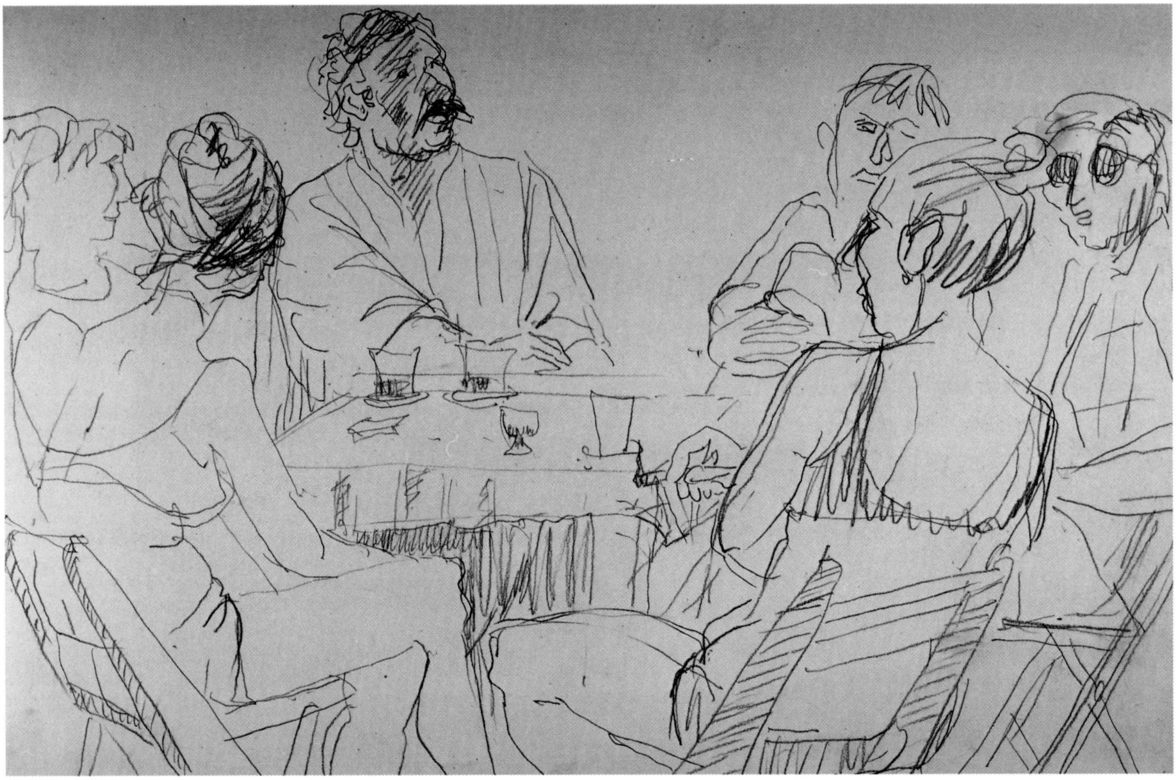

oben: Restaurante am Pou des Lleó, 1975 (104) unten: Renate beim Salatöl, 1992, Bleistift (105)

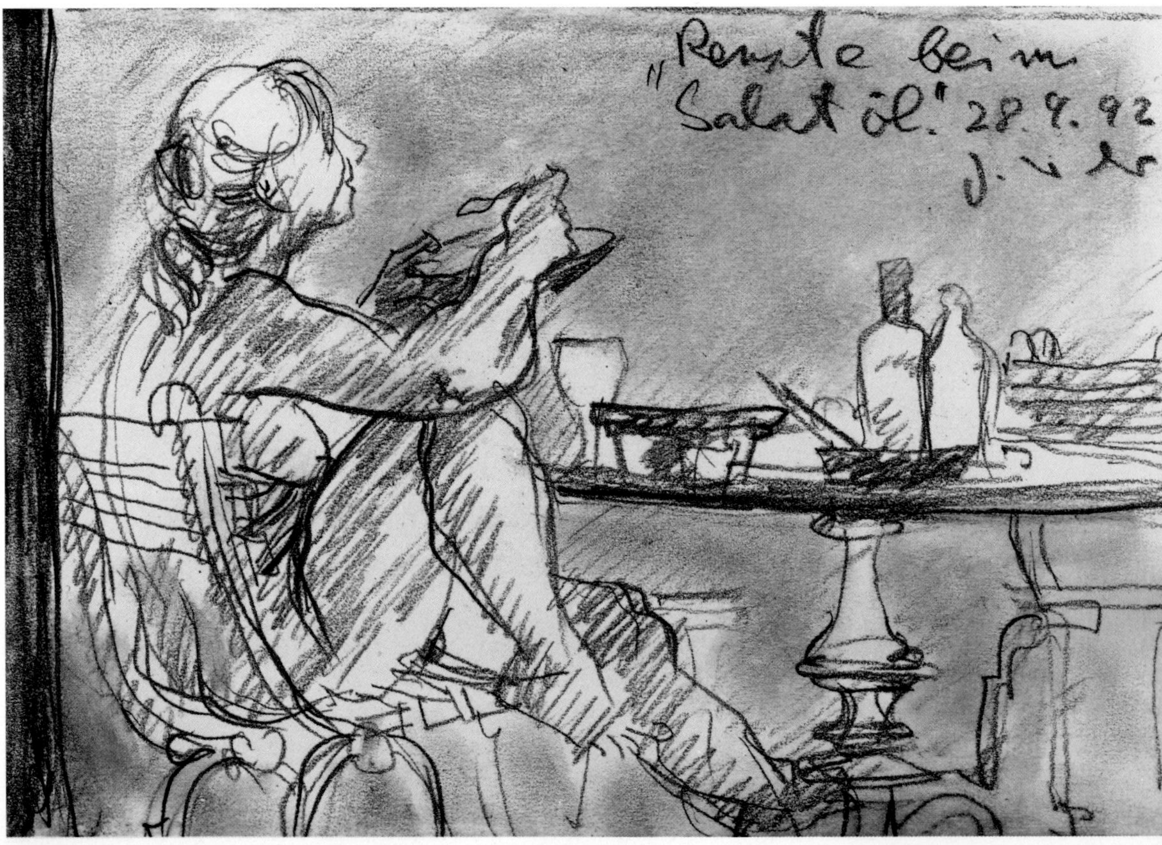

ein Blutbad unter ihnen an. Etwa 500 der Überlebenden wurden von der SS schließlich zu Fuß nach Bergen-Belsen getrieben. Durch die künstlerische Gestaltung eines Mahnmals in den Triftanlagen will der Auslober erreichen, das Gedenken an die Opfer und die Erinnerung an die Verbrechen jener Zeit wachzuhalten.«

Der Ausschreibung dieses Wettbewerbs soll ein Streit in der Stadt vorausgegangen sein, ob überhaupt an diese Schande erinnert werden dürfe. Hier hatten nicht die SS oder der SD, sondern die Bevölkerung von Celle etwa dreitausend KZ-Häftlinge totgeschlagen. Volkssturm – das waren die Männer der Stadt über Fünfzig, Mitglieder der NSDAP und ihrer Formationen – das waren Einwohner der Stadt Celle, sogar die Polizei und die ehrenhafte Wehrmacht hatten sich beteiligt. Einer meiner Assistenten, Andreas Krämmer, hat mehrere kreuzwegartige Stationen vorgeschlagen mit einzelnen Szenen dieses öffentlichen Mordens. Natürlich hatte er damit keine Chance. Was herausgekommen ist? Der erste Preis, mit fünfundzwanzigtausend Mark belohnt, wurde von der Jury folgendermaßen beschrieben: »Ein Mahnmal, das nie vergessen wird, eine klare, deutliche und einfache Intention: Das Quadrat aus Stahl, niedrig auf dem Boden liegend, im Zentrum … ein Zeichen der Hoffnung: Ein heimischer Laubbaum, Ort des Friedens und des Lebens. Dieser Baum wird durch sein Wachstum die Anlage von Jahr zu Jahr zunehmend verändern. Immer mehr wird sein Laub das Mahnmal überdecken und es zunehmend in das Grün der Triftanlagen integrieren. Der Beschluß der Jury erfolgte einstimmig.« Nicht ein »Denkmal«, ein »Vergißmal« ist es geworden. Im Zeichen der ästhetischen Kirche haben sich nationalsozialistische Spießer und der Kunstbetrieb gefunden. Eine quadratische Platte mit zwei mal drei Metern Kantenlänge aus Stahl, einfach, flach auf dem Boden liegend, in der Mitte ein quadratisches Loch, aus dem ein deutscher Laubbaum wächst. Vielleicht eine deutsche Eiche? Ihr Laub soll die Platte dann zudecken. Nichts, aber auch gar nichts erinnert an das grausige Geschehen – Geschichtsdarstellung, wie sie unsere Politiker und Museumsdirektoren schätzen.

Der zweite Preis wurde für den Vorschlag einer Schnitzeljagd verliehen. Einige Tage lang sollten an verschiedenen Stellen der Stadt dreieckige Metallstücke niedergelegt werden, um damit zu demonstrieren, daß hier vielleicht ein Jude totgeschlagen worden sein könnte. Und der dritte Preis? In dem sechseckigen Tempelchen der Triftanlagen, in dessen Zentrum ein großer Stahlhelm aus Stein als Ehrenzeichen für die deutschen Gefallenen des Ersten und Zweiten Weltkriegs aufgestellt ist, sollte auch noch eine Schrifttafel angebracht werden für diese armen Opfer. Mörder und Opfer unter dem Zeichen des Stahlhelms vereint. Einschränkend sagte die Jury hierzu: »Allerdings erzwingt das von allen äußerste Toleranz.« Rückblickend versteht man jetzt einmal mehr, warum man in Salzgitter so viele Bedenken gegen die Stahlhelme meiner SS-Jäger hatte. Der erste Preisträger erhielt also fünfundzwanzigtausend Mark und für die Ausführung der Stahlplatte, ohne Unterkonstruktion, hunderttausend. Für ihn jedenfalls ist es ein einträgliches Blutbad geworden.

Die Jury setzte sich aus dem Direktor des berühmten Sprengel-Museums

Hannover, Dr. Dieter Ronte, dem Leiter des Kunstvereins Hannover, Ludwig Zerrull, dem Stadtdirektor von Celle und dem Stadtbildpfleger zusammen. Das Sagen hatten Dieter Ronte und der Kunstvereinsdirektor, die eine quadratische Platte ausgesucht haben, wie sie in jedem Museum für zeitgenössische Kunst liegt. Hier nun sollte sie ein Zeichen für Massenmord sein. Die städtischen Vertreter waren froh, so glimpflich davongekommen zu sein, avantgardistische Etikettenschwindler hatten die Stadt vor Nestbeschmutzung bewahrt.

Ganz ähnlich verhält es sich mit den sogenannten historischen Bildern Anselm Kiefers, für die von den Museen der westlichen Welt noch vor kurzer Zeit bis zu einer halben Million Mark gezahlt worden sind.

Als ihm 1990 der Goslarer Kaiserring zugesprochen worden ist, erklärte die Jury in ihrer Begründung: »Er ist der erste, der es wagt, mit seiner Kunst an ein nationales Tabu zu rühren, die Frage nach der deutschen Vergangenheit. Dabei geht es Kiefer um die Sichtbarmachung von Mythos und Historie, von Zeitlichem und Unzeitlichem, von Materie und Geist.« Die Jury bestand aus dem Vorsitzenden Dr. Dieter Honisch, Direktor der Nationalgalerie West-Berlin, und Dr. Peter Beye, Staatsgalerie Stuttgart, Karl Ruhrberg, Köln, Dr. Werner Spies, Ordinarius für Kunstgeschichte an den Kunstakademien Düsseldorf und Paris, außerdem Dr. Erika Billeter, Direktorin des Musée des Beaux Arts, Lausanne. Es waren also Leute, die zum Beispiel den großen Kohle-Zyklus im Gemeindezentrum Berlin-Plötzensee von Alfred Hrdlicka aus den siebziger Jahren gekannt haben müssen, in dem auch die Hinrichtung der Widerstandskämpfer um Stauffenberg dargestellt ist, und seinen Graphikzyklus zum 20. Juli 1944 (Entstehung 1970); lange, zum Teil Jahrzehnte bevor Kiefer sich mit irgendwelchen historischen Themen befaßte. Sie dürften auch von meinen Reliefs am Kennedy-Center in Washington und den Auseinandersetzungen über ihre politischen Inhalte in den späten sechziger Jahren gehört haben. Auch können ihnen die Aufregungen über die Darstellung deutscher Geschichte auf meinem Göttinger Portal, von denen mehr als hundert deutsche Zeitungen und das Fernsehen länger als ein halbes Jahr immer wieder berichtet haben, nicht entgangen sein. Außer Hrdlicka und mir haben Dutzende anderer west- und ostdeutscher Künstler diese Themen behandelt.

Wie kommen sie dazu, von Kiefer als dem ersten zu sprechen, »der es wagt, mit seiner Kunst an ein nationales Tabu zu rühren«? War es Geschichtsfälschung, oder meinten sie etwas anderes, »die Sichtbarmachung von Mythos und Historie, von Zeitlichem und Unzeitlichem, von Materie und Geist«? Jedes wirkliche Kunstwerk verbindet Zeitliches und Unzeitliches, auch wenn es nicht sein ausdrückliches Thema ist. Aber mehrfach habe ich gerade diese Verbindung von Geschichtlichem und Mythischem thematisiert, zum Beispiel in dem Amerika-Relief »Krieg oder Frieden« (1966–68, die Darstellung des Zweiten Weltkriegs als Bruderkampf zwischen Kain und Abel) oder in dem 1962 bis 1966 entstandenen Hamburger Portal: Der richtende Christus in der gefolterten Gestalt eines KZ-Häftlings im Tympanon des Hauptportals einer der fünf Hauptkirchen Hamburgs, St. Jakobi an der Mönckebergstraße, hundert Meter vom Pressehaus entfernt. Inzwischen kennt es fast jeder Hamburger. Diese Werke entstanden, als Kiefer noch in die Schule ging. »Er war der erste, der es wagte«? Was kann die Juroren zu einer solch extremen Aussage über Kiefers historisches und mythologisches Werk veranlaßt haben? Gibt es da vielleicht noch etwas anderes?

Wenn wir alles »Katalogwelsch« über Kiefer beiseite schieben und unvoreingenommen sein Werk anschauen, stellen wir erst einmal fest, daß auf seinen Bildern – obgleich konventionell-gegenständlich gemalt – praktisch niemals menschliche Figuren, Tiere, also kompliziertere zeichnerische Gestalten vorkommen. Kiefer kann nicht zeichnen, jedenfalls nicht besser als der Durchschnitt der Menschheit. Seine Zeichnungen sehen aus wie die Erzeugnisse künstlerisch unbegabter Laien. Das belegen die wenigen Fälle, in denen er sich auf so etwas eingelassen hat, zum Beispiel sein Gemälde »Ludwig II. von Bayern«* (1974), der »Mann im Wald« (1971) oder »Des Malers Schutzengel« (1975). Alles gleich schlecht, infantil. Auch Bäume kann er nicht zeichnen, obgleich er ständig Landschaften malt. Die Baumstämme in dem Bild »Mann im Wald« sind ebenso unräumlich und saft- und kraftlos wie die unbeholfene Figur, das gilt auch für die Bäume in dem Bild »Ressurexit« (1973). Kiefer kennt sein Unvermögen natürlich und hat sich später darum auf sehr wenige, zeichnerisch ganz einfache Themen beschränkt. Einmal winterlich-umgepflügte und leicht verschneite Äcker, Seestücke mit ähnlich parallel verlaufenden Wellen und schließlich nationalsozialistische Architekturdarstellungen, für die er Fotovorlagen von Albert Speer und anderen Nazi-Architekten verwandt hat.

Auf die Bilder schrieb er schon seit Beginn der siebziger Jahre in kindlicher Schrift seine Themen, die – ohne figürliche Darstellung – sonst nicht ablesbar gewesen wären. Sie dokumentieren eine mystische Richard-Wagner-, Germanen- und Deutschen-Verehrung Kiefers: »Parsifal«, »Siegfried vergißt Brünhilde«, »Deutschlands Geisteshelden« und »Notung« in einer faschistischen Holzarchitektur ohne jede kritische Distanz. Das Schwert wie ein Ehrenschwert der SA, alles ernst gemeint, keine Ironie; auch die nationalsozialistische Architektur, monumental und bedeutungsschwer, sogar mit einer deutlichen Identifizierung, da gerade sie zur Heroisierung des Malers verwandt wird: »Dem unbekannten Maler«. Zugegeben, eine kompliziertere Architektur würde er zeichnerisch nicht bewältigen, aber die Verbindung von faschistischer Architektur und deutsch-germanischer Heldenverehrung muß den Schluß aufnötigen, Kiefer sei vom Nationalsozialismus nicht weit entfernt. Aber es gibt auch christliche Themen: »Ressurexit«, »See Genezareth«, »Vater, Sohn, Heiliger Geist«. Nicht christliche Nächstenliebe und Menschlichkeit, sondern ausschließlich Flammen und Fackeln sind die religiösen Attribute wie bei nationalsozialistischen Aufmärschen. Durch nichts unterscheiden sich die meisten dieser sogenannten christlichen Bilder von entsprechenden germanischen Kultbildern. Ist Kiefer eine Art von nationalsozialistischer »Deutscher Christ«?

* Im Katalog »Anselm Kiefer, von der Städtischen Kunsthalle Düsseldorf bis zum Israel Museum«, Jerusalem 1984

Es gibt natürlich auch Themen aus dem Zweiten Weltkrieg, auch hier – winterliche Ackerfurchen zum Auswechseln. Mal »Siegfried vergißt Brünhilde«, aber ebenso »Unternehmen Hagenbewegung«. Die Nazis nannten ihre Operationen auch nach Richard Wagner. Oder »Unternehmen Wintergewitter«, immer wieder norddeutsche winterliche Ackerlandschaften, eine wie die andere, keine schwierig zu zeichnenden Soldaten, nichts von dem Schrecken des Krieges: Keine »banalen Illustrationen«, sagen seine Schreiber. »Unternehmen Barbarossa« soll unglaublich kritisch sein, weil runde Wolken über dem Acker zu sehen sind, von denen die Interpreten behaupten, sie sähen aus wie »Ausschlag«, wahrscheinlich sind sie nur schlecht gemalt. Die einzig ironische Darstellung ist »Unternehmen Seelöwe«, Schlachtschiffe in einer Badewanne inmitten einer seiner üblichen Ackerlandschaften. Aber das »Unternehmen Seelöwe« hatte auch nicht stattgefunden, nur in Modellform – wie auf dem Bild. England ist nie wirklich angegriffen worden, nur das ironisiert Kiefer.

Die Jury hatte doch recht, Kiefer war der erste extrem deutschnationale Maler seit 1945. Nationalismus und Mystizismus gehörten schon immer zusammen. Dieses Tabu hat er für die bundesdeutsche Kunst gebrochen, damit hatte er erheblichen Erfolg, denn schließlich war schon vor der Wiedervereinigung ein neuer deutscher Nationalismus viel verbreiteter, als wir zugeben wollen. Nicht nur die reichen Wähler der CDU/CSU, nein, auch sehr viele Intellektuelle, Arbeiter, Studenten und besonders kleine Angestellte, Sozial- und Christdemokraten waren dem DM-Patriotismus verfallen: Wir sind wieder die Größten, die Tüchtigsten, und die DM ist eine der härtesten Währungen der Welt, wir haben gesiegt, in der Konsumideologie sind wir führend.

Natürlich verherrlicht Kiefer nicht den Konsum, das hat schließlich schon die amerikanische Pop-art getan. Nein, Kiefer überhöht jetzt unseren Neo-Patriotismus mit der Idealisierung der deutschen Vergangenheit: Wir waren schon immer führend, schon damals zur Zeit der Helden aus dem Nibelungenlied, aber auch Richard Wagner, die großen Deutschen und besonders unsere gewaltigen militärischen Operationen im Zweiten Weltkrieg: Wo sind denn die Bilder Kiefers von den Taten der amerikanischen, russischen und französischen Heere, vom Holocaust? Das ist der gleiche nationalistische Ungeist, der in Koblenz das vierzehn Meter hohe Reiterstandbild von Wilhelm I. gegen Frankreich wieder erstehen ließ. Es gibt wieder Abnehmer für solche Thematik.

Bisher haben die nationalistischen deutschen Künstler es wirklich nicht »gewagt«, sich so ungeniert zu zeigen, nur die demokratischen haben sich mit der deutschen Geschichte auseinandergesetzt, natürlich mit sehr viel geringerer Anerkennung. Es ist grotesk: Der erste Rechts-außen-Maler Deutschlands wurde in der ganzen Welt als der Künstler gepriesen, der die deutsche Vergangenheit aufgearbeitet habe. Ja, er bekam von der Knesset in Jerusalem den großen Kunstpreis, wurde als Antifaschist gefeiert. Künstlerisch kaum begabt, wurde er auf das Podest des größten lebenden Malers gehoben, denn sein Erfolg ist schließlich noch größer geworden:

Schon seit 1973 hatte Kiefer Ausstellungen bei Michael Werner in Köln und in den mit ihm befreundeten Galerien. In kurzer Zeit setzte Werner dann Kiefer in all den Museen und Kunsthallen durch, mit denen er zusammenarbeitet. So kaufte Rudi Fuchs bei Werner schon Ende der siebziger Jahre Kiefer-Bilder und richtete ihm 1979 – der Maler war noch fast unbekannt – im Stedelijk Van Abbemuseum, Eindhoven, eine Einzelausstellung aus. Vorher hatte Werner ihn schon in der Kunsthalle Bern untergebracht und von 1980 an in den mit ihm befreundeten und liierten Galerien in New York, Marian Goodman und Mary Boone.

So hätte Kiefer seine internationale Karriere gemacht – wie manch andere Werner-Künstler. Aber sie wurde steiler, er überflügelte zeitweise sogar Baselitz. Das war in erster Linie eine Folge der Ausstellung »Bilder sind nicht verboten« 1982 in der Kunsthalle Düsseldorf. Der Titel war geschickt gewählt. Man konnte ihn als das neue, der Gegenständlichkeit wieder zugewandte kunstpolitische Programm vom Anfang der achtziger Jahre verstehen – schon dadurch war die Aufmerksamkeit garantiert. Tatsächlich aber ging es um einen deutsch-jüdischen Kulturaustausch. Die Ausstellung zeigte christliches und jüdisches liturgisches Gerät und Bilder aus dem 19. und 20. Jahrhundert christlich-jüdischen Inhalts von Delacroix bis zu Chagall, Jawlensky und Nolde, und dann natürlich Gegenwärtige, vor allem Werner-Künstler, also auch Bilder des Newcomers Kiefer. Letztere waren nur mit Mühe unter jüdischer oder christlicher Thematik zu katalogisieren. So wurde aus Kiefers »Mann im Wald« flugs der »Brennende Dornbusch«. In dieser für den Katholikentag in Düsseldorf eingerichteten Ausstellung wurden die Künstler von Werner und anderen Galerien nach bewährter Methode auf dem Sockel der alten Kunst geweiht. Sie ist anschließend – weil von der Deutschen Bank unterstützt – in den Kunstverein für die Rheinlande und Westfalen gegangen, in dessen Vorstand Herr Christians von der Deutschen Bank sitzt.

Der schon lange mit einflußreichen Galeristen eng zusammenarbeitende Kunsthallenleiter Jürgen Harten dürfte die Idee zu dieser Ausstellung von Doreet Le Vitté übernommen haben, die auch etliche Beiträge im Katalog geschrieben hat. Harten ist mit der Israelitin, die in Jerusalem Religionsphilosophie studiert hat, verheiratet. Sie unterrichtet in Jerusalem an der Kunstakademie, ist dort Kunstkritikerin, beschäftigt sich mit dem Kunsthandel und hat enge Verbindungen zum »Israel-Museum« in Jerusalem. Außerdem hat sie ihre Magisterarbeit über die »Kabbala« geschrieben.

Der Rechts-außen-Maler Kiefer befand sich also dank Werner plötzlich in einer deutsch-jüdischen Kunst- und Kulturausstellung und lernte gerade durch seine zeichnerische Unbegabung und die deswegen notwendig gewordenen Bilderbeschriftungen Doreet Le Vitté kennen, die sich als jüdische Religionswissenschaftlerin natürlich für Texte anstelle von Bildern interessierte. Er besuchte sie sogar in Jerusalem. Ab 1983 schrieb er nun über seine Bilder Titel aus der Kabbala und aus dem jüdisch-orientalischen Kulturbereich: »Seraphim«, »Jerusalem«, »Die Ordnung der Engel«, »Zweistromland«, »Emanation« und xmal »Lilith« und so weiter. Zum Teil verwendet er noch die gleichen Landschaften, aber die immer größeren Bilder werden mehr und mehr mit Gegenständen à la Rauschenberg collagiert, Kleidungsstücken, Stroh, Haaren oder Flugzeugrotoren, Bleiklumpen und schließlich immer größeren Bleiflächen, übernommen von Bildern Vostells aus den siebziger Jahren, alles ist nachgemacht, keine eigenen Erfindungen: von den gespachtelten und tachistisch gemalten Bildern über Bildcollagen à la Rauschenberg, Vostell oder Beuys bis zu den Titeln von Doreet Le Vitté. Es war eine raffinierte Idee: Frau Vitté-Harten hatte wohl ein Experiment gestartet. Der Maler wurde von ihr bei der Laudatio in Goslar als die wiederbeginnende Symbiose zwischen Deutschtum und Judentum gefeiert. Deswegen erhielt er sogar von der Knesset in Jerusalem den »Wolf-Preis«. In seiner Rede dort, die vermutlich auch aus der Feder Doreets stammte, spricht er einmal von der so »hoffnungslos gescheiterten Symbiose zwischen Deutschen und Juden« und dann von der Unmöglichkeit für ihn, ein Bild zu machen. Damit hatte er gleich zwei zentrale Themen der Juden getroffen. Um das biblische Bilderverbot ging es ja schon in der Düsseldorfer Ausstellung 1982:

Kiefers vermutliche Texterin spielte in ihrer Laudatio ständig mit der Unterstellung, er sei ein typisch deutscher Künstler. Sie beschwor die deutsch-jüdische Symbiose, ihre Zerstörung durch die Nazis und den Wiederbeginn jetzt mit ihm und dann natürlich die Kabbala: »Von allen Themen Kiefers hat mich die Kabbala am meisten beschäftigt.« Eben weil Kiefer nur ein so beschränktes und allgemeines Bildvokabular hat, war es leicht, die germanischen Beschriftungen in jüdische zu verwandeln, ihnen das falsche Etikett »Kabbala« aufzukleben. Dazu dürfte die Religionswissenschaftlerin Kiefer überredet haben. Deswegen erklärte Doreet dann in Goslar dem Publikum den jüdischen Mystizismus der Kabbala, mit der sie ihren Magister gemacht hatte.

Auch Honisch scheint von Doreets Einfluß überzeugt zu sein, da er in seiner Einleitung zu der Ausstellung »Anselm Kiefer« in der Nationalgalerie Berlin 1991 schreibt: »Kiefer weiß über die Bedeutungsgegenstände viel weniger, als sich seine Interpreten angelesen haben.« Getragen von einer der mächtigsten Galerien der Welt und durch die Ehe Harten/Doreet Le Vitté zur neuen Symbiose zwischen Deutschtum und Judentum umfunktioniert, startete er vom Israel-Museum in Jerusalem einen Siegeszug durch die westliche Welt in die Vereinigten Staaten und durch beinahe alle wichtigen zeitgenössischen Museen, einschließlich des Museums of Modern Art in New York und des Hirshhorn-Museums in Washington.

Für diesen Erfolg war nicht nur die internationale und finanzielle Macht Werners Voraussetzung, sondern auch Doreet Le Vitté-Harten. Aber dieser raketenhafte Aufstieg brach auch ebenso plötzlich ab: Kiefer ist inzwischen wieder fast von der Bildfläche verschwunden. Berauscht von seinen Erfolgen, scheint er gegenüber den ihn führenden Galerien allzu selbstherrlich aufgetreten zu sein, worauf sie ihn auf ein totes Gleis geschoben haben: Milli Vanilli.

So werden im Augenblick Künstler gemacht – und verhindert, wie Schallplatten durch »Network«. Ich will nicht behaupten, daß die Aktion Doreet Le Vittés rein zynisch gewesen sei. Sie hat ja einen Deutschen geheiratet, die deutsch-jüdische Aussöhnung ist ihr sicher ein Herzensbedürfnis, und der tumbe Kiefer war wahrscheinlich ein geeignetes Medium, um ihrer Wunschvorstellung den Schein der Wirklichkeit zu verleihen. Aber trotzdem ging das alles nur deshalb so anstandslos, weil der Kunstbetrieb auf solche Manipulationen eingestellt ist.

Im Grunde findet niemand etwas dabei, es fehlte nicht viel, und sie würden uns noch einreden, daß Dürer und Michelangelo auch so »gemacht« worden seien: So behauptete die Kunstjournalistin Petra Kipphoff in der »Zeit« schon im Dezember 1970, Michelangelo habe sein berühmtes Deckengemälde in der Sixtinischen Kapelle von seiner Werkstatt ausführen lassen und selbst nur signiert – wie Roy Lichtenstein.

Es ist inzwischen ziemlich ungefährlich geworden, solchen Unsinn über die vergangene Kunst zur Legitimierung der gegenwärtigen zu verbreiten, weil aufgrund jahrzehntelanger systematischer Nichtinformation auf unseren Gymnasien die jüngeren Leute derartige Aussagen nicht mehr beurteilen können. Es fehlt ihnen nicht nur ein Kunstbegriff, sondern sie kennen auch die Kunst der Vergangenheit nicht mehr. Sie können all das, was ihnen heute als »Kunst« angeboten wird, nicht mehr mit vergangenen Leistungen vergleichen und daran messen. Man kann ihnen alles vormachen. Die neue ästhetische Kirche macht schamlos Gebrauch davon, sie redet den Leuten alles und nichts als Kunst ein und weiß, daß kein Etikettenschwindel mehr bemerkt wird.

So waren achtzig Prozent der Documenta-IX-Besucher junge Leute unter dreißig Jahren. Sie liefen in Scharen (eine dreiviertel Million Besucher) an all den Nichtigkeiten ohne sichtbare Reaktionen vorbei, waren von den Vagina-Fotos zwischen Tischbein-Gemälden, dem Gummiband an einem Nagel oder den mit Gips bestreuten Glastischen weder sichtbar angetan noch abgestoßen, nahmen alles gläubig, aber uninteressiert hin. Eben so ging früher die Jugend in die Kirchen und ließ auch dort die meistens salbungsvoll bigotten Predigten über sich ergehen. Der Star dieser Veranstaltung war sowieso kein Künstler, sondern ihr Organisator und Hoherpriester Jan Hoet, der die Documenta mit Zeltstadt wie ein Touristikunternehmen für Jugendliche aufgezogen hatte.

Befragte ich die jungen Leute nach dem Ausstellungsbesuch, was sie gesehen hätten und ihnen besonders gut gefallen hätte, hörte ich immer wieder, daß sie sich an Namen und Einzelheiten nicht erinnern könnten. Sie sind wahrscheinlich nicht dorthin gepilgert, weil sie sich für Kunst interessierten, sondern weil junge aufgeweckte Leute eben zur Documenta gehen, so wie Abenteurer »West« kaufen oder die Raucher einer anderen Zigarettenmarke »offen für« alle Erlebnisse sind. Miserable Schulen und Elternhäuser ohne geistiges Erziehungsziel haben diese Kinder der Fernsehwerbung so ausgeliefert, daß sie werbungskonformes Verhalten mit dem Lebensgefühl ihrer Generation verwechseln.

Aber nicht nur Staat, Banken und Industrie beteiligen sich am Etikettenschwindel, sondern auch der katholische Klerus: 1993 stiftete der Bischof von Hildesheim, Dr. Homeyer, anläßlich des tausendjährigen Bernward-Jubiläums einen Bernward-Kunstpreis und veranstaltete zusammen mit dem Roemer-

und Pelizaeus-Museum, unterstützt von der Kreissparkasse und der Niedersächsischen Sparkassenstiftung, eine Ausstellung mit dem Titel »Passion«. Sie war nach bewährtem Schema aufgebaut: Auf dem Sockel aus Kunst vom Anfang des Jahrhunderts (Barlach, Beckmann, Dix, Kokoschka etc.), also von Bildern zu biblischen Themen, werden Machwerke aus der Zeit nach dem Zweiten Weltkrieg zu christlicher Kunst umetikettiert: Aus einer Fontana-Leinwand mit vier Schnitten werden die fünf Wunden Christi (Jürgen Schilling), stinklangweilige normale EXIT-Schilder sollen wohl den Kreuzestod versinnbildlichen, und aus Kritzeleien von Baschang bis A. Rainer werden Passionsdarstellungen: Wenn auch dazwischen religiös-kitschige Nippes à la Mataré vom jungen Beuys zu sehen sind, so sind doch die meisten gezeigten Arbeiten keineswegs zum Passionsthema entstanden, sondern wurden erst in der bischöflichen Ausstellung dazu umetikettiert.

Um die internationalen Erfolge solchen Etikettenschwindels zu verstehen, muß man sich klarmachen, daß die Wirtschaftskraft der Heimatländer von »Künstlern« und Händlern dafür die Voraussetzung ist. Nur die Galeristen der reichsten Staaten haben das Geld, jeden Unsinn international durchzusetzen.

Direkt nach dem Zweiten Weltkrieg hatte noch das alte Kunstland Frankreich mit seiner ungebrochenen Tradition des Impressionismus, der Fauves, des Nachimpressionismus und der klassischen Moderne das Sagen. Aber dann setzten sich bereits die Galeristen der siegreichen und wirtschaftlich mächtigen Vereinigten Staaten durch. Und je mehr die Deutsche Mark gegenüber dem Dollar aufholte, um so größer wurde die Zahl der international bekannten deutschen Künstler. Die Künstler vermehrten sich in diesen Ländern nicht, weil sie so gute wirtschaftliche Voraussetzungen für ihre Tätigkeit fanden, sondern weil die Galeristen mit ihren reichen Käufern das Geld hatten, ihre sogenannten Künstler in jedem Land der Welt zu lancieren. Wenn wir die Länder dieser Erde nach der Anzahl ihrer international bekannten bildenden Künstler ordnen, entsteht eine Reihenfolge, die ihrem Bruttosozialprodukt entspricht – abgesehen von Japan.

Die Japaner hatten nach dem Zweiten Weltkrieg einen langen Nachholkurs in westlicher Zivilisation zu absolvieren. Spät wandten sie sich der westlichen Kunst zu und begannen dort bei Renoir. Erst jetzt fangen sie an, mit ihrer wirtschaftlichen Kraft in die gegenwärtige Kunst einzusteigen. Es wird wahrscheinlich nicht lange dauern, bis eine große Zahl der international erfolgreichen sogenannten Künstler Japaner und Ostasiaten sein werden. Schon 1991 konnten zwei asiatische Künstler große bundesdeutsche Kunstpreise erringen: ein Koreaner den Goslarer Kaiserring und ein Japaner den Aachener Kunstpreis. Auch in der Metropolis-Ausstellung in Berlin 1991 war ein Japaner an prominenter Stelle zu bewundern mit Collagen aus Lucas-Cranach-Kreuzigungen und lebensgroßen Fotos von Barbiepuppen beim Petting, und im »Berliner Tagesspiegel« erklärte der Direktor des Museums für Moderne Kunst in Frankfurt, Jean Christophe Amman, das Bild eines Japaners, der seit fünfundzwanzig Jahren täglich eine monochrome, meist grau gestrichene Leinwand mit dem Datum des Tages wie mit einer Schablone bemalt, zum »Bild des Jahrhunderts«. Im Frühsommer 1994 zeigte dann Amman dieses Œuvre in Frankfurt.

Anstatt von Stilen in der bildenden Kunst zu sprechen, sollte man heute von Dollar-, DM-, Pfund- und bald auch Yen-Künstlern und -Galerien reden. Die international bekannten Künstler der letzten dreißig Jahre hätten niemals in einem wirtschaftlich schwachen Land und niemals ohne ihre Galerien durchgesetzt werden können. Das ist nicht selbstverständlich, da die heutige sogenannte Kunst mit geringsten Kosten produziert wird.

Um die Altarbilder Dürers oder Grünewalds zu malen oder die Skulpturen Michelangelos in Stein zu hauen, mußten die Künstler viel Zeit und wertvolles Material aufwenden. Das Zeug von Beuys konnte fast kostenlos produziert werden, und eben darum hatte das Museum von Mönchengladbach seiner ersten großen Ausstellung zugestimmt. Aber es bedurfte großer Gelder, um diese Aktionsreste dann in der ganzen Welt als Kunst und neue Philosophie durchzusetzen. Die geistige Voraussetzung dafür war allerdings die Abschaffung eines Kunstbegriffs. Diese Aufgabe haben die Museumsdirektoren, Kunstjournalisten und die meisten Kunstvereine freudig übernommen. Die Künstler, immer feiger und knochenloser, haben das geschehen lassen.

An diesen Zustand haben wir uns schon so gewöhnt, daß der Ansager der »Kultur aktuell«-Sendung des NDR 3, Dénes Törzs, am 12. Dezember 1990 zur Verabschiedung Werner Hofmanns, des um die Zerstörung unseres Kunstbegriffs verdienten Kunsthallenleiters von Hamburg, zu seinem Publikum sagen konnte: Die tollste Leistung Hofmanns fände er dessen Ausspruch: »Kunst ist das, was wir als solche gelten lassen.« Dieses arrogante und für die Kunst mörderische Wort zitierte der ahnungslose Dénes Törzs, als wollte er allen Hörerinnen und Hörern aus der Mattscheibe heraus ein Kußhändchen zuwerfen. Ich glaube nicht, daß sich in unserer real existierenden Demokratie viele über dieses diktatorisch-dümmliche Geschwätz empört haben. Es war das ungenierte Eingeständnis, daß die Kunstmanager (»wir«) an die Stelle eines geistigen Kunstbegriffs reines Machtdenken gesetzt haben, ähnlich wie es der Theologe Eugen Drewermann in einem Interview (»Der Spiegel« Nr. 52/1991) über seinen Streit mit der katholischen Kirche beschreibt: »Die Bischöfe glauben doch allen Ernstes ... nur ihr Amt sei geeignet, die Wahrheit des Glaubens zu formulieren und zu sichern.«

Wenn ich auch in diesem Buch auf die Entwicklung des offiziellen Kunstbetriebs seit 1945 nur so weit eingegangen bin, wie es nötig war, um meine Erlebnisse verständlich zu machen, haben meine Erfahrungen doch genügend deutlich gemacht – um auf den Anfang unserer Überlegungen zurückzukommen –, daß unser sogenannter freiheitlicher Kunstbetrieb jede andere Bezeichnung eher verdient als diese. Um den willkürlichen Terror, die sachfremde Bösartigkeit, die mit semireligiösen Vorstellungen begründete Verfolgung durch die westliche Kunstkirche überstehen zu können und um die Kunst zu machen, die man selbst will, also um Ketzer zu sein, braucht man im Grunde stärkere Nerven, als ich sie habe, Spaß auch an sehr harten Auseinandersetzungen und eine unverwüstliche Gesundheit. Ich wurde von den ständigen Belastungen durch diese Kämpfe gesundheitlich auf das schwerste geschädigt. Es ist also nicht verwunderlich, daß es kaum noch Künstler gibt, die sich gegen die durchorganisierte ästhetische Kirche auflehnen.

Das soll angeblich immer so gewesen sein? Immer seien die jeweils neue Kunst oder die Abweichler verfolgt, zumindest aber nicht verstanden worden, sagen unsere Kunstvermittler. Das Gegenteil davon ist wahr. Einzelne vom allgemein sanktionierten Stil abweichende Künstler oder sogar ganze Künstlergruppen wurden erst seit der Mitte des vorigen Jahrhunderts bekämpft, und zwar mit zunehmender Schärfe. Es gab kurze liberale Intervalle – zum Beispiel nach dem Ersten Weltkrieg –, aber trotzdem verstärkte sich über den gesamten Zeitraum der antiliberale Dogmatismus bis zum heutigen Tag immer mehr.

Vorher wurden die großen Erneuerer der Kunst nicht verfolgt, sondern gefeiert – auch als sie noch zum Stand der Handwerker gehörten. Als der späte Cimabue und Giotto die byzantinische Manier in Italien überwanden und an deren Stelle den Beginn einer Proto-Renaissance, die Dreidimensionalität und einen zunehmenden Realismus setzten, stießen sie nicht auf Unverständnis, wurden sie weder verhöhnt noch verfolgt, sondern konnten sich vor ehrenvollen Aufträgen kaum noch retten. Ghiberti, Donatello, Leonardo da Vinci, Michelangelo feierten ihre Erfolge, weil sie die Kunst immer weiter voranbrachten. Sie wurden nicht geschmäht, sondern schließlich gerade deswegen in den Stand der Geistesfürsten erhoben. Vergleichbares geschah sogar in Deutschland. Auch Dürer, der eigentliche Erfinder der freien Graphik in Europa, wurde schließlich in Nürnberg wie ein Patrizier behandelt. Der als Beweis für die Behauptung, Neues in der Kunst sei immer mißverstanden worden, ständig angeführte Rembrandt ist nicht wegen seiner Malerei und Graphik unter so desolaten Umständen gestorben, sondern weil er sich, bürgerlich völlig unangepaßt, von der Gesellschaft isoliert hatte. Das hatte mit seinem Künstlerberuf höchstens mittelbar etwas zu tun.

Ob fortschrittlich, konventionell oder geheimnisvoller Außenseiter wie Hieronymus Bosch, ob groß oder klein, ob als Handwerker oder als Geistesfürsten angesehen, in Westeuropa mischten sich die Mächtigen von außen in die Kunst erstaunlich wenig ein. Künstler konnten zwar nicht immer malen, was sie wollten, aber auf jeden Fall, wie sie es wollten. Über viele Jahrhunderte, auch in den Zeiten des finstersten Feudalismus und Klerikalismus, wurde die Kunst liberaler behandelt als heute. Daran hat auch der Artikel 5 unseres Grundgesetzes kaum etwas geändert.

Den zunehmenden Dogmatismus in der Kunst gibt es erst seit dem bürgerlichen Zeitalter, als unter den Schlägen der Aufklärung und der Industrialisierung die Fürsten und Kirchen einen Großteil ihrer Macht verloren. Die Künstler mußten sich daher im 19. Jahrhundert nach anderen Auftraggebern umsehen. So begannen die wohlhabenden Bürger die Kunst zu fördern. Das war etwas völlig Neues. Bis zum Ende des 18. Jahrhunderts haben die geistlichen und weltlichen Fürsten, aber auch die reichen Bürger in den freien Städten die Kunst nicht »gefördert«, sondern sie gebraucht. Sie haben ihre Kirchen und Paläste damit ausgestattet, weil sie durch Architektur, Plastik und Malerei

Reichtum und Macht zeigen konnten, und sicherlich auch, weil sie ihnen Spaß machte.

Die »Kunstförderung ohne eigenes Interesse« war ein Ergebnis der Aufklärung, und so war es kein Zufall, daß in Weimar der erste deutsche Kunstverein entstanden ist. Zu Anfang kam man nur zusammen, um die von den Mitgliedern gesammelten Graphiken und Bilder gemeinsam anzuschauen und zu besprechen. Aber schnell wurde eine altruistische Kunstförderung zum Programm. Immer mehr Kunstvereine entstanden, von reichen Bürgern ehrenamtlich betrieben, welche die Kunst um der Idee willen förderten, nicht um ihre Häuser zu schmücken, ihren Reichtum zur Schau zu stellen und nicht um ihr Eigentum zu vermehren wie die feudalen Vorgänger. Auch begann man, sich um alte Kunst zu kümmern. Aus den von Napoleon säkularisierten Klöstern und Kirchen waren große Mengen alter Altargemälde und Plastiken frei geworden, welche die Bürger sammelten, um sie zu retten. So entstanden die ersten Museen (Wallraf-Richartz in Köln und Städel in Frankfurt etc.).

Jetzt wurden Gebäude nur für die Kunstwerke gebaut. Bis dahin waren die Kunstwerke zum Schmuck der Gebäude entstanden. Das Verhältnis hatte sich umgedreht. Die Kunst verherrlichte nicht mehr die Idee der fürstlichen Macht, ließ nicht mehr die Schlösser der Könige oder die Rathäuser der reichen Städte prachtvoller erscheinen als die Häuser von Bürgern und Bauern, sondern sie wurde selbst Gegenstand der Verehrung. Die Ausstellungen in den Kunstvereinen wurden mit Reden – vergleichbar den Predigten in den Kirchen – eröffnet. Für den sich vom Christentum Schritt für Schritt lösenden Bürger wurde die Kunst neuer Glaubensinhalt.

Schon im 19. Jahrhundert sprach man von der »ästhetischen Kirche« und baute nicht nur Kirchen für die christlichen Konfessionen, sondern auch Tempel für die Künste vom Thorvaldsen-Museum in Kopenhagen in der ersten Hälfte des 19. Jahrhunderts bis hin zum Wagner-Festspielhaus in Bayreuth. »Ihr könnt die Kirchen schließen – doch die Museen? Der Louvre wird die Messe lesen, wenn Notre-Dame profaniert ist«, heißt es im Manifest der Rosenkreuzer* von 1892. Auch die Musik wurde Gegenstand kultisch-religiöser Verehrung. Die Fürsten reihten sich in die Bürgervereine ein, wurden Ehrenvorsitzende und förderten mit. Der emphatischste der kunstgläubigen Fürsten des 19. Jahrhunderts war wahrscheinlich König Ludwig II. von Bayern. Die Kunst wurde selbst zum Glaubensinhalt – und damit dogmatisch und vom gesprochenen Wort abhängig. Während die Aufklärung die Dogmen der Religionen zerstörte, entstand in der ästhetischen Kirche ein neues Feld nun gänzlich unkontrollierter Magie.

Aber an dieser Entwicklung waren natürlich auch die Künstler selbst beteiligt. Auch sie begannen ihre Kunst als Religion zu verstehen: Als Caspar Da-

* Die Rosenkreuzer-Bewegung wurde in Paris 1892 mit einem Manifest und einer Ausstellung von dem Maler Sàr Mérodack Joséphin Péladan, dessen Bilder längst vergessen sind, gegründet. Die Mitglieder des Ordens, meist symbolistische Künstler, nannten sich Magier oder Ästheten. Ihr Symbol war das von Rosen überwundene Kreuz.

vid Friedrich anstelle einer Altartafel, die das Dogma vom Opfertod des Gottessohnes auf Golgatha zur Vergebung unserer Sünden verbildlichen sollte, eine seiner Berglandschaften aufstellte, in der nur noch ein Bergkreuz sehr allgemein und in der Beleuchtung eher etwas schwülstig an diesen zentralen Glaubenssatz aller christlichen Konfessionen erinnerte, führte das nicht nur zu heftigen Auseinandersetzungen, sondern war ein Vorgang von geradezu säkularer Bedeutung: An die Stelle des christlichen Dogmas setzte sich die Kunst selbst: »Ich bin der Sekretär, die Autoren sind in der Ewigkeit« hatte schon William Blake am Anfang des 19. Jahrhunderts von sich behauptet.

»Künstler, du bist Priester, die Kunst ist das große Mysterium ... verkündete der französische Maler Sàr Mérodack Joséphin Péladan im Namen vieler Künstler in seinem Manifest der Rosenkreuzer, um dann immer hymnischer fortzufahren: »Allmächtige Kunst, Kunst-Gott, ich verehrte dich auf den Knien, du letzter Strahl von oben, der auf unsere Fäulnis fällt ...« Er selbst gab sich als großer Magier mit bleichen Zügen, schwarzem Bart, lang flutenden schwarzen Haaren, die ganze Gestalt von einem phantastisch-schwarzen Atlasumhang umflossen.* Er war wohl der erste ständig als Priester kostümierte Künstler, der mit pathetischem Geschwätz alle gute Malerei seiner Zeit als »Unsinn« denunzierte: In seinem Vorwort zu dem Katalog der ersten Rosenkreuzer-Ausstellung forderte er, daß alles Zeitgenössische, jedes Stilleben, die unbelebte Landschaft, Tiere, Pflanzen oder »sonstiger Unsinn«, ganz besonders aber jeder Realismus von der Kunst ausgeschlossen werden müsse. Die künstlerische Technik gelte nichts, sondern alles der Gehalt, der Gedanke und der Stil. Es war der spirituell maskierte Aufstand der vielen Unbegabten gegen die wenigen guten Maler, wie die Impressionisten. Die Ausstellung und diese semireligiösen Ergüsse haben offenbar dem Zeitgeist entsprochen: Trotz hoher Eintrittspreise kamen schon am Eröffnungstag mehr als elftausend Besucher.

Damals war es wie heute, nicht ihre Werke, nur ihre Sprüche blieben im Gedächtnis: »Künstler, du bist Priester« – »Kunst ist Leben – Leben ist Kunst«. Die als Priester kostümierten Künstlerdarsteller erklärten ihre Antikunst zur Kunst und beanspruchten magische Weihen. Kein Zweifel, die meisten Künstler des 19. Jahrhunderts – allen voran die Symbolisten – haben die Priesterrolle, die man ihnen fatalerweise zugeschoben hatte, gern angenommen. Wahrscheinlich fühlten sie sich noch geschmeichelt, auf alle Fälle berufen, den Sinn des Lebens neu zu deuten. So kam es in der Salonmalerei des 19. Jahrhunderts zu dieser verquält natur- und geschichtsphilosophischen allegorischen Thematik, in der die kunstgläubigen Bürger Erbauung und Antwort auf ihre Lebensfragen suchten. Aber der Dogmatismus betraf bereits auch die Form. Als in den sechziger Jahren des 19. Jahrhunderts die Impressionisten mit einer neuen Malweise ohne jeden Anspruch auf religiöse, allegorische oder historische Sinngebung auftraten, erregten sie durch die Kombination von beidem den äußersten Zorn der französischen Kunstgemeinde. Der Dogmatismus der ästhetischen Kirche war bereits so festgelegt, daß diese »Schmierereien« sogar

* Hofstätter, Hans H.: Symbolismus und die Kunst der Jahrhundertwende, Köln 1973

in größter Wut beschädigt wurden. Am Ende des Jahrhunderts wurde die Intoleranz der ästhetischen Kirche immer härter. Van Gogh, völlig erfolglos, beging Selbstmord und wurde im 20. Jahrhundert zum Hauptheiligen – zum Petrus – der ästhetischen Kirche erhoben.

Die deutschen Expressionisten, die sich, angeregt von den Fauves und van Gogh, auch mit neuen Farben und Formen in der Öffentlichkeit zeigten, hatten es wesentlich leichter, weil sie sich ebenfalls als Priester verstanden – besonders die Künstler des »Blauen Reiter«* – und so auch ihre magisch-orphische Kunst als religionsähnliche Offenbarung.

Eine ihrer Quellen waren eben die deutschen Romantiker, auf die sich auch Hitler mit seiner »deutschen Kunst« bezogen hat, also die Zeit, als die Bürger begannen, die Kunst als Ersatzreligion zu verstehen. So drängte sich Nolde zu Hitler, wurde von ihm aber schroff zurückgewiesen. Hitler, als Oberhaupt der von ihm völkisch-religiös verstandenen »deutschen Kunst«, hatte auch im rein formalen Bereich streng festgelegte Normen. Er war darin dem Kreis der deutschnationalen Maler um Schultze-Naumburg gefolgt. Deswegen traf die Expressionisten der Bannstrahl aus Berlin, sie wurden zu »Entarteten« erklärt, obgleich sie thematisch gar nicht angeeckt waren. Einige von ihnen, zum Beispiel Nolde, waren auch glühend nationalistisch, ja sogar antisemitisch. Aber ihre Form und ihre Farbe verstießen gegen die Dogmen der von Hitler geführten nationalsozialistischen »deutschen Kunst«. Sie wurden zu Ketzern erklärt, erhielten Malverbot, und ihre Bilder wurden ins Ausland verkauft oder verbrannt. Eigentlich haben nur die Realisten um George Grosz und Dix nicht nur gegen die Form, sondern auch gegen den Inhalt Hitlerscher Kunst verstoßen. Darum haßte er sie besonders und verstand sie als die eigentliche Ketzerei gegen den »Deutschen Geist« und die »deutsche Kunst«.

Auch Hitler hatte die Kunst im Reich organisiert wie eine Kirche. Angefangen mit den mehrheitlich kollaborationswilligen Museumsdirektoren und Kunstvereinen, hat er über die Kulturamtsleiter und Kulturräte der Städte mit der von ihm gegründeten Reichskulturkammer über ihre Reichsleiter bis hin zu Goebbels und schließlich zu sich selbst eine strenge hierarchische, kirchenähnliche Organisation aufgebaut. Sein persönliches Erscheinen bei den jährlichen Wagner-Festspielen in Bayreuth und bei der Eröffnung des »Hauses der Deutschen Kunst« in München setzte die kultischen Höhepunkte im Kunstkirchenjahr. Hymnisch-religiös titelte der »Völkische Beobachter« anläßlich der Einweihung des Hauses der Deutschen Kunst in München am 19.7.1937: »Adolf Hitler weiht den Tempel für die wahre und ewige deutsche Kunst.« Gleichzeitig verfolgte Hitler die »entartete Kunst« wie die katholische Inquisition ihre Ketzer durch Verbot, Feuer oder Vertreibung.

Aus der Kunstkirche war eben eine Staatskirche geworden. Das hatte sich schon unter Kaiser Wilhelm II. angebahnt. Während Hitler mit großem Gefolge in der Ausstellung im »Haus der Deutschen Kunst« in München auftrat, hat sich Kaiser Wilhelm II. in der »Großen Berliner« mit Pomp inszeniert. Daß er

* Nicht zufällig ist der »Blaue Reiter« in Wahrheit der hl. Georg.

sich auch schon als Haupt der staatlichen Kunstkirche verstand, hat spätestens die von ihm angeordnete Abhängung der Munch-Bilder enthüllt. Vor dem Protest der damaligen Berliner Künstler ist er allerdings zurückgewichen, das hätte Hitler nicht getan.

Nach dem Zweiten Weltkrieg wurde die Reichskulturkammer aufgelöst, die Kunst sollte von nun an aufgrund des Artikels 5 des Grundgesetzes vom Staat nicht mehr dirigiert werden. Das aber blieb ein frommer Wunsch. Zum einen war die Kunstgemeinde auf kirchenähnliche Selbstdarstellung eingestellt, und zum anderen hatte eine große Zahl von Kunstklerikern des nationalsozialistischen Reiches im bundesrepublikanischen Kunstbetrieb ziemlich bald wieder Fuß gefaßt, höchste bischofs- oder abtähnliche Funktionäre der Nazi-Kunst wie Hein Stünke oder Wollermann, viele Kunstjournalisten wie Karl Korn, die wilde Hetzartikel gegen die »Entarteten« geschrieben hatten, Museumsdirektoren und andere. Damit war personell ein Teil der Kunst- und Staatskirche des Dritten Reiches erhalten geblieben. Die bundesrepublikanische ästhetische Kirche konnte sich auf alte, erfahrene Funktionäre stützen. Natürlich, das Thema wurde gewechselt, Volkstum war nun passé, man wandte sich der abstrakten Kunst zu, die sich schon vom Thema her wie keine vorhergegangene Stilrichtung als Religion eignete. Sie bildete nicht mehr die Welt ab, sondern angeblich das, was sie im Innersten zusammenhält, die kosmischen Vorgänge, also den allmächtigen Gott selbst. Obwohl die Museen, Kulturämter und Kunstvereine oft personell unverändert in der Bundesrepublik ihre Tätigkeit wiederaufgenommen hatten, waren sie aber unverschämt genug, die sogenannten »Entarteten«, die von den Nationalsozialisten verfolgten Ketzer zu ihren Märtyrern zu erklären.

Die neue Kunstkirche war damit fast unangreifbar geworden, weil sie von sich (völlig unberechtigt) behauptete, das Erbe der Märtyrer zu verwalten. Wer sich gegen sie wehrte, beschimpfte die Toten, war Nazi. Aber wie alle Kirchen verfälschte sie diese Märtyrer; schon an ihrem Anfang stand der erste große Etikettenschwindel: Die »Entarteten«, so behaupteten sie, seien die »Abstrakten« gewesen. Natürlich eigneten sich die »Gegenstandslosen« für eine Kunst- und Staatskirche besser als zeitkritische Realisten wie George Grosz oder Dix, deren Kunst, antiklerikal und aufgeklärt, für eine Kirchengründung unbrauchbar war. (Deshalb haßte die Realisten auch schon der Rosenkreuzer Sàr Mérodack Joséphin Péladan.)

Sehr schnell entwickelten sich nun die künstlerischen Leistungen dieser neuen Kirche gegen null. Aber das schadete ihr überhaupt nicht. Wenn man in den Ausstellungen bis hin zu den späteren Documenta-Veranstaltungen fast nichts mehr sah, so irritierte das die Gläubigen wenig, da schließlich der Inhalt einer jeden Religion unsichtbar und unhörbar ist. So wurde das Sichtbare zum Banalen erklärt, und hinter dem Nichts meinen die Gläubigen das Eigentliche, den Kern der Dinge zu finden. Der riesige mittlere Klerus, der aus Museumsdirektoren, Kunsthändlern und Journalisten besteht, predigt über dieses Eigentliche tiefgründig verschleiert. Die Jugend, in den Schulen systematisch in Unkenntnis der alten Kunst erzogen, hält sich für avantgardistisch, wenn sie den klerikalen Rattenfängern folgt.

Die »Kunstkritik« wurde zum Betätigungsfeld par excellence für den Journalismus. Da alles und jedes »zur Kunst« erklärt werden kann, keinerlei Fachkenntnisse über Form, Thema, Technik und Geschichte mehr nötig sind wie bei der Analyse alter Kunst, sondern nur wolkig-philosophisches Geschwätz gefragt ist, kann jeder darüber schreiben, der des Wortgeklingels mächtig und bereit ist, sich den jeweiligen Sprachregelungen anzupassen. Die »ästhetische Kirche« wurde auch die Kirche der Journalisten. Neben dem Geld der Banken ist im Medienzeitalter dieser Umstand einer der Hauptpfeiler ihrer Macht. Darum reagieren die Kunstjournalisten so bösartig, wenn man ihre Dogmen bestreitet, und auch deutsche Richter verwechseln solche Ketzer mit Gotteslästerern. Als Nazi oder Kommunist über die Medien im ganzen Lande mit ausdrücklicher Billigung durch das Bundesverfassungsgericht verfemt, hat der Andersdenkende im Bereich der Kunst kaum noch eine Chance.

Während zu Hitlers Zeiten die Kunstkirche noch national war, hat sie sich inzwischen erfolgreicher als alle anderen Weltreligionen über die ganze Erdkugel verbreitet. Kunstaussteller, Ästheten und Händler auf nationalen und internationalen Kongressen und in handverlesenen Kunstmärkten wachen über die Einhaltung der Verhaltensregeln. Sie beschließen, welche Künstler gefördert und welche verhindert werden sollen. Die Methoden sind nicht mehr die Hitlers, es wird nicht mehr verbrannt und verboten – auch die katholische Kirche ist ziviler geworden. Da inzwischen selbst Bankdirektoren und die Großindustrie dieser neuen Kirche wie vorher der christlichen große Gelder zahlen, wurde ihre Macht fast unbeschränkt. Das phantasieloseste und dümmste Zeug kann nun als »Kunst« durchgesetzt werden.

Die sogenannten Künstler sind längst keine Priester mehr, sondern Marionetten in den Händen ihres Klerus. Aber einige von ihnen werden nach ihrem Tod zu den neuen Heiligen dieser Kirche ernannt, wie Pollock, Yves Klein, Joseph Beuys oder Andy Warhol.

Die Gemeindemitglieder der ästhetischen Kirche sind echte Rechtgläubige: Doktrinär und für rationale Argumente unzugänglich, arrogant und stolz darauf, zu den Auserwählten zu gehören, verachten sie alle Ungläubigen. Eine Verpackung ohne Inhalt wird als Ausweis elitärer Besonderheit vor sich hergetragen. Die Kunstkirche ist längst wieder zur Staatskirche geworden.

So werden auch fast hundert Prozent aller von der Öffentlichkeit, also von Bund, Ländern und Kommunen, finanzierten Kunstpreise an rechtgläubige, das heißt angeblich avantgardistische Künstler vergeben, ganz besonders wenn es sich um junge handelt. Junge realistische Künstler erhalten solche Auszeichnungen nie, statt dessen werden sie – wenn es sie überhaupt noch gibt – als konservativ, noch der Tradition verhaftet und unoriginell in den Feuilletons beschimpft. Alles ist auch hier auf den Kopf gestellt: All den Hundertschaften von Mitläufern wird Erfindergeist und Wagemut zuerkannt, während die Handvoll Einzelgänger unter den jungen Künstlern in der Bundesrepublik zu unoriginellen Mitläufern gemacht wird. Daß dies alles in hohem Maße dirigistisch wirkt, muß nicht noch extra bewiesen werden: Zuallererst sollten alle Kunstpreise abgeschafft werden, es wird nur noch Mißbrauch mit ihnen getrieben, sie gehören zu den Instrumenten der Manipulation: Zuckerbrot und Peitsche.

Die westliche ästhetische Kirche wurde auch deswegen so stark, weil sie nicht nur über die Märtyrer aus der Nazi-Zeit verfügte, auf deren Altären die sogenannten Avantgardisten der Nachkriegszeit zu den neuen Heiligen geweiht werden konnten, sondern auch, weil sich östlich der Elbe eine andere Kirche gegenständlicher Staatskunst unter kommunistischer Diktatur gebildet hatte. Ihr gegenüber vertrat die ästhetische Kirche in den demokratischen Ländern – ganz besonders in der Bundesrepublik – angeblich die Religion der Freiheit. Nach der Wende aber brach die östliche Staatskunstkirche zusammen, die Westkirche hatte gesiegt. Der »Verband der Bildenden Künstler« der DDR verschwand sang- und klanglos, die »Akademie der Künste der DDR« spielte die reuige Sünderin, um von der Berliner Akademie wie der verlorene Sohn wieder aufgenommen zu werden.

29. Die Selbstabwicklung der »Akademie der Künste der DDR« und meine zweite Begegnung mit dem Tod

Deswegen mußte der letzte Präsident der Akademie der Künste der DDR, der Regisseur Manfred Wekwerth, gehen. Vom SED-Regime eingesetzt und ihm, zumindest scheinbar, allzu angepaßt, war er nun nicht mehr tragbar. (Tatsächlich vertrauten ihm auch Regimegegner.) An seiner Statt wurde der Bühnenschriftsteller Heiner Müller gewählt, der den Büchner-Preis und andere große Literaturauszeichnungen erhalten hatte und gerade hoch gehandelt wurde. 1961 wegen seines Kollektivierungsdramas »Die Umsiedlerin« aus dem Schriftstellerverband der DDR ausgeschlossen, genoß er trotzdem seit seiner Wahl 1983 in die Akademie bis zum Fall der Mauer als herausragender »Kulturschaffender« viele Sonderrechte im SED-Staat und wurde gleichzeitig im Westen als Widerständler gedruckt und gespielt. Deswegen wolle er der Akademie vor allem ihre moralische Integrität zurückgewinnen, so ähnlich äußerte er sich gegenüber der Presse. Überhaupt gab er häufig Interviews. Zum Beispiel berichtete der »Sonntag« 1990, Heiner Müller wolle die Akademie auflösen und die Mitglieder »selektieren«. Das war das Wort, das die SS auf der Rampe von Auschwitz gebraucht hatte, wenn sofort zu vergasende Juden von denen abgesondert wurden, die erst zur Arbeit eingesetzt werden sollten. Der Schriftsteller scheint diesen Begriff wirklich verwandt zu haben.

Wir nannten uns jetzt »Akademie der Künste zu Berlin«, weil es im Westen der Stadt die »Akademie von Berlin« gab. Beide Akademien verstanden sich als Fortsetzung der »Preußischen Akademie der Künste«. Sie waren kurz hintereinander 1950 (Ost) und 1954 (West) neu gegründet worden. Jetzt hätten sie sich also wieder zusammenschließen können. Das aber wollten die West-Berliner nicht, obgleich zweiundzwanzig Mitglieder der DDR-Akademie gleichzeitig auch der Akademie West-Berlins angehörten, zum Beispiel Heiner Müller, Horst Janssen, Walter Jens, Christa Wolf und andere.

Der angebliche Grund war die politische Vergangenheit vieler Mitglieder. Aber das wäre auch anders zu lösen gewesen. Ich denke, ein Hauptgrund war unsere Sektion der »Bildenden Künste«, wenn das auch erst sehr spät zugegeben worden ist. Die entsprechende Sektion in West-Berlin bestand mit Ausnahme von Horst Janssen fast nur aus Halb- oder Ganz-Abstrakten. Bei uns waren etliche bekannte Realisten: Bernhard Heisig, Wolfgang Mattheuer, Harald Metzkes, Willi Sitte, Werner Tübke – auch ich gehörte dazu – und als korrespondierende Mitglieder Alfred Hrdlicka und Georg Eisler aus Wien. Der Unterschied zwischen Ost- und Westsektionen für Musik und Literatur war viel kleiner. Allerdings sprachen auch die Mitgliederzahlen dagegen: Die Gesamt-Akademie hätte dann aus mehr als dreihundert Künstlern, Literaten, Musikern und Schauspielern bestanden. Wenn also die Ostakademie erhalten bleiben sollte, mußten neue Wege gefunden werden. Deswegen war eine Plenartagung kurz vor Weihnachten 1990 einberufen worden.

Für mich war es die erste, denn »ordentliches Mitglied« war ich ja erst seit der Wiedervereinigung: Bis dahin war ich als »Ausländer« und »korrespondierendes Mitglied« nicht stimmberechtigt gewesen. So war mir alles neu. Um einen langen Tisch saßen höchstens vierzig Mitglieder. Die Versammlung war also nicht beschlußfähig, da die Anwesenheit von mehr als der Hälfte aller einhundertsiebenundzwanzig Mitglieder dafür Voraussetzung gewesen wäre.

Müller eröffnete die Tagung mit einer Entschuldigung: »Ich bedauere, daß die Worte ›Auflösung‹ und ›Selektion‹ offenbar etwas ausgelöst haben, was nicht beabsichtigt war … Es geht darum, einen Weg zu finden, der ermöglicht, produktive Erfahrungen der Akademie in der Zukunft weiter wirksam werden zu lassen (Meisterschüler, öffentlicher Diskurs usw.).« Es war ein vorbereitetes Dementi wie bei Politikern und auch genauso unwahr, denn schon im übernächsten Satz forderte er genau diese ›Selektion‹ von den Mitgliedern und verband sie noch mit Drohungen: »Ebenso klar ist, daß keine Zukunftsvariante … finanzierbar ist, die von der existierenden Mitgliedschaft und der gegenwärtigen institutionellen Struktur der Akademie ausgeht. Ohne erkennbaren Willen … zu grundlegenden Veränderungen wird die Akademie … durch ›Abwicklung‹… zu einem folgenlosen Faktum der Geschichte«, und dann weiter: »Dazu wird vorgeschlagen, um eine Auswahl unter den jetzigen Mitgliedern zu vermeiden … stellen alle mit der Konstituierung der umgestalteten Akademie ihre Mitgliedschaft zur Disposition … Wir sollten also einfach darüber abstimmen, ohne Rücksicht darauf, ob wir beschlußfähig sind.« Das war schon stark. Der Präsident bringt ein Dementi und erklärt anschließend den Inhalt des Dementierten zum Programm der Plenarsitzung. Alle Mitglieder, mit Ausnahme von ihm selbst und dem Präsidium, sollten ihre Mitgliedschaft niederlegen, und dann wollte er eventuell zusammen mit korrespondierenden Mitgliedern einige aus den Reihen der Ehemaligen wiederberufen. Falls wir aber diesem Vorschlag nicht zustimmen sollten, würde die Akademie aufgelöst werden.

Beschlußfähig brauchten wir auch nicht zu sein. Außerdem verlangte der Präsident von uns ein Votum, das sowieso juristisch nicht gültig gewesen wäre: Die Mitgliedschaft ist ein persönliches Recht, kann deswegen nicht von einer Mehrheit einer Minderheit oder einem einzelnen gegen deren Willen aberkannt werden – es sei denn, durch ein Ausschlußverfahren, welches in der Satzung nicht vorgesehen war.

Damit übergab er das Wort dem verdienten SED-Mitglied, Herrn Akademiedirektor Professor Ulrich Dietzel, der uns nun dringend beschwor, unsere Mitgliedschaft aufzugeben, … anderenfalls … und uns dann vorschlug, wie die neue Akademie zu neuen Mitgliedern kommen könnte: »Hier gibt es historische Modelle. Nach einem solchen Verfahren ist auch 1926 vorgegangen worden, als … die Sektion Literatur gegründet worden ist … vom damaligen Kultusminister, der fünf Schriftsteller berief … die ihrerseits dann die Kollegen wählten … und 1948«, bei der Wiedergründung der Akademie sei ähnlich verfahren worden. Ich konterte sofort: »Die Modelle, die Sie eben nannten«, laufen auf »eine falsche Anwendung von Geschichte hinaus«. Zu diesen Zeiten wurde nämlich »die Akademie durch irgendwelche historischen Zwischenfälle neu gegründet … oder neue Sektionen gebildet … Heute handelt es sich um einen verschleierten Ausschluß … Da gibt es nur ein Modell.« (Ich meinte den Ausschluß der Mitglieder aus der »Preußischen Akademie der Künste« auf Wunsch der NS-Regierung.)

Darauf drohte Müller wieder mit der »Abwicklung«. So ging das zwei Stunden lang. Müller und sein Vizepräsident Carow beschworen uns immer wieder, uns selbst abzuwählen. Mal behaupteten sie, das sei nur ein »Ruhenlassen« der Mitgliedschaft, ein zur »Disposition stellen«, dann drohten sie und meinten, es sei doch so wichtig, die Akademie als Institution zu erhalten, unsere Mitgliedschaft sei doch eigentlich ganz unwichtig, aber sie erreichten nichts. Mehrere Mitglieder – auch ich – bestanden darauf, daß die Akademie nur in ihren Vertretern existiere, die Institution als solche gar nichts sei. So rief der Schriftsteller Volker Braun: »Der Reichtum dieser Akademie sind die Mitglieder, und die Mitglieder kosten eigentlich nichts mehr.« Darauf der Präsident unnachahmlich arrogant: »Das ist schon die Streitfrage. Der Reichtum dieser Akademie sind die Sachen, nicht die Personen.«

Er meinte die Kunstsammlung aus zwei Jahrhunderten, welche die schon am Ende des 17. Jahrhunderts gegründete Preußische Akademie besaß, außerdem wertvolle Archive, die, im Ostsektor der Stadt gelagert, an die Akademie der DDR gefallen waren. Immer deutlicher wurde auch, daß er der West-Berliner Akademie die Sammlung und die Archive fast schon versprochen hatte. Walter Jens jedenfalls habe sich für die Übernahme eingesetzt und soll laut Christa Wolf zugesagt haben, »mit seinem Namen« für die gute Behandlung der Sammlung einzustehen. Das machte offensichtlich Eindruck; Walter Jens und Christa Wolf – zwei moralische Instanzen allerersten Ranges – hatten sich für die »gute Behandlung« dieser Millionenwerte verbürgt. Eine gewisse Beruhigung verbreitete sich.

Mehrfach versuchte ich, das Gespräch auf die Kosten beider Akademien zu bringen. Erst nach längerem Bohren bequemte sich Dietzel, nicht nur Prozente, sondern Zahlen zu nennen: vierzehn Millionen Mark die Ostakademie, die in West-Berlin sieben Millionen. Dreihundertfünfzig Mitarbeiter bei uns, in der Westakademie angeblich etwa sechzig. Auf meinen Vorschlag, Mitarbeiter zu entlassen und den Etat drastisch zu senken, »letztlich ist es doch eine Frage von Geld …«, hörte ich von allen Seiten wütende Ablehnung. Nein, wenn »wir politisch gewollt« wären, würde es auch bezahlt. Christa Wolf: »Wenn es eine Frage von Geld ist, dann können wir gleich nach Hause gehen.« Mein Vorschlag, bezahlte Mitarbeiter zu entlassen und statt dessen die Mitglieder zu ehrenamtlicher Tätigkeit zu veranlassen, stieß auf schweigende Ablehnung. »Irgendwie links« solle die Akademie bleiben, meinte der Graphiker John und drückte damit die Meinung der meisten aus. Meine Bemerkung, »links und rechts« seien heute keine vernünftigen Kategorien mehr, brachte mir auch keine Freundschaft ein. Übrigens ist Johns Bemerkung wie auch einiges andere in dem

»wörtlichen« Protokoll nicht enthalten, obwohl die Stenographin erstaunlich exakt mitgeschrieben hat.

Müller seinerseits redete ständig von einer »Europäischen Künstlersozietät«, in die er diese Akademie mit Künstlern aus ganz Europa umwandeln wolle, weil Berlin quasi die Hauptstadt des neuen Europa werden würde, schon durch seine Lage.

Trotz ihrer Beschwörungen und »moralischen Appelle«, der Fortbestand der Akademie sei wichtiger als der unserer Mitgliedschaft, schafften sie es nicht. Schließlich stellte der Schriftsteller Karl Mickel einen Antrag: »Die Mitgliedschaft in der bisherigen Zusammensetzung (das Plenum) beschließt eine Arbeitsgruppe, die … ein Konzept für die Zukunft der Akademie erarbeiten soll …«, dem fügte Heiner Carow hinzu: »… das bis Ende Januar dem Plenum vorgelegt werden muß. Wer dafür ist, den bitte ich um das Handzeichen.« Fast alle waren dafür, Christa Wolf enthielt sich der Stimme. Einerseits war sie für das Konzept von Müller, andererseits aber auch dagegen und mehr für eine Akademie der neuen Bundesländer – also der ehemaligen DDR. Das Sowohl-Als-auch war wohl typisch für sie: Als Stefan Heym und andere Schriftsteller aus dem Verband ausgeschlossen worden sind, hat sie, anstatt öffentlich zu protestieren, nur einen besorgten Brief an die »Kollegen« im Präsidium geschrieben, aber aus dem Verband ist sie nicht ausgetreten. Sogar Stephan Hermlin hatte in der Mitgliederversammlung gegen den Ausschluß von Stefan Heym und einigen anderen laut protestiert, obwohl er als überzeugter Anhänger der SED später in der Akademie nach Panzern und Kanonen gerufen haben soll, als sich das Volk der DDR erhob. Er scheint sich nach einiger Zeit dafür entschuldigt zu haben.

Christa Wolf blieb auch Mitglied der SED, als ihr Mann aus der Partei ausgeschlossen worden ist. Bei einem Interview im westdeutschen Fernsehen in der ersten Hälfte des Jahres 1991 schaffte sie es sogar, ihrer Anpassung an das SED-Regime und der Inanspruchnahme aller Künstlerprivilegien der DDR ein moralisches Mäntelchen umzuhängen: Honecker und die anderen SED-Führer seien »Antifaschisten« gewesen, gegen die zu rebellieren ihr »einfach unmöglich« gewesen wäre.

Ich kehrte mit einem sehr zwiespältigen Gefühl nach Hause zurück. Die »Europäische Künstlersozietät« war allenfalls eine dürftige Public-Relations-Idee unseres Präsidenten. Einerseits schien mir die Akademie tatsächlich nicht mehr nötig zu sein. Es gab nicht nur in Berlin, sondern in der ganzen Bundesrepublik schon zu viele derartige Institutionen. Der einzige Verlust wäre vielleicht die »Sektion der Bildenden Kunst« gewesen. Eine solche Versammlung von realistischen Malern, Bildhauern und Zeichnern gab es nirgends. Wahrscheinlich war ja auch gerade diese Unverträglichkeit mit der zeitgenössischen Kunstszene ein Grund dafür, daß die Westakademie sich mit uns nicht vereinen wollte.

Ich überlegte also, ob man nur die »Sektion der Bildenden Künste« erhalten könne. Das war gar nicht so abwegig, weil die am Ende des 17. Jahrhunderts gegründete Königlich-Preußische Akademie hundert Jahre lang nur aus den bildenden Künsten bestanden hatte. Warum sollte man sich nicht dahin wieder zurückverwandeln, vielleicht mit dem neuen Bundesland Brandenburg als Träger? Also fragte ich Anfang Januar 1991 den SPD-Abgeordneten von Braunschweig, Klaus-Dieter Kühbacher, der inzwischen zum Finanzminister von Brandenburg avanciert war, ob sich sein Bundesland für eine »Brandenburg-Preußische Akademie der Bildenden Künste« interessieren könnte.

Nach einigen Wochen erhielt ich einen Brief mit seinem Einverständnis. Er habe mit dem Kultusminister Enderlein gesprochen, der ebenfalls von der »Europäischen Künstlersozietät« nichts halte, aber von dieser Idee viel. Die Brandenburg-Preußische Akademie müßte dann allerdings nach Potsdam umziehen, dort gäbe es Häuser, die sie uns anweisen könnten. »Wir stellen uns vor, eins der uns zufallenden Gebäude im Raum Potsdam oder um Berlin herum für diese Aufgaben zur Verfügung zu stellen und uns möglicherweise dann an die Übernahme der Exponate der ehemaligen Akademie der Künste heranzuwagen. Das setzt aber voraus, daß diese Akademie selbst sich in diese Richtung entwickelt, dazu wollten Sie ja die notwendigen Schritte unternehmen …«

Ich war völlig überrascht, daß die Sache so reibungslos gehen sollte. Jetzt mußten sich also die bildenden Künstler abspalten, ohne den Anspruch auf das Erbe der »Akademie der DDR« dabei zu verlieren. Das war eine politisch-juristische Aufgabe, die vielleicht zu lösen war, wenn sich die Mitglieder der Sektion klug verhielten, zumal Heiner Müller eigentlich alles tat, uns dafür den Weg zu ebnen.

Er schrieb nämlich Ende März in einem Rundbrief »… Die Mitglieder haben mich beauftragt, die Akademie umzuwandeln in eine Europäische Künstlersozietät.« Das war unwahr. Er setzte wohl voraus, daß fast alle im Lauf der drei Monate den Wortlaut der Abstimmung vergessen hätten. Tatsächlich sollte er nur ein Konzept über eine »Europäische Künstlersozietät« bis Ende Januar dem Plenum zur Abstimmung vorlegen. Das war nicht geschehen. Statt dessen hatte Müller einen Aufruf für seine Europäische Künstlersozietät mit der alliterierten Überschrift »Von Bautzen bis Babylon« herausgegeben. Der Titel blieb aber – wie so oft – das einzig Gute an der Sache. Unter ihm hätte man die Wiedervereinigung schon abhandeln können. Sonst aber bestand der Text nur aus Phrasen.

Heiner Müller verkündigte seine Sicht der Welt, in der »Berlin als Drehscheibe zwischen Ost und West ein Ort sein« werde, »an dem Entscheidungen fallen, die nicht nur für Europa relevant sind. Deshalb die Idee einer Europäischen Sozietät in Berlin … einer Werkstatt der Künste, die aus dem Dialog der Akademien mit den Toten heraustreten müssen in die Zugluft der Gegenwart und des öffentlichen Denkens gegen modisch und/oder ökonomisch definierte Szenarien des Untergangs für eine mögliche Zukunft ohne Selektion. Wir brauchen Ihre Hilfe.« Damit glaubte er erwachsene Menschen ansprechen zu können. Und was er ganz bestimmt nicht wollte, war unsere Hilfe.

Schon einige Tage vorher hatte ich dem damaligen Sekretär unserer Sektion, dem Maler Harald Metzkes, eine Fotokopie des Kühbacher-Briefes geschickt, gleichzeitig auch etlichen anderen Künstlern wie Heisig, Mattheuer,

Sitte, Tübke und Förster. Die Antworten reichten von begeisterter Zustimmung bis zu völliger Ablehnung. Von Tübke erhielt ich in seiner kalligraphischen Handschrift eine volle Zustimmung: »Ich bin in allen Punkten Ihrer Meinung … Was die Preußische Akademie der Bildenden Künste betrifft, das wäre natürlich schön. Es müßte ein auserlesener Kreis von Fachleuten sein …« Mattheuer war ziemlich zurückhaltend. Warum das unbedingt »Preußisch« heißen müßte. Er hätte was gegen diese Vergangenheit. Auch Sitte stand offensichtlich dem Bemühen, diese Akademie oder auch nur einen Teil davon am Leben zu erhalten, mit Distanz gegenüber, blieb aber trotzdem bei seinem »Ja, ich mache mit«. Heisig sagte mir am Telefon, dieser Weg sei mit Sicherheit der einzig erfolgversprechende. Aber ob sich meine Bemühungen um diese Akademie und ihre Mitglieder lohnten, das sei eine andere Frage. Metzkes stimmte wiederum in einem Brief an Willi Sitte verhalten zu, gab allerdings seiner Allergie gegen Vorschläge aus dem Westen deutlich Ausdruck: »Ich erspare mir, über Nutz oder Nicht eines weiteren Ratschlags aus dieser Himmelsrichtung nachzudenken. Wenn er allerdings Erfolg hätte, würde ich mehr zu Nutz neigen.« Nuria Quevedo, die inzwischen das Sekretariat von Metzkes übernommen hatte, sagte: »Was wollen Sie mit diesen alten Männern? Mich haben sie doch nur gewählt, weil ich ihnen keinen Ärger mache.« Einige andere – wie Neubert – lehnten rundweg ab. Fritz Cremer verband sein mit zittriger Greisenhand geschriebenes »Nein« mit einem Treuebekenntnis zu Heiner Müller.

Die Reaktion auf diesen Plan war also nicht gerade ermutigend. Aber begeistert von der Idee, einige Könner zu versammeln, um dem Kunstbetrieb praktisch und theoretisch Kontra zu bieten, hörte ich die negativen Töne kaum. Mein Optimismus war nicht so schnell zu erschüttern. Als ersten Schritt dachte ich an eine Ausstellung von Zeichnungen, die dann durch Europa und Amerika laufen sollte. Wer hatte schon so bedeutende Zeichner in seinen Reihen wie Eisler, Hrdlicka, Janssen, Sitte, Tübke usw.? Auch ich selbst hätte da gerne mitgemacht. Die Kosten wären vergleichsweise gering gewesen, und wie hätte eine Akademie besser anfangen können als mit einer programmatischen Ausstellung von »Zeichnungen, Drawings, Designi«. Nach der Gründung hätten wir dann neue Mitglieder hinzuwählen können. Aber das waren alles Träume, die Wirklichkeit, die war nicht so.

Zuerst fragte ich Müller, wann die Mitglieder ihn beauftragt hätten, die Akademie in eine Europäische Künstlersozietät umzuwandeln. Außerdem forderte ich die Einberufung der verabredeten und schon lange überfälligen Plenarsitzung. Inzwischen hatte Frau Quevedo zu einer Sitzung der Sektion der Bildenden Künste eingeladen. Von fast dreißig Mitgliedern waren nur acht erschienen, unter ihnen Tübke, der sich für meine Brandenburger Pläne einsetzte. Zu meiner Verblüffung war der Akademiedirektor, das verdiente SED-Mitglied Professor Ulrich Dietzel, ebenfalls dabei. Da es meine erste Sektionssitzung war und ich nicht gleich wieder durch Randale auffallen wollte, protestierte ich nicht, obwohl ich seine Gegenwart für skandalös hielt. Auf alle Fälle wurde so Müller Wort für Wort von Dietzel informiert, die alten Methoden funktionierten noch.

Da ich von Müller nichts hörte, forderte ich ihn Mitte Mai noch einmal auf, die überfällige Plenarsitzung einzuberufen und das Konzept vorzulegen. Ein paar Tage später antwortete er mir phrasendreschend, ohne auf die Plenarsitzung und das Konzept einzugehen. »Aber auch ich habe zur Zeit mehr Fragen als Antworten. Über die Ergebnisse der letzten Plenartagung kann man unterschiedlicher Auffassung sein … Aber vielleicht gibt es zu ungewöhnlichen Entscheidungen in ungewöhnlichen Zeiten keine Alternative« und so weiter. Inzwischen war es Ende Mai, die Sommerferien rückten immer näher.

Ich forderte also Müller mit zwei Einschreiben auf, endlich die Versammlung des Plenums einzuberufen. Er ließ mir daraufhin schließlich telefonisch den 6. Juli als Termin durchgeben. Ich glaubte ihm aber kein Wort, weil keine schriftliche Einladung diesem Anruf gefolgt war. Darum schickte ich an die sechzehn Mitglieder der Sektion, die sich inzwischen herauskristallisiert hatten, eine telegrafische Einladung zu einer Sitzung (um die Sezession vorzubereiten) für Freitag, den 21. Juni 1991. Einige Mitglieder, die mir besonders wichtig waren, rief ich zusätzlich an.

Heisig und Sitte bestätigten mir am Telefon, daß sie kommen würden, wenn auch ohne große Begeisterung. Das war ziemlich klar. Mattheuer, den ich im Osten von Sachsen in seinem Ferienhaus telefonisch erreichen konnte – bei den damaligen Postverhältnissen fast ein Wunder –, sagte nicht zu und nicht ab, vielleicht würde er es schaffen, vielleicht auch nicht. Während unserer Sitzung traf dann seine telegrafische Absage ein. Tübke konnte ich erst wenige Tage vor dem Termin erreichen. Er war völlig verwandelt, ganz Ablehnung: Solch eine Sezession könne man ohne Juristen überhaupt nicht machen. Außerdem sei er eben erst aus der Schweiz zurückgekommen und könne sich so schnell nicht entschließen, ich solle die Einladung auf den Herbst verschieben. Er wollte nicht begreifen, daß es dann zu spät wäre. Statt dessen erklärte er mir, daß er sich nur für Kunst interessiere, daß er sein Leben lang seiner »inneren Stimme« gefolgt sei, die ihm jetzt sage, daß die Gründung einer Brandenburg-Preußischen Akademie noch verfrüht sei. Die Öffnung der Mauer hatte ihm wohl nicht klargemacht, daß seine »innere Stimme« kein so guter Kompaß war, sonst hätte er kaum im Oktober 1989 den »großen Staatspreis der DDR« für Kunst angenommen, um ihn dann einige Wochen später nach Öffnung der Mauer auf einer Pressekonferenz wieder zurückzugeben. Wahrscheinlich war Tübke nur wütend, daß ich den Termin ohne Absprache mit ihm festgelegt hatte.

Auch Janssen verweigerte seine Teilnahme am Telefon und zählte mit schwankender Stimme mindestens sechs deutsche Akademien auf, deren Mitglied er sei. Aber er habe noch nie an einer ihrer Tagungen teilgenommen, keinen Brief geschrieben und keine Anfrage beantwortet. (Anscheinend hatte er aber doch all diese Mitgliedschaften angenommen.) Im Augenblick sei er unglücklich verliebt und würde sich heute nacht umbringen. Außerdem sei das letzte Drittel seines Lebens privat. Schließlich habe er sich genügend für öffentliche Belange eingesetzt, ja, er habe sogar der Presse und den Medien widersprochen! Das habe außer ihm kein anderer Künstler gewagt! Warum ich mich denn eigentlich so engagiere? »Unter anderem wegen der Jugend«, sagte ich, »damit junge gegenständliche Künstler noch irgendwo ein Hoffnungszeichen sehen können.« »Ach, die Jugend, die macht sowieso alles für den Müllcontainer«, meinte er. »Nicht alle«, wandte ich ein. Also, er würde mit der Jugend nur dann und wann reden, wenn er in Stimmung sei. So ähnlich hatte auch Mattheuer reagiert: Er interessiere sich nicht für die Jugend, habe deswegen schon 1975 sein Lehramt niedergelegt.

Hrdlicka sagte zu. Er war zwar einen Moment düpiert, weil es gegen Müller gehen solle, der sein Freund sei. Aber was aus einer »Europäischen Künstlersozietät« werden würde, das wisse er selbst, also, er würde mitmachen. Das war immerhin ein Wort, das der Sache aber auch nicht mehr helfen konnte. Einige Tage vorher hatte mich Metzkes angerufen, um mir jetzt völlige Zustimmung zu signalisieren. Aber zu der von mir einberufenen Sezessionssitzung könne er nicht kommen, er sei in Frankreich.

Als ich am Freitag im Gebäude der Akademie am Robert-Koch-Platz ankam, saßen Willi Sitte und seine Frau Ingrid allein in der Kantine. Sitte hatte seit mindestens zehn Jahren dieses Haus nicht mehr betreten, er kannte sich gar nicht aus. Kurz nachdem wir dann im Präsidiumssaal mit sechs Mitgliedern begonnen hatten, trat Heisig ein. Ich bot ihm einen Stuhl zwischen Willi und mir an. Er aber setzte sich weit unten an den Tisch und drehte der Versammlung halb den Rücken zu. Es waren jetzt von insgesamt sechzehn eingeladenen Mitgliedern sieben anwesend.

Als erster meldete sich Jo Jastram zu Wort und behauptete, das Ganze sei ein »Selektionsproblem«. Die Schwierigkeiten der Akademie beruhten allein auf ihren Mitgliedern, die wegen ihrer SED-Vergangenheit für den Westen nicht akzeptabel seien (Jastram gehörte der Block-CDU an). Darum müsse »selektiert« werden. Deswegen könne er sich meiner Aktion nicht anschließen, denn auch sie beruhe auf einer »Selektion«. Ich widersprach, nicht ich hätte von achtundzwanzig Mitgliedern zwölf ausgesondert, sondern die jetzt nicht mehr eingeladenen hätten nie reagiert oder mir sogar ausdrücklich mitgeteilt, daß sie sich nicht beteiligen wollten.

Jetzt kam die Sekretärin des Präsidenten herein und teilte uns mit, daß die Plenarsitzung nicht am 6. Juli, sondern erst am Montag, dem 8. Juli, stattfinden könne. So erfuhren die anwesenden Künstler von dieser angeblich geplanten Sitzung, die sie nun abwarten wollten. Das hatte der schamlos-trickreiche Müller gut getimt. Alles war gelogen, tatsächlich haben die anderen hunderteinundzwanzig Akademiemitglieder von diesen beiden Terminen nie etwas erfahren. Die Dame sollte uns nur irritieren. Das ist gelungen, da niemand dieser Sekretärin eine derartige Unverfrorenheit zugetraut hat, obwohl bei den damaligen Postverhältnissen die Mitglieder so kurzfristig gar nicht hätten umgeladen werden können.

Heisig saß die ganze Zeit mit finsterem Gesicht halb abgewandt von den anderen am Tisch, trommelte mit den Fingern gelangweilt auf der Tischplatte herum und schaute alle paar Minuten auf die Uhr, sein Verhältnis zu den Kollegen schien gründlich gestört. Nach einer Weile gab er mir ein Zeichen, daß er sprechen wollte. Über sein finster versteinertes Gesicht huschte für einen Moment ein Lächeln, als er mir und allen anderen erklärte, er sei überhaupt nur wegen meines »unglaublichen Engagements« gekommen. Dreieinhalb Stunden habe er auf der Autobahn gelegen. Schon am Morgen sei er wütend gewesen, daß er schon wieder eine so überflüssige Tour machen müsse. Aber, habe er gedacht, »wenn einer sich so einsetzt«, dann müsse man wenigstens kommen. Dann wandte er sich an mich: »Aber du siehst ja hier, was los ist. Keiner will sich engagieren. Alle haben Bedenken. Mit wem willst du denn diese neue Akademie gründen, mit diesen Leuten hier? ... Schon die kleine Zahl der hier Anwesenden spricht gegen den Erfolg, und auch mit denen kannst du doch gar nichts anfangen.« Damit hatte er recht. »Warum machst du das Ganze überhaupt?«

Ich dächte an eine Akademie mit Künstlern, die wenigstens die Mindestvoraussetzung für Kunst sichtbar machen könnten, im Gegensatz zu Leuten, die Telefonanrufe oder Müllhaufen hinterließen mit dem Anspruch, dies seien die Zeichen der neuen Kunst. Dann trug ich meine Idee mit der programmatischen Ausstellung von Zeichnungen der neuen Akademie vor. Aber Heisig wischte alles weg: »Dann gehst du also davon aus, daß wir uns hier auf einen Kunstbegriff einigen könnten, womöglich auf deinen. Daran habe ich große Zweifel.«

Mit versteinertem Gesicht fuhr Heisig fort, es lohne sich überhaupt nicht, diese Akademie am Leben zu erhalten. Sie habe nur in den fünfziger und vielleicht noch in den sechziger Jahren eine gewisse Bedeutung gehabt. Dann sei sie zu einem reinen Akklamationsverein einer Regierung degeneriert, die uns »beraubt und bestohlen« habe.

Schließlich fand Willi Sitte, daß wir uns ständig im Kreise bewegten. Hier wolle niemand aktiv werden, man könne deshalb auch abbrechen. Es war richtig, mit diesen Menschen war meine Akademie nicht zu gründen. So konnte man gewiß kein »Zeichen der Hoffnung« setzen, das hatte schon Nuria Quevedo erkannt.

Aber es kam noch etwas anderes hinzu: Zwischen dem Verband der Bildenden Künstler und der Akademie hat es zu DDR-Zeiten immer Rivalitäten gegeben: Bis in die frühen sechziger Jahre vertrat der Verband den »sozialistischen Realismus« sowjetischer Bauart, während die Akademie damals versuchte, die linke europäische Kultur vor diesem Angriff des Banalen zu schützen. In der zweiten Hälfte der sechziger Jahre dagegen, als Willi Sitte erst als Vizepräsident und dann als Präsident zusammen mit Bernhard Heisig und anderen den Verband der DDR zu liberalisieren begann und sich die Künstler dieses Landes auf die Wurzeln unserer Kunst vom Anfang dieses Jahrhunderts besinnen durften, wendete sich das Blatt. Nicht die Akademie, sondern der Verband förderte jetzt die künstlerische Entwicklung. Der Präsident und der Vorstand des Verbands begannen die Akademie zu verachten und blieben den Sitzungen fern, zumal künstlerisch wichtige Gespräche dort sowieso nicht mehr geführt wurden. Auch deswegen verhielten sich Heisig und Sitte gegenüber meinen Versuchen, die Sektion der Bildenden Kunst zu erhalten, so reserviert. Tübke, der in all den Jahren der Akademie nähergestanden und darum häufig an Sektionssitzungen teilgenommen hatte, war auch deshalb an meinen Plänen interessierter als die beiden anderen. Heisig, Sitte und Mattheuer waren sowieso bei den braven Sitzungsgängern unserer Sektion ziemlich unbeliebt, weil sie sich fast nie in der Akademie hatten sehen lassen. Die Professoren hätten wenigstens die achthundert Mark Aufwandsentschädigung, welche die Akademie pro Monat zahlte, nicht annehmen dürfen, hörte ich immer wieder.

Die vier wollten sich aber auch gegenseitig nicht stützen. Auch die weniger bekannten Künstler unter den Akademikern wiederum teilten sich in solche mit und solche ohne SED-Vergangenheit. Es war ein Haufen, der unter keinem Aspekt mehr unter einen Hut zu bringen war und der sich deshalb auch gegen Auflösungswünsche weder wehren konnte noch ernsthaft wollte. Ich begann, das einzusehen.

Zehn Tage vor diesem Treffen hatten wir in meinem Institut im Uhlenbusch ein rauschendes Fest zur Beendigung des Sommersemesters und zur Feier meines dreißigjährigen Jubiläums als Lehrstuhlinhaber veranstaltet. Das war etwas Besonderes. Nur wenige erleben während ihrer Dienstzeit ihr dreißigjähriges Jubiläum als Professor, als »dreißigjähriger« Lehrstuhlinhaber war ich wohl der einzige in Niedersachsen. Abgesehen von dem Wunsch, wieder einmal ein schönes Fest zu feiern, wollten wir den Studenten, deren Sommerfeste zu immer schaleren Diskofeten verflacht waren, vorführen, wie so etwas ablaufen kann, und zum anderen wollte ich bei dieser Gelegenheit meinen Professorenkollegen mein Institut mit seinen Werkstätten zeigen, denn im Laufe der letzten zwanzig Jahre waren fast alle anderen Lehrstühle meiner Fakultät ein- oder mehrmals neu besetzt worden. Von neunzehn Uhr an sollten die Professoren und einige andere Gäste bis kurz vor einundzwanzig Uhr alle Werkstätten besichtigen. In den graphischen Werkstätten wurde gedruckt und die verschiedenen Techniken erklärt, in der Keramik bei entsprechenden Erläuterungen Glasuren hergestellt, und in der Bronzegießerei wurde gegossen. Die Kollegen sahen die tausend Grad heiße, weißrot leuchtende Bronze in die dafür vorbereiteten Formen fließen, und draußen im Bildhauerzelt arbeiteten Studenten an ihren Steinen. In allen Werkstätten waren Studenten und Assistenten tätig. Das Hauptstück der aufwendigen Dekoration war eine riesige, aus drei verschiedenfarbigen Pappen hergestellte Eule mit einer Spannweite von sieben Metern von Constantin.

Zwischen neun und zehn Uhr abends kamen dann die Massen der Studenten – schließlich waren es etwa siebenhundert –, es folgten Kabarett- und artistische Vorstellungen, eine Musikergruppe spielte Dixieland-Jazz mit alten Instrumenten, dann wurden Zeichnungen, Graphiken und Aquarelle versteigert, natürlich wurde auch eine Menge glasierter Töpfe aus unserem Unterricht angeboten. Die Kollegenfrauen hatten Kuchen in großen Mengen gebacken, es gab Wein, Bier und belegte Brötchen, aber alles mußte bezahlt werden, denn das Ganze war eine Benefiz-Veranstaltung. Am Schluß hatten wir achteinhalbtausend Mark Reingewinn, den wir an die vom Irak vertriebenen Kurden und an Greenpeace überwiesen haben.

Nachdem der Dekan Schulitz mir nach seiner Laudatio eine von Schinkel entworfene, neu aufgelegte, ornamentierte gußeiserne Schale überreicht hatte, begann der erste Tanz. Nach kurzer Zeit aber geriet ich in immer größere Atemnot. Es sah so aus, als ob mit meinem Herzen wieder etwas nicht stimmte.

Eine Untersuchung im Klinikzentrum Großhadern ergab einen verheerenden Befund: Zwischen der Plastikaorta und dem Herzen hatte sich ein neues großes Aneurysma gebildet. Deswegen war die biologische Aortenklappe, die mir Cooley knapp sieben Jahre vorher eingesetzt hatte, ebenfalls ramponiert. Frau Dr. Ott besorgte mir sofort einen neuen Termin in Houston.

Am 6. Juli flog ich wieder mit ihr und Renate nach Amerika. Wir quartierten uns wieder am Samstag abend in das mir schon bekannte Hotel ein und gingen wieder am Sonntag vormittag in das »Texas Heart Center«. Wieder kam Dr. Cooley schon am Sonntag abend und begrüßte mich. Ich hatte ihm eine Kleinplastik als Geschenk mitgebracht. Da ich großes Vertrauen zu dem genialen Operateur hatte, war ich nicht sonderlich beunruhigt, obgleich der Tod diesmal noch dichter neben dem blutigen Geschehen gestanden haben muß als beim ersten Mal. Wieder operierte mich Dr. Cooley am Montag morgen.

In weiter Ferne hörte ich es rufen: Jürgen. Immer lauter. Ich wachte auf, ohne jedes Gefühl für die Zeit. Richtig, ich bin operiert worden, ich habe wieder überlebt. Es war hellichter Tag. Dr. Cooley und Frau Dr. Ott hatten mich gerufen. Dann kamen Renate und Annemarie. Cooley sah richtig fröhlich aus. Er machte mir ein Zeichen mit Daumen und Zeigefinger, daß es gutgegangen sei. Ich hing noch an allen Schläuchen und wurde künstlich beatmet. Diesmal zog man mir den Schlauch nicht gleich aus der Gurgel, weil erst fünf bis sechs Stunden seit Beginn der Operation vergangen waren, es muß wohl noch Montag mittag gewesen sein. 1984 hatte die Anästhesie mehr als fünfzehn Stunden gewirkt, die Operation war bei meinem Erwachen viel länger vorbei.

Morgens um halb acht hatte die Operation begonnen, die offensichtlich so dramatisch verlaufen war, daß selbst Cooley von dem Erfolg begeistert war. Der Thorax war nach der letzten Operation ganz mit Bindegewebe zugewachsen, jetzt kaum zu öffnen. Das hatte der Chirurg wohl geahnt. Während er sonst nur die eigentliche Operation am Herzen macht und das Öffnen und Schließen des Brustkorbs einem Team überläßt, hatte er diesmal den Thorax selbst geöffnet. Das Herz war an der Innenseite des Sternums und der Rippen angewachsen. So öffnete sich der Brustkorb nach dem Durchsägen des Brustbeins nur sehr langsam, man konnte die Herz-Lungen-Maschine nicht anlegen. Während dieser ersten Operationsphase brauchte ich fünfundzwanzig Liter Blut von fünfzig Spendern, also die drei- bis vierfache Menge, die in den Adern eines Menschen meiner Größe überhaupt fließt. Mein sich langsam öffnender Brustkorb muß also während dieser Aktion gestrichen voll Blut gestanden haben. Das wurde dann auch nach der eigentlichen Operation zu meinem Problem.

Dann setzte Dr. Cooley eine neue einheitliche Kunststoffaorta ein mit einer Klappe aus unmagnetischem Stahl, die diesmal gleich in die Aortenprothese einmontiert war, eine in ihrer Einfachheit überzeugende Erfindung des »Texas Heart Center«: ein Ventil, das sich wie ein in der Mitte geknicktes

Papier öffnet und schließt. Eine Schwester hatte sie mir am Abend vor der Operation gezeigt.

Diesmal schlief ich auf der Intensivstation schlechter, weil ich große Schmerzen hatte und außerdem die künstliche Beatmung erst am Dienstag vormittag entfernt wurde. Anscheinend war mein Körper nicht in der Lage, das viele Blutkoagulat in meiner Lunge abzubauen. Deswegen mußte Cooley den Brustkorb noch einmal öffnen, um die Blutreste zu entfernen. Am Donnerstag früh verlegte man mich in mein normales Patientenzimmer im fünfundzwanzigsten Stock. Jetzt tauchte auch Constantin auf, der uns heimlich nach Houston nachgeflogen war.

Von da ab verlief alles ähnlich wie beim ersten Mal. Renate schlief wieder in meinem Zimmer und kümmerte sich um mich. Ich erhielt diesmal ein Atemgerät, das meine Inspirationsmenge maß. Am Anfang war es weniger als ein Liter. Als wir zehn Tage später nach Deutschland flogen, hatte ich mich nur um einen halben Liter verbessert.

Als Folge der großen Bluttransfusion bekam ich eine leichte Leber- und Lungenentzündung, die meine Atemnot vermehrte und auch meine Ungeduld. Drei große Bildhauerarbeiten warteten auf ihre Fortsetzung: Der Turm der Arbeit für Salzgitter, mit dessen drittem Stock, der Flucht aus Schlesien, ich unbedingt anfangen mußte. Der zehn Meter hohe Brunnen für Koblenz, an dessen zweitem und drittem Stock noch ziemlich viel zu tun war, außerdem der heilige Georg und der heiligen Jakobus, zwei überlebensgroße Steingruppen für die Marktkirche in Hannover. In wenigen Wochen sollte der zweite große Stein für den heiligen Jakobus in unser Bildhauerzelt geliefert werden, bis dahin müßte das Eins-zu-eins-Gipsmodell dafür vollendet sein. Den heiligen Georg hatte der Steinbildhauer Matthias Scheibner nach meinem im Frühjahr fertiggestellten Eins-zu-eins-Gipsmodell schon vorbossiert. Dieser Stein wartete auf seine Vollendung durch mich ebenso wie der große, vierzig Tonnen wiegende Marmorblock für Salzgitter, das zweite Stockwerk des Turms der Arbeit, die »Industrielandschaft«. Ich konnte mir in meiner Schwäche kaum vorstellen, solchen Arbeiten je wieder gewachsen zu sein. Zuerst einmal fing ich Anfang August mit dem Brunnen für Koblenz an. Im dritten Stock waren zwanzig etwa sechzig Zentimeter hohe Figuren in Gips zu modellieren, das schien mir meinen Kräften angemessen zu sein. Jeden Vormittag arbeitete ich jetzt – knapp vier Wochen nach der Operation – zwei bis vier Stunden.

Bald fing ich auch mit der Arbeit an dem Gipsmodell für den heiligen Jakobus wieder an. Mittags war ich dann so erschöpft, daß ich den Nachmittag meistens in der Sonne liegend verbrachte und diktierte, zum Beispiel dieses Kapitel.

Inzwischen hatte Heiner Müller die ursprünglich für Januar 1991 beschlossene Plenartagung wieder verschoben, diesmal auf den 25. September, weil der Kultursenator von Berlin, Roloff-Momin, vorher keine Zeit habe – Müller hatte ihn zum Plenum eingeladen. Jetzt schrieb ich an den Präsidenten: »Sie werden verstehen, daß ich an Ihrem ernsthaften Willen, mit dem Plenum über die Zukunft der Akademie zu diskutieren, inzwischen zweifle. Es sieht doch wirklich so aus, als ob die von Ihnen mündlich angegebenen Termine vom 6. und 8. Juli nur ein Trick waren …«

Da Akademiemitarbeiter von diesem Brief gehört hatten, baten sie mich um eine Kopie. Sie vervielfältigten und verteilten ihn unter den Angestellten der Akademie. Jedes Wort in diesem Brief soll nach ihrer Meinung der Wahrheit entsprochen haben – also auch meine Vorwürfe, Müller habe die Einberufung einer Plenartagung Anfang Juli nur vorgetäuscht, um eine Sezession nach Potsdam zu verhindern.

Nuria Quevedo aber hatte inzwischen wieder zu einer Sektionssitzung der bildenden Künstler eingeladen, um die Plenartagung im September vorzubereiten. Sie teilte meine Empörung über die immer wieder verschobene Sitzung, zumal inzwischen ein Gesetzesentwurf des West-Berliner Senats auf dem Tisch lag, durch den die Existenz der Akademie beendet werden sollte.

Bei diesem Treffen äußerte ein Kollege, der mir bisher auch nie auf meine Schreiben geantwortet hatte, sein Unverständnis darüber, daß »man Webers Vorschlag einer kleinen Potsdamer Akademie so hatte schleifen« lassen. Ja, jetzt sei der Moment der Sezession gekommen, meinte Tübke, man solle doch Herrn Weber mit der Organisation dieses Schrittes betrauen. Nun mußte ich antworten:

Ich würde eine solche Aufgabe nur übernehmen, wenn dadurch in Potsdam eine Akademie entstünde, die sich mit der Pariser »Academie des Beaux Arts« des 17. Jahrhunderts vergleichen ließe. Die Akademiker damals hätten mit ihren Ausstellungen im Salon Carré und ihren schriftlichen und mündlichen Äußerungen immer wieder deutlich gemacht, was sie unter Kunst, besonders unter Malerei verstünden. In ihren »Konferenzen« hätten sie darüber diskutiert und sich schließlich auf Lehrmeinungen geeinigt, die sie dann in der Öffentlichkeit vertreten hätten. So sei es zu dem berühmten Streit Rubens – Poussin gekommen. Dabei sei es eigentlich nicht einmal wichtig gewesen, ob diese verkündeten Meinungen wirklich richtig gewesen seien, aber sie hätten zur Klärung des Bewußtseins und des Kunstbegriffs im 17. Jahrhundert beigetragen.

Jetzt gäbe es in der Bundesrepublik mindestens acht Akademien der Schönen Künste. Eine wäre immer überflüssiger als die andere, auch unsere. Für mich hätte eine Akademie erst ihre Daseinsberechtigung, wenn sie provokativ und offensiv in den Streit der Kunstmeinungen eingreifen und eine Gegenmeinung gegen die in westlichen Feuilletons aufgebauten Doktrinen entwickeln und vertreten würde. Eine solche Akademie würde mit Sicherheit viele Feinde, aber noch mehr Freunde gewinnen.

Aber die vielen Bedenken der Akademiekollegen hätten bei mir die Einsicht reifen lassen, daß meine Idee mit den Mitgliedern dieser Sektion nicht zu verwirklichen sei. Ich müsse erst vom Gegenteil überzeugt werden, um eine solche Aufgabe übernehmen zu können, zumal ich auch nicht mehr der Jüngste sei und mir auch nicht mehr unbegrenzt viel Zeit zur Verfügung stünde. Außerdem sei meines Wissens über die von Kühbacher uns in Aussicht gestellten Gebäude in Potsdam inzwischen anders verfügt worden.

Man antwortete mit Schweigen. Nur Herr Metzkes fragte mich, ob ich die

Sektionsmitglieder hätte beschimpfen wollen. »In gewissem Sinne, ja«, antwortete ich. Dann äußerte er Zweifel, ob er sich mit mir auf einen Kunstbegriff einigen könne. Wahrscheinlich verwechselte er jetzt »Kunstbegriff« mit »Stilbegriff«, denn zwischen den sogenannten »Realisten« dieser Sektion bestanden natürlich stilistisch große Unterschiede, gemeinsam war ihnen eigentlich nur die gegenständliche Thematik. Darüber müsse man eben sprechen, bevor man eine Sezession beschlösse, meinte ich. Auch Nuria Quevedo gab zu bedenken, daß eine solche Diskussion in der Akademie während der Zeit, die sie überblicken könne, niemals geführt worden sei und daß es jetzt wohl zu spät dafür wäre. All diese Bedenken, resümierte ich, bestätigten mir wieder, daß es wohl schwierig sein würde, eine Akademie in meinem Sinne zu gründen. Dem wurde nicht widersprochen.

Herr Metzkes erklärte mir jetzt den stilistischen Unterschied zwischen seinem und meinem Realismus durch unsere Vergangenheit. Sie hätten, von der SED und dem Staat als Realisten hofiert, deswegen gerade gegenüber diesem Realismus Distanz zu halten versucht, während ich in der Bundesrepublik von Anfang an in der Opposition gestanden und es deswegen als kompromißloser Realist leichter gehabt hätte. Niemand von den zwanzig Zuhörern lachte, die DDR-Intellektuellen waren wohl immer die Opfer, ob sie nun verfolgt oder mit Staatspreisen umarmt worden sind. Auch das hätte eine Zusammenarbeit in einer Potsdamer Akademie schwierig gemacht: die verschiedene Grundeinstellung zur eigenen Existenz und zur Vergangenheit.

Andererseits war dieser Gedanke nicht völlig unsinnig: Viele »Realisten« in der DDR hatten sich gegenüber der SED hinter figürlichen Stilen der zwanziger Jahre oder früherer Jahrhunderte versteckt: Gerhard Marcks, Gustav Seitz, Kokoschka, Beckmann und Käthe Kollwitz wurden zum kulturellen Schild – dem sogenannten »kulturellen Erbe« –, mit dem man sich gegen den sozialistischen Realismus à la Sowjetunion schützte. Wahrscheinlich war Tübkes Renaissancemalerei ursprünglich auch nur ein Ausweichen in den Realismus des 16. Jahrhunderts.

Nachdem Müller mit seiner »Europäischen Künstlersozietät« beim Senat keine Gegenliebe gefunden hatte, wollte er nun die Akademie wenigstens zum Schein säubern, um eine Vereinigung mit der Westakademie zu ermöglichen. So verkündete er auf der endlich am 25. September zustandegekommenen Plenartagung in Gegenwart des Kultursenators, er wolle für jede Sektion einen Berufungsausschuß von fünf Mitgliedern benennen, nach dessen Konstituierung alle anderen ihre Mitgliedschaften niederlegen müßten. Die Berufungsausschüsse der vier Sektionen – also zwanzig Mitglieder – sollten dann unter den alten Mitgliedern und unter den Künstlern der Bundesrepublik die neuen Mitglieder auswählen. Darüber sollte diskutiert werden. Das wünschte ganz besonders der anwesende Kultursenator, da er dann eine »veränderte Einstellung des Berliner Senats« zur Akademie für möglich halte.

Zu Beginn der Diskussion schilderte das ehemalige SED-Mitglied Stephan Hermlin die Akademie zwar nicht als eine Vereinigung von Widerstandskämpfern, aber doch als einen Ort, an dem eine freiere Diskussion möglich gewesen sei als anderswo. Auch die aus den Verbänden ausgeschlossenen oder vom Staat verfemten Künstler seien in der Akademie weiter Mitglieder geblieben, niemand sei ausgeschlossen worden. So mancher SED- und staatsferne Künstler sei als Mitglied berufen worden. In einer Art Kuhhandel mit dem Staat habe man dafür allerdings auch bewährte SED-Mitglieder aufnehmen müssen.

Jeder sollte nun erklären, ob er seine Mitgliedschaft zur Disposition stellen wolle. Fast alle waren damit einverstanden, einige wiesen es zurück, am entschiedensten Hermann Kant, unter dessen Vorsitz damals im Schriftstellerverband etliche Kollegen ausgeschlossen worden sind.

Den Schriftsteller Stephan Hermlin erinnerte Müllers Vorschlag allzusehr an die Säuberung der »Preußischen Akademie« durch die Nazis zwischen 1933 und 1937. Sofort behauptete Müller, es ginge gar nicht um die »Genossen« und ihre politische Vergangenheit, sondern nur um Altersfragen. Die »Akademie der DDR« sei »völlig überaltert« und nur so zu verjüngen. In diesem Zusammenhang beteuerte der Präsident sogar, Kant wiederwählen zu wollen, weil er ein so wichtiger Schriftsteller der DDR sei.

Endlich gelang es mir, Müller darauf hinzuweisen, daß ich ihm nicht die fachliche Qualifikation zutraue, für alle Sektionen die Wahlausschüsse richtig zu benennen. Sie müßten innerhalb der Sektionen vorgeschlagen und gewählt werden. Außerdem könne eine Mehrheit des Plenums nicht einer Minderheit die Mitgliedschaft absprechen. »Wir sind in dem Punkt einig«, er habe es nur unglücklich formuliert, antwortete Müller. Ich war zufrieden, jetzt schien doch für das Verfahren ein halbwegs demokratischer Weg gefunden worden zu sein.

Bei der nächsten Plenarsitzung, an der ich nicht teilnehmen konnte, überraschte Müller aber das Plenum mit einer nun doch von ihm benannten Kommission von zwanzig Mitgliedern, deren »vorrangige Aufgabe« … es sei, »ein Konzept für die Erneuerung der Akademie der Künste vorzubereiten, die sowohl eine Verkleinerung wie eine Verjüngung der Mitgliedschaft zum Ziel hat«. Dieses Gremium bestätigten zweiundfünfzig der anwesenden Mitglieder, vier lehnten es ab. Aber trotzdem, sechsundfünfzig waren nicht »mehr als die Hälfte«, das Plenum war also wieder nicht beschlußfähig gewesen. Über solche Kleinigkeiten pflegte sich Müller hinwegzusetzen. Schon in meinem letzten Brief hatte ich ihn darauf warnend hingewiesen.

Zudem war ich in dem Protokoll dieser Plenarsitzung auf einen skandalösen Vorfall gestoßen, der das dreiundneunzigprozentige Ergebnis erklärte. Rechtsanwalt Dr. Geulen aus West-Berlin hatte im Namen von Müller vor der Wahl an die Plenumsmitglieder Worte gerichtet, die schon an Nötigung denken ließen. Ich schrieb deswegen an den Präsidenten: »Sie hatten, falls Ihr Vorschlag abgelehnt würde, mit Ihrem Rücktritt gedroht. Das wäre Ihr gutes Recht gewesen, wenn es nicht von Dr. Geulen … in einer Weise interpretiert worden wäre, die schon an Nötigung der stimmberechtigten Mitglieder denken ließ.« Dr. Geulen sagte: »Wenn aber der Präsident nicht mehr da ist oder zurücktritt … stellt sich die Frage, bestätigt dann der Senat, der die Rechtsaufsicht hat, einen neuen Präsidenten? … Wenn die Akademie keinen Präsidenten mehr hat, wird es schwer sein ... überhaupt nach außen zu handeln, rechtlich gesehen ...« Ich schrieb dann weiter: »In ihrem Respekt vor dem im westlichen Recht bewanderten Dr. Geulen blieb den Mitgliedern unter diesen Umständen kaum noch eine andere Wahl, als Ihre Vorschläge (und Liste) zu bestätigen, mit überwältigender Mehrheit 52 zu 4. Als das Ergebnis bekanntgegeben worden war, rief jemand ›wie in alten Zeiten‹ Gelächter (das Protokoll) ...«

Während dieser Sitzung hat der West-Berliner Bildhauer Rolf Szymanski – gleichzeitig Mitglied in beiden Akademien – dem Sinne nach ausgeführt (Protokoll der Plenumssitzung vom 10. Oktober 1991, S. 35), daß eine Vereinigung der beiden Sektionen der Bildenden Künste im Unterschied zu den anderen Sektionen kaum möglich sei, weil die Gegensätze in der künstlerischen Auffassung unüberbrückbar seien. Daß dies der eigentliche Kern des Problems war, hatte ich mir von Anfang an gedacht.

Inzwischen hatte in der Akademie eine Austrittswelle aus Empörung über den Führungsstil Müllers begonnen. Die Bekanntesten waren der Bildhauer Wieland Förster, der Schriftsteller Peter Hacks und der Maler Bernhard Heisig. Wieland Förster, der kurz nach dem Krieg mehrere Jahre in sowjetischen Haftanstalten der GPU und in Bautzen eingesessen hatte, war schließlich einer der fünf Vizepräsidenten der Akademie geworden. Als Müller dabei war, die Zwanziger-Liste zusammenzustellen, deutete Förster an, austreten zu wollen. Daraufhin beschwor ihn Christa Wolf, zu bleiben, so erzählte er mir. Als alles nichts fruchtete, versprach sie ihm, daß auch er auf die Zwanziger-Liste käme. Wieland Förster, nun vollends abgestoßen, erklärte daraufhin öffentlich seinen Austritt und brachte es in einer Presseverlautbarung auf den Punkt: »Seit über einem Jahr versucht das amtierende Präsidium der Akademie der Künste-Ost, mehr trickreich als entschlossen demokratisch, die Auflösung zu verhindern. Sie hätte aber sofort mit der öffentlichen, wahrheitsgetreuen Aufarbeitung ihrer Geschichte beginnen müssen. Durch dieses Versäumnis hat sie Verzeichnungen Vorschub geleistet und befindet sich nur noch in taktischen Bewegungen.« Inzwischen waren fast fünfzig Mitglieder ausgetreten.

Roloff-Momin hatte nun der Akademie eine neue Gnadenfrist eingeräumt, wenn sie sich durch Wahlen selbst »reinigen« würde. In der ersten Jahreshälfte 1992 müßten sich dann beide Akademien vereinigt haben. Ab Juli würde nicht mehr gezahlt werden. Also mußte eilig gewählt werden. Am Montag, dem 9. Dezember 1991 sollten die Akademiker auf den Mitgliederlisten innerhalb von ein bis zwei Stunden alle Namen ankreuzen, die ihrer Meinung nach in der neuen Akademie verbleiben müßten. Das von Müller bestimmte Zwanziger-Gremium hatte das Präsidium inzwischen wieder in der Versenkung verschwinden lassen, meine Proteste hatten gewirkt.

Um diese »Wahl« vorzubereiten, lud der Graphiker John als Nachfolger der inzwischen ebenfalls zurückgetretenen Nuria Quevedo die Sektion zu einer Vorbesprechung in Berlin ein. Gleichzeitig sollten die Abschlußausstellungen von etlichen »Meisterschülern« im Ateliergebäude am Pariser Platz besichtigt werden. Unter etwa fünfzehn Einzelausstellungen trafen wir hier neben einigen wenigen Realisten auf alle Formen gegenwärtiger Westkunst. Vom Tachismus bis zu einfarbig angestrichenen Leinwänden war alles da. Schweigend ging man durch die Ateliers, Diskussionen gab es nicht, obwohl man sich natürlich hätte fragen können, was ein »informeller« Maler als »Meisterschüler« bei Jo Jastram verloren hat. Am Schluß erzählte uns ein Dresdner Kollege, daß der dortige Verband an die Künstler dieser Stadt einen Fragebogen versandt habe, ob sie weiter so arbeiten wollten wie früher oder ob sie bereit seien, sich anzupassen. Am Pariser Platz war die Anpassung bereits geschehen.

Anschließend sprachen wir über die kommenden Wahlen. Ich forderte John und die anwesenden Künstler auf, sich für Wahlen in den einzelnen Sektionen einzusetzen. Das Plenum könne die Ergebnisse dann in einem gemeinsamen Beschluß absegnen. Mehrere Mitglieder unserer Sektion bestätigten spontan, daß sie fast keinen Musiker unserer Akademie so genau kannten, um über ihn urteilen zu können. John äußerte aber gleich Zweifel, ob das im Präsidium durchzusetzen sei.

Am Wahltag wurde zum erstenmal von Müller und dem Vorstand die Beschlußfähigkeit des Plenums geprüft. Der Saal war voll, neunundachtzig Mitglieder wurden gezählt. Meine ständigen Proteste hatten Früchte getragen. Danach eröffnete uns der Präsident mit Grabesstimme, daß ihm »zum Kotzen übel« sei und er gar nicht wisse, ob er diese Wahl nun eigentlich wolle oder nicht. Alle Diskussionen im Plenum pflegte er mit einer Geschichte von Brecht einzuleiten, die ihn wohl als dessen geistigen Sachwalter ausweisen sollte, als jemanden, der mit diesem genialen Bühnenschriftsteller auf du und du gestanden habe.

Der Schriftsteller Volker Braun (SED) begann mit der Verlesung eines angeblich von ihm und Christa Wolf erarbeiteten Textes, in dem er die Versammlung aufforderte, jetzt nicht die vom Senat verlangten Demutsgesten vorzuführen, sondern lieber stolz unterzugehen. Sein Kollege Christoph Hein unterstrich das mit der Behauptung, in mehreren Industrieunternehmungen der ehemaligen DDR hätten auch solche »Selbstreinigungen« stattgefunden, sie seien aber trotzdem stillgelegt worden. Einer der anwesenden Schauspieler steuerte die originelle Feststellung bei: »Wir sind eben ein besiegtes Land« und erntete damit großen Beifall. Dann führte die Akademieheilige Christa wieder einen ihrer Eiertänze vor, die wohl nur ich abstoßend fand. Zu Anfang distanzierte sie sich von dem Braunschen Text erst einmal durch die Bemerkung, daß er »übrigens von Volker Braun« sei und nicht von ihr, dann unterstützte sie Müller: »Auch ich empfinde die Akademie als erneuerungsbedürftig …«, um auf Volker Brauns Seite überzuwechseln: »… trotzdem habe ich ein schlechtes Gefühl, wenn ich andere ausschließen soll.«

Die meisten sprachen sich für die Wahl aus. Schließlich übte ich an dem Verfahren Kritik und verlangte eine Wahl innerhalb der Sektionen, weil man sich über die Sektionsgrenzen hinaus nicht genug kenne. Von allen Seiten kamen empörte Zurufe, das träfe nur auf mich zu, der ich aus dem Westen käme, sie kennten sich alle sehr genau. Mein Hinweis auf die Diskussion in unserer Sektion, in der viele von sich aus bestätigt hätten, die Musiker kaum zu kennen, nützte nichts. Mein Nachbar am Tisch, ein ziemlich wichtigtuerischer Filmemacher, fauchte mich an, ich solle nicht immer von mir auf andere schließen.

Meine Feststellung, daß man auf die vorgesehene Art allenfalls in einem Gymnasium einen Klassensprecher wählen, aber nicht Dutzende von Akademikern wiederberufen könne, machte mich auch nicht beliebter. Schließlich bezog ich mich auf das »Hochschulurteil« des Bundesverfassungsgerichts vom 29.5.1973, in dem es unter 4. C zu den Berufungsverfahren äußert: »Besondere Anforderungen sind jedenfalls an das Berufungsverfahren der Hochschullehrer wegen der hervorragenden Bedeutung dieses Vorgangs für die Struktur der heutigen deutschen Universität zu stellen.« Der anwesende Rechtsanwalt Dr. Geulen redete ständig mit seinem Nachbarn und begann mir erst zuzuhören, als ich ihn zur Ordnung gerufen hatte. Ich sagte dem Sinne nach, man müsse die Anforderungen, die das Bundesverfassungsgericht an die Berufung deutscher Hochschullehrer gestellt hätte, auf das hiesige Verfahren übertragen können. Wieder wurde ich durch wütende Zurufe unterbrochen, die Akademie sei keine Hochschule. »Wo wollen Sie sich denn einordnen, weit unter den Hochschulen? Ich denke, in den Akademien soll sich die Elite von Kunst und Wissenschaft versammeln. Wenn einer von uns gegen dieses Verfahren klagt, wird die Wahl keinen Bestand haben«, prophezeite ich.

Jetzt wurde Geulen gebeten, auf meine Äußerungen zu antworten. Da er die Hochschulurteile des Bundesverfassungsgerichts offensichtlich nicht kannte, antwortete er nur sehr allgemein. Natürlich, gegen jedes Verfahren könne ein Betroffener klagen, und wie eine solche Klage ausginge, sei nicht vorauszusagen. Aber wenn diese Akademie überhaupt noch eine Zukunft haben solle, müsse sie jetzt wählen. Obwohl mir der ständige Diskussionsleiter, Vizepräsident Carow (bis vor kurzer Zeit ein strammer SEDist), das Wort nicht mehr erteilt hatte, antwortete ich spontan. Grundsätzlich sei ich nicht gegen Neuberufungen, aber sie müßten seriös ablaufen. Nur innerhalb der Sektionen kenne man sich für ein solches Verfahren genau genug. Schließlich würden auch in Universitäten die Berufungslisten in den Fakultäten zusammengestellt, nicht im Konzil oder im Senat. So könnten wir uns nur lächerlich machen. Das Ergebnis würde reiner Zufall sein.

»Wer garantiert Ihnen überhaupt, daß die Akademie nach einem solchen Verfahren ›gereinigt‹ sein wird?« fragte ich. Ja, natürlich sei das ein Risiko bei dieser Wahl, wurde mir vom Vorstandstisch, an dem plötzlich auch Klaus Staeck saß, geantwortet, vielleicht müsse nach der Wahl manches korrigiert, der eine oder andere wieder aufgenommen werden. Daraufhin berichtete Müller, daß Walter Jens, der Präsident der Westakademie, die Hoffnung geäußert habe, die beiden Akademien ohne Hermann Kant vereinigen zu können. Er aber, Müller, würde ihn auf jeden Fall wählen, wir bräuchten das natürlich nicht. Müller setzte sich nun schon zum zweitenmal für die Wahl Kants ein, für niemand anderen hatte er bisher Propaganda gemacht. Jetzt fragte ich mich, warum er das so konsequent machte. Hat Müller vielleicht Angst vor Kant?

Hat er eine Leiche im Keller, die nur Kant kennt?* Kant war manches zuzutrauen, ein Unrechtsbewußtsein schien er nicht zu haben.

Nun forderte Stefan Heym, es solle über die Wahl abgestimmt werden, er habe das Gerede satt. Die Abstimmung fiel dann auch eindeutig aus: Vierundvierzig stimmten dafür, auch Stefan Heym – Christa Wolf gleich mit beiden Händen –, dreizehn dagegen, der Rest muß sich wohl der Stimme enthalten haben. Auch Kant wollte sich jetzt an der Wahl beteiligen, aktiv und passiv. Seinen angekündigten Widerstand hatte er aufgegeben. Ich erhob mich und erklärte meinen Austritt aus der Akademie, da ich mich an einer solchen Wahl weder aktiv noch passiv beteiligen könne, sie verstieße gegen alle Rechtsnormen. Ich wolle mich nicht lächerlich machen. Keine Antwort, kein Gruß waren zu hören, man war froh, den Querulanten los zu sein. Als ich beim Hinausgehen aus dem Akademiegebäude noch von der Pförtnerloge aus zu telefonieren versuchte, kamen Metzkes und Nuria Quevedo herunter, die sich ebenfalls geweigert hatten, an der Wahl teilzunehmen.

Die Wahl ist dann so zufällig ausgegangen, wie ich prophezeit hatte. So wurde der ungefähr neunzigjährige Dresdner Maler Rosenhauer, den der Kunsthistoriker Zimmermann zur »verschollenen Generation« zählt und der natürlich niemals Mitglied der SED gewesen ist, abgewählt, weil die Mehrheit des Plenums den alten, an Sitzungen nicht teilnehmenden Mann gar nicht kannte. Fritz Cremer dagegen, zwar bekannter, aber trotzdem nur mittelmäßiger Bildhauer, auf dem viele Schatten aus SED-Zeiten liegen, ist wiedergewählt worden, ebenso Walter Womacka, ehemals Vizepräsident des Verbands und Direktor der Kunsthochschule Weißensee. Als Maler inzwischen voll auf Westkurs, war er der einzige bildende Künstler, der öffentlich Kant applaudiert hatte, als Stefan Heym und andere aus dem Verband ausgeschlossen worden waren. Und natürlich wurde auch Hermann Kant gewählt – mit absoluter Mehrheit. Dafür hatte Müller ja genügend Propaganda gemacht. Ganz sicher ist die Akademie durch diese Wahl von ihrer SED-Vergangenheit nicht »gereinigt« worden, aber von ihren meisten bedeutenden Mitgliedern. Die Sektion der Bildenden Künstler hat ihr Profil verloren. Wieland Förster, Bernhard Heisig, Willi Sitte, Harald Metzkes, Werner Tübke und ich waren ausgetreten, Rosenhauer ist abgewählt worden, von den bekannten Realisten war nur Mattheuer verblieben, natürlich trotz allen kritischen Gehabes auch ein SED-Genosse.

Nach diesem Ergebnis konnte man von Walter Jens in der Zeitung lesen, daß eine Vereinigung mit einer Ostakademie, der Kant angehöre, nicht in Frage käme, obgleich zu DDR-Zeiten weder die West-Berliner Akademie noch der Schriftstellerverband oder der PEN-Club der Bundesrepublik gegen den Ausschluß von Stefan Heym und anderen protestiert hatten. Nun gab Kant wieder mal eine Pressekonferenz – er verstand es, aufgrund seiner SED-Vergangenheit mit Hilfe unserer Medien immer wieder einen exzellenten Publicity-Rummel zu veranstalten – und erklärte seinen Austritt aus der Akademie, um einer Vereinigung nicht im Wege zu stehen. Außerdem wurde in aller Heimlichkeit

* Inzwischen ist bekanntgeworden, daß auch H. Müller ein »IM« war. Vielleicht war das die Leiche.

der Ausschluß des greisen Rosenhauer wieder zurückgenommen. Das Haupthindernis für eine Vereinigung beider Akademien war beiseite geräumt: In der Akademie-Ost gab es kaum noch gegenständliche Künstler, sie waren nach und nach alle angewidert ausgetreten.

Der Graphiker John, damaliger Sekretär der Sektion Bildende Kunst, schrieb mir zum Jahresende: »Es ist schade, daß die Realisten nicht beieinander sind. Die Kraft der Ostakademie liegt allerdings bei der Literatur und der Musik. Wir versuchen nun, da die Westakademie bereit ist, mit uns zu verhandeln, etwas ›linkes Gewicht‹ mit einzubringen in eine wahrscheinliche spätere Akademie ›Berlin – Brandenburg‹ ... Aus der bildenden Kunst werden aber die meisten noch ausgeschieden werden ...« Und dann groß über zwei Seiten: »Der Sturz des Sozialismus ist das Vorspiel zum großen Drama vom Sturz des Kapitalismus!«

Müller hat es mit seiner Politik dem westlichen Kunstbetrieb leichtgemacht. Die von mir projektierte Akademie der Bildenden Kunst in Brandenburg wäre eine Provokation für unseren Kunstsalon geworden. Jetzt hat die Ostakademie ihren künstlerischen Inhalt verloren, ist zu einem Gespött für viele geworden. In der »Berlin-Brandenburger Akademie« werden die Null-Kunst des Westens und ihr korrupter Salon mit der ad absurdum geführten Ideologie des Ostens unter dem Segen ihrer Präsidenten, des frommen, geschwätzigen Walter Jens und des ausgebufften Heiner Müller, zu überleben suchen.

Die Westakademie wählte mit Zweidrittelmehrheit die verbliebenen achtundsechzig Mitglieder der Akademie-Ost (fast alle SED) »en bloc« zu, »im Herzen Deutschlands und Europas«, natürlich, wie Jens und Müller geschichtsträchtig und nun gemeinsam formulierten. Übrig bleibt die Frage, ob nicht alle Institutionen für gegenwärtige Kunst von Übel sind? Nicht Bürokraten und Gschaftlhuber, sondern Künstler brauchen wir, und das sind heute nur noch ganz wenige, auf jeden Fall immer einzelne.

Unsere Kunsthochschulen, Museen für zeitgenössische Kunst, Kunsthallen und Kunstvereine sind durch ihre mafiosen Vernetzungen mit Kunsthändlern, Banken, Medien und Politikern zu einer tödlichen Bedrohung für eine lebendige und freie Kunst geworden. Der Staat sollte sich als Geldgeber aus all diesen Einrichtungen zurückziehen. Kunst sollte nicht gefördert, sondern gebraucht werden. Ohne die Verteilung von Steuergeldern würden auf jeden Fall große Teile des korrupten Betriebs in sich zusammenbrechen. Die Ankaufsetats für zeitgenössische Kunst sollten den Museen gänzlich gestrichen, mindestens fünfzig Prozent der Stellen an allen Kunstmuseen eingespart werden. Die Kunstvereine sollten nicht weiter durch öffentliche Gelder unterstützt werden, sie sollten wieder das werden, was sie behaupten zu sein: Bürgervereine, die von den Beiträgen und Spenden der Mitglieder leben.

Die Geschichte von den Institutionen zur Förderung der Kunst, die in der Renaissance begann, ist zu Ende, sie haben die Kunst zu Tode gefördert. Der Maler Vasari, mit seinen Viten auch Begründer der Kunstgeschichte, befürchtete einen solchen Verfall der Kunst – wie in der Völkerwanderungszeit und nach dem Konzil von Nicäa – und wollte deswegen diesem möglichen Niedergang gerade durch seine Künstlerbiographien von Giotto bis Michelangelo entgegenwirken. Tatsächlich waren es gerade die Kunsthistoriker – jedenfalls seit dieser Beruf im Gegensatz zu dem Maler Vasari von Nichtkünstlern ausgeübt wird, also seit Moritz Thausing am Ende des 19. Jahrhunderts und später Worringer –, die als Ideologen der neuen »ästhetischen Kirche« den Kunstbegriff mit scheinwissenschaftlichen Argumenten aufgelöst und damit die Kunst zu Tode argumentiert haben.

Die Kunst ist viel nachhaltiger zerstört worden, als es Vasari befürchtet hatte, weil es nicht äußere Gegner taten, die sich für Kunst nicht interessieren, sie hassen oder sie für gotteslästerlich halten, sondern weil innere Feinde, die sich als Wahrer der Kunst maskiert haben, sie erdrosseln. Sie bekämpfen die Kunst viel raffinierter als alle bisherigen Gegner, weil sie mit der Schutzbehauptung, die Kunst zu fördern, sie in Wahrheit umbringen, um an ihrer Stelle Machwerke, ja jeden Unsinn »zur Kunst zu erklären« – und hierfür gewaltige Summen kassieren. Unter den echten und den falschen Kunstvertretern ist schon im vorigen Jahrhundert ein Krieg ausgebrochen, der sich bis zum heutigen Tage ständig verschärft hat, so daß fast alle Künstler inzwischen kaltgestellt oder eliminiert sind. Das Schiff der Kunst ist zum Narrenschiff geworden, das ohne geistigen Kompaß in seinen Untergang gesteuert wird.

Und trotzdem hoffe ich – aller rationalen Einsicht zuwider –, daß die Kunst überleben wird. Darum arbeite ich als Bildhauer weiter und weise, unbeirrt von dem Geschwätz der Amtsträger unserer ästhetischen Kirche, meinen Schülern den Weg. Deswegen habe ich dieses Buch geschrieben, das ich nun beendigen möchte, wie Goya seinen Zyklus »Desastres de la Guerra« (Die Schrecknisse des Krieges) mit den zwei Bildern beendete, »No saben el camino« – »Sie wissen den Weg nicht« und »Murió la verdad« – »Die Wahrheit ist tot«. Auf letzterem sieht man die Amtsträger der Kirche die Tote einsegnen und begraben, während die Justitia zusammengebrochen und ihre Waage zerschellt ist. Und trotzdem folgt darauf noch die letzte Radierung: »Ob sie wieder auferstehen wird?« –

»Si resucitará?«

Namensregister

Die wichtigsten Arbeiten Jürgen Webers

1955	Bronze-Corpus aus Holz (140 cm) in St. Georg/Hamburg, im Ev. Stift in Tübingen und am Timmendorfer Strand, Guß: J. Weber
1957/58	»Flötenspieler« (105 cm), Bronze, Guß: J. Weber
1957/58	Missionsportal der Stiftskirche Stuttgart (226 × 150 cm), Guß: J. Weber
1958/59	Hauptportal der Schloßkirche in Pforzheim (350 × 212 cm), Guß: J. Weber
1960-80	ca. 60 Kleinplastiken in Bronze, Guß: J. Weber
1961	Fahnenträger am Niedersächsischen Landtag, »Sonnenwind«, »Sturmwind«, »Regenwind« (Länge 350 cm), Bronze, Guß: G. Schmäke, Düsseldorf
1961/62	Braunschweiger Venus (185 cm), Bronze, Guß: G. Schmäke, Düsseldorf
1962/63	»Schreitende« (Höhe 68 cm), »Tänzerin« (Höhe 48 cm), »Stehende Schwangere« (Höhe 63 cm), Bronze, Guß: J. Weber
1962-65	Triumphkreuz (Corpus 260 cm), in der Klosterkirche Alpirsbach und in Bad Oynhausen, Bronze, Guß: G. Schmäke, Düsseldorf; Taufdeckel, Altar, Kanzel, Taufstein in der Klosterkirche Alpirsbach, Schwarzwälder Sandstein, Ausführung: J. Weber
1962-66	Jakobus-Portal, Hauptkirche St. Jacobi in Hamburg (420 × 245 cm), Bronze, Guß: G. Schmäke, Düsseldorf
1963	Kanzelrelief (40 × 90 cm) in der Philippus-Kirche in Frankfurt Muschelkalk
1963/64	Relief »Die Stadt«, Stadthalle Göttingen (310 × 350 cm), Guß: H. Noack, Berlin
1964-77	Altar, Kreuz, Taufbrunnen, Lesepult, Elm-Kalkstein und Bronze, Guß: H. Noack, Stein-Ausführung: J. Weber »Kreuzigung des Andreas« (Höhe 220 cm) in der Andreas-Kirche in Braunschweig, Muschelkalk, Ausführung: J. Weber
1965-71	Reliefs für das Kennedy-Center in Washington: »Krieg oder Frieden« (1300 × 220) und »Amerika« (1300 × 260), Guß: H. Noack, Berlin
1966	»Liegende Schwangere« (Länge 45 cm), Bronze, Guß: J. Weber
1967/68	»Mutter mit Kind«, Frauenklinik Wolfsburg (133 cm), Guß: Bart, Berlin
1969/70	»Schöpfung und Sündenfall«, Dreifaltigkeitskirche in Schapen, Betonrelief (90 × 150 cm)
1970-72	»Geburt der Athena«, Pädagogische Hochschule in Vechta und Max-Planck-Institut für Biophysikalische Chemie in Göttingen, Bronze auf Betonsäule (Höhe 420 cm), Guß: H. Noack, Berlin
1971-73	»Dionysos« (Höhe 202 cm), Bronze, Guß: K. Herbich, Gerlinden
1972	Kruzifix, Bronze auf Holz (Höhe 190 cm), St. Bernhard in Braunschweig und St. Stephanus in Lüneburg, Guß: H. Noack, Berlin
1973	»Sprechen und Hören«, Beton (Höhe 320 cm), Ausführung: J. Weber
1973/74	Kanzel »Steinigung des Stephanus« (Höhe 120 cm), St.-Stephanus-Kirche in Lüneburg, Portugiesischer Kalkstein, Ausführung: J. Weber
1974/75	»Ringerbrunnen« in Braunschweig (Höhe 380 cm), Bronze auf Granit, Guß: H. Noack; »Porträt meines Vaters« (Höhe 42 cm), Bronze, Guß: J. Weber

1975	»Die große Verweigerung« (165 × 100 cm) vor dem Städtischen Museum in Braunschweig, Muschelkalk, Ausführung: J. Weber
1975/76	»Die schönhüftige Sita« (157 cm), Beton, Guß: J. Weber
1976/77	Christus-Säule (Höhe 230 cm) in der St.-Elisabeth-Kirche in Salzgitter, Savonnière-Kalkstein und Bronze, Stein-Ausführung: J. Weber, Guß: H. Noack, Berlin
1977	Taufsteindeckel mit Christus-Johannes-Gruppe, Eichstätt, Bronze, Guß: J. Weber
1977-84	Brunnen »Das Ehekarussell« in Nürnberg, Bronze und Portugiesischer Marmor, Guß: K. Herbich, Gernlinden, Marmorausführung: J. Weber
1978-83	Portal für den Ratssaal in Göttingen (250 × 245 cm), Bronze, Guß: K. Herbich, Gernlinden
1978-84	Felsenbrunnen »Windsbräute und Sonne« (Höhe 500 cm) in Hagen, Bronze, Guß: K. Herbich, Gernlinden
1980-94	ca. 20 Kleinplastiken, Bronze, Guß: J. Weber
1984-87	»Das Narrenschiff« (Höhe 360 cm), in Hameln und Nürnberg, Bronze, Guß: K. Herbich, Gernlinden
1985/86	Standkruzifix (Höhe 400 cm), in der Bugenhagen-Kirche in Braunschweig und im Magdeburger Dom, Bronze, Guß: K. Herbich, Gernlinden
1985-92	Portalfiguren St. Georg und St. Jakob (Höhe 240 cm) in der Marktkirche Hannover, Savonnière-Kalkstein, Ausführung: J. Weber
1987-92	1. Abschnitt des Historienbrunnens (Höhe ca. 400 cm) in Koblenz, Bronze, Guß: K. Herbich, Gernlinden
1985-	»Turm der Arbeit« (Höhe 1350 cm) in Salzgitter, Carrara-Marmor und Bronze, Guß: K. Herbich, Gernlinden
1994-	»Georgs-Brunnen« (Höhe 370 cm) in Burglengenfeld bei Regensburg, Bronze, in Zusammenarbeit mit dem Sohn des Bildhauers, Carl Constantin

Neben seiner Tätigkeit als Bildhauer verfaßte Jürgen Weber zahlreiche Bücher, die mittlerweile vergriffen sind:

»Popart, Happenings und Neue Realisten«, München 1970
»Gestalt, Bewegung, Farbe. Kunst und anschauliches Denken«, 3 Auflagen, Berlin-Ost 1975
»Entmündigung der Künstler. Geschichte und Funktionsweise der bürgerlichen Kunsteinrichtungen«, 3 Auflagen, Köln 1979
»Das Ehekarussell«, 2 Auflagen, Nürnberg 1985